UNIVERSAL
terminologisch-medicinisches
LEXICON

in der

Lateinischen, Deutschen und Russischen Sprache

mit

Einschluss aller zur Physik, Pharmacie, medicinischen Chemie, Naturgeschichte, Botanik, wie auch der Veterinärkunde gehörenden Benennungen und Ausdrücke, und etymologischer Erklärung aller in der Medicin vorkommenden Wörter Griechischen Ursprungs;

von

Dr. L. Grünberg,

Kaiserl. russischem Hofrathe, Inspector der Charkower Medicinalbehörde und Mitgliede der K. K. Gesellschaften der Aerzte zu Wilna und Warschau.

...... Major mihi rerum nascitur ordo,
Majus opus moveo .....
(Virg. Aeneid., lib. VII.)

Vierter Theil

Russisch-Lateinisch.

Berlin, 1842

bei G. Reimer.

ВСЕОБЩІЙ
терминологическо-медицинскій
ЛЕКСИКОНЪ

на

Латинскомъ, Нѣмецкомъ и Русскомъ языкахъ

со

включеніемъ всѣхъ къ Физикѣ, Фармаціи, Медицинской Химіи, Естественной Исторіи, Ботаникѣ, равно какъ и Ветеринарной наукѣ принадлежащихъ наименованій и выраженій, и съ этимологическимъ изъясненіемъ всѣхъ въ Медицинѣ употребляемыхъ Греческихъ словъ;

составленный

ДОКТОРОМЪ МЕДИЦИНЫ, НАДВОРНЫМЪ СОВѢТНИКОМЪ

ЛЬВОМЪ ГРИНБЕРГОМЪ,

Инспекторомъ Харьковской Врачебной Управы и Импер. Обществъ врачей въ Вильнѣ и Варшавѣ членомъ.

Часть четвертая

РУССКО-ЛАТИНСКАЯ.

БЕРЛИНЪ, 1842

у Г. Реймера.

ВСЕОБЩІЙ
терминологическо-медицинскій
ЛЕКСИКОНЪ

на

Латинскомъ, Нѣмецкомъ и Русскомъ языкахъ

со

включеніемъ всѣхъ къ Физикѣ, Фармаціи, Медицинской Химіи, Естественной Исторіи, Ботаникѣ, равно какъ и Ветеринарной наукѣ принадлежащихъ наименованій и выраженій, и съ этимологическимъ изъясненіемъ всѣхъ въ Медицинѣ употребляемыхъ Греческихъ словъ;

составленный

ДОКТОРОМЪ МЕДИЦИНЫ, НАДВОРНЫМЪ СОВѢТНИКОМЪ

ЛЬВОМЪ ГРИНБЕРГОМЪ,

Инспекторомъ Харьковской Врачебной Управы и Импер. Обществъ врачей въ Вильнѣ и Варшавѣ членомъ.

...... Major mihi rerum nascitur ordo,
Majus opus moveo .....
(Virg. Aeneid., lib. VII.)

Часть четвертая.

РУССКО-ЛАТИНСКАЯ.

БЕРЛИНЪ, 1841

у Г. Реймера.

Предисловіе.

По изложенному въ объявленіи объ этомъ сочиненіи плану, послѣднія двѣ части имѣли быть такъ составленными, что вмѣсто латинскихъ названій или перевода каждаго слова, указано бы было на нумера имѣющіеся при каждомъ первообразномъ словѣ въ первыхъ двухъ частяхъ. Но при дальнѣйшемъ обработываніи Лексикона, этотъ планъ оказался недостаточнымъ и несоотвѣтствующимъ цѣли. Кромѣ того, что въ этомъ случаѣ требовалось бы двукратное пріисканіе каждаго слова и таковое было бы сопряжено съ большими затрудненіями, потерею времени и неудобностію, по причинѣ необходимости имѣть всегда передъ собою первыя двѣ части: по предположенной цѣли, послѣднія двѣ имѣли быть такъ составлены, чтобъ онѣ служили русскимъ и нѣмецкимъ врачамъ ручною книгою, въ которой моглибы найти какъ переводъ всѣхъ во всей области медицины употребляемыхъ названій и выраженій на латинскій языкъ и значенія на русскомъ и нѣмецкомъ языкахъ, такъ равно и греческія наименованія и рѣченія (фразы) употребляемыя римскими классиками.

По всему этому, такъ равно принимая во уваженіе, что значеніе самаго употребительнѣйшаго слова, можетъ быть иногда неизвѣстно иностранцу, что далѣе въ обыкновенныхъ нѣмецко-латинскихъ и русско-латинскихъ словаряхъ, или во все нѣтъ медицинскихъ выраженій и наименованій, или хотя и находятся, но худо переведены, а изрѣченій относящихся къ медицинѣ въ нихъ нерѣдко во все не содержатся, и наконецъ, что иногда нѣкоторые медики находятся въ такомъ положеніи и мѣстѣ, въ которыхъ нельзя имъ имѣть даже самыхъ обыкновенныхъ медицинскихъ книгъ могущихъ служить справочною книгою при пріискиваніи нужныхъ словъ *), я составилъ послѣднія двѣ части, по слѣдующему новому плану:

1) Нетолько помѣщены въ нихъ всѣ нѣмецкія или русскія слова находящіяся въ первыхъ двухъ частяхъ, но и значительное число

---

*) Слѣдуетъ только представить себѣ положеніе военнаго медика во время похода, а уѣзднаго при нѣкоторыхъ судебно-медицинскихъ изслѣдованіяхъ въ деревнѣ, особенно, если къ тому еще оба иностранцы. —

**

другихъ, значенїе которыхъ или переводъ на латинскїй языкъ иногда нужно знать какъ медику при его занятїяхъ и разнообразности занимаемыхъ имъ мѣстъ по службѣ, такъ равно и учащимся медицинѣ.

2) Большею частїю имѣется при всякомъ первоначальномъ словѣ латинское его названїе или переводъ на этомъ языкѣ, ссылка же на нумера имѣющїеся въ первыхъ двухъ частяхъ, тогда только выставлена, если слово непринадлежитъ къ употребительнѣйшимъ, или изъясненїе его требуетъ нѣсколькихъ словъ, или же наконецъ, если значенїе видно уже изъ предшествующихъ словъ.

3) При всякомъ словѣ помѣщены только такїе синонимы, которые хотя рѣдко, однако иногда еще въ употребленїи; всѣ же прочїе пропущены, такъ какъ они легко могутъ быть прїискиваемы въ первыхъ двухъ частяхъ при указанномъ латинскомъ словѣ.

4) Послѣ латинскаго названїя каждаго слова слѣдуетъ большею частїю греческое, дабы можно было увидѣть этимологїю всѣхъ греческихъ словъ происходящихъ отъ таковаго названїя. Для различїя же ихъ отъ латинскихъ, они напечатаны въ лексиконѣ вездѣ курсивнымъ шрифтомъ.

5) Почти при всякомъ словѣ помѣщено большое число рѣченїй (фразъ), взятыхъ изъ римскихъ классическихъ медицинскихъ и другихъ сочиненїй, особенно же изъ Цельса, что можетъ доставлять особенную пользу при составленїи исторїй болѣзней; и наконецъ

6) Помѣщены въ послѣднихъ, — подобно какъ и въ первыхъ, — частяхъ, многїя названїя и выраженїя единственно для того, чтобъ можно было видѣть различные ихъ синонимы при нихъ же находящїеся.

Желаю, чтобъ критика уважила всѣ причины побудившїя меня къ составленїю послѣднихъ двухъ частей по изложенному плану, и имѣла снисхожденїе къ недостаткамъ сочиненїя, которое, какъ первый опытъ неможетъ быть совершенно отъ нихъ свободнымъ.

Августа, 1841. Г. Харьковъ.

Сочинитель.

A.

A. отрицательное, A. s. Alpha privativum.

A. преизобилующее или умножающее, A. s. Alpha augmentativum.

Абельмосхъ китайскій, Hibiscus abelmoschus.

Абрикосъ, Prunus armeniaca.

Абсолютный, Absolutus.

Авгуръ, Augur.

Ависъ, з. Овесъ.

Авранъ аптечный дикій, Gratiola officinalis.

Авскультація, Auscultatio.

Автократія природы, *Autocratia* naturae.

Автоматъ съ человѣческою формою, *Androida.*

Агава американская, Agave americana.

Агаллоха сабурная, Cynometra Agallocha.

Агарикъ, Agaricus.

Агнецъ, Agnus, Amnos; непорочный, Vitex agnus castus.

Адамово яблоко, Pomum Adami.

Адансонія, Adansonia digitata.

Аденологія, *Adenologia.*

Адинамическій, *Adynamicus.*

Адинотокразія, *Adynotocrasia.*

Адипоцеръ, Adipocera.

Адонисъ, Adonis; весенній, A. vernalis; осенній, A. autumnalis.

Адскій камень, Lapis infernalis, Argentum nitricum.

Аеродинамика, *Aërodynamica.*

Аеродіафанометръ, *Aërodiaphanometrum.*

Аёромантія, *Aëromantia.*

Аёростатика, *Aërostatica.*

Аеръ, з. Аиръ.

Аза вонючая, I. 9376; въ кускахъ, Asafoetida in massis; зернистая, I. 3011.

Азаринъ, Asarinum.

Азбестъ, з. Асбестъ.

Азедерахъ, Melia azedarach, asederachta.

Азотическій, Asoticus.

Азотъ, Asotum.

Аива, Pyrus cydonia.

Аиръ (з. также Иръ), Acorus; Acorus calamus; санлей, A. индѣйскій, A. asiaticus.

Аистникъ журавлиный, Erodium gruinum; мушкатный, E. moschatum; цикутный, E. cicutarium.

Академія, Academia.

Аканоъ, Acanthus; мягкій настоящій, A. mollis; остистый, A. spinosus.

Акація, Acacia; аравійская, A. arabica; A. nilotica; зеленая, A. sejal; индѣйская, A. catechu; Эренбергова, A. Ehrenbergii.

Акведуктъ, з. Водоводъ.

Акилей, Aquilegia.

Акклиматизація, Acclimatisatio.

Аккула, Squalus carcharias.

Акологія, *Acologia.*

Акрибологія, *Acribologia.*

Акрибометръ, *Acribometrum.*

Акроаматическій, *Acroamaticus.*

Аксіома, *Axioma.*

Актъ осмотра тѣла, Visum repertum; судебно-медицинскій, Relatio medicolegalis.

Акупунктура, Acupunctura.

Акуратно, Accuratus, *Acribes.*

Акуратность, Accuratio, *Acribia.*

Акустика, *Acustice.*

Акушерство, Ars obstetricia, *Maceia*; къ A. принадлежащій, *Maceuticus.*

Акушеръ, Medicus obstetricius, *Maceuter*, Obstetricator.

Алабастеръ, Алабастръ, Alabastrum.

Албинизмъ, *Leucaethiopia.*

Алебастеръ, з. Алабастеръ.

Алейромантія, *Aleuromantia.*

Александрійскій листъ, Folia sennae.

Алембикъ, Alembicus.

Алетрисъ бѣлый, Aletris alba.

Алкали, з. Кали.

Алкалическій, Alcalicus.

Алкалоидъ, Alcaloidum.

Алкоголометръ, Алкоголомѣръ, *Alcoholometrum.*

Алкоголь, Alcohol; простой, слабый, II. 8630; совершенно безводный, II. 8628; сѣрный, I. 4362.

Алкогольный, Alcoholisatus.
Алкорнокъ, Alcornocco cabarro.
Аллентезисъ, *Allenthesis.*
Аллентезъ, *Allentheton.*
Аллопатія, *Allopathia.*
Алмазъ, *Adamas.*
Алпинія, Alpinia.
Алтингія, Altingia excelsa.
Алуминъ, Aluminum.
Алфитомантія, I. 873.
Алхимія, Alchemia.
Алхорнеа, Alchornea.
Алчность, *Bulimia.*
Алчный, Cupidus.
Альбиносъ, *Leucaethiops.*
Амазонна, Amazon.
Амальгама, Амальгамъ, Amalgama.
Амальгамація, Amalgamatio.
Амарантъ, Amaranthus; полевой, A. campestris.
Амарилисъ, з. Амарилъ.
Амарилъ, Amaryllis; желтый, A. lutea.
Амбра, Ambra; сѣрая, A. grysea; жидкая, A. liquida; черная, A. nigra.
Амбреинъ, Ambreinum.
Амбулаторія, Ambulatorium.
Амвросія, Ambrosia.
Амела дубовая, Loranthus Europaeus.
Аменографія, *Amenographia.*
Аметистъ, Amethystus.
Амигдалъ, з. Миндаль.
Аминекъ, Bupleurum.
Амирисъ, Amyris; амброзійная, A. ambrosiaca; гиліадская, A. gileadensis; елемная, A. elemifera; зейланская, A. zeilanica; карана, A. caranna; катафа, A. Kataf; Мирра, A. Myrrha; разнолистная, A. heterophylla; смоленосная, A. balsamifera.
Амиродное, Amminum.
Аміантъ, Amianthus.
Аммальгамъ, з. Амальгама.
Аммей, Ammi majus.
Амми, Ammi majus.
Аммiакъ, з. Аммоніакъ.
Аммоніакъ, Ammoniacum; Ammonium; Gummi ammoniacum, Heracleum pyrenaicum; въ кускахъ, I. 10622; зернистый, I. 10621; идротіонокислый, I. 13532; напитанный лазуревою кислотою, A. borussicum; очищенный, I. 10624; селитрокислый, A. nitricum; солекисленный, A. muriaticum; солекислый желѣзистый, I. 1079; солекислый очищенный, I. 1078; сѣрно-водотворный, I. 13532; сѣрнокислый, A. sulphuricum; сѣрный, I. 13540; углекислый, A. carbonicum; углекислый жидкій, I. 13535; углекислый, соединенный съ пригорѣлымъ масломъ, I. 1075; уксусокислый, I. 13533; уксусокислый жидкій пригорѣлый, I. 13538; янтарно-кислый, I. 1081, 13539.
Аммоніякъ, з. Аммоніакъ.
Аммякъ, з. Аммоніакъ.
Амнистія, *Amnestia.*
Амомумъ Куа Церумбетъ, Amomum s. Zingiber Zerumbet.
Амомъ, Amomum.
Амприръ, I. 2386—7.
Ампутація, Amputatio, *Acroteriasmus.*
Амулетъ, Amuletum, *Periamma.*
Амфибія, *Amphibium.*
Анализисъ, Анализъ, *Analysis.*
Аналогія, *Analogia.*
Ананасъ, Bromelia Ananas.
Анастомотическій, *Anastomoticus.*
Анатомикъ, *Anatomicus.*
Анатомическій, *Anatomicus.*
Анатомія, *Anatomia* (з. также трупоразьятіе); богословская, A. theologica; врачебная, A. medica; въ отношеніи къ медицинскимъ судебнымъ случаямъ, A. juridica; въ физическомъ отношеніи, A. physica; дѣйствительная, дѣятельная, A. practica; животныхъ, *Zootomia, Theriotomia*; занимающійся анатоміею животныхъ, *Thereotomus*; къ Богословіи служащая, A. theologica; любомудрственная, A. philosophica; медицинская, A. medica; описательная, A. descriptiva; патологическая, A. pathologica; практическая, A. medica practica; растеній, A. plantarum; рыбъ, *Ichthyotomia*; сосудовъ, *Angiotomia*; сравнительная, A. comparativa; судебная, A. juridica; уравнительная, A. comparativa; философическая, A. philosophica; хирургическая, A. chirurgica; человѣка, *Anthropotomia.*
Анатриптика, *Anatriptica.*
Ангелика, Angelica.
Ангелъ, Angelus, Spiritus coelestis; A. хранитель, Genius.
Ангельская сладость, Filicula dulcis.
Ангіектазія, *Angiectasia.*
Ангіографія, *Angiographia.*
Ангіологія, *Angiologia.*
Ангіотомія, *Angiotomia.*
Англійскій потъ, I. 9307.
Ангустура, Bonplandia Angustura; ложная не настоящая, Brucea ferruginea.
Андрей вероника трава, Veronica spicata.
Андромеда, Andromeda polyfolia.
Аневризма, Аневрисма (з. также расширеніе боевыхъ жилъ), *Aneurysma*; анастоматическая, волосно-устная, A. anastomoticum, *Phlebarterio-dialysis*; внутренняя или внутреннихъ частей, A. in-

ternum; волосноустная, A. per anastomosin; въ подколѣнкѣ, подколенная, A. popliteum; главной начальственной жилы, A. aortae; дѣйствительная истинная, A. verum; застарѣлая, A. inveteratum; клѣтчатая, *Phlebarterio-dialysis*; ложная, A. spurium; ложная не ограниченная, I. 1411; ложн. ограниченная, I. 1409; л. ограниченная изъ подоволъ образующаяся, I. 1410; л. съ не ограниченною опухолью, I. 1411; мнимая, A. deceptivum; мѣстная, A. partiale; мѣшечная, *Phlebarterio-dialysis*; наружная, A. externum; не давная, A. recens; не дѣйствительная, A. spurium; не ограниченная, A. illimitatum; не огранич. дѣйствительная, I. 1416; образовавшаяся правильно, A. primitivum s. spontaneum; ограниченная, A. limitatum; огранич. дѣйствительная, I. 1415; односторонняя, A. partiale; первообразная, A. primitivum; повсемѣстная, въ коихъ артерія со всѣхъ сторонъ расширена, A universale; послѣдовательная (послѣ дѣйствительной), A. consecutivum; произвольная, A. spontaneum; сердца ложная, I. 7410; смѣшанная, A. mixtum; соустій сосудовъ, *Phlebarterio-dialysis*; съ ограниченною опухолью, I. 1409; съ растяженіемъ, расширеніемъ вены, A. varicosum.

Аневризматическій, *Aneurysmaticus.*

Аневрисмъ, з. Аневризма.

Анемологія, *Anemologia.*

Анемометръ, *Anemometrum.*

Анемонъ, Anemone; лютичный, A. ranunculoides; тѣнистый, A. nemorosa.

Анемонинъ, Anemoninum.

Анимизмъ, Animismus.

Анисъ, Anisum; Pimpinella Anisum; полевой, Carum carvi.

Анкилоглосотомъ, *Ancyloglossotomus.*

Анона тридольная, Asimina triloba.

Антагонистическій, *Antagonisticus.*

Антагонистъ, *Antagonista.*

Антарктическій, *Antarcticus.*

Антеціи, Антикіи, *Antoeci.*

Антидесмъ, Antidesma alexiterium.

Антидотъ, *Antidotum.*

Антикіи, з. Антеціи.

Антильское растеніе, Caesalpinia.

Антимонія, Antimonium.

Антипатія, *Antipathia.*

Антиподы, *Antipodes.*

Антитезъ, *Antithesis.*

Антифлогистическій, *Antiphlogisticus.*

Антологія, *Anthologia.*

Антоновъ огонь, *Gangraena.*

Антоноогневый, антоноогненный, *Gangraenosus.*

Антракокали, *Anthracokali.*

Антракометръ, *Anthracometrum.*

Антропозоматологія, *Anthroposomatologia.*

Антрополиты, *Anthropolithi.*

Антропологія, *Anthropologia.*

Антропометрія, *Anthropometria.*

Антропоморфы, *Anthropomorphi.*

Антропотомія, *Anthropotomia.*

Антропофагія, *Anthropophagia.*

Антропохимія, *Anthropochemia.*

Анхуза желтая, Onosma echioides.

Анчоусъ, Clupea encrasicolus.

Анютины глазки (фіалка), Viola tricolor.

Апельсинъ, Citrum aurantium.

Апоплексія, *Apoplexia*; адинамическая, A. *adynamica*; астеническая, A. *asthenica*; венозная, A. venosa; водянистая, A. serosa; гастрическая, A. gastrica; дѣйствительная, A. vera; желудочная, A. gastrica; желчная, A. biliosa; кровавая, A. sanguinea; меньшая степень апоплексіи, *Parapoplexia*; нервная, A. nervosa; не совершенная, A. conscia; отъ ознобленія, *Pagoplexia*; первоначальная, A. idiopathica; происходящая отъ болѣзни сердца, A. cardiaca; происх. отъ страданія становой жилы, A. medullaris; скоро умерщвляющая, *Theoplegia*; совершенная, A. vera; съ изліяніемъ крови, *Encephalorrhagia*; сывороточная, A. serosa.

Аппаратъ (з. также Приборъ, Снарядъ), Apparatus; анатомическій, A. anatomicus; артерій, A. arteriosus; боковой, A. lateralis; большой, A. magnus; высокій, A. altus; Гвидіоновый, I. 2192; дыханія, A. respirationis; жеванія, A. manducatorius; иньекціонный, A. injectorius; меньшій, A. parvus; перевязечный или перевязокъ, A. deligationis; пневматохимическій, A. pneumatochemicus; связокъ пяточной пазухи, I. 2188; связокъ шейныхъ позвонковъ, I. 2189; Цельсовой, I. 2192; хирургическій, A. chirurgicus.

Аппетитъ, Appetitus; позывъ къ пищѣ на ѣду, Cupiditas, Desiderium cibi; болѣзненный, A. morbosus; ложный, *Pseudorexia*; недостатокъ аппетита, *Anorexia*, *Dysorexia*; не насытный, A. auctus; не помѣрный, *Bulimia*; не правильный, *Pseudorexia*; не умѣренный, сильный, A. auctus; странный, Pica; уменьшенный, A. deminutus; хорошій, *Eusitia*; больной имѣетъ а., Aegro cibi cupiditas est; лихорадка препятствуетъ аппетиту, Febris cibum impedit; больной вовсе не имѣетъ а., Aeger cibum fastidit; производить а., Cibi cupiditatem excitare.

Априкозъ, Априкосъ, Prunus armeniaca.

Апробація, Probatio.

Аптека, *Apotheca*, Officina, *Pharmacopolium*; военно-походная, *Pharmacotheca* castrensis; домашняя, *Pharmacotheca*; находимый въ аптекахъ, Officinalis.

Аптекарская такса, Taxa medicamentorum.

Аптекарскій, Officinalis.

Аптекарь, *Pharmacopoeus, Apothecarius*; занимающійся аптекарскими дѣлами, не имѣя на то права, *Apothecaster*.

Арабскій, Arabicus.

Аравійскій, Arabicus.

Аравитскій, Arabicus.

Аравитянинъ, Arabs.

Аракъ, Arack, Spiritus oryzae.

Аралія голостебельная, Aralia nudicaulis; шиповатая, A. spinosa.

Арапъ, *Aethiops*; бѣлый, *Leucaethiops*.

Арбузъ, Citrullus, Cucurbita.

Аргали овца, Ovis Argali.

Арека, Areca; овощная, A. oleracea.

Арекка, з. Арека.

Аренга сахарная, Arenga saccharifera.

Ареометръ, *Areometrum*.

Ариѳмантія, *Arithmantia*.

Ариѳметика, *Arithmetica*; общая, A. universalis.

Арктическій, *Arcticus*.

Армадилъ, Dasypus.

Арматура, Armatura.

Армудъ, Pyrus cydonia.

Ароматическій, ароматичный, ароматный, *Aromaticus*.

Ароматомѣрющій, *Aromatometricus*.

Ароматопродавецъ, *Aromatopola*.

Ароматъ, *Aroma*.

Ароникъ Виргинскій, Arum virginicum; длиннокоренный, A. macrorhizon; драценовый, A. dracentium; пятнистый, A. dracunculus.

Аронъ, Arum maculatum.

Арропутъ, Arrow-root.

Артеріи, з. Артерія; къ А. принадлежащій, къ нимъ относящійся, Arteriacus, Arterialis.

Артеріи парныя, Arteriae gemelli.

Артеріи сонныя, *Carotides*.

Артерія, *Arteria*; А. артерій, A. arteriarum; барабана или барабанная, A. tympanica; бедренная, A. cruralis; бедр. глубокая, I. 2649; бедр. общая, I. 2648; бедро окружающая, I. 2611; б. внутренняя, I. 2613; б. наружная, I. 2612; безименная, A. anonyma; берцовая, назадъ идущая, I. 2882; большаго берца, A. tibialis; задняя, I. 2881; передняя, I. 2879; большаго перста руки, A. pollicaris; большаго сальника, I. 2770; борозды Сильвіевой, I. 2682; брыжечная, брыжейки, A. mesenterica; брюшная, A. abdominalis; бр. восходящая, I. 2564; венозная, A. venosa; венъ, A. venarum; вертела, A. trochanterica; верхночелюстная, I. 2736; верхобрюшная, A. epigastrica; весьма малая, *Arteriola*; Видіева, I. 2814; внутренняя ножныхъ пальцовъ, I. 2880; волосная, волосу подобная, A. capillaris; височная, A. temporalis; вѣкъ, A. palpebralis; вѣкъ общая наружная, нижняя, внутренняя, I. 2778; вѣнечная верхней губы, I. 2639; вѣн. губъ, I. 2640; вѣн. губы нижней, I. 2638; вѣн. желудка, I. 2642; вѣн. сердца, I. 2636; вѣтвей дыхательнаго горла, A. bronchialis; в. дых. и пищепріемнаго горла, I. 2586; главная, большаго перста руки, I. 2810; глазная, A. oculi, A. ophthalmica; глазной ямы, A. orbitalis; глоточная, A. pharyngea; восходящая, I. 2791; задняя, I. 2794; глубокая язычная, A. ranina; голенная, A. cruralis; A. tibialis; гол. глубокая, I. 2649; гол. общая, I. 2648; гортанная, A. laryngea; горт. верхняя, I. 2877; горт. глоточная, I. 2725; грудобрюшной преграды передняя, I. 2749; грудная, A. thoracica; гр. глубокая, A. alaris s. thoracica alaris; длиннѣйшая большая вторая нижняя, I. 2870; грудобрюшно средогрудная, I. 2796; грудо-брюшной преграды, A. phrenica; нижняя, I. 2794; верхняя, I. 2787, 2795; губная поверхностная, I. 2680; двѣнадцатоперстной кишки и желудка, I. 2684; дыхательнаго горла, A. trachealis; дѣтородныхъ частей, A. pudenda; наружная, I. 2816; дѣтор. ч. общая, I. 2818; дѣтскаго мѣста, A. placentae; жабья, A. ranina; жевательной мышцы, A. masseterica; железъ миндалевидныхъ, I. 2883; желудка, A. ventriculi; жел. верхняя, I. 2645; желудочнаго исхода, A. pylorica; желудочная, A. ventriculi; жел. лѣвая или малая, I. 2689; жел. нижняя вѣнечная, I. 2689; желудочно-сальниковая или сальничная, I. 2686; лѣвая, I. 2689; правая, I. 2687; средняя, I. 2688; желчнопузырная, A. cystica; задняя твердой оболочки мозговой, I. 2741; запирательная, A. obturatoria; затылочная, A. occipitalis; затыл. крѣпкой оболочки мозга, I. 2675; зобной железы, A. thymica; зубная, A. dentium; з. верхняя, I. 2569; з. нижняя, I. 2734; икренная, или икроножная, A. peronea, I. 2685; исхода желудка, I. 2643; кишечная, A. intestinalis; I. 2780;

клитора, A. clitoridea; кл. глубокая, I. I. 2621, I. 2811; кл. хребетная, I. 2621; кожи, A. cutis; колѣна не парная, I. 3409; короткая, A. brevis; кострецная, A. iliaca; краевъ вѣкъ, A. tarsea; верхняя и нижняя, I. 2858; крестцовая, A. sacralis; боковая, I. 2832; задняя, I. 2833; средняя, I. 2831; кровевозвратныхъ жилъ, A. venarum; крылонёбная, I. 2776; крылонёбная нисходящая, I. 2777; крыльцовая, A. axillaris; крѣпкой или твердой оболочки мозга, A. meningea; ладони поверхняя, I. 2855; ланитная, A. buccinatoria; легкотная, легочная, легошная, A. pulmonalis; лица, личная, A. facialis; лобная, A. frontalis; лодыжковая, A. malleolaris; локотная, A. ulnaris; локтевая ладонная большаго перста, I. 2808; лопатки внутренняя, I. 2873; лоп. внѣшняя или наружная, A. acromialis; лоп. нижняя, A. subscapularis; лопаточная задняя, I. 2674; лоп. передняя, A. acromialis; лучевая, A. radialis; луч. ладонная большаго перста, I. 2807; луч. перстная, I. 2669; луч. тыльная большаго пальца, I. 2805; малаго мозга, A. cerebelli; малаго сальника, I. 2771; маточнаго рукава, A. vaginalis; маточная, A. uterina; внутренняя и наружная, I. 2894; межкостная, A. interossea; межк. ноги, I. 2717; межк. н. нижняя или подошвенная, I. 2719; межк. передняго плеча, I. 2710; межк. руки ладонная, I. 2716; м. средняя руки, I. 2715; м. руки тыльная, I. 2714; м. тыльная стопы, I. 2718; межреберная, A. intercostalis; межр. изъ начальственной артеріи происходящая, I. 2572; меньшаго берца, A. peronea; мозга, A. cerebralis; м. вторая сообщительная большая наружная, I. 2635; м. глубокая или задняя, I. 2599; м. передняя, I. 2598; мозговая, A. cerebralis; м. внутренняя, I. 4478; мозжечка, A. cerebelli; мозж. глубокая верхняя, I. 2596; мозж. нижняя, I. 2595; мозолистаго тѣла, мозолистая, I. 2588; молочковая, A. spermatica; мочеточниковъ, A. ureterica; мошонки или мошоночная, A. scrotalis; передняя и задняя, I. 2835; мужескаго дѣтороднаго уда, A. penis, I. 2812; тыльная или поверхняя, I. 2783; мышечная, A. muscularis; мыш. глаза, I. 2767; мышицы поперечной челюсти, A. mylohyoidea; надочная, A. supraorbitalis; надпочечныхъ железъ, A. suprarenalis; надчревная, A. epigastrica; верхняя и нижняя, I. 2677; назадъ идущая, A. recurrens; назадъ идущая локтевая, I. 2827; лучевая, I. 2826; межкостная идущая, I. 2825; начальственная, *Aorta*; болѣзненное расширеніе ея, *Aortеurisma*; начальственная брюшная нисходящая, I. 1931; нач. восходящая, Aorta adscendens; нач. грудная нисходящая, I. 1932; нач. нисходящая, A. descendens; не движимая, A. immobilis; нижнебрюшная, A. hypogastrica; нижней челюсти, I. 2734; ножныхъ перстовъ наружная, I. 2681; носовая, A. nasalis; носовая внутренняя и задняя, I. 2841; носовая задняя, I. 2752; носовая изъ глазной артеріи, I. 2753; носовая наружная общая, I. 2754; носовая основно нёбная, I. 2752; носовыхъ крылъ, A. pinalis; нёбная, A. palatina; нёбная восходящая, I. 2776; нёбная нисходящая, I. 2777; ободошная, A. colica; обод. верхняя, лѣвая, I. 2631; обод. лѣвая нижняя, I. 2629; обод. лѣвая средняя, I. 2630; обод. правая, I. 2627; обод. средняя, I. 2628; околосердечной сумки и грудобрюшной преграды, I. 2787; околосерд. сумки, или околосердечія, A. pericardiaca; околушной железы, A. parotideae; окружающая лопатку, I. 2620; окр. плечо задняя локтевая, I. 2616; окр. п. лучевая, I. 2615; окр. п. передняя, I. 2615; окр. пясть и персты, I. 2619; основная, A. basilaris; основно-нёбная, I. 2841; основно-челюстная, A. infraorbitalis; остистая крѣпкой мозговой оболочки, I. 2739; пасочная или пасошная, A. serosa; перстная внутренняя, I. 2656; п. ладонная, I. 2903, I. 2660; п. локтевая тыльная, I. 2664; п. наружная, I. 2655; п. наружная ноги, I. 2655; п. ноги, I. 2658; п. подошвенная, I. 2659; п. руки, I. 2657; п. тыльная наружная ноги, I. 2667; п. тыльная руки, I. 2653; I. 2654; печеночная, A. hepatica; правая, I. 2694; меньшая или меньшая правая, или средняя, I. 2695; пещеристой пазухи, I. 2591; питательная, A. nutritia; пит. бедренной кости верхняя и нижняя, I. 2760; пит. большой берцовой кости, I. 2762; пит. верхняго плеча, I. 2761; пит. лучевой кости, I. 2759; пит. меньшей берцовой кости, I. 2757; пит. плечевой кости большая, I. 2758; пищепріемнаго горла, A. oesophagea s. oesophagi; плечевая, A. brachialis; плеч. глубокая, I. 2583; плечная, A. brachialis; плюсневая, A. metatarsea; поверхняя бедренная, I. 2854; пов. ладонная, I. 2855; поверхностная, A. superficialis; подбородочная, A. submentalis; подвздошная, A. iliaca; задняя, I. 2701; п. общая, A. iliaca; подвзд. окружающая, I. 2617; п. о. наружная, I. 2618; подвзд. наружная, Glutaea superior; подвздошной кишки, A. ileae; подвздошной кости самая глубокая, I. 2813; подвздошно-ободошная, I. 2699; подвздошно-чресленная, I. 2702; поджелудочной железы, A. pancreatica; поджел. железы и двѣнадцатоперстной кишки, I. 2780; подключевая, или подключичная, A. subclavicularis; подкожная, A. subcutanea; подколѣнная, A. poplitaea; подкрыльцовыхъ железъ, A. alaris, I. 2868; подлопаточная, A. subscapularis; подошвенная, A. plantaris; наружная, I. 2800, 2801; внутренняя, I. 2802, 2803; подчелюстная, A. submaxillaris; подчревная, A. hypogastrica; подочная, A. infraorbitalis; подъязычная, A. sublingualis; позвоночная, A. vertebralis; прибавочная, I. 2566; поперечная зашейка, I. 2885; попер. лица, I. 2887; попер. лопатки, I. 2888; п. шеи или шейная, I. 2886; почечная или п. выдавливающая, выцѣживающая, A. renalis; почечуйная, A. haemorrhoidalis; п. наружная, I. 2818; нижняя внутренняя, боковая средняя, I. 2692; поясничная, A. lumbalis, I 2844; преграды хрящевой носа, I. 2755; преддверія, A. vestibuli; прибавочная, A. accessoria; прободающая, ланитная, I. 2785; п. ноги передняя, I 2719; п. передняго бедра, ноги, плеча, руки, I. 2784; п. самая верхняя, I. 2711; пузырная, A. vesicalis; пупочная, A. umbilicalis; пупочно брыжечная, I. 2772; пяточная, A. tarsea; наружная, I. 2859; раменная, A. axillaris, brachialis; рѣшетчатой кости, A. ethmoidalis; руки межкостная, I. 2713; рукава маточнаго, A. vaginalis; рѣсничная, A. ciliaris; длинная задняя короткая, передняя, I. 2610; сальничная, A. omentalis; сал. правая и лѣвая, I. 2678; самая верхняя глоточная, I. 2814; самая малая, A. minima; селезоночная или селезенки, A. splenica; слезная, A. lacrymalis; слуховая внутренняя, I. 2577; слѣпой кишки, A. coecalis: собственноязычная, A. ranina; сонная, *Carotis*; сонная внѣшняя или личная или наружная, Car. facialis; сонная внутренняя, I. 4478; сонная общая, A. cephalica; сообщительная локтевая, I. 2633; сооб. лучевая, I. 2632; сооб. мозга, I. 2634, 2635; составная колѣна средняя, I. 3409; срамная или срамотная, A. pudenda; наружная, I. 2816; нижняя, I. 2817; общая, I. 2818; верхняя, I. 2819; срамногубная, I. 2722; срамно-проходной промежности, A. perinaei; средняя крѣпкой или твердой мозговой оболочки, I. 2739; средогрудняя, A. mediastini; средоточная пирамидки улитки, I. 2593; становой жилы, A. spinalis; с. ж. крестцовая, I. 2843; сѣдалищная, A. ischiadica; сѣдалищная верхняя, I. 2690; сѣменная, A. spermatica; с. внутренняя, I. 2840; сѣд. наружная, I. 2839; сѣтчатой оболочки средоточная, I. 2592; твердой оболочки малая, I. 2740; тонкихъ кишекъ, A. intestinalis; тощей кишки, A. jejunalis; тыльная, I. 2663; тыл. большаго пальца ноги, I. 2668; тыл. большаго пальца руки, I. 2673; тыл. больш. пал. руки внутренняя, I. 2671; т. б. п. р. локтевая, I. 2666; тыл. верхняя, I. 2675; т. запястья, I. 2661; т. локтевая, I. 2676; т. л. большаго перста, I. 2806; т. перстная внутренняя ноги, I. 2670; т. п. в. руки, I. 2669; т. п. наружная руки, I. 2664; тыл. п. руки, I. 2662; тыл. руки, I. 2676; тыл. языка, I. 2872; титечная, A. mammaria; т. внутренняя, I. 2713; т. наружная, I. 2870; угольная, A. angularis; улитки, A. cochleae; ушная глубокая, I. 2579; утробная, A. coeliaca; уха или ушная, A. auricularis; хвостцоватая, или хвостцовой кости, A. coccygea; хорообразной оболочки, A. choroidea; хребетная, A. spinalis; задняя и передняя, I. 2842; центральная пирамидки улитки, I. 2593; центр. сѣточной оболочки, I. 2592; челюстная, A. maxillaris; наружная, I. 2733; нижняя, I. 2734; внутренняя, I. 2735; червообразнаго отростка, A. vermicularis, A. appendicalis; червообразная, A. vermicularis; черножелчная, A. suprarenalis; членосоставная вертлужной впадины, I. 2575; членоставная колѣнная, I. 2576; верхняя нижняя наружная и внутренняя, I. 2576; чревная, A. coeliaca; шейная, A. cervicalis; ш. верхняя, I. 2607; ш. восходящая, I. 2601; ш. глубокая, I. 2605; ш. задняя, I. 2604; ш. передняя, I. 2602; ш. поверхняя, I. 2606; ш. поперечная, I. 2608; ш. самая нижняя, I. 2603; шилососковая или шилососцевидной дырочки, I. 2846; щитообразной железы, A. thyreoidea; щит. верхняя, I. 2877; щит. нижняя, I. 2876; ягодочная, A. glutaea superior; язычная, A. lingualis; вкручиваніе артеріи, *Arteriostrepsis*; артеріи подобный, *Arteriodes*; лопаніе артеріи, *Arteriorrhexis*; не правильное положеніе артеріи, *Arteriectopia*; разрывъ артеріи, *Arteriorrhexis*; трепетаніе артерій на головѣ, особенно на вискахъ, *Crotaphium*; уклоненіе артеріи отъ обыкновеннаго ея направленія, *Arterioplania*.

Артеріяльный, Arteriosus, Arterialis.

Артишоки дикіе, Sempervivum tectorum.

Артишокоголовыя, Cynareae.

Артишокъ, Cynara scolymus; колючая, C. cardunculus.
Артритическій, Arthriticus.
Артышъ, Juniperus sabina.
Арфа, *Psalterium, Harpa*; мозга, P. cerebri.
Архей, Archeus.
Архитектура, Architectura.
Архіатеръ, *Archiater.*
Архіерей, *Episcopus.*
Архіерейскій, *Episcopalis.*
Арца, Juniperus sabina.
Аршинъ, Ulna.
Асбестъ, *Asbestus*; зрѣлой, гибкой, Amianthus; обыкновенный, Asbestus.
Аскаридъ, *Ascaris.*
Аспарагинъ, Asparaginum.
Аспектъ, Aspectus planetarum.
Аспидникъ, Aspidium; II. 5274; кожистый, A. coriaceum.
Асплении, Asplenium trichomanes.
Астенія, *Asthenia*; не посредственная, A. directa.
Астра, Aster; однолѣтная, Erigeron heterophyllus.
Астрагалъ безстрѣлочный, Astragalus exscapus; камедоносный, A. gummifer; кофе, A. baeticus; критскій, A. creticus; монпельскій, A. monspessulanus.
Астрологія, *Astrologia.*
Астрологъ, *Astrologus.*
Астрономія, *Astronomia.*
Астрономъ, *Astronomus.*
Астръ, Астры, Aster.
Асфальтъ, Asphaltum.
Асфодилъ, Асфодиллъ, Аффодиллъ, Asphodelus, Asphodellus, A. luteus; бѣлый, A. ramosus.
Атлантъ, *Atlas.*
Атмометръ, *Atmometrum.*
Атмосфера, *Atmosphaera*; галваническая, A. galvanica; земли, A. terrestris; магнитнаго дѣйствія, II. 8439; тѣлъ, A. corporum; электрическая, A. electrica; теплою атмосферою причиняемый, *Thermoticus.*
Атмосферологія, *Atmosphaerologia.*
Атомизмъ, *Atomismus.*
Атомистика, Systema atomisticum.
Атомистъ, *Atomista.*
Атомъ, *Atomus.*
Атоническій, *Atonicus.*
Атонія, *Atonia*; матки, A. uteri; слезной железы, *Dacryoadenalgia* atonica.
Атропинъ, Atropinum.
Атрофія, *Atrophia*; общая, повсемѣстная, A. universalis.
Аудиторія, Auditorium, *Acroaterion.*
Аускультація, Auscultatio.
Афедронъ, Anus.
Афоризмъ, Афорисмъ, *Aphorismus.*
Аффодиллъ, з. Асфодилъ.
Ахра, Achras sapota.
Ахроматическій, *Achromaticus.*

Б.

Баба, Avia, Talus; Б. птица, Pelicanus.
Бабій, Femineus.
Бабка, Avia; повивальная, Obstetrix, *Maea*; также: *Jatrine, Acestica, Acestris.*
Бабочка, Papilio; данайская, Pieris brassicae; шелковая, Bombyx mori.
Бабочки чешукрылыя, *Lepidoptera.*
Бабушка, Anus, Anicula.
Бавольникъ восточный, Bombax orientale: западный, B. occidentale.
Багонъ, Багунъ болотный, Ledum palustre.
Багровый, Lividus.
Багрянка иглистая, Murex ramosus.
Багрянникъ, Cercis.
Багряноватый, Purpurascens.
Багряность, Cruor; кровяная, C. sanguinis.
Багряный, Purpureus.
Багульникъ, Ledum; болотный, L. palustre; пиринейскій, Rhododendron ferrugineum; широколистный, L. latifolium.
Багунъ, з. Багонъ.
Баданъ, Saxifraga crassifolia.
Бадьянъ, Illicium; настоящій, обыкновенный, II. 7775; дикой, Dictamnus albus.
Базиликъ, Ocimum, O. Basilicum; малый, O. minimum.
Базовникъ, Sambucus niger.
Бакалецъ, *Scyphus.*
Бакальцевидный, *Scyphodes.*
Бакальценосный, *Scyphophorus.*
Бакаутъ, Guajacum, G. officinale.
Бакунъ, Nicotiana rustica.
Бакусникъ дроковой, Baccharis genistelloides; жилковатый, B. venosa; иволистный, B. ivaefolia.
Балга, Rhus cotinus; Tamarix germanica.
Балдріянъ, Valeriana, V. dioica; садовый, II. 6469.
Бальзамированіе, Balsamatio, *Sceletcusis,* Pollinctura.
Бальзамировать, сохранять мертвыя тѣла, Condire (mortuos).
Бальзамическій, Balsamicus.

Бальзамосѣменница толутанская, Myrospermum toluiferum.

Бальзамъ, Бальсамъ, Balsamum; Арцеевъ, II. 11022; Бразильскій бѣлый, Copaifera; глазный, B. ophthalmicum; глазной св. Ивеса, II. 11039; для ранъ, II. 10272; желудочный, B. stomachicum; жизненный Гофманновъ, II. 987; жизненный наружный, II. 7367; зубной, B. odontalgicum; Индѣйскій, B. peruvianum; канадскій, B. canadense; командарскій, II. 10272; Локателіевъ, II. 11054; копаевый, B. copaivae; головный, B. cephalicum; мекскій, I. 3490; мушкатный, B. nucistae; мыльный, B. saponaceum; перувіанскій, B. peruvianum; отъ озноблепія, I. 3485; отъ удара, B. apoplecticum; печеночный, Achillea ageratum; Б. Раказира, B. Rakasira; св. Ива, I. 3496; сѣрноанисный, II. 2600; сѣрный, II. 2674; сѣрный Руландовъ или сѣроскипидарный, II. 2721; толутанскій, I. 3491.

Бальзамы искуственные, Balsama artificialia.

Бальсамъ, з. Бальзамъ.

Бамбосъ, Bambusa arundinacea.

Бамбуксъ, з. Бамбосъ.

Бамбукъ, з. Бамбосъ.

Бандажъ грыжевый, Bracherium, *Amma*; гр. двойный, B. duplex; гр. пупочный, B. umbilicale; для грыжъ бедренныхъ, B. femorale; для килъ, *Amma*; для паховой грыжи, паховой, B. inguinale; для пупочной грыжи, I. 9134.

Бандуровидный, *Pandurodes*.

Банка, Lagena; для мазей и лекарствъ, *Narthecium*; лекарская (з. также рожки) л. насосныя, Cucurbita; л. кровоносныя, C. cruenta; зухія, C. sicca; прикладываніе, поставленіе банокъ, Cucurbitarum admissio, Cucurbitulae usus, Cucurbitatio; ставить, прикладывать банки къ —, Cucurbiculas imponere parti s. super partem, Cucurbitas accommodare, admovere s. adhibere s. infigere parti, Cucurbitas agglutinare s. defigere in parte; сухія банки прикладывать къ —, Cucurbitulas sine ferro adhibere.

Баночка, Laguncula; стеклянная, изъ которой младенцы сосутъ, *Staphylis*.

Банщикъ, Balneator.

Банщица, Balneatrix.

Баны снѣдные, Hibiscus esculentus.

Баня (з. также ванна), Balneum, Balnearium; воздушная, B. aëreum; врачебная, B. medicinale; Б. гдѣ потѣютъ, потогонительная, Calidarium; гдѣ теплою водою моются, Tepidarium; глазная, B. oculorum; горячая, B. fervens, *Zestolusia*; для всего тѣла, B. universale; животная, B. animale; землянная, B. terrestre, *Geochosia*; зольная, B. cinereum, ex cinere s. cineris; медицинская, B. medicinale; минеральная, B. minerale; молочная, B. lacteum, ex lacte; мокрая, B. humidum; морская, B. marinum; общая, B. universale; мѣстная, B. topicum; парная, паровая, Assum laconicum, *Laconicum*, Sudatio, Sudatorium, B. vaporinum, Vapor aquae, *Hypocaustum*; песочная, песчаная, Arenatio, *Ammochosia*; потильная, потовая, *Laconicum*, Sudarium, *Pyriaterium*, Caldarium, B. laconicum; русская, B. russicum; русская потовая, Assa sudatio, Sicca sudatio; солнечная, B. solare; теплая, B. tepidum; B. calidum, *Therme*; теплая песочная, *Psammismus*; холодная, B. frigidum, *Psycholutron*; электрическая, B. electricum; искуство приготовлять баню, *Balneotechnice*; итти въ баню, Ire, ambulare in balneum; потѣть въ банѣ, употреблять потовую баню, In laconico sedere; употреблять бани, з. купаться.

Баобабъ, Adansonia digitata.

Барабанъ уха, *Tympanum*.

Баранецъ, Lycopodium selago.

Баранка, Arnica.

Баранікъ, Arnica montana.

Баранина, Caro vervecina.

Баранъ дворовой, Capra ovis; дикой, Ovis Musimon; кладенный, Vervex.

Барбара, Barbarea.

Барбарисъ, Berberis; обыкновенный, B. vulgaris.

Барбора, з. Барбара.

Барбенокъ, Vinca; малой, маленькій, V. minor; большой, V. major.

Баритъ, Baryta; азотнокислый, B. nitrica; углекислый, B. carbonica; солекислый, B. muriatica; сѣрнокислый, B. sulphurica; уксусокислый, B. acetica; хлористый, B. chlorica.

Барій, Barium; хлористый, Baryta muriatica.

Баромакрометръ, *Baromacrometrum*.

Барометръ, *Barometrum*; высота его, Altitudo barometri: наименьшая высота его, A. barometri minima.

Баромецъ, Polypodium.

Бароскопъ, *Baroscopium*.

Барсукъ обыкновенный, Meles vulgaris.

Барсъ, Felis Panthera.

Бартсія, Bartsia odontites.

Бархатецъ прямо стоящій, Tagetes erecta.

Бархатка, Bellis perennis; лоснящая, Tagetes lucida; прямо стоящая, T. erecta; свѣтлая, T. lucida.

Бархатникъ, Amaranthus.
Бархатный, Velutinus.
Бархатцы, Amaranthus.
Барышка, *Epididymis.*
Бассорина, Бассоринъ, Bassorina.
Басъ, Bassus.
Бататы, Convolvulus, C. Batates.
Батеръ, Spiraea ulmaria.
Батлажаны, Solanum esculentum, lycopersicum.
Батоги Петровы, Cichorium Endivia, C. Intibus.
Батогъ, Fustis; *Rhabdos.*
Батрасіи, Batracii.
Баульчикъ, Anthriscus vulgaris, Scandix anthriscus.
Бахрома, Fimbria; Б. мозга, F. cerebri.
Бахромистый, Fimbriatus.
Вахусово растеніе, Baccharis.
Башмакъ, Calceus.
Башманка, Cypripedium; пестрая, C. guttatum.
Башмачокъ, Cypripedium; маріинъ, C. calceolus; богородицынъ, Osmunda Lunaria.
Бделлій, Gummi bdellium.
Бдѣніе, Vigilia; во снѣ, Somnambulismus; ночное, V. nocturna; сонное, Somnambulismus.
Бдѣть, Vigilare.
Бдящій, Vigilans, *Egregoricus.*
Бегенъ, Hyperanthera Moringa; бѣлый, Silene inflata; красный, Statice limonium.
Бедра, Femur, Crus, *Meros*, *Scelos*; длинные бедра имѣющій, *Macrosceles.*
Бедринецъ, Pimpinella анисовый, P. anisum; большой, P. magna; бѣлый, P. alba; Италіанскій, P. italica; каменистый, камнеломный, P. saxifraga; разсѣченный, P. dissecta; черный, P. nigra.
Бедро, з. Бедра.
Безболіе, Anodynia, Indolentia.
Безболѣзненность, Indolentia, *Analgesia, Anodynia, Anochlesia.*
Безболѣзненный, Dolore carens s. vacuus, *Anodynus.*
Безбородый, Imberbis, *Apogon*, Impubes.
Безбоязненность совершенная, *Pantaphobia.*
Безбоязненный совершенно, *Pantaphobus.*
Безбрачность, Caelibatus.
Безбрачный, *Agamus.*
Безвершинный, Muticus.
Безвкусіе во рту или на языкѣ, Sapor insipidus, fatuus.
Безвкусность, з. Безвкусіе.
Безвкусный, Insipidus, Fatuus.
Безвласіе, *Alopecia.*
Безволосый, Impubes, *Atrichus.*
Безвредный, Innocens, Innoxius.
Безвременный, Immaturus, Intempestivus, *Omas, Parachronicus.*
Безгласіе, *Aphonia, Alalia*; Гиппократа (собственный родъ спячки), *Carus* spontaneus, *Apoplexia* minor, *Aphonia* Hippocratis.
Безвѣтріе, Stagnatio aëris.
Безглаголіе, з. Безгласіе.
Безголовый, *Acephalus.*
Бездна, Vorago, *Lamos.*
Бездушный, Inanimalis.
Бездыханность, *Apnoea.*
Бездѣйствіе, *Atonia*, *Apragmonia*; соковъ, *Icmacratia.*
Бездѣльничество, Nequitia.
Бездѣятельность, *Anergia.*
Безженство, Caelibatus.
Безженный, Caelebs, *Agynus.*
Безжильный, Avenium, Enervis.
Беззаботливость, *Acedia.*
Беззаконіе, *Anomia*, Scelus.
Беззубка лебединая, Anodonta cygnea.
Беззубный, *Anodon*, Edentulus, Dentibus carens.
Беззубчатый, Edentulus.
Беззубый, Edentulus.
Беззубыя, Edentata.
Безконечность, Infinitas.
Безкоренный, *Arrhizos.*
Безкоробочный, Acapsularis.
Безкостный, Exos.
Безкровный, Exsanguis, *Anaemon*, *Exaemos.*
Безкрылый, *Apterus.*
Безлепестный, *Apetalus.*
Безлистный, *Aphyllus*; почти б., Subaphyllus.
Безлихорадочный, *Apyrecticus.*
Безменъ для опредѣленія длины, или тяжести новорожденныхъ младенцевъ, *Baromacrometrum.*
Безмозглый, *Anencephalus.*
Безмозглость, *Anencephalia.*
Безсмысленіе, Vacuitas cogitationum.
Безсмысленный, Irrationalis.
Безмышленность, Irrationabilitas.
Безмѣнъ, з. Безменъ.
Безмѣрный, Enormis, *Aselges.*
Безмясный, *Asarcus.*
Безногіе, *Apodes.*
Безоардъ Нѣмецкій, Aegagropilae.
Безоаръ, Bezoar; дикообразный, B. porci; минеральный, Bezoardicum minerale.
Безобразіе, Deformitas, *Dysmorphia*,

Amorphia, *Cacomorphia*; без. глаза, з. Стафиломъ; без. глаза съ коническимъ возвышенiемъ впереди, *Conophthalmus*; рубца, *Uloncus*; сердца, *Cardiamorphia*, Deformitas cordis.

Безобразность, Deformitas, *Amorphismus*.

Безобразный, Deformis, Informis, Monstrosus, *Amorphus*, Dysmorphus.

Безорудный, *Anorganicus*.

Безоружный, Inermis.

Безпамятство, *Amnesia*.

Безпарный, *Azygos*; безпарная вена, Azyga, V. azyga.

Безплодiе, Sterilitas; болѣзненное, S. morbosa; нравственное, S. moralis; физическое, S. physica.

Безплодница, Andromeda polyfolia.

Безплодность, Sterilitas, Infecunditas; *Atocia*, *Atecnia*, *Acyesis*, *Agonia*, *Aphoria*; женская, *Agenesia*.

Безплодный, Infecundus, Sterilis, *Aphorus*; *Stereos*; безплоднымъ дѣлаться, Sterilescere.

Безпокойный, Inquietus, Turbidus, *Taractos*.

Безпокойствiе, Inquies, Inquietudo, Motus, *Taraxis*, *Alyce*, *Alysmus*, *Taragma*; больнаго, *Blestrismus*; большое передъ смертiю, *Agon*, Anxietas agonistica, Angor mortis, *Agonia*; душевное жестокое, Angor; причинить болш. затрудненiе, Molestiam afferre: затрудненiе удалить, Molestiam amovere, demere, depellere; свободность отъ безпокойствiя, *Ataraxia*.

Безпокойство, з. Безпокойствiе.

Безпокоить, Sollicitare, Turbare, Inquietare.

Безполезный, не здоровый, Inutilis. Alienus.

Безполый, *Agamus*, Neuter, *Aphroditus*.

Безпорядокъ, замѣшательство, Confusio, Perturbatio; приводить въ безпорядокъ, Perturbare; б. критическихъ дней, *Ataxia*.

Безпорядочный, Confusus, Abnormis, Inordinatus, *Atactus*, *Taractos*.

Безпрерывный, Continuus, Perpetuus, Assiduus, *Aënaos*.

Безпрестанный, з. Безпрерывный.

Безпримѣсный, Merus.

Безпроходный, *Atretus*.

Безраздражительность, *Anerethisia*.

Безразличность, Indifferentia.

Безразличный, Indifferens.

Безразсудность, Amentia, Incogitantia, *Abulia*.

Безразсудный, безумный, Irrationalis, Rationis expers s. ignarus.

Безродный, *Agamus*, Agenius.

Безсилiе, *Adynamia*, *Atonia*, *Acratia*, *Anenergia*, Debilitas, Languor, Languor virium, Impotentia; къ совокупленiю, *Asynodia*; женское, *Dyssynusia*, *Dyssynodia*; мужеское, Impotentia virilis, *Agenesia*, *Aspermatismus*, *Astysia*; одержимъ муж. безс., *Asynodicus*, Impotens; б. удерживать сѣмя, *Spermatacratia*.

Безсильный, Debilis, Imbecillis, Impotens, *Adynamicus*, *Adynatus*, *Anenerges*, *Acrates*.

Безславiе, Infamia.

Безсловесiе, з. Безсловесность.

Безсловесность, *Alalia*, *Aphonia*, *Anaudia*; *Cretinismus*.

Безсмертiе, Immortalitas; *Athanasia*.

Безсмертный, Immortalis.

Безсмысленность, *Anoesia*, Amentia perfecta, Mania desipiens.

Безсонiе, з. Безсонница.

Безсонница, Insomnia, *Aypnia*, *Agrypnia*; съ большею склонностiю ко сну, *Agrypnocoma*.

Безсонный, Insomnis, *Agrypnos*, *Aypnos*.

Безсосудистый (Bot.), Avenium.

Безствольный, *Acormosus*.

Безстебельный, Acaulis, *Acormosus*.

Безстрастiе, *Apathia*.

Безстыдство, Impudentia, Protervia, Protervitas.

Безсѣменность, *Aspermia*.

Безсѣменодольный, *Acotyledon*.

Безтѣлесный, Spiritualis, Spiritalis.

Безтѣнный, *Ascios*.

Безузлый, Enodis.

Безумiе, Amentia, Insania, (у древнихъ) *Phrenitis*; веселое, *Chaeraphrosyne*; совершенное, A. perfecta; впадать въ безумiе, Incidere in amentiam.

Безумность, *Aphrosyne*.

Безумный, Amens, Demens, *Maniosus*, Vesanus, *Aphron*, *Phreniticus*.

Безхвостый, *Anurus*.

Безцвѣтникъ, Cassina.

Безцвѣтный, Decolor; *Achroos*, *Achromaticus*.

Безчашечный, *Aphyllus*.

Безчеловѣчiе, Inhumanitas.

Безчестiе, Infamia.

Безчувственность, *Anaphia*; дѣйствительная, *Anodynia*.

Безчувственный, Torpidus; безъ чувства быть, Sine sensu esse, Sensu carere, Torpere.

Безчувствительность, *Apathia*, Indolentia.

Безчувствіе, Stupor.

Безъаппетитность, Fastidium.

Безъименный, Безимянный, *Anonymus*.

Безъязычность, *Alalia*, *Anaudia*, *Aphonia*.

Белена, Блекота, Hyoscyamus, H. niger; бѣлая, H. albus; сибирская, H. physaloides; черная, H. niger.

Бемерія хвостатая, Boehmeria caudata.

Бенедиктъ, Centaurea benedicta.

Бензоинъ, Laurus Benzoin.

Бены, Nuces behen.

Берберисъ, Berberis.

Бергамотъ, Fructus bergamothae; Citrus Bergamium.

Берегъ, Ripa, Margo.

Бережливость, Parsimonia; чрезмѣрная, *Hypercedemonia*.

Бережливый, *Oeconomicus*, Parcus.

Береза, Betula; бѣлая, B. alba.

Березка, Polygonum convolvulus.

Березовица, Березовка, Succus betulinus.

Беременная, Gravida, Praegnans; быть беременною, Gravidam esse, Uterum s. partum gerere, Ventrem ferre; сыномъ, puero; сдѣлать беременною, Gravidare, Gravidam facere s. reddere; сдѣлаться беременною, Conceptu gravari, Gravescere; позывъ беременныхъ на пищу не употребляемую, Malacia, Pica, Citta.

Беременность, Graviditas, *Cyesis*, *Cyophoria*; брюшная, Coeliocyesis, G. abdominalis; бр. ложная, *Pseudocyesis* abdominalis; б. послѣдственная, I. 10577; Б. внѣ матки или внѣ маточная, G. extrauterina, *Paracyesis;* въ рукавѣ матки, G. vaginalis; въ яичникѣ, G. ovaria; долгопродолжающаяся, G. perennis; дѣйствительная, G. vera; естественная, G. naturalis s. uterina; истинная, G. vera; кажущаяся, ложная, G. apparens s. falsa s. spuria, *Pseudocyesis*; ложная матки, *Pseudocyesis* uterina; ложная яичниковъ и трубъ, II. 5818; маточная, G. uterina; маточныхъ трубъ, G. tubaria, *Salpingocyesis*; многочисленная, G. multiplex, *Polycyesia*; не естественная, G. praeternaturalis; несовершенная, G. imperfecta; одноплодная, G. simplex; первоначальная брюшная, I. 10576; правильная, G. uterina; присновременная, G. perpetua; притворная, G. simulata; продолжающаяся болѣе обыкновеннаго времени, Praegnatio protracta; скрываемая, скрытая, G. celata; смѣшанная, G. mixta; собственная, G. specifica; совершенная, G. perfecta; совершающаяся, *Telesphoresis*; утаемая, G. celata; фаллопіевыхъ трубъ, G. tubaria; частая, *Hypercyesis*; яичниковъ, G. ovaria; причиняемый беременностію, *Cyeticus*.

Беременный, Gravidus, *Cyophoros*.

Бересклетъ, Evonymus; бородавчатый, E. verrucosus; европейскій, E. europaeus; широколистный, E. latifolius.

Береста, Liber.

Беречь, Parcere alicui.

Берибери (болѣзнь господствующая въ Индіи), Beriberia.

Бериллъ, Glycina.

Берлозга, Polygonum convolvulus.

Берцо, Tibia.

Берцы, Crura.

Бесѣда во время прогулки, *Peripatema*.

Бесѣдка, Camerarium, Umbraculum.

Бесѣдованіе философское, *Peripatema*.

Бигнонія, Bignonia; гладкодревесная, B. leucoxylon; каролинская, B. catalpa.

Бикса, Bixa; обыкновенная, B. orellana.

Билярь, Psychotria.

Бинтъ (з. также повязка), Fascia; возвращающійся, F. recurrens; восемнадцатиглавый, I. 9094; восходящій, F. ascendens; восьмиглавый, I. 9113; глазной, F. ocularis; головный пращевидный, *Sphendone;* головной шестиглавый, I. 9114; двуглавый, I. 9106; для завертыванія ручной кисти и пальцевъ, *Chirotheca;* для лба, F. frontalis; для одного глаза, *Monoculus;* для паховыхъ грыжъ, F. inguinalis; изгонительный, F. expulsiva; колосовидный, Spica; к. восходящій, S. ascendens; нисходящій, S. descendens; косой, F. obliqua; крестцообразный, F. cruciata; круговой, F. circularis; ладьеобразный, употребляющійся при кровопусканіи изъ лба, *Scapha*; мѣшкообразный, F. sacciformis; нисходящій, F. descendens; одноглавый, I. 9136; одноглавый съ прорѣзомъ, F. fenestrata; одноокій, Monoculus; паховой колосовидный, Spica inguinalis; пересѣкающійся, F. cruciata; плоскій, F. plana; покрывающій голову, *Scepasterion*; ползущій, F. repens; разгоняющій, раздѣляющій, F. dividens; свитый, F. convoluta; сжимающій, F. comprimens; сложный, F. composita; спиральный, F. spiralis; съ шнурками и пряжками, F. fibulata, ligulata; T образный, F. T formis; удерживающій, F. contentiva; узловатый, F. nodosa; циркулярный, F. circularis; шею прямо удерживающій, или укрѣпляющій, I.

9100; шею удерживающій, I. 9106; наложить б., Fasciam circumligare, injicere, dare super partem; обвивать членъ бинтомъ, наложить б., Fascia involvere membrum; опустить, послабие наложить б., Fasciam resolvere, remittere; стянуть бинтомъ, потуже наложить б., Fasciam ducere, attrahere, adstringere.

Биньонія, з. Бигнонія.

Биркезъ, *Zythogala.*

Бируза, Rubus caesius.

Бирюза, Callais.

Бирюзовый, *Glaucus.*

Бирючина, Ligustrum, Rhamnus catharticus; обыкновенная, L. vulgare.

Бисмутъ, Bismuthum.

Бистурей, Culter, Scalprum; для отдѣланія костей, пораженныхъ костоѣдою, *Xyster;* кривой, Cultellus s. Culter curvus; Поттовъ, Cultellus Pottii; прямой, C. rectus; съ головкою употребляемый при килосѣченіи, *Herniotomus;* съ пуговкою, C. capitatus.

Бить во что, Pulsare aliquid; ударять, Icere, Ferire.

Бичецвѣтъ вонючій, тяжело пахучій, Plectanthus graveolens.

Біеніе, Pulsatio, Percussio; Verberatio; артеріи на головѣ, особенно на вискахъ, *Crotaphium;* боевыхъ жилъ, Pulsus; болѣзненное въ животѣ, Colica pulsatilis; брюшное, P. abdominalis; бр. артеріальное, II. 6020; бр. мнимое, II. 6021; брюшныхъ біющихъ жилъ, Aneurysma abdominale; въ груди, P. thoracica; въ животѣ, P. abdominalis; въ животѣ отъ болѣзненнаго состоянія артерій, II. 6020; грудное, P. thoracica; кровевозвратныхъ жилъ, Pulsus venarum, *Phlebopalia;* пульса, Pulsus, *Palmos, Sphygmos;* сердца, Palpitatio cardiaca, II. 3496; б. сердца волнѣ подобное, P. undinosa; сердца и боевыхъ жилъ, Pulsus s. P. arteriarum et cordis; шеи, P. collaris.

Біографія, *Biographia.*

Біодинамика, *Biodynamica.*

Біологія, *Biologia.*

Біостатика, *Biostatica.*

Біохемическій, *Biochemicus.*

Благовоніе, Suaveolentia, *Euodia.*

Благовонникъ, Diosma; зазубренный, D. crenata; пилолистный, D. serratifolia; широколистный, D. crenata.

Благовонный, Bene olidus, Odorativus; Odoratus, Suaveolens, *Euodes.*

Благовременный, Tempestivus, Opportunus.

Благоговѣніе, Reverentia.

Благодать, Gratiola officinalis.

Благополучіе, Salus, Felicitas, *Eutychia.*

Благопріятный, Bonus, Gratiosus, Laetus.

Благопріятство, Favor.

Благоразуміе, Sapientia.

Благоразумный, Sapiens.

Благородникъ, Eupatorium; конопельный, E. canabinum.

Благосклонность, Benevolentia, Favor.

Благоустройство, *Cosmus.*

Блаженство, Beatitas.

Блеваніе, Vomitio, Vomitus.

Блеклость, Marcor; приведеніе въ б., *Marausis.*

Блекота, з. Белена.

Бленда угольная, *Anthracolithus.*

Блескобоязнь, *Phengophobia.*

Блескъ, Splendor, Nitor, *Phengos, Auge;* нетерпѣніе блеска, *Phengophobia;* свинцовый, *Galena.*

Блестецъ тросничный, Phalaris arundinacea.

Блестякъ пылко красный, Phrysis ignita.

Блестящій, Splendens, Nitens, *Lampros, Leucos;* ярко какъ огонь, *Pyropus.*

Блефаропластика, *Blepharoplastice.*

Близкій, Proximus; къ смерти, *Abiotus.*

Близнецъ, Geminus.

Близнецы, Gemini; ихъ раждающій, Ditocos; Б. лядвей, Musculi gemelli.

Близнечный, Binatus.

Близорукій, *Myops*

Близорукость, *Myopia;* ею причиняемый, *Myopicus;* ею страждущій, *Myops.*

Близость, Propinquitas; причиняемый близостію одной части къ другой, *Engisticus.*

Блистаніе молній, Fulguratio; очей, *Marmarygae.*

Блоковидный, *Ginglymodes,* Trochlearis.

Блоковый, Trochlearis.

Блокъ, *Trochlea, Ginglymus,* Bulbus; надглазный, T. orbitalis.

Блоха, Pulex, *Psylla;* мѣсто укушенія блохи, *Stigma.*

Блохогонка, Mentha pulegium.

Блохоловъ, Pulegium.

Блошница, Erigeron; ѣдкая, E. acris.

Блошнякъ Испанскій, Scolymus hispanicus.

Блудный, Libidinosus, *Acropsolos, Aselges.*

Блудящій, Vagus, Erraticus, *Planeticus.*

Блуждающій, Vagus.

Блужденіе, *Plane, Rhembe.*

Блѣдноватый, Subpallidus.
Блѣдно-голубой, Caesius.
Блѣдно-желтоватый, *Ochros.*
Блѣдно-красивый, Helvolus.
Блѣдность, Pallor; дѣвичья, дѣвицъ, *Chlorosis;* желтоватая лица, *Ochriasis;* кожи, P. cutis; синій, Caesius.
Блѣдные, *Achroi.*
Блѣдный, Pallidus, Pallens, *Pelios, Ochros, Parachrous;* весьма б., Perpallidus; блѣднымъ быть, Pallere.
Блѣднѣть, Pallescere.
Блюдечко, Patella, Cyphella (Bot.).
Блюдо, Patina, Scutula, Lecane, Catinus, *Pelys.*
Блюдце кругообразное, *Gyroma* (Bot.).
Блющъ, Hedera, H. Helix.
Блядь, Impudica, Adultera, Meretrix; б. подлая, Meretrix vulgaris, *Chamactypa.*
Бляшечка, Lamella.
Бляшка, Lamella, Lamina; горизонтальная рѣшетчатой кости, I. 12703; костей, Laminae ossium; отвѣсная рѣшетчатой кости, I. 12705; рѣшетчатая, L. cribrosa; рѣшетчатая мозга, I. 12702; твердой оболочки мозга, L. durae meningis; улитки винтовая кругообразная спиральная, I. 12706; улитки костяная, I. 12706; улитки кругообразная, I. 12706; хрустальной сумочки, L. crystallina.
Бляшки, Laminae; крылообразныя, крылообразныхъ отростковъ, Alae pterygoideae.
Бобки волчьи, Sparganium ramosum; пахучаго двукрыльника, Faba Tonco.
Бобовище, Legumen.
Бобовникъ, Amygdalus nana; жгучій, Dolichos pruriens.
Бобровникъ, Menyanthes trifoliata.
Бобровница, Menyanthes trifoliata.
Бобръ, Castor, C. fiber.
Бобъ, Faba, Legumen, Vicia; бѣлый, F. alba; громовый, Sedum anacampseros; персидской, F. pichurim; простой, Vicia faba; рвотный, Phaseolus nanus; волчій, Lupinus albus.
Бобы Игнатіевы, Faba S. Ignatii; турецкая, Phaseolus vulgaris.
Богиня здравія, *Hygea, Iaso.*
Богодѣльня, *Gerocomium, Ptochodochium.*
Богомудріе, *Theosophia.*
Богомудръ, *Theosophus.*
Богородицына ручка, Botrychium lunaria.
Богорожникъ, Pyrus torminalis.
Богословіе, *Theologia;* естественное, T. naturalis; откровенное, T. revelata.
Богохульность, Scelus.

Богъ, Deus, *Theos;* воображеніе простыхъ людей о Богѣ въ видѣ человѣка, *Anthropomorphismus.*
Бодило, Бодецъ, Stimulus.
Бодлакъ, Rhamnus frangula; Prunus spinosa.
Бодрость, Alacritas, Vigor, Vigilia.
Бодрствованіе, Vigilia; во снѣ, Somnambulismus.
Бодрый, Vegetus, Vividus, Vigil, Alacer; *Eusplanchnos.*
Бодыньки, Secale cornutum.
Бодякъ волосистый, Cirsium eriophorum; копьеобразный, C. lanceolatum; огородный, C. oleraceum.
Божественность, Natura divina.
Божій бытъ, Chenopodium botrys.
Божье дерево, Artemisia abrotanum.
Божья коровка, Chrysomela.
Бозь, Бозъ дерево, Sambucus niger.
Бой, Certamen, *Alce, Athlon.*
Бойня, Bovicidium, Laniarium, I. 578.
Бока, Latera; подреберные, *Hypochondria;* языка, Margines linguae.
Бокаловидный, Ascediforme.
Бокалъ, *Cyathus, Cotta;* большой, Crater; малый для игры, *Cottabus.*
Бокальчикъ, *Ascidium.*
Боки, з. Бока.
Бокконія, Bocconia.
Боковый, Lateralis, Alaris, Axillaris.
Бокъ, Latus, *Plagos, Pleuron;* лучевый, L. radiale; ноги внутренній, L. tibiale; ноги наружный, I. 12794; больной лежитъ на правомъ или лѣвомъ боку, In latus aut dextrum aut sinistrum aeger cubat; положеніе на бокъ, Cubitus in latus; положить тѣла на бокъ, In latus collocare corpus.
Болданъ, Rhamnus frangula.
Болдырянъ, Valeriana Phu.
Болетъ вѣтвистый, Boletus frondosus; пряженный, B. adustus; разрушительный, B. destructor.
Болеутолительный, *Anodynus.*
Боли, Dolores; воспалительныя шеи отъ болѣзни сердца, Angina cardiaca; въ костяхъ или костей, особенно венерическія, D. osteocopi; дѣйствительныя, D. veri; желудочныя, *Cardialgia;* ложныя, D. spurii; настоящія, D. veri; предвѣщательныя, предвѣщающія, D. praesagientes; родовъ, D. ad partum, parturientium, *Odin;* род. слабые, D. ad p. debiles; мнимыя, Tormina parturientium; недостатокъ ихъ, *Anodinia;* отъ нихъ происходящій, *Odinicus.*
Болиголовъ, Conium; водяной, Cicuta virosa; пятнистый, Conium maculatum.
Болонь, Alburnum.

Болотистый, Palustris, *Helodes.*

Болотникъ, Callitriche; подбѣлъ, Andromeda polyfolia.

Болотный, Lacustris; Paluster, Paludosus.

Болото, Palus, *Helos;* болоту подобный, *Helodes.*

Болтаніе, *Lalia, Lesche;* Garrulitas.

Болтливый, Garrulus.

Болтунъ, Garrulus.

Боль, Dolor, *Algema*, *Algos*, *Odyn*, *Odynema*; безъ боли, безболѣзненный, *Analges*, Sine dolore, Dolore carens; безъ боли при родахъ, *Anodinus*; безболѣзненное состояніе, Indolentia, *Aponia*; брюшная, *Gastrodynia*; брюшныхъ мышицъ, *Myocoelialgia*; бр. м. въ селезенкѣ, Splenitis muscularis; бр. м. ревматическихъ, II. 6901; бьющаяся, D. pulsans; венерическая, Rheumatismus s. Dolor venereus; вен. задняго прохода, *Proctalgia* venerea; весьма сильная (повсюдная), *Perialgia*; внутренностей, *Splanchnodyne*; воспалительная брюшныхъ мышецъ, *Myocoeliitis*; воспал. задняго прохода, *Proctalgia* inflammatoria; воспал. мышецъ въ ложечкѣ, *Myocoeliitis epigastrica*; воспал. мышецъ въ лѣвомъ подреберьи, II. 1765; воспал. м. въ правомъ подреберьи, II. 1764; б. всей головы, *Galea*; въ бедрѣ, *Ischias*, *Scelalgia*; въ бедрѣ истерическая, I. hysterica; въ боку, *Pleuralgia*; въ брюхѣ, *Gasteralgia*, *Coeliodynia*; въ брюшныхъ мышцахъ, *Coelialgia* muscularis; въ верхней части головы, *Coryphodynia*; въ головѣ отъ пьянства, Crapula; въ горлѣ и затылкѣ отъ ломоты, *Trachelagra*; въ груди, *Thoracodyne*; въ грудяхъ, *Mastodynia*; въ грудяхъ беременныхъ, M. gravidarum; въ гр. венерическая, M. syphilitica; въ гр. до возмужалости, M. puberum; въ гр. отъ накопившагося въ нихъ молока, M. polygala; въ гр. родильницъ, M. puerperalis; въ гр. съ масленистымъ сгущеніемъ молока, M. butyrosa; въ гр. съ отдѣленіемъ молока, M. lactea: въ железахъ, *Adenodynia*, *Adenalgia*; въ железѣ поджелудочной, *Pancreatalgia*; въ желчномъ пузырѣ, *Cystodynia*; въ желудкѣ, *Gasteralgia*, *Cardialgia*; въ животѣ, *Coelialgia*; въ заднемъ проходѣ, *Proctalgia*; въ з. п. артрическая, P. arthritica; въ з. п. отъ глистовъ, P. verminosa; въ з. п. отъ затвердѣвшагося кала, P. scybalosa; въ кишкахъ, *Colica*, *Colicodynia*, *Encoelialgia*; въ колѣнѣ, *Gonyalgia*; въ колѣнѣ ревматическая, *Gonyorrheuma*; въ лицѣ, з. боль лица; въ лобной пазухѣ, *Metopantralgia*; въ легкихъ, *Pneumonalgia*; въ маткѣ, *Hysteralgia*; не воспалительная, H. *apyreta*; б. въ маткѣ причиняющій, *Hysteralges*; въ маточномъ рукавѣ, *Colpalgia*; въ мочевомъ каналѣ, *Urethralgia*; въ мочевомъ пузырѣ, *Cystalgia*; въ мочеточникахъ, *Ureteralgia*; въ мужескомъ дѣтородномъ удѣ, *Posthodynia*, *Phallalgia*; въ паху, *Bubonalgia*; въ печени, *Hepatalgia*; въ позвоночномъ столбѣ, *Spondylalgia*; въ почкахъ, *Nephralgia* vera; ложная, N. spuria; ломотная, N. arthritica; отъ накопленія въ нихъ крови, N. plethorica; ревматическая, N. rheumatica; въ селезенкѣ, *Splenalgia*; причиняемый ею, *Splenalgicus*; въ составахъ, *Anthralgia*; въ сост. ручной кисти, *Chiragra*; въ сост. бедра, *Coxalgia*; въ спинѣ, *Notalgia*, Pleuritis dorsalis; въ стопѣ нервная, *Pedialgia*; въ сыпяхъ, Rheumatismus exanthematicus; въ титькахъ, *Mastodynia*; безъ отдѣленія молока, M. agalactica; въ ушахъ, *Otagra*; отъ впавшихъ въ оныя различныхъ тѣлъ, насѣкомыхъ и пр., II. 3322; въ челюстной пазухѣ, *Genyantralgia*; въ членахъ, особенно въ крестцахъ, *Cedma*; въ членосоединеніяхъ, *Arthralgia*; гастрическая, *Rheumatismus gastricus*; глазная, *Ophthalmodynia*; головная, *Cephalalgia*; гол. венерическая, C. venerea; всю голову занимающая, C. universalis; гол. гастрическая, C. gastrica: гол. геморроидальная, C. haemorrhoidalis; гол. желудочная, C. gastrica; гол. Ипохондрическая, Hypochondria s. C. physconiosa; гол. истерическая, C. hysterica; гол. ломотная, C. arthritica; гол. мѣстная, C. partialis; гол. отъ головной боли происходящій, *Cephalalgicus*; гол. отъ болѣзней брюха или живота, C. abdominalis: гол. отъ полнокровія головы, C. sanguinea; гол. отъ простуды, C. catarrhalis; гол. перемѣжающаяся, C. febricosa; гол. повсемѣственная, C. universalis; гол. простудная, C. catarrhalis; гол. раздражительная, C. irritabilis; гол. ревматическая, C. rheumatica; гол. сильная, *Encephalalgia*; гол. сил. продолжительная, *Cephalaea*; гол. сопровождающая отравленіе ядомъ, C. toxica; гол., сопряженная съ возвышенною раздражительностію, C. irritabilis; страждущій болью головы, *Cephalalgicus*; головная съ оцѣпененіемъ, C. torpida; гол. сыпи сопровождающая, C. exanthematica; гол. травматическая, *Encephalalgia* traumatica; головныхъ мышецъ, *Cephalomyodynia*; головы сильная, *Cephalagra*; головы тяжелая, *Carebaria*; грудей, *Mastalgia*; гр. или титекъ съ опухолью, *Mastodynia* portentosa; груди нервная, M.

nervosa; груди наружная гастрическая, II. 4967; гр. нар. отъ сращенія грудныхъ органовъ, *Pleurodyne* adhaesiva; гр. бьющаяся, P. pulsatilis; гр. венерическая, P. venerea; наружная въ сыпяхъ, P. exanthematica; глистная, P. verminosa; наружная, P. spuria; г. н. желчная, P. biliosa; г. н. ипохондрическая, P. hypochondriaca; г. н. истерическая, P. hysterica; г. н. отъ вѣтровъ, P. flatulenta; г. н. отъ накопленія воды, P. hydropica; г. н. отъ накопленія крови, P. sanguinea: г. н. ревматическая, P. rheumatica; г. н. судорожная, P. spasmodica; г. н. цынготная, P. scorbutica; г. насильственная, P. violenta; отъ глистовъ, P. verminosa; гр. отъ насилій, P. violenta; гр. отъ поврежденій, P. traumatica; гр. стукающая, P. pulsatilis; гр. травматическая, P. traumatica; грудной кости, *Sternalgia*; грудныхъ мышецъ, *Pleurodyne* muscularis; гр. сосковъ, *Mastodynia* papillaris; грудобрюшной перегородки, *Diaphragmalgia*; губная, *Cheilalgia*; давляющая, давящая, D. gravativus s. premens; душевная, D. animi, Acerbus animi sensus; дѣтородныхъ частей, *Acdoeoagra*, *Acdoeagra*, *Pudendagra*; жгучая, D. lancinans s. urens; въ ушахъ, I. 7559; желудка или желудочная (з. также корча желудка), *Cardialgia*, *Gastrodynia*; жел. отъ нечистотъ, C. gastrica; ж. перемежающаяся, C. febricosa; ж. судорожная, *Gastrospasmus*; ж. съ судорогами, вмѣстѣ съ худымъ пищевареніемъ, *Dyspepsiodynia*; нервная, C. nervosa; железъ, *Adenalgia*; жестокая, D. acer, acerbus, vehemens, acutus, gravis, durus; жест. особенно въ ядрахъ, *Algedon*; жест. продолжительная, *Baryodyne*; имѣющій или причиняющій таковую боль, *Baryodynos*; б. живота, *Encoelialgia*; жив. отъ изліянія какой нибудь жидкости, *Coelialgia* hydropica; зубная, *Odontalgia*; з. воспалительная, *Odontitis*; з. истерическая, O. hysterica; з. ломотная, O. arthritica; отъ з. боли происходящій, *Odontalgicus*; з. перемежающаяся, періодическая, O. intermittens; з. сочувственная, O. consensualis; судорожная, O. hysterica; з. у беременныхъ, O. gravidarum; боль ипохондрическая, *Hypochondrialgia*; истерическая, *Rheumatismus* hystericus; кожи, *Dermatalgia*; к. умѣренная, *Dermatodynia*; колючая, D. pungens; костей, кости, *Ostealgia*, *Osteodynia*; легкая, *Hypodynia*, D. lenis, mitis; легкихъ, *Pneumodynia*; лихорадочная, *Rheumatismus* febricomes; лица, *Prosopalgia*, *Prosopodynia*; л. артическая, P. arthritica; л. венерическая, P. venerea; воспалительная, P. inflammatoria; л. истерическая, P. hysterica; л. нервная, P. nervosa; происходящій отъ боли лица, *Prosopalgicus*; л. перемежающаяся, P. febricosa; л періодическая, II. 6908; л. ревматическая, P. rheumatica; л. травматическая, P. traumatica; л. фотергиліева, P. Fothergilli; б. личная з. боль лица; лобной пазухи отъ накопленія въ оной какой либо влаги, *Metopantralgia* impletoria; ломотная, артрическая, D. arthriticus; лом. въ заднемъ проходѣ, *Proctagra*; матки, *Metralgia*, *Hysterocolica*; м. отъ сроценія, *Hysteralgia* adhaesiva; м. ревматическая, H. rheumatica; маточнаго рукава, *Colpodynia*; медленная, D. lentus, мышечная въ ложечкѣ, *Gastritis* muscularis; м. въ правомъ подреберьи, *Hepatitis* muscularis; мышецъ, *Myodynia*; м. отъ поврежденій, M. violenta: наружная въ груди, *Pleurodyne* spuria; наружныхъ дѣтородныхъ частей, *Pudendagra*; не постоянная, D. incertus; нерва надочнаго, *Neuralgia* frontalis; нервная, *Neurodynia*, *Neuralgia*, Rheumatismus nervosus s. neuralgicus; нервная ноги, Neur. pedalis; боль носа, *Rhinodynia*, *Rhinalgia*; н. злокачественная, R. maligna; н. золотушная, R. scrophulosa; н. отъ глистовъ, R. verminosa; н. отъ инородныхъ тѣлъ, насѣкомыхъ и пр., R. ab intrusis; н. отъ накопленія крови, R. sanguinea; н. отъ полиповъ, R. polyposa; н. отъ язвъ, R. ulcerosa; н. простудная, R. catarrhalis; н. травматическая, R. traumatica; боль отъ воспаленія зубовъ, Odontitis; отъ камней въ кишкахъ происходящая, *Enterolithyasis*; отъ отравленія, Rheumatismus toxicus; боль пальцевъ періодическая, *Paronychia* digitorum; боль подобная электрическому удару, I. 7553; б. подъ грудною костію, *Sternalgia*; половины головы, *Hemicrania*; послѣ родовъ, I. 7571; постоянная, D. fixus, continuus certus; почекъ, *Nephralgia*; ею страждущій, *Nephralgicus*; поясницы, поясничная, *Rhachiorrheuma*, *Osphyalgia*; ею страждущій, *Osphyalgicus*; п. ломотная, Lumbago rheumatica; п. отъ накопленія крови, L. sanguinea; п. ревматическая, L rheumatica; б. въ предстательной железѣ, *Prostatalgia*; прежестокая, D. ingens, ferus, immensus; ревматическая, D. rheumaticus; р. большихъ мышецъ и сухихъ жилъ, *Tenontagra*; р. въ заднемъ проходѣ, *Proctalgia* rheumatica, *Proctorrheuma*; р. въ ложечкѣ, Rheumatismus epigastrii; р желудка, R. ventriculi; р. съ охладѣніемъ страждущей части, *Crym-*

odynia, R. chronicus frigidus; ревматическая хроническая, *Rheumatalgia;* б. простирающаяся снизу вверхъ, *Anadrome;* свербящая, D. pruriginosus; селезенки хроническая съ вздутіемъ ея, *Physconia* splenitica; сердца, Cordolium, Cardiogmus; серд. кажущаяся ложная, мнимая, *Pseudocardiogmus;* сжимающая, D. constringens; сильная во всемъ тѣлѣ, *Periodynia;* сил. отъ ужаленія вредныхъ животныхъ, *Cocytus*, *Cocyta* (Linné); сильною б. причиняемый, *Perialges;* слезнаго мѣшечка, *Dacryocystalgia;* слезной железы, *Dacryadenalgia;* спинная или спины, *Pleuritis* dorsalis, *Rhachialgia*, *Rhachiorrheuma;* сп. ломотная, *Rhachiagra;* стягивающая, D. constringens; судорожная, D. spasmodicus; судор. поясничная, Spasmus ischiaticus; боль съ тоскою, D. anxius; сѣдалищная, *Ischias;* с. болью страждущій, *Ischiadicus;* с. воспалительная, I. inflammatoria; с. нервная задняя, I. 12408; с. нервная передняя, I. 12408; с. отъ накопленія крови, I. sanguinea; б. титекъ, *Mastalgia; Mastodynia;* т. нервная, M. nervosa; боль тифозная, Rheumatismus typhocomes; тихая, D. tacitus; тоскливая, D. anxius; тупая, D. obtusus; ушей, *Otalgia;* у. истерическая, O. hysterica; у. ломотная, O. arthritica; у. нервная, O. nervosa; у. отъ костоѣда зуба, O. dentaria; у. отъ нагноенія, отъ накопленія гноя, O. purulenta; у. отъ накопленія крови, отъ полнокровія, O. plethorica; у. отъ простуды ревматическая, O. rheumatica; цынготная, Rheumatismus s. Dolor scorbuticus; черепа, *Craniodynia;* чресленная, *Ischias;* ею страждущій, *Ischiadicus;* языка, *Glossalgia;* яичекъ, *Orchidalgia;* я. водяная, *Orcheocele* aquosa; не имѣть боли, Carere dolore; не чувствующій боли, *Analges;* больной получаетъ боль, Accidit aegro dolor; Aeger corripitur dolore; отъ боли происходящій, *Odynicus;* появляется б., Dolor accedit, incedit; причинять боль, Facere dolorem; б. простирается вверхъ, D. sursum procedit; внизъ, D. deorsum tendit; противу боли служащій, *Antalgicus;* б. увеличивается, D. augetur, crescit, increscit, intenditur; б. укрощающій, унимающій, *Anodynus;* б. успокоить, Compescere, soporare, sopire, sedare dolorem; чувство боли, Sensus doloris; б. чувствовать, Dolorem sentire.

Больница (з. также Госпиталь, Лазаретъ), Nosocomium, Nosodochium, Valetudinarium; б. въ которой больные пользуются учащимися медицинѣ, *Clinicum;* б. для чужестранныхъ, *Xenodochium.*

Больничникъ, *Nosocomus*, также: *Parabolanus.*

Больной, Aeger, Aegrotus, Aegrotans, Cubans, Laborans, Jacens, Is qui curatur; б. лучше, б. нѣсколько получше, здоровье больнаго поправляется, Aegro melius, meliusculus est; быть больнымъ, Aegrotare, Morbo infestari, In morbo esse, Morbo laborare, Morbo affectum esse, Morbo conflictari; б. въ довольно хорошемъ положеніи, Aeger satis valet; б. не лежащій еще въ постелѣ, *Orthostadias;* б. при себѣ, Aeger apud se; б. сдѣлаться, болѣть, Aegrescere; смертельно быть больнымъ, Mortifere aegrotare.

Больный, Aeger, Aegrotus, Morbosus, Morbidus, *Nosematicus;* трудный б., *Dyspathes;* сдѣлать кого больнымъ, Afficere, Infestare, Laedere.

Большій, большой, Magnus, grandis, *Megas;* не помѣрно б., *Giganteus.*

Болѣзнесловіе, *Pathologia*, *Nosologia.*

Болѣзни (з. также болѣзнь, немощь, недугъ), Morbi; безъ вещества, II. 1215; беременныхъ, M. gravidarum; блуждающія, M. vagi; венерическія, M. venerei; весеннія, M. verni; весьма острыя, M. peracuti; весьма скоротечныя, M. acutissimi; вещественно-нервныя или чувственно-жильныя, II. 1180; вещественныя, M. materiales; вкуса, *Geusionosi;* вмѣняемыя, M. imputati; внезапно поражающія человѣка и причиняемыя будто вліяніемъ созвѣздія, Sideratio; вновь произведенныя, M. revocati; внутренніе, M. interni; внутрь вогнанныя, M. retropulsi; внутрь скрывающіяся, M. retrogradi; внѣшнія, M. externi; возвратныя, возвращающіяся, M. recidivi; возмужалости, M. pubertatis; возраста, M. aetatum; волосъ, *Cacotrichia;* врожденныя, M. congeniti; вторичныя, M. secundarii; годовыя, M. annui; голоса, *Phononosi*, *Phononusi*, Morbi vocis; грудныхъ органовъ, M. pneumocardiaci; губительныя, M. detrimentosi; довольно острыя, довольно скоротечныя, M. subacuti; долговременныя, долго времени продолжающіяся, M. chronici; дѣвицъ, M. virginum; дѣтородныхъ частей, *Geneticonosi;* дѣтскія, M. infantum; врачеваніе ихъ, *Paediatria;* дѣятельныя, M. activi; душевныя, M. animi, psychici; дыханія, *Anapnoonusi;* женскія, M. feminini; жидкостей, M. fluidorum; закоренѣлыя, M. inveterati; заразительныя, M. contagiosi; застарѣлыя, M. inveterati; зимою господствующія, M. hiemales; злокачественныя, злыя, M. maligni; зрѣнія, *Opsionusi*; идіопатическія, M. idiopathici; излечимыя, M. sanabiles; испаренія, M. anathymiontes; испорченныя, M. corrupti; истинныя, M. veri; короткое время продолжающіяся, M. breves; костей, *Osteonusi*; краткія, кратковременныя, M. breves; легкихъ, M. pulmonum; страждущій ими, *Pneumonopathicus*; легкія, M. leves; лихорадочныя, M. febriles; ложныя, M. spurii; лѣтнія, M. aestivi; любострастныя, M. venerei; маскированныя, M. larvati; медленныя, M. longi; мужескаго возраста, II. 1120; мужескія, мущинъ, M. masculini; мѣстныя, M. locales s. topici; накожныя, M. cutanei, *Dermatoses*; наружныя, M. externi; наслѣдственныя, M. haereditarii; настоящія, M. veri; не вещественно нервныя, или чувственно-жильныя, II. 1181; невещественныя, M. immateriales, II. 1215; неизбѣжно смертельныя, M. absolute lethales; не излечимыя, M. insanabiles; не настоящія, M. spurii; не обычайныя, M. incongrui; не подвижныя, M. fixi; не постоянныя, M. vagi, неправильныя, M. anomali s. irregulares; не прерывныя, M. continentes; не прерывныя послабляющія, M. continui remittentes; нервныя, M. nervosi, Nervoses; ногтей, M. unguium, *Onychonusi*; обонянія, *Osmonusi*, M. olfactus; общія, M. universales; одномѣстныя, M. endemici; опасныя, M. periculosi; органическія мозга, I. 5878; органовъ вкуса, *Geusionusi*; органовъ, опредѣленныхъ для движенія, *Cinonusi*; органовъ чувствъ, *Aesthematonusi*; осеннія, M. autumnales; особенныя, M. sporadici; острыя, M. acuti; осязанія, *Haphonusi*; относящіяся къ отдѣленіямъ, *Eccrisionusi*; отроковъ, отроческія, M. pueritiae; отрыгательныя, M. recidivi; отъ мѣстныхъ причинъ происходящія, M. idiopathici; отъ неправильнаго положенія органовъ, *Paratopia*; органическаго развитія, M. evolutionis; первоначальныя, M. primarii; перемежающіяся, M. intermittentes; періодическія, M. periodici; питанія, *Trophonusi*; питающихъ грудью, M. lactantium; повальныя, M. epidemici; повсемѣстныя народныя, M. pandemici; подложныя, M. larvati; подходящія къ острымъ, M. subacuti; позвонковъ, *Spondylocace*; пола, M. sexus; порами усиливающіяся, M. exacerbantes; послабляющія, M. remittentes; послѣдующія, M. secundarii; послѣдующія за другими, M. successionis; постоянныя, M. fixi, stationarii; не правильныя, M. irregulares; правильныя, M. regulares; прижитыя, M. acquisiti; притворныя, M. simulati; пріобрѣтенныя, M. acquisiti; продолжающіяся отъ самаго начала до конца съ равною силою, M. homotonici; простыя, M. simplices; п. острыя, M. simpliciter acuti; психическія, M. psychici; разныхъ родовъ жизни, M. vitae generum; ремесленыхъ людей, M. artificum; родильницъ, M. parturientium, puerperarum; самыя острѣйшія, M. acutissimi; свойственныя нѣкоторому только возрасту или полу, M. congrui; сердца, *Cardiopathia*; сердца динамическія, *Cardiognus* vitalis; с. дѣйствительныя, C. verus; с. настоящія, C. idiopathicus; с. органическія или отъ органическихъ недостатковъ, C. organicus; отъ б. сердца происходящій, *Cardiopathicus*; б. сердца отъ механической причины, C. mechanicus; бол. скрываемыя, M. dissimulati; скрытыя, M. larvati; сложныя, M. compositi; слуха, *Acoenusi*; случайно проистекающія, M. intercurrentes; случайно смертельныя, II. 1186; смертельныя, M. lethales; смертоносныя сущія, II. 1113; сначала ожесточающіяся до высочайшей степени, а потомъ до самаго окончанія постепенно уменьшающіяся, M. paracmastici; совершенно не излечимыя, II. 1112; совершенныя, M. veri; соединенія, M. cohaerentiae; сомнительныя, M. ancipites, dubii; сопряженныя, M. complicati; сочувственныя, M. sympathici; спасительныя, M. salubres; старухъ, M. vetularum; старцевъ, M. senum; страждущія, M. passivi; сущія, M. veri; съ веществомъ, M. materiales, съ другими соединяющіяся, M. accessorii; съ уменьшенною раздражительностію, *Dyscrethisia*; сѣмени, M. seminales; твердыхъ частей, M. solidorum; тяжкія, M. magni; угнѣтенныя, M. suppressi; упорныя, M. pertinaces; урочныя, M. periodici; урочныя не правильныя, II. 1190; утаеваемыя, M. celati; ученыхъ, M. eruditorum; хроническія, M. chronici; цѣлительныя, M. salubres; частныя, M. sporadici; чумныя, M. pestilentes; эндемическія, M. endemici; эпидемическія, M. epidemici; эпизоотическія, M. epizootici; юношей, M. juvenum; ядовитыя, M. virulenti; многими болѣзнями страждущій, *Polypathes*.

Болѣзнотворный, Morbidus.

Болѣзнь (з. также немощь, страданіе, болѣзни, недугъ), Morbus, Adversa valetudo, Affectus, Malum, Casus, Aegrotatio, Aegritudo, Vitium, *Nosos*, *Pathos*, *Nosema*; Аллепская, M. de Aleppo; Англійская, *Rhachitis*, (veter.) R. mesaraica; къ а. б. принадлежащій, сю страждущій, *Rhachiticus*; а. б. теленковъ, R. vitulorum; ягнецовъ, R. agnorum; Брейта, M. Brightii s. granulosus Brightii; бол. брюшныхъ внутренностей вообще, *Coelialgia*; брюшная водяная, Ascites, A. abdominalis; воспалительная, A. puriformis; брюшная подкожная водяная, *Anasarca* abdominalis; бугорковатая, Tuberculosis; бѣлая негровъ, *Leucaethiopia*; венерическая, M. venereus, *Syphilis*, Lues venerea; ей подобный, *Syphilodes*; ложная или не настоящая, *Pseudosyphilis*; родъ иппохондріи, въ которой больной полагаетъ себя одержимымъ венерическою болѣзнію, какъ равно, заблужденіе медика, когда онъ подозрѣвая почти всякаго больнаго въ страданіи венерической болѣзни, пользуетъ его, какъ одержимаго ею, *Syphilomania*; Верльгофова, *Peliosis*, *Petechianosis*, M. maculosus Werlhofii; вещественная, II. 1248; водяная, *Hydrops*; вод. беременной матки, I. 11523; вод. брыжейки, H. mesenterii; в. брюха наружная или поверхностная наружная, *Hydrepigastrium*; в. брюшины, H. peritonaei; неограниченная, I. 3041; брюшины мѣшечная, H. peritonaei saccatus; в. брюшная, Ascites, *Hydrocoelia*; в. бр. дѣйствительная, A. verus; ею одержимый, Asciticus, *Hydrogaster*; в. б. ложная, A. spurius; в. б. мѣшечная, A. saccatus; в. б. пасокоподобная, A. lymphaticus puriformis; неограниченная, A. diffusus; в. б. соединенная съ пученіемъ живота, *Hydropneumatosis*; в. влагалища брюшныхъ мышецъ, Ascites vaginalis; ложная, I. 3047; вод. внутренняго уха, *Hydrops* auris interni; в. внѣ и внутри черепа, *Hydrocephalus* mixtus; в. въ груди, или грудная, *Hydrothorax*; в. въ кишкахъ, H. intestinorum; в. въ составахъ, Arthroedema; въ составѣ сѣдалищной кости, *Cholosis hydrarthrosa*; в. глаза, *Hydrophthalmia*, H. interna; в. г. скоротечная, *Hydrophthalmus* acutus; в. глазныхъ вѣкъ, H. palpebrae; в. головная, *Hydrocephalon*; в. г. внутренняя, внутри черепа, H. internus; внѣ черепа, внѣшняя, H. externus; в. г. воспалительная, острая, скоротечная, II. 11431; в. г. нервная тифозная (горячка тифозная съ накопленіемъ воды въ мозгѣ), *Typhus hydrocephalicus*; в. грудная, H. pectoris; в. г. ложная, *Hydrothorax* spurius; в. г. мѣшечная, H. saccatus, *Thoracocystis*; в. г. острая скоротечная, I. 11512; грудно брюшной преграды, H. diaphragmatis; в. грудной преграды, H. mediastini; в. грудной полости, I. 11496; в. грыжеваго мѣшечка, *Hydrops* sacci herniosi; в. желудка, H. ventriculi, *Hydrogaster*; вод. желудочной железы, H. pancreatis; в. желчнаго пузыря, II. 10796; в. женскихъ дѣтородныхъ частей, *Hydraedos*; в. закожная, *Anasarca*; изнурительная, *Hydrops* colliquativus; в. клетчатой плевы, кожи, повсюдная, повсемѣстная кожная, *Anasarca*, Oedematia aquosa; колликвативная (съ раствореніемъ или разрушеніемъ соковъ), *Hydrops* colliquativus; в. легкихъ, легочная, H. pulmonum; в. ложная, *Pseudohydrops*, *Pseudhydropisis*; в. л. влагалища брюшныхъ мышецъ, I. 3047; в. лимфатическая, *Hydrops* lymphaticus; в. матки, маточная, H. uteri, *Hydrometra*; в. м. ложная, *Hydrometra* spuria; в. м. пузырная, пузырчатая, *Hydrometra* saccata; пузырчатое растяженіе матки, Hydatides uteri; вод. маточной полости, *Hydrometra* ascitica; в. мнимая, *Pseudhydropisis*; в. мозга дѣйствительная, настоящая, *Hydrocephalus* serosus; в. м. стеническая, Synocha hydrocephalica; в. м. у дѣтей, I. 11497; в. мозговыхъ желудочковъ, I. 11495; в. мозговыхъ оболочекъ, *Hydrops* meningum, *Hydrocephalus* meningeus; в. мозговыхъ оболочекъ ложная, I. 11438; частная, I. 11437; в. мочеваго пузыря, I. 11525; в. мошонки, *Hydrops* scroti, *Hydroscheon*; в. мѣстная, *Hydrops* partialis; в. мѣшечная, H. saccatus; надкостной плевы, *Oedema* periostei; в. оболочекъ мошонки и яичекъ, H. tunicarum scroti et testiculi; в. околосердія, H. pericardii; в. отъ полнокровія, H. plethoricus; первичная, H. primarius; в. печени, H. hepatis; в. повсемѣстная, H. universalis; в. подкожная, *Anasarca*, H. anasarca; в. п. истерическая, A. hysterica; в. п. мочевая, A. urinosa; в. п. пасочная, A. lymphatica; в. п. съ соединеніемъ слабой дѣятельности кожи, *Leucophlegmatia*; в. в. сывороточная, A. serosa; в. подреберной плевы, *Hydrops* pleuriticus s. pleurae; в. подъ брюшиною, Ascites subcutaneus; в. позвоночнаго канала, *Hydrorrhachia*; происходящая отъ страданія печени, *Hepathideros*; в. сальника, *Hydrepiploon*, *Hydrops* omenti; в. селезенки, H. lienis; в. сочленная или сустава, *Hydrarthrus*, *Hydroarthron*; в. сѣменнаго канатика, II. 2518; в. тимпана, H. tympani; в. фаллопіевыхъ трубъ, *Hydrosalpinx*; хребетная, *Hydrorrhachis* dehiscens; шейныхъ позвонковъ, *Hydrorrhachis* cervicalis; в. шулятъ, *Hydrorchis*; в. яичника, *Hydrops* ovarii; в. яичной оболочки, I. 11426; бол. возраста, M. aetatis; волосъ, *Trichitis*, *Tri*-

chonusos; воображенная, Malum opinatum; во рту (veter.), *Aphthae epizooticae*; во рту антоноогненная раковидная, *Stomacace* gangraenosa; во рту цынготная, II. 8970; вредная, detrimentosus; всенародная, *Pandemia*; вшивая, *Phthiriasis*; въ копытахъ, Lues pedum, *Paronychia epizootica*; въ составахъ водняная, *Arthroedema*; высшаго званія людей, M. aulicus; гишпанская, I. 13718; глаза *Ophthalmia*; глистная, Vermitio, Vermes, *Helminthiasis*; головная, *Cephalonusos*; гол. водяная внутренняя, *Encephalalgia* hydropica; бол. головы, *Cephalonosos*; грудей женскихъ, *Mastopathia*; Дитмарская (родъ Шерліева, Scherlievo), M. dithmarsicus; добрая, доброкачественная, M. benignus; домашнихъ животныхъ, происходящая отъ продолжительныхъ причинъ, *Enzootia*; душевная, Morbus s. aegritudo animi; бол. дѣлающая стебель узловатымъ, Abortus seminum; дѣтская, M. infantilis s. puerilis; ложная мнимая желудка, *Pseudocardiogmus*; жел. хроническая съ вздутіемъ его, *Physconia* ventriculosa; бол. железъ, *Adenosis*; желудка, *Gastroses*; заражающая въ нѣкоторомъ разстояніи, II. 1246; зараж. прикосновеніемъ только, II. 1247; заразительная, Lues, M. contagiosus; сочиненіе о заразительныхъ болѣзняхъ, *Loemologia*; бол. застарѣлая, Malum inveteratum; золотушная, M. scrophulosus, *Adenosis*, *Choeras*, Scrophulosis; золот. въ умѣренной степени, Scrophulosis mitior; золот. совершенно развившаяся, Scrophulosis perfecte evoluta; бол.-зрѣнія, *Dysopsia*; зубовъ, *Odontopathia*; изнурительная, Tabes; изнур. сопряженная съ истеченіемъ изъ разныхъ частей тѣла млечной или млекоподобной жидкости, *Chylectica*, *Hectica chylosa*; каенская, *Lepra* Cayenensis; каменная, *Lithiasis*; к. пузыря, *Cystolithiasis*; кишекъ, *Enteropathia*; ею причиняемый, *Enteropathicus*; кишекъ каменная хроническая съ вздутіемъ ихъ, *Physconia* intestinalis; кожи, *Dermatopathia*; кожицы, *Epidermidonusi*; костоломная (veter.), *Cachexia* ossifraga; крови, *Haematopathia*, *Haematonusos*; кровоносныхъ сосудовъ, *Haematangionusos*; крымская, *Lepra* taurica; легкихъ, *Pneumonia*; лѣтняя, M. aestivus; любострастная, Lues venerea, *Syphilis*; люб. закоренѣлая, I. 13721; люб. маскированная, I. 13722; л. мѣстная, I. 13723; л. повсюдная, I. 13725; л. у новорожденныхъ, I. 13724; бол. матки, *Hysteria*; маточнаго отверстія, *Acropathos*; маточная, Passio hysterica; меркуріальная, Mercurialismus; мертвая, Malum mortuum; мозга гнойная, I. 11423; мозга пасочная, *Hydrocephalus* lymphaticus; морская, M. nauticus; мочевыхъ органовъ, *Uroses*; мочеточниковъ хроническая, съ отолстѣніемъ ихъ, *Physconia* ureterica; мышецъ, *Myonusos*; народная, *Pandemia*; начинающаяся, M. fiens; Неапольская, I. 13718; не извѣстная, M. ignoratus; не опасная, M. benignus; нервная, *Neurosis*, *Neuronusos*; обманчивая, M. insidiosus; общей влагалищной оболочки, *Hydrops* s. *Hydrocele* tunicae vaginalis communis; овецъ водяная, *Cachexia hydropica*; одномѣстная, свойственная одной какой либо странѣ, *Endemia*; оленья, *Elaphia*; органическая, M. organicus; острая, M. acutus, *Oxynosema*; отъ желчныхъ камней въ печени, *Hepatolithiasis*; отъ болѣзни происходящій, *Nosematicus*; падучая, *Epilepsia*; п. въ которой aura показывается поднимающеюся будто изъ желудка, *Analepsia*; п. дѣтей скоротечная, *Eclampsia* puerilis; причиняемый падучею болѣзнію, страждущій ею, *Epilepticus*; бол. падучая притворная, E. simulata; п. скоротечная, *Eclampsia*; бол. первоначальная, M. *protopathicus*; періодическая, M. periodicus, печени хроническая съ увеличеніемъ обьема ея, *Physconia* hepatica; повальная, *Epidemia*; пов. животныхъ, *Epizootia*; пов. скотская, какъ энзоотическая такъ и эпизоотическая, *Panzootica*; плода въ матерней утробѣ, M. foetus s. embryonis; подкожная водяная горячая, *Anasarca* calida; позвонковъ, *Spondylopathia*; позвоночнаго канала водяная, *Hydrops* cavitatis columnae vertebralis; послѣдовательная, *Deuteropathia*; потная, *Hidronusos*; Поттова, Malum Pottii; почекъ водяная, *Hydrops* renum; поясничная, Lumbago; придворныхъ, M. aulicus; присоединяющаяся къ другой, *Epigennema*; причиняемая червями или кишечными глистами, *Helminthiasis*; продолжающаяся только одинъ день, *Monohemera*; производная, *Deuteropathia*; производящій болѣзнь, *Nosopoeticus*; происходящая отъ дѣйствія солнечнаго удара, M. solstitialis; происх. отъ насѣкомыхъ, *Entomiasis*; происх. отъ чрезмѣрнаго употребленія ртути, M. mercurialis; простая, M. simplex; (не сопряженная съ другою), *Haplopathia*; пузыристая, пузырчатая, *Pemphigus*; роговой оболочки, *Ceratonusos*; родильницъ водяная, *Hydrops* cellulosus puerperarum; ртутная, Hydrargyriasis, Mercurialismus; M. mercurialis; рыготная, M. ructuosus;

самая тягостная, Molestissimum morbi genus; самостоятельно смертельная, II. 1256; свойственная воспитаннымъ домамъ, M. tictodochialis; свойств. старикамъ крѣпкаго сложенія тѣла, *Presbyonusos*, Morbus senectutis vegetae; святая, *Hieranosos*; сердца, *Cardiopathia*; мнимая сердца, *Pseudocardiogmus*; сибирская, Febris ataxo-adynamica; синяя, Coerulosis, *Cyanosis*; синяя вторичная, C. secundaria; с. истинная, C. vera; с. ложная, не настоящая, C. notha; с. отъ болѣзней легкихъ, C. pulmonalis; послѣдовательная, C. secundaria; с. сокрожденная, C. congenita; скрофулозная, M. scrophulosus, Scrophulosis; скрытая, M. ignoratus; слизистыхъ оболочекъ полости зѣва, *Blennisthmia*; слезнаго мѣшечка, *Dacryocystalgia*; слезнаго мясишка, *Encanthis*; слезной железы, *Dacryodenalgia*; бол. слизистая, *Blennosis*; случайная, M. adventitius; сна, *Hypnopathia*; сомнительная, M. anceps; сонная, *Catochus*; состоящая въ сильномъ желаніи путешествоватъ, *Ecdemionosos*; сосудовъ, *Angionosos*, *Angiopathia*; происходящій отъ б. сосудовъ, страждущій ею, *Angiopathicus*; спиннаго столба, *Cacorrhachitis*; средняя, бывающая острою и хроническою, M. medius; стариковъ, M. senum; стеническая, M. sthenicus; съ замедляющимъ пароксизмомъ, M. postponens; (всякая) съ лихорадочнымъ воспаленіемъ (лихорадочною тургесценцею) сосудовъ, *Phlebodonodes*; съ образованіемъ воды въ тѣлѣ, *Hydronusos*, M. aquosus; съ ускоряющимъ пароксизмомъ, M. anteponens; трудная, M. magnus; туберкулозная, Tuberculosis; тяжкая, M. magnus, *Dyspathia*, *Ponos*; у овецъ, при которой находятся черви въ печени, I. 4009; уменьшающаяся, M. inclinatus; упорная, M. refractarius; урочная, M. periodicus; ускоряющая, M. *prolepticus*; уха, *Otopathos*; уха водяная, *Hydrotis*; французская, I. 13718; французская у лошадей, I. 13718; холодная, подкожная водяная, *Anasarca* frigida; хроническая, M. chronicus; хрон. поджелудочной железы съ вздутіемъ или увеличеніемъ обьема ея, *Physconia* pancreatica; хрон. почекъ съ вздутіемъ ихъ, *Physconia* renalis; хрон. продолжительная, *Macronosia*; хрустальной чечевицы, *Phacitis*; цынготная, Scorbutus; ц. застарѣлая, S. inveteratus; ц. повсемственная, S. universalis; черная, *Melaena*; членосоединеній отъ внутреннихъ причинъ, I. 2946; чресленная, Lumbago; Шнейдеровой перепонки въ Бенгаліи, Nacra, Nakra, Nasa; эндемическая, *Endemia*; эпидемическая, *Epidemia*, Morbus epidemicus; быть обьяту или схвачену болѣзнію, з. заболѣть; б. возвращается, M. repetit; нетерпѣливый въ болѣзняхъ, *Dyspathes*; б. длится, продолжается, Vetustas malum occupat; б. уменьшается, M. inclinatur; уменьшилась, сдѣлалась слабѣе, Remissior morbus est; расположенъ, склоненъ къ какой нибудь болѣзни, Morbo alicui obnoxius, Opportunus ad morbum; освобождать, избавить кого отъ болѣзни, Liberare aliquem morbo; уничтожить, прекратить усиліе болѣзни, Frangere impetum morbi; ученіе о болѣзняхъ человѣка, *Anthroponosologia*.

Болѣть, Dolere; долгое время б., Diutius in morbo trahere; начинать б., Indolescere; б. тяжкою болѣзнію, Gravi morbo teneri.

Болюсъ, Bolus; армянскій, B. armena.

Болячка, Ulcus.

Болящій, Dolens, Dolorosus, *Odynicus*; не болящій, Dolore carens; прикладывать (что) къ болящему мѣсту, къ болящей части, Loco s. parti dolenti superponere.

Бонпландія, Bonplandia.

Борделъ, Lupanar.

Бересклетъ гладкій, Evonymus europaeus.

Борецъ, Luctator, *Athleta*; растеніе, Aconitum, A. napellus, A. neomontanum; длинношлемный, A. Cammarum.

Бористый, Daedaleus.

Боровникъ побѣгоносный, Digitaria stolonifera.

Борода, Брада, Barba, *Pogon*; Ааронова, Arum maculatum; большая, B. magna, promissa; б. вырастающая иногда у женщинъ, *Pogoniasis*; Іовия, Asparagus sylvestris; козлиная желтоцвѣтная, Tragopogon pratense; козья, Asparagus sylvestris; Spiraea Aruncus; Lonicera caprifolium; мужья б. (растеніе), Andropogon Iwarancusa; рыжая, Barbarossa; чертовая, Tragopogon pratense, Asparagus sylvestris, Hirundinaria, Vincetoxicum; безбородный, не имѣющій бороды, Imberbis; рѣдкую бороду имѣющій, Spanopogon (Galen.); къ бородѣ принадлежащій, *Pogonicus*; начало растѣнія бороды, Barbigenium; скудно бородый, Barbatulus; борода начинаетъ рости, Genae pilant, Pilos habere incipit, pilat; чрезмѣрное, или неестественное ращеніе бороды (напр. у женщинъ), *Pogoniasis*.

Боровикъ, Boletus bovinus.

Бородавка, Verruca; висячая, имѣющая топкое основаніе, Verruca pensilis; муравьиная, *Myrmecia*; на губахъ, *Cheilophyma* verrucosum; большая, или широкая, V. sessilis.

Бородавковидный, Verruciformis, *Phymatodes*.

Бородавникъ, Clematis, C. vitalba, Lapsana; обыкновенный, L. communis.

Бородавчатый, Verruciformis, Tuberculatus, *Phymatodes*.

Бородатая, *Pogonias*.

Бородатый, Barbatus, *Pogonias*.

Бородачь (растеніе), Gymbopogon.

Бородка козлова, Tragopogon pratense.

Бородобрѣй, з. Брадобрѣй.

Бородочка, Barbula.

Борозда, Sulcus; локтевой кости, S. ulnae; мозжечка верхняя, I. 9803; печени, S. hepatis; печ. продолжительная, I. 9784; печ. продолговатая задняя правая, I. 9785; печеночная, S. hepatis; плечевой кости, I. 9822; поперечная печени, I. 9349; составнаго отростка нижней челюсти, I. 9819.

Бороздка, Sulcus; большой многоугольной кости, II. 9343; б. височной и темянной кости для артерій, II. 9329; для верхняго челюстнаго нерва, II. 9340; для воротной вены, II. 9337; для сонной артеріи, S. caroticus; кости кубовидной, I. 9793; крылоніобная, II. 9345; лобная, S. frontalis; лонной кости, II. 9344; б. мозжечка большая горизонтальная, II. 9332; бор. мозжечка нижняя наружная, II. 9336; мозга мозолистаго тѣла, II. 6608; основанія сердца, II. 9330; бор. основная рѣшетчатой кости, II. 9348; бор. печени, Porta hepatis; п. лѣвая, нижняя, II. 9347; бор. плечевой кости, II. 9341; бор. подобная кончику очиненнаго пера въ мозгу, I. 4093; полуцилиндрическая, S. semicylindricus; сердца верхняя и нижняя продолговатая, II. 9333; слезной кости носовая, II. 9339; сѣдалищной кости, II. 9342; бор. темянныхъ костей продолговатая, II. 9338.

Бороздчатый, Sulcatus.

Борозды, Sulci; извивистыя и возвышенныя на поверхности малаго мозга и мозга, Sulci (gyri) cerebelli et cerebri; основной кости для сонной артеріи, II. 9323; бор. печени, Sulci hepatis; полости черепа, II. 9324; становой жилы боковыя, II. 9327.

Бороться со смертію, *Agonizare*.

Борщевикъ большой (з. также борщъ), Heracleum panaces; Египетскій, Ammoniacum; H. pyrenaicum; обыкновенный, H. sphondylium; сибирскій, H. sibiricum; широколистныя, H. sphondylium.

Борщъ (растеніе, з. также Борщевикъ), Heracleum; Acanthus; б. пища, Jusculum ex beta et brassica.

Боръ, Borum; (растеніе) Panicum, P. miliaceum; побѣгоносный, Digitaria stolonifera.

Борьба, Luctatio, *Agon*, *Athlon*; взаимная, *Antimachia*; предъ смертію, *Agonia*.

Борющійся со смертію, *Agonisticus*.

Босвелія, Boswellia; ладоносная, B. turifera.

Босикомъ, Nudis pedibus.

Ботаника, *Botanica*; чрезмѣрная страсть къ ботаникѣ, *Botanomania*.

Ботаникъ, *Botanista*, *Phylographus*.

Ботанистъ, *Botanista*.

Ботаническій, *Botanicus*.

Бочка, Dolium, Cadus.

Боязливость, Timiditas; свѣта, *Photophobia*.

Боязливый, Timidus.

Боязнь, Metus, Timor, Phobos; людей, *Phyganthropia*; мертвыхъ тѣлъ, *Necrophobia*; медиковъ и больныхъ леченія рвотою, *Emetophobia*; мущинъ, *Androphobia*; общая, *Pantophobia*; смерти, Timor mortis; труповъ, *Necrophobia*; унять б. или страхъ, Adimere metum alicui; холеры, *Cholerophobia*; холода, особливо холодной воды, *Psychrophobia*.

Бояриня (растеніе), Pyrus Aria.

Боярышникъ, Mespilus oxyacantha, Pyrus torminalis; бѣлый, горькій, Сибирскій, P. Aria; одноженный, Mespilus monogyna.

Боящійся воздуха, Aërophobus; кровопусканія, *Haemaphobicus*; людей, *Phyganthropos*; холода, особливо холодной воды, *Psychrophobicus*.

Брада, з. Борода.

Брадобрѣй, бородобрѣй, Tonsor.

Бразилетъ, Caesalpinia brasiliensis.

Бразилько, Caesalpinia brasiliensis.

Бразильникъ великоцвѣтный, Xylopia grandiflora.

Брайера противуглистная, Brayera anthelminthica.

Бракъ, Connubium, Conjugium; боящійся брака, *Misogamos*; второй б., *Digamia*; б. двойный, *Bigamia*.

Бранливый человѣкъ, Rixosus.

Брань синяя, Polemonium coeruleum.

Братство, Fraternitas, *Adelphia*.

Братъ, Frater, *Adelphos*; родной, а особенно одинъ изъ близнецовъ, *Agastor*.

Браунізмъ, Theoria Brunonis s. Brunoniana.

Браунколь, Brassica sabellica, I. 3858.

Брачнолистный, *Gamophyllus.*

Бреградъ, Aconitum Anthora.

Бредина, з. Ива Бредина.

Бредить, Aliena loqui, Insanire, Desipere, Deliramenta loqui.

Бредъ, Delirium, *Aphrosyne*, *Paraphrosyne*; безпрерывный, безпрестанный, D. continuum; бѣшенный, D. furibundum, furiosum; веселый, D. hilare; въ горячкѣ, *Phrenitis* febricomes; кратковременный, D. transitorium; жестокій, D. furiosum; лихорадочный, D. febrile; л. въ которомъ больные или вовсе не спятъ или едва только съ закрытыми глазами, *Corybanthiasmus*; не лихорадочный, D. non febrile; отъ пьянства, D. tremens; перемежающійся, D. intermittens; періодическій, D. periodicum; религіозный, отъ его происходящій, *Enthusiasticus*; свирѣпый, D. furiosum; скоропроходящій, D. transitorium; спокойный, D. blandum; страждущихъ лихорадкою, *Paracope*; съ горячкою отъ воспаленія мозга, *Phrenitis*; съ дрожаніемъ отъ запоя, D. tremens; съ лихорадкою сочувственный, *Paraphrenitis*; съ трясеніемъ тѣла, D. tremens; тихій, D. blandum s. mite.

Бредящій, Delirans, Delirus, *Phledonodes.*

Брезгливость, Taedium.

Брезгливый, Fastidiosus, *Sicchos.*

Бремя, Moles, Onus, *Baros.*

Бритва, Culter tonsorius, rasorius, Novacula.

Брить, Rasitare, Tondere.

Брови, Supercilia, *Ophrys*; къ б. принадлежащій, *Ophryticus*; потеря бровей, *Madarosis.*

Бродящій, Vagus.

Броженіе, Fermentatio, *Zymosis*; винное, F. vinosa; гнилое, F. putrida; искуство приводить жидкость въ б. различными вспомогательными къ тому средствами, *Zymotechnia*; кислое, F. acetosa; къ нему способствующій, производящій б., *Zymoticus*; уксусное, F. acetosa.

Брокколъ, I. 3858.

Броматометръ, *Bromatometrum.*

Бромъ, Bromum.

Броненосецъ, *Dasypus.*

Бронкресъ, Nasturtium officinale.

Бронхофонія, *Bronchophonia.*

Бросаніе, Jactatio, *Bolismus.*

Броскина, Amygdalus persica.

Броскина, Amygdala persica.

Бруква, Brassica Napus.

Брункрессъ, Nasturtium, Cardamine amara.

Брусленика, бруслина, Evonymus europaeus.

Брусника, брусница, обыкновенная, Vaccinium vitis Idaea; голубика, V. uliginosum; обыкновенная черника, V. myrtillus.

Брусника, Baccae vitis Idaeae.

Бруснина, з. Брусника.

Брусничникъ, Vaccinium, V. vitis Idaea; журавлиной, V. oxycoccus.

Брусокъ, Cos, genit. Cotis.

Бруссонеція бумагоносная, Broussonetia papyrifera; красильная, B. tinctoria.

Брыжеечный, *Mesentericus*, *Mesaraicus.*

Брыжейка, *Mesenterium*; непроходной кишки, Mesocoecum; толстая, *Mesocolon*; тонкая, M. tenue; червообразнаго привѣска, *Mesenteriolum* appendiculae.

Брюква, Brassica Caulorapum; полевая, B. Napus.

Брюсея, Brucea; ржанистая, B. ferruginea.

Брюханъ, з. Брюхачь.

Брюхата, з. Беременная.

Брюхачь, Ventricosus.

Брюхо (з. также животъ), Abdomen, Venter, Aqualiculus, *Gaster*; жирное, *Physconia* adiposa; имѣющій ж. б., *Epiplocomista*; б. (часть средняя) мышицы, Venter musculi, *Myogaster*; находящійся на брюхѣ, *Epigastricus*; отвислое б., V. propendulus; при сильномъ напряженіи брюха, Ventre vehementer intento; толстое и большое б. имѣющій, *Procoelius*, *Epiplocomista*; часть брюха подвздошная, *Ilia*; человѣкъ съ большимъ выдающимся брюхомъ, *Progaster*; находящееся на срединѣ брюха, *Mesogastricus.*

Брюцинъ, Brucinum.

Брюшина, *Peritonaeum*; часть брюшины, заключающая въ складкахъ своихъ заднюю кишку, Mesorectum.

Брюшистый, Ventricosus

Брюшной, Ventralis, *Epigastricus.*

Брюшнообразный, *Gastrodes.*

Бубенчикъ (раст.), Iris pratensis.

Бубовина кормовая, Vicia sativa.

Бугорки, Tubercula; внутренностей, T. viscerum; задняго мозга, II. 9976; затылочные, затылочной кости, Protuberantiae occipitales; зрительные, Thalami optici; зрительныхъ чертоговъ, I. 6306; б. кожи, Granula s. T. cutanea; лобныя или надбровныя, или лобной кости, T. frontalia; легкихъ, T. pulmonum; меньшей берцовой кости, T. fibulae; черные, Melanosis, Melanoma.

Бугорковатость тѣла, Tuberculosis.

Бугорковатый, Tuberculosus.

Бугорокъ, Tuberculum, Protuberantia, *Condyle*, Colliculus, Eminentia, Grumus, Tuberositas; бедренной кости, II. 10677; больше-берцовый, Tuberositas tibiae; большой многоугольной кости, II. 10667; воспаленный на краѣ вѣка, Hordeolum; затылочной кости, Protuberantia occipitalis; зрительныхъ чертоговъ заднiй, нижнiй, I. 6337; заднiй среднiй, I. 6338; кубовидной кости, II. 10676; ладьеобразной кости, II. 10681; Ловеровъ, T. Loweri; лонной кости, T. ossis pubis; лучевой кости, Tuberositas radii; мозга, *Mesocephalum*; округло-выпуклой мозга, II. 5752; скуловой или ланитной кости, II. 10682; основной кости остистый, II. 10672; первой плюсневой кости, II. 10680; плечевой кости, II. 10666; подвздошной кости, II. 10678; полукружнаго канала, II. 10663; просовидный на вѣкахъ, Milium palpebrarum, Miliolum; пяточный, Tuberositas calcanei; составный височной кости, II. 10662; составный реберъ, Tuberculum costae articulare; сѣдаличный или сѣдалищной кости, II. 10679; сѣдельный, II. 10672; челюстный или внутренней челюсти, II. 10675.

Бугоръ, Tuber, Tuberculum, Tuberositas; красный на кожѣ, *Phygethlon*; не большой, *Phymation*; плечевой кости, I. 4309; тимпана, Promontorium tympani.

Бугроватый, Tuberculatus.

Будра, Glechoma, Hedera terrestris; ползучая, G. hederacea.

Бужи, Candela cerea.

Бузина, Sambucus; деревянная, S. nigra; дикая, земляная, S. Ebulus; кистистая, S. racemosa; красная, малорослая, S. Ebulus; самбукъ, Sambucus; черная, S. nigra.

Бузникъ, Sambucus Ebulus.

Бузовникъ, Sambucus Ebulus.

Буйволъ, Bos bubalus, Bubalus.

Букашка, Cantharis.

Буква (з. также буквы), Litera, *Stoechos*; двугласная, *Diphthongus*.

Буквица, Betonica officinalis; бѣлая, Primula veris; горькая, Alisma; лѣсная, Stachys sylvatica, Primula farinosa; черная, B. vulgaris.

Буквы воздухосогласныя, Literae explosivae; гласныя, Literae vocales, Vocales; гортанныя, L. gutturales; губныя, L. labiales; двугласныя, L. diphthongi; дыхательныя, L. aspiratae; зубныя, L. dentales; носовыя, L. nasales; поднебенныя, L. palatinae; полугласныя, L. semivocales; самогласныя, Vocales; согласныя, L. consonantes; с. нѣмыя, L. surdae s. mutae; шипящiя, L. sibilantes; язычныя, L. linguales.

Букля, Cincinnus.

Буковица, з. Буквица.

Буколька, Cincinnulus.

Буксбавмъ, Буксбаумъ, Buxus sempervivens, *Pyxos*.

Буксъ, з. Букъ.

Букъ, Buxus sempervivens, Fagus; обыкновенный, F. sylvatica.

Булава Геркулесова, Xanthoxylon.

Булаватый, Clavatus.

Булавка, Acus, A. capitata.

Булавовидный, Булавообразный, Clavatus, *Helodes*.

Булавчатый, Acicularis, Clavatus.

Булдерянъ, з. Булдырянъ.

Булдырiанъ, Valeriana Phu; садовый, II. 6532.

Булдырникъ луговый, Cnidium Silaus.

Булдырянъ Грецкiй, Polemonium coeruleum.

Булка, Panis candidus s. siligineus, Simila, Similago.

Бульдинъ, з. Булдырянъ.

Бульонъ (з. также похлебка, супъ), Jus (genit. juris), Jus s. Sorbitio carnis; говяжiй, I. 12501; горячiй, *Zomos*; изъ телятины, J. vitulinum; мясный, сухiй, плотный, I. 10165; питательный, Jus.

Бумага, Charta; восковая, I. 5048; картузная, Ch. conglutinata; куркумою окрашенная, I. 5046; писчая, Ch. scriptoria; пропускная, Ch. bibula; растворомъ лакмуса окрашенная, I. 5045; сахарная голубая, I. 5047; хлопчатая, Bombax gossypium, Byssus gossypium.

Бура, Borax, Natrum boracicum.

Буравчикъ, Terebra; копыстный, T. ungularis; служащiй къ сверленiю костей, II. 9927.

Буравъ, Terebra.

Бурачекъ, (Bot.) *Theca*.

Бурачникъ, Symphytum officinale; Borrago.

Бургавiя прямостоящая, Boerhaavia erecta; шерстистая, B. hirsuta.

Бурдонетъ, Linamentum tortile, Turunda.

Буркунъ, II. 10549; врачебный, Melilotus officinalis.

Буроватый, Fuscus.

Бурсерiя гумминосящая, Burseria gummifera; туполистная, B. obtusifolia.

Буртерлакъ, з. Портулакъ.

Бурый, Bruneus.

Бурячникъ, з. Борячникъ.

Бусель, Ciconia alba.

Бутень, Chaerophyllum; душистый, пахучій, Myrrhis odorata; пряный, M. aromatica; пьяный, M. temula; шерстистый, M. hirsuta; ѣдомый, M. bulbosa.

Бутея, Butea; вѣтвіеватая, B. frondosa; гордая, B. superba.

Бутнерія, Butneria.

Бутылка, Lagena.

Бутылковидный, Lageniformis.

Бутылочка, Laguncula.

Бучкань, Sambucus racemosa; S. nigra.

Быковникъ, Verbascum nigrum.

Быкъ, Bos, B. taurus.

Былина, Culmus.

Быстрый, Rapidus, Velox, *Oxys, Tachys.*

Бытіе, Existentia.

Бытъ Божій, Artemisia Abrotanum.

Быть, находиться, существовать, присутствовать, Esse, Adesse, Praesto esse, Substare; б. въ своемъ умѣ, Esse apud se, Mentis suae compotem esse; б. безъ чувства, не въ полномъ умѣ или разумѣ, Non esse apud se, Mentis suae non esse, Rationis non compotem esse; б. внѣ себя, Vehementer commoveri; когда кто внѣ себя отъ удовольствія, *Ecstasis.*

Бышиха, *Erysipelas.*

Бьющежильный, *Arterialis, Arteriosus.*

Бѣганіе, Cursus.

Бѣгъ, Cursus, *Drome.*

Бѣдный, Pauper, *Anargyrus, Ptochos*; врачеваніе бѣдныхъ, *Ptochiatria*; госпиталь для бѣдныхъ, Домъ для призрѣнія бѣдныхъ, *Ptochocomium.*

Бѣдствіе, Aerumna, Miseria, *Dya, Mogos, Ponos*; имъ причиняемый, *Dyepathicus.*

Бѣлена, з. Белена.

Бѣлесоватый, Candicans.

Бѣли, *Leucorrhoea*; L. benigna; маточнаго рукава, L. vaginae; прямой кишки, Fluxus coeliacus.

Бѣлила, з. Бѣлило.

Бѣлило, Cerussa alba; англинское листовое, I. 4986.

Бѣлить, побѣлить, Albicare, Albere.

Бѣлица, Chrysanthemum, Ch. leucanthemum.

Бѣловатый, Albidus.

Бѣлое сытовое, Butomus umbellatus.

Бѣлозеръ болотный, Parnassia palustris.

Бѣлокопытникъ, Tussilago, T. farfara; бѣлый, T. alba; чумный пирамидальный, T. Petasites.

Бѣлокрыльникъ болотистый, Calla palustris.

Бѣлокурый, Fulvus, *Xanthos.*

Бѣлокъ яичный, Albumen; въ глазахъ или глазный, Albugo oculi; не совершенное закрытіе глазныхъ вѣкъ во время сна, отъ чего бѣлокъ отчасти бываетъ видимый, *Hypophasia, Lagophthalmus* partialis s. spasmodicus.

Бѣлоусъ, Nardus montana.

Бѣлоцвѣтникъ, Leucoium.

Бѣлоцвѣтный, *Leucanthus.*

Бѣлуга, Accipenser Huso.

Бѣлый, Albus, Candidus, Candens, *Leucos, Argos*; сдѣлаться бѣлымъ, Inalbescere, Albicascere.

Бѣль, Alburnum.

Бѣлье, Linteum.

Бѣльмо (з. также катаракта), *Cataracta, Phacoscotoma*; алебастровое, C. gypsea; вторичное, C. secundaria; движимое, C. natatilis s. tremula; дрожащее, C. natatilis, tremula; дѣйствительное, Cataracta; жидкое, C. fluida; звѣздистое, C. stellata; зеленоватое, C. glauca; зеленое, C. viridis, *Glaucoma*; ему подобный, *Glaucomatodes*; зрѣлое, C. matura; бѣльмомъ причиняемый, *Cataracticus*; крѣпкое, C. solida; ложное, C. spuria: мраморовидное, C. marmoracea; млечное, C. lactea; Моргагніевой жидкости, C. Morgagniana; мягкое, C. mollis; не зрѣлое, C. immatura; оболочки стекловидной влаги, C. hyaloidea; отъ измѣненія моргагніевой жидкости, I. 4604; отъ оставшейся зѣничной плевы зародыша, C. pupillaris; отъ потемнѣнія самой средины хрустальной чечевицы, C. centralis s. *Centradiaphanes*; пестрое, C. variegata; пирамидовидное, C. pyramidalis; плавающее, C. natatilis, tremula; повсемѣстное, C. totalis; подобное пузырьку, наполненному гноеніемъ, C. cystica; половинчатое, C. dimidiata; полосатое, C. stellata; хорообразной плевы, C. choroidalis; послѣдовательное, C. secundaria; приросшее, C. adhaerens; раздробленіе его посредствомъ прокола прозрачной роговой оболочки, *Keratonyxis, Ceratonyxis*; твердое, C. dura; темноцвѣтное, C. fusca; смѣшанное, C. mixta; сотрясающееся, C. natatilis s. tremula; сочевицы, C. crystallina; средоточное, C. centralis; стручковидное сухое, C. siliquata; сумки, C. capsularis; сумочно-чечевичное, C. capsulo-lenticularis; сумочное чечев. съ мѣшкомъ, содержащій острый худой гной, C. capsulo-lenticularis, cum bursa ichorem continente; сумчатое, C. cystica; сухое, C. arida; съ затвердѣніемъ самой средины, C. centralis; сѣрое, C. grysea; сѣроподобное, C. caseosa; сѣточное, I. 4617; точко-образное, C. punctata; частное повсемѣстное, C. partialis; черноватое, C. fusca; черное, *Amaurosis;* C. nigra; чечевицы, чечевичное, C. crystallina, lenticularis.

Бѣльцы, Bellis perennis.

Бѣлянка, Leucoium, Agaricus lactifluus.

Бѣситься, Violenter se gerere.

Бѣснованіе, *Daemonomania.*

Бѣсноватый, Obsessus.

Бѣсный, Obsessus.

Бѣстникъ лавролистный, Cestrum laurifolium; ядовитый, C. venenatum.

Бѣсъ, *Daemon*; обладаніе имъ, *Daemonomania.*

Бѣшеница, Cicuta; водяная, C. virosa.

Бѣшенный, Furibundus, Furiosus, Furens, *Maniacus*, Rabidus, Rabiosus.

Бѣшенство, Furor, *Mania*, Rabies, *Lyssa*: матки, *Andromania*, Furor uterinus, *Nymphomania*; матросовъ, *Nautomania*; б. отъ укушенія бѣшенною собакою, песье, *Hydrophobia*; скоропреходящее, Raptus; собачье, Rabies canina, *Lyssa*; отъ того происходящій, *Lyssicus*; съ большею охотою утопиться, *Catabythismomania*; на его нашло, на его напало б., Furor eum invasit; приходить въ б., Incidere in furorem et insaniem; б. уменьшается, Furor considit.

В.

Важность, Momentum, Gravitas.

Вайда, *Isatis*; цвѣту вайды подобный, *Isatodes.*

Ваія, Frons (genit. frondis).

Вакцина, Variola vaccina.

Вакцинація, Vaccinatio.

Вакциноидъ, Vaccinois.

Валекъ, *Cylindrus.*

Валеріана обыкновенная, Valeriana officinalis.

Валковидный, Teres.

Валковый, *Cylindricus.*

Валторошникъ, Catalpa syringifolia.

Валуй, Agaricus emeticus.

Валяніе, Volutatio, Volutatus, Volutus.

Вампиръ, Vampyrus.

Ваниль, Ванилья, Vanilla; настоящая, V. aromatica.

Ванна, Solium, *Balneum*, *Luter*, *Embasis*; влажная мокрая, B. humidum; врачебная, B. medicinale; глазная, B. oculare; для головы, Capitiluvium; для одной только части тѣла, *Merobalineum*, *Merobalneum*; дождевая, Embrocatio; изъ крови, кровяная, B. sanguineum; капельная, Embrocatio, *Cataclysmus*; медицинская, B. medicinale; морская, B. marinum; мѣстная, B. topicum; накапывательная, Embrocatio; ножная, Pediluvium; обливательная, Embrocatio, *Rhyptolusia*; общая, B. universale; поясная, Semicupium; прыскательная, Embrocatio; ручная, Maniluvium; солнечная, B. solare; сухая, *Paroptesis* (Coel. Aur.); электрическая, B. electricum; принимать ванну, In solium desidere.

Вантерлокъ, Ventriloquus, *Engastrimythus.*

Варвенокъ, з. Барбенокъ.

Вареніе, Coctio, *Zesis*, *Hepsesis*; пищи въ желудкѣ, Coctio, C. ventriculi; въ сахарѣ, Confectio, Conditura, Conditum, Conserva; медленное и трудное въ желудкѣ, *Bradypepsia*; розовое, Conserva rosarum; удобное хорошее (въ желудкѣ), *Eupepsia*; худое, *Dyspepsia* также *Cacosplanchnia.*

Вареное, Coctum, *Opson*, *Pemma.*

Вареный, Coctus, *Peptos.*

Варикозный, Varicosus.

Варить, Coquere, Concoquere, Decoquere, Incoquere; все вареное въ сахарѣ вредно, Condita omnia inutilia sunt; в. въ желудкѣ, Coquere, Concoquere coctionem facere; въ сахарѣ, Condire; сваренное въ уксусѣ, или маринованное, Aceto intinctus; в. до густоты меда, Coquere ad mellis crassitudinem; до половины, Decoquere ad dimidias; медленно, Digerere tarde; на легкомъ огнѣ, Leni igne coquere, Leniter incoquere; отварить, Decoquere aliquid in; отварить что въ водѣ или съ водою, Decoquere aliquid in s. ex aqua.

Variолиды, Varioloides.

Варуха, Cochlearia officinalis.

Варъ, Pix navalis; садовный, Cera arborea; сапожническій, P. burgundica; корабельный, P. navalis, *Zopissa.*

Василекъ, Centaurea; голубой, C. Cyanus; перистый, C. scabiosa; угластый, C. jacea.

Василекъ, Centaureum, Ocimum, Basilicum.

Василёчекъ, Centaureum.

Василистникъ желтый, Thalictrum flavum.
Васильки, Centaurea Cyanus.
Василючка, Centaurea Cyanus.
Васца (veter.), Tumor farciminosus.
Ватерово растенiе, Vateria indica.
Вахлачка, I. 5467.
Вахня, Gadus anglesinus.
Вахта, Menyanthes; желтая стрѣлолистная, Sagittaria sagittifolia; трилистная, M. trifoliata.
Ваянiе, Sculptura, *Plasis.*
Вбрасыванiе, Injectio; имъ причиняемый, *Embolicus.*
Введенiе, Inductio, *Isagoge*, Repositio.
Вводить, Inducere.
Вдавленiе, Depressio, *Enthlasis*; бѣльма, D. cataractae; взаимное, особенно костей между собою, *Antembasis*; вдавленiемъ причиняемый, *Embolicus*, *Characticus*; кишекъ наружными частьми тѣла, *Enteroperistole*; механическое, *Empiesma*; мечевиднаго хряща, I. 7330; в. причиняемое внѣшнимъ насилiемъ, *Esphlasis*; черепа, D. cranii, *Engisoma.*
Вдавленiя перстныя, Impressiones digitatae.
Вдавленное, Depressum, *Charagma.*
Вдавленный, Depressus.
Вдохновенiе, *Enthusiasmus.*
Вдохновенный (слово часто употребляемое въ животномъ магнетизмѣ), *Enthusiasticus*, *Epodos*, *Epodus.*
Вдуванiе, Inflatio; воздуха, I. aëris.
Вдыханiе, Inspiratio, *Epispnoe*; глубокое, *Anapneusis*; легкихъ, Inhalatio pulmonalis; трудное, *Epispasmus* (Galen).
Вдыхать, Inhalare, Inspirare; вдыхать воздухъ, Spiritum ducere, trahere, accipere, inspirare, Aerem spiritu ducere.
Велелѣпка гордая, Gloriosa superba.
Велерѣчiе, Magniloquentia.
Великанскiй, *Giganteus.*
Великанъ, *Gigas*, genit. gigantis.
Великiй, Magnus, *Polys*, *Megas*; чрезмѣрно, Enormis.
Великодушiе, Magnanimitas.
Великолѣпный, Magnificus, Superbus, *Basilicus.*
Величина, Magnitudo; видимая предмета, I. 1533; величиною болѣе яйца, Ovi magnitudinem excedere; въ бобъ, Circa magnitudinem fabae esse; въ зерно перечное, Ad piperis magnitudinem; не помѣрная в. селезенки, *Splenoparectama*; чрезмѣрная в. частей, *Hyperepidosis.*
Вена, Vena, *Phlebs*; бедренная, V. cruralis; б. глубжая, II. 11525; безпарная, *Azyga*; безимянная, V. anonyma; берцовая назадъ идущая, II. 11600; берцоплюсневая большая, *Saphena*; большаго берца, V. tibialis; внутренняя или большая, лежащая близко поверхности, V. saphena; большая берцовая, II. 11518; брюшная, V. abdominalis; брыжечная, V. mesenterica; верхней губы верхняя или большая, II. 11546; в. г. нижняя или меньшая, или наружная, II. 11545; верхночелюстная, II. 11557; Видiева, V. Vidiana; височная верхняя, II. 11594; воротная, Vena portae, *Pyle*; в. большая брюшная нижняя, II. 11573; отъ воротной вены зависящiй, *Pylicus*; в. входа желудка, II. 11491; вѣнечная желудка лѣвая или большая, II. 11512; в. ж. правая или меньшая, II. 11511; в. сердца, V. coronaria cordis; вѣтвей дыхательнаго горла, V. bronchialis; Галенова, II. 11509; Гал. большая, II. 11510; глазная внутренняя, II. 11566; головная задняя, II. 11498; короткая, II. 11560; передняя, II. 11497; гортанная, V. laryngea; губная средняя, II. 11542; двѣнадцати-перстной кишки, II. 11528; духодвижная дыхательнаго горла, V. bronchialis; дѣтородныхъ частей внутренняя, II. 11576; дѣтор. ч. наружная, II. 11575; жабная, V. ranina; желудка, V. gastroduodenalis; желудочнаго исхода, II. 11511; желудочно-ободошная, II. 11527; желудочно сальникован лѣвая, II. 11530; жирная, V. adiposa; задняя лица, II. 11524; запирательная, V. obturatoria; зашейка глубокая, II. 11502; здоровка, Salvatella; икреная, V. suralis; клитора, V. clitoridea; короткая наружная локтя, II. 11560; крестцовая, V. sacralis; крыльцовая, V. axillaris; лица внутренняя, II. 11523; л. передняя, II. 11522; лично глазная, II. 11567; лобная, V. frontalis; лодыжковая внутренняя, II. 11501; лодыжка наружная, II. 11550; локотная средняя, V. mediana; локтевая внутренняя короткая, II. 11559; назадъ идущая, II. 11607; локт. наружная, II. 11606; л. тыльная, II. 11515; лопаточная, V. scapularis; л. нижняя, II. 11589; лучевая наружная, II. 11499; луч. тыльная, II. 11517; малаго берца, V. peronaea; маленькая, *Phlebion;* малоберцовая, II. 11516; миндалеобразныхъ железъ, V. tonsillaris; мозговая, V. cerebralis; надпочечныхъ железъ, V. suprarenalis; надчревная, V. epigastrica; надъ-очная, V. supraorbitalis; не парная, не четная, *Azyga;* нижней губы, II. 11543; нижней губы верхняя, II 11544; нижнечелюстная, II. 11554; нiѳбная, V. palatina; общая височная, II. 11524; окружающая бедру внутренняя, II. 11504; окр. бедру наружная, II. 11503; окр. лопатки, II.

11506; окружающая подвздошной кости, II. 11505; основно-віобная, II. 11582; отъ венъ происходящій, *Phlebicus;* печеночная, V. hepatica; п. верхняя, II. 11533; п. воротняя меньшая, II. 11533; плеча главная поверхняя, V. basilica; плечевая, V. brachialis; пл. внутренняя, II. 11487; пл. глубокая, II. 11489; поверхняя затылка, II. 11563; п. з. верхняя, II. 11565; п. нижняя, II. 11564; п. передняго плеча, V. mediana; п. плеча наружная (головная), V. cephalica; подбородочная, V. submentalis; п. внутренняя или задняя, II. 11534; п. общая, II. 11535; подвздошно-чресленная, II. 11536; подключевая, подключичная, V. subclavicularis; подкожная или нижняя шей, II. 11585; подкожная внѣшняя наружная (на ногѣ), *Saphena* parva; п. на (ногѣ), *Saphena;* п. шеи верхняя, II. 11586; пов. шеи нижняя, II. 11585; подколѣнная, V. poplitaea; подлопаточная, V. subscapularis; подчеревная, V. hypogastrica; подочная, V. infraorbitalis; подязычная, V. sublingualis; п. жабная, V. ranina; позвоночная, V. vertebralis; полая, V. cava; п. верхняя, II. 11494; п. восходящая или нижняя, II. 11493; п. нисходящая, II. 11494; полунечетная, полунепарная, *Hemiazyga;* поперечная зашейка, II. 11602; п. лица, II. 11604; п. лопаточная, II. 11605; почечная, V. renalis; почечуйная внѣшняя и внутренняя, II. 11531; пузырная, V. cystica; пупочная, II. 11608; пустая, V. cava; пяточная, V. tarsea; ременная, V. axillaris; сердца передняя или верхняя, II. 11510; сердца средняя, II. 11509; слезеночная, V. splenica; слезной железы, V. lacrymalis; слуховая внутренняя, II. 11484; задняя нижней челюсти, II. 11483; срамная внутренняя, II. 11576; с. наружная, II. 11575; с. общая, II. 11574; жабная подязычная, V. ranina; срамно проходной промежности, V. perinaei; сѣдалищная, V. ischiadica; сѣменная, V. spermatica; титечная внутренняя, II. 11553; т. наружная, II. 11552; тучная, V. adiposa; тыльная ноги внутренняя, II. 11518; т. н. наружная, II. 11516; т. перстная внутренняя, II. 11517; т. перстная руки наружная, II. 11515; хребетная мужескаго уда, II. 11520; хреб. носа, II. 11519; полунечетная, полунепарная, *Hemiazyga;* ушная задняя глубокая и верхняя, II. 11485; центральная сѣтчатой оболочки, II. 11495; челюстная внутренняя вторая, II. 11556; ч. в. первая, II. 11555; червеобразная, V. vermicularis; зашейная внутренняя, II. 11541; ш. или яремная наружная, II. 11540; шейная или яремная общая, II. 11539; шейная передняя, II. 11508; щитообразная нижняя непарная, II. 11596; щ. самая верхняя, II. 11598; щ. средняя нижняя, II. 11596; ивственная, *Saphena;* язычная, V. lingualis; яремная внутренняя, II. 11541.

Венера, Venus; *Syphilis.*

Венерическая болѣзнь, з. болѣзнь венерическая; родъ ипохондріи, въ которой больной полагаетъ себя одержимымъ венерическою болѣзнію, *Syphilomania.*

Венерическій, Venereus, *Syphiliticus.*

Венеро-пупочникъ, Faba marina.

Венный, Venosus.

Венозность, Venositas; чрезмѣрная, *Hyperphlebosis.* Nimia venositas.

Венозный, Venosus.

Вентилаторъ, Ventilator.

Вентрилокъ, Ventriloquus, *Polylaleus.*

Вены, Venae; в. артерій, V. arteriarum; беременной матки, II. 11717; большаго перста руки, V. pollicares; в. венъ, V. venarum; волосныя, V. capillares; вѣкъ, V. palpebrales; грудной преграды, грудобрюшной преграды, II. 11694; жевательныхъ мышецъ, II. 11673; желудочнаго исхода, II. 11701; желудочныя, V. ventriculi; желчнаго пузыря, V. cysticae; зубныя, V. dentium; кожи, V. cotis; кругловыя въ окружности становой жилы, I. 5448; ланитныя, V. buccinatoriae; легочныя, V. pulmonales; лица или личныя, V. faciales; лодыжковыя, V. malleolares; локтевыя, V. ulnares; локт. перстныя, II. 11716; лучевыя, V. radiales; л. перстныя, II. 11703; маленькія, V. minimae; матки, маточныя, V. uterinae; межкожныя верхнія и нижнія руки, II. 11664; межреберныя, V. intercostales; мозга, V. cerebrales; мозгово-глазныя, II. 11685; мозговыя, мозгоголовныя, V. cerebrales; мочеваго пузыря, V. vesicales; мошонки, мошоночныя, V. scrotales; мужескаго дѣтороднаго уда, V. penis; надпочечныхъ железъ, V. suprarenales; носовыя, V. nasales; ободошныя, V. colicae; околосердечія, V. pericardiacae; перстныя ладонныя, II. 11645; п. ноги внутреннія, II. 11663; п. н. наружныя, II. 11653; п. подошвенныя, II. 11696; п. руки, II. 11643; п. руки тыльныя, II. 11642; питательныя, питающія, V. nutricae; пищепріемнаго горла, V. oesophageae; плюсневыя, V. metatarseae; поверхнія, V. superficiariae; подвздошныя, V. iliacae; подвзд. общія, II. 11661; поджелудочной железы, V. pancreaticae; подошвенныя, V. plantares; п. поверхнія, II. 11697; почечныя, V. renales; почечуйныя, V. haemorrhoidales; поясничныя, V. lumbales; прибавочныя, V. accessoriae; прободающія, V. perforantes; рѣшетчатой кости, V. ethmoidales; рѣсничныя, V. ciliares; сальничныя, V. omentales; самыя маленькія, V. minimae; сердечныя, V. cardiacae; составныя колѣна, 11617; составныя нижней части, II. 11618; сообщительныя, II. 11636; с. плечевыя, II. 11635; срамнопроходной промежности, V. perinaei; срамныхъ губъ, V. labiales pudendi; срамныя, V. pudendae; среднія, или остистыя твердой мозговой оболочки, II. 11677; становой жилы, V. spinales; твердой мозговой оболочки, V. meningeae; титочныя, V. mammariae; тыльныя, V. dorsales; т. перстныя ноги, II. 11644; т. п. руки, II. 11643; уха, ушныя, V. aurium s. auriculares; внутреннія, II. 11621; хребетныя носовыя, II. 11649; челюстныя, V. maxillares; шейныя, V. jugulares; ш. заднія, II. 11632; ш. переднія, II. 11631; ш. подкожныя, II. 11709; щитообразныя, V. thyreoideae; ягодичныя, V. glutaeae; яремныя, V. jugulares.

Вепръ, Aper.

Вератринъ, Veratrinum.

Верба бѣлая, Salix alba; италіанская, Vitex agnus castus; ломкая, S. fragilis; козья, S. caprea; лозныя, S. viminalis; пятимужная, S. pentandra; тримужная, S. triandria; черноталь, S. pentandra.

Вербейникъ, Lysimachia, L. vulgaris; ивовый, L. Ephemerum; полушечный, L. Nummularia; рощевый, L. nemorum; обыкновенный, L. vulgaris.

Вербишникъ бѣлой, Verbascum Thapsus; черный, V. nigrum.

Верблюдка, Camelina.

Верблюдникъ персидскій, Hedysarum Alhagi.

Верблюдъ, Camelus; двугорбый, C. Bactrianus; перувіанскій, Auchenia Vicuña; обыкновенный, Dromedarius.

Вербовникъ, Lythrum Salicaria.

Верболозъ, Salix viminalis.

Веревка, Funis; искуство танцованія по в., *Acrobatesis.*

Вередъ, Furunculus, Abscessus, *Apostema;* заразительный, Carbunculus contagiosus; кровавый, F. verus; ложный, F. spurius; многоголовный, огненный, Carbunculus, C. verus, *Anthrax*, *Anthracosis*; огн. ломотный, C. arthriticus; огн. венгерскій, C. hungaricus; огн. глазныхъ вѣкъ, *Anthracosis* oculi; огн. польскій, C. polonicus; в. о. титекъ, *Mastodynia* carbunculosa; французскій, C. gallicus; огн. на языкѣ, *Glossanthrax;* чумный, C. pestilentialis.

Верескъ, Erica, Myrica gale, Juniperus communis; горный, каменный, Juniperus Phoenicea; обыкновенный, Erica vulgaris; ягодный, Empetrum nigrum.

Вересовникъ приморскій, Coris monspeliensis.

Вересъ, Juniperus Sabina, Erica.

Веретено, Fusus, *Rhachis.*

Веретенообразный, Fusiformis.

Веретенцо, *Rhachis.*

Вернонія противуглистная, Vernonia anthelminthica.

Вероника, Veronica; андреевская, V. spicata; аптекарская, аптечная, V. officinalis; водяная, V. anagallis; дубровочная или дубровка, V. chamaedrys; лекарственная, V. officinalis; нивяная, полевая, V. arvensis; ручейная, V. Beccabunga; скалован, V. saxatilis; трилистная, V. triphyllos; широколистная, V. Teucrium; щитовая, V. scutellata.

Вертеловидный, Cuspidatus.

Вертелъ, *Trochanter*; большой, T. major; меньшій, T. minor.

Вертепъ, Antrum.

Вертикальный, Verticalis.

Вертлюгъ на безименной кости, Acetabulum.

Вертлюжный, *Trochantericus.*

Вертлюжокъ, Verticillus.

Вертляница гладкая, Monotropa Hypopitys.

Вертѣніе, Versio, *Helosis;* головы (у лошадей), Vesania equorum.

Вертѣть, Vertere, Convertere.

Вертящійся, Versatilis.

Верхній, Superior.

Верховникъ, Coris monspeliensis.

Верхушечный, Terminalis.

Верхушка, Apex, Summitas; Vertex, Cacumen, *Cephale*; большихъ крылъ клиновидной кости, I. 2003; большаго вертела, I. 2024; бурачка у мховъ, *Peristoma*; вѣнечнаго отростка нижней челюсти, I. 2021; головки реберъ клиновидная, I. 2010; зубовиднаго отростка, I. 2022; каменистой части височной кости, I. 2018; клиновидныхъ костей, I. 2009; копчиковой кости, I. 2015; в. кости, A. ossis; крестцовой кости, I. 2016; ногтей, A. unguis; носа, A. nasi; околосердія, A. pericardii; позвонковъ, A. vertebrarum; сердца, A. cordis; скуловаго отростка, I. 2023; улитки, A. cochleae; чашки, A. patellae; черпалообразнаго хряща, I. 2005; языка, A. linguae.

Верхъ, Summitas, Apex; болѣзни, *Acme*; головы, Apex capitis; руки, ручной кости, Dorsum manus.

Верченіе, Versatio, Terebratio, *Strepsis*.

Вершина, Apex, Cacumen.

Веселіе, Gaudium.

Веселость, Alacritas, Hilaritas.

Веселый, Hilaris, Hilarus.

Весенній, Vernalis, Vernus.

Весна, Ver; весеннее время, Tempus vernum; въ началѣ весны, Primo vere; въ концѣ весны, Ultimo vere.

Веснушка, Lentigo, Ephelis lentigo; одержимый веснушками, *Phacopsis*; похожій на в., *Ephelodes*.

Веснушки, Ephelides; имѣющій в., Ephelos, Ephelus.

Весь, Totus, *Pas*.

Ветеранъ, Veteranus, a, um.

Ветеринарная наука, Veterinaria medicina.

Ветеринарный помощникъ, Medicus veterinarius auxiliarius.

Ветеринаръ, Medicus veterinarius, *Hippiatros*.

Ветла, Salix alba, S. pentandra, Smilax.

Ветливникъ, Salix alba.

Ветловникъ, з. Ветла.

Ветошка, Pannus, Lacinia, *Rhachos*.

Ветчина, Perna, Petaso.

Веха, Cicuta virosa.

Вечерница, Hesperis matronalis.

Вечеръ, Vesper, Tempus vespertinum.

Вечеря, Coena.

Вещества, з. Вещество; въ брюхѣ содержимыя, Contenta abdominis; извлекающіяся, Extrahenda; испражняемыя, Effluvia corporis; и. особенно низомъ, Excrementa; неудобо-сваримыя, *Apepta*; основныя, Elementa, Principia; ословяемыя, Bases salifiabiles; первоначальныя, Elementa; п. химическія, Elementa chemica; в. питательныя, плотныя и жидкія, Cibus et potus; содержимыя, Contenta; содерж. въ желудкѣ, C. ventriculi; спиртныя, Spirituosa; человѣческаго тѣла первоначальныя, I. 7999; чисто-стягивающія, Adstringentia.

Вещество (з. также начало), Materia, Substantia; болѣзнотворное въ воздухѣ находящееся, *Miasma*; бродящее, Fermentum, *Zyma*; имъ причиняемый, *Zymicus*; бѣлковатое, M. albuminosa, Albumen; водотворное, *Hydrogenium*; волокнистое, M. fibrosa; в. животное, II. 323; воспринимаемое, Excipiendum; воспринимающее, Vehiculum; вяжущее, Principium adstringens s. *Scytodepsicum*; гнилостное, *Septon*; горючее, *Phlogiston*; дубильное, Principium adstringens, Taninum; желчи, желтое, II. 324; жемчужное, Materia perlata; заразительное, Contagium; испражняющееся, Materia perspirabilis; камедное, *Gummi*; кислотворное, *Oxygenes*; клейное, Gloeodina; костяное, Materia ossium; красильное, Principium colorans; лихорадочное, M. febrilis; начальное, Principium; органическое, M. organica; пахучее, Spiritus rector; п. какъ бульонъ, *Zomodmon*; питательное, Alimentum; сальное, *Stearina*; салатное, Lactucarium; самое легкое, самое тонкое, *Aether*; свѣта, M. lucis; селитротворное, *Azotum*; сжимающее, Principium adstringens; сладкое, Glycyrrhizinum; сѣмени летучее, Aura seminalis; теплотворное, Caloricum; т. настоящее, непремѣнное, C. absolutum; убійственное, *Azotum*; угольное, Carbogenium, Carboneum; удушливое, *Azotum*; урильное, *Urium*; флогистическое, *Phlogiston*; экстрактивное, Pr. extractivum; экстрактивно-ароматическое, P. extractivo-aromaticum; электрическое, P. electricum, M. electrica, *Electrogenium*; в. яичекъ мягко-желтоватое, II. 9197.

Вещественникъ, Materialista.

Вещественность, Materialitas.

Вещественный, Materialis, Concretus.

Веществословіе врачебное, Materia medica, *Pharmacologia*; хирургическое, M. chirurgica.

Вещи естественныя натуральныя, Res naturales; не естественныя, Res non naturales; не имѣющія вліянія на другія, *Adiaphora*; не натуральныя, Res non naturales; обыкновенныя, не имѣющія особеннаго дѣйствія, *Adiaphora*; природныя, Res naturales.

Вещь, Res.

Взваръ, Decoctum; ячменный, *Ptisana*.

Взглядъ, Vultus, Adspectus, Species; быстрый, Oculi defixi; веселый, V. serenus; дикой, V. trux; косый, суровый, V. torvus; мрачный, угрюмый, *Scythropasmos*, V. tetricus, moestus; оцепенѣлый, V. attonitus; покойный, V. tranquillus; суровый, Oculi torvi; взглянуть на кого либо сурово, косо, Torvis oculis aliquem spectare.

Вздорный человѣкъ, Rixosus.

Вздохи, *Hypochondria*.

Вздохъ, Suspirium, *Stenagma*.

Вздрагиваніе во снѣ, Pavor nocturnus.

Вздуваніе, Erectio.

Вздуваться, Turgescere

Вздутiе брыжейки, *Physconia* mesenterica; верхней части живота, *Physconia epigastrica*; живота (особенно отъ вѣтровъ), *Meteorismus*, *Physconia*; ж. въ послѣдствiе поврежденiй, M. traumaticus; ж. гастрическое, M. gastricus; ж. гнилое, M. putridus; ж. гноевидное, M. purulentus; ж. желчное (отъ желчи происходящее), M. biliosus; ж. наружное, *Physconia* externa; ж. нервное, M. nervosus; ж. отъ болѣзней внутренностей, M. physconiosus; ж. отъ вѣтровъ, *Meteorismus*; ж. отъ глистъ, M. verminosus; отъ камня въ брюшныхъ внутренностяхъ, *Physconia* calculosa; отъ накопленiя вѣтровъ въ перепонкахъ, Ph. emphysematica; ж. отъ накопленiя кала, M. stercoraceus; отъ накопленiя крови, M. plethoricus, Ph. sanguinea; ж. повсюдная, M. diffusus; ж. слизистое, M. mucosus; клетчатой плевы внутренностей, Ph. emphysematica; матки, *Pseudocyesis* uterina; нижней части живота, Ph. hypogastrica; сальника, Ph. omentalis; связокъ, *Desmochaunosis*; чресленныхъ внутренностей, Ph. lumbalis.

Вздутый, Inflatus; быть вздутымъ, надутымъ, вспухлымъ, Turgere, Tumere.

Вздыматься, Tumescere.

Вздыхать, з. Воздыхать.

Взиманiе, Prehensio.

Взлѣзающiй, Scandens.

Взморникъ, Zosterna; морскiй, Z. marina.

Взоръ, Spectus, Adspectus, Species; обратить взоръ на кого либо, Adspectum convertere aliquo.

Взрослость, Pubertas.

Взятiе, Prehensio, *Lepsis*.

Взять, Capere.

Видимый, Conspicuus.

Видный, Perspicuus, *Epiphanes*; весьма в., *Hyperphaes*.

Видоизмѣненiе, Modificatio.

Видъ, Facies, Figura, Species, Forma, *Eidos*, *Morphe*; болѣзни, Species morbi; внѣшнiй, Facies; в. тѣла, *Hexis*; главный, Figura fundamentalis; здоровый, *Euexia*; ложный, Simulatio; наружный, Facies, Habitus externus; не здоровый, блѣдный, *Achromasia*; особенный, Varietas; В. подобный имѣющiй, *Homoeomorphus*; притворный, Simulatio; цвѣтущiй, *Euexia*; имѣющiй цвѣтущiй видъ, *Eucteticus*; хорошiй видъ, *Euexia*; В. угрюмый, *Scythropasmos*, V. tetricus, moestus; имѣть в., Speciem habere, Speciem praebere; здоровый в. имѣть, Speciem sanitatis praebere, Sanum videri; имѣющiй иной видъ, *Allomorphus*.

Видѣнiе (з. также зрѣнiе), Visio; во внутри, *Entopsis*; въ низъ, *Cathorasis*; В. вещей въ многочисленности, *Polyopia*, *Polyopsis*; в. искръ, молнiй предъ глазами, Suffusio scintillans; красокъ, Suffusio colorans, *Chrupsis*; причиняемый мнимыми видѣнiями, *Phantasmaticus*; мушекъ, *Myiodesopsia*, Suffusio myiodes; в. предметовъ будто въ туманѣ, Visus nebulosus; въ колеблющемся видѣ, Suffusio nutans; въ кругообращательномъ движенiи, Suffusio radians; въ уменьшеномъ видѣ, Suffusio extenuans; болѣзненное свѣта, *Photopsia*; сонное, Somnium; сѣтковидныхъ предметовъ (предъ глаз.), Suf. reticularis.

Видѣнный, *Optos*.

Видѣть, Videre, Cernere; кто только вдали видѣть можетъ, *Presbyops*.

Вилка, Jugulum.

Вилковидный, Вилообразный, Furcatus, *Dichotomus*.

Вилочка, Jugulum.

Вилочный, Furcillatus.

Вилчатый, Furcatus.

Вина врачебныя, травныя, Vina medicata.

Винникъ, Borassus.

Винный, Vinosus.

Вино (виноградное), Vinum, *Oenus*; ароматическое искусно приготовленное, V. *anthinum*; бургондское, V. burgundicum; бѣлое, V. album, *Leucoenus*; венгерское, V. hungaricum; виноградное, Vinum; волошское, V. valachicum; врачебное, V. medicatum; гишпанское, V. hispanicum; горькое, V. amarum; железное, V. martiatum; ипекакуанное, V. Ipecacuanhae; красное, V. rubrum; крѣпкое, Temetum; лекарственное, V. medicatum; марцiальный, V. martiatum; медицинское, V. medicatum; молдавское, молдованское, V. moldavicum; молодое, свѣжее, V. recens, V. novum, Vinum, cui nihil adhuc aetatis accessit; морсколуковое, V. scillites; полугарное, V. crematum, Spiritus frumenti, Crematum commune; рвотнаго корня, V. Ipecacuanhae; ренское, V. rhenanum; сабурное, V. aloës s. aloëticum; свѣжее, V. recens; старое, V. vetus; сурмяное, V. antimoniale, V. stibiatum; травное, V. medicatum; французское, V. gallicum; ф. бѣлое, V. g. album; ф. красное, V. g. rubrum; хлѣбное, Crematum commune; Spiritus frumenti; хлѣбное очищенное, II. 8582; хл. противоцынготное, I. 862; чистое не смѣшанное, *Zoros*; шампанское, V. campanum; вину подобный,

Oenodes; воздерживающійся отъ употребленія вина, *Abstemius*; кто чистое крѣпкое вино пьетъ, *Zoropota*; питье изъ вина и масла, *Oenelaeum*; питье изъ вина и молока, *Oenogala*; пьющій в., Vinolentus; пьянство отъ вина, Vinolentia; страстно употребляющій вино, *Philoenus*; воздерживающійся отъ употребленія вина, *Abstemius*.

Виноградина, Vitis vinifera; индѣйская, Periploca indica.

Виноградникъ морскій, Coccoloba uvifera.

Виноградъ, Vitis, V. vinifera; дикій, Clematis Flamula.

Винокаменный, Tartareus.

Винокислый, Tartaricus.

Винтерана подложная, Canella alba.

Винтовный, Spiralis.

Винтообразный, Spiralis.

Винтъ, *Cochlea*; улитки, I. 12706.

Виски, Tempora, *Crotaphi*; пускать кровь изъ висковъ, Ex temporibus sanguinem emittere; в. упадаютъ, Tempora collabuntur.

Висмія, Vismia; гвіаненная, V. guanensis; каененная, V. cayennensis; лаконосная, V. laccifera; мелкоцвѣтная, V. micrantha; сидячелистная, V. sessilifolia.

Висмутъ, Bismuthum; азотнокислый, селитрокислый, B. subnitricum.

Височный, Temporalis.

Висячій, Dependens, Pendulus.

Витійство, Eloquentia.

Вихрецъ, Coccyx, Os coccygis.

Вихрь, Turbo, *Dinus*.

Вишневка, II. 8570.

Вишни, з. Вишня.

Вишникъ, Prunus cerasus.

Вишня, Cerasum, Prunus cerasus; бѣшенная, Atropa Belladonna; жидовская, Nicandra; Physalis alkekengi; в. жид. усыпляющая, Physal. somnifera; лавровая, Prunus Laurocerasus; птичья, P. avium; садовая шпанская, P. cerasus.

Віаха, Conium maculatum.

Віолетка, з. Фіолетка.

Віолетовый, з. Фіолетовый.

Вкапывать, Instillare.

Вкладина матки, Vagina uteri; одной кишки въ другую, Intussusceptio.

Вкладывать, вложить, Interponere; трубочку въ мочевой каналъ, Fistulam demittere in iter urinae, in urethram.

Вколачиваніе, *Parabystia*; зубовъ въ ячейкахъ, *Gomphosis*.

Вкусный, Sapidus.

Вкусъ, Sapor, (чувство) Gustus, *Geusis*; аммоніакальный, S. ammoniacalis; безъ предмета, *Pseudogeusia*; винный, S. vinosus; водянистый, S. aquosus; вонючій, S. foetidus; в. во рту, S. oris, in ore; глинистый, S. argillaceus; гнилистый, S. putridus; горькій, S. amarus; горькій во рту, Os amarum; онъ имѣетъ горькій вкусъ во рту, Ei os amarum est; измѣненный, *Dysgeusia*; имѣть в., Sapere aliquid; в. имѣющій, *Geustos*; кислый, S. acidus; металлическій, S. metallicus; мочевый, S. urinosus; мѣдноржавый, S. cupreus; не имѣть, (недостатокъ) вкуса, *Ageusia*; не обыкновенный, Gustus alienus; не правильный, *Dysgeusia*; обманъ вкуса, *Parageusia*; *Pseudogeusia*; острый, S. acris; обманчивый, S. fallax; пріятный вкусомъ, Sapidus; пріятный в. имѣющій, *Eustomachus*; пряный, S. austerus; растройство вкуса, *Parageusia*; сладкій, S. dulcis; слизистый, S. mucosus; слишкомъ чувствительный в., *Oxygeusia*; соленый, S. salsus; сухой, S. siccus; терпкій, S. austerus; тѣста или какой отъ тѣста бываетъ, S. pastaceus; чувствованіе предметовъ вкуса ложное, *Parageustia*; ѣдкій, S. causticus.

Влага, Humor, Humiditas, Liquor, Succus; водяная, H. aqueus; водянистая, H. aquosus; в. волосъ или въ волосахъ жирно-слизистая, S. crinis, Medulla pili; глазная водяная, I. 11315; клейкая, Mucus; костей, Succus osseus; Моргагнова, H. Morgagnii; околосердія, околосердечной оболочки, Liquor pericardii; паровидная отдѣляемая сосудами брюшныхъ органовъ, Vapor abdominalis; первоначальная, первородная, Humidum radicale; питательная, Humor alimentarius; стекловидная, стеклянная, H. vitreus; студенистовая Вартонова, I. 10167; суставная, членосоставная, Synovia; до ней относящійся, Synovialis.

Влагалище, Vagina, *Elytron*; бедра сухожильное бедренное, Fascia lata; внутреннее нервовъ, II. 11290; Галлерово, II. 11289; влаг. лиственное, Vagina; матки, V. uteri; нервовъ, *Neurilyma*, V. nervorum; плечевое сухожильное, V. antibrachii; пуповины, пупочнаго каната, II. 11288; сухожильное голенныхъ мышецъ голени, Fascia cruris; сухож. малоберцовыхъ мышецъ внутреннее, II. 11293; наружное, II. 11292; плеча или плечевыхъ мышецъ, Fascia humeri, F. brachialis; цвѣточное, *Spatha*; яичка и сѣменнаго канатика наружное общее, II. 10773; къ в. принадлежащій, *Colpicus*; в. подобный, *Elytrodes*.

Влаги, Humores, Fluida, Liquida; безполезныя, H. inutiles; бѣлковатыя, H. lymphatici; глазныя, H. oculi; жирнича, Humores oleosi; лимфатическія, H. lymphatici; масляныя, H. oleosi; очныя, H. oculi; полезныя, H. utiles; слизистыя, H. mucilaginosi: студенистыя, H. gelatinosi; сывороточныя, H. lymphatici; тѣла, H. 3834; т. общія, I. 11328.

Влагомѣръ, *Hygrometrum.*

Владѣніе, Dominium; многими силами, *Polydynamia.*

Владѣтель, Regnator, *Anax*

Влажности глазныя, Humores oculi; жидкія, Liquida; очныя, H. oculi; тѣла, Fluida.

Влажность, Humiditas, Humor, Succus; жидкая, Liquor.

Влажный, Humidus, *Hygros.*

Власовидный, Capillaris.

Власть, Potestas; природы, *Physiocratia.*

Власъ, Crinis.

Власы, Pili, Crines; головные, P. capitis.

Вливаніе, Infusio, *Enchysis.*

Вливать, Infundere; что нибудь (каплями) въ уши, Aliquid in aurem instillare, infundere, demittere, conjicere.

Вліяніе, Influxus, Potentia, Vis, Influxio; внѣшнее, I. externus; возбуждающее, Incitamentum; вредное, Potentia nocens; мірскимъ и земнымъ вліяніямъ подверженный, *Cosmicus*; нервовъ, I. nervorum; психическое, I. mentis; физическое, I. physicus.

Вложеніе, Repositio, *Enthesis*; внутренностей въ брюхо, килы, R. herniae, *Taxis*; искуственное, частей вышедшихъ изъ своего положенія, *Taxis*; катетера, Applicatio catheteris; кости въ членосоставное мѣсто, R. ossis; лекарствъ въ маточный рукавъ, *Encolpismus.*

Вложить, вводить, Inferre, Ingerere, Injicere (aliquid alicui), Indere (e. g. aliquid in vulnus).

Вмазывать, Illinere, Inungere.

Вмѣненіе въ преступленіе и наказаніе, Imputatio juris.

Вмѣстилище, Receptaculum, *Cystis*; общихъ чувствъ, Sensorium commune; питательнаго сока, R. chyli.

Внезапно, нечаянно, Subito, Repente, Improviso, Inopinato.

Внезапный, скоропостижный, Subitus, Repentinus.

Вниманіе, Attentio, Intentio, Animadversio.

Внимательность, Adtentio, *Phrontis.*

Внутрекожіе, *Endopleurum.*

Внутрекорніе, *Endorrhiza.*

Внутренній, Internus, Intimus.

Внутренности, Viscera, *Splanchna, Encoelia*; большія в. имѣющій, *Megalosplanchnus*; брюшныя, Intestina, Viscera abdominalia, *Cholas*; малыя в. имѣющій, *Microsplanchnus*; отдѣлительныя, V. secernentia; вынутіе ихъ, *Exenterisis*; къ в. принадлежащій, отъ в. происходящій, *Splanchnicus*; предсказываніе по в., *Aruspicina.*

Внутренность, Viscus, *Splanchnon*; маленькая, *Splanchnidium*; хорошее состояніе внутренностей, *Eusplanchnia*; тотъ у котораго внутренности здоровы, *Eusplanchnos.*

Внутреплодіе, *Endocarpium.*

Внутресѣменіе, *Endospermium.*

Внутри, Interius, Intrinsecus, *Endon, Entos*; в. скрывшійся, Retrogradus; в. вогнанный, Retropulsus.

Внутрь, з. Внутри.

Внѣкоренный, *Exorhizus.*

Внѣматочный, Extrauterinus, *Echthysteros.*

Внѣшній, Externus, *Exotericus*, Adv. Extrinsecus; внѣшнее, Extrinsecum.

Вогнаніе внутрь водяной опухоли, *Oedematischesis*; отека, *Oedematostrophe*; в. внутрь сыпи, *Exanthematoschesis.*

Вогнанный внутрь, Retropulsus, Retrogradus.

Вогнать, напр. сыпи, Retro pellere.

Вогнутость излишняя, чрезмѣрная, *Hypercyrtosis.*

Вогнутый, Concavus, *Cyllos.*

Вода, Aqua, *Hydor*; ароматическая, A. aromatica; баритная, A. baryta; березовая, A. betulae; б. искуственная, искусно приготовленная, I. 2243; б. кисловатовинная, I. 2244; Биннеліева, A. Binelli, A. anodyna; благовонная, A. odorifera; болотная, A. palustris; бѣлой буквицы, I. 2270; винная, A. spirituosa; винная отъ ранъ, I. 2322; водотворносѣрная кисловатая, I. 2313; всѣхъ цвѣтовъ, A. florum omnium; въ прудахъ, A. stagnans; глазная, A. ophthalmica, *Collyrium*; гл. Конрадіева, I. 2292; синяя, I. 2291; горькосоленая, A. amara; горячая, A. fervida; Гулярдовая, I. 2318; деготная, A. picea; дестиллированная, A. destillata; для беременныхъ, A. embryonum aromatica; для питья, A. potatoria; дождевая, A. pluvialis, pluviatilis, pluviatica; душистая, A. odorifera; дегтярная, A. picea; дѣтская, A. partus, Liquor amnii; выпрыскиваніе ея, Profusio aquae; желѣзистая, A. martiata; желѣзо содержащая, I. 2287; зародышевая, зародышная, Liquor amnii, A. partus; не настоящая, L. a. spurius; происходящій отъ слишкомъ ранняго истеченія зарод. воды, *Amnioclepticus*; чрезмѣрное количество ея, Hydrops ovi; зарод. ложная, I. 2297; зельцерская, A. Selteriana; известковая, известная, A. calcariae; камфорная, A. camphorata; кельнская, колонская, A. coloniensis; кипучая, кипящая, A. fervida; кисловатая, A. acidula; ключевая, A. fontana, *Hydropege*; колодезная, A. putealis, puteorum; лукская, A. Lucii; мягкая, A. mollis; озерная, A. lacustris; прудовая, A. stagnans; сладкая, A. dulcis; сѣрнистая, A. sulphurata; твердая, A. dura; темная отъ переноса болѣзненной матеріи на зрительный нервъ, *Paremptosis*; теплая, A. tepida; холодная, A. frigida; коричная, cinamomi; кор. винная, I. 2254; коричныхъ цвѣтовъ, I. 2254; в. лабиринта, Aquula labyrinthi; лавровowишневая, A. lauricerasi; ледяннная, A. glacialis; летучимъ масломъ напитанная, I. 2264; ложная зародышевая, Liquor amnii spurius; мелисная составная, A. carmelitana; минеральная, A. mineralis; м. железистая или железо содержащая, I. 2287; м. кисловатая, I. 2286; морская, A. marina; м. искуственная, I. 2282; не гашенной извести, A. calcariae; напитанная углекислымъ гасомъ, A. carbonata; околосердія, A. pericardii; очищенная, A. depurata; перегнанная, A. destillata; перегн. винная, I. 2266; перегн. сложная, A. destillata composita; передвоенная, A. cohobata; пересыщенная соднымъ гасомъ, I. 2284; полейная, A. pulegii; померанцовыхъ цвѣтовъ, I. 2268; поташная углекислая, I. 2314, простая, A. communis; п. перегнанная, A. destillata simplex; противуистерическая, A. antihysterica; противъ падучей болѣзни, A. antiepileptica; противъ чесотки, A. antipsorica; прудная, прудовая, A. stagnans; Рабеліева, A. Rabeliana, I. 8027; ранная, A. vulneraria; р. винная, р. спиртная съ алкоголомъ приготовленная, I. 2322; ран. Теденова, I. 2321; росмариновая, A. anthos; ртутная, A. hydrargyri; ртутно известная, A. phagedaenica; Руландова, Vinum stibiatum s. A. benedicta Roulandi; рѣчная, A. fluvialis; сахарная, *Hydrosaccharum*; свинцовая, A. saturnina; Сельтерская, A. Selteriana; сердце-крѣпительная, A. cardiaca; сѣрная, A. sulphurata; синяя очная, I. 2291; сладкая, A. dulcis; слуховая, A. acustica s. Cotunnii; снѣжная, A. nivalis; содная, I. 2284; с. пресыщенная углекислымъ гасомъ, с. углекислая, I. 2015; соленая, A. salina, *Hydralme*; стоячая, A. stagnans; стягивающая, A. stiptica; сѣрая, A. grisea; сѣрная искуственная, I. 2312; сѣрноводотворная, сѣропеченочная, A. hepatisata; твердая, A. dura; темная, *Amaurosis*; теплая, A. calida; тепловатая, A. tepida; тофанова, A. Toffana; тяжелой земли, A. barytae; углекислая, A. acidula, A. carbonata; угл. приготовленная, I. 2228; смѣшанная съ среднею углекислою содою, I. 2229; унгарская, I. 2304; ѳеріячная, A. theriacalis; царская, A. regia s. regis; цѣлительная, Fons medicatus; черная, *Amaurosis*; щелочная минеральная, A. alkalina; щел. пресыщенная углекислымъ гасомъ, I. 2314; эфирная раздражающая, I. 2279; ячменна, *Hydrocrythe*; безъ воды, *Anydrus*; накопленіе воды въ полостяхъ костей, *Hydrosteon*; охота броситься въ воду, *Hydromania*; в. накопляется въ полостяхъ тѣла, Aqua intus contrahitur; самое лучшее питье есть вода, Potui aptissima est aqua; способъ леченія (одною) водою, Methodus s. ars hydriatica, *Hydroiateria*, *Hydriatica* (scil. ars); угаданіе будущаго по водѣ, *Hydromantia*; воду пьющій, *Hydropota*.

Водка, Crematum commune, Spiritus frumenti, Vinum adustum; горькая, I. 861; в. горькососновая, I. 862; в. золоторазводная, Aqua regis; крѣпкая, Acidum nitricum; перегнанная, A. alma; пѣнная, II. 8582; простая, Crematum commune; унгарская, I. 2304; французская, Crematum gallicum, Spiritus vini gallicus; царская, I. 295; чистѣйшая, Spiritus rectificatissimus.

Водобоязнь, *Hydrophobia*, *Pheugydron*; настоящая, H. vera; первоначальная, H. spontanea; первоприпадочная ложная, H. symptomatica; самобытное, H. spontanea; къ в. относящійся, *Hydrophobicus*.

Водобоящійся, *Phobodipsus*, *Hydrophobus*.

Водоводъ, Aquaeductus; лабиринта, A. Cotunnii; предверія, A. vestibuli; Сильвьевъ, A. Sylvii; улитки, A. cochleae; фаллопіевъ, A. Fallopii.

Водоворотъ, Turbo, *Dinus*.

Водогонъ дѣвый, Tamus communis.

Водогонный, *Hydragogicus*.

Водоемъ, Cisterna; зонтичный, *Hydrocotyle* umbellata; обыкновенный, H. vulgaris.

Водоиспражняющій, *Hydragogicus*.

Водолазъ, Urinator, *Colymbus*.

Водолей, Asarum; сухій, A. europaeum.

Водолистъ, Ilex aquifolium.

Водометъ, Aquaeductus; фаллопіевъ, A. Fallopii.

Водоносный, *Hydragogicus.*

Водоперица, водопер. колосистая, Myriophyllum spicatum.

Водопитіе, *Hydroposia.*

Водопіецъ, *Hydropota.*

Водоподьемный насосъ, Antlia aspirans s. suctoria.

Водопріятность лягушная, I. 11441.

Водорасль, Fucus; F. crispus; красильная, Amphiconium rupestre; استручковатый, Cystosira siliquosa.

Водородъ, *Hydrogenium;* сѣрнистый, Acidum hydrothionicum.

Водосборъ, Aquilegia; обыкновенный, A. vulgaris.

Водотворъ, *Hydrogenium;* углекисдый, обугленный сѣрнистый, Acidum *hydrothionicum*; углеводотворный, I. 10089.

Водраслъ, з. Водораслъ.

Воды, з. Вода; горько соленыя, Aquae minerales amarae; кислыя искуственныя, минеральныя, Acidulae artificiales; минеральныя искуственныя, A. mineral. artificiales; м. кисловатыя, A. alcalinae acidulae; м. натуральныя, A. naturales; сѣрнистыя, A. sulphuratae; теплыя минеральныя, *Thermae;* углекислыя искуственныя, A. acidulae artificiales; цѣлительныя, Fontes medicati, *Sosteriae;* щелочно железныя, A. alcalinae martiales.

Водянисто-желчный, *Hydatocholos.*

Водянистый, Aquosus, *Hydatodes*, *Hydrodes*, Serosus; в. и зеленоватый, *Hydatochloros.*

Водяница, Empetrum nigrum.

Водянка, з. Болѣзнь водяная; брюшная, Ascites; слезной железы, I. 11350.

Водяность крови, Aquositas sanguinis; кровяная, Serum sanguinis.

Водяный, Aquosus, *Hydatodes*, *Hydricus.*

Военный, Militaris.

Вождѣленіе, Appetitus.

Возбудитель, Stimulus; души растеній, Spiritus rector.

Возбудительность, Incitabilitas.

Возбудить, Excitare.

Возбуждаемость, Incitabilitas.

Возбуждающій, Excitans, Incitans, Egerticus.

Возбужденіе, Incitatio, Reactio; жизненное, Affectio vitalis; нервной системы, нервовъ, *Erethismus* nervosus; новое, *Anarethisia;* умноженное, *Erethismus;* чувственно жильное, Affectus nervorum.

Возвратный, Recidivus.

Возвратъ болѣзни, Morbus recidivus, *Epistrophe*, *Hypotrope.*

Возвращаться, Redire, Reverti, Revertere; болѣзнь возвращается, Morbus repetit.

Возвращающійся, возвратный, Recidivus; въ одно время, *Isochronius;* в. правильно, *Typicus.*

Возвращеніе, Reditio; болѣзни, з. Возвратъ болѣзни; в. къ жизни, *Anastasis;* лихорадочныхъ пароксизмовъ и т. п., *Antapodosis.*

Возвышеніе, Eminentia; Exaltatio; блоковидное, E. trochlearis; большей берцовой кости среднее, Adclivitas tibiae; головчатое плечевой кости, I. 4309; задней доли печени, II. 10670; затылочной кости, Protuberantia occipitalis; коленчатое мозга, II. 5752; коленч. въ мозгѣ, Pons Varolii; кости, Eminentia ossis; крилообразное, E. pterygoidea; плечевой кости блоковое, II. 10618; пирамидальное тимпана, I. 8088; состава костей слишкомъ большое, *Ecbyrsoma.*

Возвышенія зубныхъ ямочекъ на нижней и верхней челюсти, I. 12468; костей, Eminentiae ossium; мозга боковыя, I. 8086; мозга титькообразныя, II. 5551; мышелко-образныя, *Condyle;* на черепѣ, Juga cerebralia; перстныя, E. digitatae; пирамидальное преддверія, I. 8089; плоскія кости, Labia ossium; поперечныя ніобной кости, I. 13459; четверныя, Corpora quadrigemina.

Возвышенность, Summitas, *Hypsos.*

Возгноеніе, Exulceratio, Ulceratio.

Возгонка, Возгоненіе, Sublimatio.

Возгорѣніе, Accensio; произвольное, Combustio spontanea.

Возгоряемый, Combustibilis.

Возгри, Mucus s. Pituita narium.

Возгрица, Tremella Nostoc commune.

Возгря, Mucus, *Myxa*, *Phlegma.*

Воздвиженіе, Exaltatio.

Воздержаніе, Abstinentia, Continentia; отъ пищи, Abstinentia, *Anaristesis*, *Ageustia*, *Nesteie;* отъ пищи совершенное, *Limanchia.*

Воздержать болянаго отъ пищи, Inediam imperare aegro; In jejunio continere aegrum; отъ чего, Temperare alicui; отъ пищи, Abstinere cibi s. cibis, Abstinentia uti, Abstinere (se) a cibo; больной долженъ воздержаться отъ пищи, Abstinentia aeger uti debet.

Воздерживающійся отъ употребленія вина, *Abstemius.*

Воздержность, Abstinentia.

Воздержный, Temperans.

Воздухобоязнь, *Aërophobia.*

Воздуховолхвованіе, *Aëromantia.*

Воздухомѣріе, *Aërometria; Eudiometria.*

Воздухомѣръ, *Aërometer; Eudiometrum.*

Воздухоописаніе, *Aërographia.*

Воздухоразширитель, *Aëroleptynter.*

Воздухъ, *Aër*, *Atmosphaera*, *Aura*, Coelum; азотный, Gas azoticum; атмосферный, Aër atmosphaericus, Gas atmosphaericum; вздуваніе воздуха, Inflatio aëris; возгараемый, воспламеняющійся, Aër inflammabilis; въ грудной полости, *Aërothorax*, *Emphysema* pectoris; горючій, Gas inflammabile; густый, Aër crassus; жидкій, Aër tenuis; жизненный, A. vitalis; здоровый, A. salubris; извнѣ проницающій въ грудную полость, *Pneumatothorax;* в. и питательный сокъ вмѣстѣ носящій, *Pneumatochymophorus;* в. къ дыханію не способный, Gas azoticum; лишенный флогистона, Aër dephlogisticatus; морской, Aër maritimus; небесный, *Aether* s. Fluidum coeleste; обыкновенный, атмосферный, Gas atmosphaericum, Aër atmosphaericus; освѣжающій, прохладный, A. frigidus; плотный, A. crassus; постоянный, I. 1008; прохладный, A. frigidus; раждающійся по мнѣнію древнихъ во внутренней слуховой барабанной полости, A. insitus; разжиженный, A. rarefactus; свѣжій в. въ себя вбирать, *Anapsyxis;* возд. содержащій, *Aërophorus;* съ силою выходящій изъ рта, *Ecphysesis;* твердый, I. 10084; тонкій, Aër tenuis; туманный, Aër nebulosus; тяжкій, A. gravis; удушливый флогистическій, Gas azoticum; худый, *Aërophthora;* чистый, A. purus, *Eudia;* въ воздухѣ летающій, *Aëropetes;* въ воздухѣ живущій, имъ причиняемый, *Aërius;* вдувать в., Inflare aërem; выхожденіе воздуха изъ матки, *Hysteropsophia;* выхожденіе воздуха изъ маточнаго рукава, *Aedoeopsophia* vaginalis; выхожденіе воздуха съ шумомъ и шипѣніемъ изъ задняго прохода и различныхъ полостей тѣла, *Psophesis;* до воздуха принадлежащій, Spiritualis, Spiritalis; его боящійся, *Aërophobus;* заражать, портить в., Aërem inficere; на открытомъ воздухѣ находящійся, Subdialis; накопленіе воздуха въ брюшной полости, *Tympanites* abdominalis; въ кишкахъ, T. intestinalis; въ клетчатой плевѣ сальника и брюшины, II. 10837; въ мочевомъ пузырѣ, T. vesicalis; въ оболочкахъ и клетчатой плевѣ кишекъ, T. *enterophysodes;* произшедшій отъ худаго свойства воздуха, *Dysaërodes;* развитіе или рожденіе воздуха внутри тѣла, *Aërosis;* слышимое выхожденіе воздуха изъ дѣтородныхъ частей, *Aedocopsophia.*

Воздушный, Aërius, *Emphysematicus, Pneumaticus.*

Вздыманіе, Turgescentia; желчнаго пузыря, II. 10796.

Воздыханіе, Suspirium, *Stenagmus.*

Воздыхать, вздыхать, стенать, Gemere, Suspirare, Gemitum de pectore ducere s. edere.

Возжеланіе, Concupiscentia.

Воззрѣніе, Conspectus; в. медика приводитъ иногда въ безпокойство больнаго, Conspectus medici interdum aegri venas movet.

Возможность, Possibilitas.

Возмужалость, Pubertas, Maturitas gignendi; въ началѣ возмужалости, Incipiente pubertate; около, близко возмужалости, Circa pubertatem.

Возмужалый, Pubes, Puber.

Возмужать, Pubescere, Maturescere.

Возмущеніе духа, душевное, Affectus, Motus, Commotio animi; Animi *pathemata*, Passio animi, *Pathema;* критическое рѣшительное, Perturbatio critica.

Вознаграждаемость, Retributio.

Вознесеніе, Ascensio.

Возобновленіе, Redintegratio; болѣзни, *Palincotesis.*

Возобновляться, Repetere (se).

Возобновляющійся, Recidivus.

Возпроизводимость, Возпроизводительность, Reproductivitas, Reproductio.

Возпроизводительный, Reproductivus.

Возпроизвожденіе, Reproductio.

Возраждаться, Renasci.

Возрастать, Increscere.

Возрастъ, Aetas; возмужалости, A. pubertatis; дѣвическій, A. puellaris; дѣвичій, дѣвый, A. virginea; дѣтскій, Infantia; зрѣлый, A. maturitatis; младенческій, Infantia; мужескій, A. virilis; отроческій, Pueritia, A. adolescentiae, puellaris; перестарѣлый, престарѣлый, Decrepitudo, *Geras;* пожилый, A. maturitatis; средній, A. media; старческій, Senectus; юношескій, Adolescentia, A. adolescentiae, Pubertas, *Helicia.*

Возстаніе, Erectio; мужескаго дѣтороднаго уда, E. penis; м. дѣтор. уда судорожное, *Priapismus.*

Возстановить здоровье, Restituere, Reficere, Ad sanitatem perducere, Expedire, Sanare, Liberare, Explicare.

Возстановленіе, Redintegratio, Restitutio, Reproductio, *Anathrepsis;* искуствомъ какой нибудь потерянныхъ органическихъ частей, *Prosthesis;* Chirurgia curtorum s. anaplastica; металловъ, Reductio metallorum; силъ, Recreatio, Restauratio virium.

Возстановлять, Restituere.

Вой, Ejulatio, Ululatus.

Войлокъ, Pileus.

Воинскій, Militaris.

Воинъ, Miles.

Вокругъ, Circa, *Amphi.*

Вонючка, Anagyris foetida.

Волдыри, Tumores organici, sanguinei; на ногахъ (veter.), II. 11825.

Волконогъ, Lycopus; Европейскій, L. europaeus.

Волконожіе булавистое, Lycopodium clavatum; ельчатое, L. Selago.

Волкъ, Lupus, *Lycos*, L. canis; меланхолія, въ которой больные думаютъ, будто они обращены въ волковъ, *Lycanthropia.*

Волна́, Unda, Fluctus, *Cyma;* вздымающійся волнами, Undosus; во́лна, Lana, Erion; философская, II. 12272.

Волненіе, Fluctuatio, Motio; воды у страждущихъ водяною болѣзнью, *Hydatismus;* критическое, Perturbatio critica; крови или соковъ, *Orgasmus;* сердца, Palpitatio cordis undosa.

Волнообразный, Волноподобный, Undulatus, Undatus.

Волнистый, Undatus, Undosus, Undulatus.

Волнушка бѣлая ранная, Agaricus torminosus.

Воловикъ, Anchusa; полевый, A. arvensis.

Володка, Ajuga pyramidalis.

Володушка, Bupleurum; зубная, B. odontites; круглолистная, B. rotundifolium; кустарниковатая, B. fruticosum.

Волокна, Fibrae; долговатыя пищепріемнаго горла, II. 9017; в. дугообразныя, F. arcuatae; желудка косыя, I. 9399; желудко-кругообразныя, I. 9395; желудка наружныя, I. 9393; жел. поперечныя, I. 9395; жел. продолговатыя, I. 9393; костей, F. osseae; кругообразныя, F. circulares; мышечныя, F. musculares; мыш. вѣтвей дыхательнаго горла поперечныя, Musculi bronchiales; мыш. мочеваго пузыря, I. 9398; мясистыя языка, II. 9184; вол. мясныя, F. carnosae; нервныя, F. nerveae s. nervosae; нервовъ, Fibrillae nervorum; пищепріемнаго горла круглыя или кругообразныя, II. 9021; поперечныя, F. transversae; праваго и лѣваго желудка сердца наружныя, I. 9394; продолговатыя мочеваго пузыря, I. 13452; прод. мѣшечныя между хрящевыхъ колечекъ дыхательнаго горла, Musculi mesochondriaci; прямыя, F. rectae; рѣсничныя мышечныя, Processus ciliaris; сердца задніе легочныя, I. 9391; сердца изгибистыя, I. 9392; сердца мышечныя, I. 9397; спиральныя, F. spirales; угловатыя, F. angulosae.

Волокнистый, Fibrosus, Filamentosus.

Волокно, Fibra, *Tilos;* вялое, F. laxa; имѣющій мягкое, нѣжное мышечное волокно, *Malacosarcos;* органическое, F. organica.

Волоконце, Filamentum.

Волоконцы, Fibrillae; кишекъ, Villi intestinorum.

Волокормъ, Bubroma Guazuma.

Волосатикъ, *Trichuris*, Gordius; болотной, Filaria medinensis; водяной, G. aquaticus; Индійской, Filaria medinensis; подкожный, Gordius.

Волосатка, Sepia; врачебная, S. officinalis; осьминогая, S. octopodia.

Волосатый, Capillatus.

Волосатый, Crinitus.

Волосистый, Capillaceus; Capillaris, *Comosus*, Pilosus.

Волоски, Villi; красные (растеніе), в. простые, в. матери Божіей, Adiantum vulgare; ушные, Pili auriculares.

Волосный, Capillaris.

Волосокъ (Bot.), *Trichidium*, Villus.

Волосолистный, *Trichophyllus.*

Волосоносный, Piliferus.

Волосъ, Crinis, *Thrix* (растеніе), Adiantum vulgare; американскій, A. pedatum; бѣлокурый у женщинъ, Coma flava; бѣлый (растеніе), A. vulgare; желтый (растеніе), A. pedatum; женскій (растеніе), A. Capillus, A. vulgare, Asplenium, Ceterach, I. 3117; ж. американскій, Adiantum pedatum; головной, Pilus; жесткій, твердый, *Trichus;* не имѣющій волосъ, *Psilos;* человѣческій (растеніе), I. 3117; щетинообразный, *Trichus;* безъ волосъ, недостатокъ волосъ, *Atrichia;* болѣзни волосъ, Morbi pilorum; болѣзненное состояніе, въ которомъ они бѣлѣютъ, Albinismus; волосами покрытый, *Trichotus;* выдергиваніе волосъ, посредствомъ смолянаго чепчика, *Dropacismus;* выпаденіе волосъ, *Alopecia;* лечить выпаденіе волосъ, Alopeciam explere s. replere; имѣющій густые длинные волосы, Capillatus; испражненіе волосъ съ мочею, *Trichiasis* (Hippocr.); кустарный, Adiantum pedatum; в. на головѣ, *Coma;* покрытіе волосами, *Trichosis;* болѣзненное состояніе волосъ, *Trichosis* anomala; болѣзненное убѣленіе волосъ на головѣ, ***Poliosis;*** утонченіе волосъ не естественное, ***Leptotrichia.***

Волосы, Pili, Crines; бородавочные (раст.), Clematis, C. erecta; черные, C. Vitalba; в. въ ноздряхъ, Vibrissae; въ ушахъ, Pili auriculares; Tragi; в. вылѣзаютъ, выпадаютъ, Capilli fluunt, Comae defluunt, Pili excidunt; в. головные, Capilli, *Coma;* гладкіе, Cap. simplices; головные, Pili capitis; густые, Pilus frequens; длинные, Crines longi s. adulti; длинные на бородѣ, Caesaries promissa; жидкіе, *Xerasia;* кудрявые, C. crispi; в. на бородѣ выпадаютъ, Pili excidunt; вол. на головѣ, Capillus, Pilus, Crines (особен. у мыщ.), Caesaries, Caesaries capitis; (у жен.) *Coma;* всѣ волосы на головѣ, Capillitium, Capillamen, Capillatura; на лбу, Antiae; хорошіе имѣющіе, Callithrix, genit. callitrichis; на лобкѣ женскомъ, ***Gynaecomystax;*** косящій в., *Comophorus;* вол. около дѣтородныхъ частей, Pubes; около задняго прохода, Pili ani; подъ крыльцами, P. subalares; пудрить в., Crines pulvere collinere; первые в. на бородѣ, Pubes; побѣленіе волосъ, ***Leucosis;*** посѣденіе, Canities; простые, не кудрявые вол., Capilli simplices; рыжіе, Capilli flavi s. rufi; рѣдкіе, C. rari; рѣдкіе на головѣ, ***Xerasia;*** сѣдоватые на головѣ, Capilli semicani, subfusci; сѣдые, C. cani, Nives capitis; сѣдые на головѣ, ***Poliotes;*** темноцвѣтные, Capilli subfusci; тонкіе, C. rari; тонкіе в. имѣющій, ***Leptothrix;*** тускловатые, C. subfusci; в. у женщинъ длинные, Capilli demissi; чернить волосы, Nigritiem capillis afferre; черные, C. nigri; черные волосы имѣющій, Atricapillus; чесать в., Capillos pectere; щетинистые в., Capilli hirti.

Волосника, Capillitium.

Волосный, Capillaris.

Волотка, Sepia.

Волошка, Centaurea Cyanus.

Волуекъ, Agaricus emeticus.

Волуй, Agaricus emeticus, A. integer.

Волхвованіе, *Magia;* по очередному подбиранію пѣтухомъ брошенныхъ на землю зеренъ, ***Alectromantia.***

Волчецъ, Carduus; кудрявый, C. crispus; Bromelia Ananas; Centaurea benedicta.

Волчникъ, Daphne, D. Mezereum.

Волчье лыко, Daphne Mezereum.

Волшебникъ, Incantator, ***Magus, Theurgus;*** также: ***Pharmaceuta, Rhabdomantis.***

Волшебница, Saga.

Волшебный, Magicus.

Волшебство ко вреду другихъ, Maleficium.

Волъ, Bos, B. Taurus.

Вольность, Libertas.

Вольный, Liber.

Воля, Voluntas, ***Bulesis.***

Вонь, Foetor; Foeditas odoris, Virus, ***Dysodia;*** весьма отвратительная, ***Bdelygmia;*** гнилая, ***Saprotes;*** изъ крыльца или крыльцовой впадины, F. alarum; изъ рта, F. oris, ***Cacostomatosphresia, Saprostomus;*** подъ мышками, ***Tragus;*** имѣющій таковую вонь, ***Tragomaschalus.***

Вонючій, Foetidus, Virosus, Hircinus, ***Dysodes, Bromatodes.***

Вонючка, I. 9376; Conium maculatum.

Вонять, Foetere, Putere; ему вонлетъ изъ рта, онъ имѣетъ дурной запахъ изъ рта, Ei foetiditas oris est; os ei foetet; имѣть дурной запахъ, Male olere, mali odoris esse, odorem foetidum habere.

Воображаемый, Idealis.

Воображать себѣ, Imaginari sibi, Imaginem alicujus proponere, Imaginem alicujus rei concipere animo; воображать себѣ то, чего нѣтъ, представлять себѣ что, Fingere.

Воображеніе, Imaginatio, Conceptus, ***Phantasia;*** внѣшнихъ предметовъ, ***Phantaston;*** поврежденное в., Amentia; причиняемый воображеніемъ, ***Phantasticus.***

Вообще, Ex toto, Per omnia.

Воодушевленіе, ***Enthusiasmus.***

Воодушевленный, ***Enthusiasta, Enthusiasticus.***

Вооруженный, Armatus.

Вопль, Lamentatio, Ejulatio.

Ворвань, Adeps ceti, A. piscariae; *Ichthyelaeum;* печеночная бергерская, II. 2661.

Воробейникъ, Lithospermum, L. officinale; красильный, L. tinctorium; полевой, L. arvense; ползучій, L. purpureo-coeruleum.

Воробишникъ, Cephaëlis.

Ворожба, Incantatio, Divinatio, ***Mantia, Sciomantia;*** кто занимается врачеваніемъ и вмѣстѣ ворожбою, ***Iatromantis;*** по воску, ***Ceromantia;*** по огню, ***Pyromantia.***

Ворожей, Ворожея, ***Magus,*** Sagus, ***Mantis,*** Saga; по огню, ***Pyromantis;*** по тѣни, ***Sciomantis.***

Ворона, Corvus, Cornix, ***Corax;*** на нея похожій, ***Coracodes.***

Воронецъ, Actaea, Paris quadrifolia; кистеобразный, A. racemosa; колосистый, A. spicata.

Воронка, Infundibulum, ***Choana; Cho-***

ион; мозга, Infundibulum cerebri; стеклянная, Vitrum hypocleptieum; на подобіе воронки, Choanodes; улитки, I. cochleae.

Воронководъ, Utricularia vulgaris.

Воронкообразный, Infundibuliformis.

Воронъ, Corvus, *Corax*.

Ворота, Porta, *Pyle;* печени, печеночные, P. hepatis.

Воротникъ Шпанскій, *Paraphimosis.*

Ворсянка, Dipsacus, D. fullonum; дикая, D. sylvestris.

Ворчаніе, Obmurmuratio; въ животѣ, *Borborygmus*, Sonus ventris; онъ имѣетъ ворчаніе въ животѣ, Intestina ei murmurant.

Ворчать, Murmurare, Murmurari.

Восковикъ, Ceratum; изъ венеціанской яры, C. aeruginis; свинцовый Гулардовъ, I. 4948.

Восковникъ, Myrica Gale.

Восковый, Cereus.

Воскъ, Cera, *Ceros;* бѣлой, C. alba, C. sacra; для прививки деревъ, C. arborea; желтый, C. flava; зеленый, C. viridis; красный, C. rubra; морской, *Maltha;* чистѣйшій, C. sacra; яровый, C. alba; воску подобный, Cereus, *Cerodes;* предсказываніе будущаго по фигурамъ, дѣлающимся на поверхности воды, отъ влитаго въ оную растопленнаго воска, *Ceromantia.*

Восмимужіе, *Octandria.*

Восмимѣсячный, *Octamenos.*

Воспаленіе, Inflammatio, *Phlegmasia*; сильное, *Phlogosis*; аорты, Aortitis; артеріи, *Arteriitis*; арт. мѣстное, A. topica; арт. повсемственное, A. universalis; барабанной плевы, I. tympani, *Myringitis*; боковыхъ частей зѣва, *Paracynanche*; брыжейки, *Mesenteritis*; брюха скрытое, *Encoeliitis* occulta; брюха у дѣтей, E. infantum; хроническое, E. chronica; брюшины, *Peritonaeitis*; брюш. родильницъ, Perit. puerperalis, *Coeliitis*; брюшныхъ внутренностей, *Encoeliitis*; бр, мышицъ, *Myocoeliitis*; венъ, *Phlebitis*; верхней поверхности печени, Hepatitis pleuritica; восп. весьма сильное, *Hyperphlegmasia*; влагалища нервовъ, Neurilymitis; внутренней поверхности желудка, I. *gastro-enteritica*; внутреннихъ частей рта или шеи, *Angina*; внутр. частей глаза настоящее, *Phlegmone* oculi; внутр. ч. горла, *Synanche*; отъ него происходящій, *Synanchicus*; внутр. ч. зѣва, *Synanche*; внутр. ч. уха, *Otitis*; внутренней водной зародышевой оболочки, *Amnitis*; внутр. поверхности брюшины, *Peritonitis* anterior; внутренностей, I. abdominalis; волокнистыхъ перепонокъ, *Initis*; волокнитныхъ тканей, волокнистыхъ плетеней, Albuginitis; всей соединительной плевы повсюдное, легкое, слабое, *Taraxis*; всеобщее, *Phlegmone*; въ брюхѣ, *Coeliitis*; въ вертлужной впадинѣ, *Coxitis*; въ копытахъ, I. 12179; в. вымени, I. uberum; вѣкъ отъ наружнаго насилія, *Blepharophthalmia* violenta; вѣтвей дыхательнаго горла, *Bronchitis*; гастрическое, I. gastrica; глаза (наружное), *Ophthalmia*; гл. влажное, *Hygrophthalmia*; гл. слабое, *Taraxis*; гл. слизистое, *Hygrophthalmia*; глазныхъ вѣкъ, O. palpebralis; глазн. вѣкъ гноеточивое, чесоточное, *Psorophthalmia*; глазн. вѣкъ и глаза, *Blepharophthalmia*; глазн. вѣкъ лишаеобразное, B. herpetica; гл. вѣкъ рожистое или рожевидное, B. erysipelatosa; гл. вѣкъ съ отдѣленіемъ гноя, *Pyophthalmia*; гл. вѣкъ съ шероховатостію соединительной плевы, *Echinophthalmia*; глазн. вѣкъ у поворожденныхъ, II. 2866; глазн. железъ, O. glandularis; глазн. мышицъ, *Ophthalmomyitis*; глазн. оболочекъ, *Hymenophthalmia*, *Ophthalmymenitis*, O. membranacea; глазн. угловъ, *Canthitis*; глазъ венерическое, O. syphilitica; глазъ внутреннее, *Ophthalmitis*, O. interna; въ послѣдствіе какой нибудь сыпи, *Exanthematophthalmia*; глазъ гастрическое, O. gastrica; глазъ гноеточивое, O. purulenta; глазъ желчное, O. biliosa; заразительное, *Ophthalmia* aegyptiaca; глазъ золотушное, O. scrophulosa; глазъ ломотное, O. arthritica; глазъ наружное, O. externa; глазъ насильственное, O. violenta; глазъ оспенное, O. variolosa; глазъ острое, O. acuta; глазъ отъ брюшныхъ болѣзней, O. abdominalis; глазъ отъ накопленія крови, O. sanguinea; отъ наружныхъ поврежденій, O. violenta; глазъ отъ переноса накожныхъ сыпей, O. exanthematica; глазъ отъ уменьшеннаго отдѣленія мочи, O. ischuriosa; глазъ перелойное, *Ophthalmoblennorrhoea*, O. blennorrhoica, gonorrhoica; глазъ перемѣжающееся, O. febricosa; глазъ повальное у скота, O. epizootica, II. 2877; глазъ простудное, O. catarrhalis; глазъ ревматическое, O. rheumatica; глазъ сухое, *Xerophthalmia*; сухое съ отвердѣніемъ вѣкъ, *Sclerophthalmia*; глазъ съ напряженными сосудами, O. varicosa; глазъ съ потемнѣніемъ зрѣнія, O. tenebricosa; глазъ съ пузыриками, O. phlyctaenodes; глазъ у новорожденныхъ, O. neonatorum; глазъ хроническое, O. chronica; глазъ цынготное, O. scorbutica; глазъ эгипетское, O. aegyptiaca; глазъ эпизоотическое, II. 2877; в. глотки, *Pharyngitis*; в. глубокое,

Phlegmone; гнилистое, гнилое, гнилостное, Inflammatio putrida, I. 10057; головки дѣтороднаго уда, *Balanitis*; головныхъ мышицъ, *Cephalomyitis, Myositis* cephalica; головы внутреннее, *Encephalalgia* inflammatoria; головы наружное, *Cephalitis* externa; гортани, *Laryngitis*; горла, *Isthmitis*; грудей, *Mastitis, Mastodynia* inflammatoria; грудной железы, *Thymitis*; грудной преграды, *Mediastinitis*; грудныхъ внутренностей, II. 5134; грудн. сосковъ, *Thelitis*; грудобрюшной преграды, *Diaphragmatitis, Pleuritis diaphragmatica*, грудо-спинной плевы, *Pleuritis* dorsalis; грыжи, Infl. herniae; губъ, *Cheilitis*; двѣнадцати перстной кишки, *Dodecadactylitis*, I. duodeni; десны, *Ulitis*; I. gingivarum; восп. долгопродолжающееся, I. chronica; дыхательнаго горла, *Tracheitis*; д. г. у дѣтей острое, I. 10425; в. дѣйствительное, I. vera; дѣтородныхъ губъ, *Episioncus* inflammatorius; в. и боль дѣтородныхъ частей, *Aedoeoitis*; дѣтскаго мѣста, I. placentae; Евстафіевой трубы, I. tubae Eustachianae, Syringitis Eustachiana; дѣятельное, I. activa; железъ въ глазахъ, *Adenophthalmia*; железъ вѣкъ, *Blepharophthalmia* glandulosa; железы или железъ, *Adenitis*; в. желудка, *Gastritis*; къ восп. жел. относящійся, *Gastriticus*; в. жел. у дѣтей, G. infantum; желудочно-кишечное, желудка и кишекъ, *Gastroenteritis*; желудка отъ поврежденій, G. traumatica; жел. скрытое, G. occulta; жел. хроническое, G. chronica; желудочное, I. gastrica; желудочно кишечное нервное, *Typhus* abdominalis; желчнаго пузыря, *Cholecystitis*; желчное, I. biliosa; задней части носа, *Angina* nasalis; заднихъ частей, *Clunesia*; заднихъ частей брюшины, *Peritonitis* posterior; задняго прохода, *Proctitis*, *Proctalgia* inflammatoria; в. занимающее только глазные угли, O. angularis; зобной железы, *Angina thymica*; зубовъ, *Odontitis, Odontalgia* inflammatoria; зѣва, *Angina* faucium, *Isthmitis*; в. и другія жестокія болѣзни ушей, *Uata* (у Гиппократа); в. и костоѣда составовъ ручной кисти, *Chirarthrocace*; идіопатическое, I. idiopathica; кажущееся, I. simulata; кишекъ, *Enteritis*; отъ поврежденій, E. traumatica; скрытое, E. occulta; тифозное, *Typhus* abdominalis; травматическое, E. traumatica; у дѣтей, E. infantum; къ воспаленію кишекъ принадлежащій, *Enteriticus*; кишечнаго канала, *Gastro-enteritis*; кишечной оболочки тонкихъ кишекъ, I. 8310; клитора, *Clitoritis*; клѣтчатой плевы, I. telae cellulosae; кл. пл. лежащей на подвздошной кости, *Oschitis*; кожи, Cutitis, *Dermatitis*, *Scytitis*; воспаленіемъ кожи страждущій, *Dermatiticus*; копытъ, I. pedis; костей, *Ostitis*, I. ossium; костей съ жестокою болью, *Ostalgitis*; крайней плоти, *Posthitis, Epagogiitis*; крови, I. sanguinis; кровоносныхъ сосудовъ, I. vasorum sanguiferorum; легкихъ, *Pneumonia*, *Pneumonitis, Peripneumonia*; ею страждущій, *Pneumonicus*; л. жестокое настоящее, *Peripneumonitis*; л. кажущееся ложное, *Pseudopneumonitis*; л. легкое, *Pneumonicula*; л. ложное, P. notha; л. мнимое, P. simulata; л. настоящее, острое, скоротечное, явное, *Pneumonia* designata, *Synocha pneumoniaca*; л. не настоящее, P. simulata; л. не явное, II. 5129; л. притворное, P. simulata; л. скрытое, P. occulta; л. слизистое, P. pituitosa; л. слиз. ложное, P. pituitosa notha; л. стеническое, *Synocha pneumoniaca*; л. тифозное, *Typhus* pneumoniacus; л. тиф. эпизоотическое, II. 5131; л. травматическое, P. traumatica; л. у дѣтей, P. infantum; л. хроническое, P. chronica; л. эпизоотическое, P. epizootica; л. в. легкое, *Hypophlegmasia*; лимфатическихъ сосудовъ, *Lymphangeitis*; лимфатическое, I. lymphatica; лобной пазухи, *Prosapantritis*; ложное, I. spuria; ломотное, I. arthritica; малаго мозга, *Parencephalitis*; матки, *Metritis*; матки хроническое, M. chronica; матки и брюшной перепонки, *Metroperitonitis*; маточнаго рукава и мочеваго пузыря, *Colpocystitis*; маточныхъ трубъ, *Hysterosalpinxitis*; меньшихъ дѣтородныхъ губъ, *Nymphitis*; миндалевидныхъ железъ, *Paristhmitis*, *Antiaditis*, Angina tonsillaris; мнимое, I. simulata; мозга, *Encephalitis*, *Cephalitis*; м. медленное, C. occulta; м. острое, C. acuta; м. отъ поврежденія, C. chirurgica; м. производимое дѣйствіемъ солнечныхъ лучей, *Siriasis*; м. скоротечное, C. acuta; м. скрытое, C. occulta; м. у дѣтей, C. infantum; м. хирургическое, C. chirurgica; м. хроническое, C. chronica; причиняемый воспаленіемъ мозга, *Encephaliticus*; в. мозговыхъ оболочекъ, *Phrenitis*; мокротной перепонки носа у лошадей, *Rhinitis*; мочеваго канала, *Urethritis*; мочеваго пузыря, *Cystitis*; мочеточниковъ, *Ureteritis*; мошонки, *Oschitis*, II. 2529; мужескаго мочеиспускательнаго канала, Ur. virorum; мошонки, *Orcheitis*; мышицъ, *Myitis*, *Myositis*, *Sarcitis*; мыш. глотки, гортани или языка, *Angina* muscularis; мыш. поясничныхъ внутреннихъ, *Psoitis*; восп. мѣстное, I. topica; надглотки, *Angina epiglottidea*; надгортаннаго хряща, *Epiglottitis*; надкостной плевы, *Periosteitis*; надк. пл. пальца, *Paronychia periostei*; наружныхъ мягкихъ частей головы, *Cephalitis* externa; не дѣятельное (торпидное), S. torpida; не дѣятельное (торпидное), Infl. torpida; наружныхъ частей глаза, происходящее отъ слишкомъ чувствительности его, *Photophobophthalmia*; настоящее, *Phlegmone*; начальственной артеріи, I. aortae, *Aortitis*; не значительное, Inflammatiuncula; не помѣрное, *Hyperphlegmasia*; нервное, I. nervosa; нервовъ, *Neuritis*; нижней брюшной части живота, *Hypogastritis*; носа, Nasitis, *Rhinitis*; нёбной занавѣски, *Angina* palatina; оболочки (внутренней), *Hymenitis*; около-сердечной сумки, околосердія, *Pericarditis*; ок. эксудативное съ выпотѣніемъ, P. exudatoria sanguinolenta; околоушныхъ железей (называемые у Англичанъ Mumps, у французовъ Oreillon), *Angina* parotidea; околоушныхъ железъ у лошадей, I. 1459; особенное, I. specifica; острое, I. acuta, *Oxyphlegmasia*; пальца ладонное на внутренней сторонѣ, *Paronychia* palmaris; пальца на тыльной сторонѣ, P. dorsalis; воспаленіемъ пальца причиняемый, *Paronychicus*; насочное, I. lymphatica; паутинной оболочки, *Arachnoideitis*; первоначальное, I. idiopathica; перепонокъ слизистыхъ, *Phlegmymenitis*; переходящее въ нагноеніе, I. suppurativa; перстовъ, I. digitorum; печени, *Hepatitis*; печени и желчнаго пузыря, H. cystica; печени скрытое, H. occulta; печени у новорожденныхъ, H. neonatorum; печени хроническое, H. chronica; пещеры, *Antritis*; пищепріемнаго горла, *Oesophagitis*; плевы глазной впадины, *Periorbitis*; плевы грудокостное, *Pleuritis* sternalis; плевы грудореберенной, II. 4958; подреберной плевы, *Pleuritis*; подр. въ меньшей степени, *Parapleuritis*; восп. повальное у животныхъ, I. epizootica; поверхностное, I. superficialis; поверхностныхъ или глубоко лежащихъ частей послѣдняго сустава перста близъ ногтя, *Panaritium*, *Paronychia* cutanea; повсюдное кровоносныхъ сосудовъ, *Haematangioitis* universalis; подвздошной кишки, *Ileitis*; п. в. пузырчата, *Ileitis* pustulosa; поджелудочной железы, *Pancreatitis*; подкожное послѣдняго сустава пальца, *Paronychia* subcutanea; подъ ногтемъ, P. subunguis; подреберной плевы и легкихъ вмѣстѣ, *Pleuroperipneumonia*; подреберной плевы ложное, *Pleurodyne* spuria; подр. пл. перемѣжающееся, P. intermittens; подр. пл. ревматическое, P. rheumatica; подр. пл. скрытое, P. occulta; покрывалъ мозга, *Meningitis*; позвонковъ, *Spondylitis*; послѣдственное, I. secundaria; постоянное, *Phlegmone*; почекъ, *Nephritis*; поч. съ зернистостію, Morbus Brightii s. renum granulosus, *Hydrops* renalis, *Nephritis* albuminosa; поч. отъ камней, N. calculosa; поясничныхъ мышицъ, Lumbago inflammatoria; предстательной железы, Prostatitis; привычное, I. habitualis; привычное глазъ, *Ophthalmia* habitualis; припадочное, I. symptomatica; прозрачной оболочки стекловиднаго тѣла, *Hyalitis*; простое, I. simplex; простое рожистое внутренняго угла глаза, *Ancylops* erysipelatosa; простудное, I. catarrhalis; пупочныхъ сосудовъ, *Omphalitis*; радужной оболочки, *Iritis*; ревматическо-ломотное въ членосоединеніяхъ или суставахъ, *Arthritis rheumatica*; роговой оболочки, *Ceratodeitis*, I. corneae, *Ceratitis*; рукава матки, *Elytritis*, *Elytroncus* inflammatorius, *Cystitis*; сальника, *Epiploitis*; Omentitis; имъ причиняемый, *Epiploiticus*; связокъ, *Desmophlogosis*, *Syndesmitis*; св. членосоединеній, *Exarthrema desmophlogicum*; селезенки, *Splenitis*; къ нему принадлежащій, *Spleniticus*; сел. и печени вмѣстѣ, *Splenepatitis*; сердца, *Carditis*; сердца внутреннее, *Endocarditis*; сердца и околосердечной сумки, *Cardiopericarditis*; сердца отъ раненія онаго, C. traumatica; сердца плевистое, C. polyposa; сердца поверхностное, C. membranosa; сердца травматическое, C. traumatica; хроническое, C. chronica; восп. сильное, Pyrosis; восп. сильное съ опухолью меньшихъ губъ, *Phimosis* vaginalis; скоротечное, I. acuta; скрытое, I. occulta, *Hypophlegmasia*; слезнаго мѣшечка, *Dacryocystitis*, *Dacryocystalgia phlegmonosa*; слезнаго мясишка, *Encanthis* inflammatoria; слезной железы, *Dacryadenitis*, D. *phlegmonosa*; слизетворныхъ железъ, *Blennadenitis*, *Adenitis blennodes*; слизистой оболочки гортани, I. 1451; слизистой оболочки кишки ободошной, *Colitis*; слиз. перепонки въ зубныхъ луночкахъ, *Blennadenitis*, *Adenitis blennodes*; слиз. пер. одѣвающей лобныя пазухи, *Metopantralgia* inflammatoria; слизистыхъ перепонокъ одѣвающихъ суставы, *Arthrophlogosis*; слизистыхъ железъ, *Blennadenitis*, *Adenitis blennodes*; слиз. перепонокъ, I. blennorrhoica mucosa, catarrhalis, I. tunicarum mucosarum; сложное, I. composita; смѣшанное, I. mixta; соединительное, I. adhaesiva; соединительной перепонки, Conjunctivitis; соедин. переп. глазныхъ вѣкъ, *Blepharoconjunctivitis*; соединительной плевы сильное повсюдное, *Chemosis*; сопровождающее сыпи, I. exanthematica; сопр. хроническія сыпи, I. impetiginosa; составныхъ плевей, *Arthromeningitis*; составн. хрящей, *Arthrochondritis*; составовъ, I. articulorum; сосудистой оболочки глаза, *Choroideitis*; сосудовъ, *Angeitis*; сочувственное, I. sympathica; специфическое, I. specifica; спинныхъ позвонковъ, *Spondilitis*; спорадическое, I. sporadica; становой жилы, *Myelitis*; сухихъ жилъ, *Desmitis*, *Initis*; сухожильное въ пальцахъ, *Paronychia* tendinis; сухожильныхъ растяженій, I. aponeurosium; съ выпотѣніемъ, I. exsudativa; сывороточное, *Phlegmasia* serosa; сѣменныхъ пузырьковъ, *Gonecystitis*; сѣтчатой оболочки, *Dictyitis*, *Retinitis*; твердой оболочки глаза, *Scleritis*; титекъ, *Mastitis*, *Mastodynia* inflammatoria; тифозное кишекъ, *Dothinenteritis*; уха (внутреннее), I. auris, *Otitis*; ушей *Uata* (у Гиппократа); хроническое, I. chronica; хрон. составовъ, I. 12161; хрусталиковой сумочки, Capsulitis, *Phacocymenitis*, *Phacohymenitis*; хрустальной чечевицы, Lentitis, *Phacitis*; хрящей, I. cartilaginum; частей, лежащихъ возлѣ или близко языка, язычныхъ мышицъ и проч., *Paraglossa*; чесоточное въ углахъ глазныхъ вѣкъ, *Peribrosis*; членосоединеній, *Arthrophlogosis*; членосоед. травматическое, A. traumatica; членосоставной перепонки, *Arthromeningitis*; члено-составныхъ перепонокъ, I. articulorum tunicarum, *Meningarthrocace*; шейныхъ железъ, *Deradenitis*, I. glandularum colli; щитообразной железы, *Angina* thyreoidea; энзоотическое, I. *enzootica*; эпизоотическое, I. *epizootica*; эпизоот. легкихъ, *Peripneumonia epizootica*; ягодичной плевы, *Uvcitis*; ядеръ, I. testiculorum; языка, *Glossitis*, *Glossoncus* inflammatorius; къ сему воспаленію относящійся, *Glossiticus*; язычка, *Angina* palatina s. uvularis; яичекъ, *Orcheocele* acuta, *Orchitis*; яичекъ венерическое, Testiculus venereus; яичниковъ, *Oaritis*, *Oophoritis*; похожій на воспаленіе, *Phlegmonodes*.

Воспаленный, з. Воспалительный.

Воспалительный, Inflammatus, Inflammatorius, *Phlegmatodes*, *Phlegmonodes*, *Phlogodes*, *Phlogisticus*, *Phlegmasticus*; не много в., Subinflammatorius.

Воспалить, з. Воспламенять.

Воспитаніе, Educatio; изнѣженное *Hypercedemonia*.

Воспламеняемый, Combustibilis, Inflammabilis.

Воспламенять, воспалить, Inflammare, Accendere, Incendere.

Воспоминаніе, Memoria, *Anamnesis*, *Mneme*; къ нему принадлежащій, *Mnemonicus*.

Воспоминательный, *Anamnesticus*.

Воспоминовеніе, Reminiscentia.

Воспослѣдоватъ, Sequi, Consequi.

Воспринимающее вещество, Vehiculum.

Воспріемлемое, Excipiens.

Воспріимчивость, Receptivitas, Capacitas.

Воспроизводительность, *Plasticitas*.

Востор гъ, Exaltatio, *Enthusiasmus*, *Ecstasis* voluptuosa.

Восточный, Orientalis.

Востропестро, з. Остропестръ.

Восхищеніе, *Ecstasis*, E. voluptuosa; имъ причиняемый, *Ecstaticus*.

Восходъ, Ascensio.

Восхожденіе, Ascensio; в. матки, Adscensus uteri.

Вошь, Pediculus, *Phtheir*; головная, P. capitis; Индѣйская слоновая, Anacardium orientale; обыкновенная, P. humanus; слоновая, Anacardium; слон. западной Индіи, A. occidentale; травляная, *Aphis*; вши (зарожденіе ихъ) въ рѣсницахъ или бровяхъ, II. 4520.

Вощанка, Linteum ceratum, Pannus ceratus; большая (раст.), Cerinthe major.

Вощаный, Cereus.

Впаденіе, Illapsus, *Emptosis*.

Впадина, Cavitas, Concavitas, Fossa, Fovea, *Cystos*, *Cotyle*; барабанная, C. tympani; большой берцовой кости, I. 12039; большой локтевой кости полулунная, I. 4778; вертлуга или вертлужная, C. acetabuli, Acetabulum, Fovea acetabuli; глазная, Orbita oculi; къ ней принадлежащій, Orbitalis; головки бедренной кости, II. 8072; для головки бедренной кости, Acetabulum; крыльцовая, Fovea axillaris; лопатки верхняя, Fossa supraspinata; лоп. внутренняя, Fossa subscapularis; лоп. нижняя, I. 9781; на верхнемъ концѣ грудной кости, на предней части шеи, Jugulum; носовая верхней челюсти, I. 9790; передняя мышелковъ бедренной кости, II. 8078; полулуновой лучевой кости, II. 12052; полулунная, C. semilunaris; полушаровидная предверія лабиринта задняя, I. 4760; раменная, Cavum axillae, Fovea axillaris; рта передняя или наружная, I. 4786; составная, F. glenoidalis; сост. большой берцовой кости, I. 4755; сост. височной кости, I. 4754; сост. лопатки, I. 4758; сост. лучевой кости, I. 4759;

составная не глубокая, *Glene*; сост. перстныхъ костей, I. 4757; уксусницы, C. acetabuli; членосоставная, Capsula articularis.

Впадины, Cavitates, Sinus, Fossae; атланты составные, II. 8068; въ костяхъ, Excavationes; слизистыя рукава матки, Lacunae Graafianae; слуховаго нерва, II. 6640; грудной кости составныя, II. 8069; мозга, Fossae cerebrales; плечевой кости, I. 9822; составныя, Cavitates articulares; сост. большой берцовой кости, II. 8070; сост. плечевой кости, II. 8071; тѣла, C. corporis; черепа, Fossae cranii.

Впадистый, Lacunosus.

Впадшее, *Emptoma.*

Впалый, Concavus.

Впасть назадъ, Recidere, Relabi.

Впечатлѣніе, Impressio; производимое на душу пріятными звуками, музыкой и пр., *Tonopsychagogia;* продолжающееся, I. remanens.

Впечатлѣнное, *Charagma.*

Вправить, вставить, Reponere; кость, Os reponere; вывихнутую часть, Luxatam partem in locum reponere.

Вправка кости въ членосоставное мѣсто, Repositio ossis.

Вправленіе, з. Вправливаніе.

Вправливаніе, Repositio; вывиха, Repositio, *Catartisis*; вывихнутыхъ костей, *Paragoge, Catatasis, Syntaxis;* вывихн. или переломленныхъ костей, *Diorthosis;* килы, Repositio herniae; раздробленной кости, *Anaplasis;* перелома, *Catartisis.*

Вправлять, вправить, вложить что обратно на прежнее свое мѣсто, Reponere, In sedem suam compellere, regerere, reducere, referre.

Впрыскать, Injicere, Infundere, Immittere.

Впрыскиваемое, *Enclysma.*

Впрыскиваніе, Injectio, *Embolisis*; въ носъ, *Rhinenchysia*; трудное, *Dysembolisis.*

Впусканіе окрашенной жидкости въ сосуды, Injectiones anatomicae.

Вражда, Inimicitia.

Врачба, з. Врачеваніе.

Врачебство конское, *Hippiatria.*

Врачебная наука, з. Наука врачебная.

Врачебная управа, Praefectura medica.

Врачебница, з. Госпиталь, Лазаретъ; растеніе, *Iatropha* Curcas.

Врачебный, Medicinalis, *Iatricos, Therapeuticus.*

Врачеваніе, Curatio, Sanatio, *Iatreusis, Therapia*; бѣдныхъ людей, *Plochiatria;* венерической болѣзни, *Syphilidiatria;* глазныхъ болѣзней, *Ophthalmiatria;* дѣтскихъ болѣзней и ученіе онихъ, *Paediatria.*

Врачевство, з. Лекарство.

Врачи догматическіе, *Dogmatici*, Medici dogmatici; основывающіе леченіе на химическихъ законахъ, *Iatrochemici.*

Врачующій, *Therapeuticus.*

Врачь (з. также: Лекарь, Медикъ), Medicus, *Altheus*, *Iatros*, *Therapeuta;* боящійся назначать больнымъ кровопусканіе, *Haemaphobicus;* ветеринарный, *Zoiatros*, Medicus veterinarius; глазной, Medicus ocularius, *Ophthalmiater*, Ocularius; городской, *Poliater*; занимающійся пользованіемъ венерической болѣзни, *Syphilidiatros;* занимающійся слишкомъ много пользуемыми имъ больными, *Perissopracticus*; зубной, M. dentiducus; конскій, *Hippiatros*, M. equarius; лечащій посредствомъ натираній, *Iatralipta;* леч. по правиламъ математическимъ, *Iatromathematicus*; леч. по однимъ опытамъ (не зная правилъ медицины), *Empiricus*; в. молодой (начинающій только заниматься практикою), *Tiro in re vel in arte medica; народный, *Gymnasta*; в. не имѣющій еще опытовъ, а пользующій но одной теоріи, *Logiatros*; площадный, *Agyrta*, Circulator, также *Gymnasta*; в. пользующій, Medicus curans, assidens, Curans; польз. по одной только теоріи, *Logoiatros*; практическій, *Iatrotechna*; приписывающій лекарства слишкомъ многія или въ большихъ пріемахъ, *Perissopracticus*; скотскій, Veterinarius; судебный, *Diciatros*, M. legalis; употребляющій весьма сильно дѣйствующія лекарства, но съ большею осторожностію, *Thrasydilus* (Aristot.); ученый, *Iatrosophista*; ушный, Auricularius; эмпирическій, *Empiricus*; врачь лечитъ, а натура излечиваетъ, Medicus curat, natura sanat morbos; излишняя дѣятельность врача вредна, умѣренная же спасительна, Arte longa vita brevis, breviore arte longior vita; обязанность врача есть, Medici est, Medici officium est; это не принадлежитъ къ врачу, не касается до медика, Hoc ad medicum non pertinet; обязанность есть врача, съ надежностію, не укоснительно и съ угодностію лечить, Officium est medici, ut tuto, ut celeriter, ut jucunde curet.

Вращеніе судорожное глазъ, Tortura oculorum.

Вредить, повредить, Nocere, Afficere, Obesse.

Вредный, Noxius, Nocens, Inimicus,

Contrarius, Alienus, Inutilis, Deleterius; вредпымъ быть чему, Infestare aliquem, Laedere aliquem, Inutilem esse alicui.

Вредоноска Американская, Genipa americana.

Вредоносный, з. Вредный; о воздухѣ, Mephiticus.

Вредъ, Damnum.

Временносчисленіе, *Chronologia.*

Временный, Temporalis.

Время (з. также Періодъ), Tempus, Stadium, Hora, *Chronos*; безлихорадочное, *Apyrexia*; беременности, *Cyophoria*; вечернее, T. vespertinum; возмужалости, Adolescentia, *Hebe*; жизни, Aetas; каникулъ, Dies caniculares; между двумя лихорадочными пароксизмами, *Apyrexia*; надлежащее, удобное, случайное, *Kairos*, Tempus justum, Occasio tempestiva; послѣродовое шести недѣльное, Puerperium; въ послѣродовое время находиться, In puerperio cubare; вр. свободное, досужное, T. liberale, amplum; свободное отъ лихорадки, *Apyrexia*; семидневное, Septimana; живущій или жившій въ новѣйшее время, *Neotericus*; въ благопріятное время, Opportune, opportuno tempore; въ надлежащее время, Per tempus, Tempore; дѣлающійся въ свое время, благовременный, своевременный, Tempestivus, Opportunus; нѣкоторое время, Ad tempus, Aliquamdiu, Aliquantum temporis; послѣ нѣкотораго времени, Interposito tempore; в. цвѣта или разцвѣтанія, Aestivatio; не во время, *Parachronicus*; возвращающійся въ одно время, *Isochronicus.*

Врожденный, Congenitus, Innatus, Naturalis, *Emphytos*, *Engonos*; вр. въ чемъ другомъ, *Entophytus.*

Вросшій въ чемъ другомъ, *Entophytus.*

Врѣзанный, *Entomus.*

Врѣзываніе черепа, Eccope cranii.

Всасываніе, Absorptio, Resorptio, *Catarrhophe*; отъ всасыванія происходящій, *Catarrhophicus*; в. влажности или воды изъ атмосферы, *Hydrocatarrhophesis*; желчи, *Cholocatarrhophe*; кожи, Inhalatio cutanea s. cutis; сосудовъ, Absorptio, Resorptio; трудное, *Dysanarrhophesis*; ею причиняемый, *Dysanarrhophicus.*

Всасывающій, *Anarrhophon.*

Всегда живъ, Sempervivum.

Всегдашній, Perpetuus, Habitualis.

Вселенная, Mundus, Universum.

Всенародный, *Pandemicus.*

Всеобщій, Universalis, *Catholicus.*

Всеядецъ, Всеядный, Omnivorus, *Pamphagus*, *Pantophagus.*

Вскакиваніе, Insultatio; ночью во снѣ, *Nycteyersia.*

Вскипать, Effervescere, Ebullire.

Вскипѣніе, Effervescentia.

Вскручиваніе артерій, вмѣсто перевязыванія ея, *Arteriostrepsis*; сосудовъ, особ. артеріи, Torsio vasorum.

Вскрытіе, Incisio; артеріи, *Arteriotomia*; брюха (сѣченіемъ), *Gastrotomia*, *Laparotomia*; венъ соединительной перепонки, *Ophthalmophlebotomia*; всасывающаго сосуда, *Lymphotomia*; глотки, *Pharyngotomia*; гортани, *Laryngotomia*; дыхательнаго горла, *Tracheotome*, *Bronchotomia*; желудка, *Gastrotomia*; желчнаго пузыря, *Cholecystotomia*; живаго тѣла (для анатомическо-физиологич. изслѣдованій), Vivisectio; живота, *Gastrotomia*; в. и изслѣдованіе спиннаго канала, *Rhachiotomia*; искуственное кровоносныхъ сосудовъ, *Angiotomia*; искуств. поверхностныхъ венъ, соединительной плевы глаза, *Phlebophthalmotomia*; кишекъ, *Enterotomia*; лимфатическаго сосуда, *Lymphotomia*; матки, *Hysterotomia*; мертваго тѣла, Apertio cadaveris; мочеваго пузыря, *Lithotomia*; нарыва опухоли, *Oncotomia*; ободошной кишки, *Colotomia*; пищепріемнаго горла, *Oesophagotomia*; полостей тѣла, I. 1955; пузыря со стороны промежности, *Hypocysteotomia*; пупка, *Omphalotomia*; свища, *Syringotomia*; селезенки, *Splenotomia*; трупа, Apertio cadaveris; тѣла пузыря, *Cystosomatotomia*; шейки мочеваго пузыря, *Cystauchenotomia.*

Вскрытый, Apertus.

Вслушиваніе, Auscultatio.

Всмачивать, Macerare.

Вспомоганіе, вспоможеніе, Stipendium, *Hypurgia.*

Вспуханіе брюха отъ изліянія мочи въ полость его, *Urocoelia*; влагалища, *Elytroncus*; всп. и отолстѣнія кости, *Osteophyma*; маточнаго рукава, *Elytrophyma.*

Вспухлый, Tumidus, Turgens; быть вспухлымъ, Turgere, Tumere.

Вспыльчивость, Iracundia, Praeceps ira.

Вспыльчивый, Praeceps in genio, in iram.

Вспышка, Detonatio, Explosio.

Вставленіе, з. Вставливаніе.

Вставливаніе, Вставленіе, Insertio; другихъ зубовъ, *Allotriodontia*; отъ того происходящій, *Allotriodonticus*; в. извлеченнаго зуба, Transplantatio dentis; вст. искуственнаго зуба, Insitio dentis factitii;

кости въ членосоставное мѣсто, Repositio ossis.

Вступленіе кала въ другія части или полости тѣла, *Coproplanesis.*

Всхлебываніе, *Rhophesis.*

Всхлебывать, Sorbire, Sorbillare.

Всхлипывать, Singultire.

Втеченіе, Influens.

Втираніе, Frictio, Illitus, Inunctio, Illitio, *Anatripsis*; ртутью, ртутною мазью, *Hydrargyranatripsis.*

Вторженіе одной кишки въ другую, Volvulus, Intussusceptio, Invaginatio.

Вторичный, Secundarius.

Второй, Secundus, *Deuteros.*

Входить, Intrare, Introire.

Входъ, Aditus, Introitus; въ воронку, I. 1958; въ печень, Porta hepatis; въ полость зѣва, Isthmus faucium; въ улитку, I. 1983; желудка, *Cardia*; канала Сильвіева, I. 1982; къ сердцу, Atrium; лабиринта, Vestibulum labyrinthi; рукава матки, Vestibulum vaginae.

Вхожденіе напр. одной кишки въ другую, *Parisagoge*; имъ причиняемый, *Parisacticus.*

Вши, з. Вошь.

Вшивая болѣзнь, з. Вшивость.

Вшивая трава, з. Вшивица.

Вшивикъ (растеніе), Cneorum tricoccum.

Вшивица болотная, Pedicularis palustris; лѣсная, P. sylvatica.

Вшивогонъ, Pedicularis palustris.

Вшивость, *Phthiriasis*; рѣсницъ и бровей, II. 4520.

Вщемленіе, з. Ущемленіе.

Выбѣливаніе костей, Dealbatio ossium.

Вывареніе, Excoctio, *Eczesis.*

Выварка, Excoctio; стекло плавильная, Fel vitri.

Выведеніе, Conclusio; в. заключенія изъ извѣстныхъ уже обстоятельствъ о не извѣстныхъ, *Epilogismus*; воды изъ тѣла, *Hydragogia.*

Выведенный изъ своего мѣста, *Ectopus.*

Вывихнуть, Recedere (a sua sede), Luxare, Excidere (sua sede), Sua sede moveri, elabi; кость вышла изъ своего мѣста, Os a sua sede recessit.

Вывихнутый, Luxatus, Luxus.

Вывихъ, Luxatio, *Exarthroma*; бедры медленный, I. 13773; бедры насильственный, I. 13774; в. бедренной кости, L. femoris; бедры произвольно произшедшій, I. 13774; двойный, L. duplex; закорѣнѣлый, L. inveterata; медленный, L. spontanea; насильственно произшедшій, Luxatio violenta; не давній, L. recens; не совершенный, Distorsio, L. incompleta; нижней челюсти, I. 13777; позвонковъ (спинныхъ), *Spondylexarthrosis*; позвонковъ произвольный, *Spondylarthrocace*; в. произвольно произшедшій, L. spontanea; простой, L. simplex; скоропоспѣшно происходящій, L. subitanea; сложный, L. composita; совершенный, L. perfecta s. complicata; состава хрящеваго, *Chondrexarthrosis*; спинныхъ позвонковъ, *Spondylexarthrosis*; хряща, *Chondrexarthrosis*; язычной кости, I. 7331; причиняемый вывихомъ, *Exarthreticus*; вывихъ который легко вправить можно, *Exarthrosis* paretica; отъ вывиха происходящій, *Exarthreticus.*

Вывишникъ, Geum urbanum; болотной, G. rivale.

Выводить, извлекать, Educere, Extrahere.

Выводъ, слѣдствіе, Deductio; (въ исторіи болѣзни) *Epicrisis.*

Выворачиваніе, *Systrophe*; имъ причиняемый, *Systrophicus*; вѣкъ умышленное, Ectropium factitium, simulatum.

Выворотъ, Inversio, *Anastrophe*; глазного вѣка въ наружи, *Ectropium*; имъ причиняемый, *Ectropicus*; глазныхъ вѣкъ, *Blepharhelosis*; матки, *Histerelosis*, Intussusceptio s. Inversio uteri; матки, съ выпаденіемъ оной, *Metranastrophe*; матки частный, I. 12342; мочеваго пузыря, *Cystanastrophe.*

Выгнать (истребить въ утробѣ) ребенка или младенца, погубить плодъ, Abortum facere alicui; не живаго младенца, Infantem mortuum expellere.

Выговариваніе, з. Выговоръ.

Выговоръ (з. также произношеніе), Pronunciatio; не правильный, *Allolalia, Heterolalia*; трудный, не ясный, Gravitas linguae; худой, *Cacophrasia*; худой не благозвучный, *Cacophonia*; страждущій худымъ выговоромъ, *Cacophonicus.*

Выгодный, Utilis.

Выгонять, исторгать, Expellere, Elidere.

Выгрызенный, Erosus.

Выдавливаніе, Expressio.

Выдергивать, Вырвать, Evellere; кому либо зубъ, Evellere dentem alicui.

Выдохновеніе, Halitus.

Выдра обыкновенная, Lutra vulgaris.

Выдуманный, Excogitatus, *Pseudaleus.*

Выдыханіе, Exspiratio, *Ecpneumatosis, Ecpneusis.*

Выдыхаться, Exspirare.

Выемка, Incisura, Excisura, Hilum;

большой берцовой кости, Incisura fibularis tibiae; верхней челюсти, I. 12043; для сонной артеріи, Sulcus caroticus; задняя малаго мозга, I. 12049; ланитная, I. zygomatica; лопатки полулунная верхняя, I. suprascapularis; малаго мозга, I. 12030; надбровная, надочная, I. supraorbitalis; носовая верхней челюсти, I. 12046; нос. лобной кости, I. 12047; основная, I. sphenoidalis; почекъ, почечная, Hilus renalis; рукоятки грудины, I. 12051; селезенки, I. lienalis; слезная, I. 12043; сосковая, I. mastoidea; темянная височной кости, I. 12048.

Выемчатый, Emarginatus, Sinuatus.

Выжидательный, Expectativus.

Выжиманіе, Expressio; сока, *Ecchylosis.*

Выжимки масленыя, *Amurca.*

Выжлинъ, *Antirrhinum.*

Выздоравливаніе, Convalescentia (также Reconvalescentia); скорое, *Euanalepsis, Anastasis.*

Выздоравливать, Convalescere ex morbo, Sanescere, Sanum fieri, (съ помощію лекарствъ) Ex morbo medicamento sanitatem recipere, Sanari, Ad sanitatem pervenire, Evadere ex morbo; выздоравливаю, Mihi secunda valetudo contingit, Mihi sanitas redditur; начинать выздоравливать, Ad sanitatem spectare, inclinari, Sanescere.

Выздоравливающій, Convalescens.

Выздоровленіе, з. Выздоравливаніе.

Выздоровѣвшій, Sanatus, Ad salutem perductus.

Вызольникъ, Antirrhinum, Delphinium Consolida.

Вызывать, Evocare, Elicere, Movere.

Выкаконичья, Polygala vulgaris.

Выкашливаніе, *Anabexis.*

Выкашливать, Extussire, Exscreare.

Выкидываніе, з. Выкидышъ.

Выкидышъ, Abortus, *Amblosis, Omotocia*; в., плодъ или младенецъ родившійся преждевременно, *Ecbloma, Ambloma*, genit. *amblomatis;* насильственнымъ образомъ произведенный, A. violentus; не умышленный, A. spontaneus; умышленный, A. dolosus; выкинуть, родить преждевременно, Abortum facere s. pati, Abortire, Abortare; причинить в. или преждевременные роды, выгнать, истребить младенца, погубить плодъ, A. facere, inferre, efficere alicui; не живаго младенца, Infantem mortuum expellere.

Выкипаніе, з. Выкипѣніе.

Выкипѣніе, *Eczesis.*

Выкладывать, Exponere; кто выкладываетъ животныхъ, *Orcheotomus.*

Выкраенный, Emarginatus.

Вылущеніе, Вылущиваніе, Exstirpatio, Enucleatio; плеча, клитора, перстовъ, дѣтородныхъ губъ, селезенки, ручной кисти, глаза, женскихъ яичниковъ, околоушной железы, опухоли, матки и т. д., Exstirpatio brachii, clitoridis, digitorum, labiorum pudendi, lienis, manus, oculi, ovariorum s. ovarii, parotidis, tumorum, uteri etc.; члена изъ состава, Exarticulatio, Amputatio ex articulo.

Вылѣзаніе волосъ, з. Плѣшивость.

Вымывать, полоскать, Eluere, Fovere.

Вымя, Uber (genit. uberis), *Uthar.*

Выниманіе, з. Вынутіе.

Вынимать, Eximere.

Вынутіе, Extractio, *Exaeresis*; бѣльма, E. cataractae; внутренностей, *Exenterisis*; зуба, E. dentis; камня, E. calculi.

Выпадать, Prolabi, Procidere, Provolvi, Evolvi, Excidere; зубы выпадаютъ, Dentes excidunt; Волосы, Capilli fluunt, defluunt.

Выпаденіе, Prolapsus, *Ecptosis, Ptosis, Proptosis*; бровей, *Anaphalantiasis*; внутренней пластинки роговой оболочки, P. corneae; волосъ, *Alopecia*, Capillorum defluvium, *Trichorrhoea*; в. волосъ изъ головы, представляющее мѣстами извилистыя лысины, *Ophiasis*; глаза изъ своей ямины, *Exophthalmia*; глазнаго яблока, *Ophthalmoptosis, Exophthalmia*; причиненное поврежденіемъ, *Exophthalmia* traumatica; глотки, *Pharyngocele*, Prolapsus pharyngis; дыхательнаго горла между колечками его, *Bronchocele* vera; завитой кишки, Prolapsus s. Invaginatio intestinorum; зад. непроходной кишки, задняго прохода, P. ani; матки, *Metroptosis, Hysteroptosis*; м. вывороченной, II. 5666; м. не вывороченной, II. 5667; м. не совершенное, II. 5665; м. совершенное, II. 5664; маточнаго рукава, *Colpoptosis, Elytroptosis*; м. рукава не совершенный, *Colpoptosis* incompleta; имъ причиняемый, *Colpopticus*; мочеваго пузыря, II. 5669; ногтей, *Onychoptosis*; пищепріемнаго горла, P. oesophagi; проходной кишки со всѣми оболочками, P. totius recti, Procidentia recti; райка, P. s. *Ptosis* iridis, *Iridoptosis*; райка въ видѣ гвоздочной головки, Clavus oculi; райка представляющее мушью головку, *Myiocephalon*; райка сквозь рану роговой оболочки, *Melon*; слезнаго мѣшечка, II. 5663; слизистой оболочки губъ, Prolapsus labiorum; обол. заднепроходной кишки, P. membranae mucosae recti, *Anastrophe* recti; совершенное маточнаго рукава, *Colpoptosis* completa; сосудистой оболочки глаза, P. choroideae; стекловидной влаги, II. 5656; хрустальной чечевицы, II. 5659; шейки матки, *Hysteroptosis* collaris; языка, P. linguae, *Macroglossa*; выпаденіемъ причиняемый, *Ptoticus*.

Выпадшій, Prociduus, Prolapsus.

Выпариваніе, Evaporatio.

Выпить, Ebibere, Epotare.

Выплавки флюсовыя (veter.), I. 12157.

Выплевываніе, Exspuitio, *Anaptysis*.

Выплевывать, Выхаркивать, Exspuere.

Выполосканіе (особенно) рта, *Diaclysmus*.

Выполоскать, Eluere, Fovere; ротъ холодною водою, F. os aqua frigida.

Выпоражнивать, Exinanire.

Выпотѣніе, Exsudatio; крови, Haematopedesis; сквозь перепонки сосудовъ, *Diapedesis*; образовательной пасочки въ сердцѣ, *Hypoclepsis* cardiaca.

Выпотѣть, Exsudare.

Выправленіе, Erectio.

Выпрыскиваніе (дѣтской воды), Profusio aquae.

Выпрямливаніе, Orthosia.

Выпуклина, Arcuatio, Eminentia, Tuberositas; на горлѣ, Pomum Adami.

Выпуклость, Convexio, Convexitas, Protuberantia; уменьшенная, *Hettocyrtosis*.

Выпуклый, Convexus.

Выпускать, Emittere.

Выпускникъ Санториновъ, Emissarium Santorini.

Выпущеніе, Emissio, *Ellipsis*.

Выражать, Exprimere.

Выраженіе, Expressio, *Phrasis*.

Выращеніе волосъ на сердцѣ, *Trichocardia*.

Вырваніе, Evulsio.

Вырвать (рвотою выбросить), Vomere, Evomere, Vomitu ejicere.

Выродокъ, Varietas, Degeneratio.

Вырожденіе, Degeneratio.

Вырывать, з. Выдергивать, Evellere.

Вырѣзаніе, з. Вырѣзываніе.

Вырѣзанный, Excisus, Emarginatus, *Glyptos*.

Вырѣзать, Excidere.

Вырѣзка, Excisura, Incisura; дугъ позвоночныхъ, I. 12032; ключичная, I. clavicularis; легкихъ, I. interlobularis; малаго мозга, I. 12030; передней ноги атланта, I. 12031; рѣшеточная, I. cribrosa; сѣдалищная, I. ischiadica; уксусницы, I. acetabuli; уха, I. auris; шейки лопатки, I. 12035.

Вырѣзываніе, Exstirpatio; камня изъ мочеваго пузыря, *Cystotomia*, *Lithotomia*; изъ почки, *Nephrotomia*; плеча, клитора, перстовъ, дѣтородныхъ губъ, селензенки, ручной кисти, глаза, женскихъ яичниковъ, около ушной железы, опухолей, матки и т. д., Exstirpatio brachii, clitoridis, digitorum, labiorum pudendi, lienis, manus, oculi, ovariorum s. ovarii, parotidis, tumorum, uteri etc.; части твердой оболочки тѣла, *Scleroticectomia*; яичекъ, Castratio, *Orcheotomia*.

Вырѣзывать, Excidere.

Высасывать, Exsugere.

Выскакиваніе, *Exalsis*.

Высокій, Altus, Sublimis; голова больнаго должна лежать высоко, Caput cubantis sublime esse debet.

Высокомѣріе, Arrogantia, Superbia.

Высокомѣрный, Superbus.

Высота, Altitudo; (самая высокая степень) болѣзни, *Acme*.

Выстрѣлъ, Explosio, *Bolos*.

Выступленіе, Excessus; внутренней пластинки роговой оболочки, Prolapsus corneae, *Ceratocele*; воздуха, *Emphysema*, Extravasatio aëris; глаза, *Ophthalmoptosis*; краски на лицѣ, Erubescentia; крови въ ненадлежащія мѣста, *Parcmptosis*; крови въ полость черепа, *Encephalalgia* cruenta; крови между брюшиною и брюшными мышицами, *Haematepigastrium*; крови подъ кожею, *Ecchymosis*; молока въ клетчатую плеву, Lactis concretio, также *Thrombosis*; пота на необыкновенныхъ мѣстахъ, *Hidroplania*; сердца изъ своего положенія, Prolapsus cordis; соковъ изъ сосудовъ, *Apoplanesis*.

Высушеніе, Exsiccatio, *Xerosis*.

Высушивающій, *Xeroticus*.

Высыпаніе, Eruptio.

Выталкивать, Extundere.

Вытягиваніе, Extensio, Tensio; накопившагося въ кишкахъ воздуха посредствомъ клистирной трубы, Clysma inversum; члена, Extensio.

Вытягивать, растягивать, Extendere.

Вытягивающій, Extractivus.

Вытяжка, Extractio, Extractum.

Вытяжки холодною водою извлекаемыя, I. 8962.

Вытянутый, *Tetanus*; Extractus.

Выхаркиваніе, Expectoratio, Exspuitio, *Anabole, Anacatarhaxis.*

Выхаркивающій, *Anaphoriscus, Anaphoricus.*

Выхаркивать, Spuere, Exspuere, Sputum edere.

Выходъ, Excessus, Exitus; таза, I. 1979.

Выхожденіе вѣтровъ, *Physopsophia*; слышимое воздуха изъ дѣтородныхъ частей, *Aedocopsophia*; яица въ мошонку позднее, Descensus testiculi serotinus.

Вычищеніе, Expurgatio, *Eccatharsis.*

Выщелочиваніе, Выщелоченіе, Elixivatio.

Выщербленный, Emarginatus.

Выщипанный, Emarginatus.

Вьюнокъ, Convolvulus.

Вьюнчикъ, Convolvulus arvensis, C. Jalappa; американскій, C. Batatus; крышечный, C. operculatus; Ост-индѣйскій, C. Nil; полевый, C. arvensis; призаборный, C. Sepium.

Вьюнъ (раст.), Convolvulus arvensis; рыба, Petromyzon fluviatilis.

Вьющійся, Volubilis.

Вѣдро, *Amphora*, Cadus.

Вѣеръ, Flabellum.

Вѣка глазныя, з. Вѣко.

Вѣко, Palpebra, *Blepharon*; не совершенное закрытіе глазныхъ вѣкъ во время сна, *Hypophasia.*

Вѣнецъ, Corona; зуба, C. dentis; императорскій, Царскій, Fritillaria imperialis; маточный, Pessarium; тимпана сосудистый, I. 6284; христовъ, Passiflora coerulea.

Вѣничекъ, Panicula, *Spadix.*

Вѣничковатый, Paniculatus.

Вѣничковидный, Paniculaeformis.

Вѣнское питье слабительное, I. 12217.

Вѣнцеобразный, Coroniformis.

Вѣнчикъ, Corolla; дѣтороднаго уда, Corona glandis; рѣсничный, *Zona* ciliaris; трепана, *Terctrium, Teretrum.*

Вѣра, Fides, Religio.

Вѣрность, Fides.

Вѣроятность, Verisimilitudo, Probabilitas.

Вѣски, Bilanx.

Вѣсъ, Pondus; аптекарскій, P. medicinale; гражданскій, P. civile; изъ 1000 скрупелей, Chiliogramma; медицинскій, P. medicinale; относительный, P. relativum; положительный, P. positivum; семи унцій, Septunx; совершенный, P. absolutum; сравнительный, удѣльный, Gravitas specifica, P. specificum.

Вѣсы, Bilanx, Bilances; мѣдные, B. aurichalceae.

Вѣтви, Rami; боковыя, R. laterales; бьюшихъ жилъ, R. arteriarum; венъ, R. venarum; главныя, R. primarii; дыхательнаго горла, *Bronchi*; для мышицъ, R. musculares; дыхательнаго горла, *Bronchi*; дых. горла малыя, *Bronchia*; костей, R. ossium; крововозвратныхъ жилъ, R. venarum, *Apophyades* (Hippocr.); къ мышицамъ идущія, R. musculares; лобковой кости, II. 6547; нервовъ, R. nervorum; нижней челюсти, II. 6543; послѣднія, R. finales; сосудовъ, R. vasorum; сосудовъ пасочныхъ, II. 6561; сѣдалищной кости, II. 6546; вѣнечная сердца, Vena coronaria cordis.

Вѣтвистый, Ramosus.

Вѣтвіе, Frons (genit. frondis).

Вѣтвь, Ramus; виноградная съ листьями, *Pampinus*; возвращающаяся скитающагося нерва, II. 6578; глазная, R. ophthalmicus; глоточная, R. pharyngeus; глубокая, R. profundus; горизонтальная, R. horizontalis; задняя, R. posterior; задняя или нисходящая сѣдалищной кости, II. 6566; затылочная, R. occipitalis; короткая поверхностной наружной вены плеча, II. 11560; ладонная, R. volaris; лиственная, Frons; лобная, R. frontalis; лобковой или лонной кости нижняя или нисходящая, II. 6565; лонной кости горизонтальная, II. 6570; носовая, R. nasalis; поверхняя, R. sublimis; сѣдалищной кости восходящая, II. 6564; с. к. передняя, II. 6564.

Вѣтерокъ, Aura; нервный, A. nervea; падучей болѣзни, A. epileptica.

Вѣтка, Ramulus.

Вѣтки, з. Вѣточки.

Вѣточка, Ramulus; маленькая, Surculus.

Вѣточки, Ramuli; артерій, R. arteriarum; дыхательнаго горла, *Bronchia*; нервовъ, R. nervorum; пасочныхъ сосудовъ, II. 6561; в. сосудовъ, R. vasorum.

Вѣтреница, Anemone Pulsatilla; африканская, Asphodelus luteus; дубровная, Anemone nemorosa; желтая, желтоцвѣтная, A. ranunculoides; лѣсовая, Adonis, A. nemorosa; обыкновенная, Pulsatilla vulgaris; печеночная, A. hepatica; прострѣльная, A. pratensis.

Вѣтренный, Ventosus, *Emphysematicus, Anemius, Pneumaticus.*

Вѣтро- или воздухо-проходный, *Anemius.*

Вѣтрогонъ, *Aeolipyla.*

Вѣтромѣръ, *Anemometrum.*

Вѣтръ (з. также воздухъ), Ventus, *Anemos, Pneuma*, Flatus, Spiritus (ventris); восточный, V. orientalis; западный, *Zephyrus*; мокрый холодный пронзительный, *Laelaps*; сквозной, Perflatus; смертельный въ Аравіи называемый Хамзиномъ, *Chamsin*; сѣверный, Aquilo, Boreas; южно-восточный, *Eurus*; южный, Auster; выхожденіе вѣтровъ изъ мужескаго дѣтороднаго уда, *Phallopsophia*; громкое испражненіе вѣтровъ, Crepitus ventris; испущеніе вѣтра низомъ, Peditum, Perde; предвѣщаніе по вѣянію сильныхъ вѣтровъ, *Austromantia*; причинять вѣтры въ желудкѣ, Inflare; развитіе, скопленіе вѣтровъ въ животѣ, Flatulentia.

Вѣтры, Venti; главные, V. cardinales; побочные, V. secundarii; постоянные, V. permanentes; занимающійся разсужденіемъ вѣтровъ, *Anemologus*; вѣтры въ животѣ, Flatus; вѣтры вольно отходятъ, Crepitus liberi sunt; в. низомъ испущенные, Cr. ventre redditi; испущать в. громко низомъ, Crepitum (ventris) emittere, perdere.

Вѣтьвь, з. Вѣтвь.

Вѣющій, *Pneumaticus*.

Вѣяло, Flabellum, *Rhipis*.

Вѣяніе, Flatus, *Pneusis*, *Physa*.

Вяжущій, Adstringens, *Stypticus*, *Collcticus*.

Вязать желудокъ, остановить поносъ, Adstringere alvum.

Вязелецъ, Coronilla, Emerus, C. securidaca.

Вязелъ, Coronilla; красивый, C. varia.

Вязкій, Tenax.

Вязкость, Tenacitas, Lentitia.

Вязовина, з. Вязовникъ.

Вязовникъ, Вязовнина, Sambucus ebulus.

Вязь, Ulmus campestris, I. 183.

Вялость, Flacciditas, Laxitas; волокнъ, Fibra laxa; въ движеніи мышцъ, *Myonarcosis*.

Вялый, Laxus, *Blechros*, Flaccidus.

Вясъ, з. Вязь.

Вятла, з. Ветла.

Г.

Гавлтерово растеніе, Gaulteria.

Гага, з. Гагка.

Гагка, Anas mollissima.

Гагкунъ, Anas mollissima.

Гаданіе (будущаго) по внутренностямъ тѣла мертваго человѣка, *Anthropomantia*; по растопленному воску, *Ceromantia*; по полету или пѣніи птицъ, Auspicium; по числамъ, *Arithmomantia*.

Гадатель, Conjector, *Mantis*.

Гадка, з. Гагка.

Гады, *Amphibia*.

Газель, Antilope Dorcas.

Газообразный, Gasiformis.

Газъ, з. Гасъ.

Галбанникъ африканскій, Selinum Galbanum.

Галбанъ, Galbanum, Gummi galbanum, Selinum Galbanum; въ кускахъ, I. 9999; сернистый, G. in granis; чищенный, I. 10639.

Галванизмометръ, Galvanismometrum.

Галванизмъ, Galvanismus.

Галганъ, Alpinia Galanga.

Галда, Gummi Galdae.

Галкунъ, Berberis vulgaris.

Галмей, Cadmia, Lapis calaminaris, II. 3387.

Гальбанъ, Гильбанъ, Bubon Galbanum.

Гангренозный, Gangraenosus.

Ганусъ, з. Анисъ.

Гарбузъ, з. Арбузъ.

Гарцинія, Garcinia; монгостана, G. Mongostana.

Гастератаксія, *Gasterataxia*.

Гастрицизмъ, *Gastricismus*, Status *gastricus*.

Гастрическій, *Gastricus*.

Гасъ, Gas, Aura; болотной, G. palustre; водотворный, G. *hydrogenicum*; дыхательный, кислородный, кислотворный, G. *oxygenium*; летучей солинашатырный, G. ammoniacale; обугленный, I. 10090; селитроватый, G. nitrosum; селитротворный, G. *azoticum*; селитротворной окисли, I. 10093; селитрянотворный, G. *azoticum*; соленокислый, соляной кислоты, G. muriaticum; сѣрнистой кислоты, G. sulphurosum; сѣрнисто-водородный, I. 10091; сѣрно-водотворный, G. hepaticum, I. 10091; сѣроводородный, G. acidi hydrothionici s. hydrogenii sulphurati; сѣрнопеченный, сѣрнопеченочный, G. hepaticum, I. 281; углеводотворный, I. 10090; угольный, угольной кислоты, I. 10084; хлориновый, G. chloricum s. oxymuriaticum.

Гашеніе, Extinctio.

Гаякъ, з. Гваякъ.

Гваякъ, Guajacum officinale.

Гвиландина, Guilandina echinata.

Гвоздика, *Caryophyllus*, *Dianthus*;

большая маточная, ***Anthophyllus;*** перистая половая или пушистая, ***Dianthus*** plumarius; приплодная, D. prolifer, D. *caryophyllus*.

Гвоздичка, з. Гвоздика.

Гвоздичникъ, ***Myrtus*** acris, M. *caryophyllus*; чистецъ, Geum urbanum.

Гвоздичница малакская, ***Myrtus*** malaccensis.

Гвоздичный, ***Caryophyllaceus.***

Гвоздь, Clavus, ***Helos***, ***Hilum***; бочечный, ***Epistomium***; деревянный похожій на мужескій дѣтородный удъ, ***Periapiscus;*** особенный родъ боли головы, Clavus hystericus.

Гебенъ, Ebenum.

Гедвигія бальзамная, Hedwigia balsamifera.

Гезель аптекарскій, ***Pharmacopoei*** auxiliarius.

Гейсфусъ, Pes capri.

Гелминтологія, ***Helminthologia.***

Геморрой (з. также Почечуй), ***Haemorrhois***, ***Haemorrhoides***; болящій, H. dolentes; бородавчатый, H. verrucosae; бѣлый, H. mucosae; варикозный, H. varicosae; виноградной кисти подобный, H. uvales; внутренній, H. internae; глухій, H. coecae; жгучій, жестокою болію сопровождаемый, H. urentes; задержанный, H. suppressae; закрытый, H. coecae; запертый, ***Dyshaemorrhoides;*** истекающій не обыкновенными путями, I. 10827; изчезающій, I. 10833; кровавый текучій, H. rubrae; малотекучій, H. incompletae; матки, маточный, H. uteri; мокротный, H. mucosae; мочеваго пузыря, ***Cysthaemorrhoides;*** м. п. кровавый, I. 10845; м. п. слизистый, I. 10843; м. п. слѣпый, I. 10844; м. п. текучій, I. 10846; мочеваго ствола, H. urethrae; мѣшечный, H. saccatae; наружный, H. externae; не болящій, H. indolentes; не правильный, H. anomalae; остановленный, H. suppressae; открытый, H. apertae, fluentes; прекращающійся, I. 10833; пузырчатый, H. vesicales; слизистый, H. mucosae; сл. истинный, I. 10832; сл. матки, ***Leucorrhoea haemorrhoidalis;*** слѣпый, H. coecae; текучій, H. fluentes; т. кровавый, Fluxus ***haemorrhoidalis***, H. cruentae; трудно текучій, ***Dyshaemorrhoides***; тупымъ ягодамъ подобный, H. morales; узловатый, H. varicosae; ущемленный, H. incarceratae; фигѣ подобный, H. mariscosae; чрезмѣрный, H. profusae; шелковицамъ подобный, H. morales; отъ гем. происходящій, ***Haemorrhoidalis.***

Геморрґоиды, з. Геморрой.

Геморроидальный, ***Haemorrhoidalis.***

Геній, Genius, Ingenium.

Генрихъ добрый, I. 5102.

Генціанинъ, Gentianinum.

Генціяна, Gentiana lutea.

Геогенія, ***Geogenia.***

Геогнозія, ***Geognosia.***

Географія, ***Geographia;*** медицинская, G. medica; растеній, ***Phytogeographia.***

Геологія, ***Geologia.***

Геометрія, ***Geometria.***

Геофреовъ корень, Geoffraea surinamensis.

Гераній круглолистный, Geranium rotundifolium; луговой, G. pratense.

Геркулессовъ, Herculeus, Heracleus.

Геркулесъ (жукъ), Scarabeus Hercules.

Геркульскій, Heracleus, Herculeus.

Гермафродитъ, ***Hermaphroditus***, ***Androgynus***; женскій, ***Androgyna***; мужескій, ***Androgynus***; съ явными женскими дѣтородными часями, ***Andria.***

Гермесъ, Hermes.

Герметическій, Hermeticus; герметическое закупориваніе, Sigillum hermeticum.

Гермодактилы, Hermodactyli.

Герніотомъ, ***Herniotomus.***

Герой, ***Heros.***

Геройство, ***Heroismus***, Animus heroicus.

Геройческій, ***Heroicus.***

Геррерія сарсапарилла, Herreria Sarsaparilla.

Гибкій, Flexibilis; Flexilis, Lentus, Mollis.

Гибкость, Flexibilitas, Lentitia; уподобляющаяся воску, F. cerea.

Гигантъ, ***Gigas.***

Гигіена, ***Hygiene.***

Гигрометръ, ***Hygrometrum.***

Гидатидъ, ***Hydatis;*** кровавый, H. cruenta; пасочный, H. lymphatica; сывороточный, H. serosa.

Гидатъ, з. Гидатидъ.

Гидравлика, ***Hydraulica.***

Гидратъ-натра, II. 1903.

Гидріатика (способъ леченія водою), ***Hydriatica***, Methodus s. Ars hydroiatica, ***Hydroiateria.***

Гидростатика, ***Hydrostatica.***

Гидроѳіонный, ***Hydrothionicus.***

Гильбанъ, з. Гальбанъ.

Гимнастика, ***Gymnastica*** (ars).

Гимнастическій, ***Gymnasticus.***

Гимнотъ электрическій, Gymnotus electricus.

Гинглимъ, ***Ginglymus.***

Гинекологія, ***Gynaecologia.***

Гиосціаминъ, Hyoscyaminum.

Гипекой стелющійся, Hypecoum procumbens.

Гиппобоска, Hippobosca.

Гипотеза, *Hypothesis*; предопредѣленной гармоніи, *Systema* harmoniae praestabilitae; физическаго вліянія, *Systema* influxus physici.

Гипотетическій, *Hypotheticus.*

Гипохондрія, з. Ипохондрія.

Гипсъ, Calcaria sulphurica, Gypsum; безводный, Anhydrit.

Гирча болотная, Tysselinum palustre; камедоносная, Selinum gummiferum; петрушечная, S. oreoselinum.

Гіацинтъ, Hyacinthus; восточный, H. orientalis; косматый, H. comosus; мушкатный, H. muscati.

Гіена, Hyaena.

Глава, з. Голова.

Главный, Cardinalis, Primus.

Глаголаніе, Loquela, Loquentia.

Глаголющій кратко, *Brachyologus.*

Главоболѣніе, *Cephalalgia.*

Главокруженіе, з. Головокруженіе.

Гладкій, Laevis; скользкій, Lubricus; гладкимъ дѣлать, Laevare, Lubricare.

Гладкость, Laevor, *Aphelia.*

Гладъ, з. Голодъ.

Гладышъ, Laserpitium; дягелистный, L. Archangelica; широколистный, L. Siler, L. latifolium.

Глаза (з. также Глазъ), Oculi; бурые, O. fusci; весьма выпуклые, *Aphorama;* влюбленные, O. morsicantes; гноеточные, O. lippi; голубые, O. caesii; желтые, O. flavi; зеленые, O. virides; лунатическіе (veter.), II. 2871; малые имѣющій, *Microphthalmus;* полузакрытіе, полураскрытіе, O. semiclausi; сѣрые, O. cinerei; темносѣрые, O. fusci; томные, O. morsicantes; черные, O. nigri; совершенный недостатокъ глазъ, *Apophthalmia.*

Глазки Анютины (фіалка) веселые, Viola tricolor; павлиные, Aquilegia vulgaris; троичной травы, I. 9581.

Глазница, Euphrasia; аптечная, E. officinalis.

Глазный, Ocularis.

Глазокъ, Gemma.

Глазъ (з. также Глаза), Oculus, *Omma*, *Ophthalmos*, *Ops;* Бера амавротическій, кошечій, Galeamaurosis; бычачій, *Buphthalmus, Hydrophthalmia;* варикозный, *Cyrsophthalmos*; воловый, *Buphthalmus;* впалый, *Coelophthalmus;* вороній, Paris quadrifolia; заячій, *Lagophthalmos*; искуственный, O. artificialis; молочный, *Hydrophthalmus* lacteus, *Hypogala*; не терпящій свѣта, *Photophobophthalmus;* пастушій, II. 10152; слишкомъ большой, *Ophthalmomacrotes;* сухій воспаленный, *Xerophthalmus*; чыжевъ, II. 10152; глаза впалы, O. vehementer subsederunt; глаза мутны, O. caligant; устремленные на что либо, O. defixi; къ глазамъ принадлежащій, *Ophthalmicus;* обращать глаза, Oculos vertere, pervertere; открытыми глазами, Apertis oculis; поднять, развести глаза, Attollere, diducere oculos; совершенный недостатокъ глаза, *Apophthalmos;* сомкнутыми глазами, Oculis conniventibus.

Гласъ, з. Голосъ.

Глауберова соль, Natrum sulphuricum.

Глетъ, *Lithargyrum.*

Глива, Pyrus communis.

Глидина, Mespilus monogyna.

Глина, Argilla; армянская, Bolus armena; лемская, Terra lemnia; печатная бѣлая, II. 9949; п. красная, II. 9950; п. силезькая, II. 9951; пресыщенная, сѣрнокислая съ поташемъ, Alumen crudum; трипольская, Terra tripolitana.

Глиній, Alumium.

Глиноземъ сѣрнокислый, I. 12519.

Глиста (з. также Глисты), Vermis, *Scolex*, *Helmins;* волосообразная, *Trichuris;* двудырчатая, *Distoma;* двурожка, Hamularia; двуямчатоголовая, II. 9782; женскаго пичника, *Polystoma* pinguicula; круглая, *Ascaris*; кр. большая, длинная, A. lumbricoides; кр. дѣтская мѣлкая, A. vermicularis; кр. головасная, A. trichiura; кр. обыкновенная, A. lumbricoides; кр. окраенная, A. marginata; крючкоголовая, *Taenia* Solium; легочная, I. 9426; ленточная длинносоставчатая, T. solium; ленточная широкосоставчатая, II. 9782; малая, *Taenidium;* мѣлкая задней проходной кишки, *Ascaris;* мохнорылая, *Trichuris;* мѣлкозубчатая, *Taenia* dentata; печеночная, *Distoma*; плоская, *Taenia* lata, vulgaris; пл. бѣлая, Fascia intestinalis; пл. длинноколѣнчатая, T. Solium; пл. зубчатая, T. dentata; пл. малая, Fascia intestinalis; пл. мѣлкозубчатая, T. dentata; пл. не колѣнчатая, Fascia intestinalis; пл. овечья или у овецъ, T. expansa; пл. одиночка, T. Solium; плоской глистѣ подобный, *Taeniodes;* пл. позубреная, T. serrata; пл. складочная, T. plicata; подкожная, Dracunculus, Filaria medinensis; почекъ свасобразная, Strongylus gigas; пузыристая, Cysticercus tenuicollis; пузыристая, *Hydatis*; пузыр. многоглавная у человѣка, *Polycephalus* hominis; пузырчатая зѣрнистая у скота,

Polycephalus granulosus; пузырчато-хвостная, пузырчатая клѣтчатой плевы, Cysticercus cellulosa; пузырчатая многоглавная, *Polycephalus* cerebralis; слѣпой кишки, *Trichocephalus* hominis; сосочковатая, Filaria papillosa; тесомочная, *Taenia*; тесемчатая короткозвенчатая, II. 9782; тесомочная пузырчатая или пузырковатая, II. 9781; тесьмообразная, T. lata; тыквенная, T. Solium s. cucurbitina; чревная, *Entozoon*; широкая, II. 9782; глистами причиняемый, *Helminthicus*; отъ нихъ происходящій, Verminosus, *Scolecodes*.

Глистникъ, Semen cinae.

Глистница, Spigelia Anthelmia.

Глистный, Verminosus.

Глистогонъ, Santolina; припахучій, S. fragrantissima.

Глистогонный, Vermifugus.

Глистокорень круглый, Zedoaria rotunda.

Глистоподобный, *Helminthodes*.

Глисты, Vermes; власообразные, *Trichurides*; зміевидные, *Aprocthelminthes*; круглые, Lumbrici; окаменѣлыя, *Helmintholithus*; имѣть глисты, Verminare; имѣющій г., страждущій глистами, Verminosus; г. выходятъ ртомъ, Lumbrici redduntur ore.

Глодъ, Mespilus monogyna.

Глотаніе, Deglutitio, Devoratio; воспрепятственное, *Dysphagia*; звучное, D. sonora; ложное, *Pseudocatabrosis*; скорое, *Capsis*; трудное, D. difficilis, *Dysphagia*; тр. воспалительное, *Dysphagia* inflammatoria; тр. отъ мозольности пищепріемнаго горла, I. 7790; тр. отъ насилія, I. 7788; тр. отъ окостенения пищепріемнаго горла, I. 7790; тр. отъ отравленія ядомъ, D. toxica; тр. отъ повражденій, D. traumatica; тр. отъ препятствія въ полости рта, D. stomatica; тр. отъ язвъ, D. ulcerosa; причиняемый труднымъ глотаніемъ, *Dyscatabroticus*, *Dysphagicus*.

Глотатель ножей, Cultrivorus.

Глотать, поглощать, Devorare, Glutire aliquid.

Глотка, *Pharynx*, Fauces, Jugulum; изліяніе крови въ глотку, *Haematisthmus*; къ глоткѣ принадлежащій, *Pharyngeus*.

Глоткосѣченіе, *Pharyngotomia*.

Глотокъ, Bolus, Haustus.

Глубина, Profunditas, *Bathos*.

Глубокъ, Glomer.

Глуболистникъ ароматическій, Agatophyllum aromaticum.

Глубочникъ, з. Клубочникъ.

Глузгъ, Angulus oculi.

Глупецъ, Stultus, Stupidus, *Moros*, *Idiota*.

Глупость, Fatuitas, Insipientia, *Moria*, Scaevitas, Stultitia, Stupiditas, Amentia idiotismus.

Глупый, Insipiens, Stultus, *Margos*; г. человѣкъ, *Blitos*, Homo stupidus.

Глухаръ, Tetrao urogallus.

Глуховатость, *Hypocophosis*.

Глуховатый, Surdaster.

Глухій, Surdus, *Cophos*.

Глухой, Surdus.

Глухо-нѣмой, Surdo-mutus, Surdus mutusque.

Глухонѣмота, Surdo-mutitas.

Глухота, Surditas, *Cophosis*; критическая, *Cophosis* critica; отъ переноса различныхъ болѣзней, C. metastatica; отъ растройства слуховаго нерва, C. apoplectica; послѣдовательная, *Epicophosis*; совершенная, S. absoluta; сочувственная, C. symphatica; съ большимъ ослабленіемъ, C. torpida; съ накопленіемъ крови въ головѣ, C. plethorica; съ сонливостію, C. apoplectica; съ увеличенною раздражительностію, C. erethica; глухотою причиняемый, *Cophicus*.

Гнидникъ, Delphinium Staphis agria.

Гниды, Lentes.

Гнилостный, *Sepodonodes*.

Гнилость, Putrefactio, Putredo, *Saprotes*, *Euros*, *Sepedon*, *Sepsis*; рта (veter.), *Aphthae epizooticae*; воды, *Hydrosepsis*, Aquae putrefactio; крови, *Haematosepsis*; пищевой смѣси, *Chymosepsis*; Зараженный гнилостію, *Sepedonodes*.

Гнилый, Putridus, *Eurodes*, *Sapros*, *Septos*.

Гниль кости, Caries ossium; г. к. внутренняя, Spina ventosa; зубная, C. dentium, *Odontalgia* cariosa; прозябаемыхъ, *Gangraena* vegetabilium.

Гніеніе, Putrefactio, *Sepedon*. *Sepsis*; легкихъ у рогатаго скота, *Peripneumonia epizootica*; производящій г., имъ причиняемый, *Septicus*.

Гноевидный, Puriformis, *Pyodes*.

Гноеніе, Suppuratio, *Pyesis*; прозябаемыхъ, *Gangraena* vegetabilium.

Гноеобразный, Puriformis, *Pyodes*.

Гноетеченіе изъ задняго прохода, *Proctorrhoea* purulenta; изъ уха, *Otopyorrhoea*, *Otorrhoea* purulenta.

Гноеточивость глазъ, Oculus purulentus; изъ слезнаго мѣшка, *Lemositas*.

Гноеточивый, Purulentus.

Гноеточина, з. Гноеточникъ.

Гноеточникъ, Fonticulus.

Гной, Pus, *Pyon*; благопріятный, Pus benignum; въ головѣ, *Encephalalgia* purulenta; въ груди, *Empyema* verum,

Pyosis pectoris; въ задней камерѣ глаза, *Empyesis* oculi; въ мозгѣ, *Encephalalgia* purulenta; въ околосердечной сумкѣ, *Pyopericardia*; глазной, *Lema*; дурнаго цвѣта, жидкій злокачественный, *Ichor*, P. tenue, dilutum; зрѣлый, P. maturus; изъ слезныхъ железъ, *Dacryopyorrhoea*; настоящій, P. verum; не настоящій, P. spurium; около глаза, *Pyophthalmia* externa; хорошій, P. benignum, laudabile; худый, P. malignum, *Ichor*; г. производящій, *Pyopoeticus*; г. происходитъ, образуется, Pus oritur, fit; образовался, P. natum est; скопился, P. coiit; имъ наполненный, *Empyos*; имъ причиняемый, *Pyicus*; съ гноемъ смѣшанный, *Mixopyos*; переходить въ г., In pus verti s. converti.

Гнойноглазный, Lippiens, Lippus; быть г., Lippire.

Гнойномясновидный, *Sarcopyodes.*

Гнойный, Purulentus, Virosus, *Empyos, Pyicus.*

Гностикъ, *Gnosticus.*

Гнотикъ, Penicillus.

Гноячки, Pustulae.

Гнѣвливость, Iracundia.

Гнѣвный, Iracundus, *Thymodes.*

Гнѣвъ, Ira, *Orge*; безъ гнѣва, *Aorgesia*, Vacuitas irae; отъ гнѣва происходящій, *Orgicus*; покраснѣть отъ гнѣва, Rubor ex ira.

Гнѣздо, Nidus; птичье, II. 1953.

Гнѣздоватый, Loculosum.

Гнѣздышка, Loculi; утиныя, Anchusa, A. sempervirens.

Гнюсъ, Raja Torpedo.

Говорить, Loqui; больной неможетъ ясно говорить, Sermo aegro non explicatur.

Говорящій брюхомъ, Ventriloquus, *Engastrimythus*; г. кратко, *Brachyologus.*

Говядина, Caro bubula; жареная, Assa bubula.

Годный (з. также Приличный), Idoneus, *Chrestos.*

Годовый, Annuus.

Годъ, Annus, *Etos*; каждый седьмой годъ человѣческой жизни, климактерическій, A. climactericus, *Climacter.*

Голени, Crura; мозжечковыя, C. cerebelli.

Голень, Crus, Tibia.

Голобрюхій, *Apus* (genit. apodis).

Голова (з. также Головка), Caput, *Cara, Cephale, Cras*; Адамово, Mandragora vernalis; большая треглавой мышицы бедры, I. 485; золотникова, Parnassia palustris; кудрявая, Crispus capillus; мертвая, Caput mortuum; мышицы, C. musculi; песья, Scrophularia; петушья, I. 4341; плоская (глиста), Taenia Solium; собачья, Scrophularia aquatica; черная, Prunella vulgaris; человѣкъ съ большею длинною головою, имѣющій большую голову, Capito, *Macrocephalus, Scillocephalus*; къ г. относящійся, *Cephaleus*; съ неправильною головою, *Anomocephalus*; человѣкъ съ острою головою, т. е. у кого голова къ верху острая, Cilo; тяжесть головы, *Cephaloponia, Cordinema, Carebaria.*

Головачь, *Macrocephalus*, Capito.

Головешка, з. Головня.

Головка, *Cephalion, Cephalodium*; блоковидная перстныхъ составовъ ноги, II. 10620; блок. перстн. сост. руки, II. 10619; весьма малая, *Microcephalon*; г. дѣтороднаго уда, Glans penis; ежевая, Sparganium ramosum; кости, плечевой, I. 4346; кудрявая, Cincinnatus; куликовая, I. 4341; локтевой кости, Condylus ulnae; лучевой кости, C. radii; маковая, *Codia*; мужескаго дѣтороднаго уда обнаженная, *Psole*; надшулятника, C. epididymidis; плечевой кости, I. 4309; поджелудочной железы, C. pancreatis; пыльная, *Anthera*; реберъ, C. costarum.

Головки маковыя, Capita papaveris; плодотворныя, *Anthera.*

Головль обыкновенный, Mugil Cephalus.

Головная подушка, изголовье, Pulvinus, Pulvinar, Cervicale.

Головникъ вонючій, Eryngium foetidum; листоватый, Poterium spinosum.

Головный, *Cephalicus.*

Головня, Ustilago; сухая хлѣбная, II. 1932.

Голововидный, *Cephalodes.*

Головоизмѣритель, *Cephalometrum.*

Головокруженіе, Vertigo, *Dinos*; овецъ, I. 11434; отъ пьянства, V. ebriosa; падучее, V. caduca; съ потемнѣніемъ зрѣнія или предъ глазами, V. tenebricosa; заболѣть головокруженіемъ, Vertigine corripi; отъ г. происходящій, *Dinodes*; противудѣйствующій ему, *Antidinicus*; страдать головокруженіемъ, Urgeri vertigine.

Головоломъ, Zizania, Lolium temulentum.

Головомѣръ, *Cephalometrum.*

Головчатый, Capitatus, *Cephalodes.*

Голодный, Famelicus.

Голодъ, Fames, *Limos*; бычачій, воловый, *Bulimia*; волчій, F. lupina, *Lycorexia*; собачій, F. canina; чрезвычайный, *Phagaena*; безъ голода, *Alimos*; голодомъ пользоваться, Fame, inedia, abstinentia uti; дѣйствующій противъ голода, *Alimos*; имъ причиняемый, *Limicus*; способъ леченія голодомъ, *Nestiatria*; съ голоду умереть, Fame interire.

Голокожники, *Gymnodermata*.

Голосъ, Vox, Sonus, *Aude*, *Ops*, *Phone*; весьма тонкій, *Ischnophonia*, *Microphonia*; имѣющій слабый или весьма тонкій голосъ, *Ischnophonus*, *Microphonus*; г. весьма ясный и громкій, *Lamprophonia*; глухій, *Coelostomia*; глухой г. имѣющій, *Coelostomus*; громкій, Vox clara; грубой, Clangor; дрожащій, V. tremebunda s. tremula; звонкій, Sonus acutus; исходящій носомъ, *Mycterophonia*; неправильный, *Heterophonia*; непріятный, *Paraphonia*; нечистый, *Heterophonia*; неясный, *Ischnophonia*; низкій, Sonus infuscatus; носовый, V. nasalis; осиплый, V. rauca; подобный пѣнію молодыхъ пѣтуховъ (особенно свойственный страждущимъ коклюшемъ и воспаленіемъ дыхательнаго горла), Coccysmus; порочный, *Dysphonia*; г. похожій на блеяніе козы, *Aegophonia*; свистящій, *Syrigmophonia*; г. свойственный страждущимъ восточною холерою, V. cholerica; сильный, *Megalophonia*; слабый, *Ischnophonia*, *Microphonia*; слишкомъ проницательный, *Oxyphonia*; тонкій, V. acuta, *Leptophonia*; кто тонкій г. имѣетъ, *Hypsophonus*; худый, *Cacophonia*; чистый, ясный, Sonus clarus; не благозвучнымъ худымъ голосомъ страждущій, *Cacophonicus*; сильный г. имѣющій, *Stentoreophonicus*.

Голосѣменіе, *Gymnospermia*.

Голосѣменныя (растенія), *Gymnospermae*.

Голошейный, *Psiloderus*.

Голубель, з. Голубица.

Голубецъ, Agaricus violaceus.

Голубица, Vaccinium uliginosum.

Голубка, з. Голубица.

Голубки, Aquilegia vulgaris.

Голубозеленый, Glaucus.

Голубочки, Aquilegia.

Голубушка, з. Голубица.

Голубь, Columba; дикой, C. livia; домашній, C. domestica.

Голубый, Coeruleus.

Голый, Nudus, *Gymnos*, *Psilos*.

Гомеопатическій, *Homoeopathicus*.

Гомеопатія, *Homoeopathia*, Theoria Hahnemanni.

Гоноррея, *Gonorrhoea*.

Гора, Mons, *Oros*; венерина, M. veneris; на горахъ растущій, Montanus.

Горбатый, Gibbosus, *Cyphos*.

Горбокъ, Tuberositas; на костяхъ, на растеніяхъ, Processus.

Горбушка, *Sphaeridium*.

Горбъ, Gibbositas, Tuber, *Cyphoma*, *Hyboma*; къ зади, *Cyphosis*; боковый, *Scoliosis*; внутренній, грудный, на переди, *Lordosis*; параличной Потта, *Cyphosis* Pottii; горбуподобный, горбомъ причиняемый, *Cyrtodes*.

Гордина, Гордовинъ, Гордовина, з. Гордъ.

Гордость, Superbia, *Auche*.

Гордъ, Viburnum Lantana.

Гордый, Superbus.

Горесть, Aegritudo, Aerumna, *Picrotes*.

Горецъ, Polygonum; аптекарскій, аптечный, P. Bistorta; водоземная, P. amphibium; водоперечный, P. Hydropiper; восточный, P. orientale; красильный, P. tinctorium; обвиличный, P. Convolvulus; почечуйный, P. antihaemorrhoidale; птичій, P. aviculare.

Горечавка, Gentiana; Laserpitium latifolium; безсильная, G. asclepiadea; безстебельная, G. acaulis; бѣлая, G. alba; венгерская, G. pannonica; весенняя, G. verna; желтая, G. lutea; китайская, G. Chiraita; красная, Erythraea Centaurium; крестообразная, G. cruciata; ластовичная, G. asclepiadea; луговая, G. Pneumonanthe; малая, G. Amarella; мыльница, G. saponaria; осенняя, G. Pneumonanthe, G. Amarella; полевая, G. campestris; пурпуровая, G. purpurea; сокольная, Picris hieracioides; стародубка, G. Pneumonanthe; точечная, G. punctata.

Горечанка, з. Горечавка.

Горечь, Amaritudo, *Picrotes*; во рту, A. oris; ею причиняемый, *Picrodes*.

Горжеретъ, Conductor; женскій, C. femina; Клейна, C. Kleinii; мужескій, C. mas.

Горіголова, Cicuta virosa.

Горизонтальный, *Horizontalis*.

Горизонтъ, *Horizon* (genit. horizontis).

Горицвѣтъ, Lychnis; двоедомный, L. dioica; жгучій, Knowltonia vesicatoria; смолевка, L. Viscaria.

Горичникъ, Peucedanum; аптечный, P. officinale.

Горленка, Горленко, Ajuga pyramidalis.

Горлецъ (з. также Горецъ), Polygonum Bistorta.

Горло, Jugulum, Gula, *Bronchus*, *Brochthos*; дыхательное, *Trachea*, *Bronchus*; къ нему принадлежащій, *Trachealis*; пищепріемное, *Oesophagus*.

Горловинка, Prunella vulgaris.

Горлосѣченiе, *Bronchotomia.*

Горлянка, Gnaphalium dioecum; синецвѣтная, Prunella vulgaris; сарачинская, Cucurbita Lagenaria.

Горнiй, Montanus.

Горногорошникъ весеннiй, Orobus vernus.

Горностай, Mustela erminea.

Гороскопъ, *Horoscopus.*

Гороховидный, Pisiformis.

Гороховникъ, Acacia sibirica, Robinia Caragana; обыкновенный, R. Pseudacacia; пурпуровый, Lathyrus Cicera.

Горохъ, Pisum, *Orobos;* баранiй, волоскiй, Cicer arietinum; журавлиный, Ervum Ervilia; италiанскiй, Cicer arietinum; мышiй сѣяльный, Vicia sativa; обыкновенный, P. sativum; овечiй, C. arietinum; садовый, C. sativum; сибирскiй, Acacia sibirica; составный, составчатый, Ervum Ervilia; сѣрый италiанскiй, Lathyrus sativus; гороху подобный, *Orobodes.*

Горошника хрустальная, Lens crystallina.

Горстникъ пятиперсточный, Dorycnium monspeliense.

Горсть, Manipulus, Pugnus, *Dragme, Dragma.*

Гортаноголовная мышица, Cephalopharyngeus.

Гортань, *Larynx;* къ нему принадлежащiй, *Laryngeus.*

Горушица, Brassica Eruca.

Горчавка, з. Горечавка.

Горчакъ, Polygonum Hydropiper; ястребиночный, Picris hieracioides.

Горчанка, з. Горечавка.

Горчица, *Sinapi*, *Sinapis*, Semen Sinapis; бѣлая, S. alba; бѣлая садовая, I. 3859; дикая, Bunias Erucago, S. alba; Barbarea; морская, Cakile maritima; полевая, Cardamine pratensis, S. arvensis; Sisymbrium officinale; Barbarea; черная, S. nigra; тѣсто съ горчицею, *Sinapismus.*

Горчичникъ, Brassica Eruca; тѣсто горчичное, *Sinapismus.*

Горшокъ, Olla; железной, *Cacabus*; плавильный, глиняный, Tigillum.

Горькiй, Amarus, Acerbus, *Picros*; онъ г. вкусъ имѣетъ, Ei os amarum est; г. какъ желчь, Felleus; чрезмѣрно г., *Hypcrpicros.*

Горьковатый, Subamarus.

Горькость, Amaritudo, Amarities.

Горѣлка, Crematum commune, Spiritus frumenti.

Горѣнiе, Deflagratio; растенiй, Ustilago.

Горячительный, Excalefatorius.

Горячiй, Fervidus, *Zestos.*

Горячка (з. также Лихорадка), Febris, F. ardens, *Pyr*; астеническая (нервная), *Typhus*; бѣлая, Delirium tremens; военная, *Typhus* contagiosus, bellicus; воспалительная, *Angiopyra*; гнилая, F. *ataxo-adynamica*, F. putrida, *Typhus* putridus; гнилостная злокачественная, I. 9293; желтая, F. flava; желчная, F. biliosa ardens; жестокая со рвотою, *Asodes*; запой сопровождающая, Delirium tremens; заразительная, *Typhus* contagiosus; злая (veter.), F. *ataxo-adynamica*; любовная, F. amatoria; мокротная, I. 9289; мѣстная отъ ранъ или поврежденiй, F. *traumatica*; нервная, F. nervosa; нервная гнилая, *Typhus* putridus; нервная съ паралитическою слабостiю (съ большею нечувствительностiю), I. 9279; нервная послѣдственная, I. 9280; нервная при состоянiи слабости съ оцѣпенѣнiемъ, I. 9282; нервная при состоянiи слабости съ раздраженiемъ или возвышенною чувствительностiю, I. 9283; нервная простая, I. 9281; нервная съ медленнымъ теченiемъ, I. 9277; нервная съ оцѣпенѣнiемъ, I. 9279; нервная съ тупостiю чувствъ, I. 9282; гор. отъ пьянства, D. tremens; родильная, F. puerperalis; слизистая, I. 9289; гор. съ угнетенною дѣятельностiю, особливо въ кровеносной и мышечной системѣ съ чрезвычайно-слабымъ противудѣйствiемъ, тифозная, *Typhus*; тифозная соединенная съ страданiемъ всасывающихъ сосудовъ, *Typhus* lymphaticus; тифозная, чисто-нервная, T. nervosus (strictiore sensu); чумная, F. pestilens; безъ горячки, *Apyreticus*; противудѣйствующiй горячкѣ, *Anticausoticus.*

Горячность, Ardor.

Госпиталь, *Nosocomium*, *Nosodochium*; военно-походный, *Nosocomium* castrense, Chirurgia militaris; для бѣдныхъ, *Ptochiatria*, *Ptochodochium*; для приходящихъ больныхъ, Ambulatorium; родильный, родовспомагательный, *Lochodochium.*

Грабина, Грабинникъ, Грабовникъ, Грабъ, Carpinus Betulus.

Гравелатъ, з. Гравилатъ.

Гравилатъ, Geum, G. urbanum; горный, G. montanum; ручейной, G. rivale.

Гражданинъ свѣта, *Cosmopolita.*

Гранатникъ, Гранатъ, Punica Granatum.

Гранинатка, Ligusticum Cervaria; критская, Athamanta cretensis; матiолова, A. Mathioli.

Гранъ, Granum; по грану, Granatim.

Графилатъ, з. Гравилатъ.

Графитъ, Graphites.

Гребенчатый, Cristatus, Pectinatus.

Гребенщикъ, Tamarix; Lignum tamarisci; восточный, C. orientalis; настоящій, французскій, T. gallica; нѣмецкій, T. germanica.

Гребень, Crista; пѣтушій (раст.), Amaranthus cristatus; решетчатой кости, I. 6524.

Гребешки пѣтушіе, Onobrychis sativa.

Гребешокъ, Crista; большой берцовой кости, C. tibiae; затылочный, Spina occipitalis; затыл. внутренній, II. 8520; затыл. наружный, II. 8519; лобный, Sp. frontalis; локотный, Crista ulnae; локтевой кости, I. 6525; меньшей берцовой кости, C. fibulae; носовой, I. 6526; носовой верхнихъ челюстей, I. 6521; носовой ніобной кости, I. 6522; носовой слезоточныхъ костей, I. 6523; основный, C. sphenoidalis; пѣтушій, I. 867; подвздошный, C. ilei; продолговатой части ніобной кости, I. 6520; решетчатой кости, I. 6524; слезоточный верхней челюсти, I. 6519.

Гребникъ, Geum urbanum.

Гребнистый, Cristatus.

Греза, Somnium; во снѣ, ночная, Pollutio nocturna.

Грезиться, Somniare, Somnium videre, Somnium somniare, somno uti.

Гремснка, з. Гремянка.

Гремянка, Ballota lanata.

Греча, Polygonum fagopyrum; дикая, Achillea Millefolium, A. tomentosa; душистая, A. nobilis; желтая мохнатая, A. tomentosa.

Греческая сочевица, II. 10555.

Гречиха, Polygonum fagopyrum, P. Convolvulus, P. Persicaria; борлецъ или Горлецъ, P. Bistorta; выкраснная, P. emarginatum; маленькая, P. minus; мягкая, P. mite; остролистная, P. amphibium; развѣтистая, P. lapathifolium; сибирская, P. tartaricum; спорышъ, P. aviculare.

Гречка, з. Греча.

Гречуха, з. Греча.

Грибный, Fungosus.

Грибоватый, Fungosus.

Грибовидный, Fungiformis.

Грибословіе, *Mycologia*, *Mycetologia*.

Грибъ, Agaricus, Fungus, F. spongiosus, Boletos, *Myces*; вербовый, Fungus salicis; глаза, F. oculi; груди, *Mastodynia* fungosa; дрожачій, Nostoc commune, Tremella Nostoc; жилистый, Merulius lacrymans; клѣтчатой плевы, клѣтчатый, Fungus cellulosus; колѣна, F. genu; костянной, F. osseus; кровавый, F. haematodes; лиственный, I. 730; малтійскій, F. melitensis; матки, F. uteri; мозга, мозговой, F. cerebri; мозговой, *Pseudomycloma*; мозг. матки, F. medullaris uteri; мозговый въ легкихъ, F. medullaris pulmonum; мозгообразный, F. medullaris; мясной, Sarcomyces, *Sarcospongus*; на губѣ, *Cheilophyma* fungosum; олеңій, Boletos, F. cervinus, Scleroderma cervinum; отварушка, A. violaceus; полевой, A. campestris; пузастый, *Gastromyces*; рогатый, Merisma flavum; розовидный, F. Bedeguar s. Rosae; сосудистый, сосудный, *Angiospongus*, *Angidiospongus*; сочленный, *Arthrocace*, Fungus articulorum; спиннаго мозга, F. s. Hernia medullae spinalis; твердой оболочки мозга мясной или мясистый, I. 9922; черепа, F. cranii; чернуха, Boletus fomentarius; черный (болѣзнь), *Melanomyces*; членосоставный, F. articuli; шиповой (veter.), II. 10711; яичекъ мясистый, *Sarcocele* fungosa.

Грибы, Fungi, *Mycetes*; древесные, Xylomyci.

Грива, Juba; конская (раст.), Eupatorium cannabinum.

Гривилатъ, з. Гравилатъ.

Гризеніе, Rosio.

Гриппъ, Catarrhus epidemicus, Influenza.

Грифелъ, Stylus.

Гробница, Sepulcrum.

Гробный, Sepulcralis.

Гробъ, Capulus, Loculus, Solium.

Гроздовидный, Гроздуподобный, Uvaeformis, *Botryodes*.

Гроздъ, Racemus, *Botryon*, *Botrys*, *Staphyle*; виноградный сушеный, *Staphis*; песій, Lonicera Xylosteum (также Stipites dulcamarae).

Громоотводъ, Conductor fulminis.

Громъ, Tonitru, Fulmen; пораженный громомъ, Fulmine ictus.

Грубость, Ruditas, Rusticitas.

Грубый, Rudis, Scaber.

Грудда, Agger.

Груджика, з. Грудника.

Груди, Mammae; наполненныя молокомъ, M. s. Papillae turgentes s. tumidae; гр. ссыхаются, дѣлаются вялыми, M. resiliunt; къ грудямъ принадлежащій, *Masticus*.

Грудина, Os sterni, Sternum.

Грудника, Sida Abutilon; граболистая, Sida carpinifolia.

Грудница, з. Грудника.

Груднишникъ, II. 128.

Грудный, Pectoralis.

Грудобрюшно-преградный, Phrenicus.

Грудочка, Pectusculum.

Грудь, Pectus, *Thorax*, *Stethos*; женская, Mamma, *Mastos*; отвердѣніе женской груди отъ сильнаго шнурованія, *Strangalia*; женская круглая, *Melon*; костянная, *Thorax* osseus; малая, Pectusculum, Stethidium; г. окружающій, *Peristethios*; время, когда у женскаго пола созрѣваютъ груди, Sororiatio; дитя отнимать отъ груди, Infantem removere a lacte s. lacte depellere; до г. принадлежащій, *Thoracicus*; ею кормящій, *Galactochus*; имѣющій большую г. какъ у женщины, *Gynaecomastos*; кормить грудью, Lactare, Lactitare mammis, nutrire, Mammam praebere, Dare alicui; люди имѣющіе узкую грудь, *Stenothoraces*; не способность кормить грудью, или сосать грудь, *Dysthelasia*; отъ узкой груди происходящій, *Stenothoracicus*; питающая, питающій грудью, Lactans; раздутіе грудей отъ накопившагося въ нихъ молока, *Spargosis*; сосать г., Lactere; съ грудями, Mammatus; часть груди отвислая, или толстая у здоровыхъ тучныхъ мужчинъ, *Prostethis*.

Груздъ, Agaricus, A. piperatus; красноголовый, A. sanguinolentus; первичекъ, A. Prunulus; свинцовой, A. plumbeus; стягивающій, A. stypticus; темноголовый, A. pyrogalus; терпкій, A. stypticus; точечный, A. pustulatus; чернуха, A. necator.

Грусть, Taedium.

Груша, Pyrus, Apion, P. communis; дикая, Pyrola; дерево, Apios; земляная, Helianthus tuberosus; куіава, Psidium pyriferum.

Грушанка зонтичная, Chimaphila umbellata; г. круглолистная, Pyrola rotundifolia; одноцвѣтная, P. uniflora.

Грушевидный, Pyriformis.

Грушеобразный, Pyriformis.

Грушица или Грушка дикая, Pyrola rotundifolia.

Грушовка, Chimaphila, Pyrola; зеленоцвѣтная, P. chlorantha; зонтичная или зонтиковая, Ch. umbellata; г. кругволистная, P. rotundifolia; меньшая, P. minor; одноцвѣтная, P. uniflora; пучкоцвѣтная, Ch. umbellata.

Грыжа (з. также Кила), Hernia, *Cele*; антоноогневая, H. gangraenosa s. sphacelosa; бедренная, H. cruralis, *Merocele*, 11088—89; бедренно-кишечная, *Enteromerocele*; боковая, H. lateralis; большой губы женскихъ дѣтородныхъ частей, *Episciocele*; брыжеечная, H. mesenterica; брюшнаго кольца, I. 11089; брюшная, *Coeliocele*, H. abdominalis, *Laparocele*; бр. внутренняя, C. interna; бр. воздушная вѣтренная, I. 11070; бр. дѣйствительная, C. vera; бр. ложная, C. spuria; бр. подлѣ пупа, *Paromphalocele*; бр. соединенная съ разрывомъ брюшины, *Hypogastrorrhexis*; брюшнолегочная, II. 5116; бѣлая, I. 10502; бѣл. любострастная, *Gonorrhoea* venerea; бѣл. отъ слабости, G. atonica; бѣл. первоначальная, G. idiopathica; бѣлолиній, I. 11094; влагалища сѣменнаго канатика, I. 8036; влагалища яичка, *Elytrocele* testiculi, *Oscheocele* vaginalis; г. внутренняя, H. interna; водно-воздушная, *Hydrophysocele*; водно-пупочная, *Hydromphalon*; водяная, *Hydrocele*; вод. венознаго сплетенія яичекъ, *Oscheocele cirsehydropica*; вод. вмѣстѣ съ кишечною, *Hydrocele* herniosa; вод. врожденная, *Hydrocele* congenita; вод. ложная, *Oscheocele oedematosa*; вод. мѣшечная врожденная, I. 11422; вод. настоящая, *Oscheocele* aquosa; вод. общей влагалишной оболочки, *Hydrops* s. *Hydrocele* tunicae vaginalis communis; вод. пузырчатая сѣменнаго канатика, I. 11423; вод. съ растяженіемъ яичныхъ жилъ, *Hydrocirsocele*; вод. сѣменнаго канатика (мѣшечная), I. 11424; вод. яичной оболочки, *Hydrocele* testis; водянно-мясная, *Hydrosarcocele*, *Hydrosarcidium*; водянно-пузырчатая, *Oscheocele hydatidosa*; водянно-пупочная, соединенная съ пупочносальною, *Hydrepiplomphalocele*; водянносальничная, *Oscheocele epiplohydropica*; воздушная, *Oscheocele* flatulenta, *Physocele*; воспалительная, H. inflammatoria; воздушно-пупочная, вѣтренно-пупочная, *Pneumatomphalus*, *Pneumomphalon*; гр. врожденная, H. congenita; гр. въ овальной дирѣ, *Oedeocele*; вѣтренная, H. ventosa; гнойная, *Empyocele*; грудная, H. thoracis; грудно-желудочная, *Gastrocele* thoracica; грудобрюшной преграды брюшная, *Diaphragmatocele* abdominalis; двойная, H. duplex; дыхательнаго горла, H. trachealis, *Tracheocele*; желудочная грудобрюшной преграды, *Gastrocele* diaphragmatica; желудочная, *Gastrocele*; жирная, *Liparocele*, H. adiposa; жир. ложная, мнимая, *Pseudorcheocele* adiposa; жир. пупочная, *Lipomphalus*; гр. завивная, Volvulus; застарѣлая, H. inveterata; истинная, H. vera; каменистая, *Porocele*; кишечная, *Enterocele*, H. intestinalis; киш. внутренняя, *Enterocele* interna; киш. водяная, *Oscheocele enterohydropica*; кишечнобрюшная, *Enterogastrocele*; кишечно-водяная, *Enterydrocele*, *Hydrenterocele*; кишечно-желудочная, *Enterogastrocele*; кишечно-мошоночная, *Enteroscheocele*; кишечно-мясная, *Enterosarcocele*; кишечно-пупочная, *Enteromphalus*; кишечно-пупочно-водяная, *Hydrenteromphalocele*; г. кишки и мочеваго пузыря, *Entercystocele*; кишки и мочеваго пузыря, находящаяся въ мошонкѣ, *Enterocystoscheocele*; кишки и сальника, *Enterepiplocele*; кишки и сальника, выступающая сквозь пупочное отверстіе, *Enterepiplomphalocele*; г. коленная (veter.), Suffragium; кровавая, *Haematocele*, *Oscheocele* cruenta; кр. мѣшечная, *Haematocele cystica*; кр. пупочная, *Exomphalus* cruentus, *Haematomphalon*; кр. съ растяженіемъ жилъ, *Haematocele* vaginalis; легочная, H. pulmonalis, *Pneumonocele*; лег. грудо-брюшная, II. 5116; лег. наружная, *Pneumocele* externa; гр. ложная, H. spuria; малая, H. parva; матки, H. uterina; маточнаго рукава, *Colpocele*, *Elytrocele*; маточная, H. uteri s. uterina, *Hysterocele*; маточно-кишечная, *Enterocele hysterica*; маточно-мочепузырная, *Hysterocystocele*; мозга, H. cerebri, *Encephalocele*; ею причиняемый, *Encephalocelicus*; мозговая водяная, *Encephalocele hydrocystica*, *Hydrencephalocele*; мочеваго протока, H. urachi; мочеваго пузыря, *Cystocele*; моч. пуз. и рукава матки, C. vaginalis; моч. пуз. внутренняя, C. interna; мошонки мясная, *Pseudorcheocele sarcomatica*; мошоночная, *Enteroscheocele*, H. scrotalis, *Orcheocele*, *Oscheocele*, *Oscheocele* vera; мош. въ коей находятся сальникъ и кишки, *Epiploenterooscheocele*; мош. въ коей находятся сальникъ и мочевой пузырь, *Epiplocystoscheocele*; мош. врожденная, *Oscheocele* congenita; мош. ложная, O. spuria; мош. мѣшечная, O. saccata; мош. сопряженная съ отёкомъ, *Oedemoscheocele*; мясистая, мясная, *Sarcocele*, *Oscheocele* carnosa; ею причиняемый, *Sarcocelicus*; мясная вмѣстѣ съ кишечною, *Enterosarcocele*; мясная злокачественная, *Scirrhocele*; мясная пупочная, *Exomphalus* polyposus; м. сальничная, *Sarcepiplocele*; м. сальнично-пупочная, *Sarcepiplomphalus*; мясно-водяная, *Sarchydrocele*; г. на головѣ, H. capitis; г. наружная, H. externa: не давняя, H. recens; не совершенная, H. incompleta; общаго влагалища, *Elytrocele* universalis; овальнаго отверстія, *Opodeocele*; около задняго прохода, *Archocele*, *Hedrocele*; паховая, H. inguinalis; печеночная, *Hepatocele*, H. hepatica; подвздошно-костная паховая, H. inguinalis externa s. inguinalis iliaca s. lateralis; почечная, *Nephrocele*; поясничная, H. lumbaris; пріобрѣтенная, H. acquisita; приростая, H. adnata; причиняемая напряженіемъ или расширеніемъ жилъ, *Cirsocele*; промежности срамнопроходной, *Mesoscelocele*, H. perinaei, *Perinaeocele*; пуповины, I. 11082; пупочнаго кольца, I. 11073; пупочная, *Enteromphalus*, *Omphalocele*; п. водяная, *Exomphalus* aquosus; мясная, *Sarcomphalon*; роговой оболочки, *Ceratocele*; сальная водяная, *Hydrepiplocele*; сальника, *Epiplocele*; сальнико-пупочная, *Epiplomphalon*; сальничная, *Epiplocele*, H. omentalis; сальн.-пупочная, *Epiplomphalon*; сальн.-пупоч. съ мясными наростами на пупѣ, *Epiplosarcomphalon*; сальнично-бедренная, *Epiplomerocele*; сальнично-кишечная, *Enterepiplocele*; сальнично-кишечно-пупочная, *Enterepiplomphalocele*; сальнично-мошоночная, *Epiploscheocele*; сальнично-мясная пупочная, *Epiplosarcomphalon*; селезенки, *Splenocele*; сердца, *Cardiocele*; с. грудобрюшная, B. diaphragmatica; наружная, C. externa; гр. сложная, H. composita; совершенная, H. completa; спинная, спины, H. dorsalis; срамно-проходной промежности, *Perinaeocele*; г. съ антоновымъ огнемъ, H. gangraenosa; съ разорваннымъ грыжевымъ мѣшкомъ, H. rupta; сѣменныхъ сосудовъ, *Oscheocele* seminalis, *Spermatocele*; хвостика яйца, *Varicocele*; хрящевидная, хрящемясистая, *Chondrocele*; ущемленная, H. incarcerata; яичка шулято-мясная, *Orchiosarcocele*; яичника, H. ovarii; одержимый грыжею, *Celeta*; отъ г. происходящій, *Celicus*.

Грыжесѣченіе, *Celotomia*, *Herniotomia*; производящій г., *Celotomus*.

Грыжка, Sempervivum.

Грыжовникъ, Herniaria, H. vulgaris.

Грызеніе, Rosio; ногтей, не произвольное, II. 11062.

Грызущія, Glires.

Грѣть, Calefacere.

Губа, Labium, *Cheilos*; березовая, Agaricus chirurgorum; верхняя, L. superius; заячья, L. leporinum; нижняя, L. inferius; состояніе губъ болѣзненное, *Cheilopathia*; человѣкъ съ большими губами, *Brochus*; съ толстою нижнею губою, *Catochilon*; недостатокъ губъ, *Acheilia*.

Губа (Губка, Грибъ; з. также Губка), Agaricus, Fungus; березовая, Boletus igniarius, A. chirurgorum; вербеная, B. suaveolens; вѣтвистая, B. frondosus;

лиственная, B. laricis; медовая, Labellum; пахучая, B. suaveolens; прижженная, B. adustus; разноцвѣтная, B. versicolor; разрушительная, B. destructor.

Губанъ, з. Губачь.

Губастый, Labiatus, Labrosus, Labiosus, *Brochus*.

Губачь, *Cheilon*, Labiosus.

Губка, Agaricus chirurgorum, A. fungus, Spongia; бузинная, Tremella Auricula; волчья, Apocynum venetum; Bovista nigrescens; вощаная, Spongia cerata; высѣкальная, A. chirurgorum; грецкая, греческая, Spongia marina, Achilleum lacinulosum; приготовленная, S. praeparata; древесная, A. chirurgorum; жженая, Spongia usta; земляная, Bovista nigrescens; лиственная бѣлая, A. laricis; лиственничная, Boletus laricis; морская, Achilleum lacinulosum, Spongia marina; м. обугленная, пережженная, Carbo spongiae, Spongia usta; навощенная, Sp. cerata; обвитая, сжатая, Sp. pressa; огнивная, Boletus fomentarius.

Губкообразный, Spongiosus.

Губный, Labialis.

Губочка медовая, Labellum.

Губчатый, Spongiosus, *Mycodes*, *Parenchymatosus*.

Губы, Labia; раны, L. vulneris; большія дѣтородныя женскія, I. 12573; къ нимъ принадлежащій, *Cremnicus*; женскаго дѣтороднаго уда меньшія, *Nymphae*; краевъ реберъ, L. costarum; меньшія срамныя, I. 12569; срамныя (женс. дѣтор. уда), L. pudendi.

Гугнивый, *Battalos*, *Cacophonicus*, *Cacophrastus*.

Гуджиръ, Natrum sulphuricum.

Гузлукъ, з. Разсолъ.

Гули, Mirabilis Jalappa.

Гулубица, з. Голубица.

Гульміяново питье, з. Питье Гульміяново.

Гулявица, Achillea; благовонная, A. nobilis; тысячалистная, A. Millefolium; чихотная, A. Ptarmica.

Гулявникъ, Nasturtium, N. officinale; Sisymbrium; болотный, N. palustre; водоземный, N. amphibium; лѣсный, N. sylvestre; обыкновенный, N. officinale; струйчатый, S. Sophia.

Гуляніе, Ambulatio, Deambulatio, *Peripatema*.

Гулять, прогуливаться, Ambulare, Deambulare, Spatiari.

Гуменцо, Discus; попово, Leontodon Taraxacum.

Гумми, Gummi.

Гумми-гутъ, Gutti, Gummi Guttae.

Гумми-лаккъ или лакка, Lacca, Gummi Laccae; въ лепешкахъ, L. in placentis; голубой или растительный, L. musica.

Гуммы, Gummi venereum.

Гуморальный, Humoralis.

Гуни, Гуны, Pyrus Cydonia.

Гуньба, Cuminum, Cyminum; Trifolium officinale.

Гурча болотная, Hottonia palustris.

Густота, Spissitudo, Crassitudo; влагъ, S. fluidorum; крови, S. sanguinis; соковъ, S. fluidorum.

Густый, Densus, Confertus, Spissus, *Pachys*.

Гусь, Anser, *Chen*; дикой, A. cinereus.

Гусятникъ степной, Prenanthes muralis.

Гутта желтая, Garcinia Cambogia.

Гуща, Fex, *Piesma*; крови, Crassamentum sanguinis.

Д.

Давилла Бразильская, Davilla brasiliana.

Давить, Opprimere, Premere; раздавить, истолочь, Collidere, Contundere.

Давленіе, Pressio, Pressus, *Thlipsis*, *Piesis*; артерій, *Arteriothlipsis*; во снѣ груди, ночное домоваго, Incubus, *Ephialtes*; давл. какой либо опухоли, *Oncothlipsis*; на маточный рукавъ, *Colpothlipsis*; имъ причиняемый, *Colpothlipticus*; нервовъ, *Neurothlipsis*; ночное домоваго, Incubus; черепа, причиняемое насиліемъ, *Esphlasis* cranii; давленіемъ причиняемый, *Thlipticus*; при давленіи пальцомъ, Si digito premimus s. premitur; отъ давленія пальцомъ остается въ кожѣ углубленіе или ямочка, Prementi digito cedit cutis.

Давленный, Pressus, *Thlipticus*.

Давній, Vetus, Pristinus, Antiquus, Priscus, *Palaeos*.

Давно, Pridem, Dudum, *Palae*.

Дальнозоркій, *Presbyops*.

Дальнозоркость, *Presbyopia*.

Дальнозрѣніе, з. Дальнозоркость.

Датуринъ, Daturinum.

Дафнинъ, Daphninum.

Два, Duo, *Dyo*; два раза, Bis; два раза ударяющій, *Dicrotus*.

Двадцатимужіе, *Icosandria*.

Двадцатимужный, *Icosandrus*.

Двадцатиплоскостный, *Icosaëdron*.

Двенадцати, з. Двѣнадцати.

Двери затылочной кости составныя, I. 4204.

Дверцы, *Thyris*.

Дверь, Janua, Fores, Ostium, *Pyle*, *Thyra*; двойная, *Diclis*; маленькая, *Thyris*.

Движеніе, Motus, Motio, Actus, Agitatio, *Cinema*, *Cinesis*; абсолютное, M. absolutus; автоматическое, M. automaticus; активное, M. activus; возвратное, *Antropa*; возрастающее, M. acceleratus; волнообразное, M. undulatorius; дв. головы впередъ, Annuitio; дрожащее упругихъ тѣлъ, Oscillatio; духа, Animi pathemata, Affectus s. Motus animi; душевное, Affectio animi; дѣятельное, M. activus; естественное, M. naturalis; животное жизненное, M. animalis; зѣницы судорожное, Hippus pupillae; дв. коловратное, Rotatio; кости коловратное, колообразное, *Trochodes*; крови сильное къ одному мѣсту, *Orgasmus*; криволинейное, M. curvilineus; круговое, Rotatio; къ верху, *Anacinema*, *Anacinesis*, *Antropa*; къ низу, *Catarrhopia*; лишекъ сластолюбивое при соитіи, Crissátio; медленное влагъ или мокротъ, Tarditas humorum; механическое, M. mechanicus; мышицъ, мышичное, M. muscularis; не привильность сего движенія, *Cinoplanesis*; д. не отъ воли зависящее, не произвольное, M. involuntarius; не произвольное судорожное глазныхъ вѣкъ, райка и всего глазнаго яблочка, *Nystagmus*; неравномѣрно возрастающее, II. 1347; неравно м. уменьшающееся, II. 1348; неравномѣрное, M. variatus; не самопроизвольное, M. involuntarius; центральное, M. centralis; обратное, M. retrogradus; общее, M. communis; органическое, M. organicus; относительное, M. relativus; пасивное, страдательное, M. passivus; страстное, *Zelus*; пальцами, I. 13760; перемѣнное, M. variatus; постоянно возрастающее, II. 1367; постоянно уменьшающееся, II. 1368; поступателное, M. progressivus; превратное, M. perversus; природы, M. naturae; произвольное, M. voluntarius; простое, M. simplex; противучревообразное, противостоятельное, M. *antiperistalticus*; прямо-линейное, M. rectilineus; равномѣрно возрастающее, II. 1367; равномѣрно уменьшающееся, II. 1368; равномѣрное, M. aequabilis, *Rhythmus*; радужной оболочки судорожное, *Hippus* pupillae; самопроизвольное, M. voluntarius; сердца безпрерывное, II. 1345; сердца не естественное, не правильное, II. 1344; сильное, *Clonos*; сильное сердца у страждущихъ болѣзнями легкихъ, *Cinclisis*, *Cinclismus*; сложное, M. compositus; собственное, M. proprius; сильное д. соковъ къ одному мѣсту, *Orgasmus*; смѣшанное, M. mixtus; сотрясательное упругихъ тѣлъ, Oscillatio; съ мѣста, Locomotio; тѣла, Exercitatio; уменьшающееся, M. retardatus; умноженное, усиленное, M. acutus; движеніе особенное, M. absolutus; частицъ между собою внутреннее, M. intestinus; чревообразное (кишекъ), M. *peristalticus*, *Peristole*, *Antropa*; движеніемъ причиняемый, *Cincticus*; имѣть д., Ambulare et exerceri s. corpus exercere; прогуливаніями, Exerceri ambulationibus; къ движенію относящійся, *Mochlicus*, *Cineticus*.

Движенія чувственно-жильныя, Affectus nervorum.

Движимое, *Cinema*.

Движимость, Mobilitas; какой нибудь части чрезмѣрная, *Hypercinesia*.

Двоебратный, *Diadelphicus*.

Двоебратство, *Diadelphia*.

Двоедомный, *Dioecus*.

Двоедомство, *Dioecia*.

Двоезубецъ, Bidens; Д. трехъ-раздѣльный, B. tripartita.

Двоезубный, Bidens, Bidentatus.

Двоелистникъ, Tussilago Farfara.

Двоемочный, *Didynamicus*.

Двоемужіе, *Diandria*.

Двоемужный, *Diandricus*.

Двоеніе, Cohobatio, Rectificatio.

Двоенный, Rectificatus.

Двоеобразный, *Dimorphus*.

Двоесильный, *Didynamicus*.

Двоесмысліе, *Amphibolia*.

Двойни, Gemini.

Двойнишный, Gemellus, Geminus.

Двойнобрачіе, *Dichogamia*.

Двойнораздѣленіе, *Dichotomia*.

Двойнораздѣльный, *Dichotomus*.

Двойный, Duplex, Duplicatus, *Diplax*, Diploos, *Dicha*, *Didymos*.

Двойсифонъ, *Diplosyrinx*, Sipho duplex.

Двойственность, Duplicitas, *Dyas*.

Двойственный, Binatus, Geminatus.

Двойство, Duplicitas.

Двойчатый, Binatus, Geminatus, Conjugátus.

Двоякость, Duplicitas.

Двублизнечный, Bigeminatus.

Двубляшечный, Bilamellatus.

Двубоковыя, *Disticha.*
Двубратство, *Diadelphia.*
Двуглавный, Biceps.
Двугодовый, Biennis.
Двугубый, Bilabiatus.
Двудомство, *Dioecia.*
Двуепарный, Bijugus.
Двуженіе, *Digynia.*
Двуженный, *Digynus.*
Двузвучный, *Dicrotus.*
Двузернистый, *Dicoccus, Dipyrenus.*
Двукрасочный, Discolor.
Двукратно-тройный, Biternatus.
Двукрылый, *Dipterus.*
Двукрыльникъ, Dipterix; пахучій, D. odorata.
Двулепестный, *Dipetalus.*
Двулистный, Bifolius, *Diphyllus.*
Двуложіе, *Diclinia.*
Двулопастный, Bilobatus.
Двулѣтній, Biennis.
Двупарный, Bigeminatus.
Двуперисто раздѣленный, Bipinnatifidus.
Двуперистый, Bipinnatus.
Двупластный, Bilobatus.
Двуполый, *Androgynus, Hermaphroditus.*
Двупредметность, *Diplopia.*
Двураздѣльный, Bifidus.
Двурогій, Bicornis.
Двурожка (глиста), Hamularia.
Двурукій, Bimanus.
Двурядный, Двурядовый, *Distichus.*
Двусмысленность, *Amphibolia.*
Двусмычный, Bijugus.
Двустаршинство, *Didynamia.*
Двустворчатый, Bivalvis.
Двустнастный, *Androgynus, Hermaphroditus.*
Двустрочный, *Distichus.*
Двусѣменный, *Dispermus.*
Двусѣмяннодѣльныя, *Dicotyledones.*
Двутройный, Biternatus.
Двуцвѣтный, Dicolor, Discolor, *Dichromaticus*; Biflorus.
Двучашечный, Biflorus.
Двѣнадцатимужіе, *Dodecandria.*
Двѣнадцатиперстный, Duodenalis.
Двѣнадцатиплощадный, *Dodecaëdron.*
Двѣнадцать, *Dodeca.*
Девесилъ, Деветисилъ, з. Девясилъ.
Девясилъ, Inula; англійскій, I. britannica; блошный, I. Pulicaria; большой, I. Helenium; бѣлый, Carlina vulgaris; ивовый, I. salicina; кровопоносный меньшой, I. dysenterica; нѣмецкій, I. germanica; пушистый, I. dysenterica.
Девясильникъ, Inula Helenium.
Девятимужіе, *Enneandria.*
Девятисилъ, з. Девясилъ.
Дёготь, Pix liquida, Oleum betulinum, *Pisselaeum*, II. 2646; березовый, II. 2614; горній, Naphtha, N. montana.
Деканъ, Decanus.
Декоктъ, Decoctum; Поллиновъ, D. Pollinii; Цитмановъ, D. Zittmanni.
Делтовидный, *Deltoides.*
Делтѣ (греческой буквѣ) подобный, *Deltoides.*
Делфинъ, Delphinus.
Дельфининъ, Delphinium, I. 7063.
Демонстрація, Demonstratio; анатомистическая, D. anatomica.
Демонъ, *Daemon.*
Денежникъ, Lysimachia Nummularia.
Денникъ, Parnassia palustris.
Дентистика, *Odontiatria, Odontiatrica.*
Дентистъ, Dentiducus.
День (з. также Дни), Dies, *Hemera*; счастливый, хорошій, ясный, *Euemeria*; въ день, днемъ, Subdiu, Luce, De die; на третій день, Tritaeus; чрезъ день, Alternis diebus; за день, на канунѣ, Pridie; до самаго дня, Ad lucem; что въ томъ самомъ днѣ бываетъ или дѣйствіе свое обнаруживаетъ, *Authemerinus*; что только на одинъ день, *Monemeros.*
День и ночь, з. Иванъ да Марья.
Дербенникъ, Lythrum, L. Salicaria.
Дерганіе, *Spasis, Tilmos.*
Дерева, Деревья, Древа, Arbores.
Деревей, Achillea; тысячалистъ, A. Millefolium.
Деревенѣющій, Arborescens.
Дерево, Arbor, *Dendron*; Lignum; Авраамово, Vitex Agnus castus; аммина, Gummi animae; аспалатъ, Lignum aspalathi; бакаутное, L. guajaci; бальзама толутанскаго, Myrospermum toluiferum; бальзамовое, Momordica Elaterium; Xylobalsamum; бегеновое, L. nephriticum; Божіе, Artemisia Abrotanum; бразильское, Caesalpinia brasiliensis; б. сапанъ, C. Sappan; б. красное, I. 13360; буковое, Buxus sempervirens; Lignum Buxi; бутылочное, Quercus Suber; великояснѣе, Prunella; винное ложное, Melia Azadirachta; волторосиное, Catalpa syringifolia; волчьяго перцу съ коркою, I. 13370; вонючее, Anagyris foetida; восковое, Myrica cerifera; вышневое, Cerasus; вязовое, Ulmus campestris; гвоздичное мелабарское, Myrtus Jambos; гороховое сибирское, Acacia sibirica; гранатовое, Punica Granatum; гуттовое,

Garcinia Cambogia; Діанино, Arbor Dianae; дубовое, Quercus robur; жаворонковое, Pinus Larix; желѣзное, Celtis australis; Xanthoxylon Pterota; жизненное, Thuja occidentalis; жизн. восточное, Th. orientalis; жизни, Arbor vitae; ж. въ маломъ мозгѣ, I. 2358; ж. матки, II. 3485; ж. мозжечка, I. 2358; змѣино, Cecropia; зм. щитовое, C. peltata; зубное, Ximenia aegyptiaca; Іудино, Іуды предателя, Cercis Siliquastrum; камфорное, Persea camphora; капарсовое, Capparis spinosa; каштановое, Castanea vesca; квассіа, L. quassiae; кедровое, Pinus Cembra; кипарисное, Cupressus sempervirens, L. cypressinum; китайское, Stillingia sebifera; кожевенное, тучное, Rhus coriaria; копайево, Copaifera Jacquini; коричное, Persea Cinnamomum; корковое, Suber; кофейное, Coffea; кофейное арабское, Coffea arabica; красильное, Indigofera tinctoria; красное, Switenia Mahagoni, Taxus baccata; апельсинное, Citrus Aurantium; лавровое, Laurus nobilis; лавровышневое, Prunus lauro-cerasus; ладанное, Cistus ladaniferus; лазоревое, Lig. campechense; лашенское, Caesalpinia; лимонное, Citrus, C. medica; лихорадочное, Cinchona Condaminea; любовное, Cercis; манцинелла; Hippomane mancinella; масличное, Olea europaea; мастичное, Pistacia Lentiscus, L. lentiscinum s. Mastiches; миндальное, Amygdalus communis; миртовое, Myrtus communis; млечное, Bixa orellana; молочное, Cerbera Ahovai; мочное колючее, Bdellium; мушкатное, Myristica officinalis; д. негнючей, Taxus baccata; обезьянное или обезьянъ, Adansonia digitata; оливковое, Olea europaea; орѣховое, *Carya*; пальмовое, Areca; песье, Peganum; померанцовое, Citrus Aurantium; персиковое, Amygdalus persica; перувіанское бальзамное, Myrospermum pedicellatum; пробковое, пробочное, Lig. suberis, Quercus Suber, Suber; проносное, Croton Tiglium; пузырное, Colutea arborescens; пурпуровое, Phoenix; райское, Cucumis Colocynthis, Lig. aloës; розовое, Convolvulus scoparius; сальное, Stillingia sebifera; сердечное, Cerbera Mangas; скипидарное, Pistacia Terebinthus; сладкое тролистное, Ilex Aquifolium; смоковное, Ficus carica; смолистое американское, Sagapenum; тисовое, Taxus; тутовое, Morus nigra; тюльпановое, Liriodendron; фисташковое, Pistacia vera; хлѣбное, Adansonia digitata; цезальпиновое, Caesalpinia; цитроное, Citrus medica; чашковое, Mespilus germanica; чечевичное, Colutea arborescens; шеколадное, Theobroma Cacao; шелковичное, Morus alba; эбеновое, Ebenum, Diospyros ebenum, Lig. ebenum; юдино, Cercis Siliquastrum; яблоконосное, яблонное, Pyrus Malus; на деревѣ находящійся, *Epidendrius.*

Деревоподобный, Arborescens.

Деревцо жизни, Thuja occidentalis; кожевенное желтое, Rhus Cotinus; кож. миртолиственное, Coriaria myrtifolia; лимонъ, Citrus medica.

Деревья, Arbores.

Деревянистый, Arboreus.

Деревянный, Ligneus.

Дереза, Rubus fruticosus.

Дерень, Cornus; вьющій, Celastrus scandens; желтый, C. mascula; красивый, кровяной, C. sanguinea; лоснящійся, Celastrus; цвѣтный, C. florida.

Державецъ, *Anax.*

Держало глазное, *Ophthalmostatum.*

Держать, Tenere.

Держащій вмѣстѣ, *Synecticus*; сильно, *Schcticus.*

Держи дерево или древо, Rhamnus Paliurus.

Дерзновеніе, Audacia.

Дерзость, Audacia, Protervia.

Деріонъ, Celastrus.

Дермапатологія, *Dermapathologia.*

Дермо, Faeces; чертово, I. 9376.

Дернъ, з. Деренъ.

Дерябка, Momordica, Galium Aparina; проносная, M. purgans.

Десертъ, Mensa s. coena secunda.

Десна, Gingiva, *Ulon*; происходящій отъ десны, *Ulicus*; отдѣлить д. отъ зубовъ, Gingivam a dente resolvere; десны отдѣляются отъ зубовъ, Gingivae a dentibus recedunt; кровь истекаетъ или отдѣляется отъ деснъ, Exit sanguis e gingivis; насѣчки въ деснахъ дѣлать, Incidere gingivam.

Десница, Manus dextra.

Десмургія, *Desmurgia.*

Дестиллорованное, з. Дистиллорованное.

Десятимужіе, *Decandria.*

Десятуцвѣтный, Decemflorus.

Десять, Decem, *Deca*; по десяти, Deni.

Дехтярка, Conium maculatum.

Деяникъ, Mesembrianthemum; звѣздолистный, M. Tripolium; кристалловидный, M. crystallinum; узлоцвѣтный, M. nodiflorum; хрустальный, M. crystallinum; египетскій, M. copticum; ядомый, M. edule.

Дивала содовая, Scleranthus annuus; многолѣтная, S. perennis.

Диво, Miraculum.

Дигиталинъ, Digitalinum.
Дикій, Ferus, *Theriodes*.
Дикобразъ, Hystrix; обыкновенный, H. cristata.
Дикорастущій (Bot.), Spontaneus.
Дикость, Feritas.
Диктамнъ, Dictamnus albus.
Дикуша, Polygonum Fagopyrum.
Дилленія, Dillenia speciosa.
Динамика, *Dynamica*.
Динамическій, *Dynamicus*.
Дипломъ, *Diploma*.
Диптамнъ, з. Диктамнъ.
Дира, з. Дыра.
Дирочка, з. Дырочка.
Дискантъ, Vox acuta; кто такой имѣетъ, *Hypsophonus*.
Диспензаторія, Dispensatorium, *Pharmacopoea*, Codex medicamentorum.
Диспутъ, Disputatio.
Дистиллированіе, з. Двоеніе, Перегонка.
Дистилорованное, Destillatum, *Stalagma*.
Дитя, Infans, *Pais;* маленькое, малое, Infantulus, Puellus; новорожденное, *Brephos*, Infans recens, Recens natus, Neonatus; д. лежитъ впередъ головкою или ножками, I. in caput, in pedes conversus est; д. кричитъ, I. vagit; д. находится въ поперечномъ положеніи, I. transversus jacet; подкидываніе дѣтей, Expositio partus, *Apothesis;* дѣтей хорошихъ родящій, *Callitocos;* дѣтей ядучій, *Tecnophagus*.
Дишкантъ, Vox acuta.
Діадима, *Diadema*.
Діакена (состоящій изъ двухъ акенъ), *Diakena*.
Діалектическій, *Dialecticus*.
Діалектъ, *Dialectus*.
Діаметръ, *Diameter;* большой, D. major; горизонтальный, D. horizontalis; косый, D. obliquus; малый, D. minor; перпендикулярный, D. perpendicularis; поперечный, D. transversalis; косый, D. obliquus; прямый, D. rectus.
Діаметры, Diametri; головные младенца, I. 7241; таза, D. pelvis; таза Дивентеріевы, I. 7242; таза косвенные, косые, I. 7242.
Діервилла, Diervilla; канадская, D. canadensis.
Діета, з. Діэта.
Діететика, з. Діэтетика.
Діонея мухаловкая, Dionea muscipula.
Діоптрика, *Dioptrica*.
Діоскорея, Dioscorea sativa; волнистая, D. villosa; крылая, D. alata; луковиценосная, D. bulbifera.

Діэта, *Diaeta*, Victus; питательная, Victus plenus s. plenior; ведущій діэту самую легчайшую, изнѣживающую, *Abrodiaetus;* діэтическое содержаніе, Regimen; млечная молочная, *Galactodiaeta;* лечить діэтою (безъ лекарствъ), однимъ только приличнымъ содержаніемъ, Victu mederi, Morbos per victus rationem finire; полною питательною діэтою пользоваться, Pleniori victu uti; при такой діэтѣ, при такомъ діэтическомъ содержаніи, Sub ejusmodi victu; рачительною діэтою, Curioso victu; содержать какую нибудь діэту, Aliquam victus rationem habere.
Діэтетика, *Diaetetica;* для стариковъ, *Gerocomia;* о снѣ, *Hypnologia*; практическая часть д-ки, преподающая правила къ поддержанію здоровья, *Diaeteretica* (doctrina).
Даневидный, Palmatus.
Длань, з. Ладонь.
Длина, Longitudo, *Macrotes;* тѣла, L. corporis.
Длинноголовый, *Macrocephalus*.
Длиннокрылый, *Macropterus*.
Длиннолистый, *Macrophyllus*.
Длинноногій, *Macropodus*.
Длиннохвостый, *Macrurus*.
Длинный, Longus, *Macros*.
Дневный, Quotidianus, *Cathemerinus*.
Днемъ, Subdiu.
Дни, Dies; каникулярные (съ 24го Іюля по 24 Августа), D. caniculares; критическіе, D. critici; междувременные, D. intercalares; показатели, D. indices; переломные, D. critici; праздные, D. vacui; предуготовительные, D. indices; промежные, D. subincidentes; простые, D. vacui; рѣшительные, D. critici; указатели, D. indices; неравные, D. impares; равные, D. pares.
Дно (з. также основываніе), Fundus, Basis; желудка, Basis ventriculi; желчнаго пузыря, I. 9912; матки, F. uteri; опущеніе его въ полость матки, Intussusceptio uteri; мочеваго пузыря, Basis vesicae, I. 9913: рукава матки, F. vaginae; сердца, Basis cordis; улитки, B. cochleae.
Добавлять, Adjicere, Addere, Adjungere.
Добродѣтель, Добродѣтельность, Virtus.
Доброкачественный, Benignus.
Добросердечіе, Добросердіе, Ingenuitas.
Добросовѣстіе, Probitas.
Добрый, Bonus, Benignus.
Добыча, Praeda, *Agra*.

Доводъ, Argumentum, Demonstratio, Probatio.

Догадка, Conjectura.

Догадываться, Conjicere, Conjectare, Suspicari, Conjectura rem persequi.

Догматизмъ, *Dogmatismus*.

Догматическій, *Dogmaticus*.

Догматъ, *Dogma*; содержащійся въ краткихъ словахъ, *Aphorismus*.

Дождевикъ, Gastromyces; Scleroderma; Bovista nigrescens.

Дождевникъ, з. Дождевикъ.

Дождевый, Pluvialis.

Дождемѣръ, *Hyetometrum*, Pluviometrum.

Дождевосный, Pluvialis.

Дождикъ, Impluvium.

Дождливый, Pluvialis.

Дождь, Pluvia, *Hyetos*; кровавый, P. sanguinis.

Дожжевикъ, Sclerodermus, Lycoperdon; бычачій, Bovista nigrescens; олепій, Scler. s. Lycoperd. cervinum.

Дозволять, Sinere, Pati.

Доказательство зр. Доводъ.

Докторъ, Doctor; медицины, D. medicinae; медицины и хирургіи, D. medicinae et chirurgiae.

Долговатый, Longiusculus.

Долговременный, Diuturnus, *Chronicus*.

Долговѣчность, з. Долголѣтіе.

Долгоживущій, *Macrobius*.

Долголѣтіе, Longaevitas.

Долголѣтній, Longaevus, Perennis.

Долгоносикъ бразильскій, Curculio imperalis; виноградный, C. Bacchus; житичный, житничный, C. frumentarius; пальмовой, Calandra s. C. palmarum; утоляющій зубную боль, C. *antidontalgicus*; хлѣбный, C. granaria.

Долгопхиповникъ, Aristolochia longa.

Долгота, Longitudo.

Долгъ, Officium.

Должностный, Officialis.

Доли, Lobi; зобной железы, L. thymi; легкихъ, L. pulmonum; малаго мозга четыреугольныя передніл, I. 13619; мозжечка, L. cerebelli; мозжечка задпія, I. 13624; мозга, L. cerebri; печени, L. hepatis; почекъ, L. renales; щитообразной железы, I. 13623.

Долото, Scalprum, *Colapta*, *Glypta*.

Доля (з. также лобусъ), Lobus; верхняя задняя мозжечка, I. 13645; малаго мозга двубрюшная, I. 13636; мал. м. нижняя и задняя, I. 13638; мозга нижняя передняя, I. 13636; малаго мозга передняя, I. 13633; мал. м. передняя верхняя, L. superior anterior cerebelli; малая лѣвая печени, I. 805; мозжечка, I. 13630; мозга задняя, I. 13642; мозга передняя, I. 13634; печени большая, I. 13639; печ. задняя, I. 13643, L Spigelii; печ. квадратная, I. 13644; печ. лѣвая или меньшая, I. 13641; печ. передняя, I. 13629, 13644; печ. правая, I. 13639; печ. хвостатая, II. 5547; посредняя малаго мозга, Apex cerebelli; продолговатаго мозга, I. 13637; средняя мозга, I. 13640; между долями, Mesolobicus.

Домашній, Domesticus, *Enchorios*, *Ecchorios*.

Домоболіе, *Nostalgia*.

Домоваго давленіе, Incubus.

Домогаться, з. Требовать.

Домъ, Domus; *Oikos*; блядскій зазорный, *Lupanar*; воспитательный, *Brephotrophium*, Hospicium infantum expositorum; болѣзнь свойственная воспит. дому, Morbus *tictodochialis*; д. для призрѣнія бѣдныхъ, *Ptochocomium*; для пріема и призрѣнія родильныхъ, *Lochodochium*; кофейный, *Thermopolium*; постоялый, *Xenodochium*; рабочій, Ergastulum; сиропитательный сиротскій, для призрѣнія сиротъ, *Orphanotropheum*, I. 11301; смирительный, Ergastulum; сумасшедшихъ, ума лишенныхъ, Hospitium insanorum, *Morocomium*.

Донникъ, Melilotus, Trifolium Melilotus; врачебный, M. officinalis; синій, M. coerulea.

Доносъ, Relatio.

Допускать, Дозволять, Sinere, Pati.

Дороги, Via, *Hodos*.

Дородность, Aletudo; Д. тѣла, Corpulentia.

Дороникъ, Doronicum, D. Pardalianches.

Дорстенія, Dorstenia; Бразильская, D. brasiliensis; Гаустона, H. Houstonii; драценовая, D. Drakenia; Контроерва, D. Contrajerva.

Доршъ, Gadus Callarias.

Досада, Taedium, Ira.

Досажденіе, Offensio.

Доска, Tabula, Asser, Assis, Lamina, *Sanis*, *Plax*; ей подобный, *Sanidodes*.

Доски, Laminae; обѣтныя, Tabulae votivae.

Досугъ, Otium.

Дохновеніе, Afflatus.

Дочь, Filia, *Thygater*.

Дощечка, Tabula, Lamella; четыреугольная, Tessella.

Драгунъ трава, Artemisia Dracunculus.

Дракона, Драконка, Dracaena.

Драконова кровь, Sanguis draconis.

Драконоглавъ, Dracocephalum; канарскій, D. canariense.

Драконъ, Draco.

Драхма, *Drachma*; половина драхмы, Semidrachma.

Древесина, Lignum.

Древесный, Arboreus.

Древній, Vetus, *Palaeos.*

Древо, з. Дерево.

Древовидный, Древообразный, *Dendrodes.*

Древоплодникъ, Xylocarpus Carapa.

Древоподобный, Arborescens, *Dendrodes.*

Древословіе, *Dendrologia.*

Древосоватый, Arborescens, Lignosus.

Древосѣкъ пахучій, Cerambyx moschatus.

Древоточекъ корабельный, Teredo.

Древянистый, Lignosus.

Дремликъ широколистный, Serapias latifolia.

Дремота, Dormitatio; бдительная, *Typhomania*; бдящая, *Coma agrypnon;* сонливая, C. somnolentum.

Дремя двудомное, Lychnis dioica; смолистая, L. vicaria.

Дріаква, Дріяква, Cyclamen.

Дробь на краяхъ вѣкъ, *Chalazion;* крупная, *Crimnon.*

Дровосѣкъ, з. Древосѣкъ.

Дрожалка возгривая, Nostoc commune, Tremella Nostoc.

Дрожаніе, Tremor; отъ гнѣва, T. ex ira; сердца, Palpitatio cordis palpitans s. trepidans; др. страждущихъ частей вмѣстѣ съ параличемъ, Paralysis agitans.

Дрожать, чувствовать дрожъ, Leviter frigere, Horrorem sentire, Inhorrescere, Tremere, Contremere, Intremere, Trepidare; начинать др., Intremiscere, Contremiscere.

Дрожащій, Tremulus, Tremens.

Дрожди, з. Дрожжи.

Дрожжи, Faex, Faeces; винные, F. vini; пивные, F. cerevisiae.

Дрожъ, Tremor, Horror, *Phricasmus;* отъ холода или лихорадки, *Rhigos;* его бросаетъ въ дрожъ, Horror percurrit corpus, H. eum invadit.

Дроздъ желтобровый, Turdus iliacus; желтоносый, T. viscivorus; обыкновенный, сѣдоголовый, T. pilaris; пѣвчій, T. musicus; черный, T. Merula.

Дрокъ, Genista; красный, G. tinctoria.

Дрочникъ, Genista; вѣниковый, G. scoparia; тонкій, G. juncea.

Другій, Alius, Alter, *Allos, Heteros.*

Другъ, Amicus, *Philos.*

Дружба, Amicitia.

Друза, Adenitis equina.

Дряхлость, Decrepitudo, Senectus decrepita.

Дуализмъ, Dualismus.

Дубина, Quercus Robur, Robur.

Дубинникъ желтый, Merisma flavum.

Дублянка, Agaricus violaceus.

Дубовый, Quercinus, Querceus; Robustus.

Дубравка, Ajuga reptans, A. Chamaepytis.

Дуброва, Quercus Robur.

Дубровка, Teucrium Chamaedrys; бѣлая, T. Polium; ивка, Ajuga Iva; трилистная, T. Chamaepitys.

Дубровникъ, Mercurialis perennis.

Дубъ, Quercus, Quercus Robur, Robur, *Drys*; бѣлый, Q. alba; каштанный, Q. Esculus; кина, Q. Aegilops; кошенильный, Q. coccifera; красильный, Q. tinctoria; обыкновенный, Q Robur; поздній, Q. pedunculata; пробковый, Q. Suber; чернильно-орѣшковый, Q. infectoria; чернильный, Q. Cerris; черный, Q. tinctoria.

Дубянка красная, Agaricus flexuosus.

Дуга, Arcus; артерій, A. arteriosus; артеріи ноги тыльная, I. 2404; атланта, A. atlantis; а. задняя, I. 2426; а. передняя, I. 2393; бровная, A. superciliaris; бровныхъ артерій, I. 2428; брыжечныхъ артерій, I. 2415; венъ руки тыльная поверхняя, I. 2433; глоточноніобная, I. 2422; глубокая ладонныхъ артерій, I. 2399, I. 2419; гл. нервовъ подошвенныхъ, I. 2416; гл. подошвенная, I. 2423; желудочной артеріи, I. 2397; запястья тыльная, I. 2402; костей, A. osseus; ладонная глубокая, I. 2440; лад. запястья, I. 2403; лад. нервная, I. 2439; ладонныхъ артерій, I. 2328; лад. арт. нервная, I. 2400; лад. венъ поверхняя и глубокая, I. 2435; лад. нервовъ, I. 2417; лад. сосудовъ глубокая, I. 2440; лад. сосуд. поверхняя, I. 2441; ланитная, A. zygomaticus; лобовыхъ костей, I. 2421; локтеваго состава тыльная, I. 2405; начальственной артеріи, A. aortae; нервовъ подошвенныхъ, I. 2416; нервовъ руки тыльная, I. 2407; ноги тыльная глубокая, I. 2411; н. тыльная поверхняя, I. 2412; ножныхъ венъ тыльняя, I. 2432; ніобной завѣски, A. faucium; передняя ніобной занавѣски, I. 2414; поднебенной занавѣски, I. 2425; подн. зав. передняя, I. 2392; подноготная или подъ ногтями лежащая нервовъ ручныхъ и ножныхъ перстовъ, I. 2418; подошвенная поверхняя, I. 2424; подошвенныхъ артерій, I. 2396; подошв. венъ, I. 2434; позвонковъ, A. vertebrarum; руки тыльная, I. 2406; р. тыл. глубокая, I. 2410; скуловая, A. zygomaticus; стопы тыльная, I. 2409; тыльная нервовъ ноги или стопы, I. 2408; хрящика верхней и нижней вѣки, I. 2429.

Дуги, Arcus; кровевозвратныхъ жилъ, A. venosi; полукружныя затылочной кости, I. 13457; почечныхъ сосудовъ, I. 2430.

Дугообразный, Arcuatus.

Дудка, Fistula, Fibula; духодвижная, *Trachea*.

Дудочный, Дудчатый, Fistulosus.

Дужка, Clavicula.

Дуля, Pyrus communis.

Дуновеніе, Flatus, Afflatus, *Anemos*, *Physa*, *Pneusis*; сильное, Perflatus; съ силою, *Ecphysesis*.

Дуоденальный, Duodenalis.

Дупла, Sinus; тѣла, Cavitates corporis.

Дупликаторъ, Duplicator.

Дупло, Cavitas.

Дуракъ, Stultus.

Дурачество, *Moria*, Stultitia, *Lerema*, *Leresis*; веселое, Melancholia nugax; всегдашнее, M. moria; забавное, M. nugax.

Дуркиманъ, з. Дурнишникъ.

Дурманъ, Datura; вонючій, D. Stramonium; древесный, D. arborea; красивый, D. fastuosa; меньшой, Xanthium strumarium; писаный, D. fastuosa; суровый, колючій, D. ferox; фюлетовой, D. Tatula.

Дурнишникъ, Xanthium strumarium.

Дурнопахучникъ, Ferula, I. 9376; опопанаксъ, F. Opopanax; восточный, F. orientalis; персидскій, F. persica.

Дурнота, Deliquium animi, *Lipothymia*, *Apopsychia*.

Духовный, Spiritalis, Spiritualis, *Pneumaticus*.

Духоволхвованіе, *Psychomantia*.

Духоволхвователь, *Psychomantis*.

Духословіе, *Pneumatologia*.

Духъ, Anima, Animus, Mens, Spiritus, Genius, Aura, Halitus, Audacia, *Anemos*, *Pneuma*, *Pnoe*, *Psyche*; хранитель, *Daemon*; арабскій, сладкій, Hedysarum Alhagi; вселенной, Spiritus naturae; гвоздичный, Geum urbanum; дурный, I. 9376, 10630; жизненный, жизни, Halitus vitalis, Spiritus s. Aura animalis s. vitae s. vitalis; злой, *Daemon*; выгнаніе мнимыхъ злыхъ духовъ, *Exorcismus*; иройской, геройской, A. heroicus; *Heroismus*; д. мира, свѣта, Spiritus naturae, *Hylarchus*; цвѣтный, *Anthosmias*; д. притупляется, ослабѣваетъ, Marcet animus; веселое расположеніе духа, Mens erecta; присудствіе духа въ трудныхъ положеніяхъ, *Euporia*; развеселить духъ, Exhilarare mentem; расположеніе духа, Animi conditio s. affectio; распол. д. хорошее, *Euthymia*; сотрясеніе, возмущеніе духа, Commotio animi.

Душа, Anima, Mens, Spiritus, Animus, *Phren*, *Pneuma*, *Psyche*, *Entelechia*, *Thymus*; кагастрическая, A. cagastrica; д. которую полагали отдѣленною отъ духа, A. animalis; возмутить душу, Animam commovere; возмущеніе души, Animi commotio s. motus s. affectus; душевно болѣть, страдать душевною болѣзнію, Ex animo laborare; до души касающійся, *Psychicus*; переселеніе душъ, *Metempsychosis*, Transmigratio animarum; пребываніе, сѣдалище ея, I. 10286; разстройство души, Perturbatio animi; разстроить душу, Animam perturbare, turbare, exasperare; состояніе, расположеніе души (духа), Animi conditio s. affectio; души умершихъ, Manes.

Душевный, *Pneumaticus*, Ad animum pertinens.

Душесловіе, *Psychologia*.

Души (поливаніе), Doccia, Gutta.

Душистый, Odorans, Odorus, Odoratus.

Душить, Angere.

Душица, Origanum; малая, Clinopodium vulgare; материнкая, O. creticum; обыкновенная пустая, O. vulgare.

Душникъ въ окнахъ, Ventilator.

Дующій, *Pneumaticus*.

Дымница, Fumaria; аптечная, F. officinalis; луковичная, Corydalis fabacea; всегда зеленѣющаяся, желтозеленая, C. glauca; желтая, C. capnoides; лапчатая, C. Halleri; орѣшистая, C. bulbosa; перстовидная, C. Halleri.

Дымъ, Fumus, *Capnos*; землиной, Fumaria officinalis; причиняемый, дымомъ, *Capnicus*; предсказаніе по дыму, *Capnomantia*.

Дымянка, з. Дымница.

Дыня, Cucumis Melo, Pepo; Египетская, C. Chate.

Дыра (з. также дырочка), Дира, Foramen, Meatus, *Trema*; въ языкѣ глухая, слѣпая, F. Meibomii; глазной впадины задняя, I. 9683; г. в. наружная, передняя, I. 9682; глухая, F. caecum; г. передняя, Fovea Tarini; затылочная большая, I. 9688; зрительнаго нерва, F. opticum; зубная верхней челюсти, F. alveolare; лобной кости глухая, I. 9679; на нижней челюсти передняя, I. 9676; не проходная, F. caecum; нёбная верхней челюсти передняя, F. incisivum; овальная, F. ovale; о. сердца, I. 9692; о. таза, I. 9693; основно-нёбная, I. 9699; позвоночная, I. 9685; предолговатое, F. ovale; сквозная, *Trema*; слуховой пазухи верхняя, I. 9697; с. п. задняя, I. 9698; с. п. передняя, I. 9696; слѣпая, F. caecum; центральная сѣтчатой оболочки, I. 9618.

Дыравый, Multiforis, *Porosus*.

Дырочка, Дирочка (з. также дыра), Foramen, F. parvum; бровная, Foramen supraorbitale; глухая, F. caecum; для пропущенія питательныхъ сосудовъ, F. nutritium; надбровная, надъ очными впадинами, F. supraorbitale; не проходная слѣпая, F. caecum; шиловидно-сосковая, F. stylomastoideum.

Дырочки, Foramina; впадины слуховаго нерва, II. 6640; для пропущенія питательныхъ сосудовъ, Foramina nutritia; овальныя основной кости, I. 9715; остистыя основной кости, I. 9720; рѣшетчатые, F. ethmoidalia; темяныя, F. parietalia.

Дыры, Foramina; въ костяхъ, F. ossium; зубныя нижней челюсти, I. 9704; круглыя основной кости, I. 9718; междупозвоночныя, F. intervertebralia; составныя, F. condyloidea; с. переднія, I. 9707; сосцевиднаго отростка, F. mastoidea; нёбныя, F. palatina; яремныя, F. jugalia.

Дыхаль, *Trachea*.

Дыхальце, *Trachea*.

Дыханіе, Respiratio, Spiritus, Aspiramen, Halitus, Anima, *Physa*, *Pnoea*, *Pneuma*, *Pneusis*, *Pnoe*; весьма трудное, *Orthopnoea*; вздыхающее, R. suspiriosa; вонючее, R. foetida; воспрепятственное, воспященное, R. impedita; глубокое, R. profunda, *Anapneusis*, *Mygmus*, *Mychmus*; глубокое и медленное, *Macropnoea*; горячее, Spiritus fervidus; краткое и рѣдкое, *Brachypnoea*; легкое, *Eupnoea*; медленное, R. tarda; не свободное, угнѣтенное, Spiritus suppressus; одушливое, R. anhelosa; прекращающееся, R. deficiens; прерывистая, R. interrupta; свистящее, R. clangens; свободное, R. libera; сильное, R. fortis; скорое, R. celeris, *Capsis*; слабое, R. debilis; съ вонью, вонючее, R. foetida; тоскливое, R. anxia; трудное, R. difficilis, Anhelatio, *Dyspnoea*; тр. въ слѣдствіе сращенія органовъ, *Dyspnoea* adhaesiva; тр. отъ антоноваго огня въ дыхательныхъ органахъ, D. gangraenosa; тр. отъ болѣзни подреберной плевы, *Pleurorthopnoea*; тр. отъ грыжи, *Dyspnoea* herniosa; труднымъ д. причиняемый, *Dyspnoicus*; тяжелое, Anhelatio, *Aasmus*, *Amphipneuma*; удушливое, R. suffocativa; холодное, Spiritus frigidus; храпящее, R. stertens; частое, R. frequens; дыханіе остановлено, воспящено, Spiritus intercluditur s. impeditur, Fauces strangulantur; больной равное дыханіе имѣетъ, Aequalis aegro spiritus est; до дыханія принадлежащій, Spiritalis, Spiritualis; *Pneumaticus*; д. которое больной можетъ только совершить лежа или стоя, R. supina; трудное д. имѣющій, *Asthmaticus*; у кого легкое дыханіе, *Eupnoicus*; задержать въ себѣ дыханіе, Spiritum continere s. retinere.

Дыхательный, *Pneumaticus*.

Дышаніе, з. Дыханіе.

Дышать, Animam ducere, Spiritum haurire; вновь д., Animam recipere, *Anapsyxis*; д. свободно, Aërem facile, commode trahere, Aërem spiritu facile ducere; съ свистаніемъ и отдышкою д., Spirare cum sono et anhelatione; трудно съ трудностію дыханіе, Aërem trahere difficilius, cum difficultate; тяжело, Anhelare; часто, рѣдко, медленно, Crebro, frequenter, raro, tardo spirare s. spiritum trahere; болѣзненное состояніе груди, при которомъ больной можетъ дышать только лежа или стоя, *Pleurorthopnoea*.

Дьяволъ, Diabolus, Daemon.

Дѣва, Virgo.

Дѣвица, Puella, Virgo, Virgo s. puella virum nondum experta, *Core*, *Pais*, *Parthenos*; возмужалая, *Ephebe*; мужеобразная, Virago; Д. не растлѣнная (у которой еще не поврежденно дѣвственное состояніе), Virgo incorrupta.

Дѣвическій, Virgineus.

Дѣвочка, Virguncula.

Дѣвственникъ, Adolescentulus, Juvenis, Integer.

Дѣвственность, Virginitas; нравственная, V. moralis; физическая, V. physica; лишеніе ея, Defloratio virginitatis, Virginitas deflorata s. laesa, Devirginatio, *Apanthismus.*

Дѣвственный, Virgineus.

Дѣвство, з. Дѣвственность.

Дѣвушка, Puella, Virgo; возмужалая, P. tempestiva (viro); не замужняя, P. innupta.

Дѣйствительность, Veritas, Realitas.

Дѣйствительный, Verus, Actualis, *Etymos.*

Дѣйствіе (з. также: Отправленіе и дѣйствія), Actio, Actus, Effectus, Vis; въ организмѣ пластическое устроительное, Processus vegetationis; галваническое, Actio galvaniana; животное жизненное, Actio animalis, *Zoodynamia*, *Zotica* (facultas), *Dynamis*; д. ладонною частію руки, Manipulatio volaris; д. лекарства, Actio (medicamentorum); мышечное, A. muscularis; наружною поверхностію руки, Manipulatio dorsalis; д. не отъ воли зависящее, не самопроизвольное, A. involuntaria; особенное, Effectus specificus; отъ воли зависящее, A. voluntaria; послѣдственное, *Hysterergia*; произвольное, A. voluntaria; противуположное, Effectus antagonisticus, *Antagonismus*; самопроизвольное, автоматическое, A. automatica; сердца, A. cordis; смѣшанное, A. mixta; солнечнаго удара, Insolatio; сочувственное, Effectus consensualis; специфическое, E. specificus; химическое, Operatio chemica; хорошее, Profectus; усиливать, возвышать д., Vim intendere.

Дѣйствія, Actiones; главныя, A. principes; душевныя, A. animales; естественныя, A. naturales; живаго тѣла, I. 426; жизненныя, Actus vitales; не произвольныя, A. involuntariae; общія, A. publicae; особенныя, A. privatae; тѣла, A. corporis; тѣла вспомогательныя, I. 428.

Дѣйство, Actio, Actus.

Дѣйствованіе, Operatio, *Poesis*; безъ приготовленія, *Scheda*, *Schediasma.*

Дѣйствовать, Agere; дѣйствіе имѣть, Vim habere.

Дѣйствующій, Agens; сильно, *Dynamicus*; д. не правильно по не правильному методу или способу леченія, *Pseudurgus.*

Дѣла, з. Дѣло; занятіе съ не значительными дѣлами, *Polypragmosyne.*

Дѣланіе, Factio, *Poesis*; желѣза, стали, *Siderotechnia.*

Дѣлить, раздѣлять, Dividere, Partire, Partiri, Distribuere.

Дѣло, Factum, Res, *Ergon*, *Pragma*; главное существенное, *Hegemonia*; постороннее, *Parergon.*

Дѣтей хорошихъ родящій, *Callitocus.*

Дѣтей ядучій, *Tecnophagus.*

Дѣтородіе, Partus.

Дѣторожденіе, Parturitio, Partus.

Дѣтоубійство, Infanticidium, *Tecnoctonia.*

Дѣтоубійца, Infanticida.

Дѣтство, Infantia; съ дѣтства, Ab infante, a pueritia, a puero.

Дѣянникъ, з. Деянникъ.

Дѣяніе, Actio, Actus, Factum, *Pragma*; весьма торопливое, *Polyschedia*; врачебное, Operatio; животное, *Zoodynamia.*

Дѣятели жизни, Factores vitae.

Дѣятель, Factor.

Дѣятельность, Actio, Activitas, *Energia*, *Entelechia*; возвышенная дѣятельность артеріальной системы или крови, II. 7317; болѣзненно-усиленная, *Hypersthenia*; весьма малая, *Neurosthenia* (у Новѣйшихъ Патологовъ); возвышенная венозной системы или крови, Sanguinis venosi praedominium; крови чрезмѣрная, *Hyperaematosis*; нервовъ, Vis nervorum; нервовъ чрезмѣрная, Actio nervorum nimia; весьма большая д. нервовъ, *Neurosthenia*; образовательная, Virtus formativa; чрезвычайная, чрезмѣрная, *Hyperenergia.*

Дѣятельный, Actuosus, *Energicus*, *Practicus*; чрезмѣрно д., *Hyperpracticus.*

Дюймъ, Digitus, Pollex; также, Uncia.

Дягель, Дягиль, Дягильникъ, Angelica, A. Archangelica; вонючій, A. Archangelica; лоснящійся, A. lucida; лѣсной или луговой, A. sylvestris; собачій, Cicuta virosa; темно багряный, A. atropurpurea.

Дягиль, з. Дягель.

Дягильникь, з. Дягель.

Дятелъ, Picus; зеленый, P. viridis.

Дятлина, Trifolium pratense; кишка, II. 10550.

Дятлинникъ, Trifolium pratense.

Дятловина, Дятловица, з. Дятлина.

Дятлы, Pici.

Е.

Ебуль, Sambucus Ebulus.
Евдіометрія, *Eudiometria.*
Евнухъ, Ейнухъ, *Eunuchus*; у котораго яйца раздавили, *Thladias.*
Евстафіева труба, з. Труба Евстафіева.
Египетскій, Aegyptiacus.
Егоизмъ, Egoismus.
Едва, Vix, *Mogis.*
Единица, Unitas, *Monas.*
Единорогъ азіатскій, Индѣйскій, Rhinoceros indicus, unicornis; обыкновенный морской, Narvallus vulgaris.
Единоцентренный, Concentricus.
Единственный, Unicus, Singularis, *Monos.*
Единство, Unitas, *Monas, Henotes.*
Единый, Unicus.
Едкомолечникъ, з. Ѣдкомолочникъ.
Ежавка, Arbutus.
Ежеватый, Echinatus.
Ежевика, Ежевинъ, Ежевина, Rubus fruticosus; ежевики, Baccae rubi nigri.
Ежевикъ выемчатый, Hydnum repandum, Rubus fruticosus; Е. ежеватый, H. Erinaceus.
Ежевина, з. Ежевика.
Ежегодный, Annuus, *Etesius.*
Ежеголовка прямая, Sparganium ramosum.
Ежедневный, Quotidianus, *Ephemerus*, *Amphemerinus*, *Cathemerinus.*
Ежовикъ, з. Ежевикъ.
Ежовникъ безлистный, Anabasis aphylla.
Ежъ, Echinus; дикообразъ, Hystrix; долгоухій, Erinaceus malaccensis; обыкновенный, Erin. europaeus; снѣдной морской, Ech. esculentus.
Ела, з. Ель.
Елей, Oleum, Ol. olivarum, *Myron.*
Еликсиръ, з. Эликсиръ.
Ель, Е. бѣлый, Pinus Abies.
Ельникъ, з. Ель.
Емульсія, з. Эмульсія.
Ендивей, Ендивія, Ендивъ, Cichorium Endivia.
Енотъ, Viverra, V. genotta; Африканскій, V. Civetta.
Епископъ, *Episcopus.*
Ершеникъ смолистый, Encalyptus resinifera.
Ершъ, Bodianus cernuus, Perca cernua.
Еспарсетъ, Onobrychis sativa.
Ессенція, з. Эссенція.
Естественно, натурально, Naturaliter, ad, secundum naturam.
Естественность, Naturalismus.
Естественный, Naturalis, Naturae conveniens s. accommodatus, *Physicus.*
Естество, Natura; ест. животное, *Zootes*; человѣческое, Natura humana, *Anthropismus.*
Естествоиспытаніе, Exploratio naturae.
Естествоиспытатель, Curiosus naturae, Naturalista, *Philophysicus*; также, *Physiographus* и *Physiologus.*
Естествопознаніе, *Physiologia.*
Естествословіе, *Physiologia*; *Physica*; врачебное, *Iamatologia.*
Естествословъ, *Physicus.*
Ехидна Европейская, Vipera Berus; египетская, V. aegyptiaca.

Ж.

Жаба, Rana Bufo, Bufo cinereus; болѣзнь, *Angina*; антоноогненная, A. gangraenosa; артрическая, ломотная, A. arthritica; венерическая, A. venerea; воспалительная, A. inflammatoria; ж. въ слѣдствіе употребленія острыхъ ядовъ, A. toxica; гастрическая, A. gastrica; гнилая, A. putrida; гнилая припадочная, I, 1465; ж. гнилую горячку сопровождающая, I. 1465; гнойная, A. purulenta; грудная, A. pectoris; желудочная, A. gastrica; злокачественная, злая, A. maligna; зубная, происходящая отъ раздраженія прорѣзывающагося или болящаго зуба, A. dentaria; зѣва, A. faucium; лимфатическая, A. pituitosa; лишайная, A. herpetica; ложная, A. notha; любострастная, A. venerea; мокротная, A. pituitosa; мышечная, A. muscularis; перепончатая, A. membranacea, polyposa; нёбная, A. palatina; отъ употребленія слишкомъ ртутныхъ лекарствъ, I. 1454; періодическая, A. periodica; плевистая, A. polyposa, membranacea; привычная, A. habitualis; простудная, A. catarrhalis; пурпуровая, пур-

пуровую горячку сопровождающая, A. scarlatinosa; ревматическая, A. rheumatica; свиней, I. 1439; судорожная, A. convulsiva; сукровичная, A. serosa; съ антоновымъ огнемъ, A. gangraenosa; съ изъязвленіемъ, A. ulcerosa; съ нарывомъ, A. suppuratoria; съ отвердѣніемъ, A. scirrhosa; у лошадей, *Adenitis* equina; у чахоточныхъ, A. phthisicorum; меньшая степень жабы, Paracynanche.

Жабинецъ узлекоренный, Ranunculus asiaticus.

Жабникъ, Filago; водяный, Ranunculus aquatilis; вредной, R. sceleratus; многоцвѣтный, R. polyanthemos; огненной, R. Flammula; остросочный, R. acris; полевой, R. arvensis; садовый, R. asiaticus; стелистый, R. repens; узлекоренный, R. asiaticus, bulbosus; чистительный, R. Ficaria; ѣдкій, R. acris; язычной, R. Lingua.

Жабрей, Antirrhinum, A. majus; льняной малый, Linaria vulgaris; не настоящій, L. spuria; обыкновенный, L. vulgaris; слабительный, L. Elatine; стелистый, L. Cymbalaria; трилистный, L. triphylla.

Жабрица, Seseli; извилистая, S. tortuosum; конская, S. Hippomarathrum.

Жабровидный, *Branchiodes.*

Жабры, *Branchia;* съ жабрами, *Branchiodes*, *Branchios.*

Жаворонокъ, Alauda; полевой, A. arvensis.

Жадность, Appetitus.

Жадный, Cupidus.

Жажда, Sitis, *Dipsa*, Potionis desiderium; (весьма) сильная, не умѣренная, S. ingens, insedabilis, *Polydipsia*; умѣренная, S. modica; чрезмѣрная, S. ignea; безъ жажды, Defectus sitis, *Adipsia*; все, что утоляетъ ж., *Adipson*; производящій ж., ее причиняющій, Siticulosus, *Dipsodes*; ж. имѣть, Sitire, Siti affici s. conflici s. vexari; возбудить жажду, Sitim facere, excitare, accendere; жажду уничтожить, Extinguere sitim; ж. уменьшить, облегчить, Sitim levare, relevare; усилить, Sitim accendere; имѣть сильную жажду, томиться ею, Vehementi siti conflictari; имѣть сильную жгучую жажду, Siti ardere; не имѣть болѣе жажды, Desinere sitire; получить жажду, Sitim colligere; томиться жаждою, Magna siti affici, Siti consumi, cruciari; утолять жажду, Sitim finire, sedare, compescere, tollere.

Жажденъ, з. Жаждущій.

Жаждущій, Siticulosus, Sitiens, Sitibundus, *Dipsos*, *Dipsodes*; нежажд., *Adipsus.*

Жало, Aculeus.

Жалованье, Stipendium.

Жаловидный, Mucronatus.

Жалоносный, Mucronatus.

Жальцо, Mucro.

Жареніе, *Pnixis, Optesis.*

Жарить, Torrere.

Жаркое, Assum; изъ свинины, Assa Suilla; телячье, Assum vitulinum; жареное мясо, Caro assa.

Жаръ, Calor, Ardor, Aestus, *Theros*; въ ушахъ жгучій, I. 7559; жгучій, колючій, C. mordax; калильный, Ardor; лихорадочный, *Pyr*, Aestus febrilis; лѣтній, *Theros*; любовный, Ardor amoris; мѣстный, Calor topicus; повсюдный, C. universalis; скоропреходящій, *Phlogosis*; солнечный, Ardor solis; съ жженіемъ, C. mordax; имѣть жаръ, Exaestuare; имѣть сильной жаръ, Fervorem ingentem habere; головная боль отъ жару, Capitis dolor ex aestu.

Жасминъ, Ясминъ, Jasminum officinale; арабскій, J. s. Nyctanthes Sambuc.

Жасминъ, з. Жесминъ.

Жатва, Messis, *Theros*, *Therismos*, *Theresis.*

Жатіе, Pressio.

Жвака, Жваніе, з. Жвачка.

Жвачка, Masticatio; жвачку жевать, отрыгать, Ruminare, Rumigare; ж. отрыгающій, Ruminalis, Ruminus.

Жгунъ, Capsicum.

Жгучій, Mordax, Causodes.

Жеваніе, Masticatio, *Massema*, *Massesis*; медленное и трудное, M. difficilis, *Bradymassesis.*

Жевать, Mandere, Manducare, dentibus conficere cibum; часто ж., Mansitare; кто сильно жуетъ, Mando.

Жезлъ, Scipio, *Rhabdos*; угаданіе по волшебному жезлу, *Rhabdomantia*; знающій употребленіе жезла, *Rhabdomantis.*

Желаніе, Cupiditas, Optatio, Desiderium; сильное, Appetitus, Ardor, *Epithymia*; страстное, Studium; стр. видѣть огонь, *Pyromania.*

Желающій чего нибудь, Cupidus.

Желваки, Scrophula vera (veter.), II. 10733; въ сапѣ, II. 10716; сухожильный (veter.), II. 10711; зашибные (veter.), II. 10720; колѣнные (veter.), II. 10706; сквозные (veter.), II. 10707.

Желвакoватый, Tuberosus.

Желвакъ, *Ganglion*, Tuber; артеріальный, *Aneurysma*; вено-артерійный, *Phlebarteriodialysis*; губчатый, кровяно - губчатый, Fungus *haematodes*; кровяный, наружный, *Aneurysma* (veter.), II. 10710; мозговидный, Fungus medullaris; мягкій костоплевный, Gummi (gallicum); мясный, *Sarcoma*; насухожильный, *Ganglion*; твердый костоплевный, *Tophus*; тучный, *Lipoma*; черноцвѣтный, *Sarcoma melanosum*; чумный, Carbunculus verus (veter.).

Желвачекъ, Tuberculum, *Cephalodium*.

Желвачковатый, Tuberculatus.

Желе, Pulpa, Gelatina; изъ сливъ, P. prunorum; изъ телячьихъ ногъ, I. 10162; изъ черепахъ, Gelatina testudinis; оленьяго рога, I. 10160.

Железа (з. также железка), Glandula, *Aden* (болѣзнь у лошадей); *Adenitis*, Ad. equina; Бартолинова, Prostata Bartholini; большаго берца, G. tibialis; большая (у нѣкоторыхъ животныхъ) въ концѣ брыжейки, *Pancreas* Asellii; возгривая, G. pituitaria; всемясная, *Pancreas*; въ мозгу сосновой шишкѣ подобная, G. pinealis; Граффіева, *Prostata* Graafii; грудная, *Thymus*; душевная въ мозгѣ, G. pinealis; зобная, *Thymus*; кишечная, G. intestinalis; *Enteraden*; матки, G. uteri; мокротная, G. pituitaria; околоушная, *Parotis*; окол. прибавочная, P. accessoria; поджелудочная, *Pancreas*; п. малая, P. parvum; подчелюстная, G. submaxillaris; подъязычная, G. sublingualis; предстательная, *Prostata*; пригожемястная, *Pancreas*; сердцеобразная, *Prostata*; слезная верхняя, I. 10283; с. нижняя, I. 10282; слизистая, G. mucosa; слюнная, G. salivalis; титечная, G. mammae; шейная, *Deraden*; ж. членосоставная вертлужной впадины, I. 10281; щитообразная, G. thyreoidea.

Железистый, *Glandulosus*, *Adenodes*.

Железка, Желѣзка (з. также железа), Glandula; истма мочеиспускательнаго канала, I. 10285; шишкѣ подобная въ мозгѣ, G. pinealis.

Железки, Acini glandularum, Glandulae; внутренней перепонки гортани, I. 10332; грудныя, G. thoracicae; душистыя пахучія головки мужескаго дѣтороднаго уда, I. 10327; желчныя, Acini biliosi; жирныя, G. sebaceae; жирныя Малпігіевы, G. adiposae; закожныя кожныя, G. sebaceae; отдѣлительныя, G. secernentes; Пейеровы, G. Peyerianae; печеночные, G. hepaticae; подкожныя сальныя, G. sebaceae; сальныя Малпигіевы, G. adiposae; слизистые маточнаго рукава, I. 10337; ж. сѣрноушныя, I. 10302; черпалообразнаго хряща, G. arytenoideae.

Железковидный, Glandulaeformis.

Железникъ, з. желѣзнякъ.

Железоватый, *Adenodes*.

Железовидный, *Adenodes*.

Железообразный, *Adenodes*.

Железообразованіе, *Adenogenesis*.

Железословіе, *Adenologia*.

Железы, Glandulae; Бруннеровы, G. Brunnerianae; брыжейки, брыжеечныя, G. mesentericae; вѣтвей дыхательнаго горла, G. bronchiales; воротной вены, I. 10366; вощаныя сѣрныя, Мейбоміевы, G. Meibomii; въ кучу собранныя, G. congregatae; глотки, G. pharyngeae; глубокія паховыя, I. 10318; гортанныя, G. laryngeae; грудной кости, G. sternales; губныя, G. labiales; душистыя головки мужескаго дѣтороднаго уда, I. 10342; дыхательнаго горла, G. laryngeae; желудочныя, G. gastricae, ventriculi; желудоч. верхнія, I. 10369; нижнія, I. 10368; желчнаго пузыря, G. cysticae; жирпослизистыя Мейбоміевы, G. Meibomii; заднешейныя, затылочныя, зашейныя, G. occipitales; кишечныя, G. intestinales; клубовидныя, G. conglomeratae; Ковперовы, G. Cowperi; кореннозубныя, G. molares; крестцовыя, G. sacrae; кучевыя, G. congregatae; ланитныя, G. buccales; легочныхъ вѣтвей, легочныя, G. pulmonicae; медовыя, G. nectariferae; миндалеобразныя, Tonsillae; миндалеобр. затвердѣлыя и распухлыя, *Antiades*; надгортаннаго хряща, G. epiglottidis; отнятіе миндалеобразныхъ ж., Abscissio tonsillarum; ж. мозга, G. cerebri; мочеиспускательнаго канала, I. 10308; мѣшечныя, G. folliculosae; надглоточныя, G. epiglottideae; надпочечныя, Renes succenturiati; находящіяся у нѣкоторыхъ животныхъ подъ ушами, *Animellae*; нектароносныя, G. nectariferae; нiобныя, G. palatinae; носовыя, G. nasales; Нуккіевы, G. Nuckianae; одинакія, G. solitariae; пасочныя, G. lymphaticae; пасоч. пищепріемнаго канала, I. 10329; Пахіоновы, G. Pacchioni; паховыя, G. inguinales; печеночныя, G. hepaticae; пищепріемнаго канала, G. oesophageae; подбоковыя, G. subaxillares; подвздошныя, G. iliacae; подколѣнныя, G. popliteae; подкрыльцовыя, G. subaxillares; подніобенныя, G. palatinae; подчелюстныя, G. submaxillares; подкрыльцовыя, G. axillares; порознь лежащія, G. solitariae; пасочныя, G. lymphaticae; поясничныя, G. lumbales; простыя, G. simplices; пузырчатыя, G.

folliculosae; разсѣянныя, G. solitariae; раменныя, G. axillares; сальничныя, G. omentales; сальныя, G. sebaceae; громожденныя, G. conglomeratae; сывороточныя, G. serosae; селезеночныя, G. lienis; слизистыя, Cryptae mucosae; слезныя, G. lacrymales; слизоотдѣляющія, слизотворныя, G. muciparae; слиз. членосоставныя, I. 10295; слизетворныя или слизистыя мокротной перепонки носа, I. 10335; слизетв. мочеиспускательнаго канала, I. 10336; слину отдѣляющія, G. salivales; сложенныя, G. conglomeratae, G. conglutinatae; совокупныя, G. congregatae; соклубленныя, G. conglomeratae; сукровицу отдѣляющія, I. 10302; твердой оболочки мозга, G. Pacchioni; титечныя, G. mammariae; хребетныя, G. dorsales; челюстныя, G. buccales, maxillares; членосоставныя, G. articulares; шаровидныя, G. conglobatae; шейныя, G. colli; шейныя опухлыя, Spongi; щечныя, G. buccales; язычковыя, G. uvulares; язычныя, G. linguales; яремныя, шейныя, G. jugulares.

Желобоватый, Canaliculatus.

Желобокъ, Жолобокъ (Bot.), Ascidium.

Желобоподобный, Ascidiformis.

Желобочный, Canaliculatus.

Желтникъ, Rhus, R. Cotinus, Crozophoria tinctoria; ж. (сумахъ) антилскій, R. Metopium; гладкій, R. glabra; копаловый, R. copallina; лаковый, R. vernix; уксусовый, R. thyphina; ядовитый, R. Toxicodendron.

Желтовалосникъ, Xanthium strumarium.

Желтоватый, Flavidus, Fulvus, Lutescens, Luteus, *Ochros.*

Желтоглавъ, Caltha.

Желтоголовникъ, Caltha; Astragalus grandiflorus; болотный, C. palustris.

Желтоголовъ Европейскій, Trollius europaeus.

Желтодревникъ, Xanthoxylon, X. Pterota; перечный, X. piperitum; ясенный, X. fraxineum.

Желтозеленный, *Chloros.*

Желтокорень, Statice, S. Armeria, Xanthorrhiza apiifolia.

Желтокъ яичный, Vitellum ovi (растеніе); Caltha palustris.

Желтолепъ, Peucedanum officinale.

Желтосливникъ, з. Априкосъ.

Желтосмолка, Xanthorrhoea; древняя, X. arborea.

Желтость померанцовой корки, лимонной корки, I. 9498.

Желточный, Vitellinus.

Желтуха, *Icterus;* I. flavus; красная, I. ruber; ложная, I. spurius; многожелчная, отъ многожелчія колерическая, I. cholericus s. polycholicus; отъ желчныхъ камней, I. calculosus, I. a calculis felleis, I. periodicus; новорожденныхъ, I. neonatorum; съ темножелтою кожею, *Melasicterus;* судорожная, I. spasticus s. spasmodicus, Aurigo spasmodica; у дѣтей, *Paedicterus;* хроническая, *I. hepatico-emphracticus,* cachecticus, chronicus; черная, I. niger, *Melasicterus.*

Желтуха (растеніе), Curcuma longa, Statice Armeria.

Желтушный, Ictericus.

Желтый, Flavus, Luteus, *Chloros;* ж. какъ воскъ, Cereus.

Желтякъ, Curcuma.

Желтяница, Carthamus; щитковатая, Onobroma corymbosum.

Желтяйчникъ, Crozophoria tinctoria.

Желуди дубовые, Glandes quercus s. quercinae.

Желудокъ, Ventriculus, *Stomachus, Gaster,* Aqualiculus; болѣзненное состояніе всякое желудка, *Gastronosos;* второй у жвачку отрыгающихъ животныхъ, Reticulum; здоровый, крѣпкій, Bonus, firmus stomachus; ж. и тонкія кишки, Primae viae; листоватый, *Omasum;* ж. мало держитъ у себя пищу, Stomachus parum continet, s. retinet, St. fere omnia reddit; ж. недержитъ въ себѣ пищи, Stom. non tenax est cibi, respuit cibum; ж. не переноситъ лекарства, Omnia medicamenta stomachum laedunt; ж. очищать, з. очищать желудокъ, первый у четвероногихъ жвачныхъ, Lumen, Rumen; ж. слабый, Stomachus infirmus, imbecillus, languens, iners; ж. сѣтковидный, сѣтчатый или сѣточный, Reticulum; телячій, Stom. vitulinus; тощій, Jejunium; третій (у рогат. жвач. живот.), *Omasum, Echinus;* хорошій, здоровый ж. имѣющій, *Eustomachus;* ж. четвертый, *Abomasum;* къ желудку и грудобрюшной преградѣ принадлежащій, *Gastrophrenicus;* къ желудку и двенадцатой перстной кишкѣ принадлежащій, *Gastro*duodenalis; къ желудку и ободошной кишкѣ принадлежащій, *Gastrocolicus;* къ желудку и селезенкѣ принадлежащій, *Gastro*lienalis; извергаемое желудкомъ, напр. рвотою, *Gastrocatharsis;* находящійся надъ желудкомъ, *Epigastricus;* слабый, худой желудокъ имѣть, Parum, tardum concoquere; хорошое состояніе желудка, *Eustomachia;* укрѣплять желудокъ, Corroborare s. recreare s. reficere stomachum;

имѣть хорошій желудокъ, Bene, facile concoquere.

Желудочекъ, Ventriculus; мозга безименный, II. 11771; мозга пятый, II. 11771; мозга третій, II. 11772; четвертый мозга, II. 11770; сердечный вторый или задній и лѣвый, II. 11774; сердечный первый или передній или правый, II. 11773; зависящій отъ существованія одного только желудочка сердца, *Monocoelicus.*

Желудочки мозга или мозговые, Ventriculi cerebri; боковые или верхніе или передніе, V. c. laterales; сердечные или сердца, V. cordis.

Желудочно-сальниковый, *Gastrepiploicus.*

Желудочнообразный, *Gastrodes.*

Желудочнопеченочный, *Gastrepaticus.*

Желудочный, *Stomachicus, Gastricus.*

Желудь, я, Glans (genit. glandis).

Желчемедъ, *Picromel.*

Желчиподобный, *Cholodes.*

Желчный, Bilosus, Felleus, *Cholodes.*

Желчь, Bilis, Fel, *Chole*; *Cholos*; бычачая, Fel tauri; быч. сгущенная, I. 9323; всасываніе желчи, ж. всасывающаяся, *Cholocatarrhophe;* отъ того происходящій, *Cholocatarrhophicus;* печеночная, B. hepatica; сгустившаяся, *Pachycholia*; синяя, испорченная, B. isatodes; черная, Atra bilis; излишнее количество желчи, *Polycholia;* изліяніе желчи, *Cholecchysis;* внезапное, *Cholorrhagia*; въ брюшную полость, Ascites biliosus; недѣятельною желчію страждущій, *Cholapragmon;* испражняющій желчь, *Cholagogus*; отъ худой желчи происходящій, *Cacocholicus*; худое качество желчи, *Dyscholia*; изліяніе желчи продолжителное, *Cholorrhoea*; къ изліянію желчи принадлежащій, *Cholecchyticus*; отдѣлнющій желчь, *Cholagogus*; полный желчію, *Picrocholus*; приготовленіе желчи, *Cholopoesis*; приготовляющій желчь, *Cholopoeus*; слабою желчію страждущій, *Cholapragmon*; худое свойство желчи, *Cacocholia*; желчи подобный, Cholodes.

Желѣза, Желѣзка, Желѣзки, з. Железа, Железка, Железки.

Желѣзнякъ, Verbena officinalis; трилистный, V. triphylla.

Желѣзо, Ferrum, *Sideron*, *Sideros*; виннокислое, F. tartaricum; выжигать горячимъ ж., Ferramento candente exurere, Ferramento deducere; желѣзисто-синородистое, I. 9361; раскаленное, F. candens, I. 4746; раскаленное ж. слегка прикоснуть къ части, Candens ferramentum admovere parti, ut leviter tantum attingat; синильное, синородистое, Cyanuretum ferri; солекислое, I. 9363; сѣрнокислое, I. 9372; углекислое осажденное, I. 9365; уксусоэфирное, II. 10295; хлористое, F. chloratum.

Желѣзы, з. Железы.

Жемчугъ, Unio, *Margarita.*

Жена, Femina, *Gyne*; Uxor; молодая, *Parthenos*, *Nympha;* не давно вышедшая за мужъ, *Neonympha.*

Женатый, Matrimonio junctus.

Женовидный, Feminatus, *Thelycus.*

Женомужескій, *Gynandricus*, *Gynandrus.*

Женомужный, *Gynandrus*, *Gynanthropus.*

Женоненавистъ, отъ того происходящій, *Misogynicus.*

Женоненавистникъ, *Misogynos.*

Женоснованіе (Bot.), *Gynobasis.*

Женоосновный, *Gynobasicus.*

Женоподобный, з. Женовидный.

Женотычинникъ, *Gynostemium.*

Женскій, Femineus, Femininus, *Gynaeceus*, *Thelycus.*

Женщина, Femina, *Gyne;* весьма плодородная, *Aricymon;* весьма сильная, мужественная, пресильная, *Andria;* замужная, Nupta; истерическая, Mulier suffocata; еще неродившая, *Alochos;* изобилующая молокомъ, *Polygalactos;* мужеобразная, мужеподобная, мужественная, храбрая, Virago; недавно вышедшая за мужь, Nupta; страждущая недостаткомъ мѣсячнаго очищенія, *Amenia*; ж. съ преграждееніемъ, сращеніемъ рукава матки, *Atreta;* ж. которая, имѣя неумѣренно-большой клиторъ, производитъ, посредстомъ его съ другими противуестественное совокупленіе, *Tribas.*

Жень-шень, Panax quinquefolius, Radix Ginseng.

Жерло, Fauces, *Lamos*, *Chasma.*

Жерновки раковые, Lapides cancrorum.

Жеровина, з. Клюква.

Жеруха, Lepidium; Nasturtium aquaticum; дикая, L. Iberis, ruderale; дикая струйчатая, Sisymbrium Sophia; огородная, L. sativum; сандвичь, L. Piscidium; степная, L. campestre; широколистая, L. latifolium.

Жесминъ, Nyctanthes, Arbor tristis, Jasminum officinale; арабскій, Nyct. s. Jasminum Sambac.

Жестеръ, Жестръ, Жестъ, Rhamnus catharticus; также: Jujubae.

Жесткій, Asper, Crudus, *Scleros.*

Жесткокрылый, *Coleopterus.*
Жесткость, Asperitas, Rigiditas; кожи, A. cutis.
Жестокій, тяжкій, сильный, Vehemens, Asper, Acerbus, Gravis; весьма ж., *Theriodes.*
Жестокость, Crudelitas, Duritia, Durities animi, Impetus, Vehementia.
Жестръ, Жесть, з. Жестеръ.
Жесть, Ligustrum vulgare.
Жженіе, Ustio, *Pyrosis*; въ желудкѣ, Soda, Ardor ventriculi; ж. какъ бы отъ крапивы, *Cnidosis.*
Жжужжаніе, Murmur, Murmuratio.
Живика, Sideritis; шерстистая, S. hirsuta.
Живица, Resina alba, II. 6759; бразильская, R. s. Gummi Animae; восточная, II. 6753.
Живокость, Delphinium Consolida, Symphytum, II. 6440; ползучій, S. Clusii; фіолетовая, D. intermedium; шишковатая, S. tuberosum.
Живородный, Viviparus.
Живородящій, Viviparus, *Zoogonus, Zootocos.*
Живость, Alacritas, Vigor, Vivacitas; придавать живости, Vigorare.
Животвореніе, Animalisatio, *Zoosis.*
Животворящій, *Zooticus, Zoticus.*
Животникъ, Periploca graeca.
Животновѣденіе, *Zoosophia.*
Животновѣдецъ, *Zoosophos.*
Животное (з. также Животныя), Animal, *Zoon*; безпозвоночное, A. invertebratum; безкровное, A. exsangue; безъ хвоста, A. ecaudatum; безъ желудка, *Agaster*; бѣшенное, дикое, ядовитое, *Therion*; водяное, *Hydrozoon*, A. aquaticum; живородящее, A. viviparum, *Zootocon*; маленькое, Animalculum, *Zoyphium, Zuphium, Zuphion*; млекопитающее, *Mastozoon*, A. mammale; обоеживое, *Amphibion, Amphibium*; окаменѣлое, *Zoolithus*; первобытное, *Protozoon*; предковъ, *Palaeotherion*; четвероногое, Quadrupes; чужеѣдное, *Epizoon*; кто имѣетъ знаніе о животныхъ, *Zoosophos*; искуство лечить животныхъ, *Zooiatrica.*
Животноизслѣдователь, *Zoologicus.*
Животнорастеніе, *Phytozoon, Zoophyton*; до его относящійся, *Zoophyticus.*
Животнословіе, *Zoologia.*
Животность, Animalismus.
Животноуподобленіе, Animalisatio.
Животныя, Animalia; беззубыя, грубыя, Bruta; живородящія, Vivipara; *Zootoca*; звоночныя, A. vertebrata; кольчатыя, A. annulata; маленькія сѣменныя, Animalcula spermatica, *Spermozoa*; млекопитающія, A. mammalia; м. имѣющія нераздѣльныя копыта, Solidungula; съ раздѣленными копытами, Bisulca; мягкія, Mollusca; однокопытныя, *Mononycha*; отрыгающія жвачку, Ruminantia; подземныя, A. subterranea; съ толстою твердою кожею, *Pachyderma*; съ кошелькомъ, Marsupialia; сѣмянныя, *Spermatozoa, Spermozoa*; толстокожія, *Pachyderma*; тяжелыя, Bruta; цѣльнокопытныя, Solidungula; черепокожныя, *Ostracoderma*; четвероногія, Quadrupedes; четверорукія, Quadrumana; яйценосящія, Ovipara; обьясненіе именъ животныхъ, встрѣчающихся въ священномъ писаніи, *Hierozoicon.*
Животъ (з. также Брюхо), Venter, Abdomen, *Gaster, Etron, Ascos*; весьма большой, *Megalocoelia*; мягкій, V. mollis; отвислый, V. propendulus; у животныхъ, *Neiaera, Neira*; животъ натянутъ, V. intensus est; боль въ животѣ, Dolor ventris, Dolor in ventre; у него животъ болитъ, онъ имѣетъ боль въ животѣ, V. ei dolet, Ei dolor in ventre est.
Живучка, Ajuga; кровельная, Sempervivum tectorum.
Живущій, Vitalis; ж. вмѣстѣ, *Syncestius, Synoecus*; ж. или жившій въ новѣйшее время, *Neotericus*; на счетъ другаго, чужеядный, *Parasiticus*; ж. отдѣленнымъ отъ общества человѣческаго, *Idiota.*
Живый, Vivus, Vividus, Vivax, *Zoos.*
Жигалекъ, Evonymus europaeus.
Жиговка, Urtica urens.
Жигунецъ, Clematis erecta, Pyrethrum, Anthemis Pyrethrum; зубной, Radix dentariae.
Жигучій, Urens.
Жигучка стелющаяся, Clematis erecta.
Жидкій, Fluidus, Liquidus, Tenuis, *Panygros.*
Жидкости, Fluida, Liquida; воздухообразныя, F. aëriformia; извлекающія, Extrahentia.
Жидкость, Fluiditas, Fluidum, Liquor, *Icmar*; азотно-кисло-ртутная, I. 13548; Беллостіева, L. Bellostii; весьма тонкая летучая, *Naphtha*; гальваническая, F. galvanicum; гнойная, Materia puriformis; грязная, отдѣляющаяся изъ кожи, *Smegma*; желудочковъ мозга, I. 9602; зародышевая, з. вода зародышева; камни разбивающая Лоофіева, I. 13552; клейкая, Mucilago; кремнистая, L. silicii; крови чрезмѣрная, I. 9598; магнетическая, F. magneticum; наша-

тырнопряная, I. 13554; нашатырная солянокислой мѣди Бейзерова, II. 10344; нервная, Liquidum nerveum; паровидная, отдѣляемая въ клѣтчатой плевѣ, Vapor animalis; предстательной железы, L. prostaticus; противувенерическая Кехлинова, I. 6712; ртутная, I. 2297, 13547; слизистая, истекающая каплями изъ дѣтородныхъ частей во время случки, *Hippomanes;* солянокислой мѣдной окиси, II. 10344; становой жилы, I. 2341; стекловидная, Humor vitreus; происходящая отъ болѣзненнаго ея состоянія, *Methydricus.*

Жидовникъ, Periploca graeca.

Жижа, Jus, *Embamma;* изъ яичной кашицы, Cremor ptisanae.

Жизнедѣятельность, Vis vitae s. vitalis; *Dynamis.*

Жизненно-химическій, *Biochemicus.*

Жизненность, Vitalitas.

Жизненный, Vitalis, *Zoticus.*

Жизнеописаніе, *Biographia;* умершихъ, *Necrologus.*

Жизнь, Vita, *Bios, Zoe;* внутренняя, V. interna; воздержная, Vitae genus cum frugalitate; всеобщая, V. universa; городская, V. urbana; деревенская, сельская, V. rustica; динамическая, V. dynamica; долгая, *Macrobiosis;* долговременная, Longaevitas; животная, V. animalis; противу-животной ж. дѣйствующій, *Antizooticus;* индивидуальная, V. individua; кагастрическая, V. *cagastrica;* короткая, V. brevis; наружная, V. externa; недѣлимая, V. individua; общественная, V. socia; органическая, V. organica; питательная, плототворная, V. reproductiva; природы, V. naturae; ж. продолжающій, *Zoicus;* производящій, *Physizoos;* психическая, V. psychica; растительная, V. vegetabilis; роскошная, Luxuria, Vitae genus cum luxu; сидячая, V. sedentaria; уничтожающій жизнь, *Antibioticus;* вышина жизни, Culminatio vitae. Жизнь вести, Vivere, Vitam agere, Vitae genus habere s. sequi; дать, сохранять жизнь, Vitam servare, reddere, sustinere; получить ж., Vitam accipere; лишиться жизни, умереть, Abire e vita, Cedere vita s. e vita, Excedere (e) vita, Ponere vitam, Commutare vitam cum morte; противудѣйствующій жизни, *Antibioticus;* наскучившій сю, Satur vitae; наставленіе о поведеніи хорошей и пріятной жизни, *Eudiobiotica;* нисхожденіе или умаленіе ея (въ противуположности слову evolutio vitae), Revolutio vitae; образъ собственный жить и дѣйствовать, *Idiotropia;* пресыщеніе ея, Satietas vitae; принадлежащій къ ж., *Zoticus;* продолжать, продлить жизнь, Vitam producere; родъ, образъ жизни, Consuetudo s. genus vitae; споспѣшествующій къ жизни, *Zoticus.*

Жила, Fibra, *Nervus, Phlebs;* безчувственная, Tendo; бьющая воздушная, I. 2585; бьющая или бьющаяся, з. Артерія; бьющая начальственная, *Aorta;* духовижная, дыхательная, жесткая, *Trachea;* крововозвратная, з. Вена; крововозвр. внутренняя ручная (печеночная), II. 11487; крововозвращательная, Vena; кровоносная, Arteria rubra, *Haemas;* ж. къ сердцу кровь обратно приносящая, Vena; первоначальная, *Aorta;* растительная, Fibra vegetabilis; становая, становая мозговая, Medulla spinalis, *Rhachites;* сухая, Tendo, *Nervus;* сухая Ахиллесова, Chorda Achillis; сухая большая, *Tenon;* сѣменная, Spermatis (vena s. arteria); чувственная, чувствительная, *Nervus.*

Жиленіе, *Tenesmus;* испражненіе низомъ жиленіемъ, Alvus nisi coacta non reddit.

Жилисто-сосудистый, Nervoso-venosum.

Жилистый, Nervosus, Venatus, Venosus, *Phlebodes.*

Жилище, Habitatio, Sedes, *Ethos, Oikos;* врача, *Iatrion.*

Жилка, з. Жилочка.

Жилковатый, Fibrosus.

Жилобіеніе, з. Пульсъ.

Жилобьющій, *Arterialis, Sphygmodes.*

Жиловый, Fibrosus, *Nervosus.*

Жилоподобный, *Phlebodes.*

Жилочка, Venula, Arteriola, *Phlebion.*

Жилочница, Byssus; клочистая, B. floccosa; погребная, B. cellaris.

Жилы, Fibrae; крововозвратныя, Venae; почечуйныя, *Haemorrhoides;* сухія, Tendines; чувственныя, чувствительныя, з. Нервы.

Жильнобьющій, Arteriosus.

Жильнокрылый, *Hymenopterus.*

Жимолостникъ, жимолость, Lonicera; козья, L. Caprifolium; обыкновенный, L. Xylosteum; трубоплодный, Symphoria glomerata.

Жимолость, з. Жимолостникъ.

Жина (лубокъ), з. Шина.

Жинзенгъ золотой, Sium Ninsi, Ninsing.

Жирнокислый, *Stearicus.*

Жирнолистка, Pinguicula; обыкновенная, P. vulgaris.

Жирность, Pinguitudo, Adiposis, *Liparia*, *Adeliparia*.

Жирный, Adiposus, Pinguis, *Liparos*.

Жировикъ, Стеатитъ, Lapis steatites, *Statites*.

Жирокислый, Stearicus.

Жирообразованіе, Adiposis.

Жиръ, Adeps, Pinguedo, Axungia, *Lipa*, *Pion*, *Pimele;* бобровый, Axungia castorei; гусиной, Adeps anserinus, Axungia anseris; ехидный, Ax. viperarum; заячій, Ax. leporis; изъ воловыхъ ногъ, I. 3397; китовый, Cetaceum, Sperma ceti; костнаго мозга, I. 3395; кожный, Sebum cutis; кошечій, Adeps ex felle; крѣпкій, плотный (напр. бычачій, олений), *Stear;* лошадиный, Ax. equi; покровный, Sebum cutis; почечный, Pinguedo renalis; свинный, Adeps suillae; собачій, Ax. canis; средостѣнный между бляшками костей черепа, Meditullium (ossium cranii); треска, I. 2661; угровый, Ax. anguillae; харіуса, Ax. Aschiae; человѣческій, Ax. hominis. Все жирное вредно для желудка, Omnia pinguia aliena stomacho sunt; порочное свойство жира, *Dyspionia*; къ ж. принадлежащій, *Pimelicus;* чрезвычайно большое накопленіе жира въ тѣлѣ, *Hyperpimele*.

Жительство, Habitatio.

Житіе, Vita; холостое или вдовое, Coelibatus.

Жито, Secale cereale.

Житожолдъ полевый, Convolvulus arvensis.

Жить, Vivere, Spirare; пребывать, Degere, Agere vitam; ж. неумѣренно распутно, Intemperanter vivere.

Жминда, Amaranthus Blitum; Chenopodium olidum.

Жмуреніе, *Scardamygmus*.

Жмурящій, *Scardamycticus*.

Жмурящійся, *Scardamycta*.

Жолобъ Гунтеровъ, Gubernaculum Hunteri.

Жолоди дубовые, Glandes quercinae.

Жольдъ, Ilex Aquifolium.

Жомъ, Compressorium, Torcular; Пленка, C. Plenkii.

Жостъ, Ligustrum vulgare.

Жофрея, Geoffraea; ямайская, G. inermis.

Жужелица, Carabus; золотая, C. auratus; златоголовная, C. chrysocephalus; мѣднокрасная, C. cupreus; ржавистая, C. ferrugineus.

Жужжаніе, Murmur, *Bombus;* въ ушахъ, M. s. Susurrus aurium.

Жуки, *Coleoptera*.

Жукъ, Scarabeus; золотой, Cetonia aurata; лошадиной, Geotrupes Stercorarius; майскій, Melolontha vulgaris.

Журавинка, з. Журавлина.

Журавлина, Vaccinum Oxycoccos.

Журавлинникъ, Geranium; печальный, Pelargonium triste; пятнистый, G. maculatum; Робертовъ, G. Robertianum; скабеловидный, Pelargonium Radula.

Журанъ, Flores ulmariae; лабазникъ, Spiraea Ulmaria.

Журналъ, Diarium, Libellus.

Журчаніе, Murmur.

З.

Забвеніе, Oblivio, *Lathe*.

Заблужденіе, Error, *Pseudodoxia;* мѣста, E. loci; питательнаго сока, E. nutrimenti; соковъ, E. humorum; съ настоящаго мѣста, E. loci; ума, *Parallage*.

Заболонь, Alburnum.

Заболѣть, Morbo affligi, affici, prehendi, opprimi, invadi, occupari, cadere s. incidere in morbum; горячкою, In febrem, in febriculam incidere.

Заболѣющій трудно, *Dyspathes*.

Заборъ, *Phragma*.

Забота, Sollicitudo, *Phrontis;* отъ ея происходящій, *Phrontisticus*.

Заботиться, з. Пещися.

Забрало, Septum.

Забывчивость, *Amnesia*, *Lethe*.

Забывчивый, Obliviosus; онъ з., Memoria labat.

Забытіе, Oblivio.

Завалецъ шишковатый, Scrophularia nodosa.

Завалъ (з. также Завалы), Obstructio; носа, отъ накопленія чего либо, Angustia narium, *Rhinostegnosis*.

Завалы, Obstructiones, Infarctus; внутренностей, O. viscerum; внутр. послѣ лихорадокъ, Placenta febrilis; железные илъ железъ, *Adenemphraxis;* кишекъ, Infarctus intestinorum; сосудовъ внутренностей, *Emphraxis;* отъ того происходящій, *Emphracticus;* чревные, Infarctus, I. viscerum.

Заведеніе, Institutum; родовспомогательное, *Lochodochium*.

Завернутый, Involutus.

Заверобой горской, Swertia perennis.

Завертываніе, Circumvolutio, Involutio.

Завивальцо на пузанчикахъ (грибахъ), *Peridium.*

Завиваніе, Torsio; кишекъ, Volvulus.

Завилецъ, Chelidonium majus; подземной, Arachis hypogaea.

Зависимость, Dependentia.

Завистливый, Invidiosus, *Phthonicus.*

Завистникъ, Invidus, *Zelota.*

Завистный, з. Завистливый.

Зависть, Invidia; *Phthonos*, *Zelosis;* отъ ея происходящій, *Phthonicus.*

Завитіе, *Anilesis.*

Завитки, *Anemone* hepatica.

Завитое, *Aneilema.*

Завитокъ (ушный), *Helix;* кишекъ, Volvolus, *Enteroparisagoge*; имъ причиняемый, *Enteroparisaticus;* з. уха передній, *Anthelix.*

Завитый, Involutus.

Заволока, Setaceum.

Заворачиваніе, *Helosis*, *Streblosis*, *Strepsis*; вѣкъ во внутрь, *Entropium*; кишекъ, Volvulus; матки, *Metrocampsis*; м. внутри, *Hysterhelosis.*

Заворотъ, *Entrope;* глазныхъ вѣкъ, *Entropium*; кишки внутрь, *Chordapsus;* матки, Inversio, retroversio uteri; м. внутри, *Hysterhelosis;* м. къ переди, Antroversio uteri, Hyster. anterior; зав. (или направленіе) рѣсницъ къ глазу, *Trichiasis.*

Завороты Нукіевы, Diverticula Nuckii.

Завтракъ, Prandium, Jentaculum, *Ariston.*

Завѣса, Velum; подніобенная, V. palati.

Завязка, *Desma.*

Завязныкъ стоячій, Tormentilla erecta.

Завязываніе, Ligatura; артерій, L. arteriarum; пуповины, I. 13353.

Завялый, Flaccidus.

Заглушать, Obtundere, Obstupefacere.

Загородка, Sepimentum, *Secos.*

Загражденіе (з. сращеніе), маточнаго рукава, *Colpemphraxis.*

Задача, Problema.

Задержаніе, Retentio, Suppressio, *Epischesis;* болѣзненное крови, *Haematepischesis*; испусканія мочи, *Ischuria;* истеченія въ перелоѣ, *Phallorrhoischesis*; кровотеченія, *Haemostasia;* кровот. естественнаго, *Haemischesis*; мочи, *Ischuria*, *Anuresis*; м. атоническое, I. atonica; м. воспалительное, I. inflammatoria; м. въ мочевомъ пузырѣ, I. vesicalis; м. въ мочеточникахъ, I. ureterica; м. въ почкахъ, I. renalis; м. дѣйствительное, истинное, I. vera; м. ложное, I. notha; м. механическое, I. mechanica; м. отъ накопленія сгустившейся крови въ мочеточникахъ, I. 12442; м. отъ камней въ мочевыхъ органахъ, I. calculosa; м. отъ наружнаго вдавленія, I. compressoria; м. отъ неправильнаго строенія мочеиспускательнаго канала, I. urethrae; м. отъ отолстѣнія оболочекъ мочеваго пузыря, I. callosa; м. отъ паралича мочеваго пузыря, I. paralytica; м. отъ препятствій въ шейкѣ мочеваго пузыря, I. 12445; м. отъ препятствій мочеваго пузыря во входѣ, I. 12446; м. припадочное, II. 9415; м. сопряженное съ слабостію, I. atonica; м. судорожное, I. spasmodica; зад. мѣсячнаго очищенія, Suppressio mensium; зад. (при воздержаніи отъ любви) отдѣленія сѣмени, *Spermatoschesis;* поноса, *Diarrhoischesis;* послѣродоваго очищенія, Suppressio lochiorum; пота, *Anidrosis;* отъ з. происходящій, *Cathecticus;* зад. створожившейся крови, *Thromboschesis.*

Задержанное (все то что задержано или осталось въ тѣлѣ, въ противуположности слову Excreta), Retenta.

Задержанный, Suppressus.

Задержать испражненіе низомъ, Alvum s. ventrem adstringere s. comprimere.

Задникъ, Suppositorium.

Задница, Anus; Nates; Intestinum rectum, *Proctos*, *Hedra*, *Archos*, *Glutos;* въ мозгѣ или мозговая, I. 1982; у лошадей, I. 1459; къ задницѣ принадлежащій, *Glutaeus.*

Задницы мозговыя, Nates cerebri.

Задній, Posterior, *Hysteros.*

Задумчивость, Distractio animi, *Melancholia*; уединенная, M. errabunda.

Задушать, з. Задушить.

Задушеніе, Suffocatio, *Apnoea*, *Pnigma;* зад. особенно отъ судороги, *Apopnixis;* чрезъ сжатіе дыхательнаго горла петлею, Strangulatio; чувство задушенія (истерическій припадокъ) у женщинъ, Suffocationes mulierum.

Задушенный, Strangulatus.

Задушить, Strangulare, Suffocare, Spiritum s. animas intercludere alicui; задушиться, Strangulari; онъ задушается, Spiritus ejus intercluditur.

Задъ, з. Задница.

Задыханіе, *Orthopnoea.*

Задышка, *Orthopnoea.*

Заечникъ, Boletus squamosus.

Заживать, Sanescere, Coire, Concrescere.

Заживленіе, Consolidatio; повреждевій головокъ костей посредствомъ перепонокъ, ***Syssarcosis***; скорое, скорозаживленіе, ***Collisis***; съ рубцомъ, Cicatrisatio.

Заживлять, Solidare.

Заживляться, Confervere (e. g. ossa confervunt), Solidari (vulnus solidatur).

Зажиганіе, Accensio.

Зажога лошадей, ***Dyspnoea emphysematica.***

Зазубренный, Crenatus.

Заика, Balbus, ***Mogilalos.***

Заиканье, Balbuties, ***Psellismus***, ***Ischophonia***; человѣкъ у котораго заиканіе сопряжено съ ослабленіемъ язычныхъ мышицъ и истеченіемъ слюны, Balatro, Bambalio.

Заикаться, Balbutire.

Зайцелогъ, Lagoecia cuminoides.

Закатъ дня, Vesper.

Закваска, Fermentum, ***Zyma.***

Закинѳа, Zacyntha verrucosa.

Закипъ кровяной, Placenta sanguinis.

Закисаніе, з. Броженіе.

Закисленіе, Oxydulatio.

Закисленный, Oxydulatus.

Закисъ, Oxydulum; виннокислой ртути, Tartras hydrargyri; желѣза, I. 9369; ж. лимоннокислая, Ferrum citratum; ж. солекислая, I. 9364; ж. сѣрнокислая, I. 9372; ж. углекислая, I. 9358; ж. уксусокислая, I. 9368; ж. черная, I. 9370; ртутная, Hydrargyrum oxydulatum; р. селитрокислая, I. 11391; р. солянокислая, I. 11388; р. ускусокислая, I. 11381; свинцовая, Plumbum ustum; сурмянная, Antimonium oxydulatum; сурмянная солянокислая, II. 8935.

Заклеиваніе, ***Collesis.***

Заклинаніе мертвыхъ, ***Sciomantia***; мнимыхъ злыхъ духовъ, ***Exorcismus.***

Заклинатель, ***Exorcista***; духовъ, ***Sciomantis.***

Заключать по чему нибудь, или изъ чего, Conjicere, Colligere, Concludere.

Заключеніе, Conclusio, (умозаключеніе) ***Logismus***; ложное, Fallacia; медицинское, Judicium medicum; по однимъ предположеніямъ, ***Tecmarsis.***

Закованіе, з. Заковка.

Заковка, Malus clavorum impictus, Ungulae punctura.

Заковываніе, з. Заковка.

Закожный, Cutaneus.

Заколдовать, Effascinare; кто заколдовываетъ, ***Bascanos.***

Заколачиваніе клина, ***Sphenosis.***

Законный, Legitimus, Legalis.

Законословіе растеній, ***Phytonomia.***

Законурка (въ слухов. кости), ***Labyrinthus.***

Законъ, Lex, ***Nomos***; общаго образовательнаго стремленія, ***Plasticismus***; безъ закона, несообразность съ законами, ***Anomia***; закономъ сообразный, Legitimus; несообразный съ законами, ***Anomus***; слѣдующій собственнымъ своимъ законамъ, ***Autonomus***; способность, самому себѣ опредѣлить законы, ***Autonomia.***

Законы, Leges; естества, природы, L. naturae; жизни, L. vitae; механическіе, L. mechanicae.

Закоренѣлый (о болѣзни), Inveteratus, Vetustus.

Закорюченный, Uncinatus.

Закостникъ костяной, ***Endostoma.***

Закоулокъ въ слуховой кости, ***Labyrinthus.***

Закривленіе ногтей дуговидное, Arctura unguis.

Закривленный, Inflexus.

Закручиваніе, Torsio; конца сосуда (особенно артеріи) для закрытія его, ***Angiostrophe.***

Закрывало, Velum.

Закрытіе, Imperforatio; канала мочеиспускающаго, I. urethrae; маточнаго рукава, I. vulvae, ***Gynatresia***; натуральнаго отверстія, Atresia; носа, I. nasi; уха, I. auris.

Закупориваніе герметическое, Sigillum hermeticum.

Закупорять, Obturare.

Залупа, Praeputium.

Замарываніе, Maculatio, ***Molynsis.***

Замедленіе, Retardatio.

Замедляющій, Postponens.

Замерзаніе, Congelatio.

Замерзать, Gelare frigore, Uri frigoribus, Frigore concrescere.

Замерзлый, Rigidus.

Замерзнуть, Gelari, Gelascere, Glaciari, Gelu extingui s. coire.

Замерзшій, Congelatus.

Замираніе сердца, Constrictio cordis.

Замкнуть, Claudere.

Замороженный, Congelatus.

Заморозить, Glaciare, Gelare, Congelare.

Замѣняющій, Vicarius.

Замѣчать, Notare aliquid.

Замѣшательство, Confusio, Turbatio; переломное, критическое, Perturbatio critica.

Занавѣска, Velum; нёбная, поднебенная, V. palati.

Занавѣсъ, з. Занавѣска.

Занемочь, з. Заболѣть.

Занимать, Occupare.

Заноза, Surculus, Assula, ***Apothraus-***

mus; вынять занозу, Surculum ejicere, extrahere.

Занозитъ (онъ), Surculus inhaeret alicui.

Занозка плавучая, Glyceria fluitans.

Заносъ, з. Клубъ.

Заостренный, Acuminatus.

Заощренный, Attenuatus, Acuminatus.

Западъ, Occidens, Vesper.

Запалъ (veter.), Rheumatismus equorum; I. 12179.

Запахъ, Odor, Osme, Odme; весьма дурной изъ рта, Magna foeditas oris; весьма сильный, *Hyperosmia*; дурный, *Baryodmia*, *Dysodia*, *Dysodmia*, Foetor; имъ причиняемый, *Dysodicus*; имѣть дурной з., Mali odoris esse; изъ рта, Foetor s. foeditas oris; уничтожить д. з. изъ рта, Tollere odorem oris; онъ имѣетъ (ему вонлетъ) д. з. изъ рта, Os ei foetet s. olet; козій козлиный, козломъ вонючій, Odor hircinus, *Grasus*; острый, крѣпкій, проницательный, Odor acutus, acer; з. отъ тучнаго жареннаго мяса, *Cnissa*; пріятный, *Suaveolentia*; трупный, Odor cadaverosus; тяжелый з. имѣющій, Graveolens; безъ запаха (состояніе), *Anosmia*; запаху неимѣющій, Inodorus; имѣющій непріятный оглушающій з., *Baryodmos*; неимѣть никакого запаха, Nihil olere; неспособность сносить запаха, *Osmodysphoria*.

Запачканіе, *Molynsis*.

Запертый, Clausus.

Запечатанный, Sigillo assignatus, firmatus, munitus.

Запирать, затыкать, Obstruere; закупорить, Obturare.

Записка дневная, Diarium, *Ephemerides*.

Заплѣснѣвѣлый, Mucidus, Mucore corruptus, Rancidus.

Запникъ шишковатый, Phlomis tuberosa.

Запой, *Dipsomania*, *Bibesia*, *Methomania*, Ebriositas (periodica).

Запоръ брюха, низомъ, Alvus compressa, Obstructio, Obstipatio alvi; Alvus non it, non redit, nihil reddit; non descendit, subsistit, Venter strictus est; совершенный, Coprostasia; з. и рвота, *Ileus*; кровеносныхъ сосудовъ желудка, *Gastrangemphraxis*; мочи, *Ischuria*, I. vera; м. въ мочевомъ пузырѣ, I. vesicalis, Retentio vesicalis; м. параличный, I. paralytica; з. мѣстный, *Meremphraxis*; мѣсячнаго очищенія, Menses suppressi; низомъ з. брюха; зап. низомъ, на низъ, упорный, *Ileus*; Obstipatio alvi, также *Stypsis*; причиняемый запоромъ на низъ, *Stypticus*; прич. несовершеннымъ запоромъ на низъ, *Hypostypticus*.

Запряжка (грудная), Quadriga, *Cataphracta*.

Запутаніе (неудоборазумительность чего), Perplexio; повреждёніе ноги отъ запутанія (veter.), Illaqueatio, Incapistratio.

Запутанный, Intricatus.

Запястье, *Carpus*.

Заражать, Inficere.

Зараженіе, Infectio; чахотное, Contagium phthisicum.

Зараза, Contagium; вещественная, C. fixum; гнильная, C. putridum; неизмѣняющаяся, C. perpetuum; оживленная, C. vivum; постоянная, C. fixum; рогатаго скота, Pestis bovilla; смѣшанная, C. mixtum.

Заразительный, Contagiosus.

Заразиться, Infici, Contingi.

Заразиха большая, солнечная, Orobanche major; вѣтвистая, O. ramosa.

Заржавѣлый, Aeruginosus, Rubiginosus.

Зародъ утробный, Foetus.

Зародыши предочертанные, Germina praeformata.

Зародышъ, Foetus, Germen, *Brephos*; восьмимѣсячный, Partus octimestris; въ брюшной полости, Foetus ventralis; въ матерней утробѣ, *Embryo*, *Cyema*; въ маточной трубѣ, F. tubarius; въ растеніяхъ, *Gongylus*; З. въ яичникѣ, F. ovarius; неодушевленный, I. 9627; одушевленный, F. animatus; похожій на пузырчатыхъ глистъ, *Acephalocystis*; человѣческій, F. humanus; къ з. принадлежащій, *Brephicus*.

Зарожденіе гноя, *Pyogenesis*; камней въ легкихъ, *Pneumolithiasis*; камней въ слезной железѣ, *Dacrylithiasis*; кости, Ossificatio, *Osteogenia*, *Ostosis*; мяса, *Sarcosis*; сѣмени, *Spermogonia*.

Зарубка, Crena, *Glyphis*; сердца, Crena cordis.

Заря утренняя, Aurora, *Eos*.

Заслонка, Valvula; исхода желудка, V. pylori; ободошной кижки, V. Bauhini; обод. кишки верхняя, II. 11323; нижняя, II. 11320, фаллопіева, V. Fallopii.

Заслонки, Valvulae; венъ, V. venarum; отъ ихъ происходящій, *Diclicus*; кишки, Plicae coli; полулунныя прямопроходной кишки, II. 5068; прямопроходной кишки, Plicae Kerkringii; Тебезіева, V. Thebesii; трезубчатая, V. tricuspidalis.

Заслоночка, Valvula, Ventilium; большая малаго мозга, V. cerebelli; Евстафіева, V. Eustachiana; малаго мозга, V. cerebelli; овальнаго отверстія, II. 11319; полулунная нижней полой вены, V. Eustachiana.

Заслоночки, Valvulae; архіерейской шапкѣ подобныя, V. mitrales; въ кишкахъ, V. intestinorum; легочной артеріи, II. 11328; малаго мозга, V. cerebelli; митральныя, митрообразныя, митрѣ подобныя, V. mitrales; пасочныхъ или лимфатическихъ сосудовъ, II. 11334; полулунныя начальственной артеріи, V. aorticae; полулунныя сердца, II. 11333; сердца, V. cordis.

Заслончикъ, Umbraculum candelarium.

Засореніе, Obstructio; брыжеечныхъ железъ, брыжейки, ***Mesemphraxis***; венъ, ***Phlebemphraxis***; внутренностей, Infarctus, I. viscerum, ***Splanchemphraxis***; имъ причиняемый, ***Splanchemphracticus***; въ системѣ воротной вены, ***Pylemphraxis***; глотки инородными тѣлами, опухолью и тому п., ***Pharyngemphraxis***; Евстафіевой трубы, ***Salpingemphraxis***; желудка, I. 12145; железъ, ***Adenemphraxis***; желудка, ***Gasteremphraxis***; кишекъ, Infarctus intestinorum, ***Enteremphraxis***; крови въ сосудахъ, ***Haemostasia***; кровоносныхъ сосудовъ желудка, ***Gasterangemphraxis***; легкихъ, Infarctus pulmonum, ***Pneumonemphraxis***; слизистое, ложное, II. 5132, матки, ***Metremphraxis***, Infarctus uteri; мочеваго канала, ***Urethremphraxis***; зас. несовершенное, ***Hypemphraxis***; одного органа, одной части тѣла, ***Meremphraxis***; печени, ***Hepatemphraxis***, Infarctus hepatis; поджелудочной железы, ***Pancreatemphraxis***; почекъ, ***Nephremphraxis***; сальника, ***Epiploemphraxis***; селезенки, Infarctus lienis, ***Splenemphraxis***; сосудовъ, ***Angiemphraxis***; сосудовъ внутренностей, ***Emphraxis***; сосуд. кишечнаго канала, ***Enterangemphraxis***; Стеноніеваго слиннаго прохода, ***Stenostegnosis***.

Застарѣлый, Inveteratus.

Застарѣть, Vetustatem accipere s. habere, In longum durare, Inveterascere, Inveterare.

Застарѣться, з. Застарѣть.

Застой, ***Stasis***; крови въ сосудахъ брюшныхъ внутренностей, ***Plethora*** abdominalis; причиняющій з., или отъ его происходящій, ***Staticus***; з. соковъ, Stagnatio, Stagn. humorum.

Застояніе, з. Застой.

Застрежка (Bot.), Stipula.

Застуживать, Gelari.

Заступаніе, Contorsio pedis.

Заступательный, Vicarius.

Застываніе, Congelatio.

Застывать, Gelare.

Застѣнь, Velum; поднебенная, V. palati.

Засыпаніе глубокое, ***Lethargus***.

Засыпать (заснуть), Obdormire, Obdormiscere, Capere somnum; спокойно уснуть, Leviter s. placide obdormiscere.

Засыханіе, Exsiccatio.

Засѣка (veter.), Intertrigo, I. 12187.

Засѣчки волосени, I. 6145.

Затвердѣлый, Induratus.

Затвердѣніе (з. также Отвердѣніе), Induratio; внутренностей, Tubercula viscerum; доброкачественное, I. benigna; кала, ***Coproscleroma***; имъ причиняемый, ***Coprosclerocticus***; камнеподобное кала, Concretiones alvinae; кала камнеподобное, ***Coprolithus***; легкихъ, Nodi s. tubercula pulmonum; матки, Uterus scirrhosus; оставшееся послѣ рожи, ***Erysipelas*** scirrhosum; печени, I. hepatis; поверхностное, ***Epiporoma***; селезенки, I. lienis; узловатые з. въ женскихъ грудяхъ остающіяся послѣ молочныхъ нарывовъ, Nodi lactei; узловатые составоломные, Nodi arthritici.

Затвореніе задняго прохода, ***Proctatresia***; матки противуестественное, ***Metratresia***; маточнаго рукава (полипами и проч.), ***Colpemphraxis***, Imperforatio vulvae.

Затворка, Valvula.

Затворникъ, ***Pharynx***.

Затемненіе, Obscuratio; глазъ, Visus obscuritas.

Затемнять, Obscurare, Obfuscare, Caligare, Tenebras obducere alicui, Tenebrare; глаза внезапно затемняются, Obscurantur subitis tenebris oculi.

Затмѣніе, Obscuratio, ***Scotasmus***, ***Zophos***; лунное, ***Zophomenia***; солнца, Eclipsis s. defectio solis.

Заторникъ, з. Затворникъ.

Затхлый, Vapidus.

Затыкать, Obturare.

Затылокъ, Occiput, Cervix, ***Opisthocranion***, ***Opisthocephalon***, Regio occipitalis, ***Trachelus***.

Затягиваніе кишки внутрь, ***Chordapsus***.

Заусеница, ***Paronychia***.

Заусеницы, ***Rhages***.

Заушекъ, ***Helix***.

Заушница, ***Angina parotidea***.

Захлопка, Ventilium.

Захожденіе, Occasus, ***Dysis***; жидкости не въ свое мѣсто, Error loci.

Зачатіе, Conceptio, ***Syllepsis***; внѣ матки, I. 5935; вторичное, Superfetatio, Superfoetatio; вторичное при зачатомъ уже младенцѣ, ***Epicyema***; въ животѣ, C. ventralis; въ трубахъ матки, C. tubaria; въ яичникахъ, C. ovaria; ложное, C. spuria, *Mola;* младенца, Conceptio; новое, Superfetatio, Superfoetatio.

Зачатки предочертанные, Germina praeformata.

Зачатокъ, Rudimentum; зародыша, R. foetus; зубной, Nucleus dentis.

Зачать вторично, Superfetare, Superfoetare.

Зачинъ болѣзни, Principium morbi.

Зашеекъ, Cervix, II. 6679.

Зашибъ, Contusio.

Защитникъ, Tutor, *Phylax*, *Phylacter.*

Защищающій, *Phylacticus.*

Заяцъ, Lepus, *Lagos, Dasypus;* обыкновенный, L. timidus.

Заячій, Leporinus; з. глазъ, *Lagophthalmus*; заячая губа, Labium leporinum, *Lagochilus.*

Звенѣть, Sonare, Tinnire; въ ушахъ звѣнитъ, Aures inter se ipsae sonant; у меня въ ушахъ звѣнитъ, Mihi aures sonant.

Звонъ, Clangor, Sonus; въ ушахъ, *Syrigmus*, Tinnitus, Susurrus aurium.

Звукъ, Clangor, Sonus, *Phone*, *Phthongos*; весьма сильный, *Hyperechema*; нетерпѣніе звука, *Phthonyodysphoria*; З. отъ жидкости, находящей въ полости тѣла (примѣчаемый посредствомъ стетоскопа), *Hygrechema*, Sonitus fluidi.

Звучный, Sonorus.

Звѣзда, Stella, *Astrum*, (растеній) Asperula odorata; блудящая, *Planeta*; вечерняя, Vesper.

Звѣздистый, Stellatus.

Звѣздовидный, Stellaeformis, Stellatus.

Звѣздозаконіе, *Astronomia.*

Звѣздопредвѣщаніе минуты или часа рожденія, *Horoscopus.*

Звѣздословіе, *Astronomia.*

Звѣздословъ, *Astronomus.*

Звѣздочество, *Astrologia.*

Звѣздочетъ, *Astrologus.*

Звѣздочка водяная, Calletriche.

Звѣздчатка, Stellaria; большая, мягкая, S. Holostea.

Звѣзды падающія, Stellae cadentes.

Звѣробой, Hypericum; козлиный, H. hircinum; обыкновенный, H. perforatum; сибирскій, синій, H. Ascyron; Androsaemum maximum, также Hyssopus; сомнительный, H. dubium; степный, Blattaria, Verbascum Blattaria; четвероугольный, H. quadrangulare.

Звѣробойникъ, з. Звѣробой.

Звѣрокъ, *Zoyphium.*

Звѣрообразный, *Zoomorphus.*

Звѣроподобный, *Zoomorphus.*

Звѣрь, Fera, *Ther.*

Здоровка, Salvatella, Vena salvatella.

Здоровый, Sanus, *Eupathes, Hygies*, (полезный), Salutaris; быть здоровымъ, наслаждаться крѣпкимъ здоровьемъ, Valere, Bene valere, Firma valetudine uti.

Здоровость, Salubritas.

Здравіе, з. Здравье.

Здравоносный, Salutifer.

Здравотворность, Salubritas.

Здравый, з. Здоровый.

Здравье, Sanitas, Salus, Valetudo bona s. secunda, *Hygea*, *Euphoria*; V. bona; крѣпкое, прочное, *Acamasia*; худое, Valetudo adversa; возвратить кому, возстановить з., Salutem alicui reddere; Sanitatem restituere alicui; полезный для з., Salutaris; получить опять з., Recuperare salutem.

Зедрахъ, Melia Azedarach.

Зеленица, Lycopodium.

Зеленоватый, *Hydatochroos.*

Зеленоватый, *Chloros*; *Prasinus.*

Зеленчакъ, Agaricus viridescens.

Зеленчукъ желтый, Galeobdolon luteum.

Зеленый, Viridis, *Chloros.*

Зелень, Opsonium.

Зелень мѣдная, *Chrysocolla.*

Зеленѣющій, Virescens; всегда, Sempervirens.

Зеліе огородное, Olus; ослово, ослиное, Oenothera biennis; сонное, Opium, O. levanticum; Mandragora vernalis; повѣтренное, Teucrium Chamaepitys; струковатое, Hirundinaria, Vincetoxicum; пряными зеліями торгующій, *Aromatopola.*

Земледѣліе, Agricultura.

Землезнаніе, *Geognosis.*

Землеописаніе, *Geographia*; медицинское, G. medica.

Землесловіе, *Geologia.*

Землетрясеніе, Terrae motus s. tremor.

Землистый, Terreus.

Земля, Terra, Tellus, *Ge*, *Gea*; валялная, *Smectis*, T. cimolia; алкалическая, T. alcalina; въ мочѣ, T. urinae; глинистая, глинная, Argilla, s. T. aluminosa; г. сѣрнокислая, Argilla borussica; г. уксусокислая, Alumina acetica; глицинная, Glycina; горькая, Magnesia; желтая, *Ochra*; животная, T. animalis; зеленая, T. viridis; известковая, T. calcarea; изв. слабая, I. 4102; квасцовая, Alumina, Argilla s. terra aluminosa; кв. купоросною кислотою напитанная, I. 12519; кислопріемная, T. absorbens; костей, T. ossium; кремнистая, T. silicea; садовая поверхностная, Humus; сладкая, Glycina; стронціянная, T. strontianea; тальковая, Magnesia; тяжелая, Baryta; т. солекислая, B. muriatica; т. сѣрнокислая, B. sulphurica; щелочная, T. alcalina; къ землѣ хорошей плодоносной относящійся, *Eugaeos* s. *Eugeos*.

Земляника, Fragaria, Baccae fragariae; великоцвѣтная, F. grandiflora; высокая, F. elatior; мѣсячная всегда цвѣтущая, F. semperflorens; обыкновенная, F. vesca.

Земляница, з. Земляника.

Земляничникъ, Fragaria vesca.

Земляный, Terreus, Terrenus.

Земноводное, *Amphibium*.

Земноводныя, *Amphibia;* лягушечныя, лагушковидныя, *Batrachii;* ползающія, пресмыкающіяся, Reptilia.

Земнородный, Terrenus.

Земный, Terrenus, Terrester.

Зенитъ, Зениѳъ, *Zenith*.

Зеркала вогнутыя, Specula concava; выпуклыя, S. convexa; зажигательныя, S. caustica; плоскія, S. plana.

Зеркало, Speculum, *Catoptron;* глазное, S. oculi; маточное, S. uteri, *Dioptra*, *Dioptron*; проходное, S. ani; къ зеркалу, къ ученію о зеркалѣ относящій, *Catoptricus*; угаданіе и показаніе будущаго въ зеркалахъ, *Catoptromantia*.

Зеркальный, Specularis.

Зеркальцо, з. Зеркало.

Зерна, Grana, Grandines, Acini; бальзамовыя, Carpobalsamum; кермесныя, Gr. kermes; мускусовыя, Hibiscus Abelmoschus; овса ободранныя, Avena excorticata; проносныя, Gr. gnidii, Gr. tiglii; райскія, Gr. paradisi, I. 1091.

Зернистость, Granulatio; з. почекъ, Morbus Brighti s. renum granulosus, *Hydrops* renalis.

Зернистый, Granulosus, Granulatus.

Зернишка въ почкахъ, I. 10414; желчныя, Acini biliosi; маленькія железистыя, Acini glandularum; печеночныя, A. hepatici.

Зерно, Granum, *Caryon, Coccus*; орѣха, Nucleus; твердое, *Pyren*; твердому з. подобный, *Pyrenodes*; съ однимъ только зерномъ, *Monopyrenus*.

Зерновикъ, Pericarpium.

Зерноструччникъ, Coccoloba.

Зернышка, Grandines.

Зима, Hyems, *Cheima*.

Зимникъ, Asarum.

Зимноягодникъ американскій, Prinos verticillatus.

Зимологія, *Zymologia*.

Зимородокъ обыкновенный, Alcedo Ispida.

Зинзивей, II. 128.

Зинзиверъ (зинзивей) калачики, Malva rotundifolia; лѣсной, II. 128; Мавриціевъ, Malva mauritanica.

Зіять, зіяти, Hiare.

Злакоописаніе, *Agrostographia*.

Злакословіе, *Agrostologia*.

Злакъ, Gramen.

Злато, з. Золото.

Златовѣтвенникъ, Chrysocoma Linosyris; хохлатый, Chr. Comaurea.

Златодѣлатель, *Chrysopoeus*.

Златодѣліе, *Chrysopoea*.

Златодѣніе, *Alchemia*.

Златоглавникъ, большой, Asphodelus ramosus; простый, A. luteus.

Златожелтый, *Xanthos*.

Златоселезенникъ, Chrysosplenium, Chr. alternifolium.

Златоцвѣтный, Aureus, *Chrysanthos*.

Златоцвѣтъ, *Chrysanthos, Chrysanthemum*.

Зло, Malum.

Злоба, Malignitas.

Зловоніе, Foetor, Foeditas odoris, Virus, *Dysodia*; злов. изъ крыльца или крыльцовой впадины, Foetor alarum; изъ рта, F. oris; причиняемый зловоніемъ, *Dysodicus*.

Зловонный, Maleolens, *Dysodes*.

Злодѣйство, Scelus.

Злодѣяніе, Maleficium, Scelus.

Злокачественность, Malignitas.

Злокачественный, Malignus, *Kakos, Cacoethes, Cacoethicus*; *Theriodes*.

Злость, Malignitas, Scelus, *Cacothymia*.

Злочестіе, Scelus.

Злоупотребленіе, Abusus.

Злый, Malignus.

Зміевикъ, з. Змѣевикъ.

Змій, змѣя, з. Змѣй.

Змѣебой, Aristolochia Anguicida.

Змѣевикъ, Echites; Polygonum Bistorta; вергинскій, Aristolochia Serpentaria; двудомный, Gnaphalium dioecum; длиннолистный, Echites longiflora; комарника или кустарный, Gnaphalium Stoechas.

Змѣеголовникъ молдованскій или молдавскій, Dracocephalum moldavicum.

Змѣедревъ горкій, Ophioxylum serpentinum.

Змѣй, Змѣя, Змій, Anguis, Serpens, *Ophis*; (древо) Pterocarpus Draco; гремучій, Crotalus horridus; колчатая, *Amphisbaena*; очковый, Coluber Naja; ядовитый, Anguis venenatus, Serpens venenata. Змѣй трава, Caltha palustris; Arum Dracunculus; з. тр. запятнанная, Arum maculatum.

Змѣи боздушные, огненные, Stellae bolides.

Змѣйка, Briza media.

Змѣя, з. Змѣй.

Знаки (з. также Признаки), Signa; боевые или отъ побоевъ, Vestigia verberum s. plagarum; болѣзни, S. morbi; воспоминательные, S. *anamnestica*; вѣрные, S. certa; двузнаменательные, S. aequivoca; общіе, S. universalia; опасные, S. periculosa; отличительные, S. *pathognomonica*; предзнаменовательные, предсказательные, S. *prognostica*; различительные, распознательные, S. *diagnostica*; случайные, S. accessoria; химическіе, хиромантическіе, Notae *hieroglyphicae*.

Знакъ, Signum, *Sema*; жизни, S. vitae; отличительный, Character; предвѣщающій болѣзни, *Prodromus*.

Знамя, Vexillum.

Знаніе, Cognitio, *Gnosis*, Intelligentia, Peritia, Sapientia, Scientia; врачебное, Cognitio artis medicae, Scientia medica; животныхъ, *Zoosophia*; стихій, *Hylognosia*; человѣческой натуры, естества человѣческаго, *Anthroposophia*.

Знать, Noscere, Nosse, Compertam habere rem.

Зной солнечный, Insolatio.

Знопха, Aethusa.

Зобовидный, Scrophulosus.

Зобъ, Struma, *Thyreoncus*, Botium, Bossium (также *Bronchocele* и *Deroncus*); водяной, *Bronchocele* aquosa; воздушный настоящій, II. 9079; грибоватый, S. fungosa; жирный, S. adiposa; золотушный, S. glandulosa; клѣтчатый, S. cellularis; кровавый, S. sanguinea; мѣсячный, S. menstrualis; мѣшечный, II. 9078; пасочный, S. lymphatica; твердый, S. ossificata; тучный, S. adiposa; причиняемый зобомъ, *Choeradicus*; имѣющій з., Strumosus.

Зодіакъ, *Zodiacus*.

Зола, Cinis, *Spodos*; *Konis*; полынная, Cineres absinthii.

Золотарникъ обыкновенный, Solidago virgaurea.

Золотень, Talictrum flavum.

Золотистка песчанная, Gnaphalium arenarium.

Золотничка болотная, Parnassia palustris.

Золото, Aurum, *Chrysos*; битое, листовое, Charta aurifoliata; гремучее, гремящее, A. fulminans; живописное, живописанное, A. pictorum, mosaicum; низверженное, A. pulveratum; солянокислое, A. muriaticum; с. натрѣнное, I. 3326; сусальное, A. foliatum.

Золотоволостникъ, Chrysocoma; узколистный, Ch. Linosyris.

Золотоголовка, з. Золотоголовникъ.

Золотоголовникъ большой, Asphodelus ramosus.

Золотожелтый, Aureus.

Золотой, Aureus.

Золотоленникъ узколистный, Chrysocoma Linosyris; хохлатый, Ch. Comaurea.

Золотолистникъ круглолистный, Chrysosplenium alternifolium.

Золототысячникъ, Centaureum; желтый, Centaurea solstitialis; обыкновенный, Gentiana Centaurea.

Золотоцвѣтъ, Chrysanthemum leucanthemum.

Золотуха, Scrophula, *Choeras*, S. vera; Morbus scrophulosus, Scrophulosis; желтая (растен.) Talictrum flavum; зол. ложная, S. spuria; переходящая, S. fugax; золотушною болѣзнію причиняемый, *Choeradicus*; противу золотухи дѣйствующій, Antiscrophulosus.

Золотушникъ, Solidago; душистый, S. odora; обыкновенный, S. virgaurea; пахучій, S. odora.

Золотушный, Scrophulosus.

Зольникъ, (трава) Cineraria palustris.

Зольный, *Spododes*.

Зондъ, Specillum, Stylus, *Mele*; безъ головка, *Apyrenomele*; З. жолобоватый, *Pyulcon*, *Pyulcus*, Sp. sulcatum; литотомическій, Itinerarium; малый, *Melotis*; изслѣдованіе раны посредствомъ зонда, *Melosis*.

Зонтикъ, Umbraculum, Umbella; глазной, для глазъ, Umbr. ocularium; *Paropium*.

Зонтичный, Umbellatus.

Зоографія, *Zoographia*.

Зоозофія, *Zoosophia*; имѣющій свѣденіе въ З., *Zoosophos*.

Зоозофъ, *Zoosophus*.

Зооіатрика, *Zooiatria*, *Zooiatrica*.

Зоологическій, *Zoologicus*.

Зоологія, *Zoologia*.

Зоологъ, *Zoologicus*.

Зоомагнетизмъ, *Zoomagnetismus*.

Зоонозологія, *Zoonosologia*; ею занимающійся, *Zoonosologicus*.

Зоономія, *Zoonomia*.

Зоопатологія, *Zoopathologia*.

Зоопатологъ, *Zoopathologista*.

Зоотерапія, *Zootherapia*.

Зоотомія, *Zootomia*.

Зоофармакологія, *Zoopharmacologia.*

Зоофармакологъ, *Zoopharmacologicus.*

Зоофеноменологія, *Zoophenomenologia.*

Зоофизіологъ, *Zoophysiologicus.*

Зоохирургія, *Zoochirurgia.*

Зорочекъ, з. Зрачокъ.

Зоря, Levisticum, Ligusticum Levisticum.

Зракъ, з. Зрѣніе.

Зрачокъ, Pupilla, *Core*; искуственный, P. artificialis; не естественный, P. praeternaturalis; разширенный, P. dilatata; сжатый, P. contracta; къ з. принадлежащій, *Coricus.*

Зрѣлище, Theatrum.

Зрѣлость, Maturitas, Pubertas; тѣла, M. corporis; достигнуть до зрѣлости, Ad maturitatem venire; приводить въ з., въ созрѣніе, Maturare, Ad maturitatem perducere, Maturefacere.

Зрѣлый, Maturus, Tempestivus; совершенно з., Permaturus.

Зрѣніе (з. также Видѣніе), Visus, *Opsis*; болѣзненное, *Paropsis*; боковое, V. lateralis; вверхъ, V. sublimis; весьма острое, V. acutus; воображаемое, *Pseudopia;* измѣненное, *Parorasis*; испорченное, V. depravatus; косое, *Strabismus;* з. красокъ, Suffusio colorans, *Chromatopsia;* неправильное, V. depravatus, abnormis, *Parorasis*; носовое, *Rhinoptia;* острое, V. acer, Oculi acuti, *Oxydercia, Cathorasis;* порочное, *Paropsis*; превратное, V. depravatus; зрѣнія проницательность, V. acies; з. слабое, тупое, V. debilis, V. hebetudo, imbecilitas, hebes, Hebetes oculi, Amblyopia; слишкомъ чувствительное, Suffusio exclarans; стариковъ слабое, *Gerontopia;* сугубное, *Diplopia*; съ потупленіемъ, V. humilis; слишкомъ острое, II. 12040; слишкомъ чувствительное, *Oxyopia;* трудное, *Dysorasis*; удвоенное, *Diplopia*; худое, *Dysopsia*; востановить зрѣніе, Oculos restituere; зрѣнію принадлежащій, *Opticus;* лишенный зрѣнія, Oculis privatus, Orbus visus; порокъ зрѣнія, когда предметы представляются въ другой фигурѣ и величинѣ, какъ они дѣйствительны, *Metamorphopsia*; обманъ з., когда больному всѣ предметы кажутся темными, *Scieropia*; порокъ з. при которомъ видятъ предметы только снизу, Visus humilis; порокъ з. при которомъ предметы представляются какъ бы подернутыми сѣточкою, V. reticularis; потерять зрѣніе, Visum oculorum amittere, Oculos amittere; неровная способность зрѣнія въ обѣихъ глазахъ, II. 12005; тотъ у котораго хорошее зрѣніе, *Lynceus.*

Зубецъ, Dens, *Scolops.*

Зубный камень, Tartarus dentium.

Зубоболѣніе, *Odontalgia.*

Зубовидный, *Odontodes*, *Odontoideus.*

Зубоврачь, Зубной врачь или лекарь, з. Врачь.

Зубовыхожденіе, Dentitio.

Зуборватель, *Odontagra.*

Зубоскалъ (растеніе), Erythronium.

Зубочистка, Dentiscalpium.

Зубочки, Denticuli.

Зубцоватый, Dentiformis.

Зубчатый, Dentatus, Denticulatus, Dentiformis.

Зубчики, Dentationes.

Зубъ (з. также Зубы), Dens, *Odus*; бѣлый, D. candidulus; выдающійся, D. eminulus; гнилой, D. putridus; коренной, D. molaris, *Myle;* зубъ костоѣдою пораженный, D. cariosus; мудрости, D. sapientiae, *Sophronista;* острый, D. acutus; песій, (растеніе) Erythronium; поздній, D. sapientiae; пустой, D. cavatus, exesus; слоновый, Dentalium elephantinum; собачій, Dental. entalis; шероховатый, D. scaber. Зубъ выпадаетъ, D. cadit, excidit, dejicitur; вырвать з., Dentem eximere s. evellere; з. прорѣзывается, D. nascitur; з. со временемъ дѣлается пустымъ, D. cavatur tempore; зубами скрежетать, Stridere, Frendere dentibus; зубами хлопать, Crepitare dentibus; зубы дѣлаются шаткими, Dentes moventur; шатаются, D. labant; недостатокъ зубовъ, Defectus dentium; имъ причиняемый, *Steretodonticus;* онъ получаетъ зубы, Gignit dentes; отъ зубовъ происходящій, *Odonticus;* зубъ пломбировать, Foramen dentis bene accommodato plumbo replere; прорѣзывающимися, выходящими зубами, Dentibus orientibus; переставливаніе зуба, Transplantatio dentis.

Зубы, Dentes; боковые, D. canini; вторичные, D. secundarii; двойчатые, D. geminati; двухраздѣльные, D. bifidi; жвачные, жевательные, коренные, D. molares; коренные большіе задніе, I. 7103; коренные меньшіе передніе, I. 7102; молочные, млечные, D. lactarii; морской лошади, моржевые, D. Hippopotami; первые, отпадающіе, D. primarii, decidui; пребывающіе, D. constantes, remanentes; передніе, D. incisivi; получать з., Dentire, Gignere dentes; з. раздвоенные, D. bifidi; раздирательные, D. laniarii; собачьи, D. canini;

смѣющіеся, передніе четыре видимые при смѣхѣ, *Gelasini*; угольные, D. canini; черные, Nigredo dentium; Зубы скрепятъ, D. crepant; шатаются, D. labant; вставливаніе другихъ зубовъ, *Allotriodontia;* трудное полученіе зубовъ, Dentitio difficilis, *Odontiasis* morbosa; рѣдкое разстояніе зубовъ между собою, Raritas dentium.

Зубянка, Dentaria; луковиценосная, D. bulbifera; пятилистная, D. pentaphylla.

Зудъ, Prurigo, Pruritus, *Cnesmus, Cnidosis*; з. и щекотаніе въ носѣ, *Rhinocnesmus*; венериной горки, Prurigo pubis; внутри матки, *Hysteralgia* pruriginosa; вѣкъ, P. palpebrarum; геморроидальный, Serpigo haemorrhoidalis; з. или свербежъ дѣтородныхъ женскихъ частей, *Hysterocnesmus*, Prurigo vulvae s. pudendi muliebris; дѣтородныхъ частей, *Genneticocnesmus*, Pudendagra pruriens; задняго прохода, Prurigo podicis; кожи, Prurigo; крайней плоти, P. praeputii; мочеиспускательнаго канала, P. urethralis; мошонки, P. scroti; накожный, Prurigo; старческій, P. senilis; ушей, P. aurium.

Зудѣть, Prurire.

Зыбленіе, Fluctuatio.

Зѣваніе, Oscitatio, *Chasmus.*

Зѣвать, Oscitare.

Зѣвникъ, Speculum oris.

Зѣвота, Oscitatio, *Chasmus.*

Зѣвъ, Fauces; открытый, *Chasma.*

Зѣница, Pupilla; искуственная, P. artificialis; разширенная, P. dilatata; сжатая, P. contracta; болѣзненное измѣненіе ея, *Coremorphoma*; искуственное образованіе ея, *Corectomia, Iridectomia*; перемѣна ея, *Coremorphosis*; сжатіе и малоподвижность ея, *Myosis.*

Зябнуть, Algere.

И.

Ибунка, Veronica Beccabunga.

Ива, Salix, S. alba; бредина, S. caprea; лоза, S. viminalis; обыкновенная, S. fragilis; ивка трава, з. ивка травка; тримужная, тритычинковая, S. triandria; хрупкая, S. fragilis.

Иванъ да Марья, Melampyrum nemorosum.

Ивка травка, Ajuga s. Teucrium Chamaepitys.

Ивнякъ гравистой, Ajuga reptans.

Игла, Acus, *Belone, Rhaphis;* И. Гомова, A. Homi; грудная придорожная (растен.), Zizyphus Jujuba; Z. vulgaris; для изслѣдованія или испытыванія, A. exploratoria; для Лигатуры, I. 453; для низдавленія бѣльма, I. 245; для подвязыванія, I. 453; для снятія бѣльма, A. interpunctoria; заволочная, I. 454; загнутая, A. curva; искривленная, A. recurva; ланцетообразная, A. lanceolata; лекарская, A. chirurgica; И. на растеніяхъ, *Acantha*, Aculeus, Spina; прямая, A. recta; съ ниткою, A. linum trahens, A. filum ducens; вдѣть нитку въ иглу, Filum in acum conjicere; иглу проколоть, Acum trajicere.

Иглистый, Aculeatus.

Иглица, Ruscus aculeatus.

Игловидный, *Belonodes.*

Иглодержатель, Acutenaculum.

Иглоколотье, Игловкалываніе, Иглоукалываніе, Acupunctura.

Иго, Jugum, *Zygos.*

Иголка, Acicula, *Rhaphion*; придорожная, Rhamnus catharticus; христова, Paliurus australis.

Игольчатый, Acerosus, Acicularis.

Иготка, з. Иготь.

Иготь, Mortarium.

Игра, Lusus; природы, L. naturae; цвѣтовъ, L. colorum.

Играніе, Lusus; пальцами, I. 13760.

Идеа, з. Идея.

Идеализмъ, *Idealismus.*

Идеалъ, *Idea.*

Идеальный, *Idealis.*

Идея, *Idea*; постоянная, I. fixa.

Идіозинкразія, *Idiosyncrasia*; врожденная, I. nativa; припадочная, случайная, I. symptomatica.

Идіопатическій, *Idiopathicus.*

Идіосинкразія, з. Идіозинкразія.

Идіоэлектрическій, *Idielectricus.*

Идіоэлектричество, *Idielectricitas.*

Идолопоклонство, *Idololatria.*

Идолъ, *Idolum.*

Идратъ сухой ѣдкаго кали, I. 12532.

Ижеобразный, ижицеобразный, Ad speciem litterae Y, *Ypsiloideus, Ypsilodes.*

Изба, Casa; мастерская, рабочая, Opificina, Officina.

Избытокъ, Abundantia, Plenitas; въ образованіи членовъ, *Pleonasmus*; питательнаго сока, *Polychylia*; соковъ, *Polychymia.*

Избѣгать, Vitare, Devitare, Evitare, Fugere.

Изверганіе, з. Изверженіе.

Извергъ, Monstrum; Foetus abortivus.

Изверженіе, Ejaculatio; гноя кашлемъ, *Pyoptysis*; изъ груди, *Anacatharsis*; кишечныхъ нечистотъ ртомъ, Miserere; ртомъ, *Anabole*; кашлемъ, *Anabexis*; младенца, Abortio; рвотою и низомъ, *Emetocatharsis*; сѣмени, Ejaculatio seminis, *Gonobolia*; медленное и трудное сѣмени во время соитія, *Bradyspermatismus*; с. препятственное, *Bradybolismus*; с. слишкомъ раннее, *Oxybolia*; имъ причиняемый, *Oxybolicus*.

Известь, Calcaria, Calx; азотнокислая, C. nitrica; гашенная, C. extincta; жженная, C. pura, usta; идрохлорная, C. muriatica; идрохлорнокислая, I. 4106; лимонно-кислая, C. citrata; негашенная, C. pura, usta; приготовленная, Creta depurata; синильно-кислая, C. borussica; солекислая, C. muriatica; сѣрнокислая, C. sulphurica; сурьмосѣрная, I. 1833; сурьмянная вымоченная, I. 12538; сурьм. потогоная, II. 8934; сурьм. съ желѣзомъ, I. 1830; фосфорнокислая, Calx phosphorica, Phosphas calcaria.

Извивающійся, (Bot.) Serpens.

Извивистый, Anfractus, (Bot.) Serpens.

Извилина, Sinuositas.

Извинъ, Alcohol; совершенно безводный, II. 8628.

Извлекать, Extrahere.

Извлеченіе, Extractio, Evulsio, *Exaeresis*; бѣльма, E. cataractae; зародыша чрезъ сѣченіе матки, Sectio caesarea; зуба, Evulsio s. Extractio dentis; плода изъ маточнаго рукава крючкомъ, *Embryulcia*; камня, Extr. calculi.

Извлеченное, Eductum.

Извѣстность, Certitudo.

Извѣстный, Certus.

Извѣщеніе, Relatio.

Изгага, Soda, *Pyrosis*; съ изверженіемъ жидкости или мокротъ, *Cardialgia* sputatoria.

Изгара (растеній), Ustilago.

Изгарина, изгарь, *Scoria*.

Изгибаніе, Inflectio; свѣта, I. lucis.

Изгнаніе, Religatio; мнимыхъ злыхъ духовъ, *Exorcismus*.

Изголовье, Cervicale, Pulvinus, Pulvinar, *Hypocephalaeum*.

Изгонь трава, Viola canina.

Издревле, Antique, Quondam, Antea, Temporibus priscis, *Palai*.

Издыханіе, *Diapnoe*, Exspiratio; послѣднее, *Agonia*.

Изжога, з. Изгага.

Изида, *Isis*.

Изкоренять, уничтожать до основанія, Aliquid radicitus tollere, Stirpitus evellere, Funditus delere.

Излагать, Exponere, Explicare.

Излеченіе, Persanatio, *Apotherapia*; естественное, Sanatio naturae; искуственное, S. naturalis; трудное, *Dystherapia*; къ тр. излеч. относящійся, *Dystherapeuticus*.

Излечивающійся трудно, *Dysepuloticus*.

Излечимость трудная язвъ, *Dyselcia*.

Излечивать, изцѣлять, Persanare; излечить, Sanitatem restituere alicui.

Изливаемый кровію, *Hyphaemos*.

Изливать, Effundere.

Изливаться, Profundi, Effundi.

Излишество, Abundantia, Superfluitas, Luxuria, Excessus; сѣмени, *Polyspermia*, *Plethora* seminalis; имъ причиняемый, *Polyspermicus*; членовъ, *Pleonasmus*; причиняемый излишествомъ, *Pleroticus*.

Изліяніе, Effusio; болѣзненное питательнаго сока, *Chylorrhoea*; гноеподобное въ глазѣ, *Hypopium* spurium; гноя, *Pyecchysis*; гноя въ глазъ, *Ophthalmorrhoea* interna; въ грудной полости, *Empyema* verum; гноя вокругъ глаза, *Ophthalmorrhoea* externa; желчи, Colluvies biliosae; какого нибудь сока вообще, *Chymecchysis*; какой нибудь жидкости (или крови) въ мозгѣ, *Meningorrhoea traumatica*; крови (з. также Кровоизліяніе), сукровицы и пр., Extravasatio; крови въ брюшную полость, *Haematocoelia*; кр. во внутренность уха, *Haematus* (genit. haematotis); кр. или гноя вокругъ глаза, *Ophthalmorrhoea* externa; кр. или гноя въ глазъ, *Ophthalmorrhoea* interna, *Hyposphagma*; въ грудную полость, *Haematothorax*; кр. въ желудокъ, *Haematogaster*; кр. въ клѣтчатую плеву, *Ecchymosis*; кр. въ кости, особенно въ полости ихъ, *Haematosteon*; кр. въ мозгѣ, *Meningorrhoea* cruenta; кр. въ мочевой пузырь, *Haematocystis*; кр. въ околосердечную сумки, *Haematopericardium*; кр. въ позвоночномъ каналѣ, *Hydrorrhachis* cruenta; кр. въ части куда обыкновенно не принадлежитъ, *Haematoplanesis*; кр. подъ ногтемъ, *Hyponychon*; мочи (особ. въ клѣтчатую плеву), *Urechysis*, Extravasatio urinae; мочи въ грудную полость, *Hydrothorax* urinosus; питательнаго сока, *Chylecchysis*; пит. сока въ грудную полость, *Chylothorax*; пищевой смѣси, *Chymecchysis*, *Chymorrhoea*; сѣмени, Ejaculatio seminis; причиняемый изліяніемъ, *Ecchyticus*

Изложеніе, Expositio; изл. правилъ въ наукахъ краткое и ясное, *Brachylogia*.

Излучина, Sinuositas.

Излучистый, Anfractus, Sinuosus.

Излѣченіе, з. Излеченіе.

Излѣчивающійся, з. Излечивающійся.

Изможженіе, измождение, Maceratio; Attenuatio, Extenuatio; кости, Comminutio.

Измлеченіе, Ablactatio.

Измѣненіе, Alteratio, Modificatio, Varietas; болѣзненное ногтей, *Onychexallaxis*; болѣзненное цвѣта всего тѣла, особ. лица, *Parachroea*; общаго чувствилища, *Dysaesthesia*; орудій чувства, *Dysaestheteriae*; слезъ, *Dacryalloeosis*; существа, *Exallaxis*; имъ причиняемый, *Exallacticus*; чувствительности нервовъ, *Dysaesthesia*.

Измѣреніе, Mensio; твердыхъ частей и мѣста ими занимаемаго (стереометрія), *Stereometria*; человѣческаго тѣла, *Anthropometria*.

Измѣренія, Dimensiones; головы младенца, I. 7423; таза, D. pelvis; т. рукою, *Pelyochirometresis*

Измѣритель (з. также Мѣрятель) густоты воздуха, *Manometrum*; доброты молока, *Galactometrum*; жидкости, *Hygrometrum*; качества воздуха, *Eudiometrum*; руки, *Chirometrum*; силъ, *Dynamiometrum*; руки, *Brachiometrum*.

Изнасилованіе, Stuprum; несовершенное, II. 9108; совершенное, II. 9109.

Изнемогать, Languere, Languescere.

Изнеможеніе, Collapsus, s. Languor, s. Prostratio, s. Segnities virium; старческое, *Marasmus*.

Изнеможенность, *Ischnotes*.

Изнуреніе, Exinanitio; какой нибудь части тѣла, Aridura; нервное, Tabes nervosa; причиняемое продолжительною рвотою, *Emetatrophia*; изн. силъ, Exhaustio, *Exarysis*; старческое, *Marasmus*; тѣла, Macies; членовъ, *Meratrophia* или *Melatrophia*; отъ продолжительнаго кормленія грудью, Tabes nutricum.

Изнурительный, *Hecticus*, Colliquativus, *Syntecticus*.

Изнѣженность, Mollitia, *Thrypsis*.

Изнѣженный, Femineus, Mollis, *Malacos, Thrypticus, Abros*.

Изобиліе, Abundantia, Superfluitas, Luxuria; крови, A. sanguinis; лимфы, *Hyperlymphia*; въ сокахъ, *Plemmyria*; чрезмѣрное, *Perissia*; быть въ изобиліи, Superfluere.

Изобиловать, Abundare, Luxuriare re.

Изобильно, Abunde, Abundanter.

Изобильный, Copiosus, Largus, Uber, Superans, Abundans.

Изображеніе, Imago, *Idolum*; двойнымъ и. производимый, *Disidolicus*.

Изобрѣтательность, Solertia.

Изобрѣтеніе, Inventio; новое, I. nova.

Изолировать, Separare, Sejungere.

Изолированный, Insulatus, Separatus.

Изомерическій, *Isomericus*.

Изомерія, *Isomeria*.

Изощренный, Acutus, Exacutus.

Изпареніе, з. Испареніе.

Изреченіе, *Phrasis*; испытаніе, Examen; приговора, Pronunciatio.

Изрѣженіе, з. Разрѣженіе.

Изслѣдываніе, Inspectio, Inquisitio, Indagatio, *Docimasia*, Scrutatio, Exploratio, Examinatio, Examen, Perscrutatio, Recognitio, Speculatio, *Scepsis*; акуратное (ногтями), *Onychismus*; акушерское, Exploratio obstetricia; анатомическое лимфатическихъ сосудовъ, *Lymphangiotomia*; брюха, з. изсл. живота; внимательное, *Acribologia*; внутреннее, Exploratio interna; внутренностей, *Splanchnoscopia*; глаза, *Ophthalmoscopia*; дѣтородныхъ частей, *Aedoeoscopia*; живота, *Laparoscopia*, *Gastroscopia*; И. жилъ и дышалъ ли мертвый новорожденный младенецъ или нѣтъ, *Pneusiobioscope*; звука, *Echoscope*, Auscultatio s. Exploratio soni; лекарствъ, медикаментовъ, *Docimasia* medicamentorum; лимфатическихъ сосудовъ, *Lymphangioscopia*; медицинское судебное, Inspectio medico-legalis; мертваго тѣла судебно-медицинское, I. 12266; мертвыхъ тѣлъ, *Autopsia* (cadaveris); мозга, *Encephaloscopia*; наружное, Exploratio externa; помощію или посредствомъ орудій, E. instrumentalis; помощію осязанія или руки, E. manualis; посредствомъ зонда, *Melosis*; поср. осязанія утонченное, *Pselaphia*; причинъ прошедшаго, прежняго состоянія, *Anamnesis*; пульса, *Palmoscopia*; родовспомогательное, Exploratio obstetricia; совершенное, E. completa; судебное, Inspectio legalis; труповъ, I. cadaveris; тр. внутреннее, I. 12266; тр. наружное, I. 12265; тр. судебно-медицинское, I. 12265; точное, *Onychismus*; химическое ископаемыхъ, *Oryctochemia*; черепа, *Encephaloscopia*; языка, *Glossoscopia*.

Изслѣдователь доброты воздуха, *Aërodiaphthoroscopium.*

Изслѣдовать, Inquirere, Explorare, Examinare, Quaerere, Persequi, Scrutari, Perscrutari, Indagare; рукою, Manu experiri.

Изслѣдующій точно, акуратно, *Acribologus.*

Изступленникъ, *Enthusiasta.*

Изступленный, Fanaticus.

Изсушеніе, Exsiccatio; какой нибудь части тѣла, Aridura, Emaciatio; тѣла, Siccitas, Emaciatio; причиняемый И., *Scleroticus;* происходящій отъ изсушенія, *Xeroticus;* язвъ, *Helcoxerosis.*

Изсыханіе существа костей, Contabescentia ossium.

Изсѣченіе, Extirpatio, *Apocope;* дѣтор. губъ, E. labiorum pudendorum; какой либо больной части, *Diacope*, (особенно черепа) *Eccope;* клитора, E. clitoridis; матки, *Metrosteresis*; перстовъ, E. digitorum; плеча, E. brachii; плода въ матерней утробѣ, *Embryothlasis;* ручной кисти, E. manus; селезенки, E. lienis; узловъ венъ, *Cirsotomia;* черепа, *Eccope* cranii; яичноковъ жен., E. ovariorum.

Изтеченіе, з. Истеченіе.

Изтодъ, Изтодь, Истодъ, Polygala vulgaris.

Изувѣченіе, Mutilatio, *Anaperia.*

Изувѣченный, Truncus, Truncatus, Mutilatus.

Изумленіе, Stupor, *Ecplexia.*

Изумленный, Stupidus.

Изходъ, з. Исходъ.

Изчезаніе опухоли внезапное, Delitescentia.

Изчезать, Evanescere, Disparere.

Изчерпать, Exhaurire.

Изъѣденіе кости, Caries.

Изъязвленіе, Exulceratio, Ulceratio, *Helcosis*; злокачественное въ копытахъ овецъ, II. 10910; желудка, *Gastrelcosis*; кишекъ тифозное, *Typhus* abdominalis; кишки, *Enterodarsis*, *Enterelcosis*, Ulceratio intestinalis; имъ причиняемый, *Enterodarticus*; И. кожи за ушами поверхностное, I. 8842; кожи поверхностное, Excoriatio; легкихъ, II. 12112; на груди, на титькѣ, *Masthelcosis*; матки, *Hysterelcosis*; причиннемое прикладываніемъ волчьего лыка, Exutorium; прямой кишки, *Proctitis* ulcerosa; пупа у дѣтей поверхностное, Excoriatio umbilici; селезенки, *Splenelcosis*; сердца, *Cardielcosis*, Exulceratio cordis; слезныхъ органовъ, *Dacryelcosis.*

Изысканіе, Изыскиваніе, Scrutatio, Indagatio.

Изюмъ, Passa, Uva passa, *Staphis.*

Изюмы, Passae, Passulae majores.

Икако, Chrysobalanos Icaco.

Иканіе, Singultus.

Икать, Singultare.

Икота, Singultus, *Lygmus.*

Икра, Sura; (рыбъ) Ova piscium.

Илемъ, Илимъ, Ильмъ, Ильма, Ulmus campestris; американскій, U. americana; бурый, U. fulva; полевой, U. campestris; пробковатый, U. suberosa; темножелтый, U. fulva.

Илимъ, з. Илемъ.

Ильмъ, з. Илемъ.

Имберъ, з. Инбирь.

Имбиръ, з. Инбирь.

Именованіе, Nomenclatio, Nominatus.

Имено даніе, Nomenclatura, Nomenclatio, *Onomatologia*; растеніе, *Phytonymia.*

Именодатель, *Onomacletor.*

Имѣнолюбіе, Aviditas, *Pleonexia.*

Имя, Nomen, *Onoma*; вида, видовое, породы, N. specificum; порядка, N. familiae; рода, родовое, N. genericum; семейства, N. familiae.

Инбирь, *Zingiber* communis; бѣлый, Z. albus; желтый, Curcuma longa; кардамонъ, Amomum Cardamomum; нѣмецкій, Arum maculatum, A. officinale; стелющійся, Alpinia Cardamomum, Amomum Cardamomum.

Инвалидъ, Miles invalidus.

Ингредіенція, Ingredientia.

Индивидуальный, Individualis.

Индивидуумъ, Individuum.

Индиго, Indigo; з. Индигъ.

Индигоноска, Indigofera.

Индигоносница, Indigofera; американская, И. Аниль, I. Anil; сребристая, I. argentea.

Индигъ, Indigofera tinctoria.

Иней, Pruina.

Инжирь, Ficus carica.

Иноземный, Peregrinus, *Exoticus.*

Иной, з Иный.

Иностранный, Peregrinus, *Exoticus*; чрезмѣрная любовь къ нему, *Exoticomania*; неуваженіе иностранныхъ лекарствъ, *Exoticudenia.*

Инспекторъ, Inspector; врачебной управы, I. praefecturae medicae, Protomedicus.

Инстинктъ, Instinctio, Instinctus naturalis, *Horme.*

Институтъ, Institutum; клиническій, *Clinicum*; ортопедическій, *Orthopaedeon*; повивальный, *Lochodochium.*

Инструментъ (з. также Орудіе), Instrumentum; для вскрытія дыхательнаго горла, *Bronchotomus*; для вскрытія спиннаго канала, *Rhachiotomus*; для извлеченія кусочковъ костей, отдѣленныхъ нагноеніемъ, *Ostagra*; для измѣренія наклоненія женскаго таза, *Cliseometrum*; для произведенія новаго способа потрясенія, *Pleximetrum*, *Plessimetrum*; для измѣренія толстоты руки акушеровъ, *Brachiometrum*; для изслѣдыванія состоянія уха, *Auriscopium*; для изсѣченія, *Eccopos*; для операціи грыжи, *Celotomus*; для операціи срастѣнія языка, *Ancyloglossotomus*; для опредѣленія содержимаго въ молокѣ жира, *Galactopiometrum*; для опредѣленія тяжести новорожденнаго младенца, *Paedobarometrum*; для прокола или вырѣзыванія роговой оболочки, *Cerototomus*; для произведенія закручиванія конца сосуда, *Angiostropheus*; для произведенія насѣченія сосудовъ глаза, *Ophthalmoxyster*; для соскабливанія виннаго камня съ зубовъ, *Odontoglyphis*; для соскабливанія или срѣзыванія нарощенія на внутренней поверхности глазныхъ вѣкъ, *Blepharoxyston* или *Blepharoxystrum*; служащій для вскрытія глотки, *Pharyngotomus*; для извлеченія гноя и сукровицы изъ глубокихъ свищей, *Pyulcus*; хирургическій, I. chirurgicum; х. для защищенія мозга отъ поврежденія при просверленіи его, *Meningophylax*; для произведенія растяженія, *Diastoleus*; х. для давленія внизъ твердой оболочки мозга, I. 7025; И. которымъ что нибудь держатъ, Tenaculum.

Инфарктъ, Infarctus, Obstructio.

Инфлуенца, Catarrhus epidemicus, Influenza.

Инфлюенца, з. Инфлуенца.

Иный, Alius, *Allos*, *Heteros*.

Иньекція, Injectio.

Ипекакуанга, з. Ипекакуаникъ.

Ипекакуаникъ, Ipecacuanha, Cephaelis Ipecacuanha; бѣлый, I. alba; деревянистый, I. lignosa; колчатый, I. annulata; мучнистый, I. farinosa; полосатый, Psychotria emetica; струйчатый, I. undulata; сѣрый, I. grysea; темносѣрый, I. fusca; черный, I. nigra.

Ипекакуанъ, з. Ипекакуаникъ.

Ипотезъ, *Hypothesis*.

Ипохеранъ голый, Hypochaeris glabra.

Ипохондрія, *Hypochondria*; безъ матерій, нематеріальная, I. 11697; съ матеріею, матеріальная, I. 11697.

Иппократическій, Hippocraticus.

Ипселообразный, *Ipsilodes*.

Ирга, Mespilus Cotoneaster.

Ирипа сабурная, Cynometra Agallocha; стеблецвѣтная, C. cauliflora.

Ирой, з. Герой.

Иръ (з. также Аиръ), Acorus Calamus; благовонный, I. 362; нѣмецкій, Iris germanica.

Ископаемое, Minera.

Ископаемыя, Mineralia; собирающій И., *Oryctologicus*.

Искоренить, з. Изкоренить.

Искра, Scintilla, *Spinther*; летаніе искръ изъ глазъ, *Spintherismus*; Искры передъ глазами, Scintillatio, *Marmarygae*.

Искренность, Ingenuitas.

Искривленіе, Curvatio; берецъ или ногъ вообще, *Blaesota*; затылка, Obstipitas gibbosa; конечностей, Curvatura extremitatum; колѣна, *Gonyancon*; матки, Incurvatio uteri; мужескаго дѣтороднаго уда (дугообразное), *Phallocampsis*, Chorda penis; ноги (отъ паралича), *Blaesosis*; одного или множайшихъ членовъ, *Loxarthron*; позвоночнаго столба или спины, Gibbositas; впередъ къ груди, *Lordosis*; боковое или въ сторону, *Scolioma*, *Scoliosis*; къ зади, *Cyphosis*; рта (судорожное), Tortura oris; тѣла, Curvatura corporis; къ зади, *Tetanus* posticus, *Opisthotonus*; къ переди, *Emprosthotonus*; т. на одну сторону, бывающее въ столбнякѣ, *Pleurothotomus*; членовъ, Depravatio artuum, *Campsis*; имъ причиняемый, *Campticus*; уда дугообразное, Chorda penis; шеи, Obstipitas; шеи въ слѣдствіе насильственныхъ поврежденій, O. violenta; шеи къ зади, O. renuens; шеи къ переди, O. adnuens; шеи ложное, O. dolorosa s. spuria; шеи на одну какую либо сторону, O. lateralis; шеи отъ болѣзней костей, O. ossaria; шеи отъ паралича, O. paralytica; шеи судорожное, O. spasmodica; шеи у старцовъ, O. senilis. Образованіе искрывленія, *Scoliosis*; имъ причиняемый, *Cyrtodes*; поправленіе искривленій, *Diorthosis*; съ искрывленными ногами и руками (къ наружи), *Blaesus*.

Искривленный, Curvus, *Cyrtos*; къ переди, *Lordos*.

Искры, з. Искра.

Искусный, Peritus.

Искуственный, Artificialis, *Technicus*.

Искуство, Ars, *Techne*; аптекарское, *Pharmacia*; ваятельное, *Plastica*; вентрилока, *Polylalia*; И. возстановить жизнь мнимо умершимъ, *Anegertice*; возстановить потерю носа, *Rhinoplastica*; врачебное, A. medica, *Iateria*, *Iatrice*, *Iatrotechnica*; И. дать чему нибудь вновь правильную форму, *Anaplastica*; добывать руду изъ ископаемыхъ, *Metallurgia*; догадочное, A. conjecturalis; дѣйствовать посредствомъ огня, ***Pyrotechnia***; дѣлать желѣзо, ***Siderotechnia***; дѣлать инструменты, ***Mechanurgia***; зубоврачебное, ***Odontiatria, Odontiatrica***; измѣренія полости черепа для опредѣленія ея величины, ***Craniometria***; косметическое, A. ***cosmetica***; лечить любострастную болѣзнь, ***Syphilidiatria***; лечить посредствомъ натиранія, ***Iatraliptica***; мнимое, познавать по мочѣ всѣ измѣненія болѣзней, ***Uromantia***; повивальное, A. obstetricia, ***Maccia***; поправлять искривленія и увѣчія тѣла у молодыхъ людей, ***Orthopaedia***; приготовлять бани, ***Balneotechnice***; приготовлять лекарства, ***Pharmacia***; пробирное, ***Docimasia***; производить выпаденіе волосъ, **Depilatio**; раждать хорошихъ дѣтей, ***Callipaedia***; различать двѣ между собою сходныя болѣзни, ***Diagnostica***; размѣрять электрическія силы, ***Electrometria***; распознавать беременности, ***Cyesiognostica, Cyesiognostice***; рецептное, I. 2530; рецептное фармацевтическое или для аптекарей, **Ars formulas dispensandi**; родовспомогательное, A. obstetricia; румянить, румяниться, убирать, ***Callopistria***; сохранять здоровье, A. ***syntеretica***; судить о человѣкѣ по чертамъ лица, ***Physiognomonica***; украшенія, A. ***cosmetica***; формульное, I. 2530; цѣлительное, врачебное, **Medicina, Ars medica**, ***Therapeutica, Therapeutice***; ятралиптическое, ***Iatraliptica***.

Искуствословіе, ***Technologia***.

Испареніе, **Perspiratio, Exhalatio, Evaporatio, Halitus**; ***Diaphoresis, Diapnoe***; **Halitus, Perspiratio**; къ нему принадлежащій, ***Diapnoicus***; имъ причиняемый, ***Atmicus***; причиняемый ядовитыми испареніями, ***Toxicatmicus***; испар. кожи, з. Испарина.

Испарина, **Perspiratio**; кожи, **Exhalatio, Transpiratio cutanea, Perspiratio**; к. незамѣтная, P. insensibilis; и к. производящій, ***Hypopnoicus, Diapnoogenus***; недостаточная, уменьшенная, ***Adiaphoresis***; чрезмѣрное, **Transpiratio nimia**; остановленная, II. 334; парообразная непримѣтная, P. insensibilis; удержанная, II. 334; тотъ у кого и. совершается удобно и правильно, ***Eudiapneustos***.

Испарять, **Evaporare**; испарятся, **Evaporari**.

Исполинскій, ***Giganteus***.

Исполинъ, ***Gigas***.

Испорченность, **Vitium**.

Испорченный, **Vitiosus**, ***Cakos, Phthartos***.

Исправлять, **Corrigere, Emendare**.

Испражненіе, **Evacuatio, Excretio, Exinanitio**, ***Cenosis, Lapagma***; болѣзненной матеріи, ***Apocrisis, Eccrisis***; воды, ***Hydrocenosis***; воды изъ тѣла, ***Hydragogia***; волосъ съ мочею, ***Trichiasis*** (у. Гиппокр.); гнойное, ***Pyochezia, Pyocenosis***; гноя, ***Pyorrhoea***; гноя настоящаго, P. vera; имъ причиняемый, ***Pyocenoticus***; г. худаго, P. saniosa; И. громкое вѣтровъ, **Crepitus ventris**; жира болѣзненное, ***Pimelorrhoea***; кала (частое), ***Coprophoresis, Diachoresis, Eccoprosis***; неумѣющій удержать испр. кала, ***Copracratus***; И. кала въ большемъ количествѣ, ***Polycopria***; И. кала малое, ***Oligocopria***; и. к. непроизвольное, ***Copracratia***; причиняемый непроизвольнымъ испражненіемъ кала, ***Coprorrhoicus***; и. критическое, ***Crisis***, E. critica; крит. сильное, ***Hypercrisis***; кр. болѣзнотворнаго вещества чрезъ кожу, ***Peribole***; критическое надлежащее, ***Diacrisis***; крови мочею, ***Haematuresis***; крови мочею истинное, ***Haematuria*** vera; молока мочею, ***Galacturia***; испр. мочи, ***Diuresis***; и. м. гноевидной, ***Pyuria*** puriformis; И. мочи непроизвольное, ***Urorrhoea***; м. съ гноемъ мнимое, ***Pyuria*** simulata; мочи съ гноемъ настоящее, P. vera; И. низомъ, **Alvi dejectio, Alvus, Venter, Sedes, Dejectio alvina, Solutio s. Evacuatio s. Excretio alvi**, ***Ecchoresis, Hypochoresis***; низомъ (легкое), **Exoneratio**, ***Catharsis, Hypocatharsis***; побужденіе къ и. низомъ, **Cupiditas dejiciendi**; болѣзненное и трудное и. низомъ, ***Dyschezia***; жидкое, **Profusio alvi**; **Alvus cita, fusa, resoluta, fluida, Laxitas alvi**; задержать, остановить и. низомъ, **Alvum comprimere, Alvum s. ventrem adstringere s. contrahere**; И. низомъ кровью ложное, ***Catarrhexis*** spuria; И. низомъ кровью притворное, ***Catarrhexis*** simulata; И. низомъ мало по малу уменьшается, **Alvus paulatim contrahitur**; низомъ не произвольное, **Incontinentia alvi s. excrementorum**, ***Copracratia, Scatacratia***; также у нѣкотор., ***Acrasia, Acratia***; имъ причиняемый, ***Scatacraticus***; и. н. отъ употребленія чемерицы, **Helleborismus**; И. рѣдкое низомъ, **Segnities alvi**; испр. низомъ свободное, **Venter solutus**; низомъ трудное, V. difficilis, A. dura; недостаточное, ***Adiarrhoea***; И. нечистотъ изъ кишечнаго канала рвотою и поносомъ, ***Apocatharsis***; испр. питательнаго сока мочью, ***Chyluria***; продолжительное, чрезмѣрное, **Depletio**; И. сосудовъ чрезмѣрное, ***Apocenosis***; сильное критическое, ***Hypercrisis***; сѣмени не произвольное и незамѣтное (особ. во время бодрствованія), Pollutio diurna, *Spermatoclemma*; испр. чего нибудь необыкновеннаго съ мочью. *Allotriuria*; И. чего нибудь необыкновеннаго чрезъ задній проходъ, *Allotriochezia*; черной крови низомъ, *Melaena* cruenta; чрезмѣрное низомъ (и рвотою), *Hypercatharsis*; причиняемый испражненіемъ, *Cenoticus*, *Eccriticus*.

Испражненія (з. также Испражненіе), Excrementa, Excreta; критическія, Evacuationes criticae; низомъ кашевидныя, разведенныя, Sedes pultaceae; п. низомъ съ вѣтрами, Alvus redditur cum multo spiritu; И. производимыя въ одно и тоже время въ нѣсколькихъ мѣстахъ тѣла, напр. низомъ, мочью и испариною, *Perirrhoea* (Hippocr.).

Испражненный, Evacuatus, Excretus, *Eccritus*; чрезмѣрно, *Hypercathartus*.

Испражнять, Evacuare, Exinanire; нечистоты желудка низомъ, з. Очищать желудокъ.

Испражняться, Desidere (alvum). Dejicere, Ventrem facere; Ventrem s. alvum exinanire, Alvum evacuare; кровь низомъ испражняется, Sanguis descendit.

Испражняющій низомъ, *Lapacticus*; калъ, *Copragogus*.

Испуганный, Territus, *Ecplectus*.

Испугъ, Terror, *Cataplexis*, *Ecplexia*; весьма сильный и. безъ причины, *Panophobia*.

Испускать, выпускать, Emittere; воду страждущимъ водяною болѣзнію, Aquam hydropicis emittere.

Испытаніе, *Docimasia*, Examen, Probatio; акуратное, точное, *Acribologia*; больнаго, Examen aegroti; врачебное (опытъ), Experimentum medicum; природы, Exploratio naturae.

Испытать, Experiri, Tentare, Periclitari (rem, in re); производить испытаніе, Examinare.

Испытывающій внимательно, *Acribologus*.

Иссопъ, Hyssopus; лѣсной, Dracocephalum.

Истекать, протекать, Effluere, Profluere, Fundi, Effundi, Ferri, Prodire, Exire, Provenire.

Истерика, з. Истерія.

Истерическій, *Hystericus*.

Истерія, *Hysteria*, Passio hysterica; съ каталептическими припадками, *Hysterocatalepsis*.

Истеченіе, Effluvium, Fluor, Profluvium, Emanatio, *Ecrysis*, *Aporrhoea*, *Rheuma*; водянистое, *Orrhorrhoea*; изъ глазъ, *Ophthalmydrorrhoea*; изъ кожи (серіозное и проч.), *Dermatorrhoea*; в. изъ уха, *Otorrhoea* serosa; въ низъ, *Catarrhysis*; геморгоидальное, Fluxus haemorrhoidalis; гноевидное, *Pyorrhoea* simulata; г. изъ задняго прохода, *Proctorrhoea* saniosa; г. изъ уха, *Otorrhoea* serosa; гноя изъ матки и рукава ея, *Leucorrhoea* purulenta; г. изъ нарыва сильное, *Pyorrhagia*; изъ глазныхъ вѣкъ гноеобразное, *Blepharophthalmia* purulenta; изъ глазъ родильницъ слизистое, II. 2873; изъ глазъ у родильницъ млековидное, II. 2873; (слизи, гноя, сѣмени и проч.) изъ мочеваго канала, *Urethrorrhoea*; изъ слезныхъ железъ, *Dacryopyorrhoea*; изъ сосудовъ (непосредственное), *Angiorrhoea*; крови, *Anagoge*, Profluvium sanguinis; крови или слизи изъ задняго прохода, *Proctorrhoea*; крови съ слизію изъ рукава матки, *Leucorrhoea* sanguinea; крови или слизи изъ матки, *Metrorrhoea*; И. крови каплями, Stillicidium sanguinis; молока, *Galactorrhoea*; мочи болѣзненное, *Stranguria*; мочи необыкновеннымъ путемъ, *Planuria*; м. непримѣтное (медленное), *Uroclepsia*; мочи чрезъ пупокъ, *Uromphalus*; И. пасоки, *Lymphorrhoea*; слизы, *Catarrheuma*; с. изъ носа, *Rhinoblenorrhoea*; слизи (хроническое), *Blennorrhoea*; с. изъ глазныхъ вѣкъ, *Blepharoblennorrhoea*; с. изъ головки дѣтороднаго уда, *Balanoblennorrhoea*; с. изъ дѣтородныхъ частей, *Medorrhoea*; изъ задняго прохода, *Proctorrhoea*; с. изъ зад. прохода сопряженное съ опрѣлостію, *Proctor*. serpiginosa; с. изъ кишечнаго канала, *Blennochesia*, *Blennorrhoea* intestinalis; с. изъ матки, *Metrorrhoea*; с. изъ м. отъ наростовъ, *Leucorrhoea sarcomatica*; с. изъ носа, *Blennorrhinia*; с. изъ ушей, *Blennotorrhoea*; слизи съ мочею, *Blennuria*; ист. слины, Salivatio; и. страдательное, *Rhoe*; сѣмени, *Spermatorrhoea*, *Gonorrhoea*, *Gonacratia*; сѣмени безпрерывное, непроизвольное, Pollutio; сѣмени и слизи изъ рукава матки, *Leucorrhoea* seminalis; сывороточное, серозное, Profluvium serosum; чрезмѣрное, *Polyrrhoea*; чревное, Fluor s. Fluxio ventris, Fluxus coeliacus.

Истеченія, з. Истеченіе.

Истина, Veritas.

Истинный, Verus, *Etymos*.

Истлѣніе (на деревьяхъ), *Sphacelus*.

Истмъ, *Isthmus*; мочеиспускательнаго канала, I. urethrae.

Истодъ, И. обыкновенный, Polygala vulgaris, P. Poaya.

Истолочь, раздавить, Contundere, Collidere.

Истонить, Extenuare, Attenuare.

Истончать, Extenuari.

Истонченіе какой нибудь части тѣла, Aridura; тѣла съ порчею твердыхъ частей, *Cachexia*.

Исторгать, Evellere, Eximere.

Исторія, *Historia*; болѣзни, H. morbi; естественная, H. naturae, *Physiographia*; естеств. животныхъ, *Zoologia*; ест. птицъ, *Ornithologia*; и. жизни, H. vitae; медицины, H. artis medicae; прагматическая, H. *pragmatica;* человѣка, *Anthropistoria*; человѣка естественное, I. 11241.

Источникъ, Fonticulus, Fontanella, *Pege;* боковый, F. lateralis; большой, F. s. fontanella major; гнойный, Fonticulus, Fontanella; грудной, Ductus thoracicus; малый, меньшій, F. minor; слезный, Lacus lacrymalis; сокопитательный, Ductus thoracicus; цѣлительный, Fons medicatus, Aqua salubris.

Источница, Fontinalis antipyretica.

Истощающій, Colliquativus.

Истощеніе, Enervatio, Extenuatio, *Phthisis*, Exinanitio, *Symptosis*, *Texis*; всего глазнаго шара, *Atrophia* oculi; отъ нагноенія мочеваго пузыря, Phthisis vesicae, *Cystophthoe*; симъ страждущій, *Cystophthoicus*; и. силъ, Exhaustio, *Exarysis*; и. силъ отъ чрезмѣрныхъ испражненій или потери соковъ, Exinanitio; старческое, *Marasmus*; тѣла, Extenuatio; членовъ, *Meratrophia* или *Melatrophia*; отъ истощенія происходящій, *Marasmodes*.

Истощить, Exhaurire, Emaciare, Inanire; истощиться, похудѣть, худѣть, сохнуть, Tenuari, Extenuari, Emacrescere, Emacrari; силы истощены, Vires consumtae sunt, Vires deficiunt, Vires fractae sunt.

Истребляющій корни, *Rhizotomus*.

Истуканъ, *Idolum*

Иступленіе, *Ecstasis*, *Enthusiasmus*; имъ причиняемый, *Ecstaticus*.

Исхарканіе, Excreatio.

Исходъ, Eventus, Exitus; болѣзни, Exitus morbi; желудка, *Pylorus*; къ нему принадлежащій, *Pyloricus*; неблагополучный, Exitus malus; хорошій (з. успѣхъ), Eventus secundus.

Исцѣленіе, Sanatio, Cura, Medicatio; естественное, S. naturalis; искуственное, S. artificialis.

Ихоръ, *Ichor*.

Ишіатика, *Ischias*.

I.

Іакинѳъ, з. Гіацинтъ.

Іалапъ, з. Ялапъ.

Іероглифъ, *Hieroglyphus*.

Іодинъ, *Jodina*, *Jodium*.

Іотакисмъ, *Jotacismus*.

K.

Кабакъ, Caupona.

Кабала, Каббала, Кабалла, Кабалистика, Cabala, Caballa.

Кабанъ, Sus Scropha ferus, Aper.

Кабарга, Moschus moschiferus.

Кавалерникъ, Passiflora; голубой, обыкновенный, P. coerulea; четыреугольный, P. quadrangularis.

Кавказъ, Caucasus.

Кавтеризація, Cauterisatio.

Каепутъ, Melaleuca Leucodendron.

Кадило, Teucrium Chamaepitys; Centaurea benedicta; чертополохъ, I. 4831.

Кадыкъ, Pomum Adami.

Кадыло, з. Кадило.

Каждодневный, Quotidianus.

Каждое, Individuum.

Казаться, Videri.

Кайма, Ligula.

Кайманъ, Crocodilus Lucius; Alligator.

Каймистый, Ligulatus.

Каинка, К. мочегонная, Cainca, Cahinca, Cainka, Chiococca racemosa.

Какао, Theobroma Cacao.

Какодонтія, *Cacodontia*.

Каламинаръ камень, Lapis calaminaris.

Калачики, Malva rotundifolia.

Калбаса, з. Колбаса.

Калганъ, Galanga, Maranta Galanga; большой, G. major; малый, мелкій, G. minor.

Календарь въ костяхъ (боль, чувствуемая при перемѣнѣ погоды въ неправильно образовавшейся костной мозоли послѣ переломовъ), Calendarium.

Каленый, Candescens.

Кали, Kali, Alcali, Alkali; азотнокислое, K. nitricum; виннокаменнокислый K. и натръ, I. 12535; водородоіодный, водоіодный, водоіодовое, K. jodatum; двусѣрнокислое, K. bisulphuricum; железисто-виннокислое, K. ferro-tartaricum; желѣзисто-синородистое, K. ferro-hydrocyanicum; идріодисто-кислый, K. hydriodosum; идроіодо-кислый, Kalium jodatum; кислое, сѣрнокислое, K. bisulphuricum; кислое сурьмянокислое, I. 12538; лимонокислое, K. citricum; мышьяковато-кислое, K. arsenicosum; подъазотистое кислое, K. hyponitrosum; синильно-кислое, Kalium cyanatum; солянокислое, Kalium chloratum; сѣрнокислое, K. sulphuricum; углокислое, K. carbonicum s. subcarbonicum; хлористо-кислое, K. chloratum; хлорокислое, K. chloricum; (кислое) щавелокислое, K. bi-oxalicum.

Калина, Viburnum; дикая, Sambucus racemosa; обыкновенная, V. Opulus.

Калій, Kalium; сѣрнистый, сѣрнокислый, K. sulphuratum.

Каломелъ, Calomel (genit. calomelis s. calomelanos), I. 11388.

Калужница трава, Calla palustris.

Калуферъ обыкновенный, Balsamita vulgaris, Tanacetum Balsamita.

Калцій осѣренный, Calcium sulphuratum.

Калчиба, II. 9094.

Калъ, Faex alvina, Faeces, Excrementa, Stercus, *Copros*; вязкій, имъ причиняемый, *Scybaloglischroticus*; дѣтскій первородный, *Meconium*; жидкій, Faeces liquidae, Stercus liquidum, *Spatile*; испражняемый низомъ, Faeces, *Hypochorema*; испражняющій, *Eccoproticus*; конскій, Zibethum caballinum; первородный, первый младенческій, *Meconium*; имъ причиняемый, *Meconicus*; скота на паствѣ, *Boliton*; собачій, Album canis s. graecum; сухій, твердый, *Scybalon*, *Scybala*; пахучій каломъ, *Stercorarius*; имъ причиняемый, *Copricus*; комкообразныя затвердѣнія его въ кишечномъ каналѣ (такъ называемыя кишечныя камни), Alvinae concretiones; отъ кала происходящій, *Coproticus*; прихоть Негровъ къ употребленію кала въ пищу, *Malacia* Africanorum; рвать каломъ, Dejicere stercus per os; худое свойство кишечнаго кала, *Dyscopria*.

Каляндра, з. Кориндръ.

Каманика, з. Каменика.

Камбіумъ, Cambium.

Камбогія, Cambogia Garcinia.

Камедь, Gummi; аравійская, G. arabicum; бакаутная, G. Guajacum; бѣлая, I. 10627; вонючая, Asa foetida; въ кускахъ, I. 3012; зернистая, I. 3011; желтая, Gutti, G. guttae.

Камеллія, Camellia; японская, C. Sasanqua.

Камеллопардалъ, Camelopardalis.

Каменеломка, з. Камнеломка.

Каменеломъ, Pimpinella saxifraga.

Каменесѣченіе, *Lithotomia*; производить к., Excidere calculum.

Каменика, Камeники, каманика, Rubus fruticosus; R. saxatilis.

Каменистый, *Petrosus*, Calculosus.

Каменоплодникъ росноладанный, Styrax Benzoin.

Камень, Lapis, Calculus, *Petra*, *Lithos*; адскій, I. 2466; безоардный, безоардовый, Bezoar; б. восточный, B. orientalis; б. западный, B. occidentalis; божественный, L. divinus; винный, Tartarus; в. к. бѣлый, T. albus; в. к. красный, T. ruber; в. к. (нарастающій) на зубахъ, *Odontolithus*; в. к. неочищенный, T. crudus; очищенный, T. depuratus; в. к. растворительный, T. solubilis; к. во внутренностяхъ, *Splanchnolithus*; воздушный, *Aërolithus*; врачебный, L. medicamentosus; въ кишкахъ, *Enterolithus*; въ мозгѣ, *Encephalolithus*; въ мочевомъ пузырѣ, *Cystolithus*; таковой к. имѣющій, *Cystolithicus*; въ мочеточникахъ, *Ureterolithus*; въ слезныхъ органахъ, *Dacryolithus*; гальмейный, L. calaminosus; глазной, L. divinus; гремучій, Aetites; губчатый, L. spongiarum; мергелевой, *Tophus*; желтый, чернильный, *Misy*; желудочный, *Gastrolithus*; желчнаго пузыря, *Cholelithos*; желѣзистый, L. magnes; желѣзистый красный, I. 9367; жидовскій, L. judaicus; жильной, L. steatites; зеркальной, L. specularis; известный, I. 4102; костеломный, L. Osteocollae; кролліевъ, L. medicamentosus; мозговый, Calculus cerebralis; лазуревый, L. lazuli; магнитный, L. magnes; мочеваго пузыря, *Cystolithus*; отъ его происходящій, *Cystolithicus*; мочевой, *Urolithus*; мыльный, Steatites; нарастающій на зубахъ, *Tartarus* dentium; орлиный, *Aetites*; падающій изъ воздуха, *Aërolithus*; почечной, L. *nephriticus*; страданіе отъ того камня, *Nephrolithiasis*; пробный, *Basanos*; раждающійся въ желудкѣ, *Gastrolithus*; рвотный (винный) к., *Tartarus* emeticus s. stibiatus; серебноселитренный, прижигательный, I. 2466; слюнный, Ranula lapidea; точильный, Cos (genit.

cotis); цинковый, II. 3387; чернильный желтый, *Misy*; безъ камней, *Apheles*; болѣзнь происходящая отъ камней заваждающихся въ желудкѣ, *Gastrolithiasis*; вынять камень, Calculum eximere, evellere; вырѣзать к., Excidere calculum; зарожденіе или образованіе камней въ мочеточникахъ, *Ureterolithiasis*; во внутренностяхъ, *Splanchnolithiasis*; въ слезной железѣ, *Dacrylithiasis*; кто самъ себѣ вырѣзываетъ камень, *Autolithotomus*; камень (отвердѣвшая земля) на которомъ отпечатаны виды растеній или животныхъ, *Typolithus*; образованіе камней въ кишкахъ, *Enterolithiasis*; состояніе болѣзненное, въ которомъ образуются мочевые камни, *Urolithiasis*.

Камера, Camera; глаза, C. oculi; задняя, I. 4189; глаза передняя, I. 4188; свѣтлая, C. clara, lucida; темная, C. obscura.

Камешки, Arena; бывающіе въ мочевомъ пузырѣ, A. vesicae; мелкіе, Glarea; почечные, A. *nephritica;* пузырные, A. vesicae.

Камнекрушеніе, *Lithontriptia.*

Камнеломка, Saxifraga; зернистая, S. granulata; тринаперсточная, S. tridactylides.

Камнерастираніе, *Lithontriptia.*

Камни губчатые жженные или обугленные, Carbo lapidis spongiae; желчные, Calculi biliosi; находящіеся въ желчномъ пузырѣ и печени, *Cystidepatolithus;* подобны человѣческой фигурѣ, *Anthropoglyphi;* съ написанными человѣческими фигурами, *Anthropomorphi;* съ написанными цѣлыми человѣческими фигурами, I. 1757; съ написан. человѣч. головами, I. 1755; съ написан. человѣч. сердцами, I. 1756.

Кампешъ, Haematoxylon campechianum.

Камфора, *Camphora.*

Камфорникъ суматрайскій, Dipterocarpus Camphora.

Камфоровонникъ, Camphorosma.

Камышъ, Scirpus; Arundo Phragmites, A. Donax; большой, постельный, S. lacustris.

Камянка камедоносная, Acarna gummifera.

Канавка, Canalicula, Canaliculus.

Каналъ, Canalis, Ductus, Meatus; Аранціевъ крововозвратный или жильно-крововозвратный, I. 7656; бьющежильный Боталіевый, I. 7637; верхнечелюстный, C. infraorbitalis; водной, Aquaeductus; Фаллопіевъ, A. Fallopii; воздушный, *Trachea;* грыжевый, C. herniosus; C. для истеченія нечистотъ, Cloaca; духодвижный, *Trachea*; зародышевъ, *Urachus;* кишечный, Canalis intestinalis, Tractus intestinorum; также, *Enteron;* къ нему принадлежащій, *Entericus*; кишечный крестцовый, C. sacralis; лабиринта, Aquaeductus Cotunnii; ланитной кости, C. *zygomaticus;* маленькій, Canalicula; мочевой, *Urethra;* недостатокъ, когда моч. к. открывается на сторонѣ уда, *Paraspadia;* образованіе перепонки въ моч. к., *Urethrimenia;* у кого моч. к. открывается подъ головкою и къ низу мужескаго уда, *Hypospadiaeus;* мочеиспускательный, *Urethra;* м. женскій, U. mulieris; м. мужескій, U. virilis; мочеточный, *Urachus*; надшулятника, C. *epididymidis;* нерва обонятельнаго, I. 4229; нижней челюсти, C. alveolaris; носовой, C. nasalis; ніобный, C. palatinus; паховой, C. inguinalis; первыхъ путей, C. s. tubus cibarius; позвоночный, Specus vertebralis, I. 4227; преддверія, Aquaeductus vestibuli; рѣсничный, C. ciliaris; Силвіевъ, Aquaeductus Sylvii; скуловый, C. *zygomaticus*; слезной, костяной, I. 4225; с. препончатый, I. 4226; сонной артеріи, C. caroticus; спинный, I. 4227; стремянной мышицы, C. stapedii; тетивы барабанной, I. 4217; улитки, Aquaeductus cochleae; фонтановъ, C. Fontanae; шейки маточной, I. 4216; ѣственный, *Oesophagus.*

Каналы, Canales; Видіевы, C. Vidiani; длинныхъ костей, II. 10686; дыхательнаго горла, *Bronchia;* затылочной кости, I. 4204; крылоніобные, I. 4206; маленькіе, Tubuli; ніобные передніе, I. 4205; полукружные, C. semicirculares; п. перепончатые, I. 7651; слезные, Canaliculi lacrymales.

Канапе, Sponda, Lectus.

Канареечникъ, з. Канарейникъ.

Канарейникъ, Phalaris, Ph. canariensis; тростничный, Ph. arundinacea.

Канатикъ, Funiculus; пупочный, F. umbilicalis; сѣменный, F. *spermaticus.*

Кандикъ, Erythronium.

Канелла, Canella.

Каникулы, Dies caniculares.

Канифоль, Colophonium, Resina colophonia.

Кантаридинъ, Cantharidinum.

Капаніе, Stillicidium, *Stalagmus;* слёзъ, *Dacryostagon;* имъ произведенный, *Stalactos.*

Капать, Destillare, Stillare.

Капелька, Guttula.

Капельное, Stillosum, *Stalagma.*

Каперсъ, Capparis, C. spinosa; дикій, стручковатый, Zygophyllum Fabago.
Каперсы, з. Каперсъ.
Капиллярный, Capillaris.
Капитникъ, з. Копытникъ.
Капленосныя (растенія), Guttiferae.
Капли, Guttae; Гофмановы, Liquor anodynus mineralis Hoffmanni; Бернардовы противно-венерическія, II. 10258; Безтушевыя, II. 8620; желѣзныя эфирныя, II. 8620; изъ кротоноваго масла, I. 860; іодиновыя, Tinctura jodii.
Каплющее, *Stalagma.*
Каплющій, Stillativus, Stillatitius, *Stalactos.*
Капля, Gutta, Stilla, *Stagon*; выжатая, *Stranx*; крови, G. sanguinis; розовая на лицѣ, G. rosacea, Roseola acnosa; каплями, по капелькѣ, Guttatim, Stillatim; истеченіе по каплями, Stillicidium.
Капорсы, з. Каперсы.
Капуста, Brassica, *Crambe*; бѣлая, B. oleracea; горчичная, B. eruca; гусиная, Prenanthes muralis; заячья, Oxalis acetosella; Sedum Telephium; зеленая, I. 3857; B. alpina, B. viridis; качаная, B. capitata, B. oleracea; красная, I. 3858; красная кудрявая, B. sabellica; кудрявая, B. crispa; морская, Convolvulus Soldanella; Fucus vesiculosus; огородная, B. oleracea; рѣпчатая, B. Napus; савойская, I. 3857; садовая, B. oleracea; травяная, B. eruca; травная, Cirsium oleraceum; цвѣтная, B. cauliflora.
Капуцины (растеніе), Tropaeolum majus.
Капытникъ, з. Копытникъ.
Карагазинъ, Anabasis aphylla.
Каракатица, Sepia: также Polypus cordis.
Карана, з. Коранна.
Карандашъ черный, *Graphites.*
Каранна, Gummi carannae, Burseria gummifera.
Карапа, Xylocarpus Carapa.
Карась, Cyprinus carassus.
Караульня, Cubiculum excubitorium, *Phylacterion.*
Карбункулъ, Carbunculus, *Anthrax*, C. verus; чумной, A. pestilentialis.
Кардамонъ, Amomum Cardamomum.
Кардамоны, Cardamomi; африканскія, C. minores; большіе, C. majores; длинные, C. longi; мелкіе, C. minores; средніе, C. medii.
Кардіалгія, *Cardialgia*; къ ней принадлежащій, *Cardialgicus.*
Карказонъ, з. Кирказонъ.
Каркасъ, Celtis australis.
Карла, з. Карликъ.
Карликъ, Nanus, Homuncio, *Pygmaeus.*
Карлица, Nana.
Карманъ, *Bursa, Pera*; малый, *Marsippion.*
Карминный, Puniceus.
Карпобальзамъ, Carpobalsamum.
Карпъ, Cyprinus Carpio.
Карта, Charta lusoria.
Картавость, *Rhotacismus.*
Карфологія, *Carphologia.*
Карцеръ, Carcer.
Касатикъ, Acorus Calamus, A. palustris; Iris, I. foedissima; болотникъ водяной ирь, I. Pseudacorus; вонючій, I. foedissima; нѣмецкій, I. nostratis; разноцвѣтный, I. versicolor; сибирскій, I. pratensis; синій, I. germanica, I. nostratis; шишковатый, I. tuberosa.
Касина, Cassina.
Каскарила, Каскарилъ, Croton Cascarilla; C. Eluteria.
Кастратъ, Castratus, *Eunuchus, Spado*; состояніе кастрата, Virilitas excisa s. erepta; у котораго яйца раздавили, *Thladias.*
Касторинъ, Castorinum.
Кастрація, Castratio, *Orcheotomia.*
Кассія, Cassia; африканская, I. 4536; благовонная, C. lignea; гвоздичная, C. Caryophyllata; длиннолистная, C. elongata; душистая, C. lignea; индійская, C. occidentalis; каролинская, Cassina; коричневая, Persea Cassia; крылатая, C. alata; ланцетовидная, C. lanceolata; марилаидская, C. marilandica; слабительная, C. cathartica; C. Fistula; ушковатая, C. auriculata.
Катакалечь, Rhododendron chrysanthum.
Каталепсись, Каталепсія, *Catalepsis, Catalepsia*; сопряженная съ болтливостію, C. garrula s. loquax.
Каталептическій, *Catalepticus.*
Катаніе, Volutatio, Volutatus.
Катаплазма, *Cataplasma*; изъ меду и хлѣба, *Atromele.*
Катапласмъ, з. Катаплазма.
Катаракта (з. также бѣльмо), *Cataracta*; приросшая, C. adhaerens; сумочки хрусталиковой, C. capsularis; центральная, C. centralis.
Катарральный, *Catarrhalis.*
Катарръ, *Catarrhus*; венерическій, I. 10523; гнилой, I. 4645; гортани, C. laryngis; грудной, I. 4642, *Blennoptysis*; гр. воспалительный, I. 4644; доброкачественный, *Blennoptysis*; дыхательнаго горла, C. trachealis; желудочный, C.

abdominalis; злокачественный, I. 4645 (полости) зѣва, C. faucium; легкихъ, легочный, C. pulmonum; лобной пазухи, *Metopantralgia* catarrhalis; лѣтній (родъ катарра сопряженнаго съ удушьемъ, который господствуетъ иногда во время сѣнокоса), Catarrhus aestivus; мочеваго пузыря, *Cystirrhoea* mucosa, C. vesicae; нервной, I. 4645; повальный, C. epidemicus; полости зѣва, *Angina*, *Angina* catarrhalis; простый, C. simplex; сложенный грудной, I. 4643; тифозный, I. 4645; удушливый, C. suffocativus; хроническій, C. chronicus; чахоточный, C. *phthisicus;* челюстный пазухи, I. 4649; страждущій катарромъ, *Myxorrhoeus* (Hipp.).

Категорія, *Categoria*, Praedicamentum.

Катетеризмъ, *Catheterisatio*, *Catheterismus.*

Катетеръ, *Catheter;* гибкій, C. flexibilis; женскій, C. femininus; негибкій, недвижный, C. argenteus; стальной, C. chalybeatus; эластическій, C. elasticus; вложеніе, введеніе катетера (въ мочевой пузырь), *Catheter*isatio, Applicatio catheteris.

Катеху, Catechu, Areca Catechu.

Катоптрика, *Catoptrica;* Doctrina de speculis.

Катранъ, Crambe maritima, C. tatarica.

Катышекъ, Bolus; Strophiola (Bot.).

Каунъ, Citrulus, Cucurbita Citrullus.

Каучукъ, Resina elastica, Caoutchuc.

Качаніе, Volutatio, Oscillatio; зубовъ, зр. шатаніе зубовъ.

Качества, Qualitates; примѣчаемыя чувствами, Q. sensibiles.

Качественный, Quo ad qualitatem.

Качество, Qualitas; худое костей, *Osteocachexia.*

Каша жидкая, Puls (genit. pultis).

Кашелотъ, Physeter, Ph. Macrocephalos.

Кашель, Tussis, *Bex;* брюшный, T. abdominalis; грудной, T. pectoralis; желудочный, T. stomachica; корчевой, T. convulsiva; мокротный, *Anacatharsis* pituitosa, *Blennoptysis*; небольшой, Tussicula, *Bechia*; ослинный, T. convulsiva; простудный, T. catarrhalis; сопровождаемый щекотаніемъ въ горлѣ, T. titillans; спазмотическій, судорожный, T. convulsiva; сухой, T. sicca; съ гноемъ, *Anacatharsis* purulenta; съ перхотою, T. titillans; съ харкотиною содержащею маленькіе комки, *Anacatharsis* glebosa; хроническій, T. chronica; чахоточный, T. *phthisica;* червовый (veter.), II. 10821; щекотный, щекочущій, T. titillans; эпидемическій дѣтскій, T. convulsiva; къ кашлю принадлежащій, *Bechicus;* побужденіе къ кашлю, Cupiditas tussiendi.

Кашица, Puls (genit. pultis); жидкая, Pulmentum; ж. въ желудкѣ изъ пищи и питья приготовляемая, *Chymus*; ж. молочная, Pulmentum lacteum; изъ хлѣба или хлѣбная, Panatella.

Кашка, Electuarium, Pulpa; грудная, E. pectorale; кашка жиденькая изъ сухарей, Panatella; зубочистительная, E. dentifricum; изъ александрійскаго листа или сены, E. e Senna; изъ колоцинтовъ, Pulpa Colocynthidis; изюмная, P. passularum; противуглистная, P. *anthelminthicum*; п. Штеркова, I. 7988; слабительная, E. e Senna; сл. дивьяго меду, сладкой трости, Pulpa cassiae; сливная, P. prunorum; тамариндная, P. tamarindorum; теріачная, E. theriaci; черносливная, P. prunorum; чистительная, I. 7991.

Кашкара, Rhododendron chrysanthum.

Кашляніе, *Bexis.*

Кашляющій, *Bechodes.*

Каштановый, Badius, Castaneus; *Hepaticus.*

Каштанъ, Aesculus, Castanea vesca; дикій, конскій, свиный, A. Hippocastanum.

Каштаны, Fructus castaneae; дикіе, Fr. hippocastani.

Каѳедра, *Cathedra.*

Квасія, Quassia; высокая, Q. excelsa; горькая, Q. amara; Симаруба, Q. simaruba; суринамская, Q. surinamensis; ямайская, Q. jamaicensis.

Квасцовый, Aluminatus.

Квасцы, Alumen crudum; пережженные, A. ustum; перистые, *Asbestus*, Al. plumosum; подкрашенные, A. draconisatum; пухообразные, A. plumosum; римскіе, A. romanum; сахарообразные, A. saccharinum; слоистые, Glacies mariae; Lapis specularis; съ квасцами напитанный, Aluminatus.

Квасъ, Subcerevisia (e polenta et farina praeparata); яблочный, Potus pomaceus.

Квашеніе, Fermentatio.

Квинтъ-эссенція, Essentia quinta.

Квитъ, Pyrus Cydonia.

Кегель, *Conus;* матки, Portio vaginalis uteri.

Кеглевидный, *Conicus*, *Conoides*; Turbinatus.

Кегля, з. Кегль.

Кедреникъ противулихорадочный, Cedrela Toona; душистый, C. odorata.

Кедръ, Toona Cedrela, Cedrus, Pinus Cembra; барбадскій, сладкій, C. odorata; ливанскій, Pinus Cedrus; сибирская, P. Cembra.

Келарскъ, Rhododendron chrysanthum.

Кемферово круглое растеніе, Curcuma rotunda.

Кентавръ, Centaurus.

Кератонія, Ceratonia.

Кервель, Scandix, Sc. Cerefolium; дикій, Chaerophyllum sylvestre; золотоцвѣтный, Myrrhis aurea, Chaerophyllum aureum; обыкновенный, Chaerophyllum sativum.

Кермесъ, Coccus Ilicis; минеральный, Kermes minerale, I. 1839.

Кермечникъ обыкновенный, Armeria vulgaris, Statice Armeria.

Кехлиново противувенерическое средство, I. 6772.

Киваніе, Annuctio, Nutus.

Кизилъ, Cornus mascula.

Кизильникъ, Mespilus, M. Cotoneaster; красноигольный, M. Pyracantha.

Кизнечникъ, з. Кизильникъ.

Кикекунемалъ, Gummi Kikekunemalo.

Кики, Zea Mais.

Кила (з. также грыжа), Hernia; воздушная; *Physocele;* бедренная, H. femoralis; большой губы женскаго уда, H. labii pudendi majoris; брюшноконечная, H. annularis; воздушная, *Pneumatocele*; гнойная, *Pyocele*; жирная, *Steatocele*; истинная, H. vera; лобковокостная паховая, H. inguinalis pubialis; мошоночная, *Enteroschocele;* мясистая, мясная, *Sarcocele;* надконечная паховая, H. inguinalis supraannularis; обоестороння паховая, H. inguinalis bilateralis; овальнаго отверстія, H. ovalaris; паховая двойная, H. inguinalis duplex; п. лобковокостная, H. inguinal. pubialis; п. надколечная, H. i. supraannularis; п. слѣпокишечная, H. inguino-coecalis; п. обоюсторонняя, H. ingu. bilateralis; паховлагалищная или паховая врожденная, H. congenita; пахо-мошоночная, H. scrotalis, *Oscheocele;* подвздошнокостная паховая, H. inguinalis externa s. inguinalis iliaca s. lateralis; пріобрѣтенная, H. acquisita; промежности, H. perinaei; спинная, H. dorsalis; сѣдалищной выемки или вырѣзки, *Ischiocele*, H. excisurae ischiadicae; шулятомясная, *Orchiosarcocele;* личекъ кровогубчатая, Cancer mollis s. Fungus haematodes s. medullaris testiculi; яичка шулятомясная, *Orchiosarcocele.*

Килеобразный (отъ слова Килъ), Carinatus.

Килорѣзъ, Herniotomus.

Килосѣченіе, *Herniotomia, Celotomia.*

Килъ, Carina.

Кимвалъ слуховой, *Tympanum.*

Киминъ, з. Кминъ.

Киндерь-бальзамъ или Киндерь бальсамъ, Balsamum embryonum, II. 8601.

Кинжалъ, Pugio, *Enchiridium.*

Кино, Kino, Gummi kino; африканское, K. africanum; K. дерево африканское, Pterocarpus erinaceus; Остъ-индійское, K. asiaticum.

Киноварный, Cinnabarinus.

Киноварь, Cinnabaris, I. 11387; искуственная, C. artificialis; сурьмяная, C. antimonii; Самородная, C. nativa.

Кипарисъ, Cupressus sempervirens.

Кипрей, Cypreus; узколистный, Epilobium angustifolium.

Кипѣніе, Ebullitio, *Zesis.*

Кипѣть, Bullire.

Кипятокъ, Aqua fervida.

Кипящій виномъ, *Oenophlyx.*

Кирзофталмія, *Cirsophthalmia.*

Кирказанъ, з. Кирказонъ.

Кирказонъ, Aristolochia; бобовый, A. fabacea; великолистный, A. Sipho; великоцвѣтный, A. grandiflora; вьющійся, A. Clematitis; длинный, A. longa; зміеубійца, A. Anguicida; змѣиный, A. Serpentaria; круглый, A. rotunda; мaltрицкій, A. Maurorum; малый, A. pistolochia; оскаленный, A. ringens; трилопастный, A. trilobata.

Кирпичевидный, Lateritius.

Кирпичный, Lateritius.

Кисель, Roob, Pulpa; Puls e farina acidula; барбарисный, R. berberum; бузинный, R. ebuli, R. sambuci, II. 9238; вишневый, R. cerasorum; ежевичный, II. 7073; квитовый, R. cydoniorum; квитовыхъ сѣмянъ, II. 1377; клюквенный, R. oxycocci; красносмородинный, II. 7072; можевельный, II. 9231; R. juniperi; морковный, II. 9227; рябинный, R. sorborum; смородинный, Gelatina ribium; студеновый исляндскаго моха, I. 10163; черносмородинный, II. 7071; яблочный, P. pomorum.

Кисланка, Berberis vulgaris.

Кислица, Oxalis; также, Ribes rubra; Pyrus Malus; обыкновенная, O. Acetosella; рожечная, O. corniculata;

сжатая, O. stricta; щевельная, O. Acetosella.

Кисловатый, Acidulus.

Кислородъ, з. Кислотворъ.

Кислота (з. также кислоты), Acidum; Acor; азотистая, A. nitrosum; азотная, A. nitricum; берлинской лазури, A. hydrocyanicum; болѣзненная желудочная, I. 310; буровая, A. boracicum; виннаго камня пригорѣлая, I. 313; виннокаменная, A. tartaricum; в. охрусталоватая, I. 326; водородно-флуорная, A. fluoricum; воздушная, I. 267, I. 10084; водороднобромная, A. hydrobromicum; водотворно-іодиновая, A. hydrojodicum; въ желудкѣ, I. 310; въ крови, I. 382; въ первыхъ путяхъ, I. 310; Еловая, A. abieticum; желудочная, A. gastricum; животная, A. zooticum s. zoonicum; жирная, A. sebacicum, A. stearicum; идробромная, A. hydrobromicum; камфорная, A. camphoricum; кисличная, A. oxalicum; коренная, I. 268; крови, A. sanguinis; кротоновая, A. crotonicum; купоросная, A. sulphuricum; к. жидкая, A. s. liquidum, A. sulphurosum; к. совершенная, I. 323; к. усиленная, I. 320; купоросноватая, A. sulphurosum; лимонная, A. citricum; A. охрусталованная, I. 272; маковая, A. meconicum, A. papavericum; содержащій м. к., *Meconicus*; масляная, A. oleacicum; медоваго камня, A. meliliticum; меконная, A. meconicum; содержащій ее, *Meconicus*; молочная, A. lacticum; молочнаго сахара, I. 314; мочевыхъ камней, A. urinicum; муравьиная, A. formicarum; мышьяковая, мышечная, A. arsenicum; мышьяковистая, A. arsenicosum; несовершенная, A. imperfectum; общая, I. 268; оловянная, A. stanicum; опіатная, A. papavericum; пресыщенная соляная, A. chloricum; п. с. слабая, Aqua oxymuriatica; плавиковая, A. fluoricum; поваренной соли, A. muriaticum; подселитроватая, A. hyponitrosum; подслащенная, A. dulcificatum; пересыщенная, A. oxygenatum; пригорѣлодревесная, I. 311; пригорѣло-клейкая, I. 312; пригорѣло-сахарная, I. 312; разведенная, A. dilutum, *Oxidium*; росного ладана, A. benzoicum; сахарная, A. oxalicum; селитренная, A. nitricum; с. слабая, I. 294; с. усиленная, I. 293; селитроватая, A. nitrosum; селитросоляная, I. 295; синеродистоводородная, синильная, A. hydrocyanicum; слабая, *Oxidium*, A. dilutum; с. селитряная, A. nitricum dilutum; совершенная, A. perfectum; селитроватая, I. 294; с. жидкая, I. 297; соленая, A. muriaticum; с. обыкновенная разведенная, I. 290; с. усиленная, I. 291; с. жидкая пресыщенная, A. oxymuriaticum; сосновая, A. pinicum; сотоваго камня, A. meliliticum; студенистая, A. pecticum; сурьмяная, A. stibicum; сурмянистая, сурьмановатая, A. stibiosum; сѣрная, A. sulphuricum; с. несовершенная, I. 322; с. разведенная, I. 321; с. совершенная, I. 323; сѣрнистая, A. sulphurosum; сѣрнисто-водородная, сѣрнисто-водотворная, A. hydrothionicum; сѣрноватая, A. sulphurosum; углородная, A. carbonicum; углеселитреннокупоросная, A. *anthrazothionicum*; угольная, A. carbonicum; уксусная, A. aceticum; ароматная, I. 260; у. кристаловидная, I. 261; у. слабая, I. 213; у. усиленная, I. 211; у. услажденная, II. 8555; уксусоватая, A. acetosum; флуористая, флуористоводородная, A. fluoricum; фосфористая, A. phosphorosum; фосфорная, A. phosphoricum; ф. изъ костей, I. 306; ф. сгущенная, I. 305; ф. чистая, I. 307; хинная, хины, A. chinicum; хлорная, A. chloricum; чернильноорѣховая, A. gallicum; щавлевая, A. oxalicum; яблочная, A. malicum; янтарная, A. succinicum. Отъ кислоты происходящій, *Oxodes*.

Кислотворъ, *Oxygenium*; лишеніемъ или недостаткомъ кислотвора причиняемый, *Sterotoxygenicus*.

Кислоты (з. также Кислота), Acida; животныя, A. animalia; ископаемыя, минеральныя, A. mineralia; подслащенныя, разведенныя, A. dulcificata; растительныя, A. vegetabilia.

Кислый, Acidus, *Oxys*.

Кислянка, Berberis vulgaris.

Киснуть, з. Окисать.

Кистеподобный, з. Кистеобразный.

Кистеобразный, Penicilliformis, *Botryites*.

Кистотомъ, *Cystotomus*.

Кисточка живописная, корпейная, Penicillus, Penicillum.

Кисточный, Penicillatus.

Кисть, Penicillus, Racemus; виноградная, *Staphyle*; ручная, *Carpos*, *Carpus*, Manus, M. ossea; на ней или около ея находящійся, *Epicarpius*.

Китоперый, Balaenopterus.

Китъ, Balaena; обыкновенный, B. Mysticetus; переносный, B. Physalus.

Кишечный, Intestinalis.

Кишкогрызъ, *Ascaris*.

Кишка, Intestinum, *Enteron*; голодная, Jejunum; двѣнадцатидюймовая, двѣнадцатиперстная, Duodenum; заднепроходная, задняя, I. rectum, *Archos*; къ ней принадлежащій, *Archicus*; непроходная, I. caecum; ободочная, ободошная, *Colon*; принадлежащій къ ней, *Colicus*; о. восходящая, C. ascendens; о. нисходящая, C. descendens; о. поперечная, C. transversum; подвздошная, *Ileum*; ей и ободошной принадлежащій, *Iliocolicus*; къ подвздош. принадлежащій, *Iliacus*; постящая, Jejunum; прямая, I. rectum; пустая, Jejunum; слѣпая, I. caecum; толстая, I. crassum; тонкая, I. tenue, I. jejunum et Ileum; тощая, Jejunum; заворота, затягиваніе кишки внутрь, *Chordapsus*.

Кишки, Intestina; толстыя, I. crassa; тонкія, I. tenuia; къ к. принадлежащій, Intestinalis, *Iliacus*, *Entericus*.

Кишнецъ, Coriandrum, C. majus; садовый, C. sativum.

Кладбище, Coemeterium, Sepulcretum; общее для многихъ, *Polyandrion*.

Кладеный, *Eunuchus*; Castratus, Exsectus.

Кладовая для сохраненія живыхъ или мертвыхъ животныхъ, *Zoophylacium*.

Клапанецъ (Bot.), *Phragma*, Fornix.

Клапанъ, Ventilium.

Класный, Classicus.

Классификація, Classificatio.

Классъ, Classis; раздѣленіе на классы, Classificatio.

Клеёнка, Linteum ceratum; зеленая, II. 3560.

Клей, Colla, Gluten, *Glischron*; аравійской камеди, II. 1375; вишневый, Gummi cerasorum; древесный птичій, Ilex Aquifolium; животный, Colla, Taurocolla; обыкновенной столярной, Gluten fabrile; прозябательный, птичій, Viscum aucuparium; растительный, G. vegetabile; рыбный, *Ichthyocolla*, Colla piscium; клеюподобный, *Glischrodes*; имъ причиняемый, *Glischroticus*; ртутный Пленкіевъ, Mercurius gummosus Plenkii, II. 1376.

Клейкій, Glutinosus, Mucilaginosus, Viscidus, Coagulans, *Glischrodes*, *Glischros*.

Клейкость, Mucus, *Myxa*, Viscidum tenax.

Клеймсніе, *Stixis*.

Клекочка перистая, Staphylea pinnata.

Клекъ (лягушечій), Sperma ranarum.

Кленъ, Acer; американскій, A. platanoides; бѣлый, I. 183; италіанской, A. Opalus; красноцвѣтный, красный, A. rubrum; ложный американскій, I. 183; малорослый, малый, A. minus; Норвежскій, чинарный, A. platanoides; полосатый, A. pensylvanicum; сахарный, A. saccharinum; французскій, A. Monspessulanum; черный, A. tartaricum; ясенелиственный, A. Negundo.

Клешевина, з. Клещевина.

Клещакъ большой, Forficula auricularia.

Клещевина, Ricinus, R. communis.

Клещи, Клéщи, Thermastris; для выдергиванія зубовъ, Odontagra; Смеліевы прямые, I. 9728.

Клещикъ, Salvia Aethiopis.

Клещинецъ трилистный, Arum triphyllum; салоносный, Stillingia sebifera.

Клещъ, Клѣщъ (растеніе), Croton; бальзамоносный, C. balsamifer; ладоносный, C. thurifer; ланцетовидный, C. lanceolatus; лоснящійся, C. nitens; противувенерическій темножелтый, C. antisyphiliticus.

Клещъ, Acarus; собачій, A. reduvius; сырный, A. domesticus; чесоточный, A. scabiei, *Sarcocopta*.

Клизіометръ, *Cliseometrum*.

Климатическій, *Climaticus*.

Климатъ, *Clima*; перемѣнить мѣсто и к., Aërem et locum mutare; къ к. принадлежащій, *Climaticus*.

Клиника (больница), *Clinicum*; городовая, *Policlinicum*; для приходящихъ больныхъ, Ambulatorium; къ к. относящійся, *Clinicus*.

Клиническій, *Clinicus*.

Клинникъ, Gomphrena officinalis.

Клиновидный, Клинообразный, Cuneiformis, *Sphenodes*.

Клиноосновый, *Sphenobasilaris*.

Клинчатый, Cuneatus.

Клистиръ, *Clysma*, *Clyster*, *Enema*, *Clysmus*, *Enclysma*; болеутолительный, *Clysma* anodynum; вяжущій, C. adstringens; изъ табачнаго дыму, *Enema* ex fumo tabaci; испражняющій, C. *eccoproticum*; крохмальный, C. amyli; крѣпительный, C. roborans; опіатный, C. opiatum; питательный, C. nutriens; противосудорожный, C. antispasmodicum; разводящій, C. viscerale; раздражительный, C. acre, irritans; сабурный, C. aloes; слабительный, C. *catharticum*; смягчительный, C. emolliens; табачный, C. tabacinum, *Enema* ex decocto tabaci; укрощающій, C. leniens; укрѣпляющій, C. roborans; уксусный, C. acetatum; чесночный, C. alliatum; испражнять низомъ посредствомъ клистира изъ воды, Alvum ducere aqua; Puram aquam in alvum immittere s. infundere; испражнять низомъ, очищать посредствомъ клистира, A. ducere clysmate, Clysmo alvum trahere, Alvum lotione ducere, Alvi ductione uti, Alvum subducere; поставить, ставить к., Infimam alvum purgare aliqua re, Aliquid in alvum dare, Aliquid ex inferiori parte infundere, Per clysterem immittere aliquid, Clysterio immittere per anum, Clystere injicere aliquid s. infundere aliquid, Per clysterem alvum ducere, Clysteriare, Clysterizare; поставленіе, ставленіе клистира, Alviductio, *Clysis.*

Клистиры, Clysmata; Кемпфовы, I. 5591; разводящіе, C. visceralia.

Клиторъ, *Clitoris;* состояніе непомѣрно большаго клитора, употребленіе таковаго клитора для произведенія соитія, *Clitorismus*; къ к. принадлежащій, *Clitorideus.*

Клинъ, Cuneus, *Sphen*; загнаніе клина, *Sphenosis.*

Клобукъ, Клобучекъ, Epimedium alpinum.

Клобучковатый, Cucullatus.

Клобучекъ, Cucullus.

Клокъ, Floccus, *Tilos.*

Клопецъ, Thlaspi arvense.

Клоповникъ, Ledum palustre; вонючій, Cimicifuga foetida; морскій, Coris monspeliensis.

Клоповый, Cimicinus.

Клопъ обыкновенный или постельный, Cimex lectuarius.

Клочекъ, Floccus.

Клочистый, Floccosus.

Клубковатый, Conglomeratus.

Клубника, Fragaria collina, F. vesca.

Клубничка, з. Клубника.

Клубокъ, Glomer, Glomus, *Systrema*; Crampus surarum; (растеніе) Epimedium alpinum; истерическій, Globus hystericus.

Клубочекъ, Glomulus, Glomerulus; растеніе, з. Клубокъ.

Клубочникъ обыкновенный, Globularia vulgaris.

Клубочный, Glomeratus.

Клубочки въ почкахъ, I. 10414.

Клубчатый, Glomeratus.

Клубъ, Glomer, Glomus; заносъ, *Mola*, *Myle*; водяный, Mola aquosa; воздушный, M. ventosa; волосяный, M. crinata; известковый, M. calcaria; истинный, M. vera; кровавый, M cruenta; ложный, M. spuria, *Pseudomola;* мясный, мясистый, M. carnea; Мясный истинный, M. vera; похожій на виноградную кисть, M. vesicularis; м. похожій на одну или нѣсколько пузырчатыхъ глистъ, *Acephalocystis*; (мнимый) оживленный, M. figurata; мясный, пузырчатый, M. *hydatidea*; разнородный, M. dissimilaris; роговый, M. cornea; сухожильный, M. tendinosa.

Клыки, Dentes canini; также: Secale cornutum.

Клѣтка, Cella.

Клѣточка, Cellula; к. (рѣшеточка) въ сотѣ, Cella, *Glene.*

Клѣточки, Cellulae; въ кишкахъ, C. intestinorum; костей, C. ossium; легкихъ, C. pulmonales; ободошной кишки, C. coli; рѣшетчатые, C. *ethmoidales;* сосцевиднаго отростка, сосцевыя, C. *mastoideae.*

Клѣтчатый, Cellularis, *Glenicus.*

Клѣщинецъ, Arum; италіанскій, A. italicum.

Клѣщъ, з. Клещъ (растеніе).

Клюква, Baccae oxycocci, Vaccinium Oxycoccos.

Ключевый, Clavicularis; Fontanus.

Ключица, Clavicula, *Cleis;* угадываніе будущаго по ключу или по ключицѣ, *Cleidomantia.*

Ключичный, Clavicularis.

Ключь, Clavis, *Cleis;* водяный, Fons, *Pege*; зубной англійскій, C. anglicana.

Кминъ, Cuminum; римскій, C. Cyminum.

Кнотникъ, Bryum.

Книга, Liber, *Biblos;* аптекарская *Pharmacopoea;* ручная, *Enchiridium.*

Книжечка, Libellus, *Biblion*; желудокъ (третый), *Omasum.*

Княженица, Княжника, Княжница, Rubus arcticus.

Княжницы, I. 3430.

Князь, *Anax*, Princeps.

Кобальтъ, Cobaltum; окислый, C. oxydatum.

Кобылка, Cicada; большая, C. plebeia; италіанская, C. Orni.

Коварность, Dolus, Insidiae, *Scindapsus.*

Коверъ, Tapes, Tapetum, *Stroma.*

Ковтунъ, з. Колтунъ.

Ковчегъ, Arca.

Кожа, Cutis, *Pellis*, Corium, *Derma;* бабья, Pasta liquiritiae; весьма мягкая (выдѣланная), Aluta; гусиная, C. anserina; дѣвичья, Pasta althaeae; желтая, Flavedo cutis; жесткая, Asperitas cutis; животная, *Pellis;* искуственное набиваніе ея, *Dermatotaxis*; змѣиная, Turbo Cochlus; красная, Rubedo cutis; лоснющаяся, C. unctuosa; мозолистая, C. callosa; румянная, C. fucata; рыбная сухая, *Ichthya;* слоновая, *Elephantiasis*; Сл. на нижнихъ конечностяхъ, *Elephantopus*; сморщенная, C. anserina; снятая, *Byrsa;* стертая, Attritio, Intertrigo, *Ecbyrsoma;* съ пятнами, C. variegata; сырая простая (животн.), *Scortum*; толстая на шеѣ лошадей и воловъ, *Collops*; тучная, Crusta inflammatoria; человѣческая, *Anthrope* s. *anthropea* (pellis); черная, Nigredo cutis. Къ кожѣ относящійся, *Dermaticus;* поверхность кожи, Summa cutis; осадненіе, садненіе кожи, *Darsis*, Excoriatio; цвѣтъ кожи, Color cutis; разрѣзать кожу, Cutem incidere.

Кожевенникъ коренистый, Rhus radicans.

Кожеобразный, Кожеподобный, *Dermatodes.*

Кожистый, Tunicatus, Coriaceus.

Кожица, Cuticula, *Epidermis*, Pellicula; верхняя на тѣлѣ, *Epidermis*; крови Рушіева, Pseudomembrana Ruyschii; на глазѣ, *Pterygium*; на г. жирная, P. pingue; на г. непрозрачная, *Pterygium;* на г. полупрозрачная, P. tenue; на г. толстая, P. crassum; на мочѣ, Cuticula urinae; стертая, Attritio; стертое мѣсто кожицы, *Cnesma*; сѣменная, *Spermodermis;* тимпана зародыша, II. 546; тончайшая на разныхъ частяхъ тѣла, *Epithelium.*

Кожура, Arillus.

Коза, Capra, C. Hircus, *Aix;* дикая, C. Aegagrus.

Козелецъ, Scorzonera; испанскій, S. hispanica; низкій, S. humilis.

Козелка, Козелки, Bidens tripartita.

Козелокъ ушный (на ушной раковинѣ), *Tragus*, Hircus, Capreolus, *Helix;* задній, *Antitragus.*

Козелъ, Capra, Hircus; козломъ воняющій, Hircinus, *Tragus.*

Козельцы, з. Козелецъ.

Козлиный, Hircinus, Caprinus.

Козлобородникъ, *Tragopogon*, T. pratense; чесночно-листный, T. porrifolius.

Козлобородъ, Spiraea Aruncus.

Козлякъ, Козлячекъ, Agaricus viscidus.

Козлятникъ, Galega.

Козогласіе, *Aegophonia.*

Козоокій, Козоочій, Caprino aspectu intuens.

Козья борода, к. морда, Lonicera Caprifolium; Tragopogon pratense; Barba caprae.

Козявка, Coccinella; двуточечная, C. punctata; съ семи точками, I. 5623.

Кокетство, Venatio virorum.

Коклюшъ, Tussis convulsiva.

Кокторіумъ (комната въ аптекѣ гдѣ и очагъ на которомъ варятся лекарства), Coctorium.

Кокорвишъ, Fumaria officinalis.

Кокорникъ, Aristolochia Clematitis; длиноплодный, Dolichos sesquipedalis; египетскій, D. Lablab; китайскій, D. chinensis; К. Coia, D. Soja; к. четыреугольнолопастный, D. tetragonolobus.

Кокосникъ, Coccos; масленный, масло приносящій, C. butyracea; обыкновенный, C. nucifera.

Кокушка европейская, Cuculus canorus.

Кокушникъ, Cardamine pratensis; вонючій, козлиный, Himantoglossum hircinum.

Кокушница двулистая, Orchis bifolia; пятистая, O. maculata; широколистная, O. latifolia.

Колатура, Colatura.

Колбаса, Farcimen, Botulus, *Allas;* копченая, Hilla infumata.

Колдовство, Fascinatio, *Goetia;* имъ причиняемый, *Bascaneticus.*

Колдунья, Saga.

Колебаніе, Jactatio, Jactatus, Vacillatio, Oscillatio, Titubatio; бедръ, *Scelotyrbe.*

Колеблющійся, Nutans.

Колесница, Currus, Vehiculum, *Ochema.*

Колесцо, Rotula.

Колечка хрящевыя дыхательнаго горла, Annuli tracheae.

Колечный, Annularis.

Колика, *Colica;* беременныхъ, C. gravidarum; въ желудлѣ, *Gastrocolica*, *Colica* ventriculi; вѣтренная, C. flatulenta, *Physospasmus*; гастрическая, C. gastrica; геморроидальная, C. haemorrhoidalis; Даммонская, C. pictonum; желудочная, C. gastrica; желчная, C. biliosa; жестокая (veter.), *Strophus*; ипохондрическая, C. hypochondriaca; истерическая, C. hysterica; ломотная, C. arthritica; маточная, *Hysterocolica*; отъ накопленія вѣтровъ, C. flatulenta; отъ глистъ, C. verminosa; отъ гнилыхъ вещей въ кишечномъ каналѣ, C. putruosa; отъ грыжи, C. herniosa; отъ камней въ кишкахъ, C. calculosa; отъ кислоты въ первыхъ путяхъ, I. 5732; отъ обремененія желудка трудноваримою пищею, C. heluonum, crapulosa; отъ остановившагося послѣ родовъ очищенія, C. lochialis; отъ острыхъ трудносварившихся веществъ, I. 5733; отъ переноса, C. metastatica; отъ полнокровія, C. sanguinum; отъ родовъ, I. 5752; отъ свинца, C. saturnina; отъ скопившагося въ большомъ количествѣ младенческаго кала, C. meconialis; отъ скопившагося въ большомъ количествѣ кала, C. stercoracea; отъ страданія печенки, C. hepatica; отъ ущемленія грыжи, *Celocolica*, *Colica* herniosa; отъ червей (veter.), C. verminosa; пиктоновая, C. pictonum; подвздошная, *Ileus;* п. воспалительная, Il. inflammatorius; п. отъ скопленія кала, Il. stercoraceus; почечуйная, C. haemorrhoidalis; отъ родовъ, I. 5752; привычная, C. habitualis; происходящая отъ остановившагося послѣ роднаго очищенія, *Dyslochia*; ревматическая, C. rheumatica; свинцовая, C. saturnina; слизистая, C. pituitosa; сочувственная, C. consensualis; судорожная, C. spasmodica; съ опухолью внутренности, C. physoconiosa; коликою страждущій, Colicus.

Количественный, Quo ad quantitatem.

Количество, Quantitas.

Колкостручникъ жгучій, Stizilobium urens.

Колкотаръ, I. 9361, II. 9353.

Коллинсонія, Collinsonia; шероховатая, C. scabra; канадская, C. canadensis.

Колникъ, Phyteuma; колосистый, Ph. spicatum; округлый, Ph. orbiculare; черный, Ph. nigrum.

Коловоротъ, коловратъ (Вертлюгъ) бедренной кости, *Trochanter*.

Колодезъ, Колодецъ, Puteus.

Колодка (veter.), I. 8893.

Колодцы (цѣлительные) минеральные, Fontes medicati s. salubres, Aquae minerales; минеральные искуственные, Acidulae artificiales; м. кислые, Acidulae; сѣрные цѣлительные теплые, *Theiothermae*, Fontes sulphurici calidi.

Колокинтъ, Cucumis Colocynthis.

Колоколъ, Campana.

Колокольчатый, Campanulatus.

Колокольчики, Campanula Rapunculus; лѣсные, Asperula odorata; повиличные, Polygonum Convolvulus, Convolvulus Sepium.

Колокольчикъ, Aquilegia vulgaris; злаколистный, Campanula graminifolia; рѣпчатый, C. Rapunculus.

Колокотина, Staphylea pinnata.

Колообращатель большой, *Trochanter* major.

Колосеница, Plantago Cynops.

Колосникъ, Stachys; Elimus arenarius.

Колосница, Stachys; болотная, S. palustris; годовая, лѣтняя, S. annua; лѣсная, S. sylvatica; нѣмецкая, S. germanica; прямая, S. recta.

Колосокъ, Spicula.

Колосъ, Spica; *Stachys;* индѣйская, S. indica; паховый, S. inguinalis.

Колосянка, *Stachypteris*, *Atherina*.

Колоть, Findere, Scindere; укалывать, Pungere.

Колотье, Punctio, *Stixis;* въ боку, *Pleuritis;* имъ страждущій, *Pleuriticus;* въ боку ложное, *Pleurodyne;* въ спинѣ, P. dorsalis.

Колоцинтинъ, Colocynthinum.

Колоцинтъ, Cucumis Colocynthis.

Колпакъ (повязка) *Mitra*, M. vulgaris; сѣтчатый вязаный, M. mulierum; травяный, Cucupha.

Колпачекъ (Bot.), *Calyptra*.

Колтунъ, Plica polonica, *Trichoma*, *Cirrhagra;* искуственный, P. factitia; натуральный, P. naturalis; отъ переноса, P. translata; имъ причиняемый, *Trichomaticus*.

Колчаданъ, Колчеданъ, *Pyrites*.

Кольца, Annuli; дыхательнаго горла, A. tracheae; маточныя, *Pessaria;* также: Nascalia; околосердечія, A. pericardii; хрящевыя, A. cartilaginei; хрящевые дыхательнаго горла, A. tracheae.

Кольцеобразный, Annularis, *Cricodes*, *Cricoideus*.

Кольцо, Annulus, *Cricos*, *Dactylios;* бедренное, A. cruralis; брюшное, A. abdominalis; вокругъ луны или солнца, *Halo;* глазныхъ мышецъ, I. 1610; костянное (veter.), I. 8893; кост. барабанной перепонки, I. 1609; маточное, *Pessarium;* пупочное, A. umbilicalis; радужной оболочки, A. iridis; чревное, A. abdominalis; Штейново, A. Steinianus.

Кольчатый, Annulatus, Annularis.

Колѣно, Genu, *Gony* (Bot.), Tribus; имѣющій колѣна внутрь согнутыя или скрывленныя, Compernis; на колѣнкахъ стоять, Genibus niti; к. согнуть, Genu contrahere, adducere, flectere.

Колѣнопреклоненіе, Flexio genuum.

Колѣнцо, Geniculum.

Колѣнчатый, Geniculatus, Articulatus.

Колюмбинъ, Columbinum.

Колюха, з. Колючка.

Колючій, Pungens, Apiculatus, *Amycticus*, Mordax.

Колючка, Колюха, Колюшка, Колючникъ, Carlina, C. acaulis, officinalis; болотная, C. palustris; кудрявая, Carduus crispus.

Колючковый, Muricatus.

Колючникъ, з. Колючка.

Колюшка, з. Колючка.

Комарникъ, Baccharis, Conyza squarrosa.

Комаръ, Culex, *Conops*; обыкновенный, C. pipiens.
Комелекъ, *Spadix.*
Комерникъ, з. Комарникъ.
Комета, *Cometa.*
Комль, Caudex; восходящій, C. adscendens; кольчатый, C. annulatus; низходящій, C. descendens; средній, C. intermedius; сѣтчатый, C. reticulatus; чешуистый, C. squamosus; шахматный, штутчатый, C. tesselatus.
Комната, Conclave, Cubiculum, *Oikema*; аптечная, Officina, O. medicamentorum; больничная, C. quo cubat aeger, quo cubant aegri; высокая, C. altum, excelsum; для оживленія или прохлажденія, *Anapsycterium*; женская, *Gynaeceum*; мастерская, Opificina; матеріальная, Penuarium; (очагъ) при аптекѣ, гдѣ варятъ лекарства, Coctorium; пространная большая, C. spatiosum, amplum; работная, Opificina, Operarium; свѣтлая, C. lucidum; теплая к., гдѣ топлятъ, *Hypocaustum.*
Комокъ, *Gongylus.*
Комоника, Rubus caesius.
Коморникъ, з. Комарникъ.
Комочекъ, Propagulum.
Компресса, з. Компресъ.
Компрессоръ, Compressorium.
Компресъ, Compressa, *Spleniola*; градусный, C. graduata; похожій на дѣтородный мужескій удъ, *Priapiscus*; простой, C. simplex; сложенный, C. composita; формируемый сообразно расположенію больной части, C. conformis; съ прорѣзомъ, Linteum fissum.
Комы кровавые, Concreta cruenta.
Комышъ, з. Камышъ.
Конваллѣя, Конваллія, Convallaria majalis.
Конвульсія, Convulsio.
Конденсаторъ, Condensator.
Кондиломъ, *Condyloma.*
Конекъ морской, з. Конь морской.
Конецъ, Finis, Extremitas, Terminus, *Telos;* болѣзни, F. morbi; дѣла, Eventus; задній, верхній рукава матки, Laquear vaginae; кости, Angulus, Caput ossis; кости плечевой, I. 4346; ключицы задній, I. 9007; ключицы передній, I. 9008; мышицы, F. musculi; крайній руки, Extremitas digitalis; ноги задній, I. 9009; ноги передній или перстный, I. 9005; околосердечія, Apex pericardii; острый, Mucro; острый сердца, Apex cordis; пальца, Apex digiti; платья, Lacinia; поджелудочной железы, Apex s. Cauda pancreatis; реберъ, Caput costarum; реберъ грудной, I. 9063; реберъ задній, I. 9006; реберъ передній, I. 9003; становой жилы раздѣленный, I. 6150; на концѣ распрескивающій, Apice dehiscens; подъ конецъ болѣзни, Sub finem morbi.
Конечности, Extremitates, *Acroteria*; крайнія маточныхъ трубъ, Fimbriae tubariae; боковыя груднобрюшной преграды, I. 809; верхнія, *Brachia*, E. superiores; тѣла, Artus; нижнія, E. inferiores; ноги, нижнія, Pedes; тѣла излишнія, Artus supernumerarii; тѣла недостающія, Artus deficientes; к. членовъ, *Acrocolia.*
Конечность, Extremitas, *Acros*; ручная, *Acrochir*; сухожильная мышица, *Aponeurosis* musculi.
Конечный, Terminalis; Extremus, Postremus.
Коническій, *Conicus*, *Conoides.*
Конкорданція, Concordantia.
Конопель, з. Конопля.
Конопелька, з. Конопля.
Конопельникъ, Eupatorium cannabinum.
Конопли, з. Конопля.
Конопля, Конопель, Cannabis; водяная, Eupatorium cannabinum; турецкая, Ricinus communis.
Коноплянка, Datisca cannabina; Galeopsis, Bidens tripartita.
Консерва, Conserva; розовая, C. rosarum.
Конструкція, Constructio.
Консультація, Consultatio; медиковъ, медицинская, C. medica.
Контузія, Contusio.
Конура, з. Пещера.
Конусовидный, *Conoides.*
Конусоносный, Conifer.
Конусообразный, *Conoides.*
Конусъ, *Conus*; артеріозный, C. arteriosus; сливальный, C. fusorius.
Конфектъ, к. сахарный, Conditum, Conditura; также: Confectum; изъ маекъ, II. 508; померанцовый, I. 5985.
Конфекты, Morsuli, Tabellae; отъ глистъ, II. 1295; сурьмяныя, M. antimoniales; царскіе, M. Imperatoris.
Конферва колодезная, Conferva fontinalis.
Концы, Fines; артерій, F. arteriarum; волосъ, Apices pilorum; пальцевъ, Apices digitorum, Extremi s. Summi digiti.
Кончатка, Terminalia.
Кончикъ, Apex; ногтей, A. unguis.
Кончина, Excessus, Obitus.
Кончиться, Finiri, Abire.
Конь, Equus; морской, Hippocampus.
Копаиникъ, Copaifera; аптечный, C. Jacquini; двуепаренный, C. bijuga;

бразильскій, C. Langsdorfii; кожистый, C. coriacea; многопарный, C. multijuga.

Копалъ, Gummi Copal.

Копальщикъ, Копатель, Fossor, *Orycter*.

Коперсъ, з. Коперъ.

Копетень, з. Копытень.

Копитень, з. Копытень.

Копръ, Коперъ, Коперсъ, Anethum graveolens; Laserpitium; волосскій, италійскій, Meum Foeniculum.

Копчикъ, Os coccygis.

Копытень, Asarum, A. europaeum; вергинскій, A. virginicum.

Копытникъ, Asarum europaeum, Hedysarum Alhagi.

Копыто, Ungula; ежевое (veter.), I. 6590; львинное (растеніе), Alchemilla vulgaris; Отпаденіе копыта, Rejectio ungulae.

Копье царское, Asphodelus luteus.

Копьевидный, Hastatus.

Копьеобразный, Hastatus.

Кора, Cortex, *Lepos*; *Biblos*; воспалительная, Crusta inflammatoria; окаменѣвшая, *Biblolithus*; орѣха, Putamen; покрывающая язву, *Ephelcis*.

Корабельщикъ, Nauta.

Кораблевидный, Navicularis.

Корабль, Navis.

Кораллъ, *Corallium*, *Isis*; бѣлый, C. album; звѣздчатой, Madrepora; зв. бѣлой, M. oculata; красный, C. rubrum, Isis nobilis; черный, Gorgonia Anthipates.

Кораль, Centaurea Calcitrapa.

Кордія, Cordia; индѣйская, себестень, C. Sebestena.

Коренный, Radicalis.

Коренщикъ, *Rhizotomus*.

Корень (з. также корни), Radix, *Rhiza*; Аароновый, ароновой бороды, R. Ari; балдріана, R. Valerianae; барбарисный, R. Berberis; бараней травы, R. Arnicae; бедренца бѣлаго, бедренцовый, II. 6500; черпаго, II. 6501; безвременнаго цвѣта, II. 6438; безстебельнаго пуховника, R. Carlinae; безстрѣлочнаго Астрагала, II. 6421; бобовокорный, Aristolochia fabacea; большокалганный, II. 6459; булдырпна, II. 6532; бѣлаго жабника, II. 6510; бѣло и черно-инбирный, II. 6535; бѣлой лилеи, II. 6478; бѣлой чемерицы, II. 6465; бѣлокопытника, II. 6458; бѣлочемеричный, II. 6465; бѣлокопытный, II. 6458; бѣломехоаканный, R. Mechoacannae; бѣшенныхъ вишень, R. Belladonnae; водощавельный, R. Hydrolapathi; волкомаковый, волко-перечный, R. Mezerei; волкоубійца, Aconitum Lycoctonum; волоскаго осоту, R. Carlinae; волосъ, R. pilorum; волчій, R. Scorzonerae; Aconitum Lycoctonum; A. Napellus; волчковый, R. Ononidis; волчьяго лыка, перца, R. Mezerei; вороньяго глаза, R. Anthorae; вывишника, гвоздичника, R. Caryophyllatae; генціаны, II. 6462; гермодактильный, R. Hermodactyli; глистницы марилантской Снигилієвъ, II. 6525; глистный, Zedoaria longa; глистогонъ, II. 6449; горецвѣтный стародубки, II. 6466; горечевка, горечеволочный, II. 6462; горькаго костуса аравійскаго, II. 6442; горькаго истода, II. 6502; горько сладкій, R. Dulcamarae; горькій, *Ophiorrhiza* Mungos; ядоборный, я. индійскій, R. Mungos; горькоисподній, II. 6502; гравилата, R. Caryophyllatae; гр. ручейнаго, II. 6461; гребника, R. Caryophyllatae; громовый, Asparagus sylvestris; Дягиля лѣснаго, II. 6406; д. садоваго, II. 6405; девесильный уманный, II. 6453; дивый, Carlina acaulis; дикаго аврану, R. Gratiolae; дикаго бадьяна, II. 6450; дикодятельный, II. 6406; долгохиновный, R. Aristolochiae; долгоциперный, II. 6447; дорожника, R. doronici; дубровной вѣтренницы, II. 6510; дѣвичій, Tamus communis; желтаго имбиру, II. 6444; желтоволчій, R. Anthorae; желтый, Aconitum Anthora; Curcuma longa; желѣзный, Centaurea scabiosa; животный, Bistorta major; завязный, R. Tormentillae; зміевника виргинскаго, змѣиной, змѣевиргинской, Aristolochia Serpentaria; змѣиный, Ophiorrhiza Mungos; Zantedeschia aethiopica; зобный, R. Scrophulariae; золотый, Asphodelus, A. ramosus; зори, зоряный, R. Levistici; зуба, R. s. bulbus dentis; зубной (раст.), Anthemis Pyrethrum; индійскій, Ophiorrhiza Mungos; ипекакуанный, Ipecacuanha; ирный, R. Calami; истода простаго, II. 6502; каинки, R. Caincae; каменоломный, Chrysoplenium alternifolium; катранъ или татранъ, II. 6443; кирказанъ, кирказана, R. Aristolochiae; к. трилопастнаго, II. 6414; к. круглохиновый, II. 6413; кислярской маріоны или маріоны, II. 6516; колумбы, Menispermum palmatum; R. Columbo; конскаго щавля, конскощавельный, II. 6476; контраіервы, R. Contrajervae; копытня, копытня подлѣсника, R. Asari; косатика, II. 6400; кропивный, R. Urticae; красавицы сонной одури, R. Belladonnae; красный, Anchusa officinalis; Rubia tinctorum; кр. воловаго языка, R. Alkannae; круглоциперный, II. 6448; кульбабы, R. Taraxaci; лапушниковый, II. 6498; лапушный, Arctium Lappa, R. Bardanae; лобеліи противувенерической, II. 6481; лопецный, R. Lopez; любистика, R. Levistici; Макаршинъ, Bistorta; мало-калганный, II. 6460; молочистотельный, II. 6434; марьинъ, R. Paeoniae; м. древовидный, P. arborea; м. неправильнолистный, P. anomala; м. юнический, P. corallina; Мауна, II. 6533; м. аптечнаго, II. 6533; медвѣжій, Meum athamanticum, R. Mei; медвѣжоукропный, R. Mei; мехоаканный бѣлый, I. 6163; мыльный, R. Saponariae; монашескаго клобука, R. Anthorae; морскаго луку, R. Scillae; мужескій, Mandragora vernalis; мышачьяго терну, R. Brusci; млечный, Hippophaë rhamnoides; ногтя, R. unguis; носовой, R. nasi; одуванчика, R. Taraxaci; отростка зубовиднаго, II. 6505; очной, Valeriana officinalis; папоротника, папоротный, R. Filicis; перекатиполя, II. 6419; переполошной травы, R. Eryngii; переступня, переступный, R. Bryoniae, Bryonia alba; пескогонный, Cissampelos Pareira; Pareira brava; песочной осоки, II. 6430; песьихъ вишень, R. Belladonnae; песьяго языка, R. Cynoglossae; петровы сапоги, II. 6437; петрушечный, R. Petroselini; печеночный, Achillea Ageratum; нинзинъ китайскій, II. 6493; пирейный, R. Graminis; піонный, R. Paeoniae; плугодержки, R. Ononidis; подбѣла, R. Farfarae; покрынъ, R. Mandragorae; попова гуменца, R. Taraxaci; просвирокъ груднишникъ, R. Malvae; проскурнячный, R. Althaeae; простоимбирный, II. 6536; простопстодный, II. 6503; прострѣла, R. Pulsatillae; пятилистнаго стосила, Radix Ginseng; ратаніевъ, R. Ratanhiae; рвотный, Ipecacuanha; репейный, R. Bardanae; рожи, R. Malvae; розовый, R. Rhodiae; Sedum rhodiola; сабельника, II. 6400; садодятельный, II. 6405; сайгачій, Doronicum Pardalianches; саленъ, R. Orchidis, R. Salap; сальный, Symphytum officinale; свиннаго укропа, свиннаго хвоста, II. 6458; свиннаго хлѣба, R. Cyclaminis; свинцовый Европейскій, Plumbago europaea; селдерейный, селери, селина, R. Apii hortensis; Сенега, R. Senegae; сердечный, Polygonum Bistorta, R. Bistortae; серебриничный, R. Anserinae; сальный лошаковаго уха, II. 6440; синій репуй, R. Bryoniae; синяго косатика, II. 6475; скипидарный, Asarum; сладкій, Scorzonera; слезы травы, R. Carlinae; слюногонъ, слюногонный, R. Pyrethri, Anthemis Pyrethrum; сокольяго перелѣту, II. 6462; солодкій, солодковый, Glyzyrrhiza, R. Liquiritiae, Astragalus; с. малый, Polypodium vulgare; солнцевой сестры, R. Cichorei; спаржи, II. 6419; сплюснутаго безстебельнаго гороху, II. 6421; стальника, R. Ononidis; струковатаго зелья чертовой бороды, R. Hirundinariae; сухотный, Arum; сѣрый вразильскій, Pareira brava; татранъ, II. 6443; турбинтный, Convolvulus Turpethum; турбитъ, R. Turbith; укропный, R. Foeniculi; фіалковый, Iris florentina; фу, II. 6532; хасима, хазимный, R. Taraxaci; хелишниковый, R. Ononidis; хмѣля, R. Lupuli; холодцу, II. 6419; цареградскій, ц. красный, Anchusa officinalis; царскій, R. Imperatoriae; ц. большой, черный, Astrantia major; цикоріи, цикорный, R. Cichorei; цытварный, цыцварный, R. Zedoariae; чапушинскій, R. Chinae; червеничный, Anchusa tinctoria; чернобедренцовый, II. 6501; черносолодковый, Filicula dulcis, R. Polypodii; черный, черный ласточный, Astrantia major; черной пеиньки, R. Belladonnae; чертовой бороды, R. Hirundinariae; чертогрызъ, II. 6489, R. Succisae; честица, R. Caryophyllatae; чешуйчатый, Latraea squamaria; чистика большой чистительной, II. 6433; чихотной гулявицы, ч. травы, R. Ptarmicae; чувашинскій, R. Chinae; чумной, Tussilago Petasites; шиловиднаго отростка, II. 6506; щавельный, R. Acetosae; ягодковый, Cordia; R. mezerei; ядоборный, Ophiorrhiza Mungos; языка, R. linguae; ялаппы, R. Jalappae; ясенца, II. 6450; Безъ корня, *Arrhizos*; внутренній, *Endorrhizus*; истребить что нибудь корнемъ, з. искоренить; кореньями питающійся, *Rhizophagus*; къ корню принадлежащій, *Rhizoticus*; небольшой к., Radicula.

Корешки (волоску подобные сосуды), Vasa capillaria.

Корешокъ, Radicula, Stipes; волосный, Bulbus crinis; Корешокъ зуба, зубной, Radix s. Bulbus dentis; ногтя, Radix unguis; носа, R. nasi; (растенія) безъ корешковъ, *Arrhizoblastae*.

Корзинки, Passulae minores.

Корзиночки, Cistula.

Корица, Cinnamomum, C. ceilanicum; бѣлая, Canella alba; Costus corticosus; Winteranus spurius; дикая древосоватая, Cassia lignea; индѣйская, Cassia Cinnamomum; цейлонечная, Persea Cinnamomum.

Коріандръ, з. Коряндръ.

Корка, Cortex, Crusta, Suber; *Thrymma*; бузничнаго корня, Radix Ebuli; винтеранская, Winteranus; в. подложная, W. spurius, Costus corticosus spurius; гранатная, I. 10554; лихорадочная, China chinae; Cinchona Condaminea; магелланская, Winteranus; покжеребя, Pocgerebae cortex; хлѣбная, Crusta panis; ямайская, Geoffraea inermis.

Корковатый, Crustaceus, Suberosus.

Корко-лиственный, Crustaceo-foliaceus.

Кормилица, Nutrix, *Thelastria*, *Titthe*.

Кормленіе, Nutritus, Alitura; грудью, Lactatus, *Galactuchia*, *Thelasis*; отъ того происходящій, *Galactuchicus*.

Кормосѣменіе, *Trophospermium*.

Кормъ, Pabulum, *Phorbe*.

Кормящій грудью, *Galactuchus*.

Корневище, *Rhizoma*.

Корневищевидный, *Rhizomatodes*.

Корнезмѣй, *Ophiorrhiza*.

Корнеобразный, *Rhizodes*.

Корнесѣкъ, *Rhizotomus*.

Корнесѣменныя растенія, *Rhizospermae*.

Корни (з. также корень), Radices; воротной вены, II. 6383; нервовъ, R. nervorum; язычной кости, II. 6381; пять корней пропускныхъ, II. 6382; Вырывать к., Radices evellere; пускать к. укореняться, Radices agere, Radicescere, Radicari; искоренить, Aliquid radicitus tollere, Stirpitus evellere, Funditus delere.

Корнцангъ, Forceps vulgaris, Volsella.

Коробка, Capsa, Scatula, *Theca*; для мазей и лекарствъ, *Narthecium*.

Коробко-видный, *Pyxidatus*.

Коробочка, Capsula, Scatula; ложная, C. spuria.

Корова, Vacca, Bous; морская, Manatus australis.

Коровка (растеніе), Коровникъ, Коровошникъ, Angelica Archangelica, A. sylvestris; Божія (насѣком.), Chrysomela; б. кровяная, Ch. sanguinolenta; б. тополева, Ch. populi; б. хлѣбная, Ch. cerealis.

Коровникъ, з. Коровка.

Коровошникъ, з. Коровка.

Коровякъ, Verbascum, V. Thapsus; миконы, V. Myconi; мохнатый, V. phlomoides; черный, V. nigrum.

Королекъ, Regulus; сурьмы, сюрьмы, сюровый, сурьмянный, R. antimonii; сурьможелѣзный, II. 6700; сурьмоцелебный, II. 6701; сурьмянный, II. 6702.

Король, Rex, *Basileus*, *Anax*.

Корольки садовые, Capsicum.

Короморфозисъ, *Coromorphosis*.

Корона, Corona; венерическая, любострастная, C. veneris; императорская (раст.), Fritillaria imperialis; трепана, C. trepani.

Коронилла многоцвѣтная, Coronilla varia.

Короста, *Psora*, Crusta, Scabies (veter.); молочная, Crusta lactea s. Tinea lactis; ногтей, Tinea unguis; черная, Carbunculus polonicus.

Короставникъ, Scabiosa, S. columbaria.

Коростель, з. Крастель.

Коростовый, Scabiosus, *Psorodes*.

Короткій, Brevis, *Brachys*.

Коротко, Breviter; кто к. и ясно говоритъ, *Brachylogus*.

Коротко-заостренный, Breveacuminatus.

Коротконогій, *Brachiopodus* s. *Brachyopodus*.

Короткость, Краткость, Brevitas, *Brachytes*; ею причиняемый, *Brachyticus*.

Короткотѣнные, *Brachyscii*.

Короткошей, з. Краткошея.

Корпія, Carpia, Linteum carptum, *Mote*, *Xysma*, *Tilma*.

Корпускулярный, Corpuscularis.

Корсетъ, Pectorale, *Stethodesmium*, *Stethodesmis*.

Корцангъ, з. Корнцангъ.

Корча, *Spasmus*, Convulsio tonica; въ легкихъ, *Pneumospasmus*; въ почкахъ, *Nephralgia* spasmodica; въ пупкѣ, *Omphalospasmus*; вѣкъ, *Blepharospasmus*; глотки, *Pharyngospasmus*; желудка, желудочная (боль желудка или желудочная), *Cardialgia*; ж. отъ большой раздражительности желудочныхъ нервовъ, отъ возвышенной чувствительности, C. irritabilis; ж. отъ накопленія или прилива крови въ желудкѣ, C. sanguinea; ж. отъ органическихъ недостатковъ, C. *dystrophica*; ж. отъ переноса какой либо болѣзни, C. *metastatica*; ж. отъ слабости желудка, C. atonica; ж. перемѣжающаяся, C. febricosa; к. злая, Raphania, *Myrmeciasis*; мочеваго канала, *Urethrospasmus*; мочеваго пузыря, *Cystospasmus*; ею причиняемый, *Cystospasticus*; нижней челюсти, *Trismus*; ею причиняемый, *Trismicus*; н. ч. новорожденныхъ, T. nascentium; к. песья, *Spasmus cynicus*; пищепріемнаго горла, *Oesophagospasmus*; к. поражающая одну только часть тѣла, *Idiospasmus*; рукава матки, II. 9046; языка, *Glossospasmus*; корчи съ продолжительнымъ и постояннымъ сведеніемъ мышицъ, *Spasmi tonici*.

Корчевый, *Spasmodicus*, *Spasmodes*, *Spasticus*.

Корчь злой, з. Корча злая.

Корыстолюбивый, Avarus, *Pleonecticus*; Propriam utilitatem spectans.

Корыстолюбіе, Avaritia, *Pleonexia*, Utilitas propria, Commodum proprium.

Корь, Morbilli; воспалительная, M. inflammatorii, hypersthenici; доброкачественная, простая, M. simplices, mitiores, catarrhales, Febris morbillosa simplex; ложная, ненастоящая, M. spurii; овецъ, M. ovium; пузырчатая, Rubeola variolodes.

Коряндръ, Coriandrum sativum.

Косатикъ, з. Касатикъ.

Косачь, Tetrix.

Косвенность, Obliquitas.

Косвенный, Obliquus, *Loxos*.

Коситься, косо глядѣть, Strabonem esse.

Косматикъ, Scorzonera humilis.

Косматость, Hirsutia.

Косматый, *Comosus*, Tomentosus.

Косметика, Ars cosmetica.

Косметическій, *Cosmeticus*.

Космическій, *Cosmicus*.

Космографія, *Cosmographia*.

Космономія, *Cosmonomia*.

Космополитизмъ, *Cosmopolitismus*.

Космополитъ, *Cosmopolita*.

Космъ, Lanugo.

Косноязычіе, Balbuties, Haesitatio, *Psellismus*, *Battarismus*, *Battalismus*.

Косноязычность, з. Косноязычіе.

Косноязычный, Balbus, *Bathalos*, *Batharos*.

Косоглядіе, з. Косоглядѣніе.

Косоглядѣніе (з. также Косозрѣніе), *Strabismus*, *Illosis*; въ верхъ, *Anopsia*, *Strabismus* supernus; милое, влюбленными глазами; Paetus.

Косоглядѣть, з. Коситься.

Косоглазіе, з. Косоглядѣніе.

Косоглазый, *Strabo*, *Strabonus*, Limus.

Косоглазъ, з. Косоглазый.

Косогорникъ змѣиный, Prenanthes Serpentaria; ползучій, степный, P. muralis.

Косозрѣніе, Luscitas, *Strabismus*; к., отъ неподвижнаго направленія глазнаго шара въ сторону, Visus obliquus.

Косолапость съ выворотомъ ноги внутри, Curvatio vara; одержимый ею, Varus; съ выворотомъ ногой къ наружи, C. valga; ею страждущій, Valgus.

Косолапъ, Косолапый, Varus, Valgus.

Косокій, з. Косоглазый.

Косоугольный, *Rhombus*.

Костеломный, Ossifragus.

Костеница, Костяница, Костянка, Rubus saxatilis.

Костенишникъ, Костянишникъ, Rubus fruticosus.

Костеобразованіе, Ossificatio.

Костерь, Bromus; слабительный, B. purgans; чистительный, B. catharticus.

Кости (з. также Косточки), Ossa; безъимянныя, O. innominata; бумагѣ подобныя, бумажныя, O. papyracea; верхней челюсти, II. 3223; височныя, O. temporum; длинныя, O. longa; запястья, O. carpi; зап. многоугольныя, II. 3227; клиновидныя, O. cuneiformia; круглыя, O. rotunda; кубовидныя, O. *cuboidea*; ланитныя, O. *zygomatica*; лица, O. faciei; многообразныя, O. mixta, O. multiformia; неименованныя, O. innominata; непарныя, O. imparia; нижнихъ конечностей, II. 3241; ноги, II. 3232; ногтеобразныя, O. unguis; носовыя, O. nasi; нiобныя, O. palatina; окаменѣлыя, *Osteolithus*; основныя, O. sphenoidalia; парныя, O. paria; плоскія, O. plana; плюсневыя, O. *metatarsi*; пястныя, O. *metacarpi*; пятки, O. *tarsi*; руки, ручной кисти, O. manus; рыбьи междумышечныя, II. 3245; сесамовидныя, O. sesamodea; скуловыя, O. *zygomatica*; слезныя, слезотечныя, O. lacrymalia; смѣшанныя, O. mixta; сочевицѣ подобныя, O. sesamoidea; стопы, II. 3232; сѣдалищныя, O. ischii; таза, O. pelvis; толстыя, O. crassa; темянныя, O. bregmatis; цилиндрическія, O. cylindrica; четыреугольныя, O. quadrilatera; широкія, O. plana; яремныя, O. *zygomatica*.

Костка жабья (раст.), Apocynum.

Костомозговый, Medullaris.

Костообразный, *Ostodes*.

Костоподобный, *Ostodes*.

Косточка (з. также Кость), Ossiculum, *Ostarion*; въ фруктахъ, въ плодахъ, Nucleus, *Caryon*, *Pyren*; въ слуховой кости маленькая, Malleus; головчатая, Os capitatum; запястья клиновидная пирамидальная, II. 3159; зап. ладьеобразная, ладѣйная, II. 3149; зап. полулунная, II. 3152; зап. рѣпчатая, II. 3149; зап. трегранная, II. 3159; колѣнная, Patella, *Acromyle*; перстная, *Scytalis*; пятки, паточная ладьеобразная, II. 3150; п. третья, II. 3158; слуховая, *Ostarion*, O. auditus; сл. круглая, Сильвіева, шарообразная, II. 3248; стремяная, Stapes; к. существующая будто въ человѣческомъ тѣлѣ, которая послѣ смерти никакой порчи и гнилѣ никогда не подвержена (лузъ), Lus.

Косточки (з. также Кости), Ossicula; бумагѣ подобныя, бумажныя, Ossa papyracea; Ворміевы, Ossa Wormiana; сесамовидныя, Ossa sesamoidea; слуховыя, Ossa auditus; сочевицѣ подобныя, Ossa sesamoidea; треугольныя Ворміевы, O. Wormiana.

Костоѣда, Caries, C. ossium, *Euros;* влажная, C. humida; въ позвонкахъ, C. vertebrarum; вѣтренная, Spina ventosa; губчатая, C. fungosa; зуба, C. dentium; открытая, Ulcus cariosum; скрытая, C. occulta; составныхъ частей, *Arthrocace;* составовъ, *Ostearthrocace;* сухая, *Osteonecrosis;* костоѣдѣ противудѣйствующій, Anticariosus.

Костоѣдица, з. Костоѣда.

Костоѣдъ, з. Костоѣда.

Костусъ, Costus; аравійскій, C. speciosus.

Костъ, Costus; аравійской, C. arabicus, C. speciosus; горькій, C. amarus; сладкій, C. dulcis.

Костыль, Fulcrum.

Кость, Os (genit. Ossis), *Osteon;* бедренная, O. femoris, *Meros, Scelos;* тотъ у кого возвышеная бедренная кость, *Exischios;* к. безъимянная, O. innominatum; безпарная въ ноздряхъ, Vomer; берцовая большая, Tibia, *Anticnemion;* берцовая меньшая, Fibula; височная, O. temporum; волосатки, O. sepiae; вол. жженная, O. sepiae ustum; вихрецовая, *Coccyx;* къ ней принадлежащій, Coccygeus; отъ вывиха сей кости происходящій, *Coccygearthreticus;* вѣнечная, O. coronale; вѣтренная головокъ составовъ, *Ostearthrocace;* головчатая, O. capitatum; гороховидная, O. lenticulare; гребенная, лобковая, O. pubis; грудная, O. sterni, *Sternum;* жабья (раст.), Apocynum; заднепроходная, O. ischii; затылочная, *Opisthocranion,* O. occipitis; каракатицы, O. sepiae; клинообразная, O. sphenoidale; клиноподобная, O. cuneiforme; ключевая, Clavicula; колѣнная, Patella; копчиковая, *Coccyx;* O. coccygis; кострешная, неимянованная, безъимянная, O. coxae; крестцовая, O. sacrum; кругловатая, O. subrotundum; кубовидная, O. *cuboides;* ладьеобразная, ладѣйная, O. naviculare; ланитная, *Zygoma,* O. *zygomaticum;* лобная, O. frontis; лобовая, O. pubis; локтевая, Ulna; л. меньшая, Radius; лонная, O. pubis; лучевая, Radius; междучелюстная, O. intermaxillare; многовидная, многообразная, O. multiforme s. sphenoidale; многоугольная большая, II. 3142; м. меньшая, II. 3143; надд‍ѣтородныя, O. pubis; неименованная, O. innominatum; ногтеобразная, O. unguis; основная, O. sphenoidale s. sphenoideum; остова, Clavicula; плечевая, плечная, O. humeri; плюсневая пальца большаго, II. 3137; п. п. перваго, II. 3137; п. п. втораго, II. 3140; п. п. пятаго, II. 3139; п. п. третьяго, II. 3141; к. подвздошная, O. coxae, O. ileum; подъязычная, O. *hyoides;* полулунная, O. lunatum; пястная мизинца, II. 3134; п. перста большаго, II. 3132; п. п. малаго, II. 3134; п. п. средняго, II. 3136; п. п. указательнаго, II. 3135; п. п. четвертаго, II. 3133; пяточная, Calcaneum; пят. большая, II. 3146; п. первая, II. 3146; ралообразная, Vomer; рыбы чернильной, O. sepiae; рыбья, Spina (piscis), *Rhaphis;* рѣшетообразная, рѣшетуподобная, рѣшетчатая, скуловая, O. *ethmoidale;* скуловая, *Zygoma,* O. *zygomaticum;* с. у лошадей, *Acrocolesion;* слезоточная, O. lacrymale; слоновая, Ebur; ей подобная, Eburneus; слоновая жженная, бѣлая и черная, I. 7838; становая, з. к. хребетная; сѣдалищная, *Ischion,* O. ischii; таранная, Talus; удчатая, O. hamatum; хвостовая, O. coccygis; хребетная, хребетовая, Spina dorsi, *Rhachis;* къ ней принадлежащій, Spinalis; черепа, O. cranii; чернильной рыбы, O. sepiae; яремная скуловая, O. *zygomaticum;* Вправить, вставить к., Os reponere; очищеніе, приготовленіе (анатом.) костей, Mundificatio ossium; трудное болѣзненное образованіе костей, *Dysostosis.*

Кость жабья, з. Костка жабья.

Костякъ, *Sceleton.*

Костяница, з. Костеница.

Костяничникъ, Костянишникъ, з. Костенишникъ.

Костянка, Scolopendra; индѣйская, S. morsitans; электрическая, S. electrica.

Костянный, Osseus.

Косый, Obliquus, Subdimidiatus, *Loxos;* (косоглазый) *Strabo, Strabus, Strabonus,* Limus, Lusciosus, *Illos.*

Котелъ, Ahenum, Aenum; Папиновъ, Digestor Papinis, Machina Papiniana.

Котовикъ, Nepeta; Glechoma hederacea; критскій, N. Scordotis; лимоннопахучій, N. citriodora; обыкновенный, N. Cataria; цитронопахучій, N. citriodora.

Кофе, Кофей, Coffea.

Кофейникъ (растеніе), Coffea arabica; кистистый, C. racemosa.

Кошелекъ, *Bursa, Marsupium, Marsippon;* (растеніе) Bursaria.

Кошениль, Coccionella, Cochenilla.

Кошечникъ, Verbascum nigrum.

Кошечья петрушка, Cicuta virosa.

Кошка, Felis, Gale; дикая, I. 9328;

обыкновенная, I. 9327; трава, Agrimonia, A. Eupatoria; Меланхолія съ идеею, быть обращеннымъ въ кошку, *Galeanthropia*.

Кошмаръ, Incubus.

Краденіе, Furtum, *Clepsis*.

Краевый, Marginalis.

Краелистный, Marginalis.

Край, Margo, Ora, *Ochthos;* верхней челюсти нижній или зубной, I. 13409; возвышенный, *Ambe, Ambon*; височный, темянной кости, II. 238; вѣнечный темянной кости, II. 224; глазной впадины, M. orbitalis; гл. впадины верхній, M. supraorbitalis; ланитной кости внутренній или челюстній нижній, II. 230; л. к. височный, II. 239; л. к. нижній, II. 229; л. к. основный, II. 236; лобовой кости, I. 6525; локтевый, M. ulnaris; надглазный, надочный, M. orbitalis; нижней челюсти верхній или зубный, I. 13409, 12053; н. ч. нижній, I. 3560; ости лопатки, Labium scapulae; печенки; передней нижней, II. 223; платья, Lacinia; подвздошный, Crista ilei; плоскій кости, Labium ossis; подъочный, M. infraorbitalis; полукруглый, M. semicircularis; раны, Ora vulneris; селезенки зазубренный наружный или передній, II. 227; с. тупой, II. 228; сердца задній, II. 233; составный, M. articularis; стрѣлообразный, M. sagittalis; таза, M. pelvis; теменной кости ламбдообразный, II. 226; уха задній, *Helix;* язвы, M. s. ora ulceris; *Cremnos* ulceris.

Краи, з. Края.

Крайнее, Extremum.

Крайность, Extremum; до самой крайности дошло, Ad ultimum ventum est.

Краніологія, *Craniologia*; *Cranioscopia*.

Кранъ, к. деревянный, Epistomium.

Крапива, Кропива, Urtica, *Cnide;* большая, U. Dioeca; бѣлая, глухая, Lamium album; глухая сибирская, Ballota; жигучая, U. urens; зазубренная, U. crenulata; красноцвѣтная глухая, Galeopsis ochroleuca; меньшая, U. urens; пилюлоносная, U. pilulifera; Стеганіе крапивою, Urticatio.

Крапивникъ, Motacilla Troglodytes.

Крапъ кизлярскій или кизлярская, Маріона, Rubia tinctorum.

Красавица, трава, Atropa Belladonna.

Красильный, Tinctorius.

Краска, Color; живописная, Pigmentum; въ лицѣ, Rubor, R. faciei; клубовая, Indigofera tinctoria; пурпуровая, *Phoenix*.

Краски (животныя), Pigmenta.

Красноватый, Rubicundus, Russeolus, *Erythroides*.

Красноголовникъ обыкновенный, Sanguisorba officinalis.

Красножелтый, Vitellinus.

Краснорѣчіе, краснословіе, Eloquentia.

Краснота, Rubedo, Rubor; кожи, *Erythema*, R. cutis; кожи болѣзненная мѣстная, *Phoenigmus;* кожи соединенная съ пупырышками и пузыриками, E. papulatum; съ бугорками, E. tuberculatum; кожи у новорожденныхъ, *Erythriasis* neonatorum; к. лица розовидная, Rosa genarum; к. л. отъ гнѣва, Rubor ex ira; к. л. отъ обвиненія, Rubor criminati; к. л. причиняемая стыдомъ и страстями, *Enchymoma*.

Краснушки, Rubeolae.

Красный, Ruber, *Erythros*.

Красодневникъ желтый, Hemerocallis flava.

Красолистъ, Calophyllum; бобolистный, C. inophyllum; такамагачный, C. Tacamahaca.

Красоль, Красоля, Tropaeolum.

Красота, Pulchritudo; (растеніе) Lichen aphthosus; тысячная, Amaranthus cristatus.

Крастель, Коростель, Rallus, R. Crex.

Красульки, Tropaeolum majus.

Красуха, Scarlatina, Rubeolae, *Porphyrisma*.

Краткій, Кратко, Краткость, з. Короткій, Коротко—, Короткость и проч.

Кратковременный, Fugax.

Краткожитіе, Brevitas vitae.

Краткословіе, *Laconismus, Brachylogia*.

Краткословъ, Breviloquens, Breviloquus, *Brachylogus*.

Краткость, Brevitas, *Brachytes*; рѣчей, *Laconismus*.

Краткошея, *Atrachelus, Brachyauchen*.

Крахмалородный, Amylaceus.

Крахмалъ, Amylum; синій, A. coeruleum.

Края, Margines; боковыя, M. laterales; вѣкъ, M. palpebrarum; губъ передніе красные, *Prochila*; затылочной кости ламбдообразные, II. 214; каменистые затылочной кости, II. 219; лопатки, M. scapulae; печенки, M. hepatis; селезенки, M. lienis; сосцевидныя, M. mastoidei; таза, M. pelvis; языка, M. linguae; боковые, M. laterales linguae.

Крейда, Creta depurata.

Креозотъ, Креосотъ, *Creosotum.*

Кресло, Кресла, Креслы, Sella, *Anaclinterium.*

Крессъ, Cardamine; Tropaeolum majus; водяный, Nasturtium officinale; дикій, Lepidium ruderale; зимующій, Barbarea vulgaris; Индѣйскій, Tr. majus; Lepidium sativum; капуцинскій, T. minus; ключевой, луговой, смольный, Cardamine pratensis; перечный дикій, Lepidium latifolium; садовый горькій, кр. салатъ, Lepidium sativum.

Крессъ салатъ, з. Крессъ.

Крестецъ, Os sacrum; Regio sacra.

Крестоватый, Decussatus.

Крестовикъ, Polygala amara.

Крестовникъ, Крестовикъ, Senecio; Millefolium; Barba Jovis; двуперистый, S. Jacobea; обыкновенный, S. vulgaris; Сарацинскій, S. ovatus.

Крестовый, Cruciatus.

Крестоносный, Cruciferus.

Крестообразный, Cruciatus, Decussatus.

Крестцовый, Sacralis.

Крестъ, Crux (crucis); андреевъ, Veronica spicata; кавалерскій, Passiflora; кавал. голубой, P. coerulea.

Кресъ, з. Крессъ.

Кретинизмъ, Cretinismus.

Крещеніе, *Baptisma, Baptismus.*

Кривизна, Curvatura, Curvatio, Arcuatio, *Campe;* желудка, C. ventriculi; ж. большая или нижняя, I. 2436; ж. меньшая, I. 2437; (третяя) ободошной кишки, римской буквѣ S подобная, S. romanum, S. Flexus iliacus.

Кривленіе, Gesticulatio.

Кривоногій, Ancus, Anguipes, *Scambus, Scaurus, Scauripeda,* Curvus pedibus, Varus, Valgus, *Loripes.*

Кривоногъ, з. Кривоногій.

Кривоножка, *Clinopodium.*

Кривошея, Obstipus, Collum obstipum.

Кривый, Curvus, *Cyrtos, Scolios.*

Кризисъ, *Crisis*, зр. Переломъ болѣзни.

Крикунъ, Clamator.

Крикъ, Clamitatio, Clamor; к. или плачь дѣтскій, Vagitus; к. дитяти въ утробѣ матерней, V. uterinus; укрѣпленіе легкихъ чрезъ кричаніе, *Anaphonesis.*

Крило, з. Крыло.

Кринъ, Crinum, C. americanum; также: Lilium candidum.

Кристаллизація, Кристаллизированіе, Кристаллообразованіе, *Crystallisatio.*

Кристаллизированіе, з. Кристаллизація.

Кристалловидный, *Crystallodes.*

Кристаллографія, *Crystallographia.*

Кристаллообразованіе, з. Кристаллизація.

Кристаллъ, *Crystallus.*

Кристаллы, *Crystalli;* виннокаменные, Tartarus depuratus; истинные, C. veri; ложные, C. spurii.

Критическій, *Criticus*, Decretorius.

Критянка, Cressa cretica.

Кричать, Clamare, Clamorem edere; к. какъ малое дитя, Vagire.

Кровавикъ, Крововикъ, Кроваввикъ, I. 9367; Lapis haematitis; Fungus haematodes; Hemionitis; Канадскій, Sanguinaria canadensis.

Кровавый, Cruentus, Sanguineus, *Haematodes, Haemodes;* не много, Subcruentus, *Hyphaemus.*

Кровать, Sponda, Lectus; складная, *Scimpodium;* эластическая, *Elastocline,* Lect. elasticus.

Кроведревникъ, *Haematoxylon.*

Кровехлѣбка, Sanguisorba.

Кровецвѣтникъ, скарлатовый, Haemanthus coccineus.

Крови (мѣсячныя), з. Кровоочищеніе и Очищеніе мѣсячное.

Кровля, Tectum; сдѣланная въ видѣ шатря, *Uraniscos.*

Кровобоязный, *Haemaphobicus.*

Кровобоязнь, *Haematophobia.*

Крововикъ, з. Кровавикъ.

Крововникъ, Achillea Millefolium, з. Кровавикъ.

Крововозвратный, Venosus.

Кровоизліяніе (з. также Изліяніе крови), Eruptio s. Proruptio, Extravasatio sanguinis, *Hyphaema,* Sugillatio; внутреннее, *Haemorrhagia* interna; въ глазныя вѣка, *Blepharoedema* cruentum; въ глазные каморы, *Haematops, Haemophthalmia* interna; въ грудную преграду, *Haematomediastinum;* въ маточный рукавъ, *Haematocolpus;* въ полости черепа, *Haematencephalon;* изъ задняго прохода, *Haematochezia;* изъ сосудовъ мужескаго дѣтороднаго уда, *Phallorrhagia, Stymatosis;* к. между брюшною и брюшными мышицами, *Haematepigastrium;* мошонки, *Haematocele oedematosa;* по наружности глаза, *Haemophthalmia* externa; подкожное, *Ecchymosis, Ecchymoma traumaticum,* Sugillatio.

Кровоизступленіе, *Hyphaema;* з. Синева.

Кровокапаніе, Stillicidium sanguinis.

Кровонасосъ, Antlia sanguisuga.

Кровоносный, Sanguiferus, *Enaemos.*

Кровообращеніе, Circulatio s. *Cyclophoria* sanguinis; зародыша, I. 5445.

Кровоочищеніе мѣсячное (з. также Очищеніе мѣсячное), Menstruatio, Sanguis menstruus; Малотекущее, Недостаточное, M. incompleta; остановленіе его слишкомъ раннее, *Menolipsis*; первоначальное поздно показывающееся, Emansio mensium; чрезмѣрное, M. nimia.

Кровоплеваніе, *Haemoptysis*; H. spuria, Sputum cruentum.

Кровоподобный, *Haematodes.*

Кровопоносный, *Dysentericus.*

Кровопусканіе, Venaesectio, Missio sanguinis, *Phlebotomia*, Detractio sanguinis, *Haemaxis*; баночное, рожечное, Cucurbitulae usus, Cucurbitatio, Applicatio cucurbitarum; изъ вены, Venaesectio, *Phlebotomia*; изъ артерій, *Arteriotomia*; изъ глазъ, *Ophthalmophlebotomia*; испытательное, V. probatoria; мѣстное, I. 8778; обильное, V. larga; общее, I. 8777; повторенное, *Epapheresis*; рожечное, рожками, з. к. баночное; к. у дѣтей, *Paedophlebotomia.*

Кровосмѣшеніе, Incestum.

Кровососка, Hippobosca, Hirudo Sanguisuga; лошадиная, Hipp. equina; овечья, Hipp. ovina.

Кровососъ, Vampyrus.

Кровотвореніе, Sanguificatio, *Haematosis*, *Haematopoesis*; препятствующій ему, *Anaematopoeticus.*

Кровотеченіе, *Haematismus*, *Haemorrhagia*, *Haematochysis*, Sanguinis profluvium; астеническое, H. asthenica; атоническое, Colliquatio sanguinis; внутреннее, H. interna; внутренней поверхности щекъ, *Gnathorrhagia*; дѣйствителное, H. activa; изъ артерій, H. arteriarum; изъ венъ, *Phleborrhagia*; изъ верхней поверхности зубовъ, H. dentium; изъ внутренней части глаза, *Entophthalmorrhoea*; изъ вѣнца зубовъ, *Haematorrhoea* dentium; изъ глаза, глазной впадины, *Ophthalmorrhagia*, *Epiphora* cruenta; изъ глотки, *Stomatorrhagia* faucium; изъ грудей, *Mastorrhagia;* изъ губъ, *Stomatorrhagia* labiorum; изъ десны, *Ulorrhagia*, *Stomatorrhagia* gingivarum; изъ дыхательнаго горла, *Tracheorrhagia*; изъ дѣтородныхъ губъ, *Episiorrhagia*; изъ желудочной железы, *Pancreatorrhagia;* изъ задняго прохода, *Proctorrhagia*, H. ani s. ex ano; изъ зубныхъ ямокъ, *Phatnorrhagia*, *Stomatorrhagia* alveolarum; изъ кишекъ, *Diarrhoea* cruenta, *Enterorrhagia*; имъ причиняемый, *Enterorrhagicus*; изъ кожи, *Dermatorrhagia;* изъ легкихъ, *Pneumonorrhagia*; имъ причиняемый, *Pneumonorrhagicus*; изъ маточнаго рукава, *Colporrhagia*, *Elytrorrhagia*; имъ причиняемый, *Colporrhagicus*; мат. рук. продолжительное, умѣренное, *Elytrorrhoea*; изъ миндалообразныхъ железъ, *Stomatorrhagia* tonsillarum; изъ мочеваго пузыря, *Haematuria* vesicalis; изъ мочеиспускательнаго канала, *Urethrohaemorrhagia*; также *Stymatosis*; изъ мочеточниковъ, *Haematuria* ureterica, *Ureterorrhagia*; изъ неба, *Stomatorrhagia* palati; изъ носа, *Epistaxis*, *Rhinorrhagia*; отъ того происходящій, *Epistacticus*; имъ страдать, Sanguinem e naribus fundere; изъ носа по каплямъ, *Apostaxis*; изъ печени (сильное), *Hepatorrhagia*; изъ пищепріемнаго горла, *Oesophagorrhagia*; изъ почекъ, *Haematuria* renalis, *Nephrorrhagia*; изъ предстательной железы, *Stymatosis* prostatica; изъ пупка, *Omphallorrhagia*; изъ рта (изъ частей образующихъ полость его), *Stomatorrhagia*; имъ причиняемый, *Stomatorrhagicus*; изъ рта легкое, *Stomatosis*; изъ селезенки, *Splenorrhagia*; изъ слезныхъ железъ, *Dacryaemorrhysis*; изъ сосудовъ глотки, *Pharyngorrhagia*; изъ сосудовъ мочеваго канала, *Urethrorrhagia*; изъ сосудовъ языка, *Glossorrhagia*; изъ сѣменныхъ пузырковъ, *Stymatosis* seminalis; изъ титекъ, *Mastorrhagia*; изъ уха, *Otorrhagia*; изъ частей образующихъ полость рта, *Stomatorrhagia*; изъ щекъ, *Stomatorrhagia* buccarum; изъ яичекъ, *Haematuria*, *Stymatosis* testicularis; изъ языка, *Stomatorrhagia* linguae; изъ язычка, *Stomatorrhagia* uvulae; маточное, *Metrorrhagia*; к. медленное, *Errhysis*; мозга, *Encephalorrhagia;* мочеваго пузыря, *Cystorrhagia*; мѣсячное, Menstruatio; кр. несильное, *Errhysis*; носовое, з. кр. изъ носа; кр. отъ внутреннихъ заваловъ, *Haemorrhagia* infarctuosa; отъ раствореніа, H. colliquativa; сильное, Eruptio s. Proruptio sanguinis; скрытое, H. occulta; съ слабостію, H. *adynamica;* стеническое, H. *sthenica;* страдательное, H. passiva; съ параличемъ, Colliquatio sanguinis; съ характеромъ паралича, H. paralytica; съ характеромъ синохи, H. *synochica*; съ характеромъ эретизма, H. *erethistica*; кр. у женскаго пола, Menstruatio; Причиняемый кровотеченіемъ, *Haemorrhagicus*; остановить к., Supprimere sanguinem; остановленіе, задержаніе к., *Haemostasia*, *Ischaemia*, Suppressio haemorrhagiae, Sistio sanguinis; противъ кр. дѣйствующій, *Anthaemorrhagicus*; страждущій кр., *Haemorrhus*.

Кровоунимательный, *Stypticus*.

Кровохарканіе, *Haemoptysis*, Sputum cruentum; всегдашнее, *Pneumonorrhoea*; истинное, H. vera; привычное, *Pneumonorrhoea*.

Кровь, Sanguis, *Haema*; артеріальная, S. arteriosus; венозная, S. venosus s. venarum; густая (также твердо сгустившаяся), *Pachyaema*; Драконова, S. draconis; д. въ лепешкахъ, зернистая, листовая, слезная очищенная, II. 7322; застившая, сгустившаяся, сторожившаяся, свернувшаяся, S. s. Cruor concretus, *Thrombus* sanguinis; змѣиная, Dracaena Draco; S. draconis; мѣсячная (з. также Кровоочищеніе мѣсячное), S. menstruus; задержаніе или накопленіе ея отъ сращенія рукава матки или дѣвственной плевы, *Haematocolpus*; остановленіе мѣсячныхъ кровей слишкомъ раннее, *Menolipsis*; мѣсячная дѣвственная, а особенно первая, Zenith; накопленіе (сильное) кровью, *Anaplerosis*; отдѣлившаяся и запекшаяся кровь, Cruor; к. унимающій, *Enaemos*; безкровный, *Exaemos*; недостатокъ крови, безъ крови, *Exaemia*; Кровь застываетъ, S. gelatur, coit, concrescit, duratur; пустить кровь, Incidere, pertundere, percutere, secare, ferire venam, Sanguinem mittere; посредствомъ пьявицъ, Sanguinem mittere, emittere, detrahere hirudinibus; кр. течетъ, S. fundit; выпотѣніе крови на кожѣ, *Haemidrosis*; заблужденіе крови, изліяніе ея въ части, куда обыкновенно непринадлежитъ, *Haematoplanesis*; изобилуетъ кровью, S. abundat; искуство заключать о состояніи болѣзни по крови пущенной изъ жилы, *Haematica*; кровью изойти, Sanguinis profusione exhaurire; остановить к., Sanguinem supprimere; отъ крови происходящій, *Haematicus*; разрѣшенное состояніе крови, *Dyscrasia* sanguinis; съ густою кровью, *Pachyaemus*; крови подобный, *Haematodes*; боящійся, Страшащійся крови, *Haemophobicus*.

Кровякъ, Verbascum thapsiforme.

Кровянка, Sanguinaria; канадская, S. canadensis.

Кровяный, Sanguineus.

Крокодилъ, Crocodilus; обыкновенный, C. niloticus.

Крокусъ, Carthamus tinctorius.

Кроликъ, Lepus Cuniculus.

Кромка складчатая маточныхъ, Фаллопіевыхъ трубъ, Fimbriae tubariae.

Кропива, з. Крапива.

Кропило, Oenanthe; дудчатая, O. fistulosa; шафранное, O. crocata.

Кропъ, з. Укропъ.

Кроткій, Mitis, *Epios*.

Кротовикъ молукскій, Nepenthes Phyllamphora; цейланскій, N. destillatoria.

Кротонъ (з. также Клещь), Croton Tiglium.

Кротость, Placiditas.

Кротъ обыкновенный, Talpa europaea.

Кроха, Mica; *Thrymma*.

Крохмалъ, з. Крахмалъ.

Крошечка, Крошка, Кроха, Mica, *Magdaleon*; изъ булки, M. panis albi.

Кругловатый, Subrotundus, Orbicularis.

Круглопродолговатый, Ovalis, Teres.

Круглость, Rotunditas.

Круглый, Rotundus, Orbicularis, Teres, *Gongylus*.

Круговидный, Rotundatus, *Discodes*.

Круговый, Circularis.

Кругообразный, Circularis, *Discodes*, Orbicularis.

Кругообращеніе, Circulatio, *Cyclophoria*; глазъ судорожное, *Hippus* pupillae, Tortura oculorum; крови, C. sanguinis; соковъ, C. fluidorum, *Peritrope*.

Кругъ, Circulus, Circus, *Cyclus*, Orbis; к. около солнца и луны, *Halo*; жизни, *Sphaera* vitae; равноденственный, Aequator.

· Кружево Фаллопіевой трубы, I. 9649.

Кружекъ, з. Кружокъ.

Круженіе, Versatio, *Ilingus*; головы, Vertigo, *Dinus*; падучее к. г., Vert. caduca; чувство при немъ будто всѣ предметы вертятся кругомъ, *Gyratio*; к. г. съ потемнѣніемъ зрѣнія, *Scotodine*.

Кружечекъ, з. Кружокъ.

Кружечки, Rotulae; мятные, R. menthae.

Кружечный, *Gyratus*.

Кружка, Urceus.

Кружки, Trochisci.

Кружковидный, *Discodes*.

Кружокъ, *Discus*, Globulus, Orbiculus; венозный, Circulus venosus; Виллизіевъ, C. Willisii; зрачка, C. iridis; красный вокругъ титечныхъ сосочковъ, Areola; рѣсничный, Orb. ciliaris; черный роговой оболочки, I. 5451.

Крупа, *Alphiton*; овсяная, Avena decorticata; перловая, Hordeum perlatum; ячменная, ячная, H. mundatum, *Alphiton*, Polenta; напитокъ изъ кр. приготовляемый, *Ptisana*.

Крупъ, Angina polyposa, *Paedanchone*.

Крутизна, *Cremnos*.

Крутило, *Phallanx.*

Крухмалъ, з. Крахмалъ.

Крушина, Rhamnus Frangula; Zizyphus Jujuba; колючая, R. catharticus; красильная, R. infectoria; настоящая, R. Frangula; скаловая, R. saxatilis.

Крыжовникъ, Ribes; мохнатый, R. Grossularia.

Крыла или **крылья**, Alae; большія клинообразной кости, I. 810; верхнія малыя клинообразной кости, I. 814; клинообразныя, A. *sphenoidales*; носа или носовыя, A. narium; среднія основной кости, I. 811; таза, A. pelvis; Инграсія малыя клинообразной кости, I. 813.

Крылатый, Alatus, *Ptenos.*

Крыло, Ala, *Pteryx;* малое, *Pterygium*; насѣкомыхъ, *Ptilon*; носовое, *Pteryx*; къ крылу принадлежащій, *Pterygius*; имѣющій кругообразныя крылья, *Cyclopterus.*

Крыловидный, Alaeformis, *Pterygoideus.*

Крылонёбный, Крылоніобный, *Pterygo*palatinus.

Крылообразный, з. Крыловидный.

Крылоплодъ, *Pterocarpus*; ежеватый, P. erinaceus.

Крылышка, *Pterygium.*

Крыльный, Alaris.

Крыльцо, Крыльца, Axilla; Scapula.

Крылья, з. Крыла.

Крыса, Mus Rattus.

Крыша, Tectum.

Крышечка, Operculum; жаберная, O. branchiale.

Крышка, Operculum, *Epiphragma*; титечныхъ сосковъ, O. papillarum.

Крѣпкій, Robustus; Durus; Acer; Rigidus; Concentratus, *Polys*, *Pycnodes, Eutonus.*

Крѣпкосдавленный, *Nastos.*

Крѣпость, Robur, Vigor, Duritia, *Sthenia*, *Dynamis;* возвышенная, *Energia*; к. жизненности, E. vitae; относительная, *Sthenia* relativa; чрезмѣрная, *Hypersthenia.*

Крюковидный, *Ancyroides.*

Крюкъ, Hamus, Uncus, *Ancos*, *Ancyle, Ancistron, Ancistrum.*

Крючевидный, *Ancyloides.*

Крючекъ, Hamulus, Uncus, Hamus, *Ancistrum, Ancistrion, Glochis* (Bot.), анатомическій, H. anatomicus; Бромфильдовъ, H. Bromfildi; двойной, H. duplex; для искуственнаго образованія зѣницы, *Iridiancistron;* для перевязыванія артерій, H. arterialis; желѣзный, служащій къ извлеченію утробнаго плода, *Embryulcus*; канала мышцы натягивающей барабанъ, I. 10880; крыловидный, H. *pterygoideus*; лабиринта рѣшетчатой кости, H. labyrinthi; ногтеобразной кости, I. 10883; ніобный нижней раковины, I. 10886; одинакой, H. simplex; острый, H. acutus; о для извлеченія (мертваго) младенца изъ матки, *Helcyster;* Пеллиеровъ, H. Pellieri; слезной кости, H. lacrymalis; тупой, H. obtusus. Вложить к. во что либо, Hamulum infigere alicui, Uncum demittere in aliquid, Uncum injicere alicui; крючкомъ взять, Excipere, apprehendere hamo; крючкомъ вынимать, Unco eximere; крючкомъ притянуть, Adducere hamo; притянуть к., Adducere, attrahere uncum; конецъ крючка, Unci acumen.

Крючечекъ, з. Крючекъ.

Крючечный, Hamatus, *Glochidatus.*

Крючковатый, Hamatus, Uncinatus.

Крякуша, Anas Boschas.

Кубарчатый, Turbinatus.

Кубеба, Piper Cubeba, Cubeba.

Кубическій, *Cubicus, Cubodes.*

Кубокъ, *Scyphus*, Calix, Poculum, *Cotta;* большой, *Crater*; малый, *Cottabus*; предсказываніе по каплямъ, выливаемымъ изъ кубка, *Cottabisis*, *Cottabismus.*

Кубообразный, *Cubodes.*

Кубъ, *Cubus*, *Hexaedrum*; кровопускательный, насѣкательный, C. scarificatorius; перегоночный, Vesica destillatoria.

Кубышечки, Nymphaea alba.

Кубышка, Nymphaea lutea; Holothuria.

Кубышникъ, Cytinus Hypocystis.

Кувшинцы озерные, Nymphaea alba.

Кувшинчики бѣлые, Nymphaea alba; желтые, N. lutea.

Кувшинчикъ, Urceolus; Nymphaea.

Кувшинъ, Urceus; для мази, *Alabastrum*; маленькой, Urceolus.

Кудеръ, *Cincinnus*, Cirrhus, *Bostryx.*

Кудравецъ, з. Кудрявецъ.

Кудравый, Cirrhosus.

Кудреватый, *Circinatus.*

Кудри, *Cincinni*; душистыя, Glechoma hederacea; царскіе, Lilium Martagon.

Кудрявецъ, Кудравецъ, душистый, Chenopodium ambrosiodes; Мексиканскій, Ch. Botrys.

Кудрявый, Circinalis, Cirrhodes, *Crambos*; Crispus, Crispicapillus, Homo crispus.

Кузнечикъ, Gryllus; бородавочный, Locusta verrucivora; зеленый, G. viridissimus; полевой, G. campestris; древесоватый, Caladium arborescens.

Кузовки малоустныя, *Microstomata.*

Кузовникъ, Caladium; древесоватый, C. arborescens; снѣдный, C. s. Arum esculentum; ядовитый, C. Seguinum.

Куйбаба, Куйбабка, Leontodon Taraxacum.

Кукла, Pupa, *Core.*

Куколки шелковаго червяка, Folliculi bombycis.

Куколъ, Agrostoma; обыкновенный, A. s. Lychnis Githago; пьяный, Lolium temulentum.

Кукуруза, Zea mays.

Кукушница двулистная, Platanthera bifolia.

Кулакъ, Pugnus; кулакомъ, Pugno, *Pyx.*

Кулилаванъ, Culilaban, Laurus Culilaban.

Кульбаба, Leontodon Taraxacum; осенняя, Apargia autumnalis.

Куманика, Rubus arcticus.

Куманиха, з. Куманика.

Кумиръ, *Idolum.*

Кунжутъ, Кунджутъ, Кунчугъ, Кунчукъ, Sesamon, Sesamum; восточный, S. orientale.

Кунила Маріана, Cunila mariana; чебрецовая, C. thymoides.

Куница, Mustela; каменная, M. foina; лѣсная, M. Martes.

Кунчугъ, з. Конжутъ.

Кунчукъ, з. Конжутъ.

Купальница, Trollius, Ranunculus Flammula; R. acris; европейская, T. europaeus.

Купальня, Lavatio, *Psychrolutron.*

Купаніе, Lavatio, Balneum humidum; мѣстное, B. topicum; холодное, *Psychrolusia.*

Купаться, Lavari; въ ваннѣ, принимать ванну, In solio desidere; въ теплой водѣ или банѣ, Excaldare, In tepidario sedere; принимать теплую ванну, In solium aquae tepidae descendere s. se demittere; въ холодной водѣ, холодную ванну принимать, Aquis frigidis uti; тепло куп., Aquis calidis uti; употреблять баню, Balneis uti, Aquis uti, Balnea experiri, Balnea tentare.

Купель, *Baptisterium.*

Купена, Convallaria Polygonatum.

Купено, з. Купена.

Купина, з. Купена.

Купинобрачіе, *Homogamia.*

Купоросъ, I. 9372; бѣлый, Zincum sulphuricum; зеленый, I. 9372; мѣдный, синій, I. 6720; цинковый, Zincum sulphuricum.

Купрей, з. Кипрей.

Курбарилъ, Hymenaea, H. Courbaril.

Курево, Suffimentum, Suffimen, *Thymiama.*

Курега, Куреза, Prunus armeniaca.

Куреніе, Fumigatio, Suffumigatio, *Thymiasis, Anathymiasis*; Гуітономорвіоновое, I. 9899; съ селитренною кислотою, I. 9900; съ соляною кислотою, I. 9899; табаку, I. 10900.

Куреслѣпъ, з. Курослѣпъ.

Курить, окуривать что чѣмъ, Suffumigare s. Suffire (aliquid aliqua re), Suffimentare.

Куркума глистогонная длинная, Zedoaria longa; круглая, Z. rotunda.

Курма, Diospyros; виргинская, D. virginiana; италіанская, D. Lotus; каки, D. Kaki; эбеновое, D. Ebenum.

Курносость, Simitas.

Курносый, *Silo, Sillus, Simus.*

Куропатка, куропатко, Куропать, Perdix, Tetrao Perdix; бѣлая, T. Lagopus; красноносая, T. rufus; обыкновенная, P. cinerea.

Курослѣпъ, Курослѣпникъ (растеніе), Anagallis; Cornus sanguinea; Cerastium semidecandrum; голубый, A. coerulea.

Куръ зелье, Mercurialis.

Куры, Gallinae, Galli.

Курятникъ вонючій, Galeopsis; колючій, Galeobdolon luteum; коноплянный, Galeopsis Tetrahit.

Курячья слѣпота, *Hemeralopia*; (раст.) Chelidonium majus; Lamium purpureum, L. album.

Кусаніе, Morsus, *Dexis.*

Кусокъ, Fragmentum, Frustum, *Enthesis*; отрѣзанный, отрубленный, *Comma, Tome, Tomus*; свернувшейся жидкости или крови, Grumus; совершенно отдѣленный, *Diaschisma.*

Кусочекъ, Frustulum.

Кустарниковатый, Fruticulosus.

Кустарникъ Мадагаскарскій, камедь доставляющій, Commiphora madagascarensis.

Кустарничекъ, Fruticulus.

Кустъ, Frutex; каперсовый, Capparis; C. spinosa; безплодный, болотный, Andromeda polifolia; A. arborea; ладанный, Cistus ladaniferus; миртовый, Myrtus communis.

Кутокъ очной, Angulus oculi.

Кутра, Apocynum.

Кухарка, Coqua.

Кухня, Culina.

Куча, Acervus, Agger, *Sorus*; муравьевъ, *Myrmecium.*

Кучевой, Aggregatus.

Кучеляба, Nuces vomicae, II. 9094.

Кучка, Acervus; земли, Grumus, *Soredium.*

Кушанье, Assumptio ciborum, Cibus, Esus, *Esthesis*; горячаго, *Thermophagia;* молочное, Lactentia, Lacticinia, Cibus lactarius; одинъ разъ въ сутки, *Monositia;* пряныхъ вещей, *Drimyphagia;* прежде, послѣ кушанья, Ante, post cibum.

Кушать, Cibum sumere, capere, assumere, Edere, Esse, Vesci (cibo); мало кушать, умѣренно, Modico cibo uti; много к., Vorare; подавать к., Esui dare.

Л.

Лабазникъ, Spiraea ulmaria s. Filipendula.

Лабданъ, з. Ладанъ.

Лабиметръ, *Labidometrum.*

Лабиринтъ, *Labyrinthus*; решетчатой кости, I. 12592; слуховой кости, *Labyrinthus.*

Лабораторія, Laboratorium.

Лабанда, Лавенда, Lavandula Spica; желтая, Gnaphalium arenarium; колосистая, L. Spica; широколистная, L. latifolia.

Лавданъ Сиденгамовый, II. 10328.

Лавенда, з. Лаванда.

Лавка, Sedile.

Лавруша, Daphne.

Лавръ, Laurus, L. nobilis; душистый, Persea gratissima; жгучій, P. caustica; камфорный, P. camphora; коричневый, коричный, P. Cinnamomum; крокодиловый, P. gratissima; кубеба, P. Cubeba; лжекоричный, P. Cassia; малабарскій, P. malabatrum; мировый, Tetranthera trinervia; пихуримъ, P. Pichurim.

Ладанникъ, Cistus, C. ladaniferus; волнистый, C. villosus; кипрскій, C. cyprіcus; критскій, C. creticus; лавролистный, C. laurifolius; ледонъ, C. Ledon; шалфейлистный, C. salvifolius.

Ладанъ, Galeopsis, Gummi Ladanum; G. Olibanum, Ladanum, Olibanum, *Thus*; американскій, Olibanum; въ палочкахъ, Ladanum in baculis; жидкій, L. liquidum; земной, земляной, Galeobdolon luteum; Valeriana dioica; критскій, Cachrys cretica; нечищенный, II. 2732; обыкновенный, Thus vulgare; отборный, Olibanum electum; росный, Benzoë, I. 10629; Laurus Benzoin.

Ладвенецъ, з. Ледвенецъ.

Ладія, Carina; на наружномъ ухѣ, *Scapha.*

Ладонный, Palmaris, Volaris.

Ладончатый, Palmatus.

Ладонъ, з. Ладанъ.

Ладонь, Vola manus, Palma, II. 9403; *Thenar.*

Ладьеобразный, *Scaphodes*, *Scaphoideus.*

Ладья, з. Ладія.

Ладянникъ, з. Ладанникъ.

Лазаретъ, Valetudinarium, *Nosocomium;* военный, военно-походный, N. militare, N. castrense; Chirurgia militaris.

Лазуревый, Azureus.

Лазурь берлинская, I. 9361.

Лакедонскій, *Laconicus.*

Лакка, Lacca; въ шарикахъ, I. 12609; вѣтвистая, I. 12612, 10649; зернистая, I. 12610, 10648; листовая, Lacca in tabulis.

Лаккъ, Lacca; въ лепешкахъ, I. 12611; въ шарикахъ, I. 12609; голубой, растительный, L. musica; янтарный, Vernix succini.

Лакомка, Liguritor; страстный, *Opsomanes.*

Лакомство, Liguritio, Cupedia.

Лаконизмъ, Лаконисмъ, *Laconismus.*

Лаконосъ, Phytolacca; десятичный, Ph. decandra.

Лакоть, з. Локоть.

Лакричникъ, Liquiritia; гладкій, Glycyrrhiza glabra; железистый, G. echinata.

Лактукъ, з. Латтукъ.

Лактукарій, Lactucarium.

Ламбдообразный, *Lambdodes*, *Lambdoideus.*

Лампада, *Lampas, Lychnus;* маленькая, *Lychnion.*

Ландышъ, Convallaria; майскій, C. majalis; многоколѣнчатый, C. Polygonatum; многоцвѣтный, C. multiflora; обородный, C. Polygonatum; широколистный, C. latifolia.

Ланита, Bucca, Mala, Gena.

Ланитный, Malaris, *Zygomaticus.*

Ланцетовидный, Lanceolatus.

Ланцетъ, Lanceola, *Schasterion;* обоюдный, *Amphismile.*

Лапа (з. также Лапка), Pes; гусиная, Chenopodium anthelminthicum; Leonurus cardiaca; Bonus Henricus; гусиная приморская, Chenopodium maritimum; заячьи лапы, Trifolium pratense; львинная или львова, Alchemilla vulgaris; медвежья (растенie), Acanthus, Arctopus, Alchemilla montana; Branca ursina; Heracleum Sphondylium; медвѣжья ежеватая, Arctopus echinatus; мужеская, Tubularia Acetabulum; Androsace.

Лапка (з. также Лапа) гусиная, Chenopodium rubrum, Ch. anthelminthicum; I. 5102; Leonurus cardiaca; кошечьи лапки, Gnaphalium dioicum; утячья, Anchusa sempervirens.

Лапникъ, Potentilla argentea.

Лапти дубовыя, Lichen islandicus.

Лапуха, Лапухъ, Лапушка, з. Лапушникъ.

Лапушникъ, Arctium, A. Lappa; большой, A. majus; водяной, Nymphaea alba; Девесильный, Tussilago Petasites; малый, A. minus; мохнатый, A. tomentosum; полевой, Caucalis grandiflora; Смольный, A. Lappa; шерстистый, A. tomentosum.

Лапчатка бѣлая, Potentilla alba; каменистая, P. rupestris; ползучая, P. reptans.

Лапчатый, Digitatus, Palmatus.

Лапы заячи (раст.), Trifolium arvense; кошечьи, Gnaphalium dioicum.

Ласкательство, Blanditia.

Ласковость, Blanditia.

Ластовенъ, Asclepias; великорослый, Calotropis gigantea; противуядный, Cynanchum Vincetoxicum; шаровидный, A. tuberosa.

Ластовица, Chelidonium majus.

Ластовицина, з. Ластовица.

Ластовичникъ, Asclepias curassavica; ипекакуанный, Cynanchum Ipecacuanha.

Ласточка, Hirundo, *Chelidon;* домовая, H. rustica; городовая, городская, H. urbica; деревенская, H. agrestis; китайская, H. esculenta; морская, Sterna hirundo.

Лататье, Nymphaea alba.

Латтукъ, Латукъ, Lactuca; дикій, L. scariola; ядовитый, L. virosa.

Лаузонiя, Lawsonia; бѣлая, L. alba.

Лебеда, Atriplex; A. hortensis; вонючая, Chenopodium olidum; дикая, Ch. rubrum; душистая, Ch. Botrys; зеленая, Ch. viride; красная, Ch. rubrum; морская, Ch. maritimum, A. Halimus; навозная, Ch. olidum; свинная, Ch. hybridum; собачья, I. 5102; узколистный, A. angustifolium.

Лебеды (растенiя), Chenopodeae.

Лебедь, Cygnus, C. gibbus; дикій, C. musicus.

Левкой, Leucoium; весенній, L. vernum; желтый, Cheiranthus Cheiri.

Левкома, *Leucoma.*

Левкоррея, *Leucorrhoea.*

Левъ (genit. Льва), Leo, Felis Leo.

Легкій, Levis, Facilis, *Leptos.*

Легкія (genit. —кихъ), (з. также Легкое), Pulmones; опеченѣлые, P. hepatisati; болѣзнь легкихъ, Morbus, Vitium pulmonis; при страданіи легкихъ, Pulmonibus laborantibus; укрѣпленіе легкихъ чрезъ громкій разговоръ или крикъ, *Anaphonesis.*

Легковѣрiе, Credulitas.

Легкое (genit. —каго), Pulmo, *Pneumon, Pleumon.*

Легкомысленность, Levitas.

Легконогій, Levipes.

Легкость, Agilitas, Levitas.

Легочно-желудочный, *Pneumonogastricus.*

Легочный, Pulmonalis, Pulmonarius.

Легошница, Pulmonaria.

Ледвенецъ, Леденецъ, Ладвенецъ, Lotus; рогастый, рогатый, рожковатый, L. corniculatus; снѣдный, L. edulis.

Леденецъ (зр. Ледвенецъ), Saccharum candum, crystallisatum; Бургавовъ, Sacch. Boerhaavii; бѣлый, II. 7193; красный, II. 7193.

Ледешникъ, Alcedo ispida.

Ледникъ, Glaciarium.

Ледовитка, Chiococca racemosa.

Ледъ, Льда, Льду, Glacies, Gelu, *Pagos.*

Лежанiе, Cubitus, Cubatio, Decubitus; въ, на постелѣ, *Cataclisis,* Cubitus; на боку, C. in latere; на брюхѣ, C. proni; на спинѣ, Supinus, Supini cubitus; на чемъ нибудь, *Epicoemesis*; происходящій отъ лежанія, *Cataclinicus.*

Лежанка, з. Лежачка.

Лежать, Cubare, Jacere; въ постелѣ, C. lecto; въ родахъ, Puerperio cubare; находиться на какомъ мѣстѣ, Esse, Positum esse, Locatum, Collocatum, situm esse, jacere; л. головкою къ переди (младенецъ въ маткѣ), In caput conversum esse; мягко л., Cubare molliter; на брюхѣ, In ventrem cubare, s. prostratum esse; на правомъ или на лѣвомъ боку какъ угодно л., In latus aut dextrum aut sinistrum, ut alicui visum est cubare; на спинѣ, Supinum jacere, Resupinum cubare; при послѣднемъ издыханіи, Agonizare; уснуть лежа на спинѣ, Supinum obdormire.

Лежачій, Procumbens.

Лежачка, Лежанка, Veronica officinalis.

Лежащій, Decumbens; Cubans; на спинѣ, Supinus.

Лейбмедикъ, *Archiater*, Princeps regis medicus; бывшій, *Exarchiater*, *Exarchiatrus*.

Лейка, Infundibulum, *Choana*; на подобіе лейки, Infundibiliformis, *Choandes*.

Лекарства (з. также Лекарство) медикаменты и средства, Medicamenta, *Pharmaca*; л. безъ жира, *Alipaena*; внутреннія, M. interna; всасывающія, Absorbentia; высушающія, Exsiccantia; вяжущія, Adstringentia; голову очищающія, *Cephalartica*; гной производящія, Suppurantia, *Diapyetica*; гонящія черную желчь, *Melanagoga*; горькія, Amara; г. стягивающія, A. adstringentia; діэтическія, Medicamina diaetetica; для вприскиванія въ уши, *Otenchyta*; дѣйствующія механическимъ образомъ, II. 401; желудочно-крѣпительныя, желудочно-укрѣпительныя, *Stomachica*; въ лихорадкѣ (отъ лихорадки), Remedia in febre; желудочныя, *Stomachica*; измѣняющія, Alterantia; изсушающія, Exsiccantia, *Sclerotica*; иноземныя, иностранныя, *Exotica* (medicamina); испражняющія верхомъ, *Anacathartica*; истребляющія мозоли, *Ectylotica*; кислоту поглощающія, Absorbentia; кислыя, Acida; легко заквасывающіяся, мочегонительныя, мочегонныя, Мочегоняющія, *Diuretica*; мѣстныя, M. localia, topica: мѣсячныя крови побуждающія или открывающія, *Emmenagoga*; нагноенію споспѣшествующія, M. suppuratoria; наркотическія, *Narcotica*; наружныя, M. externa; наружныя, особенно для леченія ранъ употребляемыя, *Althesteria*; прикладываемыя преимущественно къ маткѣ или заднему проходу, *Prostheta*; несильно низомъ испражняющія, *Eccoprotica*; (обаявающія) одуряющія, *Narcotica*; останавляющія кровь (стягивающею силою), *Styptica*; отъ удушья, *Antasthmatica*; отъ чесотки, *Psorica*; очистительныя, Abstergentia; очищающія посредствомъ произведенія испарины, *Eccathartica*; перемѣну производящія, перемѣняющія, Alterantia; повышающія жизненную силу, Excitantia; потъ производящія, *Diaphoretica*; предохранительныя, M. *prophylactica*; прикладываемыя къ подошвамъ въ видѣ припарки, *Hypopodia*; производящія отдѣленіе или испражненіе желчи, *Cholagoga*; пр. отдѣленіе слины, *Sialagoga*; пр. харкотину, *Ptyalagoga*; пр. чиханіе, зр. чихательныя; отъ кровохарканія, *Haemoptoica*; простыя, M. simplicia, *Galenica*; противулихорадочныя, Antifebrilia, *Antipyretica*; Febrifuga; противучахоточныя, *Antiphthisica*; противъ ушной боли, *Otalgica*; пр. затвердѣній внутренностей, *Splanchnica*; прохлаждающія, Refrigerantia, *Psyctica*; психическія, M. *psychica*; пьяныя, съ виномъ смѣшанныя, Medicamina violenta; разводящія, растворяющія, *Emphractica*, Resolventia; разрушающія, разъѣдающія, *Cathaeretica*, *Sarcophaga*; рвотныя, *Emetica*; сабуръ содержащія, *Aloetica*; сгущающія, *Pachyntica*; *Pycnotica*; слабительныя, M. ventriflua; слегка слабящія, *Eccoprotica*; сложенныя, M. composita; смягчающія (болѣзн. вещества), *Pepastica*; смягчительныя, Emollientia; содержимыя, Ingredientia; содѣйствующія произрожденію мозоли на концахъ переломленной кости, *Porotica*; сонъ наводящія, *Hypnotica*, *Carotica*; способствующія отдѣленію слины, *Sialagoga*; способств. отдѣленію харкотины, Expectorantia, *Ptysmagoga*; споспѣшествующія нагноенію, Suppurantia; стягивающія, Adstringentia; умножающія молоко, *Galactopoea*; унимающія кровотеченіе, *Haematostatica*; унимающія остроту соковъ, *Epicerastica*; успокоивающія, Sedativa, *Paregorica*; усыпительныя, усыпляющія, *Hypnotica*, *Narcotica*, *Carotica*; фармацевтическія, M. *pharmaceutica*; чихательныя, Sternutatoria, *Errhina*, *Ptarmica*; ѣдкія, Adurentia, *Caustica*, *Cathaeretica*, *Sarcophaga*. Больной по употребленіи лекарствъ поправляется, чувствуетъ себя лучше, Aeger sentit medicinam; воду холодную вмѣсто лекарства употреблять, Aqua frigida pro medicamento uti; л. дать, Medicamentum dare, ingerere; переходъ отъ употребленія одного какого либо лекарства къ употребленію другаго, или отъ одного способа леченія къ другому, *Metabasis*; ожидать помощи должно не отъ однихъ лекарствъ, но и отъ Діэты, Petendum non a medicamentis solum, sed etiam a victus ratione praesidium est; подаваніе кому лекарства, *Pharmacia* (Hippocr.); под. жидкаго л., *Propotismus*; принимать л., Med. assumere, bibere, sorbere, delingere; приготовлять л., M. parare; приготовляющій л., *Pharmacopoeus*; л. начало дѣйствовать, Medicina venis concipitur; бездѣйствія есть иногда лучшее лекарство, Optima medicina interdum est, medicinam nullam facere; тотъ, кто учитъ употреблять лекарства, *Pharmaceuta*; кто (въ аптекахъ) третъ л., *Pharmacotriba*; торгующій лекарствами, *Pharmacopola*.

Лекарственный, Medicinalis, Medicus, a, um, *Iatricus*.

Лекарство (з. также Средство, Средства, Лекарства), Medicamentum, Medicina, Remedium, *Pharmacon*; *Accsma*, *Hygiasma*, *Iama*, *Acos*; всеобщее (будто отъ всѣхъ болѣзней), *Panacea*; л. втираемое въ усталое тѣло для облегченія его, *Acopum*; главное изъ смѣшанныхъ, Basis; для втиранія, *Enchristum*; для присыпки, *Catapasma*; домашное, M. domesticum; которое прикладывается къ передней части груди, *Prosternidium*; лечащее болѣзнь совершенно (до корня или до основанія), *Rhizotomum*; невознаграждающее (врача), *Achariston*; общее, общеполезное (будьто отъ всѣхъ болѣзней), *Catholicum*, *Panacea*; л. особ. для леченія ранъ употребляемое, *Althos*; прекраснаго цвѣта, *Hedychroum*; приготовленное изъ кореньевъ, *Rhizias*; изъ розъ, *Rhodinon*; прикладываемое (въ формѣ зарукавія) къ ручной кисти, *Epicarpium*, *Pericarpium*; проводимое въ тѣло чрезъ задній проходъ, *Enema*; проносное, Purgans; противу бѣшенства, а особенно противу песья б., противу водобоязни, *Alyssum*; мнимо-противуплодородное, *Atocion*; противоядное, *Antidotum*, *Alexipharmacon*; пр. отъ котораго ожидали скорой помощи, скоропомогающее, *Achariston*; сильнодѣйствующее рвотнопоносное, *Syrmaea*; слабительное, Purgans, *Catharticum*; л. состоящее изъ пяти ингредіенцій, *Pentapharmacon*; сухое, *Xerion*; универсальное, *Panacea*; унимающее кровь, *Enaemon*; показывающее хорошее свое дѣйствіе въ первомъ уже дни его употребленія, *Authemeron*; прикладываемое на пупокъ, *Epomphalicum*.

Лекарь (з. также Врачь, Медикъ), Medicus, *Iatros*, *Altheus*; ветеринарный, Veterinarius; в. младшій, M. veterinarius inferioris ordinis; старшій, M. veter. superioris ordinis; площадный, *Agyrta*, Circulator, *Pseudiatros*; скотскій, Veterinarius.

Лемуръ, Lemur.

Лемѣшъ, Vomer.

Ленникъ слабительный, Linaria Elatine.

Лента, *Taenia*; заволочная, Linteum pro setaceo.

Лентообразный, *Taeniodes*.

Ленточка, *Taenidium*, Vitta; мозга излучистая, Fimbria cerebri.

Ленточный, Fasciatus.

Ленъ, Люнъ, Лѣнъ, Linum; болотный, Utricularia vulgaris; горной, Amianthus; дикій, Antirrhinum Linaria; золотой дикой, Chrysocoma Linosyris; кукушникъ, кокушечій, Adiantum, A. aureum, Polytrichum commune; обыкновенный, L. usitatissimum; проносный, пропускный, слабительный, L. catharticum; тонкій, *Byssus*, *Carbasa*.

Леопардъ, Felis Leopardus.

Лепестковатый, *Petaloideus*.

Лепестковидный, *Petalodes*, Petaliformis.

Лепесткотычинковыя, *Petalostemones*.

Лепестокъ, *Petalum*, *Petalon*; на л. похожій, *Petalodes*.

Лепесточница, многообразная, Marchantia polymorpha.

Лепетаніе (linguae), Titubatio.

Лепетать, Balbutire.

Лепешечки, Rotulae, *Trochisci*.

Лепешка, Pastillus, Placenta; маленькая, *Trochiscus*.

Лепешки, *Trochisci*; Алгаделевы, T. Alhandal; бѣлыя, II. 10611; грудныя, T. *becchici* s. pectorales; желтые, II. 10611; ипекакуанныя, T. Ipecacuanhae; красныя, II. 10611; черныя, II. 10611.

Лепешкообразный, Placentiformis.

Лепешникъ, Acorus Calamus, A. palustris, Iris Pseudacorus.

Лепра, *Lepra*.

Летаргическій, *Lethargicus*.

Летаргъ, Летаргія, *Lethargus*.

Летучій, Volatilis, Vagus; л. огонь овецъ, и свиней, I. 11916.

Лечебный, Medicinalis, *Hygiasticus*.

Леченіе (з. также Пользованіе), Curatio, Medela, Cura, *Accsis*, *Iatria*, *Iasis*, *Hygiansis*; болѣзней шеи, *Aucheniatria*; водою, Methodus s. Ars *hydriatica*, *Hydroiateria*, *Hydriatica*; голодомъ, Curatio per famem, *Nestiatria*, *Nestotherapia*; діэтетическая, C. diaetetica, C. per victus rationem; естественное, C. naturalis; жизненное, C. vitalis; искуственное, C. artificialis; коренное, Cura radicalis; куреніемъ, Curatio fumigatoria; *Thymiasiotechnia*, *Thymiasis*; меркуріальное, *Hydrargyrosis*; накожное, *Endermatica*; облегчительное, Cura s. Curatio palliativa; опытное, основанное на опытѣ, C. empirica; палліативное, C. palliativa; посредствомъ втиранія, *Anatriptica* (cura); л. посредствомъ завораживанія, *Epoda*; посредствомъ испражненія мокроты, Apophlegmatismus; посред. перевязокъ, *Desmurgia*; посред. ручнаго соприкосновенія, *Chirapsia*; предохранительное, Cura *prophylactica*; припадочное, Cura *symptomatica*; произведеніемъ пота, Curatio per sudores, per sudationem, Sudatio; произведенное самою натурою, *Authygiansis* naturae; разсудительное, C.

rationalis; ранъ посредствомъ нагноенія и образованія рубца, II. 6822; ранъ скоросоединительный, II. 6821; раціональное, C. rationalis; сложное, C. complicata; совершенное (излеченіе), *Apotherapia*; сѣченіемъ тѣла прутиками, *Epicrusis;* терапевтическое, Cura *therapeutica;* укротительное, Cura palliativa; умозаключительное, C. rationalis; чрезъ искорененіе яда или вредоносной причины, C. per extinctionem. — Другой способъ леченія необходимъ, Alia curatione opus est; къ л. принадлежащій, *Therapeuticus*; направлять леченіе противъ какой нибудь болѣзни, Curationem dirigere; составить планъ леченія, Curationem adhibere, admovere, exsequi; составить другой планъ леченія, Aliud curationis genus sequi; трудность леченія, *Dystherapia.*

Лечимый, Sanabilis, *Iasimus.*

Лечитель, Лечецъ, Medicus.

Лечить, Mederi, Medicari alicui, Sanare aliquem, Ad sanitatem perducere, Tollere, Expedire, Solvere, Resolvere, Morbum curare, Emendare, Medicinam facere alicui, Tractare; обязанность есть врача съ надежностью, неукоснительно и съ угодностію лечить, Officium est medici, ut tuto, ut celeriter, ut jucunde curet; лечащій по однимъ опытамъ (эмпирикъ), *Empiricus.*

Лещъ, Cyprinus Brama.

Лже-, въ сложныхъ словахъ, *Pseudo-.*

Лжелепестокъ, *Parapetalum.*

Лжелистъ, *Phyllodium.*

Лжемудровательный, *Sophisticus.*

Лжеобразованіе, *Pseudogenesis.*

Лжеперепонка, *Pseudomembrana.*

Лжеподставки, *Parastades; Parandria.*

Лжетичинки, *Parastamina.*

Лжеумствованіе, Fallacia.

Лжеученіе, *Pseudodoxia.*

Лжеягода, Bacca spuria; *Pseudobacca.*

Лживость, Mendacitas.

Лживый, Mendax, Fallax, *Pseudos.*

Либеральность, Liberalitas.

Лигаментъ, Ligamentum; з. Связка.

Лигатура, Ligatura; къ ней принадлежащій, *Desmicus.*

Лигнитъ, Bitumen spissaxylon, Lignum fossile bituminosum.

Лизаніе, Lambitus.

Лизать, Delingere, Lingere, Lambere.

Лизимахія, Lysimachia vulgaris.

Лизунецъ, Linctus; масленный, Mixtura oleosa.

Ликвидамбра, Ликвидамберъ, Liquidamber; жидкій, L. Styraciflua.

Лилея, з. Лилія.

Лиліи садовыя влагалищныя, *Spathaceae.*

Лилія, Лилея, Лилѣя, Lilium, Lilia; бѣлая, L. candidum; пестрая, L. Martagon; полевая, Anthericum Liliago; турецкая, L. Martagon.

Лиловый, Lilacinus.

Лилѣйный, Lilaceus, Liliaceus.

Лилѣя, з. Лилія.

Лимонадъ, Limonada.

Лимоннокислый, Citricus.

Лимонноцвѣтный, Citrinus.

Лимонный, Citricus.

Лимонъ, Citrus Limonum.

Лимоны, Fructus Limonum.

Лимфа, Lympha; свернувшаяся, сгустившаяся, L. coagulabilis, Pus spurium.

Лимфатическій, Lymphaticus.

Линарія, Linaria.

Линейный, Linearius.

Линейчатый, Lineatus.

Линея, з. Линія.

Линиментъ, Linimentum, *Enchristum.*

Линіи, Lineae; бороздчатыя кожи, I. 13458; возвышенныя бугорковъ плечевой кости, II. 8533; косыя нижней челюсти, I. 13454; мочеваго пузыря, I. 13452; на внутренней поверхности руки, *Hieroglyphicae* notae; паралельныя, L. parallelae; полукружныя затылочной кости, I. 13457; руки, L. manus.

Линія, Linea, *Gramma*, *Gramme;* бѣлая, L. alba; брюшныхъ мышцъ, I. 13428; мышечной плевы гортани, I. 13427; возвышенная, L. eminens; узкая идущая по срединѣ наружной поверхности мошонки, *Rhaphe*; горизонтальная, L. horizontalis; дугообразная бедренной кости, I. 13456; затылочная, L. occipitalis; косая большой берцовой кости, I. 13443; кости, L. ossis; лица, L. facialis s. faciei; матки средняя, Axis uteri; междувертельная бедренной кости, I. 13437; мошонки, *Rhaphe* scroti; на ладонной поверхности руки (въ хиром.), L. naturalis; негладкая бедренной кости, I. 13430; общая руки (въ хиромантіи), L. mensalis; окружная, *Peripheria*; отвѣсная, перпендикулярная, L. perpendicularis; печеночная, L. hepatica; подвздошнаго гребешка посредняя, I. 13436; подвздошной кости дугообразная, I. 13429; полукружная височная, I. 13449; бедренной кости, I. 13456; полукружная лобной кости, I. 13448; полулунная темянной кости, I. 13447; поперечная впадины локтевой кости большая, I. 13450; поперечной ніобной кости, I. 13459; продолговатая большой впадины локтя, I. 13438; средняя рукава матки, Axis vaginae; средняя тѣла, I. 13439; языка, I. 13440; таза средняя, I. 3380.

Линиментъ, Linimentum; амміако-во-камфорный, I. 13491; амміаковый, L. ammoniatum; известковый, I. 13492; летучій, L. volatile; мыльно-камфорный, I. 13497; фосфоровый, L. phosphoratum; хлороизвестковый, L. chloreti calcis; щелочно-летучій, L. ammoniatum.

Линкуръ, Lyncurion.

Линнея, Linnaea; сѣверная, L. borealis.

Линь, Cyprinus tinca.

Линѣйка, Linea.

Линяніе, Mutatio plumarum, *Ptilosis.*

Липа, Tilia, T. europaea; великолистная, T. grandifolia; европейская, мѣлколистная, T. parvifolia; каменная, Rhamnus, Alaternus; к. широколистная, Phillirea latifolia.

Липарія, *Liparia.*

Липкій, Tenax, Lentus, *Glischrodes.*

Липкость, Lentitia, Tenacitas.

Лира, *Lyra.*

Лиранъ, Liriodendron.

Лировидный, Lyratus, *Psallodes.*

Лировый, Lyratus.

Лирообразный, Lyratus.

Лисица обыкновенная, Vulpes, Canis Vulpes.

Лисочка желтая, Merulius s. Agaricus Cantharellus; сборная, Agar. aggregatus; слезная, M. lacrymans; сѣрая, M. cyathus; темная, Agar. flabellatus.

Лиственница, Лиственица, Листвякъ, Pinus Larix.

Лиственный, Foliaceus.

Листвіе, Frons.

Листвякъ (Bot.), *Thallus*; зр. Лиственница.

Листвяница, з. Лиственница.

Листистый, Foliosus.

Листникъ, Pelargonium; печальный, P. triste; препахучій, P. odoratissimum; скобеловидный, P. Radula.

Листоватый, Foliaceus; Lamellosus.

Листовидный, *Phyllodes.*

Листовый, Foliaris; Tabulatus.

Листокрасъ, з. Красолистъ.

Листокъ, Foliolum; л. похожій на лепестокъ, *Parapetalum.*

Листообразный, *Phyllodes.*

Листоцвѣтникъ, Листоцвѣтъ, Emblica officinalis, Phyllanthus Emblica.

Листъ, Folium, *Phyllon*, *Phyllum*; *Plax*; александрійскій, Cassia Senna; сидящій на листахъ, Foliaris; листу миртовому подобный, Myrtiformis.

Листы, Folia; александрійскіе, Sennae folia; безъ стебельковъ, безъ хвостиковъ, I. 9648; вереска ягоднаго, I. 9644; дикаго терновника, F. Aquifolii; л. изъ коихъ состоитъ чашечка (Bot.), *Phyllum*, *Phyllon*; кануферные, F. Balsamitae; лавровые, F. Lauri; лавровишневые, F. Laurocerasi; малабатра, I. 9641; ольховые, F. Alni; померанцовые, F. Aurantiorum; розмаринные, I. 9646; тобачные, F. Nicotianae; щавельные, F. Acetosae.

Листья козьи, Caprifoliae.

Листьякъ, *Thallus.*

Литонья, *Echinus.*

Литотомъ, *Lithotomus.*

Литотрипсія, Литотриптія, *Lithotripsia*, *Lithotriptia.*

Лихнисъ, Lychnis dioica.

Лихорадка (з. также Горячка), Febris, *Pyr*, *Pyretos*; англійская, F. britannica; а. потовая, I. 9307; астеническая, F. asthenica; а. гнилая, *Synochus* putris; а. повсемственная, II. 10869; безпрерывная, F. continens, continua; б. послабляющая, I. 9204; болотная (въ болотныхъ странахъ бывающая), *Helopyra*, *Helopyretos*, F. paludosa; венгерская, F. hungarica; венозная, F. venosa; венозно-гастрическая, I. 9219; весенная, II. 10857; возвратная, F. recidiva; воспалительныя, *Phlogopyra*, *Synocha*, F. inflammatoria; воспалительно-нервная, F. nervosa inflammatoria; воспалительныя съ излишне сильнымъ противодѣйствіемъ, I. 9225; гастрическая, F. gastrica; г. простудная, I. 9194; гиперстеническая, F. hypersthenica; глистная, F. verminosa, *Helminthopyra*; гнилостная, гнилая, F. putrida; гнойная (раждающаяся при переходѣ воспаленія въ нагноеніе), F. suppuratoria; годовая, F. annua; длительная, F. lenta; довольно скоротечная, F. subacuta; добрая, *Ephemera* benigna; доброкачественная, F. benigna; дѣятельная, F. *tonica*; ежедневная, F. quotidiana, *amphimerina*; желтая, *Ochropyra*; ж. американская, F. flava; желудочная, I. 9218; слизистая, I. 9217; желчная, F. biliosa, *Cholepyra*; ею страждущій, *Cholepyreticus*; ж. воспалительная, I. 9184; ж. гнилая, I. 9186; ж. простудная, I. 9194; жгучая, F. ardens; заразительная, F. contagiosa, *Typhus* contagiosus; злая съ сильнымъ ознобомъ и малымъ жаромъ, *Epiala*; злокачественная, F. maligna; золотушная, F. scrophulosa; изнурительная, F. hectica, F. lenta, *Hectica*, *Marasmopyra*, *Syntecticopyra*; кишечная, F. intestinalis; корьная, F. morbillosa; кропивная, F. urticata, Urticaria vulgaris; л. которая достигая высшей степени, вдругъ прекращается, F. *anabatica*; легкая, Febricula levis s. lenis; лимфатическихъ сосудовъ, *Lymphangiopyra*; лѣтняя Европейская, F. aestiva europaea; маскированная, F. larvata; медленная, медлительная, F. lenta; м. воспалительная, желудочная, мокротная, слизистая, I. 9264; медл. чахотная, I. 9265; мокротная, I. 9289; *Phlegmatopyra*; млечная, молочная, F. lactea, *Galactopyretos*; мѣстная, не большая, Febricula, *Pyretion*; недолгопродолжающаяся, F. brevis; недѣятельная, F. torpens; незначительная, *Blechropyra*; неимѣющая правильнаго типа, непостоянная, неправильная, F. anomala, atypica, irregularis, vaga; непрерывная, непрерывно-продолжительная, F. continua; нервная, F. nervosa; н. скоротечная, I. 9275, *Neuropyra*; н. астеническая, I. 9276; н. воспалительная, *Typhus* nervosus (strictiori sensu), *Synocha* nervosa, F. nervosa inflammatoria (Hufel.); н. желчная, I. 9185; н. изнурительная медленная, I. 9277; н. истощительная, F. nervosa lenta; н. первоначальная, I. 9278; н. скоротечная, I. 9275; н. стеническая, *Typhus* nervosus (strictiori sensu); однодневная, *Ephemera*; однод. добрая, доброкачественная, Eph. benigna; однод. злокачественная, Eph. maligna; осенняя, F. autumnalis; острая, F. acuta; отъ глистъ, F. verminosa; отъ ранъ, отъ поврежденій, F. vulneraria, F. traumatica; очистительная, F. depurativa; отъ слабости, *Asthenopyretus*; отъ частной причины произшедшая, частная, F. *sporadica*; палящая, F. ardens; перемежающаяся, F. intermittens, *Anetus*, *Brychetos*, *Brychetus*; перем. безпорядочная, I. 9229; п. весенняя, I. 9259; п. воспалительная, I. 9242; п. гастрическая, I. 9252; п. глистная, I. 9258; п. гнилая, I. 9248; п. двойная, I. 9236; п. четыредневная, I. 9249; п. ч. двойная и удвоенная, I. 9250; п. добрая, I. 9232; п. ежедневная или каждодневная, I. 9251; п. желудочная, I. 9241; п. желчная, I. 9233; п. злокачественная, I. 9243; п. маскированная, I. 9243; п. неправильная, I. 9229; п. нервная, I. 9246; п. осенняя, I. 9231; п. повальная, I. 9239; п. полутридневная, I. 9253; п. продолжительная, I. 9235; п. скрытая, I. 9243; п. соединенная съ апоплексіею, съ ударомъ, I. 9244; п. сопряженная съ обмороками, I. 9255; п. сопр. съ падучею болѣзнію, I. 9240; сопр. съ спячкою, I. 9254; сопр. съ холерою, *Cholera* intermittens; п. стеническая, I. 9242; п. съ судорогами, I. 9234; п. съ болію желудка, *Cardialgia* febricosa; перемежающаяся съ холерою, *Cholera* intermittens; п. трехдневная, I. 9256; п. т. двойная, п. т. удвоенная, I. 9257; удвоенная, удвоивающая, I. 9237; п. упорная, I. 9247; п. черножелчная, I. 9230; п. четыредневная, I. 9249; *Tetartaea* (febris); п. эндемическая, I. 9238; эпидемическая, I. 9239; печеночная, F. hepatica; повальная, F. *epidemica*; полевая, F. castrensis; полунепрерывная, F. subcontinua; полутридневная, молдаванская или молдавская, *Hemitritaeus* Daciae; Цельсова, H. Celsi; послабляющая, F. remittens; Л., коей ожесточеніе послѣдуетъ каждые три дня, *Tritaeophya* (febris); постоянная, F. fixa, stationaria; потовая, потная, *Hydropyra*, F. *elodes*, F. sudatoria; потов. аглинская, I. 9307; правильная, F. typica; приключающаяся въ періодахъ развитія тѣла, *Anaphytopyra*; продолжающаяся одинъ только день, *Monemera*, *Monohemera*; продолжительная, F. chronica; простая, F. simplex; воспалительная, I. 9224; простудная, F. catarrhalis, I. 9195; п. нервная, I. 9196; п. простая, I. 9197; пурпуровая, F. scarlatina; пятидневная, Quintana (febris), *Pemptaeus* (pyretos); раздражительная, *Synocha*; ранняя, F. vulneraria; ревматическая, простая р., *Rheumatopyra*, F. rheumatica, *Rheumatismus* catarrhalis; родильная, F. puerperalis; родильницъ, F. parturientium; р. первобытная, сопровождаемая просовидною сыпью, F. miliaris idionosomatica puerperarum; ртутная, F. mercurialis; самая скоротечная, F. acutissima; седмидневная, Septana (febris); синяя, F. caerulea; скарлатинная, Scarlatina, F. scarlatina; скоротечная, F. acuta; скоротечнѣйшая, F. peracuta; сливающаяся, F. subintrans; слизистая, I. 9289, F. mucosa, *Phlegmatopyra*; сложная, F. composita; случайная, F. intercurrens; со рвотою, *Asodes* (scil. febris, Pyretos); со спячкою, F. soporosa; сокрытая, F. larvata; сонливая, F. soporosa; сопровождаемая другою болѣзнію, F. comitata; сопровождающая корь, F. morbillosa; сопровождаемая млочницами, F. aphthosa; сопров. прорѣзываніе зубовъ, F. dentitionis; сопров. слинотеченіемъ, F. salivalis; сопровождающая оспу, F. variolosa; сопров. острыя сыпи, F. exanthematica; сопров. рожистыя воспаленія или рожу, F. erysipelatosa; сопров. старческое истощеніе, *Marasmopyra*; сопряженная, F. comitata, F. complicata; сопряж. съ водяною головною болѣзнію, F. *hydrocephalica*; сопряж. съ икотою, *Lygmodes* (febris); сопряженная съ сонливостію, F. comatosa; сосудистая или сосудовъ, F. vasculosa, *Angiopyra;* средняго рода, средняя, I. 9284; стеническая, *Synocha*; стен. воспалительная, I. 9225; Л. съ безпрестаннымъ ознобомъ, F. algida, *Phricodes*; съ большею степенью жара и холода вмѣстѣ, F. *epiala*; съ внѣшнимъ холодомъ, *Lipopyria*; съ дрожью переходящею въ продолжительный жаръ, *Phricodes*; съ замедляющимъ пароксизмомъ, F. postponens; съ излишне слабымъ противодѣйствіемъ, I. 9276; съ изнурительнымъ потомъ, F. sudatoria, I. 9307; съ лихорадочною матеріею, съ матерію, I. 9205; съ мѣстнымъ воспаленіемъ, I. 9226; съ ненасытнымъ позывомъ къ яденію, F. famelica; съ оглушеніемъ, *Typhus*; съ пораженіемъ сосудовъ, F. vasculosa; съ просовидною сыпью, F. miliaris; съ сильною раздражительностію, *Synocha*; съ сильнымъ испражненіемъ низомъ, F. cacatoria; съ сильнымъ потомъ, *Helodes;* съ (воспалительнымъ) страданіемъ кишечнаго канала, *Meningogastritis*, F. meningogastrica; съ (воспалительнымъ) страданіемъ мозговидныхъ оболочекъ, *Meningogastritis*, F. meningogastrica; съ угнѣтенною дѣятельностію, особливо въ кровоносной и мышечной системѣ, *Typhus;* съ ускоряющимъ пароксизмомъ, F. anticipans; съ чрезвычайно-слабымъ противудѣйствіемъ, *Typhus*; съ чрезмѣрнымъ противудѣйствіемъ, *Synocha*; сѣнная (существующая только во время сѣнокоса), Catarrhus aestivus, *Chortasthma*, *Asthma* foenariorum, *Chortopyretos*, F. foenaria; темницъ, F. carcerum; тифозная, *Typhus*; съ кровавыми пятнами, *Typhus* contagiosus, T. c. maculosus; унгарская, F. hungarica; фарфоровая, Essera, Urticaria porcellana; хроническая, F. chronica; чахоточная, F. lenta, F. *phthisica*; частная, F. *sporadica*; черножелчная, F. atrabilaria; чрезвычайно острая, F. acutissima; чувственно жильная, F. acuta nervosa; чувств. тихая, I. 9277; чумная, *Loemopyra*, F. pestilens; эндемическая, F. endemica; эпидемическая, F. *epidemica*; годовая, I. 9212; случайная, I. 9213; Л. бываетъ черезъ день, дѣлаетъ черезъ день перемежку, F. intermittit; л. достигла самой высшей степени, совершеннаго развитія, F. consistit; л. ежедневно возвращается, F. quotidie revertitur; л. ежедневно является, тяготитъ больнаго ежедневно, F. quotidie urget; л. кончается, F. finitur; л. наступаетъ, предстоитъ, F. instat; л. начинаетъ, F. incipit; л. имѣетъ довольно продолжительныя перемежки, F. satis liberales intermissiones habet; л. увеличивается, усиливается, F. augetur; уменьшается, F. decedit; во время перемежки, In intermissione, Vacuo tempore; причиняемый лихорадкою, *Pyreticus*; страждущій лихорадкою, Febricitans; имѣть лихорадку, страдать лихорадкою, Febre occupari, Febriculam habere, Febrire, Febricitare; неимѣть лихорадки, Sine febre esse, Vacare febre; онъ получаетъ лихорадку, болѣетъ лихорадкою, In febrem incidit, Febris eum init, Febrescit; свободенъ отъ лихорадки, Febre liberatus; послабленіе лихорадки, Remissio febris; прогнать лихорадку, Febrem discutere, abigere; страдающій лихорадкою, имѣющій лихорадку, находящійся въ лихорадкѣ (или горячкѣ), Febre occupatus, Febricitans, Febriens, Febricosus; увеличить, усилить лихорадку, Febrem augere; немочь, страдать лихорадкою, Febricitare; лихорадки не имѣется, F. nulla est.

Лихорадочка, Febricula.

Лихорадочникъ, л. аптечный, Cinchona Condaminea.

Лихорадочный, Febriculosus, Febrilis, *Pyreticus.*

Лице, Facies, Vultus, *Prosopon*, *Ops*, *Opsis;* Гиппократическое, F. hippocratica; л. краснѣетъ, блѣднѣетъ, F. rubet, pallet; л. мертвое, Vultus mortuosus; лице или видъ лица у животныхъ, *Protome*; цвѣтъ лица, Color faciei, C. in facie; черты лица, Lineamentum, Facies, Vultus.

Лицегаданіе, *Physiognomia.*

Лицемѣріе, Simulatio, Dissimulatio.

Личина, Larva, L. facialis.

Личность, Personalitas.

Лишай (з. также Мохъ), *Herpes*; *Lichen*, Parmelia; бородатый, L. barbatus; венерическій, L. venereus; виннокаменный, Parmelia tartarea; влажный, H. humidus, madidans; вокругъ колѣна, H. periscelis; вокругъ шеи, H. collaris; грудной, Sticta pulmonacea; Lichen pulmonarius; дубовый, Parmelia plicata; зернистый, Cladonia pyxidata; исландскій, Parmelia islandica, L. islandicus; каменистый, Parmelia saxatilis; коробочный, коробчатый, Cladonia pyxidata; крапивный, Lichen urticatus; кустоватый, Cladonia pyxidata; мокрый, Herpes humidus, *Rhypia*, *Rypia;* моховидный, Lichen; мошонки струповидный, *Psoriasis* scrotalis; мучнистый, H. farinosus; на губахъ, H. labialis; на крайней плоти, H. praeputialis; нечистый,

Rhypia, *Rypia*, R. *escharotica*, R. simplex; отрубеобразный, H. furfuraceus; подобный раковымъ жерновкамъ, Parmelia Parella; ползучій, Serpigo ambulatoria; прыщеватый, *Lichen* aphthosus, Peltigera aphthosa, H. papulosus; прозрачный, H. diaphanus; проколотый, Parophora pertusa; просовидный, прособразный, H. miliaris, Miliaria, *Cenchrias;* простой, *Herpes*, *Rypia* simplex; пузырчатый, H. pustulosus, H. vesicularis; пуповидный, Parmelia omphalodes; разсыпный, *Psoriasis* diffusa; разъѣдающій, H. exedens; раковидный, H. cancrosus; рожевидный, H. *erysipelatodes*; рожистый, H. *erythemoides*; собачій, Peltigera canina; сплетенный, Parmelia plicata; стѣнный, P. parietina; струповатый, *Rypia escharotica;* струповидный, H. crustaceus, *Psoriasis* diffusa; венерическій, P. *syphilitica*; застарѣлый, P. inveterata; каплевидный, P. guttata; на губахъ, P. labialis; на ладоняхъ, P. palmaria; полосатый, P. gyrata; у дѣтей, P. infantilis; сухій, H. farinosus, *Psoriasis*; съ кружкомъ, H. circinatus; терновый, Parmelia Prunastri; тропическій, *Lichen tropicus*; худокачественный, H. exedens; цвѣтный, Parmelia florida; червеценосный, Cladonia coccifera; чешуйный, чешуйчатый, H. squamosus, *Psoriasis;* шероховатый, *Lichen*.

Лишаи, *Lichenes*; з *Лишай*.

Лишайникъ лакмусовый, Parmelia Roccella; стѣнный, P. parietina.

Лишайный, *Herpeticus*.

Лишеніе, Privatio, *Steresis*, *Aposteresis;* воли, когда человѣкъ не въ состояніи владѣть волею, *Abulia;* глаза (одного или обѣихъ), *Ophthalmosteresis*; дѣвственности, Devirginatio, Defloratio virginis; зрѣнія, *Anopsia;* зубовъ, *Odontosteresis;* кислотвора, *Oxygenosteresis;* мыслей, *Anoesia;* носа, Defectus nasi; органа, *Steresis*; отъ того происходящій, *Stereticus;* теплоты, *Thermosteresis*; ума, Insania, (лишить кого ума, напр. употребленіемъ наркот. средствъ, *Noosteresis*).

Лишный, Supervacuus, Superfluus, Abundans; быть лишнимъ, Supervacare.

Ллакма, Auchenia Lama.

Лобасникъ, Spiraea ulmaria.

Лобасъ, з. *Лобасникъ*.

Лобелія, Lobelia; главная, L. cardinalis; длиннолистная, L. longiflora; вздутая, L. inflata; противувенерическая, L. *syphilitica*.

Лобзаніе, Osculatio.

Лобокъ, Mons Veneris, Pubes, также *Hebe*.

Лобусъ (з. также *Доля*), Lobus; лѣвый или малый печени, I. 805; продолговатаго мозга, I. 13637.

Лобусы, Lobi; легкихъ, L. pulmonis; мозжечка, L. cerebelli; мозга, L. cerebri; почекъ, L. renum; печени, L. hepatis; щитообразной железы, I. 13623.

Лобъ, Frons (genit. frontis), *Metopon;* наморщить лобъ, Frontem contrahere, adducere, attrahere.

Лобы мозга, Lobi cerebri; щитообразнаго хряща, I. 13623.

Ловкость, Agilitas.

Ловленіе мушекъ (болѣзн. припадокъ), *Carphologia*, Floccorum venatio.

Ловля, Venatio, *Agra*.

Логика, *Logica*.

Логическій, *Logicus*.

Лодка, *Scapha;* ей подобный, з. *Лодковидный*.

Лодковидный, Лодкообразный, *Scaphoideus*, Naviformis, Navicularis, Cymbiformis (Bot.), Carinatus.

Лодкообразный, Carinatus.

Лодыжка, Malleolus; внутренняя, M. internus; наружная, M. externus.

Лодышка, з. *Лодыжка*.

Ложбинка на верхней губѣ, *Philtron*.

Ложе, Receptaculum, *Lectron;* больнаго, Lectus aegroti; плодовое, *Thalamus*.

Ложесна, Vagina uteri; также Uterus и Vulva.

Ложечка, Cochlearium; Давіелова, Cochlear Davieli; кофейная, C. coffeanum; л. подъ грудью, Scrobiculus s. Scrobiculum cordis; л. употребл. при Lithotomia, Lapidillum, *Litholabon;* чайная, Cochlear parvum s. theanum.

Ложечникъ (ложечная трава), Cochlearia, C. officinalis; англійскій, C. anglica; синелистный, C. glastifolia.

Ложечница, Catinus liquatorius; Руеллева, Coronopus Ruelli.

Ложечный, Cochlearis.

Ложжинка, з. *Ложбинка*.

Ложка, Cochleare, Cochlear, Cochlearium; столовая, Cochlear, C. magnum; чайная, C. parvum; употребляемая при изсѣченіи камня, *Litholabon*, Lapidillum; всякій часъ принимать (лекарство) по ложкѣ, по двѣ ложки, Omni hora cochlear unum, Cochlearia duo sumere.

Ложковидный, Cochlearis.

Ложкообразный, Cochlearis.

Ложный, Spurius, *Pseudos*.

Ложь (лжи), Mendacium, Fallacia; склонность ко лжи, къ лганію, Mendacitas.

Лоза, Sarmentum, Salix, Viminalis,

Rhabdos; виноградная, *Ampelos*; италіанская, Vitex Agnus castus; сарацинская золотая, Senecio ovatus.

Лозникъ виноградный, *Ampelos*.

Лозный, лозоподобный, Virgatus (Bot.).

Лойникъ, Лойіокъ, Prunella vulgaris; великоцвѣтный, P. grandiflora; обыкновенный, P. vulgaris.

Лойіокъ, з. Лойникъ.

Локоновидный, *Bostrychodes*.

Локонъ, *Cincinnus*, *Bostryx*.

Локотный, Ulnaris.

Локоть, Ulna, Cubitus, также *Ancon*.

Локтевый, Ulnaris.

Лолій пяношникъ, Lolium temulentum.

Ломаніе, Fractio, *Thrausis*, *Clasis*, *Clasmus*.

Ломикамень, Saxifraga crassifolia.

Ломкій, Fragilis, *Thrypticus*.

Ломкость, Fragilitas; костей, F. ossium, *Osteopsathyroles*; стеклянная, F. vitrea; твердыхъ частей, F. solidarum partium.

Ломленіе, з. Ломаніе.

Ломоносъ, Clematis, C. erecta.

Ломота (з. также Ломъ), *Arthritis*; атоническая, A. *atonica*; безъ боли, A. indolenta; блуждающая, бродящая, A. vaga; во внутрь вогнанная, A. interna, retrograda, retrocessa; л. въ головѣ, *Cephalalgia arthritica*; въ локотномъ составѣ, въ локтѣ, *Pechyagra*, *Anconagra*; въ ногахъ, *Podorrheuma*; въ поясницѣ, Lumbago arthritica; въ составахъ, A. rheumatica; *Arthrodynia*; плеча, *Omagra*; челюсти, *Siagonagra*; въ спинѣ, *Rhachiagra*; въ ступкѣ и большомъ пальцѣ (ноги), *Podagra*; въ членосоединеніяхъ, *Arthrodynia*; головы, *Cephalagra*; отъ того происходящій, *Cephalagricus*; желудка, A. ventriculi; задержанная, A. retenta; непостоянная, A. vaga; непорядочная, неправильная, A. irregularis; неразвившаяся, A. imperfecta; нервная, *Rheumatismus* nervosus; несовершенно развившаяся, A. imperfecte evoluta; несовершенная, A. imperfecta; остановленная, A. retenta; острая, скоротечная, A. acuta; періодическая, A. periodica; повсемственная, A. universalis; порядочная, A. regularis; постоянная, A fixa; привычная, A. habitualis; продолжительная, A. chronica; происходящая отъ дѣвичей немощи, A. chlorotica; раздражительная, A. irritabilis; ревматическая, A. *rheumatica*; ручная, *Chiragra*; скрывшаяся, A. interna, retrograda, retrocessa; со слабостію, A. *atonica*; сѣдалищная, *Ischias arthritica*; хроническая, A. chronica; шеи и около ключицы, *Cleidagra*.

Ломотный, *Arthriticus*.

Ломъ (з. также Ломота), въ затылкѣ, *Trachelagra*; въ колѣнѣ, *Gonyagra*; въ ногахъ, *Podagra*; въ поясницѣ, Lumbago; въ составахъ, *Arthritis*; въ членахъ особенно въ крестцѣ, *Cedma*; въ чреслахъ, Lumbago. Ломъ красный, каменный, Spiraea Filipendula.

Лонгетъ, Compressa longa.

Лоно, Gremium, Sinus, Pubes, Regio pubis; подчревное, Pelvis.

Лонюкъ, Prunella vulgaris.

Лоокъ, Gummi Look.

Лопаніе артеріи, *Arteriorrhexis*.

Лопастый, Lobatus.

Лопасть, Лопость, Lobus.

Лопата, Pala, Rutrum, Rutellum.

Лопатка (з. также Лопаточка), Scapula, *Omoplata*; также Humerus; деревянная для мѣшанія при вареніи чего нибудь, Rudicula; мѣсто между лопатками, Interscapulium.

Лопаточка, Ligula, *Spatha*; для мѣшанія лекарства, *Spatha*; для намазыванія пластырей, *Hypaliptron*, *Hypaleiptron*; стальная для придавливанія языка, *Spatula*, *Spathula*.

Лопаточный, Scapularis.

Лопатчатый, Ligulatus, *Spathulatus*.

Лопеція, Lopezia.

Лопнуть, Rumpi, Disrumpi.

Лопость, з. Лопасть.

Лопуха, Variolae spuriae; также Rubeolae.

Лорантъ, Лоранфъ, Loranthus.

Лоранфъ, з. Лорантъ.

Лоскутки маточныхъ Фаллопіевыхъ трубъ, Fimbriae tubariae.

Лоскутникъ (растен.), Lobaria.

Лоскутница свербежнолистная, Centaurea scabiosa; шелущатая, C. Jacea.

Лоскутокъ, Лоскуточекъ, Fimbria.

Лоскутъ, Lacinia, *Rhachos*.

Лоснящійся, Lucens, Lucidus, Nitens, Nitidus, Splendens; лоснящееся что нибудь, *Sialoma*.

Лось (лося) Сохатый, Cervus Alces.

Лотусъ, з. Лотъ.

Лотъ (вѣсъ), Semiuncia; (растеніе) Lotus; рогастый, рогатый, L. corniculatus.

Лоханка, з. Лохань.

Лохань, Pelvis; въ почкахъ, почекъ, P. renalis.

Лошадинный, Caballinus.

Лошадь, Equus, E. caballus, *Hippus*; водяная, *Hippopotamus amphibius*; вьючная, простая, Caballus; сумасшествіе, въ которомъ больной думаетъ быть обращеннымъ въ лошадь, *Hippanthropia.*

Лощевинка, з. Лощинка.

Лощинка, *Glene*, Vallecula, Vallicula; подъ грудью, Scrobiculus, s. Scrobiculum cordis.

Лубки, Ferulae; съ окошечками, съ отверстіями, F. fenestratae; наложить, прикладывать лубки (шины), Ferulam imponere, F. accommodare.

Лубокъ, Ferula; *Narthecium.*

Лубъ, Liber (genit. libri).

Луговка, Луговица, Tringa vanellus.

Луговый, Pratensis.

Лугъ, Pratum (также); Lixivium; простый, L. lignorum.

Лужа, Lutum.

Лузга (Bot.), Utriculus.

Лузгъ, Глузгъ, Лузга, Canthus oculi.

Лузула бѣловатая, Luzula vernalis.

Лузъ, Лусъ, Lus.

Лука, Arcus; начальственной артеріи, A. aortae.

Луковица, *Bulbus*; волосная, B. crinis; глазная, B. oculi; мочеиспускательнаго канала, B. urethrae.

Луковицевидный, *Bulbodes.*

Луковиценосный, Bulbifer.

Луковичный, Bulbosus.

Луковка, Bulbulus.

Лукъ, Arcus; Allium, A. Cepa, Cepa, *Cromyon*; каменный, Allium schoenoprasum; круглоголовый, A. sphaerocephalum; морской, Scilla maritima; отъ его происходящій, Scilliticus; Л. начальственной артеріи, Arcus aortae; нѣмецкій, Allium ascalonicum; песочный, Al. Scorodoprasum; саженый, Allium Cepa; травянскій, Al. Victorialis.

Луна, Luna, *Selene;* металловъ, Argentum.

Лунатизмъ, Lunatismus, Noctambulismus, *Seleniasis*, *Selenogamia.*

Лунатикъ, Lunaticus, Noctambulo, Somnambulo, *Hypnobata*, *Hybnobates*; состояніе лунатика, *Hypnobatosis*, Somnambulismus; свойственное нѣкоторымъ лунатикамъ восхожденіе или влазываніе на высоты, *Acrobatesis.*

Лунка, Scrobiculus, *Glene.*

Лунки, Луночки, л. зубныя, Alveoli dentium.

Лунникъ лиловый, Lunaria rediviva; однолѣтній, L. annua.

Лунообразный, Lunatus.

Луносѣменникъ, Menispermum; кудрявый, M. crispum; щетинистый, M. palmatum; щитовый, M. peltatum.

Луночка зубная, Cavum dentis; з. Лунки зубныя.

Лупинъ, Lupinus; бѣлый, L. albus.

Лупить, з. Облупить.

Лускачь, Cynanchum; круглолистный, C. monspeliacum; Египетскій, C. Argel.

Лучевый, Radialis.

Лучезарность, Radiatio, Diradiatio.

Лучезарный, Radiatus, *Lampros.*

Лучекъ начальственной артеріи, Arcus aortae.

Лучепреломленіе, Refractio lucis; двойное, *Disdiaclasis.*

Лучи, Radii; звучные, R. sonori; расходящіеся, R. divergentes; свѣта, R. lucis; сходящіеся, R. convergentes.

Лучистый, Radiatus.

Лучица, Chara vulgaris; трава, Alga angustifolia.

Лучъ, Radius, *Actin*, *Actis*; отраженный, R. reflexus; падающій, R. incidens; преломленный, R. refractus; свѣта, R. lucis; пусканіе отъ себя лучей, Deradiatio.

Лыко, Liber (genit. libri); волчье, Daphne Mezereum.

Лысина, *Psiloma.*

Лысто, з. Берцо.

Лысый, плѣшивый, Calvus, Glaber, Glabellus, Calvatus, *Psilos*, *Phalacros.*

Львиное рыло, Antirrhinum.

Львиноустникъ, Antirrhinum Orontium.

Львиноустъ, Antirrhinum; большой, A. majus; льняный, A. Linaria, Linaria vulgaris; сердечный, Leonurus Cardiaca; стелистый, A. Cymbalaria.

Львинохвостъ, Львиный хвостъ, Orobanche major; сердечный, Leonurus Cardiaca.

Лѣвша (ши), Scaeva (ae, m.); л. на обѣ руки *Ampharisteros.*

Лѣвый, Sinister, Laevus.

Лѣкарства, з. Лекарства.

Лѣкарь, з. Лекарь.

Лѣнивецъ, Bradypus, Piger, Ignavus, Iners; *Anenerges.*

Лѣность, Pigritia, Inertia, *Anenergesia.*

Лѣнъ, з. Ленъ.

Лѣсница, Scala, *Climax*; барабана или тимпана, II. 7484; предверія, II. 7483.

Лѣстница, з. Лѣсница.

Лѣсъ, Sylva.

Лѣта (з. также Возрастъ), Aetas; возмужалыя, Aetas virilis; въ лѣта приходящій, I. 2034.

Лѣто, Aestas, *Theros*; въ началѣ, въ концѣ лѣта, Aestate prima, extrema; среди лѣта, Aestate adulta, media; лѣтомъ, Aestivo tempore.

Лѣторосленный, Viviparus (Bot.).

Лѣтучка, Pappus (Bot.).

Лѣченіе, з. Леченіе.

Лѣчимый, з. Лечимый.

Лѣщина большая, превеликая, Corylus tubulosa; лѣсная, C. Avellana.

Любезность, Amabilitas, Suavitas.

Любезный, Amabilis, *Philos.*

Любистокъ, Ligusticum Levisticum; л. аіова, L. Adjowain; пелопонскій, L. peloponnesiacum.

Любитель, Amator, Amans, *Philus, Philo-*; анатоміи, *Anatomophilus*; ботаники, *Botanophilus*; женскаго пола, женщинъ, Muliebrosus, *Gynaecophilos*, *Philogynos*; животныхъ, *Zoophilus*; куренія табаку, *Tabacophilus*; лекарствъ, *Iatrophylacta, Iatrophylactes*; литературы, словесныхъ наукъ, *Philologus*; медиковъ, медицины, *Philiatros*; музики, *Philomusos*; природы, *Physiophilus*; растеній, *Botanophilus*; химіи, *Philochemicus.*

Любовина (Bot.), *Sarcoma.*

Любовожделѣніе чрезмѣрное, *Satyriasis.*

Любовь, Amor, *Eros*; дѣтей, *Storge*; къ женскому полу, Muliebrositas; къ жизни, A. vitae, *Philopsychia*; лезбійская, A. lesbicus; натуральная, природная, A. naturalis; родителей, *Storge*; физическая неумѣренная, Coitus nimius; чрезмѣрная къ иностранному, къ иноземному, *Exoticomania*; происходящій отъ любви, *Eroticus*; сумасшествіе отъ любви, *Gynaecomania*; сумасшедщій отъ любви, *Erotomanes*; сѣдалище любви, *Clitoris*-.

Любознаніе, *Philomathia.*

Любознательный, *Philomathicus.*

Любодѣйство, Любодѣяніе, Adulterium.

Любомудріе, *Philosophia.*

Любомудръ, *Philosophus.*

Любонеистовство, Furor amatorius, *Erotomania.*

Любопытство, Curiositas.

Любословіе, *Philologia.*

Лобословъ, *Philologus.*

Лобострастіе, Lascivia, Salacitas, Libido; также, *Tragus.*

Любострастный, Lascivus, Libidinosus, Voluptuosus, *Syphiliticus, Acropsolos.*

Лыбящій науки, Studiosus.

Люди, Homines; бородатые, H. barbati; бѣлокурые, H. glauci; волосатые, H. pilosi; ночные, H. nocturni; произросшіе будьто непосредственно изъ земли (по мнѣнію древнихъ), *Autochthones*; русые, H. glauci; смугловатые, H. subfusci; хвостатые (мнимые), H. caudati.

Людобоязнь, *Anthropophobia.*

Людоѣденіе, Людоѣдство, *Anthropophagia.*

Людоѣдъ, *Anthropophagus*, Homophagus.

Люлюканье, Lallus, Lallum; лкать, Lallare.

Люнъ, з. Ленъ.

Люпинъ, Lupinus; волосистый, L. pilosus; желтый, L. luteus; разнообразный, L. varius; узколистный, L. angustifolius.

Люпулинъ, Lupulinum.

Лютикъ, Ranunculus, R. acris; Aconitum Napellus; болотный, R. Lingua; водяный, R. aquatilis; луковичный, R. asiaticus; многоцвѣтный, R polyanthemos; полевой, R. arvensis; ползучій, R. repens; прущенецъ, R. Flammula; разноцвѣтный, Aconitum variegatum; садовый, R. asiaticus; ядовитый, R. sceleratus; алпійскій, R. Thora.

Люцернъ, Medicago, M. sativa; древесный, M. arborea; кудреватый, M. circinata.

Лягушечникъ, Carduus marianus.

Лягушка, Rana, *Batrachos*; бурая, R. temporaria; водяная зеленая, R. esculenta; древесная, R. arborea; травная, R. temporaria.

Лягушковидный, *Batrachioides.*

Лягушникъ, Hydrocharis, H. morsus ranae.

Лядвеи, з. Лядвея.

Лядвея, ляшка, Lumbus, Coxa, *Osphys*; сладострастное движеніе лядвей при соитіи, Crissatio, *Cinclismus.*

Лядникъ сѣверный, Hierochloe borealis.

Ляшка, з. Лядвея.

M.

Магикъ, *Magus.*

Магія, *Magia.*

Магнезія, Magnesia; пережженная, M. usta; синильнокислая, M. borussica; сѣрнокислая, M. sulphurica; углекуслая, M. carbonica.

Магнетизмъ, *Magnetismus*; естественный, M. животный, *Cataphora* magnetica, M. animalis, Mesmerismus, *Neurogamia*, *Zoomagnetismus*.

Магнетическій, Магнитный, *Magneticus*.

Магнитъ, *Magnes*, *Siderites*; естественный, M. naturalis; искуственный, artificialis; оправленный, M. armatus.

Магниты, *Magnetes*; неправелные, сложные, M. anomali, compositi.

Магній, Magnium.

Магнолія, Magnolia; великоцвѣтная, M. grandiflora; синезеленная, M. glauca.

Маеранъ, з. Маиранъ.

Маетникъ, Pendulum.

Мазаніе, Unctio, *Chrisis*.

Мазать, Ungeré, Perungere.

Мази, з. Мазь; несодержащія въ себѣ воска, *Acerides*.

Мазь, Unguentum, Ceratum, Linimentum, *Myron*, *Enchriston*, *Myroma*; Автенрита, Автенритовая, Аутенрита, II. 11053; аммiаковая, Linimentum ammoniatum; ароматическая, *Amaracinum* (у деревъ); базильная, Ung. basilicum, II. 11046; березовыхъ свѣжихъ листьевъ, U. betulinum; бѣлая, камфорная, II. 10999; бѣл. простая, U. cerussae, II. 11000; б. ртутная, II. 11024; бѣлильная, U. cerussae; б. съ камфорою, II. 11008; варовощаная, II. 11046; Берельгофіева отъ чесотки, U. Werlhofii; водоизвестковая, II. 13492; восковая, восчаная, Ceratum, Ung. cereum; воскомедовая, Ceromel; восчанная, з. восковая; высушивающая, U. exsiccans; гальмянная, II. 11020; глазная, U. *Ophthalmicum*, II. 11039; г. англійская, II. 11038; глетная, U. Lithargyri; глистогонная, II. 11016; горнедеготная, U. Malthae; губная, Ceratum. s. Ung. labiale; г. бѣлая, I. 4945; г. красная, I. 4944; густая, *Magma*; двѣнадесяти составная, U. Apostolorum; дикольняная, U. linariae; дигестивая, U. digestivum; м. для носа, *Rhinarion* (у. нѣкот.); елемная, U. Elemi; желтая ртутная, U. citrinum, II. 11026; жидкая, Linimentum; изъ Помфоликса, U. Zinci; изъ рвотнаго камня, II. 11053; изъ Сулемы, U. Cyrilli; изъ туцій, U. tutiae; іодиновая, U. Jodinae; канифольная, U. resinosum; красносадочный ртути, II. 11027; летучая, Linimentum volatile; маіоранная, U. majoranae; мочегонная, Linim. diureticum; мыльная, L. saponaceum; мыльнотерпентинная, Sapo terebinthinatus; мышьяковая, II. 11040; нагниваюшая сложная, II. 11056; нервовая, нервная, Ung. nervinum, II. 11047; нагноивающая, U. terebinthinae s. digestivum; омеговая, U. conii; стирачная, II. 11018; отъ вшей, U. pediculorum; отъ глистъ, II. 11014; отъ ознобленія, II. 10996; отъ усталости, *Myracopum*; отъ чесотки, II. 10997; очная англійская, II. 11038; помфольная, Ung. Diapompholigos; проскурнячная, U. Althaeae; простая, U. cereum, U. simplex, commune; противучесоточная сложная, II. 11051; рвотной виносурьмянной соли, II. 11053; розовая, II. 11044; ртутная, U. mercuriale; р. сѣрая, II. 11025; ртутно-селитрянная, II. 11026; сыпь производящая, U. irritans; свинцовая, U. saturninum; селитрокислая, U. oxygenatum; селитроротутная, II. 11026; синая, Ceratum s. Ung. coeruleum; смоляно-восковая, II. 11046; суриковая, II. 11017; сѣрная простая, II. 11052; с. сложная, II. 11051; сѣрокупоросная, II. 11021; топольная, II. 11045; тучная, *Pinos*; уксусокислаго свинца, U. saturninum; уксусокислой мѣди, II. 10994; у. м. сложная, II. 10995; употребляемая послѣ бани, *Chytlon*; утоляющая, Ung. *anodynum*; царская, U. *basilicum*; чесоточная, отъ чесотки, U. ad s. contra-scabiem, II. 11021; шпанскихъ мухъ, U. cantharidum; элемная составная, U. Elemi; Янинова, U. Janinum.

Майка, Meloe majalis; обыкновенная, M. proscarabaeus.

Майникъ, Helenium, Enula Helenium; двулистный, Convallaria bifolia, Majanthemum bifolium; осенній, H. autumnale.

Маиранъ, Маіоранъ, Маеранъ, Origanum Majorana; греческій, O. heracleoticum; кошечій, O. Maru, Teucrum Marum; критскій, O. creticum, O. Dictamnus; конскій, лошадиный, Teucrium Scordium.

Майсъ, Турецкая пшеница, Zea mays, Mays vulgaris.

Маіоранъ, з. Маиранъ.

Макаршинъ, Polygonum Bistorta.

Маковка, Capsula.

Маковки водяныя, Nymphaea alba.

Макробіотика, *Macrobiotica*.

Макрель, Scomber.

Макушечный, Terminalis (Bot.).

Макушка, Vertex, *Mesocranium*, Regio verticalis; Summitas (Bot.).

Макъ, Papaver, *Mecon*; бѣлый, P. album, P. somniferum; вороный, колючій, Argemone mexicana; дикій, красный, полевой, P. Rhoeas; огородній, садовый, усыпительный, P. somniferum.

Малага, Vinum hispanicum.

Маланды (veter.), Psoriasis carpi.

Маленькій, Parvulus, Minusculus.

Малина, Rubus Idaeus; бѣлая, R. Idaeus; ежевика, R. corylifolius; ежевикъ, Ежевина, R. fruticosus; каменика, костяница, костяника, R. saxatilis; куманика, R. caesius; морошка, R. Chamaemorus; степная, Ephedra monastachia.

Малинникъ, з. Малина; желтый, R. Chamaemorus.

Малины, Baccae Rubi Idaei.

Малоберцовый, Fibularis.

Маловажный, Exiguus, Parvus, Levis, *Phaulos*.

Маловременный, Momentaneus.

Малоголовый, *Microcephalos*.

Малодушіе, Animi demissio, Pusillanimitas, *Micropsychia*.

Малодушный, Pusillanimis, *Micropsychus*.

Малокровіе, *Oligohaemia*.

Малокровный, *Liphaemus*.

Малопитательный, *Microtrophus*, *Oligotrophus*, Infirmus, Imbecillus.

Малорослый, *Nanodes*.

Малость, Exiguitas, Parvitas, *Microtes*; непомѣрная, М. частей, *Miosis*, *Meiosis*.

Малосѣменность, *Oligospermia*.

Малоуміе, Fatuitas, Stultitia.

Малоустный, *Microstomus*.

Малоцвѣтный, Pauciflorus.

Малпигія, Malpigia; гладкая, M. glabra; гранатолистная, M. punicifolia.

Малый, Parvus, Exiguus, *Micros*, *Oligos*.

Мальва, Malva; мушкатная, M. moschata; маврицієва, M. mauritanica.

Мальханщикъ, з. Шарлатанъ.

Мальчикъ, Puer, *Pais*.

Мальчишка, Pusio (Pusionis).

Мамура, Rubus saxatilis; также, R. Chamoemorus.

Мандрагоръ, Atropa Mandragora.

Манеръ, Ratio.

Манжетка, Манжета, Alchemilla, A. vulgaris.

Манна, Manna; въ таблицахъ, M. tabulata; въ трубочкахъ, M. canellata; зернистая, M. in granis; калабринская, M. calabrina; нечищенная, M. in sortis; отборная, M. electa; персидская, Hedysarum Alhagi; сицилійская, M. siciliana; чистѣйшая, M. in lacrymis.

Манникъ, Glyceria, Festuca; волнующійся, G. fluitans.

Маранта, Maranta; индейская, M. indica; тростяная, M. arundinacea.

Марганецъ, М. окисленный, Manganesium, M. hyperoxydatum.

Маргаритка, Bellis, B. perennis; красная, B. rubra; Adonis aestivalis.

Марёна, з. Маріона.

Мариска, Marisca haemorrhoidalis.

Маріона, Rubia; благовонная, Asperula odorata; кизлярская, R. tinctorum.

Марказита, Bismuthum, B. subnitricum.

Марханція, Marchantia; коническая, M. conica; многообразная, M. polymorpha.

Маръ, з. Марь.

Марь, Chenopodium; благовонная, Ch. ambrosiodes; бѣлая, Ch. album; вонючая, Ch. olidum; древесная, I. 5102; кудрявецъ, I. 5103; курчавая, Ch. Botrys; кустарниковатая, Ch. fruticosum; Мексиканская, Ch. ambrosiodes; ненастоящая, Ch. hybridum; приморская, Ch. maritimum; тріугольная, I. 5102.

Марьянникя, Melampyrum; луговый, M. pratense; полевый, M. arvense.

Маска, Larva, L. facialis.

Маскированный, Larvatus.

Масла, Olea; вареныя, O. cocta; вонючія, O. foetida; выжатыя, O. expressa; жирныя, O. pinguia; летучія, O. aetherea; настоенныя, O. infusa; перегнанныя, O. destillata; постоянныя, O. fixa; пригорѣлыя, O. empyreumatica; существенныя, O. aetherea s. essentialia; тучныя, O. unguinosa; эфирныя, O. aetherea.

Масленникъ, Boletus viscidus.

Маслёнки, покъ (маслины), Olivae.

Маслина, Olea; Европейская, O. Europaea; пахучая, O. fragrans.

Масло, Oleum, *Elaeon*; *Butyrum*, *Butyron*; адское, O. infernale; анисное, O. Anisi; бадянное, II. 5299; бакаутное, O. Guajaci; бальдріанное, O. Valerianae; баргамоты, O. Bergamottae; блекотное, O. Hyoscyami; бобовниковое, II. 2610; бобровое, O. Castorei; божьяго дерева, O. Abrotani; бѣло янтарное, II. 2716; варенное, O. coctum; виннаго камня вонючее, пригорѣлое, II. 2719; винное, O. Vini; волоско-орѣховое, II. 2686; волоско-укропное, O. Foeniculi; вонючее животное, II. 2597; восковое, O. Cerae; выжатое, O. expressum; Галбанное, O. Galbani; гвоздичное, II. 2622; горное, Petroleum; горной смолы, O. Asphalti; горчичнее, *Sinapelaeon*, O. Sinapis; горькоминдальное, II. 2607; горькоминд. выжатое, II. 2607; горькоминд. перегнанное, II. 2591; дёгтевое, Ol. Picis; деревянное, O. Olivarum; донскагö можжевельника, O. Sabinae;

древо-можжевельное, II. 2665; древорозовое, II. 2671; дягильное, O. Angelicae; животное, O. animale; ж. Диппеліево, II. 2596; жидовской смолы, O. Asphalti; жирное, O. pingue; звѣробойное, O. Hyperici; имбирное, O. Zingiberis; ирнаго корня или ирное, II. 2617; исоповое, O. Hyssopi; каепутное, кайепутвое, O. Cajeput; какаовое, O. Cacao; калганное, O. Galangae; каменнаго угля, O. Lithanthracis; каменное, Naphtha petrolei; камфорное, O. camphoratum; кардамонное, O. Cardamomi; кирпичное, O. lateritium; кишнецовое, O. Coriandri; клещевинное, O. Ricini; кминное, O. Cumini; козацкаго можжевельника, O. Sabinae; конопляное, O. cannabinum; колоквинтное, O. Colocynthidis; копайскаго бальзама, II. 2611; корицы, коричное, O. Cinnamomi; коровье, *Butyrum*, B. vaccinum; к. несоленное, B. non salitum; к. свѣжее, B. recens; соленое, B. salsum; красноянтарное, II. 2717; критодушичное, Ol. Origani; кротоновое, II. 2638; кубебное, O. Cubebae; кунжутное, II. 2712; купоросное, Acidum sulphuricum, Ol. Vitrioli; лавандное, O. Lavendulae; лавровое, O. laurinum; Лавровишневое, O. Laurocerasi; летучее, O. aethereum; лимонное, O. Citri; лимонной корки, II. 2643; листовъ белены, O. Hyoscyami; льняное, O. Lini; л. сѣрнистое, сѣрное, II. 2674; маіоранное, O. s. Butyrum Majoranae; маковое, O. Papaveris; Мастичное, O. Mastiches; Маунное, O. Valerianae; миндальное, O. Amygdalarum (изъ горькихъ минд. з. М. горькоминдальное; изъ сладкихъ, з. М. сладкоминдальное); мелисное, O. Melissae; можжевельныхъ ягодъ, Ol. Juniperi; Муравейное, O. formicarum; мыльное, O. saponis; мятное, O. Menthae; М. кудреватое, II. 2680; М. перечной, II. 2701; настоенное, O. infusum; нероли, II. 2651; обыкновенной душицы, II. 2690; оленьяго рога, II. 2635; оливковое, оливное, O. olivarum; оловянное, *Butyrum* Stanni; орѣховое, O. Coryli; орѣховъ бегенныхъ, II. 2685; ор. волосскихъ, II. 2686; мушкатное, II. 2684; пальмовое, O. Palmae; перегнанное, O. aethereum, destillatum; перег. горькаго миндаля, II. 2591; перегн. янтарное, II. 2592; перечное, O. Piperis; перечномятное, II. 2681; персиковое, O. Persicorum; пижмовое, O. Tanaceti; полинное, O. Absynthii; померанцовой корки, O. Aurantiorum, II. 2636; померанцовыхъ цвѣтовъ, II. 2651; пригорѣлое, O. *empyreumaticum*, II. 2597; прованское, II. 2688; проносное, O. purgans, II. 2662, 2638; китайскихъ орѣховъ, II. 2648; простороmашкокое, II. 2628; противуглистное папоротниковое, II. 2650; противугл. Шабертово, II. 2601; рвотное, O. pinchoen; римскоромашковое, II. 2627; розмаринное, O. Rosmarini, O. Anthos; розовое, O. Rosarum, *Rhodelaeon*, *Rhodinon*; розовое варенное или перегнанное, *Rhodostagma*; ромашковое, ромашковыхъ цвѣтовъ, ромашное, O. Chamomillae; ром. варенное, O. Chamomillae coctum; росмаринное, з. розмаринное; рутное, O. Rutae; рѣпное, O. Napi, *Rhaphanelaeum*; сабинное, O. Sabinae; сассафрасное, II. 2772; сладкокостусное, II. 2639; сладкоминдальное, II. 2608; смирны, Liquor Myrrhae; смоляное, Sapo picis; сосновое, O. Pini; спиковое, O. Spicae; сурьмовое, II. 13560; сыроминдальное, II. 2609; сурьмянное, II. 13560; сурьм. жидкое, II. 13557; тминное, O. Carvi; травобогородское фимянное, O. Serpilli; травофиміанное, O. Thymi; тыквенныхъ сѣмянъ, O. Cucurbitae; тысячелистное, O. Millefolii; укропное, O. Anethi; Хабертово, O. Chaberti; цвѣтомушкатное, O. Macis; цитварнаго-сѣмени, цитварное, O. (seminis) Cinae; цицварное, O. Zedoariae; чабровое, O. Satureiae; Шабертово, O. Chaberti; Шаб. пригорѣлое, II. 2645; шалфейное, O. Salviae; шоколадное, O. Cacao; ягодо-лавровое, II. 2670; ягодоможжевельное, II. 2664; яичное, O. ovorum; янтарное, O. Succini; ясминное, O. Jasmini; Эвфорбное, O. Euphorbii; Эмпиревматическое, O. empyreumaticum; эфирное, O. aethereum; на масло похожій, *Elaeodes*, *Elaeoides.*

Маслянка, Meloe, M. proscarabaeus.

Масса, Massa; иньекціонная, M. injectoria; пилюльная, M. pilularum.

Мастеръ инструменталъный, *Mechanopoeus.*

Мастика, Mastix; Pistacia Lentiscus; нечищенная, M. in sortis. I. 10655; отборная, M. electa, I. 10655.

Мастьникъ, Myrrhis; пряный, M. aromatica; пьяный, M. temula.

Matежъ, *Chloasma*; беременныхъ, Ch. gravidarum; отъ остановленія мѣсячнаго очищенія, Ch. *amenorrhoicum*; подобный прособразной шелуди, Ch. *pseudoporrigo.*

Математика, *Mathematica*, *Mathesis*, Scientia mathematica; прикладная, M. applicata; чистая, M. pura.

Материнка, Origanum vulgare.

Матеріализмъ, Materialismus.

Матеріалистъ, Materialista; торгующій прянными зеліями, *Aromatopola*.

Матеріальный, Materialis.

Матерія (з. также вещество), Materia; болѣзненная, болѣзнотворная, вредная, вредоносная, M. morbosa, M. peccans; вязкая гнойная въ глазныхъ углахъ, *Gramia*; гноевидная, Sanies; заразительная, Contagium mortuum; злокачественная острая, *Ichor*; испаряемая, Mat. perspirabilis; клейкая, Colla, Mucus; кости, M. ossium; критическая, M. critica; порочное отдѣленіе ея, *Dysecrisis*; лихорадочная, M. febrilis; Магнитическая, M. magnetica; M. медика, M. medica, *Iamatologia*; органическая, M. organica; острая (въ язвахъ), *Ichor*; пахучая животная, II. 329; первая, первоначальная, M. prima, M. princeps, *Panspermium*, Iliaster (выраженіе Парацельсово), *Prothyle*; ревматическая, M. rheumatica; сахарная солодковаго корня, Saccharogummita; сваренная, M. cocta; свѣта, M. lucis, *Photogenium*; сырая, M. cruda; черная, образованіе ея въ какой нибудь части внутренности, *Melanosis*.

Матерія медика, Materia medica, *Iamatologia*.

Матеріальный, Materialis.

Матерникъ, з. Бѣлокопытникъ.

Матка, Uterus, *Metra*, *Hystera*, *Delphys*; беременная, U. gravis; весьма малою маткою причиняемый, *Metronanodes*; восхожденіе ея, Adscensus uteri; дройная, U. duplex, *Dimetra*, *Dihysteria*; на двое или на двѣ части (съ двумя полостями) раздѣленная, U. bicornis; съ (одною) двураздѣльною или раздвоенною полостью, U. bifidus; до матки относящійся, къ ней принадлежащій, Uterinus, *Metricus*; состояніе матки гнилостное, I. 10065; спусканіе ея въ низъ, II. 5665; мягко размягченная, *Hysteromalacoma*.

Маткокровъ (маточный покровъ), *Stylostegium*.

Матконожіе, *Stylopodium*.

Маточковидный (Bot.), *Stylodes*.

Маточникъ, Melissa officinalis, *Stylus*.

Маточница, Matricaria.

Маточный, *Hystericus*, *Metricus*.

Матрикуль, Matricula.

Матріонка, Thalictrum flavum.

Матушка, Matrona, Aetate gravis.

Мать, Mater, *Meter*; благочестивая, Pia mater; мать да или и мачиха, Tussilago Farfara; твердая, Dura mater.

Маунъ, Valeriana; аптекарскій, V. officinalis; болотный, V. dioica; большій, бѣлый; черный, садовый, фу, V. Phu; луговый, V. pratensis, V. dioica; тонколистный, V. tenuifolia; широколистный, V. latifolia.

Маханіе, Oscillatio.

Махаонический (происходящій отъ Machaon), *Machaonicus* (Ars *machaonica*, Врачебная наука).

Махина, з. Машина.

Мачокъ дикій, Papaver Rhoeas; полевой, P. erraticum.

Машина, *Machina*, Machinamentum, Machinatio; для впусканія табачнаго дыма въ задній проходъ, II. 7; для капельной ванны, II. 10; для спиннаго горба, II. 11; идравлическая, M. *hydraulica*; огненная, паровая, II. 9, *Atmomechane*; ею причиняемый, *Atmomechanicus*; самодвижущаяся, *Automaton*; сжимающая, M. comprimens; дѣйствующій посредствомъ машинокъ и инструментовъ (хирургъ), *Mechanurgos*.

Маіоранъ, з. Маиранъ.

Мгновеніе ока, Momentum.

Мгновенный, Momentaneus.

Медвѣдка (раст.), Meum; Mus talpinus; Gryllus gryllotalpa.

Медвѣдь, Ursus; бѣлый, U. maritimus; обыкновенный, U. arctos, U. fuscus; ямайскій, U. Lotor.

Медвѣжникъ, Arctopus echinatus.

Медикаменты, з. Лекарства и Средства.

Медики, Medici; древніе, M. antiquiores; новѣйшіе, M. recentiores; пользовавшіе опасныя заразительныя болѣзни, *Parabolani*; M., которые позволяли давать больнымъ пищу только чрезъ три дня, *Diatritarii*; *Thessalii* (Galen.).

Медико-хирургъ, Medico-chirurgus.

Медикъ (з. также врачь, Лекарь), Medicus; *Althcus*; ветеринарный, M. veterinarius; военный, M. castrensis, M. militaris; главный, *Archiater*; городовой, *Poliater*; домашній, M. familiaris; M.-естествоиспытатель, изслѣдующій дѣйствія и законы натуры, *Physiatros*; знающія, свѣдущій, M. rationalis; окружный, M. circularis, *Physicus*; опредѣленный для пользованія бѣдныхъ, *Ptochiatros*; опытный, M. peritus; пользующій, M. ordinarius; пользующій по химическимъ законамъ или правиламъ, *Chemiatros*; пользующій посредствомъ прикосновенія рукъ, *Chiriatros*; раціональный, свѣдущій, ученый, M. rationalis; скотскій, Veterinarius; уѣздный, M. circularis, *Physicus*.

Мединица, з. Медуница.

Медицина, Medicina, Ars medica; ветеринарная, M. s. Ars veterinaria, *Zooiatrica*; военная или военопоходная, *Chirurgia* castrensis s. militaris; государственная, въ отношеніе къ государству, II. 413; догматическія, M. *dogmatica*; полицейская, Politia medica; практическая, M. *clinica*, M. practica; судебная, M. forensis, *Diciatria*; теоретическая, M. theoretica; основанная на однихъ только химическихъ правилахъ, *Iatrochemia*.

Медицинскій, Medicinalis.

Медленность, Tarditas, Pigritia; M. движенія влагъ, мокротъ, соковъ, T. humorum; Spissitudo fluidorum.

Медленный, Lentus, Tardus, *Bradys*.

Медлительный, з. Медленный.

Медовикъ, *Nectarium*; Melianthus minor (Медовая опухоль); *Meliceris*.

Медовникъ, *Nectarium*.

Медовый, Mulsus.

Медодверникъ, з. Медолистникъ.

Медолистникъ, Melittis, Melissophyllum.

Медуница, Pulmonaria; аптечная, обыкновенная, P. officinalis; древесная, P. arborea; пятненая, пятнистая, P. maculosa; узколистная, P. angustifolia.

Медуничникъ, Медунишникъ, Spiraea ulmaria.

Медунка, Medicago sativa; древесная, M. arborea; кудреватая, M. circinata; обыкновенная, M. sativa.

Медъ, *Mel*, (gen. —lis); питейный, *Hydromel*, Aqua mulsa; бѣлый, M. album; бѣлѣйшій, самотёкъ, M. virginis; вынѣненный, M. despumatum; дивый, Cassia Fistula; клюквенный, M. oxycocci; очищенный, M. despumatum; простой, M. commune; розмаринный, M. anthosatum; розовый, M. rosarum; *Rhodomel*; M. съ виномъ, *Oenomel*; смѣшеніе изъ меду и воды, *Melicraton*; M. слабитъ, Mel purgat; медомъ разведенный, Mulsus.

Межа, Terminus.

Междуреберный, Intercostalis.

Междусоставный, Interarticularis.

Междуспинный, Interspinalis.

Междухребетный, з. Междуспинный.

Меконнокислый, *Meconicus*.

Меланозисъ, *Melanosis*, Nigritudo.

Меланома, *Melanoma*.

Меланхолическій, *Melancholicus*.

Меланхоликъ, *Melancholicus*.

Меланхолія, *Melancholia*, *Dysthymia*; Англичанъ, M. anglica; атоническая, M. *atonica*; влюбленныхъ, M. amatoria; M. въ которой больные думаютъ будьто они обращены въ волковъ, *Lycanthropia*; неистовая, M. *enthusiastica*; отъ любви, M. amatoria; отъ ненависти къ людямъ, M. moesta; отъ скупости, M. *pleonectica*; религіозная, M. religiosa, *Theomania*; M. съ изступленіемъ, M. *enthusiastica*; съ людобоязнью, *Apanthropia*; съ опостылостію жизни, *Misopsychia*; съ оцѣпененіемъ, M. *atonica*; съ постоянною идеею, будьтобы обращенъ въ кошку, *Galeanthropia*; съ склонностію скрываться въ горахъ и пустыняхъ, M. errabunda; съ постоянною идеею, будьто превращенъ въ животное, *Zoanthropia*; M. въ которой больному кажется, что въ немъ сидитъ нечистый духъ, M. *daemonica*; Причиняемый меланхоліею, Melancholicus.

Мелисса, Melissa, M. officinalis; великолистная, M. grandiflora; канарская, Dracocephalum canariense; молдавская, турецкая, D. Moldavica; черная, Thymus Calamintha.

Мелодія, *Melodia*.

Мельница, Mola, *Myle*.

Мензурка, Mensura; оловянная, M. stannea; стеклянная, M. vitrea.

Ментагра, Mentagra.

Мерзнуть, Inalgescere, Frigere, Algere.

Меркуріальный, Mercurialis.

Меркурій, Mercurius.

Мертвоволхвованіе, *Necromantia*.

Мѣртвоволхвователь, *Necromantis*.

Мертвость, *Necrosis*.

Мертвый, Mortuus, Exanimis, Exanimus, *Thanatimus*, *Necros*; заклинаніе мертвыхъ, *Sciomantia*; мнимый, Semimortuus, *Cryptozous*.

Месмеризмъ, Mesmerismus.

Металлическій, *Metallicus*.

Металлоидъ, *Metalloidum*.

Металлоподобное (тѣло), *Metalloidum*.

Металлургическій, *Metallurgicus*.

Металлургія, *Metallurgia*.

Металлургъ, *Metallurgus*.

Металлъ, *Metallum*; маскированный, *Amalgama*; пережженный, *Spodos*; ему подобный, *Metalloidus*; имъ причиняемый, *Metallicus*.

Металлы, *Metalla*; драгоцѣнные, M. nobilia; простые, M. ignobilia.

Метаніе искръ изъ глазъ, *Spintherismus*.

Метафизика, *Metaphysica*.

Метелка, Panicula; Thyrsus; Spiraea Filipendula; м. (или мятлика) обыкновенная, Poa trivialis; царская, Barbarea.

Метелковатый, Paniculatus.

Метелковидный, Paniculaeformis.

Метеорическій, *Meteoricus.*

Метеорологія, *Meteorologia.*

Метеоръ, *Meteoron.*

Метла, Herniaria vulgaris.

Метлообразный, Paniculaeformis.

Метода, Методъ (з. также способъ), *Methodus*; антагонистическая, M. *antagonistica*; болеутолительная, M. *anodyna*; возбуждающая, M. excitans; возстановляющая, M. restaurans; врачеванія (з. также способъ леченія), M. curandi s. medendi s. sanandi; выжидательная, M. expectativa; вяжущая, M. adstringens, (врачебная) Ганемана, *Homoeopathia*; гастрическая, M. gastrica; измѣняющая, M. alterans; искуственная, M. artificialis; испражняющая, M. detrahens, evacuans; лечебная, леченія, M. s. Ratio medendi, M. sanandi; леч. ослабляющая, M. *paretica*; леч. предохранительный, M. praeservativa; M. леченія слюнотеченіемъ, II. 807; леч. уничтоженіемъ заразы или яда, II. 809; мочегонительная, мочегонная, M. *diuretica*; накожная, M. *endermica*; овлажающая, M. humectans; опоражнивающая, M. evacuans; ослабляющая, M. debilitans, M. relaxans; особенная, M. specifica; отвлекающая, M. derivans; отводящая, M. revulsiva; помогающая отдѣленію харкотины, M. expectorans; потогонная, потогонительная, M. *diaphoretica*; противуположная, M. *antagonistica*; противувоспалительная, M. *antiphlogistica*; разбивающая, M. discutiens; разлагательная, M. *analytica*; разрѣшающая, растворяющая, M. discutiens, M. resolvens; сводная, M. inductiva; специфическая, M. specifica; тоническая, M. *tonica*; укрѣпляющая, M. roborans; умножающая испареніе кожи, M. *diaphoretica*; у. отдѣленіе кишечнаго канала, M. *gastrica*; у. отдѣленіе почекъ, M. *diuretica*; у. отдѣл. слюны, M. *sialagoga*; у. харкотину, M. expectorans; успокоивающая, M. sedativa; хирургическая, M. *chirurgica*; Египетская, M. aegyptiaca; Эндермическая, M. *endermica.*

Методики, *Methodici.*

Методическій, *Methodicus.*

Методологія, *Methodologia.*

Методъ, з. Метода.

Мефитическій, Mephiticus.

Механизмъ, *Mechanismus.*

Механика, *Mechanica.*

Механикъ, *Mechanicus.*

Механическій, *Mechanicus*; механ. образомъ причиняемый, *Charactíicus.*

Мечевидный, Ensiformis, *Xiphodes.*

Мечообразный, з. Мечевидный.

Мечта, *Phantasma. Phantoma*; мечты зрѣнія, Spectra ocularia; зр. Мечтаніе; мечты оптическія, Lusus oculorum.

Мечтаніе, *Phantasia*; Fanatismus; религіозная, происходящая отъ ложныхъ понятій о религіи, Fanatismus religiosus.

Мечтательность, *Phantasia.*

Мечтательный, *Idealis*, *Phantasticus.*

Мечь, Ensis, Gladius, *Xiphos.*

Миганіе, Nictatio, *Nystagmus.*

Мигрень, *Hemicrania.*

Мизантропія, *Misanthropia*; ею страждущій, *Misanthropus.*

Мизантропъ, *Misanthropus.*

Мизинецъ, Digitus auricularis, minimus.

Миканія, Micania officinalis.

Миконія, Miconia.

Микрографія, *Micrographia.*

Микрометръ, *Micrometrum.*

Микроскопъ, *Microscopium*; солнечный, M. solare.

Микрохронометръ, *Microchronometrum.*

Микстура, Mixtura, *Migma*; виннокаменнокислаго натра, II. 985; сѣрнистаго кали, II. 983; шипучая, II. 985.

Милосердіе, Misericordia.

Милость, Gratia, Favor; божія (раст.), Gratiola officinalis.

Милый, Suavis.

Мимика, *Mimice.*

Миндалевидный, *Amygdaloideus.*

Миндалины (въ горлѣ), Tonsillae, *Amygdalae.*

Миндаль, *Amygdalus*, A. communis; горькій, A. amara; земляной, Cypreus esculentus; сладкій, A. dulcis.

Минералогія, Mineralogia.

Минута, Momentum.

Мирика восконосная, Myrica cerifera; обыкновенная, M. Gale.

Миро, *Myron.*

Миробаланъ, *Myrobalanus.*

Миробаланы, *Myrobalani*; беллирійскіе, M. belliricae; большіе, M. chebulae; желтые, M. citrinae; индійскіе, M. indicae; сѣрые, emblicae.

Мирра (з. также Смирна), *Myrrha*; зернистая, M. in granis; нечищенная, M. in sortis; отборная, M. electa.

Мирта, з. Миртъ; благовонная, Myrtus communis; болотная, болотистая, Myrica Gale.

Миртообразный, Myrtiformis.

Миртъ, Мирта, *Myrtus*, M. communis; индѣйскій, M. Pimenta; Малакскій, M. malaccensis; пряный, M. pimenta; стеблецвѣтный, cauliflora; миртовому листу подобный, Myrtiformis.

Мистеріи, *Mysteria*.

Мистика, *Mystica*.

Мистикъ, *Mysticus*.

Мистицизмъ, *Mysticismus*.

Мистическій, *Mysticus*.

Митридатъ (противоядное лекарство имъ изобрѣтенное), Mithridatium.

Митровидный, Митрообразный, Mitralis.

Міологія, *Myologia*.

Міоподіортотиконъ, *Myopodiorthoticon*.

Міроописаніе, *Cosmographia*.

Міръ, Mundus, *Cosmus;* большой (въ противуположности къ microcosmos или человѣку почитаемому малымъ міромъ), *Macrocosmos;* весь м., Universitas, Universum; малый, *Microcosmus;* подземный, Loca infera.

Младенецъ (з. также дитя, зародышь, плодъ), Infans; въ утробѣ, Foetus; грудный, Lactens; живый, F. vivus; живый но неспособный къ продолженію жизни, I. 9634; жизнеспособный, F. vitalis; непитавшійся еще грудью, *Athelus;* не одушевленный, I. 9627; неспособный къ продолженію самостоятельной жизни, I. 9628; новорожденный, Infans recens, Neonatus, *Neogenos*, *Neogonos*, *Neognos*, *Brephos;* одушевленный, F. animatus; окаменѣвшій, *Lithopaedion;* семимѣсячный, Septimestris; человѣческій, F. humanus; причиняемый множайшими младенцами находящимися во чревѣ, *Polybrephicus*.

Младенчица винтообразная, II. 8549; гнѣздичная, II. 1953; листоячная, II. 1954.

Млеко, з. Молоко.

Млеконосный, Lactifer.

Млекопитающій, Animal mammale, *Mastozoon*.

Млекопитающія, Mammalia.

Млекотеченіе, *Galactorrhoea*.

Млечникъ, Hippophaë rhamnoides.

Млечный, Lacteus.

Мнимо-мертвый, мнимоумершій, Semimortuus, *Cryptozous;* оживотвореніе мнимоумершихъ, *Anegertice*.

Мній, Mnium.

Много, Multum, *Polys*.

Многобратній, *Polyadelphius*.

Многобратство, *Polyadelphia*.

Многобрачіе, *Polygamia;* лишнее, P. superflua; необходимое, P. necessaria; отдѣльное, P. segregata; ровное, P. aequalis; тщетное, P. frustranea.

Многобрачный, *Polygamus*.

Многовидный, *Polymorphus*.

Многоголовный, Multiceps.

Многожелчіе, *Polycholia*.

Многожелчный, *Cholericus*, *Pericholus*.

Многоженство, *Polygynia*.

Многоженный, *Polygynus*.

Многозерный, *Polypyrenus*.

Многозрѣніе, *Polyopia*, *Polyopsis*.

Многокаплющій, *Stalacticus*.

Многокопытныя, Multungula.

Многокровіе, *Plethora*.

Многокровный, Sanguinicus.

Многокрылый, *Polypterus*.

Многолепестникъ, красивый, Nelumbium speciosum.

Многолепестный, *Polypetalus*.

Многолистный, *Polyphyllus*.

Многолѣтній, Annosus, *Palaeos*.

Многомлечникъ, Polygala, P. Poaya; горькій, P. amara.

Многомлечница, з. Многомлечникъ.

Многомокротный, *Phlegmaticus*, *Phlegmatias*.

Многомужескій, *Polyandricus*.

Многомужіе, *Polyandria*.

Многомужный, *Polyandricus*.

Многоногъ, Julus; земляной, J. terrestris.

Многоножка, Polypodium; обыкновенная, P. vulgare.

Многообразный, Multiformis, *Polymorphus*.

Многопитанный, *Polytrophicus*.

Многополезный, *Polychrestus*.

Многораздѣльный, Multifidus.

Многосложный, *Episynthetus*.

Многосторонникъ, *Polyëdron*.

Многосѣменный, *Polyspermicus*.

Многоугольникъ, *Polygonum*.

Многоугольный, Multangularis, *Polyëdron*, Polygonus.

Многоуставчатый, Multiarticulatus.

Многоцвѣтный, Multiflorus; *Polyanthemos*; Multicolor.

Многочисленный, Multiplex, Numerosus, *Polys*.

Множество, Multitudo, *Soros*.

Мнѣніе, Opinio, Conjectura, Judicium, Mens, Ratio, *Doxa*, *Logos*; ложное, *Pseudodoxia*; медицинское, Judicium medicum; принятое въ основаніе, *Hypothesis;* странное, *Paradoxon;* чрезмѣрное уваженіе мнѣнія какого нибудь автора, *Idololatria* (Jurare in verba magistri).

Могила, Sepulcrum.

Могильница, Andryala; Vinca minor, V. pervinca.

Могильный, Sepulcralis.

Могущество, Potentia, Facultas, *Rhome;* животное, *Zoodynamia.*

Могущикъ, Potentilla; гусиный, P. anserina; пятилистный, P. reptans; серебряный, P. argentea.

Модификація, Modificatio.

Можжевельникъ, Juniperus; виргинскій, J. virginiana; грудной, J. bermudiana; донскій, козацкій, J. Sabina; ладоносный, J. turifera; малокедренникъ, J. Oxycedrus; обыкновенный, J. communis.

Можжечекъ, з. Мозжечекъ.

Можжуха, М. козацкая, Juniperus Sabina, Physalis, Ph. Alkekengi; пушистая, Physalis pubescens.

Мозговатый, Medullosus, Medullaris.

Мозговикъ, Fungus medullaris.

Мозговина, Medulla nervorum.

Мозгуха болотная, Lycopodium.

Мозгъ, Cerebrum, *Encephalon*, *Encephalum*; большой, C. magnum; весьма малый, *Microcephalion*, *Micrencephalum*; имъ причиняемый, *Micrencephalicus*; каменный (члин. земля), *Lithomarga*; китовый, Cetaceum, Sperma ceti; костной, Medulla, *Myelos*, M. ossium; малый, Cerebellum, *Parencephalis;* ноздреватый между бляшками костей черепа, Meditullium; продолговатый, Medulla oblongata; спинной, Medulla spinalis, *Myelos*; средній, *Mesocephalum;* къ мозгу принадлежащій, *Encephalicus*; состояніе человѣка безъ мозга, *Anencephalia*; человѣкъ безъ мозга, *Anencephalus.*

Мозоли, з. Мозоль.

Мозолистость, Callositas.

Мозолистый, Callosus, *Tylodes*, *Tyloticus.*

Мозолость костяная вновь образовавшаяся, новая, *Ostoma.*

Мозоль, ли, Callus, *Tyloma, Porus*, *Tylos*; костная или костей, костяная, C. ossium, *Osteotylus*; ея производящій, *Poroticus*; образованіе костяной мозоли въ переломленныхъ костяхъ, *Porosis;* М. на ногѣ, Clavus, C. pedis, *Helos;* имъ причуняемый, *Heloticus*; истребленіе мозолей, *Tylostercsis;* образованіе мозоли, *Tylosis.*

Мокрецъ, Equus suffraginosus, II. 3761; каменный, I. 6589.

Мокрица, Alsine, Oniscus Armadillo, O. Asellus; средняя, A. media; обыкновенная, Armadillo vulgaris.

Мокрицы обыкновенныя, Millepedes Aselli.

Мокрота, М. возгривая, Pituita, *Phlegma*; въ мочеточникахъ, *Ureterophlegma*; жидкая, Pituita tenuis; клейкая, Mucus; к. вязкая, Pituita crassa, glutinosa.

Мокротный, *Phlegmaticus.*

Мокрый, Humidus, *Hygros.*

Мокса, Moxa.

Мола, Mola, з. Клубъ.

Молибденъ, Molybdaena.

Молніймѣръ, *Ceraunometrum.*

Молнія, Fulmen, Fulgur; сопровождаемая громомъ, *Ceraunos*; ею пораженный, Fulmine ictus; быть убиту или пораженнымъ молніею (или громомъ), Fulmine ici, Percuti fulminis ictu, Attingi fulmine, Fulgure tangi.

Молодило, Молодилъ, Sedum, Sempervivum; большое, кровельное, S. tectorum; бѣлое, свѣтящееся, Sedum album; каменистый, Sed. rupestre; назадъ загнутое, Sed. reflexum; острое, остросочное, S. acre; сайгачій, S. Telephium.

Молодилъ, з. Молодило.

Молодость, Adolescentia.

Молодый, Juvenis, Adolescens, *Neos.*

Молоко, Lac, *Gala;* водянистое, L. aquatum; волчье (раст.), Apocynum venetum; Euphorbia, E. apios, E. Cyparissias; въ первые дни послѣ родовъ, *Neogala;* голубое, L. coeruleum; горное, L. lunae; дѣвичье, L. virginum s. virgineum; женское, L. muliebre; жидкое, L. aquatum; кислое, *Oxygala;* кобылье, L. equi; козье, L. caprillum; коровье, L. bubulum s. vaccinum; кровавое, L. cruentum; миндальное, Emulsio amygdalarum, Amygdalatum; овечье, L. ovillum; ослиное, L. asininum; первое, отдѣлившееся или отдѣленное послѣ родовъ, Colostrum, *Pytia;* прѣсное, L. dulce; птичье желтое, Ornithogalum luteum; М. растеній, растительное, сѣмяное, L. plantarum, Emulsio, E. vera; сѣрное, L. sulphuris; весьма изобильный, наполненный молокомъ, Abundans lactis; Мол. въ которомъ много сырныхъ частей и которое плотностію походитъ на сыръ, L. *tyrodes* s. caseosum; выступленіе молока, *Galactoplania;* женщина имѣющая много молока, *Polygalactos*; имѣть молоко въ грудяхъ, Lactere; испражненіе молока мочею, *Galacturia*; истеченіе молока (изъ грудей), *Galactacratia*; непомѣрное количество его, *Galactoplerosis;* молочное (кушанье), Lactentia; накопленіе сгустившагося молока въ грудяхъ, Lactis concretio; несовершенное смѣшеніе молока, *Galactacrasia*; остановленіе отдѣленія, молока, *Galactischesis*; имъ причиняемый, *Galactischeticus*; отъ молока происходящій, *Galacticus*; переносъ молока, Metastasis lactea, *Galactometastasis*; пить молоко, *Galactoposia*; превратиться въ молоко, Lactescere; порочное свойство молока и отдѣленія его, *Dysgalactia*; м. свернувшееся окислое, L. gelatum; сѣменное, Emulsio vera; створоженіе его въ желудкѣ, *Tyrosis*; у женщины истекаетъ молоко изъ грудей, Mulieri lac ex mammis profluit; худое свойство молока, *Cacogalactia*; часть водянистая створожившагося молока, *Orrhos*.

Молокоизмѣритель, *Galactometrum*.

Молококислое желѣзо, Lactas protoxydi ferri.

Молокомножительный, *Galactopoeus*, *Galactophorus*.

Молотокъ, Malleus; молоткомъ ударять, Malleo ferire.

Молоточекъ, Malleus (Bot.); з. Тичинка.

Молоточникъ, Aira, Cestrum diurnum.

Молочай, Молочайникъ, Euphorbia, Tragopogon pratense; Американскій, E. Ipecacuanhae; аптекарскій, аптечный, E. officinalis; африканскій, E. mauritanica; болотный, Sonchus palustris, E. palustris; волчій, E. Lathyris; долистый, E. Characias; дьявольскій, з. кипарисный; жабрелистный, E. Gerardiana; индѣйскій, E. Tirucalli; клинолистный, E. helioscopia; кипарисный, E. Cyparissias; круглолистный, E. Peplis; ланцетолистный, E. Esula; линейнолистный, E. linearis; малый, E. exigua; миндалообразный, E. amygdaloides; огородный, Sonchus oleraceus; приморскій, E. Peplis; канарійскій, E. canariensis; сибирскій, Sonchus sibiricus; сладкій, E. dulcis; сѣдоватый, E. Chamaesyce; тріугольный, E. antiquorum; шиповатый, E. spinosa; широколистный, E. platyphylla.

Молочайникъ, з. Молочай; волчій, тростниковый, Chondrilla juncea.

Молочникъ, М. огородній, Sonchus oleraceus; грибъ (молошникъ, молочайникъ), Agaricus lacteus.

Молочница (растен.), Galactia; (болѣзнь) з. молочницы.

Молочницы, *Aphthae*, A. verae; въ западной Индіи существующія, A. indicae; лихорадочныя, A. febriles; ложныя, A. spuriae; новорожденныхъ, A. neonatorum; отъ излишняго употребленія ртути, A. mercuriales; просообразныя, A. miliares; пузырчатыя, A. bullosae; у взрослыхъ, A. adultorum; хроническія, A. chronicae; Молочницамъ подобный, *Aphthoides*.

Молочное кушанье, Lactentia.

Молочный, Lacteus.

Молошникъ, з. Молочникъ.

Молуцелла гладкая, Moluccella laevis.

Молчаливый, Taciturnus, *Scythrops*.

Молчаніе, Silentium.

Моль, Tinea, Blatta; хлѣбная, Granella.

Моментъ, Momentum.

Монада, *Monas* (genit. —adis, plur. —ades).

Монарда, Monarda; двойчатая, M. didyma; дудчатая, M. fistulosa; точечная, M. punctata.

Монархія, *Monarchia*.

Монархъ, *Monarcha*.

Монастырь, Claustrum.

Монахиня, *Monacha*.

Монахъ, *Monachus*.

Монерія трилистная, Moneria trifolia.

Монистовидный, Moniliformis.

Монографія, *Monographia*.

Мономанія, *Monomania*; страждущій ею, *Monomaniacus*.

Моральки, I. 5102.

Морелла, Prunus armeniana.

Морганіе, Conniventia, *Cinclisis*; хроническое, *Cillosis*.

Морда козья, Lonicera, L. Caprifolium; Veronica Beccabunga; ослинная, Anchusa officinalis; собачья, Antirrhinum vulgare; ужовая, Caryophyllum hortense.

Мордовникъ, Echinops; Aconitum lycoctonum, A. Anthora.

Моржъ обыкновенный, Trichechus Rosmarus.

Морква, с. Морковь.

Морковь, Daucus, D. Carota; зубочистительная моксовая, Ammi Visnaga; камедоносная, D. gummifer; обыкновенная, D. Carota.

Морозный, *Psychros*, Gelidus, Frigidus.

Морозъ, Gelu, Frigus, *Cryos*, *Pagos*, *Crymos*.

Морошка, Rubus chamaemorus.

Морошка, Rubus Chamaemorus; морошки, Baccae Chamaemori.

Морселы, Morsuli.

Морскій, Marinus.

Морфій, Morphium; сѣрнокислый, M. sulphuricum; уксусокислый, M. aceticum.

Морщеватость, Rhicnotes, Rugositas.

Морщеніе, Rhacosis; кожи, Rhicnosis.

Морщеноватый, Rugosus.

Морщина, Ruga, Rhytis, Rhyssema.

Морщиноватость, з. Морщеватость.

Морщины, Rugae; въ кишкахъ, Valvulae intestinorum; въ рукавѣ матки, R. vaginae; на кожѣ, Rugositas cutis; на лбу, R. frontis.

Морщить, Corrugare, Rugare, Contrahere.

Морщиться, Rugari, Corrugari, In rugas replicari.

Моръ, Pestis; рогатаго скота, Pestis bovilla.

Мостовая (каменная), Stratum lapideum.

Мостъ, Pons; Варолієвъ, P. Varolii.

Мотыльки, *Lepidoptera.*

Мохна, Potentilla reptans.

Мохнатость, Hirsuties.

Мохнатый, Villosus.

Мохнорылъ, Strongylus; великанъ, S. gigas; зубчатый, S. dentatus; свиной, S. suis; телячій, S. vitulorum.

Моховикъ, Boletus bovinus, Fungus subtomentosus.

Мохъ, Mxa et Moxa, plur. мхи (з. также лишай), Muscus; *Lichen polytrichum, Bryum*; аптекарскій коралловый, Corallina officinalis; болотній, *Bryum* paludosum; водяной, Conferva fluviatilis; волосистый обыкновенный, Polytrichum commune; вѣтвистый, Lycopodium Selago; глистогонный, Conferva Helminthochortos; горькій, Variolaria amara; земляной, Peltigera canina; зернистый, Cladonia pyxidata; исландскій, *Lichen* Islandicus; кожной, *Lichen;* коралловый, Corallina; корсиканскій, Sphaerococcus Helminthochortos; коробочный, коробчатый, кустоватый, Cladonia pyxidata; красильный, Byssus jolitus; легочный, *Lichen* pulmonarius; морской, Laminaria buccinalis; *Bryum* paludosum; Fucus crispus; *Lichen* carragaheen; Muscus marinus; Corallina officinalis; м. перстовидный, Laminaria digitata; М. сахарный, L. saccharina; м. съѣстный, L. esculenta; обыкновенный, Sphagnum palustre; печеночный, Hepatica stellata; плющевый, *Lichen* pulmonarius; стѣнный, надстѣнный, оградный, *Lichen* parietinus; сучковый, троесторонній, Hypnum triquetrum; сучковый шелковичный, Hypnum sericeum; узловый, *Bryum*; червеценосный, Cladonia pyxidata.

Моча, *Urina, Uron*; безъ запаха, U. inodora; блѣднаго цвѣта, U. pallida; блѣдножелтая, U. flava; болѣзненная, U. morbosa; бѣлая, U. alba; водянистая, U. aquosa; вонючая, U. foetida; гноевидная, U. puriformis; голубая, U. coerulea; густая, U. crassa; естественная, U. naturalis; желтая, U. crocea; желтоватая, U. jumentosa, U. subflava; жидкая, U. tenuis; жирная, U. *elaeophanos*, U. oleosa; здороваго человѣка, U. sana; зеленая, U. viridis; кирпичная, U. lateritia s. latericia; красная, U. rubra; красноватая, U. subrubra; критическая, U. critica; кровавая, U. cruenta; крови (отдѣляемая скоро послѣ пищеваренія), U. sanguinis; лимоннаго цвѣта, U. citrina; малоколичественная, U. parca s. parva; на масло похожая, U. *elaeophanos*; маслянаа, U. oleosa; млековидная молочнаго цвѣту, U. lactea; мутноцвѣтная, мутная, U. jumentosa, U. turbida; мучная (съ мучеподобною осадкою), U. *crimnodes*; мѣлоподобная, мѣлоподобнаго цвѣта, U. cretacea; натуральная, U. naturalis; ненатуральная, U. praeternaturalis; обильная, U. copiosa; огненнаго цвѣта, U. flammea; острая, *Urodrimytes*; отдѣляемая скоро послѣ питья, U. potus; отдѣленіе мочи болѣзненное, трудное, *Dysuresia*; перемѣнная, U. varia; песчаная, U. *psammodes*; питательнаго сока, U. potus; померанцоваго цвѣта, померанцожелтая, U. aurantia; похожая на мочу рогатаго скота, U. jumentosa; пріятный запахъ имѣющій, U. suaveolens; противуестественная, U. praeternaturalis; розоваго цвѣта, U. rosacea; синеватая, U. coerulea; сырая, U. cruda; сладкая отдѣляемая, впрочемъ въ надлежащемъ количествѣ, *Diabetes* decipiens; М. съ кирпичнымъ осадкомъ, U. latericia; съ мучнистымъ или мукѣподобнымъ осадкомъ, U. *orobodes*, U. *crimnodes*; темно-желтая, U. aurea; темно-красная, U. fusca, U. rutila; пѣнистая, U. *pompholygodes*, U. bullans; quae bullat; черная, U. nigra; шафраннаго цвѣта, U. crocea; все что плаваетъ поверхъ испражненной мочи, *Epistasis;* М. истекаетъ каплями а иногда и не произвольно, Urina paulatim, interdum etiam sine voluntate destillat; м. неистекаетъ, U. non excedit, non redditur; м. свѣтлая истекаетъ, Pura urina descendit; въ мочѣ осадокъ бѣлый, Ex urina quod desidit, album est; гонять мочу, Urinam movere, citare, pellere, expellere, excitare, ciere, trahere; мочею причиняемый, *Uricus;* искуство мнимое, познавать по мочѣ всѣ измѣпенія болѣзней, *Uromantia;* кто можетъ судить о состояніи болѣзней по мочѣ, *Uromantis*; невозможность удерживать мочи, *Enuresis*, Incontinentia urinae; неправильное прохожденіе ея, *Uroplania*; недостатокъ отдѣленія мочи, *Anuria*; побужденіе къ испусканію мочи, Urinae cupiditas; порочное свойство ея, *Dysuresia;* порочное смѣшеніе ея, *Urocrasia*; приготовленіе мочи, *Uropoesis;* принадлежащій къ ней, *Uricus*; сужденіе о болѣзни по состоянію испражненной мочи, *Urocrisia*; кровь выходитъ съ мочею, Sanguis per urinam editur; причиняемый мочею, *Ureticus.*

Мочевидный, Urinosus.

Мочегонный, *Diureticus*, *Ureticus,* quod urinam movet, ciet, citat, concitat.

Мочеиспражненіе (з. также Мочеиспусканіе), Excretio urinae, *Uresis;* кровавое, *Haematuria;* истинное, H. vera; мнимое, H. simulata; червообразное, H. 917; непроизвольное м. во снѣ, *Diuresis* nocturna; чрезмѣрное, *Diabetes,* D. verus.

Мочеиспусканіе, Excretio urinae; болѣзненное, Paruria; затруднительное, натужное, трудное, *Dysuria* s. Difficultas urinae; трудное отъ песка въ мочѣ, *Dysuria* sabulosa; медленное и трудное, *Bradysuria;* остановить мочь, Urinam tardare, supprimere, Urinam reddi prohibere; М. трудное, *Dysuria*, Difficultas urinae; тр. отъ песка въ мочѣ, D. sabulosa; послѣ насильственнаго соитія или послѣ родовъ, D. neonympharum; побужденіе, позывъ къ мочеиспусканію, Urinae cupiditas; пріостановленіе мочеиспусканія по причинѣ недостатка отдѣленія мочи, *Anuria.*

Мочеиспускательный, Urethralis, Urinarius.

Мочекислый, *Lithicus.*

Моченедержаніе, Incontinentia urinae, *Enuresis.*

Мочеотдѣленіе, Secretio urinae; чрезмѣрное, *Diabetes* verus.

Мочеотдѣляющій, мочеприготовляющій, *Uropoeus.*

Мочепузырчатый, Vesicalis.

Мочеркасъ, Costus.

Мочетеченіе безвкусное, *Diabetes* insipidus; безмѣрное, чрезмѣрное, изнурительное, *Diabetes*, D. verus; ложное, D. spurius; отъ слабости, D. torpidus; М. каплями, по каплямъ, *Stranguria*; медовитое, *Diabetes* mellitus; млекообразное или млечное изнурительное, *Chylodiabetes*, D. chylosus; изнурительное періодическое, D. periodicus; непроизвольное, Incontinentia urinae; слизистое, *Cystirrhoea* mucosa; припадочное, D. symptomaticus; съ судорожнымъ состояніемъ, D. spasticus.

Мочеточникъ, *Ureter.*

Мочиться, Mingere, Urinam reddere, ferre, facere, Mejere; въ постелѣ, Lectum commingere; кто сцытъ подъ себя (простонар. сцыпунъ), Submejulus; умочиться, Submejere.

Мочковатый, Fibrillatus.

Мочь, Potentia, Vis.

Мошна, Physalis Alkekengi.

Мошокъ, Villus; на бородѣ, Pubes.

Мошонка, Scrotum, *Perin*, *Oschos*; неимѣющій м., *Aperinus.*

Мошоночникъ, Мошеночникъ, II. 10152.

Мошоночный, Scrotalis.

Мразный, з. Морозный.

Мракъ, Caligo, Obscuritas, *Scotos.*

Мраморъ, Марморъ, *Marmor.*

Мрачность, Obscuritas; духа, *Athymia, Dysthymia;* съ людобоязнію, *Apanthropia.*

Мскусъ, Мускусъ, *Moschus;* бенгальскій, M. bengalensis; внѣ мѣшечковъ, M. ex vesicis; восточный, *Moschus*, M. orientalis, M. tunguinensis; въ мѣшечкахъ, M. in vesicis; искуственный, M. artificialis; кабардинскій, M. cabardinus; сибирскій, M. sibiricus.

Мудо, Testiculus.

Мудрецъ, Sapiens, *Philosophus;* природы, *Physiosophus.*

Мудрость, Sapientia, *Sophia;* лекарская (раст.), Sisymbrium *Sophia.*

Мудрый, Sapiens, *Sophos.*

Мудышка котовые, Hedera terrestris; рябиьи, Orchis bifolia.

Мужеженный, *Androgynus.*

Мужеложецъ, Мужеложникъ, *Paederasta*, *Cinaedus.*

Мужеложство, *Paederastia, Cinaedia;* къ м. употребляемый, тотъ съ которымъ мужеложствуютъ, *Chamaetypus, Cinaedus*, *Pathicus.*

Мужененстовство, *Nymphomania.*

Мужеподобный, *Androides.*

Мужескій, Masculinus, Masculus.

Мужественность, Мужество, Virilitas.

Мужиковатость, Rusticitas.

Мужъ, Vir, *Aner*, Maritus; женоподобный, Mas effeminatus.

Муза, *Musa.*

Музей, *Museum*; анатомическій, M. anatomicum; зоологическій, M. zoologicum.

Музыка, *Musica.*

Мука, Farina, *Alphiton;* бобовая, F. fabae; божіей травы, I. 9083; горная,

Lac lunae; изъ бѣлаго гороха, F. ciceris; льнянаго сѣмени, F. lini; крупная, *Crimnon*; миндальная, Furfures amygdalarum; мелкая, *Aleuron*; овсяная, F. avenacea; изъ журавлинаго гороха, F. orobi; пшеничная, F. triticea; *Aleuron*; ржаная, F. cerealis s. secalis; чечевичная, F. ervi; ячменная, F. hordacea s. hordei, *Alphiton*.

Му́ка, Tormentum, *Basanos*; ею причиняемый, *Basanisticus*.

Мулъ, Mulus.

Мумія, Mumia, Mortuus arte medicatus, Corpus medicatum, conditum, perunctum, *Sceleton*; приготовленіе мумій, *Sceleteusis*.

Мунгосъ, Ophiorrhiza Mungos.

Мундшпатель, Spatula pro ore.

Муравей, Formica, Myrmex; красный, F. rubra; обыкновенный бѣлый, Termes fatalis; рыжій, F. rufa; темносѣрый, F. fusca; черный, F. nigra; чувство будьто муравьи ползаютъ по тѣлу, ползанія муравьевъ по тѣлу, Sensus formicationis, Formicatio, *Myrmeciasis*, *Myrmeciasmus*.

Мускатница, Adoxa.

Мускуловатый, Musculosus.

Мускулъ, Musculus, з. Мышца.

Мускусъ, з. Мскусъ.

Мутить, Turbare, Turbidare.

Мутникъ, Cicuta virosa, Conium maculatum.

Мутность глаза, Turpiditas oculi; глазной, водяной влаги, II. 10803.

Мутный, Turbidus, *Zophodes* (Hippocr. о мочѣ и проч.); весьма М., Faeculentus.

Мутовка, Rudicula, Verticillus, Umbella (Bot.).

Мутовочка, Umbellula.

Мутовочный, Umbellatus, Umbraculiformis.

Мутовчатый, Verticillatus.

Муха (з. также Мушка), Musca, *Myia*; горничная, избная, M. domestica; испанская, *Cantharis* officinalis; мясная, M. carnaria; погребная, M. cellaris; рвотная, M. vomitoria; сырная, M. putris; хоботистая, Hippobosca; шпанская, *Cantharis* officinalis.

Мухаморъ, з. Мухоморъ.

Мухи испанскія, шпанскія, *Cantharides*.

Муховидный, *Myiodes*.

Мухоморъ, Agaricus muscarius.

Мучить, Infestare, Torquere, Urgere, Exercere, Vexare, Conflictare, Male habere, Premere, Cruciare.

Мучникъ лаконосный, Croton lacciferum.

Мучнистый, Farinosus.

Мучный, Farinaceus.

Мушка, Musca; Мушки (у простолюд.), Vesicatorium; видѣніе мушекъ, *Myodesopsia*; ловить мушекъ (болѣзненный припадокъ) ощипывать около себя, Floccos legere; ловленіе мушекъ (болѣзн. припадокъ), Floccorum venatio, *Carphologia*.

Мушкатель, *Siraeon*.

Мушкатный, Moschatus.

Мущина, Vir, *Aner*; имѣющій большія груди какъ у женщинъ, *Gynaecomastos*; состояніе того, *Gynaecomaston*; боязнь мущинъ, *Androphobia*.

Мхи, Musci; лиственные, M. frondosi; печеночные, M. hepatici.

Мщеніе, Ultio.

Мыло, Sapo, *Smegma*; бакаутное, S. guajacinus; бѣлое, S. oleaceus; гишпанское, II. 7357; венеціанское, S. venetus; вологодское, S. sebaceus, S. Wologdensis; гишпанское, S. hispanicus; деготное, S. piceus; зеленое, S. viridis; изъ кали, S. kalinus; изъ китоваго жира, S. cetaceus; кислое, S. acidus; косметическое, S. *cosmeticus*; масляносодное, S. oleaceus; миндальное, S. amygdalinus; обыкновенное, простое, S. vulgaris; сальное, S. sebaceus, S. Wologdensis; смоляное, S. picis; содовое, S. natrinus; спермацетное, S. cetaceus: сурьмяное, S. stibiatus; черное, *Melanosmegma*, S. niger; Штарково, S. Starkeianus; ялапное, S. jalappinus.

Мыловка, Talcum; венеціанская, T. venetum.

Мыловникъ, з. Мыльникъ.

Мыльникъ, Мыловникъ, Sapindus; обыкновенный, S. saponaria.

Мыльня, Balneum.

Мыльнянка, Saponaria; обыкновенная, S. officinalis.

Мысленный, *Idealis*.

Мысль, Cogitatio, Ratio, Mens, *Noema*; лѣнивая, медленная, Mens pigra.

Мытъ, *Adenitis* equina.

Мыть, Lavare.

Мытье, Lavatio, Lotio.

Мыться, Lavari.

Мышевидный, *Myodes*.

Мышей горохъ, Vicia graeca.

Мышей тернъ, Ruscus aculeatus.

Мышехвостный, *Myurus*.

Мышехвостъ, Мышій хвостъ, Myosurus; маленькій, малѣйшій, M. minimus.

Мышиный, Murinus.

Мышица, Мышицы, з. Мышца, Мышцы.

Мышцеподобный, *Myodes.*

Мышій хвостъ, з. Мышехвостъ.

Мышій чай, Astragalus tragacanthoides.

Мышка, з. Мышца; на спинѣ (наростъ), Nasta.

Мышки полевые (трава), Bunium Bulbocastanum.

Мышленіе, Cogitatio, *Noesis*, *Phronesis.*

Мышленность, ребяческая, Puerilitas.

Мышнякъ, з. Мышехвостъ.

Мышца, Мышица, Мускулъ, Musculus, *Mys*; бедра длиная, Sartorius; бедренная, Cruralis; бедреннаго влагалища, II. 9910; бедра двуглавая, Biceps cruris; берцовая, з. голенная; боковая глаза вторая, M. gracillimus oculi; боковая перстеневиднаго и пирамидальнаго хряща, II. 1589; большаго берца задняго, II. 1697; б. б. з. прямая, тонкая, Gracilis; б. б. передняя, II. 1696; большаго перста ручнаго и ножнаго отводящая и отвлекающая, *Thenar*; большая разслабляющая барабанъ, Laxator tympani major; больше-берцовая задняя, M. tibialis posticus; больше-берцовая передняя, M. tibialis anticus; бровы сморщивающая, Corrugator superciliorum; бродоязычная, *Mesoglossus*; брюшная внутренняя, II. 1626; бр. длинная, II. 1617; бр. прямая, II. 1617; верхняя лопатки, Supraspinatus; височная, M. temporalis, *Crotaphites*; возставляющая, Erector; вороньяго носа лопатки и плечевой кости, M. coracobrachialis; вороньяго отростка, M. *omo- s. coracohyoideus*; выйная нисходящая, II. 1579; выправляющая позвоночный столбъ, Multifidus spinae; вихрецовой кости, II. 1681; глаза негодующая, презирающая, глазъ отводящая внѣшняя, II. 1634; глотки и нёбной занавѣски, II. 1647; глотки крыловидная, *Pterygopharyngeus*; глоточная, I. 5271; глоточнорого-язычная, *Ceratopharyngeus*; глубокая срампопроходной промежности, II. 1648; голени, Sartorius; голенная, Cruralis; г. прямая, Rectus cruris; головная косая верхняя, II. 1577; г. к. меньшая, II. 1577; головы большая выйная, прямая, II. 1578; гонящая мочу, Detrusor urinae; головно-глоточная, *Cephalopharyngeus*; гребенная, гребенной кости, Pectineus; грудинореберная, II. 1705; грудины и подъязычной кости, *Sternohyoideus*, II. 1684; грудины и сосцевиднаго отростка, или грудно-шейно-сосковая, или грудно-ключично-сосковая, *Sternocleidomastoideus*, II. 1683, 1685; грудины и щитообразнаго хряща, II. 1686; грудная, Pectoralis; большая, P. major; меньшая, P. minor; грудной кости и щитообразнаго хряща, II. 1686; грушевидная, грушеобразная, M. pyriformis; губная круглая, кругловидная, II. 1638; губы отводящая, Risorius; г. круговая, II. 1638; делтообразная, *Deltoideus*; двойнишная, *Gastrocnemius*; д. наружная, II. 1602; д. нижняя, I. 10173; двубрюшная, M. biventer; д. затылка, Biventer cervicis; д. нижней челюсти, *Digastricus*, II. 1599; двуглавая, двуглавная, Biceps, M. biceps; д. плеча, B. brachii, II. 1587; двучревная, M. biventer; длинная малаго берца или малоберцовая, II. 1644; отводящая большой перстъ ручный, I. 23; жвачная, жвачкѣ служащая, жевательная, жующая, *Masseter*, M. masseter; задняго прохода поверхняя, II. 1689; задняя уха, Detractor auris; зазубренная, II. 1678; з. меньшая, II. 1674; з. закройщиковъ, Sartorius; закупоривающая, запирательная, Obturator; з. внутренняя, сумочная, Obtur. internus; запирающая, Obturator, *Sphincter*; з. наружная, O. externus; зарубленная груди, II. 1678; заслоняющая, Obturator; затылочная, M. occipitalis; затылочно-лобная, *Epicranius*; зубчатая большая, II. 1677; з. верхняя задняя, II. 1678; з. груди, II. 1678; з. передняя, II. 1674; з. хребетная, II. 1675; з. хреб. задняя нижняя, II. 1679; икроножная, *Gastrocnemius*; и. двойнишная внутренняя, II. 1603; и. наружная, II. 1602; квадратная бедренная или лядвей, II. 1655; ключицы и сосцевиднаго отростка, II. 1583; козелка ушнаго, Tragicus; кольцеобразнаго и пирамидальнаго хряща задняя, II. 1590; кольцещитообразная, *Cricothyreoideus;* копчиковая, II. 1681; коренноязычная, M. *basioglossus;* коренныхъ зубовъ и подъязычной кости или поперечная челюсти, *Mylo-hyoideus;* короткая малоберцовая, II. 1645; короткая трeглавой (мышицы) бедра, I. 476; косая брюха, II. 1626; к. б. наружная, II. 1627; к. брюшная верхняя, II. 1627; к. б. наружная, II. 1627; к. глаза верхняя, II. 1632; к. глаза нижняя, II. 1630; к. головы большая, II. 1629; к. г. большая или нижняя, *Epistrophicus* atlantis; к. г. верхняя, II. 1566; к. г. меньшая, II. 1566; к. г. нижняя, II. 1629; к. уха, II. 1571; крестцово-поясничная, M. sacrolumbalis; кругловатая большая, II. 1691; кр. меньшая, II. 1692; кругловая устная, Buccinator; круговидная вѣкъ, II. 1639; крылообразнаго отростка внутренняя, II. 1650; кр. отр. внѣшняя или наружная, II. 1649; ладони длинная, II. 1640; лад. короткая, II. 1641; лад. подкожная, II. 1641; ладонная, Palmaris (musculus); ланитная, Buccinator; лобковой кости и лядвей, Pectineus; лобная, M. frontalis; локотная или локтевая, I. 3813; л. наружная, I. 8947; л. внутренняя, I. 9523; л. тонкая, II. 1612; локтеваго отростка, II. 1556; лонной и бедренной кости, лонобедренная, Pectineus; лопатки и подъязычной кости, II. 1635; лучевая внутренняя, I. 9521; л. наружная длинная, I. 8935; л. нар. короткая, I. 8934; лѣсничная боковая, Scalenus lateralis; лѣз. задняя, S. posticus; лѣс. меньшая, S. minimus; лѣс. передняя, S. anticus; лѣс. средняя, S. medius; малоберцовая малая, третья, II. 1646; мало-берцово-пятечная, M. fibulaeus; между остистыми отростками, Interspinalis; междуспинная, Multifidus spinae; м. зашейка, Interspinalis cervicis; миртообразная, M. myrtiformis; многораздѣленная спины, Multifidus spinae; Морганова безпарная, одинакая, II. 1572; мочеваго пузыря, M. vesicae; надчерепная, *Epicranius*; натягивающая барабанъ, Tensor tympani; нижняя лопатки, Infraspinatus; носовая косая, II. 1625; н. миртообразная, II. 1624; н. нисходящая, II. 1628; н. пирамидная, пирамидѣ подобная, II. 1652; обвивающая нёбной занавѣски, II. 1582; обнимающая, M. complexus; обширная, Vastus; об. внутренняя, V. internus; об. наружная, V. externus; обьемлющая, M. complexus; осаждающая, Depressor; о. верхнюю губу, II. 1595; о. нижнее вѣко глаза, I. 7124; о. нижнюю губу, II. 1597; ноздрю, II. 1595; о. преграду носа, I. 7126; о. уголъ рта, I. 7122; II. 1596; основно-глазная, M. *basioglossus*; отводящая, Abductor; отвод. большой перстъ ноги, I. 24—25; о. большой перстъ руки внутренняя, I. 14; о. б. п. короткая, I. 13; о. второй перстъ на ногѣ, I. 20; о. мизинецъ, I. 17; *Hypothenar* parvus; о. п средній, I. 16; перстневый палецъ, I. 15; о. пятой ножной перстъ, I. 18; о. третій перстъ на ногѣ, I. 21; о. указательный палецъ, Abductor indicis; о. четвертый перстъ на ногѣ, I. 19; отростка вороновy носу подобнаго и плечевой кости, *Coracobrachiacus;* отростка локтеваго малая, II. 1595; передняя уха, II. 1570; перстевиднаго и щитообразнаго хряща, II. 1592; перстевид. хряща и глотки, II. 1591; пирамидальная бедренная, II. 1654; п. брюха, II. 1651; плечевая внутренняя, Brachialis internus; поворачивающая руку вверхъ ладонью длинная, Supinator longus; короткая, S. brevis; подавляющая, Depressor; подбородка и подъязычной кости, *Genio-hyoideus;* подбород. и языка, *Genio-glossus*; подвздошная, Iliacus; поддерживающая, подъемлющая сѣменнаго канатика или ядра, *Cremaster*; подключевая, подключичная, Subclavius; подкожная, M. subcutaneus; подколѣнная или подколѣночная, Popliteus; подлопаточная, Subscapularis; поднимающая, Levator; п. подбородокъ, L. menti; п. ребра, L. costarum; п. уголъ рта, I. 12974; подобная греческой буквѣ дельтѣ, *Deltoideus;* подошвенная, Plantaris; п. большая или сандальная, Soleus; подъемлющая, Erector, Levator; п. верхнюю вѣку, I. 12981; п. верхнюю губу, I. 12977; п. задній проходъ, L. ani; п. з. малая, II. 1689; п. клитора, Erector clitoridis; п. лопатку, Levator scapulae; п. мужескій дѣтородный удъ, Erector penis; п. нёбную занавѣсу, *Petrosalpingostaphylinus*; I. 12983; п. ушко, II. 1568; п. ядра, M. *cremaster*; подъязычной кости и языка, *Hyoglossus*; п. и щитообразнаго хряща, *Hyothyreoideus*; подымающая ноздрю и верхнюю губу, I. 12978; покровы головнаго черепа, *Epicranius*; полуперепоночная, полуплевная, Semimembranosus; полуспинная, II. 1672; полусп. шейная, II. 1671; полусухожильная, M. semitendinosus; полухребетная, II. 1672; поперечная брюха, II. 1698; п. ножная, II. 1701; п. срамнопроходной поверхности поверхняя, II. 1703; п. поясничная, II. 1669; п. срамнопроходной промежности глубокая, II. 1702; п. уха или ушка, II. 1700; п. шейная, II. 1682, 1699; портныхъ, портняжеская, Sartorius; потупляющая, Depressor; поясничная, M. lumbalis, *Psoas*, *Alopex*; п. внутренняя большая, *Psoas*, P. magnus; меньшая, P. parvus; п. квадратная, наружная, II. 1656; п. поясничнo-хребетная, Spinalis dorsi; прибавочная сгибающей длинной мышицы персты ноги, II. 1554; приводящая, Adductor; п. бедры, I. 476; п. б. большая, I. 485; п. б. длинная, I. 484; п. б. короткая, I. 483; п. большой перстъ ноги, I. 487; п. большой перстъ руки, Adductor pollicis; п. второй перстъ ноги, I. 488; п. мизинецъ, I. 479; п. перстный палецъ, I. 477; п. пятый перстъ ноги, I. 480; п. средній перстъ, I. 478; п. третій перстъ ноги, I. 482; п. четвертый перстъ ноги, I. 481; п. большой перстъ ноги короткая, II. 1701; приподнимающая, Erector; прободающая, M. perforans; п. персты,

I. 9520; прободенная, M. perforatus; прогоняющая мочу, Detrusor urinae; просверленная, M. perforatus; просверливающая, M. perforans; п. персты, I. 9520; противукозачка, *Antitragicus*; противудѣйствующая, *Antagonista*; противуполагающая, M. opponens; противуположная въ своемъ дѣйствіи, *Antagonista*; протягивающая, Extensor; прямая, M. rectus; пр. верхняя глаза, II. 1569, 1661; пр. глаза внутренняя, II. 1555, 1660; п. г. злобственная, II. 1634; п. г. наружная, II. 1634; п. г. нижняя, II. 1659; п. г. нижняя или осаждающая глазъ, II. 1598; п. г. питейная, II. 1634; п. г. пятая, II. 1606; прямая головы большая, II. 1565; пр. головы боковая, II. 1565; п. г. задняя большая и меньшая, II. 1665; п. г. малая или меньшая, II. 1566; п. г. передняя, II. 1564; п. г. задняя большая, *Epistrophicus* capitis; п. г. передняя большая, II. 1662; п. г. передняя меньшая, II. 1663; M. поперечная шеи верхняя, I. 9524; пяточная, Plantaris; противуполагающая большаго пальца, II. 1637; пяточная большая, Soleus; рогоязычная, *Ceratoglossus*; разгибающая, Extensor; р. большой перстъ ноги длинная, I. 8941, 8943, 8944; короткая, I. 8932, 8933; р. б. пер. руки короткая, I. 8945; р. втораго межесоставнаго перста ноги, I. 8931; р. мизинецъ, I. 8936; р. ножные персты, I. 8942; р. н. п. длинная, I. 8939; р. н. п. общая короткая, I. 8938; общая или большая, I. 8937; разгиб. пятку, I. 8946; р. указательный палецъ, Extensor indicis; разслабляющая барабанъ большая, Laxator tympani major; р. б. меньшая, L. tymp. minor; разсѣкающая, M. incisivus; растягивающая, Extensor; ромбоидальная, M. *rhomboideus*; ромб. верхняя, II. 1560; ромб. нижняя, II. 1668; руки мясистая четыреугольная, II. 1594; руку внизъ ладонью поворачивающая, квадратная, II. 5679; круглая, Pronator superior; самолокотная, II. 1556; сапожничная, Sartorius; сгибающая, Flexor; сг. большой перстъ руки длинная, I. 9516; сг. б. перстъ ноги длинная, I. 9518, 9519; сг. б. п. ноги короткая, I. 9513; сг. б. п. руки, I. 9514; сг. мал. перстъ ноги, I. 9511; сг. мизинецъ, I. 9510; сг. персты, I. 9520; сг. персты ноги длинная, I. 9515, 9517; короткая, I. 9512; сг. прободенная, просверлинная, I. 9522; M. сжимательная, Constrictor, *Sphincter*; с. глотки верхняя, I. 6093; нижняя, I. 6091; средняя, I. 6092; сжим. задняго прохода внутренняя, II. 8466; з. п. наружная, II. 8465; входа желудка, Sph. cardiae; вѣкъ большая, II. 9018; сж. гортаннаго отверстія меньшая, II. 1585; сж. исходъ желудка, Sph. pylori; сж. задняго прохода, Sph. ani; сж. маточнаго рукава, Constrictor vaginae; сж. мочеваго пузыря, Sph. vesicae; сж. м. п. ложная, *Pseudosphincter* vesicae; ноздри, Compressor naris; сж. ротъ круглая, II. 1638; сж. предстательную железу, Compressor prostatae; сизая, синеватая, Pectineus; скивошная, M. temporalis; скуловая большая, II. 1707; меньшая, II. 1708; скуловаго прохода, II. 1621; смѣющаяся, Risorius; соперница, *Antagonista*; составная колѣна, II. 1561; сосцевидная передняя, II. 1583; сосцеобразная, II. 1683; спинная, Multifidus spinae; сп. многораздѣльная, II. 1622; сп. широкая, II. 1614; M. средняя, Substantia carnosa; столуподобная, Cucullaris, Trapezius; стремянная, стремянной косточки, Stapedius; стягивающая, Constrictor; сугубая, двойная, M. gemellus; сѣдалищная большая, Glutaeus magnus; титькѣ подобная, II. 8913; трапецiевидная, Trapezius, Cucullaris; треглавая или наружная плеча, Triceps cubiti; треугольная (селезеночная) головы, Splenius capitis; тріугольная грудная, II. 1705; тр. лѣсничная, II. 1704; тр. (селезенки) шеи, Splenius colli; тр. шейная, II. 1704; трубаческая, Buccinator; ускорительная, ускоряющая, Accelerator; мочи, A. urinae; устная круглая, II. 1638; ушнаго завитка, M. helicis; у. з. большая, II. 1607; у. з. меньшая, II. 1608; хвостикова, II. 1681; хребетная, II. 1680; х. длинная, наидолжайшая, II. 1616; х. широкая, II. 1614; хряща колесчатаго щитообразнаго, *Cricothyreoideus*; хряща щитообразнаго и надгортаннаго, II. 1694; хряща щитооб. и подъязычной кости, M. *thyreohyoideus*; хрящеглоточная, M. *chondropharyngeus*; хрящеязычная, M. *chondroglossus*; червообразная, M. lumbricalis; черпаловиднаго и гортаннаго хряща, I. 3007; черпаловид. хряща поперечная, II. 1563; ч. х. и надглотки, II. 1562; четверодвойнишная, M. pyriformis; четыресторонняя, I. 6648; четыреугольная, M. *rhomboideus*; шеи и соковиднаго отростка, *Trachelomastodes*; шейная длинная, II. 1618; ш. нисходящая, II. 1579; M. cervicalis descendens; ш. подкожная, широкая, *Platysmamyoides*, Latissimus colli; шиловиднаго отростка и глотки, *Stylopharyngeus*; ш. и подъязычной кости вторая (иногда имѣющаяся), *Stylochondro-hyoideus*; ш. отр. и язычка, *Stylo-glossus*; ш. отростка и подъязычной кости, *Stylohyoideus*; широкой повязки, II. 9910; щитообразнаго хряща и глотки, II. 10221; щ. и надгортаннаго хряща, II. 1694; щ. и черпаловиднаго хряща, II. 1693; ягодичная малая, *Glutaeus* minor; я. средняя, G. medius; языка и глотки, *Glossopharyngeus*; языка и нёбной занавѣски, *Glosso-staphylinus*; язычная, M. lingualis; язычной кости, II. 1609; я. к. и щитообразнаго хряща, II. 1610; язычка безпарная или непарная, *Azygos* uvulae; язычно-надгортанная, *Hyoepiglotteus*.

Мышцесловіе, *Myologia*.

Мышцы, Мышицы, Musculi; атланта головныя, II. 1446; боковыя, M. laterales; большеберцовыя, M. tibiales; бровей, M. superciliorum; брюшныя, M. abdominales; б. боковыя, широкія, II. 1438; верхнихъ конечностей, M. extremitatum superiorum; внѣ поворачивающія, Supinatores; врѣзывающія Ковперовы, II. 1477; врѣзыв. К. верхнія, II. 1479; в. К. нижнія, II. 1478; въ смежности лежащія, M. congeneres s. socii; глаза любовныя, любовь выражающія, II. 1508; глазныя, M. oculi s. oculorum; г. прямыя, II. 1511; глотки, M. pharyngis; головныя, M. capitis; гортани, M. laryngis; груди, M. thoracis; грудноребериыя Вергейновы, M. sterno-costales; грудныя, M. pectoris; губныя, M. oris; двойничныя, M. gemelli; двубрюшныя, M. biventres; двуглавыя, двуголовныя, двурогія, M. bicaudati; двучревые, M. biventres; дыхательныя, M. respirationis; жвачныя, жеванію служащія, жевательныя, M. mandibularii; заднія ушка, II. 1533; задняго прохода, M. ani; запирательныя, запирающія, Obturatores; затылочныя, M. occipitales; кожи, M. cutis; колчато-черпаловидныя, II. 1462; колѣна, M. geniculares; косыя, M. obliqui; к. брюха, II. 1506; к. глаза, II. 1508; к. головыя, II. 1507; кругловатыя, M. teretes; крыловидныхъ отростковъ и язычка, *Pterygostaphylini*; крылообразнаго отростка, крылообразныя, M. *pterygoidei*; ладони, ладонныя, M. palmares; ладонью внизъ руку поворачивающія, Pronatores; лица, M. faciei; лобныя, лобовыя, M. frontales; лучевыя, M. radiales; л. наружныя, I. 8953; лѣсничныя, Scaleni; малоберцовыя, M. peronaei; междукостяныя, M. interossei; междупозвоночныя, M. intervertebrales; междуреберныя, M. intercostales, *Mesopleurii*; междуспинныя, междухребетныя, M. interspinales, II. 1536; межкостныя ноги, II. 1485; м. руки, II. 1484; межреберныя, M. intercostales; мякотныя, M. glutaei; непроизвольныя, M. involuntarii; нижнихъ конечностей, II. 1469; низходящая, M. descendentes; ножныя, M. pedis s. pedum; носовыя, M. narium; нёбной занавѣски, M. palati; окорочныя, M. glutaei; осаждающія, M. deprimentes; остистыхъ отростковъ, M. interspinales; ребра, M. infracostales; остистыхъ отростковъ шеи, II. 1487; отводящія, Abductores; отвод. большой перстъ ручный, I. 29; очныя, M. oculi s. oculorum; переднихъ зубовъ, Incisivi Cowperi; перистыя, M. pennati; плечевыя, плечныя, M. humeri; плюсенныя, M. tarsi; подбородка, M. menti; поднимающія, подъемлющая, M. elevatores; позвоночныя, M. vertebrales; полуперистыя, M. semipennati; поперечныя мочеиспускательнаго ствола, II. 1547; поперечныхъ отростковъ спины, II. 1490; попер. отр. шеи, II. 1489; поясничныя, M. lumborum; прибавочныя, M. accessorii; предстательной железы, M. prostatici; приводящія, Adductores, M. adducentes; произвольныя, M. voluntarii; противудѣйствующія, M. *antagonistae*; протягивающія, M. extendentes; прямыя, M. recti; разгибающія, растягивающія M. extendentes, Extensores; разсѣкающія Ковперовы, II. 1477; реберныя, M. costales; ромбоивидныя, ромбоидальныя, M. *rhomboidei*; руку хребтомъ оборачивающія, Pronatores; ручныя, M. manus; сгибающія, Flexores digitorum; сжимательныя, сжимающія, M. constrictores; скуловыя, M. *zygomatici*; сложныя, M. compositi; смѣшенныя, M. mixti; содѣйствующія, M. congeneres; соперницы, M. *antagonistae*; союзный, M. congeneres; спинныя, M. dorsi; поперечныя, M. transversi; срамнопроходной промежности, II. 1546; сѣдалищныя, M. glutaei; переглавныя бедра, I. 490, II. 1549; уда дѣтороднаго мужескаго, M. penis; ушнаго завитка, M. helicis; ушныя, M. auris; хребетныя, M. dorsi; червообразныя, M. lumbricales; черепа, M. cranii; черпалообразныхъ хрящей или черпалообразныя, M. *arytaenoidei*; четыреглавныя, M. quadrigemini; шеи заднія, M. cervicales; ягодичныя, M. glutaei; язычка, язычковыя, M. palati; язычной кости, II. 1514; языка, язычныя, M. linguae.

Мышь, Mus, *Mys*; водяная, M. amphibius; домовая, M. musculus; летучая, Vespertilio; пашенная, M. agrarius; полевая большая, M. sylvaticus; фараонова, Viverra Ichneumon.

Мышьякъ, *Arsenicum*; бѣлый, A. album; двух-трех-сѣрнистый, желтый, A. citrinum; красный, односѣрнистый, A. rubrum.

Мыщелекъ, з. Мыщелокъ.

Мыщелкообразный, *Condylodes*.

Мыщелки, *Condyli*; бедренной кости, I. 5995; берцовой большой кости, C. tibiae; нижней челюсти, I. 5994; плечевой кости, I. 5996.

Мыщелокъ, *Condylus*; бедренной кости внутреннiй и наружный, I. 6010, 6009; внутреннiй, C. internus; локтевой кости, C. ulnae; лопатки, C. scapulae; лучевой кости, C. radii; наружный, C. externus; большей берцовой кости, I. 6015; плечевой кости внутреннiй, I. 6012; п. к. наружный, I. 6011; членосоставный, *Condylus*; къ М. принадлежащiй, *Condylius*.

Мыщесловiе, Мышцесловiе, *Myologia*.

Мѣдно-зеленый, Aeruginosus.

Мѣдно-красный, Cupreus.

Мѣдноцвѣтный, Aeruginosus.

Мѣдуника, з. Лабазникъ.

Мѣдуница, з. Медуница.

Мѣдь, Cuprum, Aes (genit. aeris), Venus, *Chalcos*; желтая, Orichalcum, Aurichalcum, Cuprum citrinum; жженная, Aes ustum; летучещелочныя, нашатырная, C. ammoniatum; пережженная, Crocus veneris; сѣрнонашатырная, I. 6719; сѣрноокисленная, I. 6720; уксусокислая, Acetas cupri, Cuprum aceticum.

Мѣлко-зубчатый, Denticulatus.

Мѣлкокрылый, *Micropterus*.

Мѣлколепестникъ, Erigeron; Micropetalon; канадскiй, E. canadensis; разнолистный, E. heterophyllus; филадельфiйскiй, E. philadelphicus; ѣдкiй, E. acris.

Мѣлколистный, *Microphyllus*.

Мѣлкоперистый, Plumosus.

Мѣлкоперый, *Micropterus*.

Мѣлкокоренный, *Microrrhizos*.

Мѣловый, Cretaceus.

Мѣлъ, Calcarea carbonata, Creta; очищенный, приготовленный, Creta depurata.

Мѣра, Mensura, *Metron*, Modus; изъ 1000 метровъ, *Chiliometrum*; для опредѣленiя количества пшеницы, *Pyrometrum* (*pyros*, пшеница); часть мѣры четвертая, Mensurae quadrans.

Мѣритель, з. Мѣрятель.

Мѣрятель (з. также Измѣритель), Mensor; доброты воздуха, *Aërodiaphthoroscopium*; качества воздуха, *Eudiometrum*.

Мѣрять, Metiri; брюхо ниткою, M. ventrem lino.

Мѣсить, Depsere, Subigere.

Мѣста, Loca et Loci; кожи тертыя, Abrasa; межреберныя, *Mesopleura*; тѣла, Regiones corporis.

Мѣстность, Localitas.

Мѣстный, Localis, *Topicus*.

Мѣсто, Locus, Sedes, *Topos*, *Chora*; (дѣтское) Placenta; болѣзни, Sedes morbi; болящее, L. affectus, L. dolens; прикладывать что къ болящему мѣсту, Loco dolenti superponere; м. вдавленное, *Empiesma*; воспаленное, Pars inflammata, *Epiphlogisma*; мѣсто, въ которомъ призрѣваются старики, *Gerocomium*; гдѣ употребляютъ потовую баню, *Pyriaterium*; гдѣ продаютъ теплые и горячiе напитки, *Thermopolium*; гдѣ сидятъ, Sedile; гдѣ собираются слушатели, Auditorium, *Acroaterion*; голое, *Psiloma*; для оживленiя или прохлажденiя, *Anapsycterium*; для потѣнiя, Sudatorium, *Hidroterion*; для стражи, *Phylacterion*; дѣтское, Placenta uteri, Secunda, Secundina; д. предлежащее, P. praevia; д. содержащееся какъ будьто въ мѣшечкѣ, P. ut. incystata; приросшее, P. ut. adnata et retenta; ущемленная, P. ut. incarcerata; младенческое, з. дѣтское; мѣсто на лбу между бровями выше носа, Glabella; оцарапанное, *Schasma*; поврежденное ушибомъ или ударомъ, *Blamma*; раздраженное, *Erethisma*; разорванное, распоронное, *Rhacoma*; ровное, Planum; соскобленное, стертое, *Cnesma*; узкое, *Isthmus*; ушибленное затекшее кровью, *Pelidnoma*; для отведенiя нечистотъ, *Aphedron*; надутое, *Ecphysema*; на лобкѣ волосами покрытое, *Ephebeum*; общее чувствованiе, *Aestheterium*; погребальное для многихъ гробовъ, Sepulcretum; сохраненiя для неживыхъ животныхъ, *Zootheca*; Торричельевое безвоздушное, Vacuum Torricellianum.

Мѣстовидный, Placentiformis.

Мѣстоперемѣнятельный, Locomotorius.

Мѣстописательный, *Topographicus*.

Мѣстописанiе, *Topographia*.

Мѣстопребыванiе, Sedes; болѣзни, S. morbi; общее чувствительности, *Aestheterium*, Sensorium commune.

Мѣсяцъ, Mensis, *Men*.

Мѣсячникъ многолѣтнiй, Lunaria rediviva; однолѣтнiй, L. biennis.

Мѣсачное эчищенiе, з. Очищенiе мѣсячное.

Мѣсячный, Menstruus, Menstrualis, *Catamenius*, *Emmenios*.

Мѣхъ, *Cystis*; кожаный, *Ascos*; раздувальный, Follis, Uter, *Physa*.

Мѣшать, Turbare; смѣшать, Miscere (aliquid alicui rei, aliqua re, cum aliqua re), Immiscere aliquid alicui.

Мѣшечекъ, Folliculus, Utriculus, Sacculus, *Cystis*, *Perin*; гнойный, Vomica; г. брюшный, V. abdominalis; желчный, Vesica fellea; защечный, Thesaurus; мочевой (у нѣкот. млекопитат. живот.), *Allantois*; поясничный, Receptaculum chyli; преддверія круглый, II. 7209; пред. продолговатый, II. 7208; слезный, *Dacryocystis*, Saccus lacrymalis; травяяный желудочный, Scutum stomachicum; членосоединительный, Capsula articularis.

Мѣшечки (з. Мѣшечекъ), жирные, закожные, кожные, подкожные, сальные, Glandulae sebaceae, Sacculi adiposi; защечные, Thesauri; костомозговые, Sacculi medullares; слизистые, Sacci mucosi.

Мѣшечкообразный, *Saccodes*.

Мѣшечникъ американскій, Ceanothus americanus.

Мѣшечный, Saccatus.

Мѣшки подреберной плевы, Sacci pleurae.

Мѣшокъ, *Saccus*, *Cystis*; киловой или грыжевый, S. herniosus; кил. ложный, S. hern. succedaneus; кил. настоящій, S. hern. verus; для мошонки, мошоночный, Bursa scrotalis, Suspensorium scroti.

Мягкій, Mollis, Lenis, Lentus, *Pladaros*, *Malacos*, *Malacus*; быть мягкимъ, Mollere; дѣлаться м. смягчаться, Mollescere; умягчать, Mollire.

Мягкокрылый, *Malacopterus*.

Мягкость, Mollities, Laxitas, Mollitia; артерій чрезмѣрная, *Malacosis* arteriarum; внутренностей, Mollities viscerum; желудка, *Malaxis* ventriculi, *Gastromalacia*; костей, Malacosis s. Mollities ossium; мозга чрезмѣрная, M. cerebri, *Encephalomalacia*; мышецъ чрезмѣрная, M. musculorum, *Myomalacia*; нервовъ чрезмѣрная, M. nervorum, *Neuromalacia*; ногтей, Mollities unguium; сердца, *Malaxis* cordis, Emollitio cordis, *Cardiomalacia*; тканей тѣла неестественная, чрезмѣрная, *Malacosis*; чрезмѣрная венъ, M. venarum, *Phlebomalacia*; чрезм. волокнистыхъ перепонокъ, M. tunicarum fibrosarum; чрезм. легкихъ, M. pulmonum, *Pneumonomalacia*; чрезм. лимфатическихъ сосудовъ, M. vasorum lymphaticorum; чрезм. матки, M. uteri, *Hysteromalacia*; чрезм. пищепріемнаго горла, M. oesophagi; чрезм. серозныхъ перепонокъ, M. tunicarum serosarum; чрезм. сывороточныхъ перепонокъ, M. tunicarum serosarum, pituitosarum.

Мягченіе, Mollificatio, *Chaunosis*.

Мягчительный, Emolliens

Мякина, Acus (genit. aceris), Gluma.

Мякишъ, Mica; бѣлаго хлѣба, II. 880; подъ пальцами, *Stethos*.

Мякотный, *Parenchymatosus*.

Мякость, Pulpa, *Parenchyma*; зуба, зубная, Pulpa dentis, II. 9193; нервная, Pulpa nervea; сливная, черносливная, P. prunorum; тамариндская, P. tamarindorum; яблочная, P. pomorum.

Мясистый, Carneus, Carnosus, *Sarcodes*, *Eusarcos*; на обоихъ или на всѣхъ сторонахъ, I. 1116.

Мясишки, Carunculae; миртообразные, C. myrtiformes; роговой оболочки, C. corneae.

Мясишко, Caruncula; слезное, C. lacrymalis.

Мясникъ, Lanius, Lanio.

Мяснодонникъ, *Sarcobasis*.

Мясный, Carneus.

Мясо, Caro, *Creas*, (тѣла) *Sarx*; баранье, C. agnina; варенное, C. elixa; въ похлёбкѣ варенное, C. jurulenta; дикое (въ ранахъ и язвахъ), C. luxurians, increscens, supercrescens, excrescens, eminens; зарожденіе, образованіе, наращеніе таковаго мяса, *Sarcophyia*, *Ecsarcosis*, *Hypersarcosis*; дикое мясо въ нёбѣ свиней, II. 8977; накожное, *Sarcodermus*; плода, *Sarcocarpium*; свинное, Caro suilla; сочное, съ похлебкою, Caro jurulenta; употребляющій мясо, *Creatophagus*; безъ мяса, *Asarcus*; состояніе сего, *Asarcia*; наростаніе тѣла мясомъ, *Hypersarcosis*.

Мясовидный, *Sarcodes*.

Мясоплодъ, *Sarcocarpium*.

Мясопроизводящій, *Sarcoticus*.

Мясородный, *Sarcoticus*.

Мясоѣденіе, *Creatophagia*.

Мясоѣдный, Carnivorus, *Sarcophagus*.

Мясоѣдъ, *Creatophagus*, *Sarcophagus*.

Мясоястіе, з. Мясоѣденіе.

Мясцо, Caruncula.

Мята, Mentha, M. sativa; англійская, M. piperita; водяная, M. aquatica; дикая, M. spicata, rotundifolia; душистая, M. crispa; желтая, Conyza squarrosa; зеленая, M. viridis; кошечья, Nepeta, N. cataria; круголистная, M. rotundifolia; кудреватая, кудрявая, M. crispa;

лѣсная, M. sylvestris; осенняя, M. cervina; перечная, M. piperita; полевая, M. arvensis; простая, содовая, M. gentilis; сердечная, M. Pulegium; темнобурая, M. cervina; ушковая, M. auricularia; широколистная, M. rotundifolia.

Мятлина, Poa.

Мятлина, Мятлинка, Мятловка, Arundo Calamagrostis.

Мяхунка, Physalis Alkekengi.

Мячикъ, Мячь, з. Мяхунка; желтыч, Acorus adulterinus.

Мячъ, Pila, *Sphaera*; Героновъ, P. Heronis;

Н.

Наблюденіе, Observatio, Inspectio, *Scope*, *Horasis*; набл. и изслѣдованіе (болѣзни), *Phaenomenoscopia*; точное, *Teresis*; языка, *Glossoscopia*.

Набожность, Religiositas.

Наборъ, Apparatus; анатомическій, A. anatomicus; иньекціонный, A. injectorius; инструментовъ, орудій, A. instrumentorum; хирургическій, A. chirurgicus.

Навалъ, Incubus.

Наведеніе, Inductio.

Навзничь, Supine; навз. лежащій, Supinus.

Наводненіе, Inundatio.

Навозный, Stercorarius.

Наволочка, Indusium.

Навосчить, воскомь натирать, Incerare.

Навыкъ, Assuetudo.

Нагій, Nudus, *Gymnos*.

Нагнетъ отъ сѣдла, Attritus ab ephippio.

Нагноеніе, Suppuratio, *Pyesis*; внутреннее состава, *Hydrarthrus* purulentus; внутреннимъ нагноеніемъ страждущій, *Empyos*; н. въ глазныхъ камерахъ, *Hypopyon*; въ головѣ, *Cephalopyosis*; въ мочевомъ пузырѣ, *Cystidelcosis*; въ подвертлюжномъ сѣдалищномъ составѣ, Abscessus ischiadicus; въ почкахъ, *Nephropyosis*; въ слезныхъ органахъ, *Dacryopyosis*, D. purulentus; въ членосоединеніяхъ, *Arthropyosis*; глазныхъ вѣкъ, *Mydesis*; въ груди, *Empyesis*; имъ причиняемый, *Empyeticus*; грудей, титекъ, *Mastodynia apostematosa*; грудобрюшной, преграды, *Empyema diaphragmatis*; какого либо органа, *Pyosis*; лобной пазухи, *Metopantralgia* suppuratoria; мочеточниковъ, *Ureteropyosis*; на груди, *Masthelcosis*; на краяхъ вѣкъ, *Blepharophthalmia* ulcerosa; на пупкѣ, *Empyomphalus*, E. purulentus; на титькѣ, *Masthelcosis*; поверхностное на роговой оболочкѣ *Helcydrion*; плевы подреберной, *Pleuropyesis*; подъ черепомъ, *Hypocranium*; весьма сильное нагноеніе, S. maxima; предстоящее, S. futura; приводить н. въ созрѣніе, споспѣшествовать нагноенію, Pus s. suppurationem movere, p. maturare, p. citare; производящій н., къ нему принадлежащій, *Diapyeticus*; скрытое, S. condita; умѣренное, S. mediocris; опасаться, нагноенія, Metus est suppurationis; перейти въ нагноеніе, Suppurare, In pus verti.

Нагнутый назадъ, Supinus.

Нагостебельникъ кермесокрасный, Cynomorium coccineum.

Нагота, Nuditas.

Награда, Praemium; врача, *Iatrion*; за пользованіе, *Sostrum*; за разрѣшеніе отъ беремени, *Maeiotron*; за сохраненіе здоровья, за спасеніе, *Sostrum* или *Sotrum*.

Нагрудникъ, Pectorale; наложеніе его, *Thorexis*.

Нагрѣваніе, Calefactio, *Thermasia*.

Нагрѣвать, Tepefacere; не много, Tepidare.

Нагрѣтое, Calefactum, *Thermasma*.

Надбрюшный, *Epigastricus*.

Надвиганіе костей черепа, I. 2210.

Надглазный, Supraorbitalis.

Надглотка, *Epiglottis*.

Надгортанноязычный, *Glossepiglotticus*.

Надежда, Spes; н. еще не оставляетъ, S. superest; малую н. имѣть, S. ei est in angusto; никакой нѣтъ н., Nihil spei superest; подавать надежду, Spem afferre, ostendere, Securitatem polliceri (о болѣзни); хорошую н. имѣть, In bona spe esse.

Надключевый, Supraclavicularis.

Надкрыліе, имъ снабженный, *Coleopterus*.

Надлистовый, Suprafoliaceus.

Надлопаточный, Suprascapularis.

Надмеваніе, надменіе, Inflatio, Intumescentia; живота, ж. отъ вѣтровъ, *Meteorismus*; истерическое, *Pneumatosis hysterica*; кожи, P. externa.

Надменность, Arrogantia, Superbia.

Надменный, Superbus.

Надобность, Necessitas.

Надочный, Supraorbitalis.
Надпереносье, Glabella.
Надпись, Inscriptio; объ употребленія прописанныхъ лекарстъ, Signatura.
Надростокъ, *Epiphysis*.
Надрѣзаніе, Incisio, *Schasis*.
Надрѣзанный, Incisus, Laciniatus.
Надрѣзъ, Lacinia.
Надувать, Inflare.
Надуваться, Tumere, Turgere.
Надутіе, Inflatio, Inflatus; болѣзненное, *Zymosis*.
Надутливость, з. Надутость.
Надутость з. Надутіе и Вздутіе; брюха, отъ вѣтровъ у рогатаго скота и овецъ, *Tympanites* ruminis.
Надутый, Inflatus, Tumidus, Ventricosus, *Physodes*, *Pneumatodes*; быть надутымъ, Turgere, Tumere.
Надшулятникъ, *Epididymis*.
Наждакъ, Lapis Smiridis.
Наженный, *Epigynus*.
Нажиманіе, Pressio.
Названіе, Nominatio, *Onoma*; по имени, Nomenclatio, Nomenclatura.
Наземный, *Epigaeus*.
Называніе, з. Названіе.
Наиболѣе, Summum, Ad summum.
Найденышъ, Infans expositus.
Накапываніе, Накапаніе, Instillatio, Stillicidium, *Embrocatio*.
Накапывать, накапать сверху, Instillare super.
Накильникъ, *Amma*, Bracherium.
Накладка соломинная, Thorulus.
Наклоненіе, Inclinatio, Inflectio, Inflexio; магнитной стрѣлки, I. acus magneticae; матки, Flexio uteri, *Metrocampsis; Hysteroloxia*; м. кпереди, *Hysterol.* anterior; кзади, H. posterior; къ той или другой сторонѣ, H. lateralis; н. (больнаго) спиною, *Anaclisis*.
Наклоненный, Declinatus; Inflexus; *Clinoides*.
Наклонность, Inclinatio; къ — (предрасположеніе), Praedispositio; Proclivitas; *Schesis*; наклоненіе таза, Inclinatio pelvis.
Наклонять, Inclinare, Vertere, Convertere; назадъ, Resupinare, Reflectere.
Наклоняться, Se inclinare, Inclinari, Spectare, Tendere.
Наклоняющійся на обѣ или на всѣ стороны, *Amphitropus*.
Наковальня, Incus, genit. incudis.
Наколотіе объ гвоздь, Ungulae punctura.
Наколѣнница (veter.), II. 10706.
Накопленіе, Congestio, *Pleroma*; воды въ полостяхъ костей, *Hydrosteon*; воды въ тѣлѣ, *Hydatosis;* воды и воздуха въ маткѣ, *Hydrophysometra;* вѣтровъ въ клѣтчатой плевѣ брюшныхъ внутренностей, II. 5113; гнилыхъ жидкостей, *Pladarosis*, *Pladaroma*; гноеподобной жидкости въ глазѣ, *Hypopium* spurium; гнойное брюшное или въ брюхѣ, Ascites purulentus; грудное, въ груди, грудной полости, *Empyema* verum, *Pyothorax*, *Pyosis* pectoris; имъ причиняемый, *Empyeticus*; н. г. мнимое въ груди, Emp.-simulatum; гноя вокругъ какой либо части тѣла, *Peripyema*; въ брюшной полости, *Pyocoelia*; въ глазѣ, *Hypopion*; въ глазѣ отъ перелоя, *Hydrophthalmus gonorrhoicus*; въ глазѣ послѣдственное, *Hypopyum* secundarium; н. гноя въ клѣтчатой плевѣ брюшныхъ покрывалъ, II. 4603; въ маткѣ, *Pyometra*; въ мошонкѣ, *Empyocele*; въ передней промежности грудной преграды, *Empyema* sternale; въ сердечной сумочкѣ, Emp. pericardii; между грудною плевою и мышцами, Emp. intercostale; гноя содержащагося въ мошонкѣ особ. въ легкихъ, *Pyocystis*; въ брюшной полости, *Pyocoelia* saccata; н. въ какой нибудь жидкости въ мѣшечкахъ подреберной плевы, *Pleurorrhoea*; крови въ головѣ, *Encephalalgia plethorica*; кр. въ груди, *Plethora* pectoris; кр. въ животѣ, *Physconia* sanguinea; кр. въ легкихъ, *Asthma* sanguineum; кр. въ маткѣ, *Hysteralgia* plethorica; кр. въ сосудахъ, *Haemostasia*; въ сосудахъ задняго прохода, *Proctalgia* sanguinea; кр. или другихъ жидкостей между мозговыхъ перепонокъ, *Meningorrhoea*; собственно створожившейся крови выступившей въ клѣтчатую плеву, *Thrombus*; причиняемый накопленіемъ, напр. воды, соковъ, *Synathroesticus*.
Накопляться, стекаться, сливаться въ одно мѣсто, Confluere, Contrahi, Coire; въ брюхѣ кровь накопилась, In ventrem sanguis confluit.
Накорникъ, Ramentum.
Накостникъ, *Hyperostosis*.
Налагать, Imponere alicui aliquid.
Налепестный, *Epipetalus*.
Наливаніе, Infusio, *Enchysis*; венъ, Chirurgia infusoria.
Наливка, Infusum spirituosum baccarum; также: Infusum вообще; водяная, I. aquosum; листу александрійскаго или сенны слабительная, I. 12217; спиртная, I. spirituosum.
Наливко-отваръ, з. Настой-отваръ.
Налимъ, Gadus Lotus.
Налистникъ, *Coleophyllum*.
Налистный, *Epiphyllus*.

Намазка, Illitus; для рта, Litus oris.
Намазывать, Inungere, Illinere, Inducere super—.
Наметъ мозжечный, Tentorium cerebelli.
Намѣреніе, Intentio, Mens, *Scopus*, *Noema*.
Нападеніе, Impetus; болѣзни, Impetus, *Paroxysmus*, Insultus (morbi).
Напалокъ (сшитый изъ кожи), Integumentum pollicis.
Наперниковый, *Coleoptilatus*.
Наперникъ, *Coleoptilon*.
Наперстокъ, Digitale; шитый изъ кожи, Integumentum pollicis; красный (раст.), Digitalis purpurea; употребляемый при врачеваніи переломленныхъ или вывихнутыхъ пальцевъ (у Гип.), *Saura*; Штейновъ (для дѣтскихъ плевъ), Pertusorium Steinii.
Наперстянка, Digitalis, D. purpurea.
Напечатлѣніе, Impressio.
Напившійся, з. Пьяный.
Напитки горячительные, спиртные, спиртовые, хмѣльные, Spirituosa, *Polyphora*; причиняемый злоупотребленіемъ ихъ, *Methysticus*.
Напитокъ, Potatio, Potus, Potio; приготовленный изъ ячной крупы, *Ptisana*; пріятный, *Sorbethum*; состоящій изъ вина и меду или сахару, *Propoma*; принимать въ видѣ напитка, Per potionem sumere.
Наплодіе, *Epicarpidium*.
Наплодникъ, *Epicarpidium*.
Наполненіе, Completio, *Plerosis*; воздухомъ, *Empneumatosis*; матки кровію, *Haematometra*; новымъ существомъ, *Anaplerosis*.
Наполненное, *Pleroma*.
Наполненный, Plenus, Repletus, Impletus.
Наполнить, Implere.
Напоръ, Congestio; жидкости (или крови) къ другой части, *Rhope*; крови, C. sanguinis; сочувственный, C. consensualis.
Направленіе, Directio; звуковъ на душу, *Tonopsychagogia*; косвенное, *Loxotes*; сходящееся, D. convergens.
Направленный къ наружи, *Ectropicus*.
Напряженіе, Intentio, Nisus, *Entonia*, *Syntasis*; болѣзненное, не естественное дѣтороднаго уда съ болью судорожное, *Priapismus*, *Mentulagra*; съ похотью, *Satyriasis*; имъ страждущій, *Priapodes*; венъ, Varix; н. весьма сильное, *Hypertonia*; силъ, духа сильное, отъ того происходящій, *Entonicus*; жизненное, Turgor; жилъ, имъ причиняемый, *Cirsicus*; клитора болѣзненная, *Mentulagra*; кожи, II. 8948; к. у новорожденныхъ или дѣтей вообще, *Scleriasis* neonatorum; дѣтороднаго уда, Erectio penis; д. сильное, *Rhopalismus*; сильнымъ напряженіемъ причиняемый, *Entonicus*; н. силъ, Intentio virium; сильное, чрезмѣрное душевной силы, *Parathymia*, *Psychentonia*; симъ причиняемый, отъ того происходящій, *Entonicus*, *Psychentonicus*; н. части, произведенное растяженіемъ другихъ частей, напр. опухолью, *Syntasis*; чрезмѣрное, *Hypertonia*, *Paratonia*.
Напряженный, Intensivus, *Entonicus*; къ переди, *Emprosthotonus*; чрезмѣрно, *Hypertonus*.
Напутникъ, Calla palustris.
Напухлость, Inflatio, *Zymosis*.
Наращеніе, Incrementum; дикаго мяса, имъ причиняемый, *Sarcophymaticus*; костяное или на кости, *Exostosis*; костное (на кости) дѣйствительное, ограниченное, *Exostosis* vera; кост. (на кости) неограниченное поверхностное, *Hyperostosis*; матки мясное (чрезмѣрное), *Hypersarcosis* uteri; мозолистое болѣзненное, *Pseudoceratoma*; мясное, Caruncula; песчано-каменистое, *Tophus*; роговое, Ceratiasis; рог. болѣзненное, *Pseudoceratoma*; *наращенія угловатыя известковыя, Nodi calcarii.
Нарвалъ обыкновенный морской, Narvallus vulgaris.
Нардъ, Nardus, Lavandula Spica; горній, N. montana; Индѣйскій, Andropogon Nardus; Spica indica; трава, Nardus celtica.
Наркисъ, з. Нарциссъ.
Наркотинъ, *Narcotinum*.
Народный, Popularis.
Народъ, Populus, *Demos*.
Наростокъ, Epiblastus (Bot.).
Нарость (з. также Наросты), Excrescentia, Processus, *Apophyas*, *Ecphyma*, *Phyma*; болѣзненный или естественный, *Ecphysis*; бузинный, Tremella Auricula; воздушный (клубъ), Mola ventosa; волокнистый, *Pseudonoma*; въ легкихъ жирный, *Steatoma* pulmonum; въ мозгѣ, *Encephalophyma*; вѣкъ шелковицеобразный, *Angiectasia* palpebrarum; губчатый, *Mycosis*, Fungus spongiosus, *Myxosarcoma*; жирнокостный, *Osteosteatoma*; на деснахъ, *Epulis*; известковый (клубъ), Mola calcarea; каменистый въ мошонкѣ, *Porocele*; кожи мозолистый, *Porus*; костяный, *Exostosis*; Nodus osseus; костяный вновь образовавшійся, Новый, *Ostoma*; кост. дѣйствительный, настоящій, Ex. vera; ложный, Ex. spuria; имъ причиняемый,

Exostoticus; к. большой, *Hyperostosis*; к. въ глазной впадинѣ, I. 8894; к. въ составѣ, *Osteophyma* articulare; к. мясовидный, *Osteosarcoma*; к. съ видимыми кровоносными судами, *Haematexostosis*; кровавый (клубъ), Mola cruenta; наростъ малый, *Phymation*; матки мясный, *Sarcoma* uteri; мозольный, Callus; мешечный медовый, *Meliceris*; мягкій костнный, *Tophus*; мясистый, Caruncula, *Myxosarcoma* (клубъ), Mola carnea; мясный, *Sarcoma*, *Sarcosis*; м. (клубъ), Mola; при имѣющемся младенцѣ, *Epicyema*; мясный малый, *Thymion*, *Hyposarcosis*; мясный, малый на твердой оболочкѣ глаза, *Hypercromax*; м. на деснахъ, *Epulis*; м. на спинѣ, *Rhachiophyma*, Nasta; м. подъ языкомъ, *Sarcoma* linguale; м. (клубъ) похожій на виноградную кисть, Mola vesicularis; м. рукава матка, Excrescentia vaginae; м. твердый, *Sclerosarcoma*; наростъ на глазѣ, *Ophthalmophyma*; на губѣ, *Cheilophyma*; твердый, Ch. saccatum; (круглый) на деревѣ, на костяхъ, *Gongros*; на ногтѣ, *Oncophyma*; около задняго прохода твердый (венерическій), *Condyloma*; ноздроватый въ составахъ, Fungus articuli; въ заднемъ проходѣ похожій на мясо, Marisca haemorrhoidalis; пузырчатый (клубъ), Mola hydatidea; слизистый, *Myxosarcoma*; (клубъ) сухожильный, Mola tendinosa; тучный, *Lipoma*; чешуймясистый, *Lepidosarcoma*; яичка мясохрящеватой, *Orchiosarcocele*; на наростъ похожій, *Phymatodes*.

Наросты (з. Наростъ); безобразные на краяхъ глазныхъ вѣкъ, *Pachyblepharon*; въ заднемъ проходѣ, Tubercula ani; *Condylomata*; грибовидные, Excrescentiae fungosae; за ушами большія, кто таковыя имѣетъ, *Satyrias*; зернистые на глазныхъ вѣкахъ, *Sycosis* palpebrarum; имѣющій н., *Phymatias*; костяные, Tumores ossei; кровавые, кровоотдѣлительные, Tubercula haematostacta; маленькіе на роговой плевѣ, *Epanastemata*; матки мясные, Excrescentiae uteri; мязистыя, Excrescentiae carnosae; мясные въ мочевомъ пузырѣ, *Ischuria* sarcomatica; м. похожіе на фиговую ягоду, *Sycoma*; сочковидные около задняго прохода, *Condylomata* papillaria; на краяхъ глазныхъ вѣкъ, *Tarsophyma*; на ногтяхъ, *Pterygium*, P. unguis; накожныя, Excrescentiae cutaneae; венерическое, любострастные, мясные, твердыя около задняго прохода, *Condylomata*, C. venerea; похожіе на фигу, *Condylomata* ficosa; н. полипообразные въ кишечномъ каналѣ, Mola intestinorum, Colica polyposa; полипообр. въ маткѣ, *Cercosis* interna; п. въ мочевомъ пузырѣ, *Ischuria sarcomatica*; соединительной плевы мясные и жирные, Papulae conjunctivae; страждущій наростами, *Phymatias*; твердые находимые въ сѣменныхъ пузыркахъ, *Spermolithus*; узловатые на соединительной перепонкѣ, *Apanaestemata*.

Нарощеніе, з. Наращеніе.

Наружный, Externus, Exotericus, Extrinsecus.

Наружность, Species, Forma; тѣла, Habitus corporis.

Нарушеніе, Violatio, Vitium.

Нарциссъ, Narcissus; бѣлый, N. poeticus; дикій, луговый, обыкновенный простый, Pseudonarcissus; желтый, N. Jonquilla.

Нарываніе, Suppuratio.

Нарывать (накопленіе гноя въ какой нибудь части), Abscendere (pus) in parte; перейти въ нагноеніе, Suppurare, In pus verti; нарываетъ, образуется нарывъ, Pus abscendit.

Нарывъ, Abscessus; брюшный, A. abdominis; внутренній, A. internus; наружный, A. externus; воспалительный, A. *phlegmonodes*; въ глоткѣ, A. *pharyngis*; въ железѣ, A. *adenosus*; въ животѣ, *Coeliopyosis*; отъ того происходящій, *Coeliopyoticus*; н. въ задницѣ, заднемъ проходѣ, A. ani, *Proctalgia apostematosa*; въ кишкѣ, *Enterelcosis*; въ легкихъ, *Pneumonapostema*, *Pyocystis*, II. 12111; имъ причиняемый, *Pneumonapostematicus*; въ маткѣ и рукавѣ ея, *Leucorrhoea* purulenta; въ печени, *Hepathelcosis*; въ почкахъ, A. renum; въ роговой оболочкѣ, A. corneae; въ селезенкѣ, *Splenelcosis*; въ срамно-проходной промежности, A. perinaei; въ сѣдалищномъ составѣ, A. ischiadicus; въ челюстной пазухѣ, I. 97; глаза наружный, I. 86; грудной, груди, A. pectoris, *Mastodynia apostematosa*; грудобрюшной преграды, *Diaphragmapostema*; дыхательнаго горла, A. trachealis; дѣйствительный, A. verus; железы предстательной, A. prostatae; задняго прохода, A. ani; конгестивный, A. symptomaticus congestivus; кости, костяный, Spina ventosa; каловый, A. stercoreus; критическій, A. *criticus*; кровавый, A. sanguineus, *Haemataposlema*; лобной пазухи, I. 96; лимфатической, A. lymphaticus; ложный, A. spurius, *Pseudaposlema*; между заднимъ проходомъ и дѣторороднымъ удомъ, A. perinaei; мозга, мозговый, A. encephali, *Encephalelcosis*, *Encephalalgia* purulenta; миндалеобразныхъ железъ, A. tonsillarum; молочный переносный, A. lacteus metastaticus; молочный въ женскихъ грудяхъ, A. lacteus mammarum; мочевый, A. urinosus; мошонки, A. scroti; на головѣ, *Cephalopyosis*; настоящій, A. verus; неограниченный, A. diffusus; ограниченный, A. circumscriptus; около поясничной мышцы, A. lumbalis; пасочный, A. lymphaticus; паховый, A. inguinalis; первообразный, A. *idiopathicus*; переносный, A. *metastaticus*; печени, печеночный, въ печени, *Hepatapostema*, A. hepatis; подреберной перепонки, *Pleurapostema*; подъ черепомъ, *Hypocranium*; почекъ, A. renum; поясничный, A. lumbalis; припадочный, A. *symptomaticus*; происходящій отъ переноса молока, A. lacteus; слезнаго мѣшечка, *Dacryocystalgia apostematosa* s. exulcerata; слезной железы, *Dacryoadenalgia apostematosa*; слезный, *Dacryops* purulentus; слизистыхъ сумочекъ, A. bursalis; содержащій гной; смѣшенный съ каломъ, A. stercoreus; состава, I. 68; сывороточный, A. lymphaticus; титекъ, *Mastodynia apostematosa*; привести н. въ созрѣніе, Maturare abscessum; вскрыть, разрѣзать н., Abscessum aperire s. incidere; нар. разрывается, A. erumpit, aperitur; н. созрѣваетъ, A. maturescit; способствовать созрѣнію его, Pus movere.

Нарычникъ, з. Порычникъ.

Нарѣзъ, Incisura.

Нарѣчіе, *Dialectus*.

Насиліе, Violentia, *Bia*; отъ н. происходящій, *Biasticus*.

Насильно, Violenter; н. произведенный, Violentus.

Насильный, Violentus.

Насильственный, Violentus.

Насильство, з. Насиліе.

Насильствованіе, з. Изнасилованіе.

Наскучившійся жизнію, Satur vitae.

Наслѣдственный, Haereditarius.

Насморкъ, *Coryza*, *Catarrhus* narium s. nasi s. nasalis, *Rheuma*; вонючій, злокачественный, *Ozaena*; гнойный, C. purulenta; золотушный, C. scrophulosa; мокротный, C. pituitosa; овецъ, I. 4641; отъ глистъ происходящій, C. verminosa; простудный, C. catarrhalis; сухой, C. sicca; съ отдѣленіемъ худаго гноя, C. virulenta; текучій, *Coryza*, *Phlegmatorrhagia*; венерическій, C. *gonorrhoica*; удушливый, Catarrhus suffocativus; хроническій, *Blennorrhinia*; чахоточный, Catarrhus *phthisicus*.

Насосецъ, *Siphunculus*, *Sipho*; анатомическій, S. anatomicus; Анелліевъ, S. Anellianus; для вспрыскиванія, иньекціонный, S. injectorius; малый, *Siphunculus*, *Sipho* parvus; мѣдный, оловяный, серебренный, S. orichalceus, stanneus, argenteus; ушный, *Syringa* auricularis.

Насосъ, *Antlia*; водоподъемный, всасывающій, A. aspirans s. suctoria; воздушный, A. *pneumatica*; грудной, молочный, титечный, A. lactea; сжимающій, Machina comprimens, condensatoria; слезный, *Dacryosyrinx*.

Наспинный, Dorsalis.

Наставленіе, Institutio, Eruditio; писать правильно рецепты, I. 2530.

Настаиваніе, Infusio.

Настое-отваръ, Infuso-decoctum.

Настой, Infusio, Infusum; въ теплѣ, Digestio; водяной, I. aquosum; горячій, I. calidum; настой-отваръ, Infuso-decoctum; спиртный, I. spirituosum; холодный, I. frigidum.

Настойка (з. также Тинктуры и Капли), Infusio, Infusum, Tinctura; Амбры, II. 10253; ароматическая, ароматная, T. aromatica; а. кисловатая, II. 10263; бакаутная, II. 10318; б. амоніяковая, II. 10306; бакаутной смолы, T. guajaci; бакаутнолетучая, II. 10306; бак. спиртная, II. 10307; балдріана, T. valerianae; балдр. спиртно-летучая, II. 10352; балдр. эфирное, II. 10351; бальсамная или бальзамическая десенная, II. 10304; б наружная, II. 10269; фіалкіева, II. 10270; бараней травы, T. arnicae; бедренцовая, T. pimpinellae; белены, T. hyoscyami; бобровая, T. castorei; б. эфирная, II. 10279; винокаменная, T. kalina; водо-ревенная, II. 10336; водяная, T. aquosa; вонючая, спиртноамміаковая, II. 10264; гвоздичка, II. 10301; горечавки или горечавочная, T. gentianae; г. сложная, II. 10303; горькая, T. amara; горькоревенная или ревенная горькая, II. 10335; дурнаго духу, II. 10265; желѣзная Клапротова, II. 10295; жел. спиртносольная, II. 10296; желѣзовязкая, II. 10247; желѣзокислая, желѣзощелочная, II. 10298; желѣзокрѣпительная, II. 10350; желѣзояблочная, II. 10297; змѣевничная, T. serpentariae; золототысячная, II. 10285; зубная, T. odontalgica; ирная составная, II. 10273; искуственнаго мскуса, II. 10322; іодиновая, T. iodinae; іод. эфирная, II. 10312; кантаридная, T. cantharidum; каскарильная, T. cascarillae; катеху, T. catechu; квассійная, T. quassiae; козявки семиточечной, II. 10287; колоцинтная, T. colocynthidis; коричная, T. cinnamomi; кудряваго волчеца, II. 10276; лавандная, Т. lavandulae, II. 8589; лакмусовая, Т. heliotropii; лаковая, Т. laccae; лаководяная, Т. l. aquosa; лаколожечная, II. 10315; лакоспирная, II. 10316; мауна, Т. valerianae; м. простая, II. 10353; м. спиртноамміаковая, II. 10352; м. эфирная, II. 10351; морсколуковая или морскаго лука, Т. squillae; мскусовая, Т. moschi; наперсточной травы, Т. digitalis; н. т. простая, II. 10293; н. т. эфирная, II. 10291; опійная или опія, Т. opii; оп. винная, II. 10330; оп. съ камфорою, II. 10327; оп. простая, II. 10329; оп. спиртноамміаковая, II. 10327; шафранная, II. 10328; остросурьмянная, Т. kalina; перувіанскаго бальзама, II. 10268; полынная, Т. absinthii; померанцовая, II. 10289; померанцовъ, Т. aurantii; п. не зрѣлыхъ, II. 10267; прострѣльной травы, Т. aconiti; сложная, II. 10249; противувенерическая фалькова, II. 10259; ревенная, Т. rhei; рев. винная, II. 10339, 10340; р. составная, II. 10336; розовая, Т. rosarum; р. кисловатая, II. 10342; росноладонная, Т. benzoës; р. составная, Т. B. composita; сабинная составная, II. 10343; сабурная, Т. aloës; сабурносоставная, II. 10251; сажи (винная), Т. fuliginis; сенеги, Т. senegae; сенная (александрійской) сложная, II. 10347; синяя, Т. heliotropii; слабительная, проносная, Т. cathartica; смирны, Т. myrrhae; соку японскаго, Т. catechu; солекислаго или соленокислаго желѣза, или с. ж. спиртная, II. 10296; сосновая, Т. pini; с. сложная, составная, Т. p. composita; спирторевенная, II. 10338; сурьмоцелочная, II. 10256; сурьмянная, Т. antimonii; сурьм. Теденова, II. 10257; уксусокислаго желѣза, уксусокисложелѣзная эфирная, II. 8556, 10295; хины или хинхиная, Т. chinae; х. простая, II. 10284; сложная или составная, II. 10283; чернильныхъ орѣховъ, Т. gallarum; черносурьмянная, II. 10255; черночемеричная, Т. melampodii; чилибушная, II. 10324; шафранная, Т. croci; испанскаго перца, II. 10275; испанскихъ мухъ, Т. cantharidum; Шталіева щелочножелезная, II. 10319; ялапная, Т. jalappae; янтарная, Т. succini.

Настойки спиртныя, Tincturae spirituosae.

Настоящій, Verus, Genuinus.

Настоятельный, Urgens.

Настурцій, Nasturtium, Tropaeolum majus.

Насыпать, Inspergere.

Насыщать, Satiare, (aliquem aliqua re) Implere, Saturare.

Насыщеніе, Satietas, Saturatio.

Насѣдникъ, одноколосный, Ephedra monostachia.

Насѣканіе, Scarificatio, Incisio, Schasis, Encharaxis; глубокое, Cataschasma; поверхностныхъ сосудовъ глаза, *Ophthalmoxysis.*

Насѣкомое, Insectum, Entomon; совершенное, Declaratum.

Насѣкомыя, Insecta; двукрыльныя, Diptera; накожныя, I. cutanea; окаменѣлыя, Entomolithus; полужесткокрилыя, Hemiptera; происходящій отъ нихъ, Entomicus.

Насѣченіе, з. Насѣканіе.

Насѣчка, з. Насѣканіе.

Натиреніе, Infrictio, Anatripsis, II. 1903.

Натро-гидратъ, Natrum hydratum.

Натрій, Natrium; осѣренный, сѣрнистый, Sulphuretum sodae, N. sulphuratum; хлористый, N. chloratum.

Натръ, Natrum; азотно-кислый, N. nitricum; амміяко-фосфорнокислый, II. 1895; борнокислый, N. boracicum; бурокислый, съ винокаменнымъ кислымъ кали, I. 12529; винокаменнокислый, I. 12535; винокислый, I. 12535; двууглекислый, II. 1896; жидкій, ѣдкій, I. 8176; селитрокислый, N. nitricum; синельнокислый, N. borussicum; сѣрнокислый, N. sulphuricum; углекислый, N. carbonicum; кристаллизованный, II. 1900; уксусокислый, N. aceticum; фосфорнокислый, N. phosphoricum, N. chloratum; ѣдкій, N. causticum, II. 1903; Натуга, Tenesmus; частая и сильная (къ изверженію низомъ), Chesia; испражненіе низомъ производится только натугою или жиленіемъ, Alvus nisi coacta non reddit.

Натуги, Dolores; послѣ родовъ, I. 7571; потрясающіеся, D. conquassantes; предвѣщательныя, предвѣщающія, D. praesagientes; предуготовляющія, D. praeparantes; родовъ, D. ad partum, D. parturientium; род. слабыя, D. ad part. debiles; истинныя, настоящія, собственныя, I. 7567.

Натужница (veter.), Tumor suffraginosus.

Натура, Natura, Physis; животная, Zootes.

Натурализмъ, Naturalismus.

Натуралистъ, *Physiosophus*, *Physiophilosophus.*

Натуральный (по самой природѣ), естественный, Naturae conveniens; правильный, Naturalis, Normalis; натурально, Ad naturam, Secundum naturam.

Натягиваніе, Intentio, *Spasis*; болѣзненное, напр. вѣка, *Anaspasis*; насторону, неправильное. *Paratonia*

Натягивать, Tendere, Intendere.

Натягивающій, *Syntaticus*.

Натянутый, Intentus, Intensus, *Tetanus*, *Syntonus*.

Наука (з. также Ученіе), Ars, Doctrina, Scientia; аптекарская, A. *pharmaceutica*, *Pharmacia*; ветеринарная, A. veterinaria, *Zooiatrica*; ветер. рукодѣльная, *Zoochirurgia*; врачебная, Medicina, Ars medica, *Anthropiatrica*; къ ней относящійся, *Iatrotechnicus*; невѣдущій въ ней, *Aniatrologetos*; н. врач. о человѣкѣ (въ противуположности ветеринарной наукѣ), *Anthropotherapia*; естественная, *Physica*; медицинская, з. врачебная; нравственная, *Philosophia* moralis; о бинтахъ, *Desmologia*; о болѣзнахъ, *Nosologia*; о болѣзняхъ животныхъ, *Zoonosologia*; о болѣз. обонянія, *Osmonosologia*; о болѣз. растеній, *Phytopathologia*; о болѣз. человѣка, *Anthropiatrica*; о броженіи, *Zymotechnia*, *Zymologia*; о вкусѣ, *Aesthetica*; о внутренностяхъ, *Splanchnologia*; о воздухѣ, *Aërologia*; о воздушныхъ явленіяхъ, *Meteorologia*; о втираніи лекарствъ, *Anatripsilogia*; о вѣтрахъ, *Anemologia*; о горномъ дѣлѣ, *Orognosia*; о душевныхъ болѣзнахъ, *Psychiatria*; о душѣ, *Psychologia*; о дѣтородныхъ частяхъ, *Aedoeologia*; о естественномъ мѣстѣ растеній, *Phytotopologia*; о естествѣ и отравленіяхъ животнаго тѣла, *Physiologia*; о естествѣ человѣческомъ, *Anthropologia*; о железахъ, *Adenologia*; о животнорастеніяхъ, *Zoophytologia*; о жизненныхъ явленіяхъ, *Zoophaenomenologia*; о жизни, *Biologia*; о жизни и законахъ растеній, *Phytonomia*; о животноорганической жизни, *Zoonomia*; о законахъ образованія кристалловъ, *Crystallonomia*; о закон. образов. или жизни человѣка, *Anthroponomia*; о зак. природы, *Physionomia*; о зарожденіи костей, *Osteogenia*; о золотухѣ или зобѣ, *Adenochoeradologia* (Plouquet); о зрѣніи и свѣтѣ, *Optica*; о кишечныхъ железахъ, *Enteradenologia*; о костяхъ, *Osteologia*; о к. свѣжихъ, O. recens; о к. сухихъ, O. sicca; о кристаллахъ, *Crystallologia*; о кровоносныхъ сосудахъ, *Angiologia*; о лекарствахъ для животныхъ, *Zoopharmacologia*; о лекар. для человѣка, *Anthropopharmacologia*; о леченіи болѣзней, *Therapia*; о леч. болѣз. рогатаго скота, *Buiatrica*; о леч. зубныхъ болѣзней, *Odontotherapia*; о мірѣ, *Cosmologia*, *Cosmonomia*; о мышцахъ, *Myologia*; о мышечномъ мясѣ, о мягкихъ частей тѣла; о мясистомъ волокнѣ, *Sarcologia*; о неорганическихъ тѣлахъ, *Anorganologia*; о нервахъ, *Neurologia*; о парѣ, *Atmologia*; о перевязкахъ, *Desmurgia*; о повальныхъ болѣзняхъ, *Epidemiologia*; о повальн. болѣзн. животныхъ, *Epizoonosologia*; о погодѣ, *Meteorologia*; о превращеніи чего либо въ кость, *Osteogenia*; о признакахъ, *Semiologia*, *Semiotica*; о продолженіи жизни, *Macrobiotica*; о произведеніи (металлическихъ, химическихъ, или хирургическихъ) изслѣдываній, *Docimatasiologia*; о происхожденіи животной жизни, *Zoogonologia*; о пропорціяхъ одинакихъ между собою частей человѣческаго тѣла, *Anthropometria*; о птицахъ, *Ornithologia*; о равновѣсіи воздушныхъ тѣлъ, *Aërostatice*; о равновѣсіи тѣлъ, *Statica*; о разрѣзываніи, разсѣченіи на частицы, *Anatomia*; о растеніяхъ, *Phytologia*; о родахъ смерти, *Thanatologia*; о родотвореніи человѣка, *Anthropogenesis*; о свойствахъ атмосферы, *Atmosphaerologia*; о свойствахъ воздуха, *Aërodynamica*; о силѣ или способности лечить зобы посредствомъ прикосновенія къ нимъ руками, *Adenochirapsologia*; о смерти, *Thanatologia*; о смѣшеніи тѣла, *Craseologia*; о сосудахъ, *Angiologia*; о сотвореніи міра, *Cosmogenia*; о сохраненіи здоровья, *Hygiena*; о строеніи тѣла человѣческаго, въ противуположности практической анатоміи, *Anatomia* speculativa; о сухожильныхъ растяженіяхъ, *Aponeurographia*; о характерѣ, Ars characteristica; о хирургическихъ лекарствахъ, *Acologia*; о человѣкѣ, *Anthroposomatologia*; о членораздробленіи, *Anatomia*; о явленіяхъ жизни, *Zoonophaenomenologia*; объ артеріяхъ, *Arteriologia*; объ измѣреніи ископаемыхъ, *Oryctometria*; объ изслѣдываніи ископаемыхъ, *Oryctognosia*; объ ископаемыхъ, *Oryctologia*; объ искуственномъ образованіи губъ, Ars *chelioplastica*; объ орудіяхъ (хирург. и проч.), *Organologia*; объ узловыхъ мохахъ, *Bryologia*; скотоврачебная, Ars veterinaria; Н. сочинять правильно рецепты, I. 2530; умственная, *Logica*; любящій науки, упражняющійся въ наукахъ, Studiosus; происходящій отъ многаго занятія науками, *Philomathicus*; трудное пониманіе правилъ къ наукамъ относящихся, *Bradylogia*.

Нафта, Aether, Naphtha.

Находиться, быть, существовать, Esse, Adesse, Versari; быть, чувствовать себя здоровымъ, Bene se habere;

Valere; быть не здоровымъ, Male se habere.

Нацвѣтаніе, *Epanthema.*

Начала (з. также Вещества), з. Начало; воротной вены, II. 6383; естественныя, Principia naturalia; жизни, Elementa vitae; нервовъ, Radices nervorum; основныя, Elementa.

Начало, Principium, Origo, Initium, *Arche*; артерій, Origo arteriarum; болѣзни, P., Initium morbi; венъ, Origo venarum; всеоживляющее, *Pambioma*; вяжущее, P. adstringens s. *Scytodepsicum*; гальваническое, P. galvanicum; горючее, *Phlogiston*; горькое, P. amarum, *Picromel*; горькое-экстрактивное, II. 5491; дубильное, P. adstringens, Taninum; животное, P. animale; жизненное, P. vitae; заразительное, Contagium; красящее (крови), Placenta sanguinis; лихорадочнаго приступа, *Episemasia*; мышицы, Origo musculi; нерва, Origo nervi; ногтя, Radix unguis; животное пахучее, Materia odora animalis; первое чего нибудь, Rudimentum; сжимающее, P. adstringens; слюнное, P. salivale; урильное, *Uricum*; флогистическое, *Phlogiston*; экстрактивное, P. extractivum; электрическое, P. electricum; явленія болѣзни, *Episemasia*.

Начальникъ врачей въ государствѣ, *Archiater*.

Начальный, Originalis.

Начатки, Principia, Rudimenta, Molimina.

Начатокъ, Principium; зародыша, Rudimentum foetus.

Начинать, Incipere, Inchoare, Initium capere, Initium accipere ab —; болѣзни начинаются, Morbi inchoantur; нѣкоторыя лихорадки начинаются жаромъ, нѣкоторыя холодомъ, а нѣкоторыя ознобомъ, Aliae febres a calore incipiunt, aliae frigore, aliae ab horrore; само собою начинать, Per se incipere; начинающійся, Incipiens.

Нашатыръ, Ammoniacum (s. Ammonium) muriaticum; перечищенный, чистый, I. 1078; съ мѣдью, I. 6719; тайный Главберовъ, I. 1032.

Наяды, Najades.

Неаполитанскій, Neapolitanus.

Небесно-синій, Coelestino-coeruleus.

Небесный, Coelestinus.

Неблагодарность, Ingratia.

Небо, plur. небеса, небесъ, Coelum, *Uranus*; (во рту) Palatum, *Hyperon, Uriniscos*; къ нему принадлежащій, *Hyperoicus*; костяное, P. osseum; ясное, *Eudia*.

Небогобоязненность, Irreligio.

Неболящій, Sine dolore, Dolore carens, *Anodynus*.

Небрежность, Negligentia; происходящій отъ небрежности, *Ameleticus*.

Невареніе желудка, *Apepsia*, Indigestio.

Невареный, Crudus, *Omos*.

Невещественность, Immaterialitas.

Невещественный, Immaterialis.

Невзрачный, Inconspicuus.

Невидимость, Invisibilitas.

Невидѣніе въ близи, *Presbyopia*.

Невинность, Innocentia, Integritas.

Невкусный, Insipidus.

Невоздержаніе, Evagatio, Luxuria.

Невоздержность, Excessus.

Невозможность, Impossibilitas; н. больному прямо сидѣть (по слабости) въ постелѣ, *Adynamia* (у древн.).

Невозмужалый, Impuber, *Anebus*.

Невральгія, *Neuralgia*.

Невредный, безвредный, Innoxius, Innocens.

Неврологія, *Neurologia*.

Невѣдѣніе, Ignorantia.

Невѣдущій, Inscius, Insciens, Ignorans (alicujus rei), *Idiota*.

Невѣжа, з. Невѣжда.

Невѣжда, Rudis, Imperitus, *Idiota*.

Невѣжество, Ignorantia, Ruditas.

Невѣсомый, Imponderabilis.

Невѣста, Sponsa; *Nympha*; (взрослая дѣвица) Virgo matura, Puella tempestiva.

Негибкій, Inflexibilis.

Негибкость состава, *Ancylosis*; членовъ, *Acampsia*.

Негладкій, Asper, Scaber.

Негніючій, Негніющій, *Aseptos*.

Негніючка, Thuja; суставчатая, Th. articulata.

Негніюшка, Taxus baccata.

Негной, з. Негніюшка.

Негодный, Nequam.

Негодяй, Nequam.

Негръ, *Aethiops*; бѣлый, *Leucaethiops*.

Недавній, Recens, *Neos*.

Недвижимость состава или сочлененія, *Ancylosis*, *Anchylosis*; тѣла, *Ancyle*; челюстей, A. maxillarum.

Недоваренный, Subcrudus.

Недовѣріе, Diffidentia.

Недокисленный, *Oxydulatus*.

Недокись, *Protoxydum*; мѣдная, Cuprum oxydulatum.

Недомоганіе, Недоможеніе, з. Нездоровье.

Недонашиваніе, Abortus.

Недопускать, отвращать, Prohibere, Providere.

Недоставать, Deficere, Deesse.

Недостатокъ, Vitium, Defectus, *Nosus*; боли при родахъ, *Anodinia*; позыва къ совокупленію, *Anaphrodisia*; вкуса, *Ageusia*, *Ageustia*; воды, *Hydroporia*; волосъ, *Atrichia*; въ чемъ, въ позывѣ, жаждѣ, и т. п., *Anepithymia*; глазъ, *Ophthalmosteresis*; глазъ совершенный, *Apophthalmia*, *Apophthalmos*; дѣятельности, *Anergia*; жажды, Defectus sitis; желчи, *Acholia*, *Oligocholia*; жидкости, *Anydria*; жизненнаго дѣйствія, *Azoodynamia*; запаха, *Anosphrasia*; н. (всякой) зрѣнія, *Pseudoblepsia* (у Галена); испарины, *Adiapneustia*; истеченія, *Arrhoea*; крови, *Anaemia*, *Exaemia*, *Haemaporia*, *Oligaemia*; страждущій такимъ н., *Anaemicus*; лимфы, Alymphia; матки, *Metrosteresis*; молока въ грудяхъ, *Agalactia*; мѣсячнаго очищенія, *Amenorrhoea*; натуральнаго отверстія, Atresia; носа, Defectus nasi; носовыхъ хрящей, II. 7893; обонянія, *Anosmia*, *Anosphrasia*, Olfactus obtusus; одной или болѣе частей тѣла, *Lipomeria*; органической, Vitium organicum; отдѣленія мочи, *Anuria*; питавія совершенный, *Pantatrophia*; раздражимости, *Anerethisia*; пота, *Anidrosis*; силъ, *Anenergia*; скрытый, Affectio occulta; слезъ, *Adacrya*, *Oligodacrya*; слизи, *Amyxia*, *Oligoblennia*; слины, *Aptystia*, *Oligosialia*; имъ причиняемый, *Sialaporicus*; имъ страждущій, *Aptystus*; н. совершенный губъ, *Achelia*; соковъ, *Oligochymia*; становой жилы, *Amyelia*; харкотины, *Aptystia*; чувства осязанія, *Anaphia*; языка, *Aglossia*; язычка, Defectus uvulae; причиняемый недостаткомъ, *Aporus*.

Недостаточествующій, Недостающій, *Eclipticus*.

Недотрога, Impatiens; желтая, I. Nolitangere.

Недотыка, з. Нетронь меня.

Недоуздокъ (повяска), Capistrum.

Недугъ (з. Болѣзнь, Немочь), Morbus.

Недѣйствительный, Inefficax, Spurius.

Недѣйствующій, Anenerges.

Недѣлимое, Individuum, *Monas*.

Недѣлимый, Individuus.

Недѣля, *Hebdomas* (genit. hebdomadis), Septimana.

Недѣятельность, Inertia, Torpor, *Atonia*, *Aergia*, *Anergia*, *Anenergesia*; сердца, Torpor cordis.

Недѣятельный, *Anenerges*.

Нежаждущій, *Adipsus*, Torpidus.

Неженатый, Innuptus, Innubus, Coelebs, *Agamus*.

Незабудка, Myosotis, M. arvensis; репейчатая, Echinospermum Lappula.

Незабудочка, з. Незабудька.

Незабудь меня, з. Незабудка.

Независимый, Absolutus; независимо, Absolute.

Незаконный, Illegitimus.

Незалупа, *Phimosis*; воспалительная, Ph. *phlegmonodea*; врожденная, Ph. puerilis; настоящая, Ph. vera.

Незамужная, Innupta; дѣвушка, Puella innupta.

Нездоровый, Invalidus, Morbidus, Insaluber, Inutilis, Alienus, Valetudinarius, Gravis; бытъ не здоровымъ, Male (se) habere.

Нездоровье (хворость), Aegritudo, Sensus aegritudinis, Valetudo incommoda, Invaletudo, Invalentia.

Незнаніе, Ignorantia, *Agnoea*.

Незнать, Ignorare.

Незнающій, несвѣдущій, Rudis, Imperitus, Ignarus (alicujus rei), Insciens, Inscius.

Незрѣлый, Crudus, Immaturus, *Omphax*, *Omos*.

Неизбѣжно, Absolute.

Неизвѣстный, Ignotus, Incognitus, Obscurus, Inscitus, Incompertus, Incertus.

Неизлечимый, Insanabilis, Immedicabilis; быть неизлечимымъ, Insanabilem esse, Sanari non posse, curationem non recipere.

Неизмѣняемость (болѣзнь), *Catalepsis*.

Неименованный, *Anonymus*.

Неистовство, Furor, *Mania*.

Неистовствовать, Saevire, Furere.

Неистовый, Furiosus, Furibundus, Furens.

Неистощимость, *Acamasia*.

Некленъ, I. 183; татарскій, Acer tartaricum.

Некраснорѣчіе, *Aglossia*.

Некривой, Rectus.

Некрологъ, *Necrologus*.

Некромантія, *Necromantia*.

Некрѣпость, Infirmitas.

Нектарникъ, *Nectarium*.

Нектарохранилище, *Nectarotheca*.

Нектарочистилище, *Nectarilyma*.

Нектаръ, *Nectar*.

Некусанный, *Adectus*.

Некусающій, *Adectus*.

Нелѣпость, Ineptia.

Нелюдь, нелюдимъ, Misanthropus.

Нелюмбо красивое, Nelumbium speciosum.

Неметодическій, *Amethodus*, *Amethodicus*.

Немилосердіе, Immisericordia.

Немногій, Paucus, *Oligos*.

Немногоцвѣтный, Pauciflorus.

Немочь, Немощь (з. болѣзнь), Morbus, Valetudo adversa, Affectus; англійская (veter.), *Rhachitis meseraica*; бедротазная, Coxitis; брюшная гнойная, Ascites purulentus; брюш. мочевая, Ascites urinosus; брюш. или чревная кровавая, A. cruentus; вертлужная, *Ischias*; вѣтренная, *Tympanites*; в. брюшной полости, T. abdominalis; в. отъ гнилости, *Pneumatosis septica*; в. травматическая, P. *traumatica*: дѣвичья, *Chlorosis*, *Parthenios*; къ ней принадлежащій, *Chloroticus*; блѣдная во время возмужалости, *Cachexia* pubertatis; блѣд. отъ внутрь вогнанной чесотки, *Cachexia psorica*; б. отъ недостатка мѣсячнаго кровотеченія, *Cachexia* menostatica; б. у женщинъ и дѣвицъ, C. feminea; у мужчинъ, C. virilis; живота вѣтренная, *Pneumatosis*; кожи вѣтренная, *Pneumatosis* externa; маточная, *Hysteria*; падучая, *Epilepsia*; падучая скоротечная, *Eclampsia*; раменноплечевая сочленная, *Omarthrocace*; сочленная, *Arthrocace*; сочл. бедротазная, *Coxarthrocace*; черная, *Melaena*; *Epilepsia*; ч. ложная, M. spuria; ч. притворная, M. simulata; немочь сочленная, *Arthrocace*; соч. бедротазная, *Coxarthrocace*; сочл. раменно-плечевая, *Omarthrocace*.

Немощный, Debilis, Infirmus, Imbecillis, Morbidus.

Немощь, з. Немочь.

Ненависть, Invidia, Odium, Abominatio, *Misos*; къ женщинамъ, *Misogyneia*; ненавистникъ жениться, *Misogamus*; н. женщинъ, *Misogynus*; отъ того происходящій, *Misogynicus*; н. къ людямъ, *Misanthropia*.

Ненаполненный, *Aplestos*.

Ненастоящій, Adulterinus, Larvatus, Nothus, Spurius.

Ненасытимость, з. Ненасытность.

Ненасытность, Insatiabilitas, *Addephagia*, *Aplestia*.

Ненасытный, Insatiabilis, *Aplestos*.

Необдѣланный, Rudis, Scaber.

Необмока, Adiantum.

Необразованный, Informis.

Необрѣзанный, Praeputiatus.

Необузданность, Effrenatio.

Необходимость, Necessitas.

Неограниченный, Diffusus.

Неодинакій, Dissimilis.

Неодвообразный, Difformis.

Неодушевленный, Inanimalis, Inanimus, Inanimatus, Inanimans.

Неожиданный, Inexspectatus, *Paradoxus*.

Неопредѣленный, Indefinitus.

Неопрятность, Immunditia, *Acatharsia*.

Неопытность, Imperitia, Ruditas, *Apiria*.

Неопытный, Imperitus, Rudis.

Неорганическій, *Anorganicus*.

Неострый, *Adectus*.

Неотлупа, *Paraphimosis*.

Неохота къ coitio, *Anaphrodisia*.

Непарный, Impar, Dispar, *Azygos*.

Непахучій, Inodorus.

Непеременчивость, Inconstantia.

Неплодность, Sterilitas.

Неплотность, *Manotes*.

Неповоротливый человѣкъ, *Blitos*.

Неповрежденный, Illaesus, Integer, Inviolatus, Incolumis, *Soos*.

Неподвижимость, з. Неподвижность.

Неподвижность, Immobilitas; глаза судорожная, *Tetanus* oculi; зрачка, I. pupillae; поясницы, спины, *Rhachiorrheuma*; суставовъ, *Acampsia*; тѣла вообще, *Acinesia*; члена, *Orthocolon*; шеи, Obstipitas; шеи въ слѣдствіе насильственныхъ поврежденій, O. violenta; шеи судорожная, O. spasmodica.

Неподвижный, Immobilis, Stationarius.

Неподдѣльный, Genuinus.

Непогибъ, Aizoon.

Непозволенный, Illicitus.

Непоколебимость, Stabilitas.

Непокрытый, Intectus, Inopertus.

Неполный, Incompletus.

Непонятный, Incomprehensibilis, Incomprehensus.

Непорочность, Integritas, Castitas.

Непорченный, Integer.

Непорядочный, Inordinatus, *Atypicus*, *Atactos*.

Непосредственный, Indirectus.

Непостоянный, Inconstans, Vagus, Fugax.

Непостоянство, Inconstantia; погоды, Varietas coeli.

Непотребникъ, Nequam.

Непотребный, Nequam.

Непотребство, Nequitia, Nequities.

Непотѣвшій, *Anidrotus*.

Неправильность, *Anomalia*, Abnormitas, Enormitas, Aberratio, *Anomia*; зрачка, A. pupillae; зрѣнія, A. visus; произвольнаго мышечнаго движенія, *Cinoplanesis*.

Неправильный, Abnormis, *Anomalus*, Irregularis, Erraticus, Enormis, *Anomus*, *Amethodicus*, *Pseudos*.

Непредвидѣнный, Improvisus, Inopinatus.

Непредусмотрительность, Improvidentia, Imprudentia.

Непремѣнный, Absolutus; непремѣнно, Absolute.

Непрерывность, Continuitas, Perennitas.

Непрерывный, Continuus, Perennis.

Непрестанный, Continuus, Perpetuus.

Непривыкшій, Insuetus, Insolitus.

Непривычка, Insolentia, Insuetudo.

Непринадлежащій къ настоящему предмету, *Allotrius*.

Непристойность, Indecentia.

Непріязнь, Inimicitia.

Непроводники, Non conductores.

Непроззрачный, Impellucidus, *Adiaphanes*.

Непроизвольный, Involuntarius, Non voluntarius, sine voluntate, *Abulicus*.

Непроницаемость, Impenetrabilitas.

Непрямый, Indirectus.

Непьющій вина, *Abstemius*.

Неравенство, Неравность, Inaequalitas, *Anomalia*.

Неравный, Inaequalis, Impar, Dispar, Asper, *Anomalus*, *Trachys*.

Нерадивый, Iners.

Нерадѣніе, Inertia.

Нераздѣленный, Indivisus.

Нераздѣлимость, Individuitas, Individualitas.

Нераздѣлимое, Individuum.

Нераздѣлимый, Individuus, Individualis.

Неразлучный, Achoristus, Inseparabilis.

Неразмышленность, Incogitantia.

Нерастворимый, Insolubilis.

Нераченіе, Negligentia.

Нервный, Nervosus.

Нервъ, *Nervus*, *Neuron*; бедренный, N. cruralis; бедр. прибавочный, II. 2084; большаго берца, N. tibialis; большаго пальца ладонный, II. 2184; большаго пальца, тыльный, II. 2183; бродящій, N. vagus; верхней подъязычной кости, II. 2156; верхнечелюстный, II. 2150; Видіевъ, N. Vidianus; височный, N. temporalis; височ. глубокій наружный внутренній, передній, II. 2208; височный поверхній, II. 2209; вкусный, вкусу служащій, N. gustatorius; возвращающійся, N. recurrens, N. Vidianus; глаза движущій, N. oculi motorius; глазъ отводящій, N. abducens; глазный Виллизіевъ, II. 2165; глазной впадины, N. orbitalis; голенный, N. cruralis; гортанный верхній, II. 2146; возвращающійся, нижній, II. 2145; грудобрюшной преграды, N. phrenicus; двубрюшный, N. biventericus; жевательный, II. 6571; желчнаго пузыря, N. cysticus; запирательный, N. obturatorius; затылочный, N. occipitalis; зрительный, зрѣнію служащій, N. opticus; зубной, N. dentalis; зубный нижней челюсти, N. alveolaris; каменистый поверхній, II. 2179; клитора, N. clitorideus; краевый нижней челюсти, N. marginalis; крылонебный, крылоніобный, N. palatinus; крыльцовый, N. axillaris; ланитный, N. buccalis, buccinatorius; легочно-желудочный, N. vagus; лица, личный, N. facialis; личный, боковой, II. 2113; л. верхній, II. 2129; л. нижній, II. 2127; л. самый нижній или четвертый, II. 2127; л. средній или большой, II. 2128; лобный, N. frontalis; лоб. меньшій, N supratrochlearis; локтевой, N. ulnaris; л. перстный, II. 2122; л. подкожный, II. 2112; лопаточный, N. suprascapularis; лучевой, N. radialis; л. перстный, II. 2121; малоберцовый поверхній или передній наружный, II. 2178; м. подкожный, II. 2176; междукостянный голени, II. 2142; междуреберный, N. intercostalis; м. передній, N. splanchnicus; меньшій утробный, II. 2197; мужескаго дѣтороднаго уда верхній, II. 2172; мышицъ крылообразныхъ отростковъ внутренній, II. 2186; мышицы жевательной, II. 6571; мышковый, N. medianus; мягкій, N. mollis; надвертлюжный, N. ischiadicus; надлопаточный, N. suprascapularis; надочный, N. supraorbitalis; нижнечелюстный, II. 2149; носовоніобный, II. 2193; носовой, N. nasociliaris; ніобный, N. palatinus, II. 2185; н. большой, передній, N. palatinus anterior major; обонянію служащій, обонятельный, N. olfactorius; овальной дыры безименной кости, N. obturatorius; отводящій глазной мышковой наружный, II. 2162; очи движущій, N. oculimotorius; паховый, N. inguinalis; печеночный, N. hepaticus; поверхній малоберцовый, II. 2103; поверхній нерва средняго, II. 2202; п. шеи, II. 2200, 2203; подбородка, N. mentalis; подвздошно-паховый, II. 2173; подвзошно-подчревный, II. 2136; подзатылочный, II. 2138; подкожно-мышковый, II. 2155; подк. наружный, II. 2104; подкожный бедренный, II. 2105; подкожный внутренній, N. saphenus; п. внут. длинный, II. 2111; п. внутренній меньшій, II. 2112; п. длинный ладонный, II. 2116; п. задній длинный голени, II. 2115; п. задній нижней бедры, II. 2118; п. локтевый внутренній, II. 2112; п. наружный голенный, II. 2102; п. ноги передній, II. 2103; п. плечевый верхній, II. 2109; п. пл. средній, II. 2117; п. шеи, Subcutaneus colli; п. шеи верхній или средній, II. 2203; подошвенный внутренній, II. 2182; п. наружный, II. 2181; подочный, N. infraorbitalis; подъязычной, N. gustatorius; подъяз. кости, N. stylohyoideus; прибавочный, присоединяющійся Вилизіевъ, II. 2085; проходный, N. ischiadicus; сердечный большой, II. 2095; сердеч. верхній, II. 2096; серд. глубокій, II. 2095; серд. поверхній, II. 2096; серд. средній, II. 2095; скитающійся, N. vagus; слезной железы, N. lacrymalis; слуховаго прохода, II. 2151; слуховый, слышанію служащій, N. acusticus; собственно но́совый, N. ethmoidalis; составной, N. axillaris; сострадательный, N. patheticus; сочувственный большой, N. intercostalis; сочув. средній, N. vagus; срамный наружный, II. 2140; средній, N. medianus; страсть изъявляющій, N. patheticus; сѣдалищный, N. ischiadicus; сѣменный внутренній, II. 2194; сѣм. наружный, II. 2121; скуловой подкожный, II. 2201; троичный, II. 2188; тыльный внутренній, N. dorsalis internus; т. наружный, II. 2121; т. ноги наружный, N. dorsalis pedis exterior; улитки, N. cochleae; утробный верхній, II. 2198; утр. передній, N. splanchnicus; ушный задній, II. 2098; ушный передній, II. 2098; челюстно-язычный, II. 2156; челюстный верхній, II. 2150; челюстный нижній, II. 2149; чувствительный, N. vagus; шиловиднаго отростка или шиловидный, N. styloideus; ягодичный верхній, II. 2133; ягод. нижній, II. 2132; языкоглоточный, II. 2131; язычный средній, N. gustatorius.

Нервы, Nervi; н. артерій, N. arteriarum; большаго пальца, N. pollicares; брыжжечные, N. mesenterici; венъ, N. venarum; височные, N. temporales; возвращающіеся, N. recurrentes; глазныхъ вѣкъ, N. palpebrales; глазные, N. oculorum; глоточные, N. pharyngei; головные, N. encephali; гортанные, N. laryngei; грудные, N. pectorales; грудобрюшной преграды, N phrenici; лубные, N. labiales; дѣтородныхъ частей, N. pudendales; желудка, желудечные, N. ventriculi; желудочнаго исхода, N. pylorici; затылочные, N. occipitales; зубные, N. dentium; кишечные, N. intestinales; ключевые, N. supraclaviculares; крестцовые, N. sacrales; крыльцовые, N. axillares; ланитные, N. zygomatici, malares; легочные, N. pulmonales; личные, N. faciales; локтевые, N. ulnares; лопаточные, N. scapulares; лучевые, N. radiales; маточнаго рукава, N. vaginae; маточные, N. uterini; мочеваго пузыря, N. vesicales; мышечно-кожные, N. musculo-cutanei; мышецъ, N. musculares; мягкіе, N. molles; надключевыя, N. supraclaviculares; нижніе лопатки, infrascapulares; носовые, N. nasales; отводящіе, N. abducentes; очи движущіе, N. oculi motorii; паховые, N. inguinales; перстные, N. digitales; плечевые, N. brachiales; поверхностные, N. superficiales; подкожные, N. cutanei; подлопаточные, N. infrascapulares; подошвенные, N. plantares; подчревные, N. hypogastrici; почечные, N. renales; поясничные, N. lumbales; прибавочные, N. accessorii; раменные, N. axillares; рѣсничные, N. ciliares; сальничные, N. omentales; сердца, N. cordis; сложные, N. compositi; смѣшенные, N. mixti; сосудовъ, N. vasorum; спинные, N. dorsales; срамнопроходной промежности, N. perinaei; сѣменные, N. spermatici; таза, N. hypogastrici; туловища, N. trunci; тыльные, N. dorsales; утробные, N. splanchnici; ушные, N. auriculares; хребетно-мозговые, N. spinales; хребетные, N. dorsales, spinales; челюстные, N. maxillares; черепно-мозговые, N. encephali; шеи поверхніе подкожные, II. 2065; шейные, N. cervicales; язычные, N. linguales; нервовъ касающійся, Nervosus; къ нимъ относящійся, *Neuroticus*; происходящій отъ нихъ, *Neuricus*; тотъ, кто анатомически изслѣдываетъ или препарируетъ нервы, *Neurotomus*.

Неровность, з. Неравность.

Неровный, з. Неравный.

Нерожденіе, *Agenesia*.

Нерпа, Phoca vitulina.

Нерѣшимость, Haesitatio.

Нерѣшительный, неопредѣленный, Indefinitus.

Несвареніе пищи, Cruditates ventriculi, Indigestio.

Несваренный, Incoctus, Inconfectus, Crudus, Non coctus.

Несваримость пищи, Cruditates ventriculi.

Несвѣдущій, Незнающійся, Insciens, Inscius.

Несвѣжій, Vetus.

Нескромность, Immodestia.

Несмѣлость, Animi defectio.

Несмышленный, Stupidus.

Несносный, Intolerabilis.

Несовершеннолѣтній, Impubes.

Несовершенный, Imperfectus, Incompletus.

Несовершенство, Imperfectio, Vitium.

Несозрѣлость болѣзненной матеріи, Cruditas.

Несообразность между органическими отправленіями, Antipraxia; н. съ законами, *Anomia.*

Несообразный, Difformis; съ законами, *Anomus.*

Несоразмѣрность, Inaequalitas, *Anomalia.*

Несоразмѣрный, Impar, Inaequalis.

Неспособность, Impotentia; видѣть, *Ablepsia*; глотать, *Aphagia*; говорить, *Alalia*; кормить грудью, *Athelasmus*; къ жеванію, *Amasesis*; къ питью или глотанію, *Acataposis*; къ соитію или совокупленію, *Anaphrodisia;* чародѣйство, которымъ такая неспос. (завязываніемъ узловъ) будто причиняется, Nodatio; н. къ сосанію груди, *Athelasmus*; н. мущинъ къ совокупленію, Impotentia virilis; н. проглотить твердую пищу, Dysphagia solidorum; н. производить плодъ или раждать, *Acyesis*; н. узнавать синій цвѣтъ, *Acyanoblepsia.*

Неспособный, Неспособенъ, Inhabilis, Non aptus, *Achir*; къ продолженію жизни, *Abiotus, Abioticus.*

Несправедливость, Injustitia, Injuria.

Неспѣлый, Immaturus, *Anoricus, Anorus.*

Нестаниха (простонар.) такую произвесть, з. Связываніе магическое снурковъ.

Нестройный, *Anorganicus.*

Несходный, Dissimilis.

Несчастіе, Calamitas, Fortuna adversa, *Dya*; причиняемый н., *Dyepathicus.*

Нетерпимость благоуханія, *Osmodysphoria.*

Нетерпѣливость, Нетерпѣніе, Impatientia; большая въ болѣзняхъ, *Dyspathia.*

Нетронутый, Неиспорченный, Intactus.

Нетронь меня, Impatiens, Nolitangere.

Неуваженіе иностранныхъ лекарствъ и. т. д., *Exoticudenia.*

Неудержаніе мочу, Incontinentia urinae, *Anischuria, Enuresis*; во снѣ, въ ночное время, *Enuresis* nocturna; отъ механическихъ причинъ, E. mechanica; параличное, E. paralytica.

Неудобоваримый, *Dyspepticus,* Gravis, Difficilis, Quod aegre concoquitur.

Неудобство, Difficultas.

Неудовольствіе, Molestia.

Неумѣренность, Excessus, Immoderantia, *Ametria*; въ пищѣ и питіи, Luxuria; въ физической любви и чрезмѣрное употребленіе горячихъ напитковъ, Excessus in Venere et Baccho.

Неумѣренный, Ingens, Immodicus, *Perissos.*

Неупотребительный, Obsoletus.

Неусыпность, Gnavitas.

Неутомимость, *Acamasia.*

Неутрализація, *Neutralisatio.*

Нефороща, Нефорощъ, Нефорощь, Artemisia judaica; бѣлая, A. pontica.

Нефть, Naphtha, Petroleum; Aether (з. Эфиръ); бѣлая, II. 2695; густая, Maltha; красная, II. 2697; черная, II. 2696.

Нехвороща, Нехворощь, з. Нефороща; полевый, Artemisia camphorata.

Нехотѣніе, Nolentia.

Нечестность, Inhonestas.

Нечетный, *Azygos.*

Нечистота (з. также нечистоты), Immunditia, Impuritas, *Acatharsia*, *Rhyparia*; испражняемая низомъ, Faeces, Stercus; зубная, Spurcities dentium; кишечнаго канала въ кровавомъ поносѣ, *Syrma*; первыхъ путей, *Gastricismus*, *Rhyparia*; ею причиняемый, *Rhyparus*; сырая въ желудкѣ, Cruditates ventriculi; съ многими нечистотами, Faeculentus.

Нечистоты (з. Нечистота), Sordes; въ желудкѣ или желудка, S. ventriculi; гнилыя, S. putridae; желчныя, S. biliosae; готовыя къ изверженію, S. mobiles; верхомъ, II. 8276; низомъ, II. 8275; неготовыя еще къ изверженію, S. immobiles; мнимыя, S. simulatae; первыхъ путей, S. viarum primarum; воздымающіяся вверхъ, II. 8279; осаждающіяся внизъ, II. 8271; скрытыя, S. larvatae.

Нечистый, Impurus, Immundus, Sordidus, *Acatharsus*, *Rhyparus;* весьма, Faeculentus, *Syodes.*

Нечувствительность, Stupor, Insensibilitas, *Apathia, Anaesthesia, Narcosis*; мѣстная, *Meranaesthesia*; нервовъ, *Neuroblacia.*

Неядѣніе, Abstinentia (a cibo), *Anaristesis.*

Неэлектрическій, *Anelectricus.*

Нива, Ager.

Нивонросль, Gramen.

Нивникъ, Chrysanthemum leucanthemum.

Нижайшій, Infimus.

Нижнечелюстный, Inframaxillaris.

Низверженіе, Praecipitatio.

Низвергъ, Praecipitatum.

Низвислый, Nutans.

Низдавленіе, Depressio; бѣльма, D. cataractae.

Низкій, Humilis.

Низомъ изверженіе, испражненіе низомъ, з. Испражненіе; испражненное низомъ, Faeces, *Aphodium*; испражняющій низомъ, *Hypacticus*; сильно дѣйствующій нанизъ, *Drasticus*, *Elaterius*; часто низомъ испражняюшій, Cacatorius.

Низсходящій, Descendens.

Низсхожденіе жизни, Revolutio.

Никандра, Nicandra.

Николаекъ, Chenopodium Botrys.

Нимфа, Nympha.

Нинзи, Нинзингъ, Нинзинъ корень индѣйскій, Sium Ninsi; американскій, II. 6492.

Нитеобразный, Filiformis.

Нитеподобный, Filiformis.

Нити имѣющій, носящій, *Comophorus.*

Нитка, Нить, Filum, Filamentum, Linum, *Acia*; нитку въ иглу вдѣть, Filum in acum conjicere; шелковая, F. sericeum; вощеная, I. 1422.

Нитникъ, Filaria (глиста).

Ниточка сочная (въ растеніяхъ), *Paraphysis.*

Ниточки, Fibrillae; нервныя, F. nervorum.

Нитчатка мединская, глистая, Filaria medinensis.

Нитчатый, Filiformis.

Нить, з. Нитка; жизни, Filum vitae; морская, Laminaria buccinalis.

Нитяный, Filamentosus.

Ничего, Ничто, Nihil.

Ніобно-язычный, *Glosso*-palatinus.

Новизна, Novitas; склонность къ новизнѣ, *Neoterismus.*

Новый, Novus, *Neos*; къ новому склонный, *Neotericus.*

Новолуніе, Interlunium, Prima luna.

Новомѣсячіе, з. Новолуніе.

Новопроизращеніе, Reproductio.

Новородившая, Puerpera.

Новорожденный, (Infans) recens natus, Neonatus, *Neognos*, *Neogonus.*

Новость, с. Новизна.

Нога, Pes (genit. —dis), *Pus* (genit. podos); собственно н., Pes extimus; волчья, Lycopus europaeus; гусиная бѣлая, Chenopodium album; выродочная, Ch. hybridum; ежевая, I. 6590; козья (инструм.) Pes capri, Pes equinus; львиная, Leontopodium; морской лошади, II. 4223; меньшая, II. 4224; мужеская (растеніе), II. 10688; ослиная, Erysimum Alliaria, Oenothera biennis; телячая (растеніе), Arum officinale; утиная, Anchusa sempervirens; босыми ногами ходить, Nudis pedibus ambulare; кто плоскую и широкую ногу имѣетъ, *Sarapus*; положить одну ногу на другую, Crura inter se implicare; имѣющій плоскую не выгнутую ногу, *Leiopus*; толкучій ногою (особ. у младенца во утробѣ матки), *Lax*; сопряженный съ болѣзненными припадками ногъ, *Podosymptomaticus*; съ выворотомъ ноги къ наружи, *Blaesopus*, *Blaesopodes*; съ одною ногою, *Monopus*, *Monopodius*; тотъ у кого ноги кривыя, особенно съ выворотомъ къ наружи, *Cylloepus*; тотъ у кого ноги искрывлены зміевидно, *Anguipes.*

Ноги, Pedes, Crura; искуственныя, Crura artificialia; опухшія, Pedes tumescentes.

Ногосѣменіе, *Podospermium.*

Ноготки, Ноготокъ, Calendula, C. officinalis; половый, C. arvensis.

Ноготь, Unguis, *Onyx*; болѣзненное измѣненіе или перерожденіе ногтей, *Onychexallaxis*; заворачиваніе, искривленіе ногтей на рукахъ и ногахъ, *Gryposis*, Curvatura unguis; закривленіе ногтя дуговидное, сжатіе ногтей, Arctura unguis; изліяніе крови или накопленіе гноя подъ ногтемъ, *Hyponychon*; недостатки (болѣзненные) ногтей, *Caconychia*; не произвольное грызеніе ногтей, Unguium morsiuncula in vita; отпаденіе ногтей, Lapsus unguium; происходящіи отъ ногтей, *Onychicus*; частица бѣлая полумѣсячная на ногтѣ, Lunula; ногти блѣдные, Ungues pallidae; обрѣзать ногти, Circumcidere ungues; н. обрѣзывающій, *Onychister*; ногти отпадаютъ, Ungues cadunt; подобный ногтю, *Onychodes*; причиняемый давленіемъ концевъ ногтей, *Acronychus*; изъязвленіе корня ногтей, *Onychia.*

Ногтевидный, *Onychodes.*

Ногтевица, *Onychia.*

Ногти, з. Ноготь.

Ногтоѣда, Panaritium, *Paronychia*, P. subunguis, II. 10362; сухая, II. 10367.

Ногтоѣдица, з. Ногтоѣда.

Ножечка, з. Ножка.

Ножечки, Forticula.

Ножичекъ бѣльмовый, Cultellus pro extractione cataractae, *Ceratotomus*, Scalpellus ocularius.

Ножка, Pediculus, Pedunculus, Podetium (Bot.); гусья (растен.), Chenopodium; наковальни длинная передняя, I. 6596; нак. верхняя или задняя или короткая, I. 6594; мужья (растеніе), Tubularia acetabulum.

Ножки, Pediculae, Crura; брюшнаго кольца, I. 6577; груднобрюшной преграды, I. 4301; мозга, Crura cerebri; большія, I. 6585; мозжечка, I. 6578; верхнія, I. 6579. 6584; заднія, I. 6583; нижнія, I. 6581; переднія, I. 6582; среднія, I. 6580; наковальни, Crura incudis; прямой мышицы брюха, I. 6588; птичьи малыя (растен.), Ornithopus; свода мозга, I. 6586; стремени, Crura stapedis.

Ножницы, Forfex (gen. —icis), *Psalis*; выгнутые, *Ancylotomus*; для обрѣзыванія ногтей, *Onychisterion*; кривыя, F. curva; маленькія, Forficula, *Psalidium*; пластырныя, повязочныя, F. vulgaris; прямыя, F. recta; инцизіонныя, F. scissoria; расширительныя, F. dilatatoria; съ пуговкою, F. capitata; тупоконечныя, F. obtusa, I. 9732.

Ножны, Vagina, *Culeus*, *Theca*, Ochrea (Bot.).

Ножъ, Culter; ампутаціонный, C. amputatorius; выгнутый, *Ancylotomus*; для операцій свища, *Syringotomus*; для произведенія разрѣза мочеваго пузыря, *Cystotomus*; для производства операціи камнесѣченія, *Lithotomus*; копытный, Culter ungularis; кривой, *Smile*; насѣкательный, Cultellus scarificatorius; обоюдный, обоюдоострый, *Amphismile*, Culter anceps; Поттовъ (для операціи свища), *Syringotomus* Pottii; Савиніевъ (для операціи свища), *Syringotomus* Savigny; скрытый, C. occultus; съ плоскою пуговкою, чечевичный, C. lenticularis; хирургическій, *Machaerion*.

Ноздреватость, Porositas; десенъ, *Stomacace*.

Ноздреватый, Cavernosus, Porosus, Spongiosus.

Ноздри, Aperturae nasi, *Rhin*; съ костяхъ, Cellulae ossium; наружнія переднія, Foramina nasi.

Ноздря, *Mycter*; наружная или передняя, I. 1977.

Ноздрякъ, Bovista; свинцоцвѣтный, B. plumbea.

Номенклатура, Nomenclatio; растеній, *Phytonymia*.

Нора, *Antrum*, Sinus, *Crypta*; слуховой кости, *Cochlea*.

Норица (veter.), Fistula gibberis.

Норка, Cella.

Нормальный, Normalis.

Норникъ моховой, Anthremus muscorum.

Норочки, Cellulae.

Норы въ костяхъ, Cellulae ossium.

Норычникъ, Норышникъ, Норычникъ водяный, Scrophularia, S. aquatica; углокоренный, шишковатый, S. nodosa.

Носатый, Naso, Nasutus, Nasatus.

Носикъ, Rostellum.

Носилки, Lectica, *Scimpodium*; носить въ носилкахъ, Aliquem lectica gestare.

Носило, з. **Носилки**.

Носокъ журавлиный, Geranium Robertianum.

Носологія, *Nosologia*.

Носорогъ Африканскій, Rhinoceros africanus.

Носъ, Nasus, *Rhin*, *Rhis*; имѣющій большой н., Naso; весьма узкій, *Rhinanchone*; вороновый, на него похожій, *Coracoideus*; искуственный, N. artificialis; малый, *Rhinarion*; остроконечный, Nares acutae; принадлежащій къ носу, *Rhinicus*; птичій, *Rhynchus*, Rostrum; хрящевой, Cartilagines narium, N. cartilagineus; въ носъ говорить, Loqui de nare, Nasitas, *Pselismus* nasitas, *Rhinophonia*; голосъ исходящій носомъ, Vox nasalis, *Mycterophonia*; держать что подъ носомъ, дать кому что нибудь понюхать, Offerre aliquid naribus; носъ залегъ, Nares clausae sunt; зудъ и щекотаніе въ носѣ, *Rhinocnesmus*; искуство возстановить потерю носа, *Rhinoplastica*; кровь (у него) течетъ изъ носа, Sanguis (ei) e naribus fluit, profluit, prorumpit, Sanguis per nares exit, effluit, erumpit; съ длиннымъ носомъ, *Macrorrhynchus*; тотъ, у кого носъ снизу плоскій а сверху сжатый, *Silo*, *Simus*, *Sillus*; состояніе таковаго носа (курносость), *Simitas*.

Ночеходство, Somnambulismus.

Ночницы, *Epinyctides*.

Ночной, Nocturnus, *Nycterinus*.

Ночь, Nox (genit. Noctis), *Nyx*; хорошая, N. levior; худая, N. tristior; ночью, Noctu, Nocte, De nocte; ночь и день или день и ночь (растен.), Melampyrum nemorosum; Convolvulus terrestris.

Ношеніе, Portatio, *Phore*, *Phoresis*.

Нравоученіе, Moralitas, *Philosophia* moralis.

Нравственность, Moralitas.

Нравъ, Animus, Mos, *Ethos*.

Нужда, Necessitas; недостатокъ, Indigentia.

Нужникъ, Phorica, Latrina, *Aphedron*.

Нѣдро, Sinus, Gremium, *Colpos*.

Нѣжность, Mollitia, Teneritas.

Нѣжный, Tener, Mollis, Femineus, Tenellus, *Abros*, *Ischnos*; нѣжнымъ дѣлаться, Tenerescere.

Нѣмота, Mutitas, *Cophoma*.

Нѣмый, Mutus, *Aphonus*, *Alalos*.

Нiобно-язычный, Glosso-palatinus.

Нюханіе, Odoratio, *Osphrasia*; табаку, I. 10901.

Нюхать, Naribus haurire aliquid, Odorari, Olfacere aliquid; дать что понюхать, Offerre aliquid naribus.

Няня, **Нянька**, Geraria, Infantium Comes s. custos s. curatrix.

О.

Оба, Ambo, *Ampho*, *Amphoterus*.

Обвертка, Involucrum.

Обверточка, Involucellum.

Обвертываніе, Circumvolutio.

Обвертывать, Involvere, Circumvolvere, Circumvelare, Obtegere, Circumdare.

Обвивальница заборная, Convolvulus sepium.

Обвиваніе, Circumvolutio; пуповины вокругъ шеи утробнаго младенца, *Periderаea*; симъ причиняемый, *Peridеraeos*.

Обвивающійся, Volubilis.

Обвиненіе, Criminatio, Accusatio; краснота отъ обв., Rubor criminati.

Обвислость, Relaxatio.

Обвислый, Flaccidus.

Обвойка, обвойникъ, Periploca, P. graeca.

Обвороженіе, Fascinatio, Incantatio, *Bascanum*.

Обвязать, перевязать, Circumligare, Deligare.

Обвязываніе, Ligatura.

Обезкисленіе, Desoxydatio.

Обезсилить, Enervare.

Обезьяна, Simia, Pithecus, Quadrumana; быкновенная, S. sylvanus.

Обеременениіе, Impraegnatio; вторичное, Superfetatio, Superfoetatio.

Обеременить, Gravidare, Gravidam facere s. reddere.

Обжиганіе, Ambustio, Calcinatio.

Обжога, Ambustio.

Обжора, Gula, Vorax.

Обжорливость, Voracitas, *Addephagia*, *Polyphagia*.

Обжорливый, *Polyphagus*.

Обжорство, *Polyphagia*.

Обзоръ, Prospectus, Conspectus, *Synopsis*.

Обида, Injuria, Offensio.

Обильный, Copiosus, Abundans, *Perissos*.

Обитатели жаркаго пояса, *Ascii*; земли, Terricolae; противулежащаго полюса, *Antoeci*; южнаго земнаго полушарія, *Antichthones*.

Обкладка, Armatura.

Обладаніе бѣсомъ, *Daemonomania*.

Облако, Nubes, Nebula, *Nephela*, *Nephos*; плавающее по срединѣ испражненной мочи, *Enaeorema*.

Облаковидный, Nubiformis.

Облачный, *Nephelodes*.

Облегченіе, Levamen, Levatio, Mitigatio; доставить кому о., Alicui esse levationi.

Облегчать, Levare, Relevare, Lenire, Mitigare, Molire, Solvere, Resolvere; боль, Sedare dolorem.

Облегчительный, Palliativus.

Обливаніе, Affusio, Impluvium, Perfusio; холодною водою, Perfusiones frigidae, Aquae frigidae perfusio, *Rhiptolusia*; употреблять о., Frigidis uti perfusionibus.

Обливать, Perfundere, Infundere; чѣмъ, Aliquid, Aliqua re perfundere; все тѣло обливать холодною водою, Per caput aliquem totum aqua frigida perfundere; голову, Caput aqua frigida perfundere, Aquam frigidam per s. super caput infundere.

Облогъ (Bot.) *Perithecium*.

Облупленіе кожи, Abrasio, Desquamatio cutis.

Облупить, Desquamare cortices, Detrahere cortices alicujus rei, Decorticare.

Обманчивый, Fallax, *Pseudos*, *Pseudaleus*.

Обманъ, Fallacia, Subreptio; зрѣнія, *Pseudoblepsia*; обоняния, *Pseudosphresia*;

осязанія, Fallaciae *hapticae;* чувствъ, F. sensus, Hallucinatio.

Обманывать, Обольщать, Fallere, Decipere, Frustrare, Frustrari, Imponere alicui.

Обманываться, Falli, Se frustrari.

Обмираніе (з. также смерть мнимая, *Asphyxia*, Mors apparens; апоплектическое удушливое, A. livida; новорожденныхъ, I. 3103; новорож. съ блѣдностію, I. 3104.

Обморокъ, Defectus s. Deliquium animi, *Lipothimia;* лошадей, Vesania equorum; въ сильномъ обморокѣ находящійся, *Syncopticus;* продолжительный, *Apopsychia;* сильный, *Syncope, Asphyxia* pallida; сильный съ блѣдностію у новорожденныхъ, I. 3104; скоропреходящій, *Lipopsychia;* смертельный, *Asphyxia;* въ о. насть, Linqui animo, Linqui, Animo defici; падаетъ въ о., получаетъ о., Animo deficit; причиняемый обморокомъ, причиняющій о., отъ его происходящій, къ нему склонный, *Lipothymicus, Syncopticus.*

Обморочиваніе, Fascinatio.

Обмываніе, Ablutio, Lotio, *Clysis;* холодное, *Psychrolusia.*

Обнажать, Nudare.

Обнаженіе, Denudatio, *Psilosis;* черепа, D. cranii.

Обнаруженіе, Manifestatio; жизни, M. vitae.

Обнять, Обьять, Содержать, Complecti, Amplecti, Comprehendere.

Ободосогнутый, *Gyrus.*

Ободочный, *Gyratus, Gyrus.*

Ободреніе, Incitatio, Impulsus, *Enthyma.*

Обоеполіе, *Hermaphroditismus.*

Обоеполый, *Androgynus, Hermaphroditus.*

Обожженіе, Ambustio.

Обожженіе, з. Обжиганіе.

Обойти, Миновать, Praeterire.

Оболакивать, Involvere.

Оболочка (з. также оболочки и перепонка), Involucrum, Membrana, Tunica, Induviae; артерій внутренняя, II. 10750; а. клѣтчатая, II. 10752; а. мышечная, II. 10751; арт. наружная, II. 10749; бѣлая, бѣлочная, Conjunctiva; венъ внутренная, II. 10760; венъ внѣшняя, II. 10756; в. клѣтчатая, II. 10756; внутренняя, *Endopleurum;* водная зародышева, внутренняя зародышева яйца, *Amnion;* внѣшняя з. яйца, *Chorion;* возгривая, II. 551; ворсоватая, покрывающая тонкія кишки, II. 10763, также: *Peristroma;* глазная, M. oculi; глазная озорочковая, прозрачная роговая, сквозная, Cornea; г. сѣтчатая, Retina, *Amphiblestroides;* г. твердая, *Sclerotica;* железъ, Tunica glandulae; желудка (и кишекъ) внутренняя, II. 10763; ж. внѣшняя, II. 10757. ж. ворсоватая, II. 10763; ж. мышечная, ж. мясистая, II 10768; ж. нервная, II. 10770; ж. общая, 10757; ж. сосудистая, II. 10770; ж. четвертая, II. 10763; зародышевая кишкѣ подобная колбасообразная, *Allantois;* зародышеваго яйца, Tunica ovi; кишекъ клѣтчатая третія, II. 10761; концеобразная, I. 8893; ликосоставная, *Choroidea;* ложная, *Pseudomembrana;* маленькая, Membranula; мозга или мозговая, Membranae cerebri, *Meninx, Epicranis;* жосткая твердая, Dura mater; м. паутинная, Membr. *arachnoidea;* м. тонкая, Pia mater; мокротная, Membrana mucosa; мочеваго пузыря внутренняя, II. 10764; морщиноватая, II. 10764; м. п. мышечная, II. 10753; м. п. нервная, II. 10771; м. п. общая, II. 10758; м. п. первая, II. 10771; м. п. слизистая, II. II. 10764; м. п. сосудистая, II. 10771; мясистая, II. 526; нервная, *Perineurion;* н. глаза, Retina; озорочковая, T. transparens; околосердечная, *Pericardium;* паутинная, *Arachne;* п. становой жилы, II. 2346; пищепріемнаго горла внутренняя, II. 10764; п. г. ворсоватая, II. 10762; п. г. мохнатая, II. 10762; п. г. клѣтчатая, II. 10755; п г. мышечная, II. 10767; п. г. мясистая, II. 10767; п. г. нервная, II. 10755; п. г. сосковатая, II. 10762; п. г. сосудистая, II. 10755; п. г. третія, II. 10755; п. г. четвертая, II. 10762; (глаза) прозрачная, T. transparens; пр. стекловиднаго тѣла, *Hyaloidea;* радужная, *Iris;* роговая, Cornea; накопленіе гноя ногтеподобное между пластиночками ея, *Onyx;* рогов. обол. слишкомъ выпуклая, *Hyperkeratosis;* слизистая, Memb. s. Tunica mucosa; совокупляющая, соединительная, Conjunctiva; сосудистая (глаза), *Choroidea;* сосуд. зародышева яйца, *Chorion;* сосуд. нервная, II. 11290; с. мягкая тонкая мозга, Pia mater; сухожильная, *Aponeurosis;* сухож. шейныхъ позвонковъ, I. 2189; сѣтчатая, Retina; хорообразная, *Choroidea;* яицъ бѣлочная шулятная, II. 10748; ягодочная; ягодѣ подобная, Uvea, Tun. *rhagoides;* яйца шулятная, II. 10748; яичка и сѣменнаго канатика общая, II. 10773; языка влагалищная поверхностная, *Periglottis.*

Оболочки, з. Оболочка; венъ, Tunicae s. Membranae venarum; влагалишныя яичка и сѣменнаго канатика, II. 10780; желудка и кишекъ, II. 10782; зародышева яица, зародышевыя, Velamenta infantis, Membranae foetus; мозга, мозговые, *Meninges*, Membranae cerebri; мочеваго пузыря, II. 10783; мышечныя, T. musculosae; мышицъ, Vaginae musculorum; мясистыя, T. musculosae s. carnosae; нервныхъ узловъ, T. gangliorum; становой жилы, II. 566; сѣменныхъ канатиковъ влагалищныя, II. 5571.

Оболочный, Tunicatus.

Обольщеніе, Fallacia; осязанія, Fal. hapticae; чувствъ, Hallucinatio.

Обольщать, з. Обманывать.

Обомленіе, *Apopsychia*, Deliquium animi; сильное, *Asphyxia* pallida.

Обоняніе, Odoratio, Odoratus, Olfactus, *Osphrasia*; болѣзненно-измененное, *Parosmia*; болѣзненное чрезмѣрное, *Hyperosphresia*; воспрепятствованное, *Dysosmia*; превратное, Olfactus depravatus; слишкомъ чувствительное, *Oxyosphrasia*; худое, Olfactus obtusus; обманъ обонянія преходящій, *Pseudosmia*; продолжительный, *Dysophresia*.

Обонять, Olfacere.

Обопрѣлость, Intertrigo.

Оборачиваніе, Conversio; ладони внизъ или руки внутрь, Pronatio.

Оборачивать, Vertere, Convertere.

Оборона, Defensio, *Alce*.

Оборотникъ лежачій, прилеглый, Heliotropium supinum.

Оборотъ, Versio, *Trŏphe*, *Epistrophe*; младенца, Versio foetus; оборотить или сдѣлать оборотъ младенца впередъ головою или ножками, Infantem manu dirigere in caput, in pedes, In caput, in pedes convertere infantem; на оборотъ, Vice versa.

Оборотъ Солнцевъ, з. Солнцеворотъ.

Обоюдоострый, Anceps.

Образецъ, Exemplum, Norma, Forma, *Schema*.

Образки, Anchusa officinalis; Arum maculatum; горскіе Египетскіе, Arum Colotasia; малые, Arisarum vulgare.

Образованіе, Formatio, Cultura, *Plasis*; антонова огня, *Gangraenosis*; воды, *Hydatosis*; волокнистое, F. fibrosa; впадины, *Colposis*; въ опредѣленную форму, *Diamorphosis*; выпаденія задняго прохода, *Proctoptosis*; вѣкъ искуственное, *Blepharoplastica*; гноя, *Pyogenesis*; гноя вкругъ какой нибудь части тѣла, *Peripyaema*; гриба (болѣзнь), Spongosis; губъ искуственное, *Cheiloplastice*, *Chiloplastice*; губъ несовершенное, *Atelochelia*; динамическое, F. dynamica; железъ ложное, *Pseudadenosis*; жирной опухоли, *Steatosis*; затвердѣнія, *Scirrhosis*; зернистое, F. granulosa; зрачка, *Coromorphosis*; зубовъ, F. dentium; зѣницы искуственное, *Corectomia*; инородныхъ тѣлъ въ животномъ организмѣ, *Pseudoproductio*; камней въ кишкахъ, *Enterolithiasis*; въ мозгѣ, *Encephalolithiasis*; въ сердцѣ, *Lithiasis* cardiaca; с. клѣтчатое, F. cellularis; кристалловъ, *Crystallogenesis*; кроваваго гриба, *Haematospongosis*; крайней плоти искуственное, *Posthoplastica*; лихорадокъ, *Pyretogenesia*; ложнаго состава, *Pseudarthrosis*; обр. ложное, *Pseudogenesis*, *Pseudomorphoma*; (органич.) *Pseudoorganisatio*; ложной формы, *Pseudomorphosis*; обр. матеріи, *Hylogenesis*; мозга, F. cerebri; мозолистыхъ наращеній, *Pseudoceratogenesis*; мочевыхъ камней, *Urolithiasis*; мясное мясныхъ сочковъ, Granulatio; неба (во рту), *Uraniscoplastice*; обр. непомѣрной величины селезенки, *Splenoparectasis*; неправильной формы, *Pseudomorphosis*; неправильное *Pseudomorphoma*, *Pseudomorphosis*, *Pseudoorganisatio*; огненнаго вереда, *Anthracosis*; огня, *Pyrogenesia*; органическое, F. organica; органовъ, *Organogenia*; поверхностнаго затвердѣнія, *Epiporosis*; просовидныхъ водянистыхъ, серозныхъ пузырьковъ, *Phlyctaenosis*; пузырковъ отъ жару, *Thymiosis*; роговой оболочки искуственное, *Ceratoplastice*; роговыхъ наращеній, *Pseudoceratogenesis*; рубца, Cicatrisatio; сердца, *Cardiostenosis*; сосудистое, F. vasculosa; сосудовъ ложное, *Pseudangiosis*; сѣмени, *Spermogonia*; тѣла, Conformatio corporis; тѣла изъ первоначальныхъ веществъ, *Physiogenia*; уха искуственное, *Otoplastice*; фистулы, *Aposyringosis*; ходовъ, Sinuositas; хрящей, *Chondrogenesia*; F. cartilaginum; обр. чего либо присоединяющееся къ таковому уже имѣющемуся, *Epipoeesis*; членовъ противуестественное, Fabrica aliena; шаровидное, F. globosa; щекъ, *Gnathoplastice*.

Образованность, Cultura.

Образовательный, *Plasticus*, *Typicus*.

Образописаніе, *Ichnographia*.

Образъ, Modus, Forma, Ratio, *Morphe*, *Eidos*; особеннымъ образомъ дѣйствовать, *Idiotismus*; по образу буквы у, Ad speciem literae Y; жизни, Forma vitae; Consuetudo, s. Genus, s. Ratio vitae, Consuetudo victus; обр. жизни безпорядочный, *Hypophaulon* (Hippocr.);

о. жизни дѣятельный, трудолюбивый, Vitae genus laboriosum; относительно пищи, Diaeta; обр. (типъ) природы первоначальный, *Archetypus*, *Prototypus*.

Образы человѣкоподобные въ камняхъ или деревѣ, *Anthropoglyphi*; человѣческіе, *Anthropomorphi*.

Обращеніе, Rotatio, *Strophe*, *Trope*; вкругъ, Versio; крови, Circulatio sanguinis; круговое, *Ilingus*; матки дномъ внизъ не совершенное, Intussusceptio uteri; соковъ воспрепятственное, *Dysperitropia*.

Обремененіе желудка, Oppletio, Repletio ventriculi, Nimia satietas, Cruditas, Abundantia cibi; не чистота въ желудкѣ отъ обр. жел. происходящая, (*Gastricismus*) *Gastrismus*; обр. желудка со рвотою, Vomitus heluonum.

Обременить, (nimis) Se implere, Onerari epulis.

Обручи колѣнные (veter.), *Psoriasis* carpi.

Обручикъ (Bot.), *Peristoma*.

Обрѣзаніе, Circumcisio; обр. крайней плоти или части клитора или меньшихъ губъ, *Nymphotomia*; ногтей, *Onychismus*.

Обрѣзанный, Circumcisus, *Acropsolos*, *Apella*, *Psolus*.

Обрѣзокъ, Segmentum.

Обрѣзъ копытный, Rasorium ungulare.

Обрюзглость, *Anasarca* lymphatica; тѣла, *Leucophlegmatia*.

Обстоятельство, Momentum; дѣйствительное, Factum.

Обсыпать, Conspergere.

Обтеченіе круга, з. Окружность круга.

Обтягиваніе, Circumtensio.

Обугливаніе, Carbonisatio.

Обутый (Bot.), Peronatus.

Обширный, Amplus, Vastus, *Eurys*.

Общежительность, Socialitas.

Общій, Communis, Generalis, Universalis, *Coenos*, *Pancoenus*.

Общность припадковъ болѣзни, Concursus symptomatum, *Syndrome*.

Объвойна, Periploca graeca.

Обыкновеніе, Consuetudo, *Ethos*; имѣть о. что нибудь дѣлать, Solere.

Обыкновенный, Communis.

Обычай, Consuetudo, Mos, *Ethos*, *Nomos*.

Обычайный, Обычный, Habitualis.

Обьективный, Objectivus.

Обьемъ, Volumen.

Обьясненіе законовъ органической жизни, *Organonomia*.

Обѣдать, Coenare.

Обѣдъ, Coena, Mensa; змѣевой или змѣевъ (растен.), Scorzonera humilis.

Обѣливаніе, Dealbatio; костей, D. ossium.

Обязанность, Officium.

Овальный, Ovalis.

Овесецъ, Bromus.

Овесъ, Avena sativa; восточный турецкій, A. orientalis; высокій, Holcus avenaceus; сухій дикой полевой пригорькій, A. fatua; голый, A. nuda; дикій короткій, A. brevis; обыкновенный, сѣяльный, A. sativa; придорожій, A. strigosa.

Овіосъ, з. Овесъ.

Оводъ, Oestrus; воловой, O. bovis; лошадиный, O. equi; овечій, O. ovis.

Овощи, Horaea, Olera.

Овощь, Olus (genit. —eris), *Lachanum*.

Овца, Capra ovis; закружившаяся, I. 11434.

Оглушеніе, *Carosis*, *Narcosis*; отъ пьянства, *Apoplexia* temulenta.

Оглядка, Circumspectio, *Periblepsis*.

Огневидный, *Pyrodes*.

Огневикъ, Carbunculus.

Огневица (растен.), Anthemis Pyrethrum; (болѣз.), Febris ardens.

Огнеглотъ, *Pyrovorus*.

Огнемѣръ, *Pyrometrum*.

Огненный, Igneus.

Огненосный, *Pyrophorus*.

Огнеподобный, *Pyrodes*.

Огнепостоянный, Fixus.

Огнецвѣтникъ дубровый, Melampyrum nemorosum; луговый, M. pratense; полевый, M. arvense.

Огнеѣдъ, *Pyrophagus*.

Огни блуждающіе, блудящіе, Ignes fatui, Ambulones.

Огникъ, Crusta lactea (з. Струпъ молочный).

Огница, з. Огневица.

Огонь, Ignis, *Pyr*; Антоновъ, *Gangraena*, *Anthracosis*; влажный, Gangr. humida; внутренній, G. interna; воспалительный, G. inflammatoria; антон. о. въ селезенкѣ (veter.), *Epizootia splenitica*, *Splenitis gangraenosa*; ант. о. гошпиталчный, G. nosocomialis; ант. о. десенъ, *Stomacace*; ант. о. заразительный, G. contagiosa; а. о. костей влажный, *Osteogangraena*; ант. огонь матки, *Leucorrhoea gangraenosa*; ант. о. мѣстной, G. topica; а. о. обжоръ, G. heluonum; ан. огонь отъ истощенія, G. *marasmica*; а. огонь отъ ожоги, I. 10053; отъ пролежня, I. 10054; а. о. переносный, G. metastatica; а. о. припадочный, G. symptomatica; а. о. рукава матки, *Leucorrhoea gangraenosa*; а. о. старческій, G. senilis; а. о. сухій, G. sicca; а. о. съ воспаленіемъ окружающихъ частей, G. inflammatoria; спаденіе частей одержимыхъ Антоновымъ огнемъ, *Aposphacelismus*; о. дикой у свиней, I. 1439; жизненный, Calidum nativum; летучій, *Erythema*; ворожба, предсказываніе по огню, *Pyromantia*; гадатель по огню, *Pyromantis*; производящій о., *Pyrogeneticus*; произведенный огнемъ, *Pyrigenaeus*.

Огораживаніе, Septio, *Phragma*, *Periphragmos*.

Огородъ, Hortus olitorius, *Phytalia*.

Огорченіе, Afflictio.

Ограда, Sepimen, Sepimentum, *Phragma*.

Ограниченный, Circumscriptus.

Ограничиваніе, Modificatio, Circumscriptio.

Огурецъ, Cucumis, C. sativus; долгій, C. anguineus; жидовскій, C. Dudaim; лошаковъ, ослиный, Momordica Elaterium; остроугольный, C. acutangulus; песій, собачій ядовитый, Colocynthis; пророческій, C. prophetarum; турецкій, C. chate.

Огуречникъ, Cucumis, Borrago; B. officinalis; остроугольный, C. acutangulus.

Огурешникъ, з. Огуречникъ.

Огурцы, з. Огурецъ.

Ода, *Oda*.

Одежда, Vestimentum, Vestis, Vestitus, Induviae.

Одинакій, Solitaris, Unicus, *Azygos*.

Одинаковость, Identitas.

Одинаковый, Aequalis.

Одинъ, Unus, *Monos*.

Однобокій, Однобоковый, Unilateralis.

Однобратный, *Monadelphus*.

Однобратство, *Monadelphia*.

Однобрачіе, *Monogamia*.

Однобрачный, *Monogamus*.

Одноглазый, Unioculus, *Monoculus*, Luscus.

Одногубка, Bugula; Ajuga pyramidalis.

Одногубый, Unilabiatus.

Однодневный, *Ephemerus*.

Однодомство, *Monoecia*.

Одноженный, *Monogynus*.

Одноженство, *Monogynia*.

Однозвучіе, Unisonus.

Одноозначущій, *Synonymus*.

Однокачественный, *Homogeneus*.

Однокрылый, *Monopterus*.

Однолистный, *Monophyllus*.

Одноложіе, *Monoclinia*.

Одноложный (Bot.), *Synoecus*, *Monoclinus*.

Однолѣтній, Annuus.

Одномужескій, *Monandricus*.

Одномужіе, *Monandria*.

Одномужній, *Monandrus*.

Одномѣстный, *Endemicus*.

Однолепестный, *Monopetalus*.

Одноперый, *Monopterus*.

Однопокрывальный, *Monangius*.

Однорогій, *Monocerus*.

Однородность, *Homogenesis*.

Однородный, *Homogenes*.

Одностворочный, Univalvis.

Односторонній, Unius partis, Ab una parte; однобоковый, Unilateralis.

Односѣменный, *Monospermus*.

Одноцвѣтный, Concolor.

Одноягодникъ, Paris; четверолистный, P. quadrifolia.

Одобреніе, Approbatio, Assensus, Probatio.

Одобрить, Comprobare.

Одръ, Sandapila, Feretrum, *Climax*.

Одуванчикъ, Leontodon, L. taraxacum; шишковатый, L. bulbosus.

Одурникъ, Atropa, A. Belladonna.

Одурь сонная, Atropa Belladonna.

Одушевленный, Animans.

Одушевленіе, Animatio, *Psychosis*.

Одышка (з. также Удушье), *Dyspnoea*, *Orthopnoea*, *Aasmus*, *Asthma*; Rheumatismus equorum; безъ кашля, *Asthma* siccum; воспалительная, D. inflammatoria; влажная, *Asthma* humidum; грудная, происходящая отъ болѣзней въ груди, *Orthopnoea asthmatica*; грудныхъ младенцевъ влажная судорожная, I. 3153; ипохондрическая, истерическая, *Orth.* hypochondrica; лошадей, D. emphysematica (equor.), мокротная, *Asthma* humidum; отъ болѣзней въ сердцѣ II. 3088; отъ какого либо препятствія въ шеѣ, O. anginosa; отъ нарыва въ легкихъ, I. 7803; отъ поврежденій, D. *traumatica*: раздражительная, O. spastica; слизистая, O. pituitosa, *Blennothorax*; сопровождаемая запиханіемъ или свистаніемъ, *Asthma* sibilans; страждущихъ грудною водяною болѣзнію, *Asth.* hydropicorum; судорожная, A. spasmodicum, O. convulsiva spastica; сухая, A. siccum; цынготная, A. scorbuticum; у горныхъ людей, A. metallicum; у дѣтей, I. 3143.

Одѣваніе латы, *Thorexis*.

Одѣяло на постелѣ, Lodix, Lodicula; больной долженъ легкими одѣялами покрываться, Aeger levibus vestimentis velandus est; aeger levi veste debet esse contectus.

Одѣяніе, Vestimentum, Vestitus, Vestes, Velamentum, *Esthes*; легкое, Tenuis vestis.

Ожесточеніе болѣзни, Augmentum, Intentio, Intensio morbi, *Anabasis*, *Epidosis*; послабляющей, Exacerbatio; лихорадки, Epitasis.

Ожестѣлый, *Scariosus*.

Оживаніе мнимоумершихъ, *Anastasis*.

Оживить, Animare.

Оживленіе, Vivificatio, Animatio, Revocatio in vitam, *Psychosis*, *Zoosis*.

Оживленный, Animatus.

Оживляемый, тотъ который будучи считаемъ мертвымъ неожиданно оживаетъ, *Hysteropotmos*.

Оживляющій, Animans; Vegetabilis, *Anapsycter*, *Anapsycticus*, *Egerticus*.

Оживотвореніе, Vivificatio, Animatio; мнимо умершихъ, *Anegertice*.

Оживотворять, приводить въ жизнь, Animare.

Ожина, Ожиникъ, Rubus fruticosus; разсыпанная, Juncus effusus; О. ситникъ, Juncus.

Ожиреніе, Adiposis.

Ожить, приходить въ силу, Viviscere.

Ожога, Ambustio, Cauma; поверхностная, *Epicauma*.

Озерный, Lacustris.

Озеро, Lacus (genit. —us).

Озноба, Pernio.

Ознобленіе, Congelatio, Pernio, *Chimetlon*.

Ознобъ, Algor, Rigor, Frigus, *Phricasmus*; въ лихорадкахъ, лихорадочный, *Phricasmus*, *Rhigos*, *Epiala*; сильный, *Chimon*; по всему тѣлу, *Peripsyxis*.

Окалина, *Scoria*.

Окаменѣлости, Petrefacta; частей человѣческаго тѣла, *Anthropolithi*.

Окаменѣлость, Petrefactio.

Окаменѣніе, Petrefactio; животнаго или части животнаго, *Zoolithus*.

Окапываніе деревъ, Ablaqueatio.

Окисать, Окиснуть, киснуть, Acescere, Coacescere.

Окись, *Oxydum*; азотистая, I. 10093; висмутовая, Bismuthum subnitricum; второй степени, *Deuteroxydum*; бѣлая мышьяковая, Arsenicum album; желѣза, I. 9365; ж. красная, I. 9367; солекислая, I. 9362; ж. углекислая, I. 9366; ж. уксусо-кислая, I. 9355; ж. черная, I. 9369; о. золота, Aurum oxydatum; калія, Kali; кобальта, Cobaltum oxydatum; кобальтовая, Zaphara, Zaphra; мѣдная, Cuprnm oxydatum; м. солонокислая, I. 6716; оловянная, Stannum oxydatum; ртутная желтая, I. 11392; р. красная, I. 11393; р. селитрокислая, I. 11390; р. сѣрная, Mercurius cinereus; р. блока сѣрая, II. 659; р. уксусно-кислая, I. 11381; р. черно-осадочная, I. 11383; окись слабая, Oxydulum; о. свинцовая желтая, II. 5085; о. полустекловатая, *Lithargyrum*; о. углекислая, II. 5088; соленокислая желѣза жидкая, I. 13546; сѣрая ртутная, I. 11394; сурьмяная, Acidum stibiosum; сур. сѣрнокислая, Subsulphas stibii; сѣрно-сурьмянная злотоцвѣтная, I. 1829; темносурьмянная, II. 8936; уксусожелѣзная жидкая, II. 10295; уксусокислая цинковая, Zincum aceticum; цинковая бѣлая, II. 12272; ц. синильнокислая, Zincum hydrocyanicum; ц. синильнок. желѣзная, II. 12269; ц. углекислая, Zincum carbonicum, II. 3387.

Окисель, з. Окись.

Окисленіе, Oxydatio, Oxydulatio.

Окисленный, Oxydatus; несовершенно, Oxydulatus.

Окислотвореніе, Oxygenatio.

Окно, Fenestra, Lumen, *Thyris*.

Око, Oculus, *Ophthalmos*; воловье (растен.), Chrysanthemum Leucanthemum; Buphthalmum vulgare; христово, Aster atticus.

Околоженникъ, *Perigynium*.

Околоженный, *Perigynus*.

Околоколосникъ, *Peristachyum*.

Околокрупикъ, *Perisporium*.

Околопестиковый, *Perigynus*.

Околоплодіе, *Pericarpium*.

Околоплодникъ, *Pericarpium*.

Околоплодный, *Amphicarpus*.

Околосердечіе, Околосердіе, *Pericardium*.

Околосникъ, *Peristachyum*.

Околосѣменіе, *Perisporium*, *Perispermium*.

Околосѣменникъ, *Perispermium*.

Околосѣменный, *Perispermicus*.

Околоугольникъ, *Perigonium*.

Околоустіе, *Peristoma*.

Околоцвѣтіе, *Perianthium*.

Околоцвѣтникъ, *Perianthium*.

Околоцвѣтоложіе, *Periclinium*.

Окончаніе, Exitus, Terminatio, *Telos*; жизни, Mors, *Apobiosis*, *Telos*; нижнее носа, Apex nasi; состава, Extremitas; члена, *Acros*.

Окончанія кровоносныхъ сосудовъ тончайшія, *Epistomia*; фаллопіевыхъ маточныхъ трубъ, Fimbriae tubariae.

Окончатый (Bot.), Fenestratus.

Окончиться, Finiri, Terminari, Desinere.

Окорокъ, *Perna, Petaso.*

Окостенѣлый, Rigidus, Ossificatus.

Окостенѣніе, Ossificatio, Generatio ossium, *Ostosis*; въ сердцѣ или сердца, *Cardiostosis*, Ossificationes in corde; заслонокъ сосудовъ, *Diclidostosis*; кровоносныхъ сосудовъ, *Haemadostosis*; мягкихъ частей цѣлыхъ мышецъ или мышечныхъ волоконъ, *Sarcostosis*; повсемѣственное, *Ancylosis* universalis; подреберной плевы, *Pleurostosis*; сосудовъ, *Angiosteosis*; членосоединенія, *Ancylosis* vera.

Окошко, Fenestella; тимпана, Fenestra tympani; тимпана криглое, I. 9340; предверія овальное, I. 9339; тимп. овал., 9339; улитки круглое, I. 9340.

Окраенный, Marginatus.

Окрайна, Margo.

Окрашеніе, Infectus; не хорошее, *Parachrosis.*

Окрашенный, Coloratus; недовольно, *Parachrous*; необыкновенно, *Parachromaticus.*

Окропленіе, Aspersio.

Округлый, Orbicularis, Orbiculatus.

Округленный, Rotundatus.

Окружать, Cingere.

Окружаться воспаленіемъ, Inflammatione cingi; краснота окружаетъ язву, Rubor ulcus ambit.

Окружающій, *Periphericus.*

Окружность, Ambitus, Circulus, *Peripheria*; зрачка, Ambitus pupillae; Circuli iridis; круга, *Peripheria;* составная лучевой кости, I. 1021; локтевой большой кости, I. 1022.

Окрѣплость, Induratio, Rigiditas, Rigor; глазныхъ вѣкъ, *Scirrhoblepharononcus*; глазнаго яблока, *Scirrhophthalmia*; кости внутри, *Enostosis*; матки, *Hysteralgia* rigida, Uterus scirrhosus; маточнаго рукава, II. 9044; скирная, *Scirrhoma*; состава, *Ancylosis*; трупа, Rigor corporis mortui, *Necronarcema;* шулятъ, Induratio testiculorum, Oscheocele testicularis.

Окрѣпать, Rigidare.

Оксамитъ, Aquilegia vulgaris.

Оксикратъ (вода съ уксусомъ), *Oxycratum.*

Окулистъ, *Ophthalmiater*, Medicus ocularius.

Окунь обыкновенный, Perca fluviatilis.

Окуриваніе, Окуреніе, Suffimigatio, *Apocapnismus*, *Anathymiasis;* з. Куреніе.

Окуривать, з. Курить.

Окурка, з. Окуриваніе, Куреніе.

Олампа, Gummi olampi.

Олеандеръ, Nerium, N. Oleander.

Оленекъ, Merulius.

Оленній, Cervinus.

Олень обыкновенный, Cervus, C. Elaphus.

Олива, Olea europaea.

Оливка, Oliva.

Оливковый, Olivaceus.

Оливный, Olivaceus.

Олово, Stannum; листовое, Staniolum; оловяныя опилки, Limatura stanni.

Ольха, Ольховникъ обыкновенный, Betula, Alnus.

Оманъ, з. Уманъ.

Омега, О. малая, Омегъ, Aethusa, Aeth. Cynapium; большая водяная, Cicuta virosa; пестрый, Conium maculatum.

Омегъ, з. Омега.

Омежникъ, Oenanthe Phellandrium.

Омела, О. бѣлая, Viscum album; березовая, V. betulae; вербовная, V. salicis; дубовая, V. album s. quercinum; липовая, V. tiliae; орѣшная, V. coryli.

Омень, з. Уманъ.

Омерзѣніе, з. Отвращеніе.

Омертвѣлость у дѣтей, *Noma.*

Омертвѣлый, *Gangraenosus*, *Sphacelodes*, *Sphacelosus.*

Омертвѣніе, *Sphacelus*, *Asphyxia*; влажное, S. humidus; вторичное, S. secundarius; деревьевъ, *Sphacelismus*; костей, *Necrosis*, *Sphacelismus*, *Osteopyr*; мозга, *Sphacelismus* cerebri; мясистыхъ частей, *Sphacelismus*; первоначальное, S. primarius; послѣдственное, S. secundarius; сухое, S. siccus; страждущій омертвѣніемъ, *Sphacelias;* на о. похожій, *Sphacelodes.*

Омозолистѣніе кожи, *Dermatotylus*; желудочнаго входа, *Cardia* callosa.

Омракъ (у лошадей), Vesania equorum; з. Обморокъ.

Омѣла, з. Омела.

Онанизмъ, Masturbatio, Onanismus.

Онанистъ (Рукоблудѣй, Рукоблудникъ), Masturbator; женщины, Tribades, Fricatrices, Subagitatrices.

Онанія, Onania.

Ониксъ, *Onyx*; ему подобный, *Onyxodes.*

Онѣмѣлость, Stupor, *Ecplexia*, *Ecplexis.*

Онѣмѣлый, Torpidus, Sideratus, *Marcodes.*

Онѣмѣніе (з. также Параличь), *Paralysis*; Torpor, *Ecplexia*, *Narcosis*; онѣм. (сдѣлаться нѣмымъ) внезапное, продолжающееся короткое или долгое время, *Apolipsis*; внутренностей, *Splanchnolysis*; имъ причиняемый, *Splanchnolyticus*; всего тѣла, кромѣ головы, *Paraplegia*; глазныхъ вѣкъ, *Blepharoplegia*; глазныхъ мышицъ, глазнаго яблока, *Ophthalmoplegia*; глоточныхъ мышицъ, *Pharyngolysis*; кратковременное, *Catalepsis*; легкихъ, *Paralysis* pulmonum; несовершенное, *Paresis*; одностороннее, *Hemiplegia*; одност. лица, H. facialis; одностр. отъ изнуренія, H. languida; одност. судорожное, H. epileptica; половины или одной стороны тѣла, *Hemiplegia*; становой жилы, *Paralysis* spinalis, *Rhachioplegia*; членовъ, Obdormitio s. stupor artuum; языка, *Glossolysis*; имъ причиняемый, *Glossolyticus*; происходящій отъ онѣмѣнія, *Ecplecticus*.

Онѣмѣть, сдѣлаться нѣмымъ, Obmutescere; оцѣпенѣть, з. оцѣпенѣть.

Опадающій, Caducus, Deciduus.

Опалъ, Opalus; трава, Acanthus.

Опасаться, Timere, Metuere; надобно о., чтобъ не —, Periculum est, ne —.

Опасность, Periculum; весьма большая, P. praeceps; жизни, Vitae periculum; крайняя, P. mortis, Interitus periculum; безъ о., Sine periculo, Omni periculo vacare; быть, находиться въ опасности, Periclitari, In periculo esse; находящійся въ о., Periclitans; быть въ большой опасности, In praecipite esse; ввергать, ввергнуть кого въ о., P. alicui afferre, facere, injicere, intendere; привесть что въ о., Rem in p. adducere; я въ опасности, P. est mihi.

Опасный, Periculosus; положеніе опасно, затруднительно, In difficili res est; сомнительный, Anceps; опасно ожидать, Periculum in mora.

Опахало, Flabellum, Rhipis.

Опахоловидный, Flabelliformis.

Опенокъ, Merulius; мѣлкій, трухлый, Agaricus fragilis.

Опеночка, Agaricus campestris, A. Cantharellus.

Опенюкъ, з. Опенокъ.

Опепленіе, Incineratio.

Операторъ, Chirurgus peritus, Scalpello perite curans, Qui scalpelli curationem callet. Chirurgus in ferramentorum usu peritissimus.

Операція (з. также Рукодѣйствіе), Operatio; бѣльма, въ которой проколъ или прорѣзъ роговой оболочки дѣлается далѣе отъ края ея, *Hyalonyxis*; грыжи, *Celotomia*; ее производящій, *Celotomus*; о. для выпущенія воды изъ полостей тѣла (болѣзненнымъ образомъ въ оной накопившейся), *Paracentesis*; заячьей губы, *Labroraphia*; кесарская, Sectio caesarea, Partus caesareus; о. производимая руками или машинами, *Mechanurgia*; посредствомъ инструментовъ, Operatio instrumentalis; свища, *Syringotomia*; химическая, O. chemica; хирургическое, O. chirurgica; о. посредствомъ востановленія или пополненія потерянныхъ частей, *Prosthesis*, O. *prostheseos*, O. *anapleroseos*; больной умираетъ во время операцій, Aeger in ipso opere moritur; Операцію дѣлать, Secare, Incidere, Scalpellum adhibere; надобно приступить къ операціи, Ad scalpelli curationem veniendum est; прежде чѣмъ къ операціи приступить, Ante scalpellum.

Оперментъ, Arsenicum citrinum.

Опеченнѣнный, Hepatisatus.

Опеченѣніе, Hepatisatio, Hepatificatio; легкихъ, H. pulmonum.

Опиленный, Serratus (Bot.).

Опилки, Limatura, Ramentum; желѣзные, Ferrum pulveratum, L. martis; мѣдная, Cuprum limatum; оловяныя, L. stanni; стальныя, Chalybs limatus.

Опиленный, Pulverulentus.

Опилковидный, Scobiformis (Bot.).

Описаніе, Descriptio; бань, *Balneographia*; былій, *Agrostographia*, *Agrosteographia*; венерической болѣзни, *Syphilidographia*; внутренностей, *Splanchnographia*; воздуха, *Aerographia*; всякой части тѣла порознь, *Anatomia* descriptiva; вѣтровъ, *Anemographia*; вѣтромѣровъ, *Anemometrographia*; горъ, *Orographia*; дѣтородныхъ частей, *Aedoeographia*; естества, *Physiographia*; желчныхъ органовъ, *Chologràphia*; железъ, *Adenographia*; животныхъ, *Zoographia*; звѣздъ, *Astrographia*; ископаемыхъ, *Petrographia*; историческое о не давно умершихъ, *Necrologia*, *Necrologus*; кишечныхъ железъ, *Enteradenographia*; кристаловъ, *Crystallographia*; лимфатическихъ сосудовъ, *Lymphangiographia*; лихорадокъ, *Pyretographia*; лихорадочныхъ признаковъ, *Pyretosymptomatographia*; мышицъ, *Myographia*; мѣлкихъ предметовъ, *Micrographia*; народовъ, *Ethnographia*; наружнаго вида, *Morphographia*; неорганическихъ тѣлъ, *Anorganographia*; о пульсѣ, *Sphygmographia*; объ одномъ только предметѣ, *Monographia*; одной или множайшихъ заразительныхъ болѣзней, *Loemographia*; органической ткани, *Histographia*; органовъ, орудій, *Organographia*; паровъ, *Atmographia*; пищи и напитковъ, *Bro-*

matographia; полости рта, *Stomatographia;* припадковъ болѣзни, *Symptomatographia*; прозябаемыхъ, *Botanographia*; растеній, *Phytographia;* описаніе и рисованіе рта, *Stomagraphia*, *Stomatographia*; связокъ, *Desmographia*, *Syndesmographia*; селезенки, *Splenographia*; собственной своей болѣзни, *Autonosographia*; созвѣздія, *Astrographia*; составовъ, *Synosteographia*; сосудовъ, *Angiographia*; сухожильныхъ растяженій, *Aponeurographia*; описаніе (и рисованіе) существъ, *Ontographia*; формы болѣзни, *Pathographia*; хрящей, *Chondrographia*; человѣка, *Anthropographia*; чумы, *Loemographia;* явленій болѣзни, *Phaenomenographia*.

Описать, Describere.

Опись, *Catalogus*, Inventarium.

Опій, Opium; восточный, O. indicum s. orientale; левандской турецкій, O. levanticum.

Опіумъ, з. Опій.

Оплавки, *Scoria*.

Оплеуха, Alapa; смертельная, A. lethalis.

Оплодотвореніе, Praegnatio; вторичное, Superfetatio, Superfoetatio.

Оплодотворить или зачать вторично, Superfetare.

Оположеніе, Fecundatio, Fecunditas, Praegnatio.

Оплѣшиваніе, *Phalacrosis*.

Оподельдокъ, Opodeldoc, I. 3500.

Опопанаксъ, Gummi opopanax.

Опорожненіе (кровоносныхъ) сосудовъ, *Ceneangia*.

Опорожненный, *Ceneon*, *Cenos*.

Опоражниваніе, Evacuatio.

Опостылость жизни, Taedium vitae; отъ того происходящій, *Misozoeticus*.

Опоясанный, *Zonatus*.

Оправа, Armatura.

Опредѣленіе, Definitio, *Horismus*, *Horos*; Божіе, Praedestinatio.

Опредѣлитель, Factor.

Опредѣлять, Definire; разрѣшать, Decernere, Judicare.

Опрыскиваніе, Aspersio.

Опрѣлость, Vulnus attritum.

Опрѣснокъ, *Azymus*.

Опрятность, Munditia.

Оптика, *Optica*.

Оптическій, *Opticus*; оптическія мечты, Lusus oculorum.

Опускающійся, Decurrens.

Опуханіе, Intumescentia, Erectio, *Exoncosis;* воздушное, *Pneumatosis* externa; возд. истерическое, P. hysterica; в. матки, *Hysterophysema;* женской груди, *Theloncus*; золотушное брюшныхъ внутренностей, *Physconia* strumosa; истерическое, *Hystericoedema*; подъ глазными вѣками, *Hypoblepharon*; яичниковъ, *Oarioncus*, Ovarium tumidum.

Опухленіе, з. Опуханіе.

Опухлость блѣдная, *Leucophlegmatia;* кости надкостоплевная, *Periostosis*; у родильницъ болѣзненная воспалительная *Oedema* lacteum puerperarum.

Опухлый, *Oedematosus*, *Oncodes*, *Oedaleus*.

Опухоли (з. также Опухоль), Tumores; бѣлыя холодныя, T. frigidi; водянистыя, T. aquosi; воздушныя, T. aërei; воспалительныя, T. inflammatorii; геморойныя, *Haemorrhoides* coecae; горячія, T. calidi; железъ, Scrophula vera; желчныя, T. biliosi; затвердѣлыя, T. indurati; костяныя, T. ossei; кровяныя, T. sanguinei; лимфатическіе, T. lymphatici; млечныя, T. lactei; мочевыя, T. urinarii; мѣшечныя, T. saccati; послѣ сапа, Malleus farciminosus; слюнныя, T. salivales; отеклыя сывороточныя, T. serosi; суставовъ, T. articulares; имѣющій опухоли, *Phymatias*; образованіе опухолей на больш. дѣтор. губахъ, *Cremnoncosis*.

Опухоль, Tumor, *Presma*, (твердая) *Oncos*; артеріальная на мужескомъ дѣтородномъ удѣ, *Phallaneurysma;* артритичная, T. arthriticus; бедры, *Sceloncus*; брыжейки, *Physconia mesenterica*; брюшная воздушная внутренняя, I. 6853; брюшной перепонки, *Physconia peritonaealis*; брюшн. біющихъ жилъ, *Aneurysma* abdominale; брюшныхъ внутренностей, *Enteroncus*, *Physconia* vera; внутренняя, *Endostoma*; брюшн. внутр. жирная, Ph. *steatomatosa*; жирная бѣлая, Fungus articuli; б. колѣна, Tumor albus genu, *Gonarthrocace*; венерическая, T. venericus; венер. костянная мягкая, *Gumma*, *Gummi* gallicum venereum; венъ, *Cirsos*; влагалища яичка, *Oscheocele* vaginalis; влагалищная, T. vaginalis; внутреннихъ женскихъ дѣтородныхъ частей, II. 4611; во внутреннемъ углу глаза, *Ancylops*; водяная, *Hydatoncus*, *Hydroma*; *Phlegmatia*; вод. воспалительная, *Phlegmonodes*; въ членосоединеніяхъ, *Arthroedema*; водяная глаза, *Hydrophthalmia* externa; клѣчтатой плевы мошонки, *Oscheocele oedematosa*; водяная кожи, *Oedema* aquosum; вод. маточнаго рукава, *Elytroncus oedematosus*; вод. мѣшечная, *Hygroma*; водяная общей влагалищной оболочки, *Hydrops* s. *Hydrocele* tunicae vaginalis communis; водъ слизистыхъ сумочекъ, I.

I. 11494; вод. членосоединеній, *Hydrarthrus*; водянистая въ паху, *Bubo oedematosus*; воздухообразная, воздушная, *Emphysema*, *Physoncus*, *Pneumatosis*, P. tuberosa; воз. мѣстная, *Pneumatosis* tuberosa; возд. общихъ покрововъ головы, *Physocephalus*, *Macrophysocephalus*; возд. прямой кишки, I. 8106; воздушной опухоли подобный, *Physodes*; воспалительная, *Phlegmone*, *Presis*, T. inflammatorius, calidus; восп. блѣдная, *Phlegmasia* alba dolens; восп. въ паху, *Bubo phlegmonosus*; восп. глазныхъ вѣкъ, *Pacheablepharosis* inflammatoria; восп. на деснѣ, *Parulis*; восп. околоушной железы, *Parotitis*; (воспал.) сустава или въ суставахъ, T. albus; воспал. яичекъ, *Orcheocele* acuta; воспал. яичнаго прибавка, *Epididymitis*; о. въ глазной впадинѣ, T. infraorbitalis; въ грудяхъ венерическая, *Mastodynia syphilitica*; въ заднемъ проходѣ, *Exoche*, *Exochas*, E. ani; въ паху *Bubo*, B. insons, *Bubonopanus*, *Bubonocele*; золотушная, *Bubo* scrophulosus; любострастная, *Bubo* venereus; отвердѣлая, B. *scirrhodes*; о. въ составахъ, *Arthrocace*, *Arthrocele*, *Arthrosteophyma*; въ углу з. глаза, *Aegilops*; въ членосоединеніяхъ, з. въ составахъ вѣкъ, *Blepharophyma*; вѣтренная, *Physoncus*, *Emphysema*, *Tympanites*; ею страждущій, *Tympaniticus*; вѣтр. маточнаго рукава, *Elytroncus emphysematicus*; о глаза, *Ophthalmoncus*; глазныхъ вѣкъ, *Blepharoncus*; глазн. в. водяная, *Blepharoedema*, B. aquosum; г. в. вѣтренная, *Blepharophysema*; г. в. гноистая или въ гноемъ, *Blepharoedema* purulentum; г. в. мѣшечная жирная, мягкая, малая, *Pladaroma*; глазныхъ вѣкъ мягкая, *Blepharophyma*; о. гнойная членосоединеніе, *Hydrarthrus* purulentus; головная наружная, *Cephalophyma*; о. головы большая имѣющая двуглавый видъ, *Bicephalium*; головы отекистая, *Cephaloedema*, *Oedema* capitis; оп. грибоватая брюшныхъ внутренностей, *Physconia* fungosa; грудей безъ боли, *Mastodynia* lupiosa; грудей воздушная, Mast. *emphysematica*; гр. кровавая, M. cruenta; г. золотушная, M. scrophulosa; г. пузырчатая, M. *hydatidosa*; груди, T. thoracis; губкообразная, Fungus articuli; губчатая, Molluscum; губъ (красная твердая), *Cheilocace*; губъ золотоушная, Ch. scrophulosa; отъ глистъ, Ch. verminosa; губъ отъ поврежденія, Ch. violenta; о. десны, *Uloncus*; дыхательнаго горла на передней части шеи, *Bronchocele*; дѣтородныхъ губъ, *Episioncus*, *Episiophyma*; д. г. кровавая, Ep. cruentum; дѣтород. частей водяная, Ep. oedematosum; желѣзъ, железы, *Phyma*, *Adenophyma*, *Panus*, Tumor glandularum; опухоль (неболящая) и отвердѣніе железы, *Adenosclerosis*; о. желѣзъ и хрящей, *Exarthrema adenochondrium*; отъ сыпей, сыпная, *Panus exanthematicus*; о. железъ у молодыхъ людей во время возмужалости, *Panus* crescentium; о. железъ частей, образующихъ полость рта, *Stomatophyma* glandulosum; о. ж. подколѣнной чашки, *Panus* poplitis; железъ лихорадочная, *Panus* febrilis; ж. сочувственная, *Panus* sympathicus; ж. твердая, *Adenoncus*; железы слезной, *Panus* lacrymalis; железы щитообразной большая и мягкая, *Thyreophyma*; женскихъ дѣтородныхъ частей водяная, *Hydraedos*; женскаго мочеваго канала, *Urethrophyma* feminarum; живота, *Coelioncus*, *Coeliophyma*; жирная, *Lipoma*, *Steatoma*; жир. отвердѣвшая, *Liparoscirrhus*; жирнокостная, *Osteosteatoma*; задней части шеи, *Trachelophyma*; задняго прохода, *Proctoncus*; закожная воздушная, *Emphysema*; зобная, *Trachelophyma* strumosum; истерическая скоропроходящая, *Anathymiasis*; (клитора, *Nymphoncus*); кожи воспалительная широкая не слишкомъ возвышенная, *Phygethlon*; кожаная водяная мѣшечная, *Oedema* saccatum; кожаная водяная твердая, *Oedema* scirrhodes; кож. насочная, *Oedema* lymphaticum; кож. сывороточная, O. serosum; колѣна, T. genu, *Gonocele*, *Gonyocele*, *Gonyoncus*; колѣна воспалительная, T. albus genu, *Gonalgia*; костей въ членосоединеніяхъ, *Arthrosteophyma*; костей мозговидная, Fungus medullaris in ossibus; кости, *Osteoncus*; к. большая, *Hyperostosis*; к. внутри, *Enostosis*; мясокостная, *Osteosteatoma*; окружающая кость, *Periostosis*; плоская болящая (которая мягче кости), *Tophus*; костяная, *Exostosis*; мягкая венерическая, Gumma gallicum; кост. въ составахъ, *Exarthrema exostoticum*; опухоль крайней плоти, *Posthoncus*; кровавая, T. sanguineus; кров. особ. на головѣ новорожденныхъ дѣтей, *Haematoma*; кров. маточнаго рукава, *Elytroncus* cruentus; кров. суставовъ, *Hydrarthrus* cruentus; кровяная отъ ушиба, T. sanguineus; лимфатическаго сосуда, *Lymphoncus*; лимфатическая, T. lymphaticus; дѣтороднаго уда, *Bubonulus*; матки, *Pseudocyesis* uterina; матки вѣтренная, *Physometra*, *Tympanites* uterinus; матки вѣтряно-водяная, *Physometra* humida; матки жирная, *Steatoma* uteri; м. кровавая, *Hydrometra* cruenta;

матки содержащая гной, *Hydrometra* purulenta; маточнаго рукава воздушная, *Elytroncus emphysematicus*; *Emphysema* vaginae; мат. рук. вѣтренная, *Elytroncus emphysematicus;* маточныхъ трубъ, *Physconia* tubaria; медовая, *Meliceris*; меньшихъ губъ, *Nymphoncus*; миндалеобразныхъ железъ, *Antiadoncus*; мозолистая твердая, *Exomphalus* callosus; мокротная маточнаго рукава, *Elytroncus* pituitosus; мошонки, *Oscheocele* chronica; мош. твердая, *Oschoncus*; мош. водяная, II. 2528; мош. воздушная, *Oscheocele* flatulenta, *Physocele*; мош. гноевидная, II. 2530; мош. кажущаяся, мнимая, *Pseudorcheocele, Pseudorchidoncus;* мош. каменистая, *Porrocele, Pseudorcheocele* calcarea; мош. киловидная отъ излитія крови въ оболочкѣ яичка или канатика, *Haematocele*; мош. мягкая, *Oschophyma;* мош. отъ изліянія въ клѣтчатую плеву ея гноя, II. 2530; отъ изліянія мочи, II. 2531, Urocele; мочеваго канала, *Urethrophyma;* мочеваго пузыря, *Cystoncus, Physconia* vesicalis; мочевая, Extravasatum urinosum; мѣшечная, I. 9000; мужескаго дѣтород. уда, *Posthoncus*; внутренняя, II. 11131; наружная, II. 11130; мѣшечная, Tumor saccatus, cysticus, Lupia; о. кашевидная или кашеподобная, *Atheroma*; мѣшечная на спинѣ, Nasta; на шеи, II. 9078; содержащая въ себѣ воску-подобное существо, *Ceroma;* мѣшечная титекъ отъ накопленія молока въ нихъ, I. 3401; мѣш. мягкая подъ головными покровами, Talpa; мясистая, мясная, *Sarcoma;* мяс. брюшныхъ внутренностей, *Physconia sarcomatica*; пупочная, *Sarcomphalus*; мясокостная, мясокостянная, *Osteosarcoma*, *Osteosarcosis* partialis; опухоль бедръ у родильницъ бѣлая болящая, II. 2519; на большихъ дѣтородныхъ губахъ, *Cremnoncus;* на глазѣ, *Ophthalmophyma*; на губѣ (твердая), *Cheiloncus*, *Cheilophyma*; на губѣ грибовидная, *Cheilophyma* fungosum; на животѣ, *Etroncus*; на козонкѣ, II. 10724; на пуповинѣ, *Omphaloncus*; на спинѣ, *Rhachiophyma*; наполненная водяною жидкостію, *Hygroma*; находящаяся на срамнопроходной промежности, *Mesoscelophyma*; нервная твердая, *Neuroscirrhus*; не опредѣленнаго вида, *Anthorisma*, Tumor diffusus; новорожденныхъ головная, кровавая, *Ecchymoma* capitis neonatorum; ногъ водяная холодная, *Oedema* pedum; опухоль обнаженной головки дѣтороднаго мужескаго уда, *Psoloncus*; оболочная, Tumor tunicatus; около ушной железы, *Parotidoncus, Eparma*; о. отъ насѣкомыхъ (у скота), *Malis*; отъ простуды, *Panus* catarrhalis; опухоль и синій багровый знакъ отъ ушиба или удара, *Plaga*; печени, *Hepatoncus*; п. бугристая твердая, II. 7595; п. мясистая, *Hepatalgia sarcomatica*; подкожная упругая всего тѣла, *Sarcites* flatuosus; подъ крыльцомъ, подкрыльцовыхъ железъ, *Panus* axillaris, *Maschaloncus;* подобная тутовой ягодѣ на внутренней поверхности вѣка, Morum; опухоль подъ языкомъ, *Stomatophyma* sublinguale; подъязичная (слюнная), Ranula; полиповидная брюшныхъ внутренностей, *Physconia sarcomatica;* полукружная синеватая на нижнемъ глазномъ вѣкѣ или ниже его, *Hydrophthalmion*; почекъ, *Nephroncus*; предстательной железы, Tumor prostatae, *Prostatoncus;* п. ж. скирная, *Scirrhus* prostatae; о. происходящая отъ переноса молока, Abscessus lacteus; простая рожистая внутренняго угла глаза, *Ancylops* erysipelatosa; пузырчатая слезной железы, *Dacryodenalgia hydatidosa;* пупа вѣтренная, *Pneumatomphalus;* пупа содержащая въ себѣ камни, *Poromphalus, Poromphalocele;* пупа вѣтренная, *Exomphalus* ventosus; пупа отъ мочи, *Uromphalus*; пупочная водяная, *Exomphalus* aquosus; п. твердая, *Exomphalus* callosus; пятки, *Tarsophyma*; о. ревматическая, Tumor rheumaticus; рта, *Stomatophyma*; рта воспалительная, St. *phlegmonosum;* рта отъ полиповъ, St. polyposum; рта съ разстяженіемъ жилъ, St. varicosum; о. руки, *Brachioncus*; руки медленно образующаяся, II. 10717; руки отъ насильствій, II. 10718; ручной кисти лимфатическая, *Chirorrheuma*, сальника, *Physconia* omentalis; селезенка, *Splenoncus*; сильная околоушныхъ железъ, *Pherea* (Hippocr.); синебагровая, причиняемая ушибомъ, *Smodinx*, *Smodix*; слезнаго мясишка, *Encanthis*; с. м. злокачественная, E. *scirrhosa;* слезная, *Dacryops;* D. simplex; слезнослизистая, D. *blennoideus;* о. слизистая, *Phlegmatia*; сосковъ женскихъ грудей или самыхъ титекъ, *Mastoncus;* состава, *Arthrocele;* сост. воспалительная, I. 68; спорадическая околоушной железы, *Parotis* vulgaris; срамныхъ губъ, II. 10714; ср. г. сильная, препятствующая соитію, (у древн.) *Pterygoma;* студенистая, *Galactinomyces*; сумочная, Tumor capsularis; сустава наружная, *Sarcophyma* articulare; о. съ внутреннимъ жаромъ, *Celos*; твердая, *Exoncoma*; также *Condyloma*; титекъ воздушная, *Mastodynia emphysematica*; титьки пузырчатая, *Mastodynia hydatidosa*; о. тучная, *Steatoma*; хрящей и железъ въ членосоединеніяхъ, *Arthrophyma*, *Adenochondrion*; членосоединеній, *Arthroncus*, *Arthrophyma*; член. водяная, *Exarthrema hydrarthrosum*; член. мѣшечная, *Arthrophyma* saccatum; член. сыворотная, *Hydrarthrus* serosus; чресленныхъ внутренностей, *Physconia* lumbalis; шеи, *Deroncus*; шейныхъ боевыхъ жилъ, *Aneurysma* collare; железъ, *Trachelopanus*; щитообразной железы, *Thyreoncus*; языка, *Glossoncus*; яз. венерическая, G. venereus; яз. хроническая, G. chronicus; язычка, *Staphyloncus*; яичекъ, *Orcheocele*, *Orchidocele*, *Orchidoncus*, *Oscheocele* testicularis; яичекъ большая, *Orchidoscheocele*; яич. венерическая воспалительная, любострастная, Testiculus venereus; яичниковъ, Ovarium tumidum; яич. и трубъ, II. 5820; внезапное изчезеніе опухоли, Delitescentia; ей подобный, на ея похожій, *Oncodes*, *Phymatodes*.

Опушка, Limbus; на дождевикахъ, на пуганчикахъ (грибахъ), *Peridium*.

Опытность, Experientia, *Peritia*, *Empiria*; большая, *Polypiria*, также *Polyidria*.

Опытственный, A posteriori.

Опытъ, Experimentum, *Peira*, *Peirasis*; имъ доказанное, Usu confirmatus, Usu comprobatus.

Опьяненіе, Crapula; Stupor.

Опьяняющій, Temulentus, *Methysticus*.

Опянъ, Opiana, Opianum, *Narcotinum*.

Опятъ, Opiatum.

Организація, Organisatio.

Организованный, *Organisatus*.

Организмъ, *Organismus*; животный, O. animalis.

Органическій, *Organicus*, также *Synergeticus*.

Органографія, *Organographia*.

Органъ, *Organon*, *Organum*; вкуса, Gustus, O. gustus; дыханія, дыхательный, O. respirationis; зрительный, зрѣнія, O. visorium; пищеваренію служащій, O. concoctorium; помышленія, O. cogitationis; слуха, слуховой, O. auditus, Auris; сл. костяной, II. 3022.

Органы, з. Органъ; возпроизводительные, *Organa* reproductiva; грудные, Viscera superiora; движенія, O. motus; дыханія, дыхательные, O. respirationis s. *pneumatica*; испразднительныя, O. excretoria; отдѣлительные, O. secretoria; прозябательныя, O. vegetativa; слезные, O. lacrymalia; совершающіе, O. executoria; тѣла, O. corporis; чувствъ, O. sensoria.

Ординаторъ (врачь), Medicus ordinarius.

Орелъ, Aquila, *Aetos*; большой, Falco chrysaëtos; обыкновенный, F. melanaëtus.

Ориктогнозія, *Oryctognosia*.

Орiктологія, *Oryctologia*.

Орiктометрія, *Oryctometria*.

Оржадъ, Emulsio amygdalarum, Amygdalatum; проносный, E. purgans.

Орлеанъ, Bixa orellana.

Орлики, Орликъ, Aquilegia vulgaris.

Орлякъ, Pteris; женскій, P. aquilina; съѣдопный, снѣдный, P. esculenta.

Орлянка, Aquilaria; остъ-индѣйская, A. malaccensis.

Ормушъ, Amomum, A. racemosum.

Орнитогалъ, Ornithogalum; зонтичный, O. umbellatum; луговой, O. pratense.

Орнитологія, *Ornithologia*.

Орнитологъ, *Ornithologus*.

Оробинецъ, Oxalis Acetosella.

Ортопедія, *Orthopaedia*.

Орудіе (з. также Инструментъ), Instrumentum, *Machina*, *Organon*; для акуратнаго мѣрянія весьма мѣлкихъ вещей, *Acribometrum*; для вытягиванія крайней плоти надъ головку уда, *Spathester*; для держанія губы, Labiotenaculum; для извлеченія зубныхъ кореньевъ, *Rhizagra*; для измѣренія весьма малыхъ временъ, *Microchronometrum*; для измѣр. дыханія, *Pneumonometrum*; для измѣр. длины новорожденнаго младенца, *Paedometrum*; для измѣр. мѣлкихъ предметовъ, *Micrometrum*; для измѣр. легкихъ, *Pneumonometrum*; для измѣр. ногъ, *Pedometrum*; для измѣриванія обьема руки, Mano*metrum*; для изм. прозрачности воздуха, *Aërodiaphanometrum*; для изм. разстоянія между половинами щипцовъ, *Labidometrum*; для изм. и опредѣленія свойства какого либо тѣла, *Poeotetophanta*; для изм. содержанія углетвора, *Anthracometrum*; для изм. или опредѣленія степени броженія, *Zymosiometrum*; для изм. (величины различныхъ поперечниковъ) таза у животныхъ, *Zoopelyometrum*; для мѣрянія прозрачности и цвѣта неба, *Diaphanocyanometrum*; для мѣрянія слуха, *Acoemetrum*; для наблюденія направленія вѣтровъ, *Anemoscopium*; для обрѣзыванія ногтей, *Onychisterion*; для опредѣленія давленія воздуха и другихъ паровидныхъ жидкостей, *Piesiometrum*, *Piesmometrum*; для опредѣленія дѣйствія гальванической цѣпи, *Galvanismometrum*; для опредѣленія количества воды, наливаемой дождемъ въ опредѣленное время, *Hyetometrum*, Pluvio*metrum*; для опредѣленія силы мышицы, *Myodynamiometrum*; для опредѣленія силы электрическихъ искръ, *Spintherometrum*; для опредѣленія скорости біенія пульса, *Sphygmometrum*; для опредѣл. степени проводной силы, *Diagometrum*; для опредѣленія степени прозрачности воздуха, *Diaphanometrum*; для опредѣл. степени холода, *Psychrometrum*; для опредѣл. тяжести новорожденныхъ, *Paedostathmion*; для опредѣл. тяжести и длины новорожденныхъ, *Paedobaromacrometrum*; для отдѣленія десны отъ зубовъ, *Pericharacter* (у Галена); для подавленія языка, *Glossocatochus*; для произведенія кровотеченія изъ носа, *Storthe*, *Storthynx* (у Aret.); для раздавливанія, *Thlasta*, *Thlastes*; для разрѣзыванія сросшейся подъязычной уздочки, *Ancylotomus*; для расширенія устья матки, Apertorium; для раскрыванія рта, Dilatatorium; для оскобливанія, чесанія, *Cnester*; ор. жеванія, Apparatus manducatorius; ор. чувствъ, *Aesthematorganon*; (всякое) остроконечное для царапанія, *Storthe* (у Aret.); расширяющее, Dilatatorium; служащее къ уничтоженію или членораздробленію, разсѣченію плода въ матерней утробѣ, *Embryothlasta*; слуха костяное, II. 3022; ор. чувства, *Aesthema*; всякое, коимъ скрываютъ вены, *Phlebotomus*; ор. которое такъ сказать само собою изсѣкаетъ камень, *Autolithotomus*; которымъ вырѣзываются яйца, *Orcheotomus*.

Орудія, з. Орудіе; которыми пытаютъ, *Basani*.

Орудный, *Organicus*.

Оршадъ, з. Оржадъ.

Орѣдѣніе, излишнимъ орѣдѣніемъ причиняемый, *Manoticus*.

Орѣхи, Nuces; N. avellanae, Avellanae; водныя, Nuculae aquaticae; волоскіе, греческіе незрѣлые и зрѣлые, II. 2344; какао, N. Cacao; кедровые, Nuclei Cembrae; кипарисные, N. Cupressi s. Cypressi; кокосовые, N. Cocos; мушкатные, N. moschatae; мыльные, Nuculae Saponariae; писташковые, фисташковые, N. Pistaciae; писташковыя, Pistacia; чернильные, Gallae, G. turcicae; черн. бѣлые и черные, I. 10022.

Орѣхотворка, Cynips; дубовая, C. Quercus folii; розовая, C. Rosae; смоковничная, C. Psenes.

Орѣхъ, Nux, Avellana, *Caryon*; большой, Ламбардскій, Avellana oblonga; водяной, Trapa natans; волоскій, грецкій, турецкій, Juglans regia; земляный, Corydalis bulbosa; калмыцкій, Amygdalus nana; ложный, Nux spuria; лѣсный, Corylus avellana; мушкатный, Myristica, M. moschata; рвотный, II. 9094; слабительный, Hyperanthera Moringa, II. 9094.

Орѣшекъ, Caryopsis; Nucula, Ossicularium; бѣлый, Trifolium arvense; красный, T. pratense; чернильный, Galla, G. turcica.

Орѣщина, Corylus avellana, Juglans; волоская, греческая, Jugl. regia; сѣрая, Jugl. cinerea.

Орѣшки земляные, половые, Bulbocastanum; китайскіе, Cataputiae minores; чернильные, Gallae, G. turcicae.

Орѣшникъ, о. лѣсной, Corylus, *Carya*, C. avellana; врачебный, Cerbera Mangas; индійскій, Areca Catechu; малабарскій, Justicia Adhatoda; рвотный многораздѣльный, Jatropha multifida; черный, Jatropha Curcas.

Орѣшокъ, з. Орѣшёкъ.

Оса, Vespa, *Sphex*; малая, *Sphecíscus*; обыкновенная, V. vulgaris.

Осадка, *Lemma*; з. Осадокъ.

Осадненіе кожи, *Darsis*; отъ сѣдла, I. 3284.

Осадокъ, Praecipitatum, Sedimentum, Faecula; въ мочѣ, мочи, Sedimentum, *Hypostasis*; густая въ мочѣ, *Hypostathme*; каменистой въ мочѣ, *Alcola* (у Парацел.); кирпичный, Sedimentum lateritium; въ мочѣ осадокъ бѣлый, моча имѣетъ бѣлый осадокъ, осадокъ бѣлый, Ex urina, quod desidit, album est, In urina subsidit album; моча имѣетъ красный, красноватый осадокъ, In urina rubra, subrubra subsidunt.

Осажденіе, Praecipitatio.

Осаживать, осадить, Subsidere, In unum deferri.

Освобождать, Liberare; кого отъ болѣзни, L. aliquem morbo.

Освѣжать, Reficere, Recreare.

Оселокъ, Cos, cotis; пробирной, Lapis lydius.

Оселъ, Asinus, *Onos*, Equus asinus.

Осень, Autumnus; осенью, Autumnali tempore.

Осетрина, Caro sturionis.

Осетръ, Accipenser; обыкновенный, A. Sturio.

Осетъ, Осотъ, Carduus; Cnicus; Arundo; Sonchus; болотный, рыбій, Card. palustris; бѣлый, Card. marianus; волоскій, Centaurea benedicta; Cnicus; Acarna; водянный, кухонный, мягкій, Cirsius s. Cnicus oleraceus; желтый, огородный, Sonchus oleraceus; ночный, Card. nutans; полевый, Sonchus arvensis; слабительный, Argemone mexicana.

Осика, з. Осина.

Осина, осика, осичина, осинка, осинникъ, Populus tremula.

Осинникъ, з. Осиновникъ и Осина.

Осиновникъ, осинный грибъ, подосиновикъ, Boletus laevis, luteus.

Осиный, *Sphecodes.*

Осиплый, з. Охриплый.

Осипнуть, Ravire, Irraucescere.

Осичина, з. Осина.

Осквернять, Impurare.

Осколокъ, *Scolops*, Assula, *Apothrausma.*

Оскомина, Hebetudo dentium, *Haemodia*, *Cataplexis;* набить оскомину, Hebetare dentes.

Оскорбленіе, Offensio.

Оскребки, Ramentum.

Ослабленіе, Debilitatio, Infirmatio, Dissolutio, *Atonia*, Laxitas, Relaxatio, *Marasis*; (обезсиленіе) Enervatio.

Ослабленный, Relaxatus, *Atonicus.*

Ослаблять, Debilitare, Infirmare; Vires convellere s. enervare, s. frangere, s. infringere; ослабл. тѣло, Corpus hebetare, solvere, extenuare; (притуплять) чувства, Sensus obtundere, hebetare.

Ослабляющій, Infirmans, Debilitans, *Antidynamicus*, *Pareticus*; не посредственно, *Philadynamos* (у Гиппокр.).

Ослабѣвать, Hebescere, Hebetescere.

Ослабѣлый, Flaccidus.

Осленокъ, Asellus, Oniscus.

Ослизеніе, ослизѣніе, ослизлость, Visciditas, Mucositas, *Polyblennia*; желудка, Sordes mucosae, Status pituitosus; крови, Spissitudo frigida.

Ослизлость, з. Ослизеніе.

Ослинникъ, Oenothera.

Ослобѣсникъ-сѣяльный, Onobrychis sativa.

Ослѣпильникъ Индѣйскій, Excoecaria Agallocha.

Ослѣпленіе, Caecitas; отъ яркой бѣлизны снѣга, *Chionotyphlosis.*

Ослѣпнуть, Occaecari, Obcaecari.

Осмазомъ, Osmazoma.

Осматриваніе, Contemplatio, Inspectio; брюха, *Laporoscopia*; внутренностей, *Splanchnoscopia;* глаза, *Ophthalmoscopia;* дѣтородныхъ частей, *Aedoeoscopia*, *Aedocopsis;* живота, *Laparoscopia*; кругомъ себя, особенно бредящихъ, *Periblepsis;* мертвыхъ тѣлъ, *Necroscopia*; языка, *Glossoscopia.*

Осмигранникъ, Осмиплощадникъ, *Octaëdron.*

Осмотрительность, Circumspectio, Provisio.

Осмотрщикъ мертвыхъ тѣлъ или труповъ, Inspector cadaverum.

Осмотръ, Inspectio; дѣтородныхъ частей, *Aedoeopsia*; живота, *Abdominoscopia*, *Gastroscopia;* медицинскій судебный, I. 12269; мертваго тѣла, I. cadaveris, *Autopsia* (cadaveris); судебный, I. legalis; судебный мертваго тѣла, I. legalis cadaveris; наружный, Lustratio.

Осневица, губная сыпь, Favus labiorum.

Основаніе (з. также Дно), *Basis*, Fundamentum, Fundus, Principium, *Stoechion;* большой берцовой кости, B. tibiae; вихреца, I. 3562; глазной впадины, B. orbitae; желудочковъ мозга, II. 3950; жизни, *Biodesmus*; кислоспособное, Bas. acidifiabilis, Principium oxygenabile; кислоты, B. acidi; кости кресцевой, I. 3563; лопатки, B. scapulae; лекарствъ (сложенныхъ или смѣженныхъ), *Basis*; лучевой кости, B. radii; металлическое щелочей, *Metalloidum;* мозга, B. cerebri; мочеваго пузыря, I. 3569; натуры или природы, Principium naturae; нижней челюсти, I. 6347; околосердечія, B. pericardii; отростка зубовиднаго, II. 6505; первое чего нибудь, Rudimentum; подвздошной кости, I. 6352; полости черепа, I. 3555; сердца, B. cordis; улитки, B. Cochleae; чашки колѣнной кости, B. patellae; черепа, B. cranii; шиловиднаго отростка, II. 6506; языка, Radix linguae; язычной кости, I. 6351. Къ основанію принадлежащій, Basicus, Basilaris.

Основанный на однихъ только мнѣніяхъ, *Hypotheticus.*

Основываніе, Fundatio; системы, *Systematismus.*

Основнонебный, *Sphenopalatinus.*

Основночелюстный, *Sphenomaxillaris.*

Основный, Basicus, Basilaris.

Особа, Persona.

Особенность, Specialitas; (особность) тѣла, *Idiosyncrasia.*

Особенный, Particularis, Specialis, Peculiaris.

Особливый, з. Особенный.

Особы духовныя, занимавшіеся врачебною практикою, *Parabolani.*

Особь, Individuum.

Осока, Carex; песочная, Arenaria; средняя, C. intermedia; щетинистая, моховатая, C. hirta.

Осокоръ, Populus; бѣлый, P. alba; дикій, душистый, сибирскій, P. balsamifera; италіанскій, пирамидальный, ломбардская, P. dilatata s. fastigiata; о. тополь, P. nigra.

Осоляемый, Salifiabilis.

Осоподобный, *Sphecodes.*

Осота волосная, Carlina acaulis.

Осотъ, з. Осетъ.

Оспа, Variola, Variolae, *Ecphlogia*; багровая, *Terminthus;* бородавчатая, V. verrucosa; бѣлая, V. alba; водяная, водянистая, Varicellae aquosae; *Hydrachnis*; впалая, V. depressae; вѣтренная, Varicellae, Varicellae emphysematicae, II. 11403; губчатая, Varic. spongiosae; добрая, доброкачественная, V. benignae; злокачественная, V. malignae; измѣненная, Varioloides; коровья, V. vaccina; кор. бородавчатая, V. vacc. verrucea; кор. ложная, Vacciola spuria, II. 11371; кор. настоящая, Vacciola vera; кор. первоначальная, Vacciola nativa; кровавая, V. sanguinea; лимфатическая, V. lymphaticae; лишайная, лишевидная, V. herpeticae; ложная, V. spuriae; лож. бородавчатая, Varicellae verrucosae; лож. губчатая, V. spongiosae; лож. конусовидная, V. acuminatae; лож. лимфатическая, V. lymphaticae; лож. отвердѣлая, Varic. solidae; лож. пузырчатая, V. vesicosae; лошадей, V. equinae; настоящая, V. verae; натуральная, V. spontaneae; послѣ привитія предохранительной, II. 11372; нервная, V. nervosae; овечая, V. ovillae s. ovinae; окруженная пухлиною, V. umbilicosae; песья, *Terminthus*; по одиначкѣ стоящая, V. discretae; предохранительная, V. vaccina, Vacciola vera; прозрачная, V. crystallinae; просовидная, V. miliaris; пузырчатая, V. vesiculosae; пустая, V. vacuae; раздѣльная, рѣдкая, V. discretae; свиней, V. suillae; свинная, Varicellae suillae; свинцоцвѣтная, V. plumbeae; сливающаяся, сливная, сплошная, V. confluentes; собачія, V. acuminata, canina; съ желчною лихорадкою, V. biliosae; съ гнилою горячкою, V. putridae; съ нервною лихорадкою, V. nervosae; хорошая настоящая, *Euphlogia*; хрустальная, V. aquosae; черная, V. nigra; шелуховидная, V. siliquosa; Имѣть оспу, Adfectum esse variolis; получить о., Adfici variolis.

Оспенный, Variolosus.

Оспинки, Varicellae.

Оспопрививатель, Insitor variolarum.

Оспы коровыя, предохранительныя, Vaccinae; (ложныя) чечевицѣ подобная, Varicellae lenticulares; ночныя, *Epinyctides.*

Оставаться, Restare, Remanere, Haerere, Manere.

Оставленіе дитяти, з. Подкидываніе дитяти.

Оставлять, Intermittere, Negligere, Omittere; Praeterire; не возвращаться, Non redire, Desinere; кого, Deserere aliquem. Иногда медиками оставленные выздоравливаютъ, Interdum deserti a medicis convalescunt.

Оставъ, *Sceleton*, Sceletum.

Останваніе, Clarificatio.

Остальный, Reliquus.

Останавливаніе, з. Остановленіе; кровотеченія, *Ischaemia.*

Останавливать, остановить, Supprimere, Coercere, Cohibere, Reprimere, Opprimere; кровотеченіе, Sanguinem profluentem sistere; поносъ, Comprimere ventrem s. alvum.

Останавливаться, остановиться, Sistere, Subsistere, Crescere desinere, Stare, Supprimi.

Остановить, остановиться, з. Останавливать, Останавливаться.

Остановка пульса, *Asphyxia.*

Остановленіе, Suppressio, Retentio; *Epischesis, Ellipsis* (особ. о пульсѣ); біенія сердца, *Asphyxia* cardiaca; болезненнаго отдѣленія слиза, *Ischoblennia;* бѣлей, *Hysterrhoischesis*; испражненія и отдѣленія сѣмени (при воздержаніи отъ любви), *Spermatoschesis*; гноя отдѣляющагося въ язвахъ а особенно въ свищахъ, *Ischopyosis*; критическаго испражненія, *Eccrisiischesis, Eccrisioschesis*; катарра, *Catarrhoschesis*; отъ того происходящій, *Catarrhoscheticus;* кроваваго поноса, *Dysenterischesis*; кровотеченія болѣзненнаго, *Haemostasia*; Sistio sanguinis; кр. естественнаго, *Haemischesis*; остан. или задержаніе кровотеченія изъ носа, *Epistactischesis;* мѣсячнаго кровотеченія или очищенія, *Ischomenia, Menostasis, Menoschesis,* Suppressio mensium; отдѣленія молока, *Ischogalactia*; мочи въ мочеточникахъ, *Ischuria* ureterica; харькотины, *Ptysmatischesis*; поноса, *Diarrhoeischesis*; послѣродоваго очищенія, *Ischolochia*; пота, *Hidroschesis, Ischidrosis*; отъ того происходящая, *Ischidroticus.*

Остановленный, Suppressus.

Остатки окаменѣлые человѣческаго тѣла, *Anthropolithi.*

Остатокъ, Residuum, Reliquiae, Reliquum, *Lemma*; послѣ выжатія какого либо вещества, *Magma*; послѣ свареніи пищи и питья (т. е. моча и калъ), *Perittoma.*

Остеоколлъ, Osteocolla.

Остеотомъ, *Osteotomus, Osteotomista.*

Ости, Spinae; з. Ость.

Остистый, Spinosus, Aristatus, Hyspidus.

Остіеватый, Aristatus.

Остолбенѣніе, *Catalepsis.*

Осторожно, Caute, Considerate, Provide.

Осторожный, Cautus, Providus, Consideratus.

Острее, з. Остріе.

Острить, Acuere.

Острица, Asperugo (procumbens).

Остріе, Acies, Acumen, Mucro.

Островатый, Cuspidatus.

Островъ, Insula.

Остроголовый, Cilo, —onis.

Острозазубренный, Acute-crenatus.

Остроконечіе, Apex, Mucro; зубовъ, Acuminatura dentium; сердца, Apex cordis.

Остроконечный, Acuminatus, Acutus, Cuspidatus, Mucronatus, *Acros.*

Острокровъ, Остролистъ, Ilex Aquifolium.

Остропестро, Остро-пестръ, Carduus marianus.

Острота, Acrimonia, Acor, *Oxytes*, *Drimytes*; артритическая, A. arthritica; желчная, A. biliosa; золотушная, A. scrophulosa; кислая, A. acida, *Oxytes*; ломотная, A. rheumatica; мочи, *Urodrimytes*; отъ чесотки, чесоточная, A. scabiosa; простудная, ревматическая, A. rheumatica; протухлая, Rancor, A. acida; раковистая, A. cancrosa; A. соковъ, A. humorum; цинготная, A. scorbutica; отъ остроты происходящій, *Drimyticus.*

Остроугольный, Остроугольчатый, Acute-angulatus.

Остроуміе, Perspicatio, Acumen ingenii.

Остроумный, Acutus, Ingeniosus, *Oxys.*

Острый, Acuminatus, Acer, Acutus, Mordax, *Oxys*, *Acros*, *Drimys*; довольно остр., къ острому подходящій, Subacutus.

Ость, Spina, *Acantha*; блоковая, S. trochlearis; вѣтренная, S. ventosa; *Osteophthoria*; клиновидная, Rostrum sphenoidale; крестообразная затылочной кости, II. 8506; лонной кости, II. 8522; лопаточная, S. scapulae; лучевой кости, S. radii; на колосьяхъ, Arista; носовая, S. nasalis; ніобныхъ костей, II. 8517; основная затылочной кости, II. 8504; подвздошная, I. 6518; раздвоенная, *Hydrorrhachis* dehiscens, S. bifida; овецъ, *Hydrorrhachia* simplex; сѣдалищная, II. 8521; хребтовая, S. dorsi; челюстная, S. maxillae inferioris; яремная, S. jugularis.

Ось, Axis; глазнаго шара, A. oculi; желудка, желудочная, A. ventriculi; женскаго таза, I. 3380; зрительная, A. opticus; матки, A. uteri; м. большая или длинная, I. 3382; м. меньшая или поперечная, I. 3383; рукава матки, A. vaginae; ось (второй шейный позвонокъ), *Epistropheus*; тѣла, A. corporis.

Осѣдокъ кровяный, Placenta sanguinis.

Осѣдъ углекислаго желѣза, I. 9365.

Осѣненіе, *Episciasmus*; имъ причиняемый, *Episciasticus.*

Осѣнникъ, Colchicum; пестрый, C. variegatum.

Осязаніе, Tactus, *Haphe*; болѣзненное, порочное, *Haptodysphoria*, *Dyshaphia*, Tactus depravatus; слишкомъ чувствительное, *Oxyaphe*; тупое чувство осязанія, *Amblyhaphia*; измѣненіе, обманъ, разстройство о., *Paraphia*; недостатокъ чувствъ осязанія, *Anaphia*; нестерпимость предметовъ осязанія, *Haptodysphoria*; обманъ о., такъ, что больной ложно чувствуетъ внѣшнія впечатлѣнія, *Pseudaphia*; о., чувство осязанія измѣненное, неправильное, *Paraesthesia.*

Осязанный, *Haptos.*

Осязать, Contrectare.

Отважность, Audacia, Temeritas.

Отвареніе, Отвариваніе, Decoctio, *Zesis.*

Отваро-наливка, отваро-настой, Decocto-infusum.

Отварушка грибъ, Agaricus violaceus.

Отваръ, Decoctum; (раст.) Cochlearia officinalis; о. изъ калачиковъ просвирокъ, Decocta malva, Malva ex aqua cocta, Aqua, in qua malvae decoctae sunt; о. бѣлый, D. album; б. Сиденгамовъ, I. 7008; кровочистительный, *Allioticum* alterans (у Галена); охладительный, *Ptisana*; Поллына, D. Pollini; Цитмановъ, D. Zittmanni; чечевицъ, *Phacoptisana*; яблочный, *Hydromelon*; ячменный, *Ptisana*; *Zythos.*

Отведеніе, Abductio, Derivatio, *Apostrophe*; скопившихся соковъ куда либо, *Parocheteusis*; симъ причиняемый, *Apostrophicus.*

Отвердѣніе, Induratio, *Scirrhoma*, *Scirrhosis*; *Tyloma*, (особ. глазн. вѣкъ и матки), *Scleria*; брюшныхъ внутренностей, *Physconia scirrhoidea*; верхняго устья желудка, *Cardia* callosa; въ женскихъ грудяхъ отъ сильнаго снурованья, *Strangalia*; желудка, *Scirrhus* ventriculi; злокачественное (з. также скирръ) исхода желудка, *Pylorus* callosus; шулятъ хрящевое, *Osteocele*; какой либо части переходящее въ раковую язву, *Scirrhus*; клѣтчатой плевы, *Scleriasis*, I. 4688, II.

8948; кожи, Ind. cutis, Tylos; легкихъ, *Pneumonoscirrhus*; матки злокачественное, *Scirrhus* uteri; м. костяное, Ossificatio uteri; мочеваго канала заголовочное, *Hypospadiasis*; пищепріемнаго горла, II. 9037; перепонокъ, *Pachymenia*; пищепріемнаго канала, II. 9033; почекъ, *Nephroscleria*; сердца, *Pachycardia*; скиррное селезенки, *Scirrhus* lienis; спины, *Orthognampsia*; стѣнъ желудка, II. 7599; стѣнъ рукава матки, II. 9043; хрусталика, *Phacoscleroma*; щитообразной железы, II. 7594; щитообразнаго хряща, Struma scirrhosa; причиняемый отвердѣніемъ, *Scleroticus*; языка, *Glossoncus scirrhosus*; яичекъ костеобразное, *Orchidostosis*; яич. скиррозное, *Orcheocele scirrhosa*.

Отвердѣлость, особ. на ладоняхъ и подошвахъ, *Tyloma*; живота (остановленное испражненіе), *Coprostasia*.

Отвердѣлый, Induratus, Concretus, *Scirrhosus*, *Tyloticus*; отвердѣлая часть, *Poroma*.

Отверстіе, Apertura, Aditus, Foramen, Hiatus, Ostium, Lumen, *Porus*, *Ope*; артеріальное, артерійное, Ostium arteriosum; большей вѣнечной вены сердца, II. 9039; большое, *Chasma*; венное, венозное, Ostium venosum; верхнее таза, I. 1981; водовода идущаго изъ преддверія лабиринта, I. 1960; водовода улитки, I. 1959; въ твердой оболочки мозга, I. 9823; гортанное, *Glottis*, Rima glottidis; грудобрюшной преграды для пищеприемнаго горла, I. 9689; для полой вены, I. 9680; для прохода аорты, Hiatus aorticus diaphragmatis; глуховаго прохода, I. 9703; жаберное, Apertura brachialis; желудочковъ сердца венныя, II. 3304; задне-проходное, Orificium ani; канала, идущаго изъ преддверія лабиринта, I. 1960; канала барабанной струны внутреннее, I. 1973; наружное, I. 1968; канала верхне-челюстнаго, I. 1964; канала сонной артеріи, I. 1962; внутреннее, I. 1972; наружное, I. 1969; канала Фаллопіева, I. 1963; Фаллоп. внутреннее, I. 1974; каловое противуестественное, Anus vicarius, praeternaturalis; костяное части Евстахіевой трубки, I. 1984; крововозвратное; Ostium venosum; круглаго окна, I. 548; маточное, Ostium uteri; м. внутреннее, II. 3038, 3162; внѣшнее, II. 3162; маточной шеи внутреннее, I. 1976; наружное, I. 1971; мочеваго канала заголовочное, *Hypospadiasis*; тотъ, у кого оно открывается не на концѣ, но на спинѣ мужескаго дѣтороднаго уда, *Anaspadiaeus*; мочеиспускательнаго канала, Orificium urethrae; внутреннее, II. 3308; наружное, II. 3306; мочеточника, *Ureterostoma*; наружное или переднее или нижнее паховаго канала, I. 1965; не натуральное, чрезъ которое калъ выходитъ, Anus vicarius; нижнее таза, I. 1979; нижнее челюстнаго канала заднее, I. 9684; носоваго канала, I. 1967; носовое заднее, I. 1978; ніобное заднее, I. 9694; овальное сердца, I. 9692; паховаго канала внутреннее или заднее или верхнее, Annulus abdominalis; переднее третьяго желудочка мозга, I. 1958; Ривиніево, Foramen Rivianum; сальника, Foramen Winslowii; соковаго канала наружное, I. 1970; сок. кан. внутреннее, I. 1975; сосудовъ, Osculum, Ostium, *Stoma*; среднее таза, I. 1980; третьяго желудочка мозга заднее, I. 1982; улитки, I. 1983; Фаллопіева канала наружное, Foramen stylo-mastoideum. Безъ отверстія, *Astomus*; отверстія натуральнаго не имѣющій, *Atretus*; съ отверстіями слишкомъ большими, *Euryodes*; имѣющій двойное о., *Disodicus*.

Отверстія, Aperturae (з. Отверстіе); артерійныя желудочковъ сердца, II. 3301; железъ Мейбоміевыхъ, Puncta ciliaria; желудочковъ сердца крововозвратныя, II. 3304; затылочной кости составныя, I. 4204; зубныхъ луночекъ, A. alveolarum; канала барабанной струны, I. 1986; канала сосковаго, I. 1988; канала Фаллопіева, I. 1987; клѣточекъ сосцевидныхъ, I. 1989; крестцовыя, Foramina sacralia; лобныхъ пазухъ, I. 1994; маточной шеи, I. 1992; междупозвоночныя, Foramina intervertebralia; мочеиспускательнаго канала, Ostia urethrae; ніобныя, Foramina palatina; носа, носовыя, Aperturae nasi, Foramina nasi, *Rhin*; общія третьяго желудочка мозга, I. 1990; основныхъ пазухъ, I. 1995; преддверія, Aperturae vestibuli; рта, *Stomata*; сосковыя, Foramina *mastoidea*; скуловыя, Foramina *zygomatica*; сосудовъ, Oscula vasorum; сосцевидной части височной кости, I. 1989; таза, A. pelvis; трубы Евстахіевы, I. 1996; фаллопіевыхъ трубъ, II. 3302.

Отверстый, Apertus, Patens; отверсту, отворену быть, Patere.

Отвлеканіе, Abductio, (отъ главнаго предмета) *Aphelxia*.

Отвлекать, отвлечь, Avertere, Detrahere; отвлечь кровь отъ какой либо части, Sanguinem a parte aliqua avertere.

Отвлеченіе, Abstractio; Abductio, Derivatio; (посредственное) Revulsio, *Paragoge*.

Отвлеченный, Abstractus, Derivatus.

Отводить, Abducere, Reducere, Deducere, Derivare.

Отводъ, Abductio; Conductor; болѣзненной формы изъ одной части на другую менѣе важную, (Derivatio) *Metathesis;* громовой, з. Громоводъ.

Отводящій, Derivans.

Отворотъ сухожильный (veter.), I. 12187.

Отвратительный, Nauseosus.

Отвратить, Amovere, Avertere; о. зло, Malum avertere, Malo occurrere.

Отвращеніе, Aversio, Abominatio, *Misos*; большое-отъ чего либо, *Anacope*; врожденное къ чему нибудь, *Antipathia*; имѣющій ко всему отвращеніе, Fastidiosus; отъ крови, *Haematophobia*; отъ пищи, *Apositia*, Fastidium cibi s. in cibis; отъ пищи и питья, *Cacositia*; отъ чего либо, Fastidium alicujus rei, *Apostrophe.* Имѣть от., Fastidire aliquid, Fastidium habere alicujus.

Отвыкать, Desuefacere aliquem, Desuescere.

Отвыклый, отвыкшій, Desuefactus, Desuetus.

Отвыслость, Prolapsus.

Отвычка, Desuetudo.

Отвѣдывать, Gustare; Tentare, Experiri.

Отвѣсный, Perpendicularis, Verticalis.

Отвѣсъ, Pendulum; о. паденія, Cathetus incidentiae.

Отгибъ, Limbus, *Peristoma.*

Отголосокъ, *Echo*, —us f.; въ вѣтвяхъ дыхательнаго горла примѣчаемыхъ при изслѣдованіи стетоскопомъ, *Bronchophonia*; сердца, *Cardiechema* (genit. —atis), Sonitus cardiacus.

Отгрызенный, Praemorsus.

Отдаленіе, Remotio.

Отдаленность, Distantia.

Отдаленный, Remotus.

Отдалить (удалять, отвращать, прогонять, уничтожать), Amovere, Removere, Depellere, Discutere, Finire, Tollere.

Отдохновеніе, Requies, Recreatio; послѣ обѣда, послѣ-обѣдное, Somnus meridianus, Meridiatio.

Отдухъ, Отдушина, Ventilator.

Отдышка, з. Отдыхъ.

Отдыхать, Quiescere, Conquiescere, Quietem capere; послѣ обѣда, Meridiari.

Отдыхъ, Requies; послѣ обѣда или пополудни, Meridiatio, Somnus meridianus.

Отдѣленіе, Secretio, Separatio; болѣзненной матеріи, *Apocrisis*; внутренней оболочки кишекъ, Abrasio intestinorum; гной съ мочею, *Pyuria;* дѣтскаго мѣста, Solutio placentae; желчи уменьшившееся, *Oligocholia*; животное, Secretio animalis; жира болѣзненное, *Pimelorrhoea;* замѣняющее, S. vicaria; изнурительное безвкусной мочи, Diabetes insipidus; кожицы, Excoriatio epidermidis; кости чешуйчатое, Desquamatio ossium; критическое, *Crisis*; кроваваго молока, *Galactaemia;* крови и другихъ соковъ изъ пищепріемнаго горла, *Oesophagorrhoea*; куска кости примѣтное, Exfoliatio sensibilis; куска помертвѣлой кости, Exfoliatio ossium; куска черепа ударомъ, Dedolatio cranii; молока, S. lactis; м. непомѣрно, *Polygalactia*; мочи, S. lotii; мочи бѣлочной или бѣлокъ содержащей, Morbus Brightii s. renum granulosus, *Hydrops* renalis, *Chalazonephritis*; м. гноевидной, *Pyuria* puriformis; м. малое, *Oliguresis*; отдѣл. и испражненіе мочи не помѣрное, *Polyuresia*; отдѣл. мочи остановленное, *Anuria*, Urina suppressa; отд. м. съ гноемъ мнимое, *Pyuria* simulata; настоящее, P. vera; отд. неправильное гноя, *Pyoplania*; пищи изъ желудка слишкомъ скорое, *Sitacratia*; подъязычной уздочки, II. 7723; сладкой мочи изнурительное, *Diabetes* mellitus; слезъ сильное, *Polydacrya*; слезъ чрезмѣрное, *Epiphora*; слизи съ мочею, *Blennuria;* слины воспрепятственное, *Sialoschesis*; слины не помѣрное, *Polysialia*; соковъ не правильное изъ сосудовъ, *Apoplanesis*; сращенныхъ между собою ручныхъ и ножныхъ пальцевъ, II. 7723; сѣмени излишнее, *Polyspermia*; уздочки крайней плоти, II. 7724; уменьшенное жира, *Oligopionia*; умен. молока, *Oligogalactia*; слезъ, *Oligodacrya*; умен. слизи, *Oligoblennia*; умен. сѣмени, *Oligospermia*; умен. слюны, *Oligosialia*; отдѣленіемъ остановленнымъ харкотины или мокроты или слюны причиняемый, отъ того происходящій, *Ptysmatischeticus*; отдѣл. частей антоновымъ огнемъ одержимыхъ, *Aposphacelismus.*

Отдѣленный, Secretus, Discretus, Solutus, Insulatus, *Eccritus.*

Отдѣлительный, Secretorius.

Отдѣляемый трудно, *Dyseccritus.*

Отдѣлять, отдѣлить, Sejungere, Separare; Excernere.

Отдѣляться, Excerni, Ferri, Edi; урина, гной отдѣлается, Urina, pus fertur.

Отекистый, *Oedematosus.*

Отёкъ, *Oedema*; воспалительный, *Oedema phlegmonodes*; воспалительный гортани, I. 1451; въ составахъ, *Oedema* articulare; вѣкъ, O. palpebrarum; глазъ, O. oculi; головы, O. capitis; горячій, съ жаромъ, O. calidum; крайней плоти сопряженный съ не залупою, *Phimosis oedematodea*; матки, O. uteri; маточнаго рукава, *Elytroncus oedematosus*; мошонки, Oed. scroti aquosum; мужескаго дѣтороднаго уда, *Hydrophallus*; не постоянный, скоропроходящій, O. fugax; надчерепной плевы, подъ нею, O. pericranii; отъ изліянія мочи, O. urinosum; рожистый, съ рожею сопряженный, O. *erysipelatodes*; съ окрѣплостію, O. *scirrhodes*; холодный, *Oedematia* frigida, O. frigidum; Похожій на о., *Oedematodes*; происходящій отъ о., *Oedematicus*; сопряженный съ отёкомъ, *Oedematosus*.

Отклоненіе, Reclinatio, Reflexio; магнитной стрѣлки, I. 7002; отражаемыхъ лучей по причинѣ фигуры стекла, I. 32; отъ чего либо, Aberratio.

Отклоняющійся, Divergens.

Отколокъ, з. Осколокъ.

Откровенность, Ingenuitas, Sinceritas.

Открывать, Aperire, Adaperire, Patefacere, Detegere.

Открываться, Patere, Hiare; прорваться, лопнуть, Rumpi, Erumpere.

Открытіе, Detectio; несовершенное (отверстія), *Dystresia*.

Открыться, з. Прорвать.

Отливъ моря, морской, Refluxus s. Recessus maris; отл. и приливъ морской, Aestus s. Accessus et Recessus maris.

Отличительный, *Charactericus*, (о. болѣзни), *Diagnosticus, Pathognomonicus, Pathognosticus*.

Отломленное, *Clasma*.

Отломокъ, Fragmentum, *Thrausma*; костяный, *Apothrausma*; черепа тончайшій, *Aposcenosis*.

Отлученіе, Separatio; младенца отъ груди, Ablactatio, *Apogalactismus*.

Отмачеваніе, Maceratio.

Отмораживаніе, Отмороженіе, Отморозъ, Pernio, *Chimetlon*.

Отмщеніе, Ultio.

Отмѣна, Varietas.

Отниманіе, Abscissio.

Относительный, Relativus.

Отношеніе, Relatio, Respectus; динамическое, R. *dynamica*; химическое, *Chemismus*; въ отношеніи къ —, Relativus.

Отнятіе, Ablatio, Detractio, Abscissio; какого либо органа, *Steresis*; бородавки, члена, рѣсницъ и т. п. посредствомъ удобныхъ петлей, *Anabrochismus*; головокъ или составныхъ концевъ костей, Decapitatio, Resectio articulorum; миндалеобразныхъ железъ, Abscissio tonsillarum; младенца отъ груди, Ablactatio, *Apogalactismus*; излишней части, *Aphaeresis*; члена, Amputatio, *Acroteriasmus*.

Отогнать, Repellere, Rejicere, Retroagere.

Отокъ, з. Отёкъ.

Отолстѣлый, Incrassatus.

Отолстѣніе, Incrassatio; (твердыхъ частей) *Pycnosis*, *Pachytes*; мошонки грыжеобразное, киловидное, Scrotosarcia; сердца, *Pachycardia*; стѣнъ внутренностей, *Stenochoria* viscerum; стѣнъ рукава матки, II. 9043; твердой оболочки глаза, II. 8820.

Оторванный, Abruptus.

Оторочка, Pilidium.

Отпаденіе, Casus, Lapsus; копыта, Rejectio ungulae; ногтей, Lapsus unguium; силъ, Collapsus virium.

Отправленіе (з. также Дѣйствіе и Отправленія), Functio, Munus, Actio; замѣняющее, Actio vicaria; мозга, Vita cerebralis; не порядочное внутренностей, *Cacopragia*; питанія, Reproductio.

Отправленія (з. также Дѣйствія), Actiones, Functiones; естественныя, A. naturales; живаго тѣла, I. 426; животныя, A. animales; жизненныя, A. vitales; не произвольныя, A. involuntariae; общія, A. publicae; органическія, Functiones organicae; особенныя, A. privatae; родотворныя, A. sexus; смѣшанныя, Functiones mixtae; тѣла, Actiones corporis; т. главныя, Actiones principes; Functiones *hegemonicae*.

Отпрыскъ, *Stolo*; Surculus, Turio, *Chloa*, *Rhadix*.

Отрава, Apocynum androsaemifolium.

Отравить, Alicui venenum infundere, praebere, Venenare; отравленный ядомъ, Venenatus.

Отравленіе, *Intoxicatio*, *Toxicatio*; Veneficium; меркуріальное хроническое, I. 3264; мышьякомъ хроническое, I. 3260; не дѣйствительное, не настоящее, I. simulata; опіемъ хроническое, I. 3267; острое, I. acuta; ртутью хроническое, I. 3264; свинцемъ хроническое, I. 3268; скоротечное, I. acuta; хроническое, *Atrophia toxica*; ядомъ, *Toxicatio*, *Entoxicismus*, *Entoxismus*.

Отраженіе, Reflectio; лучей свѣта, R. lucis.

Отрасли, Rami; бьющихся жилъ, R. arteriarum; кровововзвратныхъ жилъ, R. venarum, *Apophyades* (у Гип.).

Отрасль, Ramus, Surculus, Sarmentum; кровоносной жилы, Surculus; цвѣтущая зеленѣющая, *Thallus, Thyrsus.*

Отрицательный, Negativus.

Отроковица, Puella.

Отрокъ, Puer.

Отростки, Processus; Cornua; брюшины peritonaei; верхніе или пестовидные въ желудочкахъ мозга, Pedes hippocampi; влагалищные шиловиднаго отростка, II. 5587; затылочной кости составные, II. 5531; зат. к. яремные, II. 5550; крестцовой кости косые ложные, II. 5561, 5580; к. к. поперечные ложные, II. 5590; ланитной кости основные, II. 5579; мечеобразные клинообразной кости, II. 814; нижней раковины решетчатые, Pr. ethmoidales; нижней челюсти составные мыщелкообразные, шишковатые, II. 5530; основной кости, II. 5566; о. к. крылообразные, II. 5573; о. к. наклоненные, II. 5529; позвонковъ косые, II. 5560; п. к. верхніе, II. 5562; позвонковъ остистые, II. 5581; п. острые, II. 5581; п. поперечные, II. 5591; п. составные, II. 5560; прибавочные поясныхъ позвонковъ, II. 5515; пяточной кости, P. calcanei; рѣсничные, P. ciliares; червообразные мозжечка, Vermes cerebelli; широкіе клинообразной кости, I. 817.

Отростокъ, Processus, Cornu, *Apophysis*; безъимянный затылочной кости, II. 5520; вѣнцеобразный локтевой кости, Coronoides ulnae; верхней челюсти верхній, II. 5556; верхней челюсти ніобный, II. 5569; в. ч. носовый, II. 5556; верхній лопатки, *Acromion*; верхній червообразный малаго мозга, II. 11804; височный, P. temporalis; височной кости сосцевидный или сосцеобразный или титькѣ подобный, II. 5552; в. к. шиловидный, II. 5584; височный темянныхъ костей, I. 1542; влагалищный Галлеровъ, Vagina Halleri; влагал. основной кости, II. 5593; втораго шейнаго позвонка зубовидный, II. 5563; вѣнечный, венцеобразный, *Coronoides*, P. coronoideus; зубной верхней челюсти, II. 5517; крылообразный, P. *pterygoideus;* кр. пѣтушьяго гребешка, II. 5516; ланитный, P. *zygomaticus;* лобной кости внутренный надъочный, II. 5557; локтевой кости вѣнечный, вѣнцеобразный локтевой, птичьему носу подобный, II. 5536; локтевый, *Olecranon*; лопатки вороньему носу подобный, II. 5534; мечевидный грудной кости, II. 5596; мозговой оболочки, I. 9063; молотка коническій, II. 5532; м. Равіановъ, Ravianus; м. остистый, II. 5582; мл. фоліевъ, II. 5586; мыщелкообразный, *Condylus;* надглазный верхней челюсти, II. 4896; ніобной кости задній, пирамидальный, II. 5598; ніобный, P. palatinus; нижней челюсти вѣнечный, II. 5537; носовой нижней раковины, II. 5555; н. слезотечной кости, II. 5558; н. ніобной кости, II. 5559; основной кости остистый, II. 5583; о. к. пирамидальный, II. 5574; основный затылочной кости, II. 5523; перстовидный большой (въ мозгу), II. 4223; п. меньшій, II. 4224; печени хвостатый, II. 5547; поджелудочной железы, *Pancreas* parvum; поднебенный, Pr. palatinus; пяточной кости, P. calcaneus; решетообразный основной кости, II. 8505; решетчатой кости крючку подобный малый, II. 5592; р. к. основный, II. 5577; самолокотный, *Olecranon*; серповидный мозжечка, Falx cerebelli; скуловый, P. *zygomaticus*; сосцевидный, P. *mastoideus* s. mammillaris; сухожильнаго влагалища бедры серповидный, II. 5544; таранной кости, P. tali; твердой оболочки мозга крестообразный, II. 5540; твердой оболочки мозга серповидный, I. 9063; титечный, P. mammillaris; удчатой кости крючку подобный, II. 5546; челюстный, P. maxillaris; червообразный, I. 2199; шиловидный, *Stylus*, P. styliformis.

Отрочество, Pueritia.

Отрубевидный, з. Отрубеобразный.

Отрубеобразный, Furfuraceus; Furfurosus, *Pityrodes.*

Отруби, Furfur, *Pityron*; миндальный, миндаля, Furfures amygdalarum; овсяные, F. hordaceus; пшеничные, F. triticeus; ячменныя, F. hordaceus.

Отрубистый, Furfuraceus, Furfureus.

Отрубянность, Furfuratio.

Отрываніе, Abruptio; совершенное, напр. кости, мышицы, *Perirrhexis.*

Отрывистоперистый, Abruptepinnatus.

Отрывокъ, Fragmentum, *Trausma.*

Отрыганіе, Ructus, Ructatio, *Ereugmus;* жвачки, Ruminatio, *Merycismus*; у человѣка, Rum. humana.

Отрыгать, Ruminare, Ruminari.

Отрыгаться, Ructare; ему кислота отрыгается, Acidum ructat; мнѣ отрыгается не сваренная пища, Crudum ructo.

Отрыжка, з. Отрыганіе, и Возвратъ болѣзни; болѣзненная, Morbus ructuosus; истерическая, *Anathymiasis;* отр. кислая, Acor, Ructus acidus, *Oxyregmia;* отъ чеснока, *Crommyoxyregmia*; съ гнилымъ запахомъ (гнилыхъ яицъ) и вкусомъ, *Cnissoregmia.*

Отрѣзаніе, з. Отрѣзываніе.

Отрѣзокъ, Praesegmen, *Tome.*

Отрѣзываніе, Отрѣзаніе, Abscissio, Resectio; головокъ костей или составныхъ концевъ частей, Decapitatio ossium, Resectio articulorum; миндалеобразныхъ железъ, A. tonsillarum; члена, Amputatio, *Acroteriasmus*; пупочнаго канатика, *Omphalotomia*.

Отрѣшенный, Solutus.

Отскокъ (Bot.), Propago.

Отслоеніе, отслойка костей, Desquamatio, Exfoliatio ossium, *Eclepsis*; наружной пластинки черепныхъ костей, Exfoliatio laminae externae cranii; непримѣтная, E. insensibilis; явная, E. sensibilis.

Отслойка, з. Отслоеніе.

Отстой, Sedimentum; въ мочѣ, S. urinae; мучнистый, Faecula.

Отстояніе, Distantia.

Отсутствовать, Abesse.

Отсѣдать, Residere, Subsidere, Considere.

Отсѣдъ, Sedimentum.

Отсѣканіе, з. Отсѣченіе.

Отсѣченіе, Amputatio, Resectio, *Apocope*; головокъ или составныхъ концевъ частей, Decapitatio, Resectio articulorum; миндалеобразныхъ железъ, Abscissio tonsillarum; члена, Amputatio; члена съ лоскутами, A. panniculata; язычка, Abscissio uvulae.

Отталкиваніе, Repulsio.

Отторженіе съ мѣста, Distorsio.

Оттягиваніе назадъ, Retractio.

Отучнѣніе, Obesitas.

Отхаркиваніе, Exspuitio, *Anabole*, *Anacatharsis*.

Отходникъ, Anus.

Отцвѣтъ, Defloratio.

Отягощеніе, Molestia, Defatigatio.

Офталміатрія, *Ophthalmiatria*.

Офталмологія, *Ophthalmologia*.

Охватка, Asarum europaeum; простая, Asarum.

Охлаждать, —дить, Refrigerare.

Охлопокъ, Floccus, Stupa; отъ тканія шерсти, *Crocis*.

Охлопье, з. Охлопокъ.

Охолощенный, Кастратъ, Castratus.

Охота, Appetitus; къ пьянству, Bibesia; къ совокупленію, A. venereus; къ ѣдѣ, на ѣдѣ, Appetitus.

Охотникъ, Amator, Studiosus; до наукъ, Studiosus; спать, Dormitor, Dormitator.

Охотно, Libenter.

Охра, Ochra.

Охриплость, Raucitas, Raucedo, *Bechia*, *Branchus*; *Bronchus*; голоса, *Trachyphonia*.

Охриплый, Raucus, Ravus, *Branchos*.

Охрипнуть, Ravire.

Оцарапаніе, оцарапленіе кожи, Excoriatio, *Amycha*.

Оцвѣтникъ, *Perianthium*, *Spatha*; общій, *Anthodium*.

Оцвѣтничекъ, *Spathilla*.

Оцѣнка, Taxa; лекарствамъ, T. medicamentorum.

Оцѣпенѣлость, *Catalepsis*, *Eclampsia*; (у лошадей) II. 9992.

Оцѣпенѣлый, Torpidus, Rigens, Stupidus, *Styphnos*; оцѣпенѣлымъ быть, Torpere.

Оцѣпенѣніе, *Tetanus*, Rigor, *Catochus*; (у лошадей) II. 9992; всеобщее, T. universalis; кратковременное, *Catalepsis*; приводить въ о., Torporare.

Оцѣпенѣть, Rigescere, Torpescere; Torpere, Stupere, Attonitum esse.

Очагъ, Focus, *Pyreterium*; Coctorium.

Очанка, Euphrasia, Teucrium Chamaedrys; аптечная, E. officinalis.

Очарованіе, Incantatio, *Bascanum*; тотъ, который очаровываетъ, *Bascanos*.

Очевидно, Evidenter.

Очевидность, Evidentia, *Autopsia*.

Очевидный, Evidens, *Phaneros*.

Очередь, и, Ordo, Series; по очереди, Ordine; по очередно, Per vices, Vicibus.

Очереть, и, Arundo, A. Donax.

Очерненіе, Denigratio, Infuscatio, *Aethiopiosis*.

Очертаніе, Figura.

Очи, Oculi; павлинные, Euphrasia officinalis.

Очистить, з. Очищать.

Очистокъ, очитокъ, о. ѣдкій, Sedum acre.

Очищать, з. Чистить; желудокъ, Alvum solvere, A. ciere, movere; Purgare, Depurgare, Evacuare, Solvere, Resolvere alicui alvum s. ventrem; очищ. клистиромъ, промывательнымъ, Ducere alvum clismatibus; очищ. свѣтлымъ дѣлать, Clarificare.

Очищающій, Purificans; Purgans; совершенно, *Eccatharticus*.

Очищеніе, Purgatio, Mundatio, Clarificatio, *Eccatharsis*; костей, Mundatio ossium; крови, Depuratio sanguinis; мѣсячное (з. также Кровь мѣсячная), Menstruatio —, Menses, Menstrua; м. болѣзненное, Menstruatio dolorifica; м. блѣднаго цвѣта, блѣдное, Menses decolores, *Menorrhoea* decolor; м. въ необыкновенныхъ мѣстахъ, Menses aberrantes; м. долго продолжающееся и часто возвращающіеся, *Menorrhoea*; замедлѣніе явленія м. очищенія, Tardatio mensium; м. недостаточное, Menstruatio incompleta; м. не открывается, не является, Menstrua non proveniunt; не правильное, Menses irregulares, Menstruatio anomala; м. обильное, Menses abundant; мѣсячное остановленное, Menstruatio suppressa; мѣсячное истекаетъ медленно, не въ надлежащее время, Menses commorantur, retardantur; м. остановлено, Mulieri menstrua non feruntur, non proveniunt, Sanguis per menstrua non respondet; м. перестаетъ, прекращается, Menses subsidunt; показывается, открывается, Menstrua proveniunt (alicui); появляется правильно, въ надлежащее время, Menstrua bene respondent, fluunt, profunduntur; м. прекращающееся, Menstruatio cessans; м. прекращенное, Menstruatio suppressa, Menses suppressi; преостановившееся, Menstruatio retenta; м. слишкомъ обильное, *Menorrhagia*; Menstrua nimia; м. сопряженное съ болью, Menstruatio dolorifica; м. трудное, *Dysmenorrhoea*; *Dysmenia*; м. чрезмѣрное, Menstruatio nimia; женщина не имѣющая мѣсячнаго очищенія, Mulier, quae menstruis non purgatur; не имѣть мѣсячнаго очищенія, A menstruis defici, s. defectum esse; остановленіе м. очищенія, *Menostasis*, *Menoschesis*; появленіе перваго м. очищенія, Initium menstruorum, Prima menstrua; прерваніе м. очищенія, Menses suppressi; при правильномъ м. очищеніи, Bene respondentibus menstruis; слишкомъ раннее остановленіе м. очищенія, *Menolipsis*; споспѣшествовать къ истеченію м. кровей, Menses feminarum trahere s. evocare, Menstrua movere mulieri; чрезмѣрное, Menstrua nimia; очищеніе низомъ отъ употребленія чемерицы, Helleborismus; первыхъ путей, Purgatio viarum primarum; періодическое, Menstruatio; послѣродное, послѣродовое, *Lochia*; п. болѣзненное, *Dyslochia*; послѣрод. вторичное, I. 12956; п. не помѣрное, *Lochia* nimia; п. остановленное, *Lochioschesis*; очищ. посредствомъ промывательнаго, *Ecclysis*; оч. родильное, родовое, *Lochia*; оч. у женскаго пола, Menstruatio; Женщина имѣющая м. оч., Femina menstrua, Mulier, quae in menstruis est, Mulier menstruans s. menstrualis.

Очищенный, Rectificatus.

Очки, Perspicillum, Vitrum oculare bipartitum; павлинные, павловы (раст.), Aquilegia vulgaris; Euphrasia officinalis.

Очный, Ocularis.

Ошейникъ, Collare, *Perideraeon*; собачій, Cynanchum.

Ощипываніе, общипываніе около себя, *Carphologia*, *Carpologia*, Floccorum venatio.

Ощупаніе, Praetentatus; легкое, *Pselaphia*.

Ощупывать, Contrectare.

Ощутительность зубовъ особ. по употребленіи кислой пищи, *Gomphiasis*, *Gomphiasmus*.

Ощутительный, Sensibilis.

Ощущать, Sentire.

Ощущеніе, Sensus; непріятное вкушаемыхъ предметовъ, *Geusiodysphoria*; не существующаго свѣта въ глазахъ, *Photopsia*.

П.

Пава, Pavo femina.

Павилица, з. Повилица.

Павлинія тупоцвѣтная, Paullinia Cururu.

Павлинъ обыкновенный, Pavo cristatus.

Павунъ, Prielum; Scorzonera hispanica; Menyanthes trifoliata.

Пагубный, Noxius, Perniciosus, *Deleterius*.

Падалище, Cadaver, *Ptoma*.

Падающій, Cadens.

Падежъ, Casus; скотскій, Pestis bovilla.

Паденіе, Casus, Lapsus; Prolapsus; *Ptosis*; внезапное, *Aposcepsis*; на землю въ падучей болѣзни, *Cataptosis*; въ обморокъ, *Apopsychia*; изъ лѣсницы, Lapsus scalarum; язычка, Prolapsus uvulae, *Hypostaphyle*, *Staphylodialysis*; паденіемъ причиняемый, къ нему принадлежащій, *Ptoticus*.

Падло, з. Падалище.

Падубъ, Ilex.

Падучій, Deciduus, Caducus.

Падучая болѣзнь, з. Болѣзнь.

Паекъ, Portio militis.

Пажитникъ, Trigonella.

Пазникъ, Hypochaeris.

Пазурникъ, Caucalis; мѣлколистный, C. leptophylla.

Пазуха, Sinus, Colpos; воротной вены, II. 8103; глазная, S. *ophthalmicus*; затылочная задняя, II. 8090; передняя верхняя, II. 8089; лобная, S. frontalis, *Metopantron*, *Prosopantron*; начальственной артеріи, Bulbus aortae; окружная, S. circularis; большой затылочной диры, II. 8076; турецкаго сѣдла, II. 8077; отвѣсная, II. 8094; дѣтородныхъ губъ подобная ладьѣ, I. 9791; преграды сердца, II. 8099; серповидная верхняя или большая, II. 8081; меньшая или нижняя, II. 8080; тимпана, S. tympani; челюстная, S. maxillaris.

Пазухи, Sinus; боковыя, S. laterales; венозныя становой жилы, II. 8104; гортанныя, S. laryngis; затылочныя, S. occipitales; каменистыя, S petrosi; кости основной, S. *sphenoidales*; лобныя, S. frontales; носовыя, S. narium; основныя, S. *sphenoidales*; пещеристыя мозга, S. cavernosi; поперечныя, S. transversi; серповидныя мозга, II. 8079; чельныя, S. frontales.

Пакленъ, з. Некленъ.

Паклунъ, Teucrium; T. Chamaepitys; Centaurea benedicta; Berberis vulgaris; головчатый, T. capitatum; горный, T. montanum; желтый, T. flavum; критскій, T. creticum; кустарниковый, T. fruticans.

Палатка, Tentorium.

Палевой, Lividus, *Pelios*.

Палецъ, з. Перстъ; вложить п., Digitum demittere s. ingerere in —; сколько можно тремя пальцами взять, Quantum tribus digitis deprehenditur, Pugillus; пять пальцевъ полныхъ, *Dragmis*; уступать давленію пальца, оставить ямку послѣ давленія пальцемъ, Cedere digitis; пальцы ручные, Digiti manuum; ножные, D. pedum; концы пальцевъ, *Acrochir*.

Палингенезія, *Palingenesia*.

Палка, Scipio, Fustis; *Rhabdos*.

Палліативный, Palliativus.

Палочка, Bacillus; осоподобная, *Spheciscus*.

Палочникъ, Палошникъ, з. Рогозъ.

Пальма, *Palma*; P. Арека, Areca; винная, Borassus; горькая, Corypha umbraculifera; жгучая, жигучая, Caryota urens; замія, Цамія, Zamia cycadifolia; мадагарская, Руфійская, Metroxylon Ruffia; папоротниколистная, Cycas circinalis; молюская, Metroxylon Sagus; плѣтьелиственная, опахолистная, Borassus flabelliformis; саговая, Сагу, Саго, Cycas circinalis, Metroxylon Ruffia, M. Sagus; сагов. винценосная, M. viniferum; сахарная, Arenga saccharifera; финиконосная, Phoenix, Ph. dactylifera; улиткообразная, Corypha umbraculifera.

Пальцы, з. Палецъ.

Пальчечникъ слоновой, Dentalium elephantinum.

Пальчикъ, Digitulus.

Палья, Salmo alpinus; S. Trutta.

Память, Memoria, Recordatio, Mens, Reminiscentia, *Mneme*; слабость п., *Amnesia*; *Dysmnesia*; къ п. принадлежащій, *Mnemonicus*; лишенный памяти (чувствъ), Stupidus.

Панада, Панадъ, Панатъ, Panatella.

Панацеа, *Panacea*; ртутная, P. mercurialis, I. 11388.

Паница, Patella.

Панспермія, *Panspermia*.

Пантоминъ, *Pantomimus*.

Папаія, Cacarica papaya.

Папари огурцовидная, Momordica Charantia.

Паперть лабиринта, Vestibulum labyrinthi.

Папоротники, Filices; щелистые, *Schismatopterides*.

Папоротникъ, Aspidium; Filix; Pteris; баромецъ, A. Barometz; водяной, P. aquilina; двураздѣльный, A. Lonchitis; женскій, Pteris aquilina, I. 3118; II. 5273; кожистый, A. coriaceum; колосистый, Stachypteris; мужескій, I. 3112, II. 5274; полосатый, Asplenium Ceterach; солодковый, Polypodium vulgare; съѣдобный, Pteris (vulgare) esculenta.

Папороть, з. Папоротникъ.

Пара, Jugum, Par; седьмая мозговыхъ нервовъ, II. 2097; пятая мозговыхъ нервовъ, Nervus quintus; первая шейныхъ нервовъ, II. 3601.

Парабола, Parabola.

Параболаны, *Parabolani*.

Параболическій, *Parabolicus*.

Парадоксъ, *Paradoxon*.

Паража, Парожа, Meconium.

Параличный, Paralyticus, Resolutus, Torpens.

Паралельный, *Parallelus*.

Параличь (з. также Онѣмѣніе), *Paralysis*, Resolutio, Remissio nervorum; апоплектическій, *Apoplexia* topica; венерическій, P. venerea; всего тѣла кромѣ головы, *Paraplegia*; входа желудка, *Cardioplegia*, глазнаго яблочка, глазныхъ мышецъ, *Ophthalmoplegia*; желудка, *Cardioplegia*; золотушный, P. scrophulosa; кажущійся, *Acampsia*; легкихъ, легочный, *Pneumoparalysis*, *Apoplexia* pulmonum; ломотный, P. *arthritica*; матки, *Hysteroparalysis*; мочеваго пузыря, *Cystoparalysis*, *Cystoplegia*; имъ страждущій, *Cystoplecticus*; мочеточниковъ, *Ureterolysis*; мужескаго дѣтороднаго уда, *Cauloplegia*; глоточныхъ мышицъ, *Pharyngolysis*; мѣстный, *Apoplexia* topica; нервный, P. nervosa; несовершенный, *Acinesia*, P. imperfecta; нижней половины тѣла, нижнихъ и верхнихъ конечностей, *Paraplegia*; односторонній и отъ того происходящее искривленіе, напр. ногъ, *Blaesosis*; орудій глотанія, *Dysphagia paralytica*; п. отъ искривленія членовъ, *Cyllosis*; половины тѣла, *Hemiplegia*; п. слуховаго нерва, *Cophosis paralytica*; Поттовъ, Contractura femoris Pottii; ревматическій, P. *rheumatica*; сердца, *Cardioplegia*; совершенный, P. exquisita; сочувственный, P. consensualis; становой жилы, *Rhachioparalysis*; съ дрожаніемъ страждущей части, P. agitans; сѣтчатой плевы, P. retinae, *Amaurosis* torpida; худосочный, P. cachectica; цынготный, P. scorbutica; языка, *Glossolysis*; п. языка частный и шепетливость отъ того происходящая, *Blaesosis*. Быть параличемъ разбиту, *Paralyticus*, Resolutus, Torpens; производить п., Resolvere; среднее состояніе между параличемъ и апоплексіею, *Apolepsis*; страждущій частнымъ параличемъ, *Blaesus*; часть одержимая п., Membrum resolutum, *Cholasma*.

Парасоль, Umbella, Umbraculum.

Параффинъ, Paraffinum.

Парацельсъ, Paracelsus.

Парей, з. Поррей.

Парейрабрава, Cissampellos Pareira, Pareira brava.

Паренхима, *Parenchyma*.

Паренхиматозный, *Parenchymatosus*.

Парикмахеръ, Concinnator capillorum, Effector capillamentorum.

Парикъ, Capillamentum.

Парнассія, Parnassia.

Парный, Conjugatus, Geminatus, Geminus, Gemellus.

Парожа, з. Паража.

Парокружіе, *Atmosphaera*.

Пароксизмъ (з. также Приступъ), *Paroxysmus*, Insultus, *Pyrexia*; апоплектическій, Insultus *apoplecticus*; жестокій истерическій, *Apopnixis*; замедляющійся, позже являющійся, P. postponens; истерическій, P. *hystericus*; ранѣе являющійся, ускоряющій, P. anticipans s. *prolepticus*; слѣдующій за предидущимъ, *Epiparoxysmus*; явленіе пароксизма скорѣе или ранѣе какъ ожидаютъ, *Prolepsis*.

Паромѣръ, *Atmometrum*.

Парусина, Linteum carbaseum.

Парусъ, Velum.

Пархи, з. Парши.

Парши, Tinea capitis, *Achor*; (veter.) *Psora*, Scabies, *Psoriasis*; застарѣлыя, II. 10357; отрубеобразные, Furfuratio, Porrigo; отруб. красные, *Pityriasis* rubra; разноцвѣтные, P. versicolor; состоящіе изъ отрубеобразныхъ чешуекъ, P. capitis; у свиней, Seta alba.

Паршивость, Tinea capitis.

Паршь, з. Парши.

Паръ, Vapor, Halitus, *Atmos*; воды, водяной, V. aquae; животный, V. animalis; кипятка, V. aquae; крови, Gas s. Spiritus sanguinis; отъ жаримаго тучнаго мяса, Nidor, *Cnissa*; сѣменный, Aura seminalis; причиняемый парами, *Atmicus*; причиняемый ядовитыми парами, *Toxicatmicus*; испускать пары, выходить парами, Evaporari.

Пары, Vapores; селитрокислые, II. 11346; солекислые, II. 11345; соленопресыщеннокислые, II. 11347; уксусокислые, 11344.

Пасбища, з. Паства.

Паслёнъ, Пасліонъ, Пасленъ сладкогорькій, Solanum Dulcamara; кистный, Phytolacca decandra; обыкновенный черный, S. nigrum.

Пaслѣнъ, Паслюнъ, з. Пасленъ.

Пасмурный, Nubilus, Nubilosus, Turbidus; дѣлаться п., Nubilare.

Пасока, *Lympha*, Serum; образовательная, L. plastica; сгущаемая, L. coagulabilis; къ п. принадлежащій, *Lymphaticus*.

Пасочный, *Lymphaticus*.

Пастарнакъ, з. Пастернакъ.

Паства, Pascuum, *Nome*, *Chilus*.

Пастелъ, Isatis tinctoria.

Пастернакъ, П. великорослый, садовый, Pastinaca sativa; разсѣченный, P. dissecta.

Пастила, *Pasta*; изъ исландскаго мха, II. 3916; проскурнячная, P. Althaeae; сладкаго корня, P. Liquiritiae.

Пастухъ, Pastor; кочующій, *Nomas*, genit. —adis.

Патогенія, *Pathogenia*.

Патока сахарная, Melasse.

Патологія, *Pathologia*; влажностей, гумеральная, соковъ, P. humoralis; общая, P. generalis; плотныхъ, твердыхъ частей, солидарная, P. solidaris, Solidismus; растеній, *Phytopathologia*; хирургическая, P. chirurgica; частная, P. specialis; къ патологіи относящійся, *Pathologicus*.

Паукъ домашній, Aranea domestica; нарывная, Tegenera medicinalis.

Пауллинія перистая, Paullinia pinnata.

Паутина, Tela araneae; ей подобный, *Arachnoideus*.

Паутинный, *Arachnoideus*.

Паутиновидный, паутиноподобный, *Arachnoideus.*

Паучникъ, Anthericum; костеломный, A. ossifragum; лилейный, A. liliastrum; плосколистный, A. planifolium.

Пахи, Inguina, Regiones inguinales.

Пахнуть (чѣмъ), Olere aliquid, odorem habere alicujus rei.

Паховикъ, *Bubo*; воспалительный, B. *phlegmonosus;* любострастный, B. venereus; люб. переносный, I. 3926; люб. сочувственный, I. 3927; переносный, I. 3918; сочувственный, I. 3919; чумный, B. pestilentialis.

Паховый, Inguinalis.

Пахтаніе, Lac ebutyratum.

Пахучій, Odorans, Odorus, Suaveolens; худо, Maleolens.

Пахучка, Clinopodium; Myristica, M. officinalis; обыкновенная, C. vulgare; сухоягодная, Myrica Gale.

Пахъ, Inguen.

Пащека, Maxilla.

Педанство, з. Педантизмъ.

Педантизмъ, Pedantismus, *Micrologia.*

Пекарня, Pistrina, Pistoria officina.

Пекарь, Pistor.

Пековый, *Peucinus.*

Пелена (Bot.), *Hymenium;* з. Пеленка.

Пеленаніе младенца, Involutio infantis (fasciis), *Sparganosis.*

Пеленка, Fascia, Linteamen, Indusium, *Sparganon.*

Пеликанъ, Pelecanus.

Пеллагра, Lepra mediolanensis, Pellagra.

Пеллотъ, Pila.

Пелынь, з. Полынъ.

Пельта (Bot.), *Pelta.*

Пемза, Pumex.

Пенечка, Stipella.

Пенея, Penea; жаловидная, P. mucronata.

Пенекъ, Trunculus.

Пень, Stipes.

Пенька сосновая, Agaricus Oreas.

Пеонъ, з. Піонъ.

Пепеловидный, Gilvus, *Spododes.*

Пепелъ, Cinis, genit. —eris, *Conis, Spodos*; изъ костей, костяный, C. ossium; изъ свинца, свинцовый, C. plumbi; металлическій, *Spodos*; мѣдный, Crocus veneris; оловяный, Cinis stanni; полынный, Cineres absinthii; сурьмы, C. antimonii; превращеніе въ пепелъ, Incineratio.

Пепельный, Cinereus, *Spododes.*

Первенецъ, Primigenitus, Primogenitus, Primogenius.

Первичный, Primarius.

Первобытки, *Protozoon.*

Первобытный, Primarius, *Idiopathicus.*

Первоначальный, Primarius, *Idiopathicus*, Principalis, Primordius, Primitivus, Primigenius, Primigenus, *Protopathicus.*

Первообразный, *Idiopathicus.*

Перводилильница, Primipara, Primiparturiens.

Первородный, Originalis, Primogenitus.

Первоцвѣтъ, Primula.

Первый, Primus, *Protos.*

Перга (уза), *Propolis.*

Пердежъ, пердокъ, Peditum, Crepitus, C. ventris.

Пердѣть (вѣтры громко испущать низомъ), Crepitum reddere, C. ventris emittere, Pedere.

Переводъ болѣзненной причины или формы изъ одной части на другую менѣе важную, *Metathesis.*

Переворачиваніе, Conversio, Inversio, *Antitropus*; пер. особенно больнаго въ постелѣ, *Hypostrophe.*

Перевязать, Deligare, Vincire; рану, Vulnus deligare, adligare, obligare, ligare.

Перевязка (з. также Перевязываніе), Ligatura, Vinculum, Vinctura, Ligamen, *Desma, Epidesis*; артеріи, Ligatura arteriarum, *Hypodesis*; пер. поврежденнаго или перерѣзаннаго кровоноснаго сосуда или раны, *Epidesis*; причиняемый ею, *Desmicus*; слабая, Vinctura laxa. Наложить п., Vincire, Vinculum subjicere s. circumdare; п. снять, Vulnus aperire s. detegere.

Перевязываніе, Deligatio, Ligatura; больнаго члена, *Sparganosis*; полиповъ, Lig. polyporum; пуповины, I. 13353.

Перегнанное, Destillatum, *Stalagma.*

Перегонка, Destillatio, *Stalagmus.*

Перегородка, Septum, Diseptum, Dissepimentum, Velum; въ мозгѣ свѣтлая, II. 7897; въ ноздряхъ, S. narium; въ сердцѣ, S. cordis; грудная, Mediastinum; грудобрюшная, *Diaphragma*; поднебенная, Velum palati; съ заслоночками, Dissepimenta valvaria.

Передвоеніе, Cohobatio.

Передвоенный, Cohobatus.

Передъушекъ, Передъзаушекъ, *Anthelix.*

Пережеваніе, Remanducatio.

Перейти, Transire, Transitum facere; въ —, T. in, Verti, Converti.

Перекисленный, *Hyperoxydatus*.

Перекись, *Hyperoxydum*; первой степени, *Protoxydum*; свинцовая, Plumbum *hyperoxydatum*.

Перекладинка, Trabecula; колечатая въ мозгѣ, Pons Varolii; мясистая, T. carnea; у заслоночекъ крововозвратныхъ жилъ, I. 751; перекладинки сердца, II. 10420.

Перелетъ сокольный, соколлій, Gentiana cruciata, G. lutea.

Переливаніе (крови), Chirurgia transfusoria, Transfusio sanguinis; имъ причиняемый, *Exotichaematicus*.

Переливъ въ опухоли, Fluctuatio.

Перелой, *Gonorrhoea*; венерическій, G. venerea; воспалительный, *Blennorrhagia*; геморроидальный, G. haemorrhoidalis; гнойный, G. purulenta, ulcerosa; дѣтородныхъ губъ ложный, G. spuria labialis feminarum; крайней плоти, G. externa, *Blennorrhoea* praeputii; ложный, G. spuria; ломотный, G. *arthritica*; не венерическій, G. insons; носовый, *Coryza* pituitosa; отъ механическихъ причинъ, G. mechanica; переносный, G. *metastatica*; послѣдственный, G. secundaria; припадочный, G. *symptomatica*; сочувственный, G. consensualis; простой, G. *idiopathica*; сухой, G. sicca; съ искривленіемъ дѣтороднаго уда, G. chordata; хроническій, I. 10510; черный, G. nigra; происходящій отъ перелоя, *Gonorrhoicus*.

Перелойный, *Gonorrhoicus*.

Переломъ, Fractura, *Clasma*; болѣзни, *Crisis*; б. критическою мочею, *Urocrisia*, *Urocrisis*; б. несовершенный, *Crisis* imperfecta; б. припадочный, C. *symptomatica*; б. совершенный, C. perfecta; б. съ переходомъ на другое мѣсто, C. *metastatica*, translatoria; пер. вдоль простирающійся, продольный, F. longitudinalis; въ локтевомъ составѣ, F. anconaea; волосовидный, F. pilaris; звѣздообразный, F. stellata; каменный (раст.), Saxifraga granulata; косвенный, F. obliqua; кости, F. ossium s. ossis, *Apothrausis*, *Osteoclasis*; к. волосовидный, F. pilaris; к. въ длину, F. longitudinalis; поперечный, F. transversa, *Cauledon*; к. съ раздробленіемъ, F. comminuta, *Alphitedon*; несовершенный, F. incompleta; простой, F. simplex; сложный, F. composita; совершенный, F. completa; сопряженный, F. complicata; съ отломками, I. 9829, F. assularis; съ разлученіемъ или безъ разлученія концевъ кости, I. 9830; черепа съ давленіемъ костей, *Ecpiesma*; черепа съ поднявшимися вверхъ краями, *Camarosis*; отъ перелома происходящій, *Clasticus*.

Перелѣтъ, з. Перелетъ.

Перемежаться, Intermittere.

Перемежающійся, Intermittens.

Перемежка въ лихорадкахъ, Intermissio, *Apyrexia*; во время перемежки, In intermissione, Vacuo tempore.

Перемежки (з. Перемежка), Intervalla lucida.

Перемникъ, Anguria.

Перемычка, *Isthmus*, Septum, Velum; въ мозгѣ, Pons Varolii.

Перемѣна (з. также Перемѣненіе), Mutatio, Alternatio, Vicissitudo, *Metamorphosis*, *Metabole*; болѣзненная положенія какой нибудь части тѣла, *Ectopia*; болѣзни, *Diadoche*; жизни, *Metamorphosis* vitae; мѣста, *Metachoresis*; погоды, Coeli commutatio; п. внезапная, Com. coeli subitanea; совершенное, напр. темперамента, *Alloeosis*.

Перемѣненіе, Mutatio; въ другой видъ, Transfiguratio; болѣзни (относительно формы), *Metaschematismus*; пер. (превращеніе) въ кость, Ossificatio; зубовъ, Dentitio secunda, *Odaxismus* posterior; (искуственное) неправильной формы въ правильную, *Orthomorphosis*; пищи и питья въ питательный сокъ, Chylificatio; по перемѣнамъ, попеременно, Alternatim.

Перемѣнно-перистый, Alternatim-pinnatus.

Перемѣнность, Vicissitudo.

Перемѣнный, Alternus.

Перемѣнчивость, Mutabilitas; цвѣта, Variatio colorum.

Перемѣнчивый, Inconstans, Mutabilis, Varius, Vagus, Versatilis.

Перемѣнять, Mutare, Commutare, Immutare, Variare; цвѣтъ, Colorem mutare; мѣсто и климатъ, Aërem et locum mutare; перемѣняться, Mutari, Immutari.

Перемѣняющій, Alterans.

Перемѣщеніе, *Ectopia*.

Переносить, Transferre; Ferre, Deferre.

Переносный, *Metastaticus*.

Переносъ болѣзненнаго вещества на нервы, *Neurometastasis*; болѣзни или матеріи отъ одного на другое мѣсто, *Metastasis*; бол. на другую часть тѣла, *Allopathia*; причиняемый переносомъ, *Metastaticus*; критическій, *Metastasis critica*, *Crisis* translatoria; п. млечный, молока, M. lactea, *Galactometastasis*; рѣшительный, M. *critica*; худой, M. mala.

Переносье, Radix nasi.

Перепелка, Perdix Coturnix.

Переплетеніе грибоватое, *Parenchyma.*

Переполненіе, *Hyperplerosis;* кровоносныхъ сосудовъ, *Epiplerosis*; к. сос. желудка, *Gasterangemphraxis*; сосудовъ, *Angioplerosis*, *Epiplerosis*; переп. и засореніе сосудовъ почекъ, *Orchidemphraxis.*

Перепонка (з. также Оболочка), Membrana; барабанная, M. tympani; брюшная, *Peritonaeum*; бѣлая, бѣлочная, Conjunctiva; влагалищная тыльной поверхности ноги, II. 558; руки, II. 557; внутренняя, M. interna; водяной влаги собственная, II. 527; волокнистая, M. fibrosa; вѣтвистоволокнистая, *Chorion* spongiosum; Глиссонова, Capsula Glissonii; гортани, гор. слизистая, Tunica laryngis; грудная, *Pleura*; грудной кости собственная, M. sterni; грудобрюшная, *Diaphragma*; Гунтерова отпадающая, M. caduca; жирная, M. adiposa; жир. почекъ, M. adip. renum; запястья членосоставная общая, II. 555; зародышеваго яйца, Tunica ovi; зѣничная, M. pupillaris; клѣтчатая ожестѣлая, II. 8948; костномозговая, *Periosteum* internum; легкихъ наружная, II. 530; ложная, *Pseudomembrana*, *Pseudomeninx*; матки, Tunica (s. Membrana) uteri; межкостная берцовыхъ костей, II. 537; голени, II. 537; многообразная (раст.), Marchantia polymorpha; мозговая, *Meninx*; мшистая, *Chorion* spongiosum; мышичная, *Perimysium*; мясистая, II. 526; носа внутренное, мокротная, Шнейдерова, M. Schneideriana; нёбная, M. palati; окошка тимпана круглаго, II. 532; печенки наружная, II. 533; подреберная, *Pleura*; покрывающая урну мховъ въ ихъ молодости, *Calyptra*; почекъ внутренняя, II. 536; поч. жирная, I. 9125; п. наружная, II. 531; п. общая, I. 9125, II. 531; п. собственная, II. 536; рта общая, II. 543; Руишіева, M. Ruyschii; сальная, M. adiposa; сверкающая, M. nictitans; связочная сухихъ жилъ пальцевъ общая, II. 538; сердца внѣшняя и внутренняя, II. 525; слизистая, *Phlegmymen*, Tunica mucosa; сл. состава колѣна, II. 540; соединительная, M. conjunctiva; сосковатая, II. 545; сумочная, M. capsularis; сывороточная, M. serosa; членосоставная колѣна, II. 554; языка средняя, II. 548.

Перепонки, Membranae; волокнисто-сывороточныя, M. fibroso-serosae; волокнистыя, M. fibrosae; почечныя, M. renum; серозныя, M. serosae; слизистыя, M. mucosae; становой жилы, M. medullae spinalis; сывороточнослизистыя, M. seroso-mucosae; сывороточныя, M. serosae; членосоставныя, M. synoviales.

Перепоночка, Membranula; соединительной плевы, II. 573.

Перепончатый, Membranaceus, Membranosus.

Перепутанный, Intricatus.

Перерождать, Regenerare.

Перерожденіе, Degeneratio; ногтей, D. unguium, *Onychexallaxis.*

Перерѣзать, Incidere.

Перерѣзъ языка, Lingua mutila.

Перерѣзываніе, Concisio; пупка, *Omphalotomia.*

Переселеніе душъ, Transmigratio animarum, *Metempsychosis.*

Переставливаніе зуба, Transplantatio dentis.

Перестать, перестать, Desinere, Terminari, Finiri; само собою безъ помощи, Per se finiri, Sine curatione desinere.

Переступень, Bryonia, B. alba; двоедомная, B. Dioeca.

Переступь, з. Переступень.

Пересѣченіе, Concisio; крестообразное, Decussatio.

Перехваты, Dolores, D. ad partum; ложныя, D. spurii.

Переходить, Transire.

Переходъ, Transitus; въ антоновъ огонь, *Anthracosis*; общей болѣзни въ мѣстную, *Metastasis.*

Перецъ, Piper; астраханскій, Capsicum annuum; Бетель, P. Betel; бразильскій, P. citrifolium; бѣлый, P. album; водяной, Polygonum Hydropiper; волчій, Daphne Mezereum; Гвинейскій, Capsicum; гишпанскій годичный, C. annuum, P. hispanicum; дикій, Artemisia Dracunculus; Asarum; Daphne Mezereum; Sedum acre; Vitex Agnus castus; длинный, долгій, P. longum; зонтичный, P. umbellatum; индійскій, Amomum, P. longum; Карпунія, P. Carpunya; лимонолистный, P. citrifolium; монашескій, Agnus castus; мышій, I. 7063; ост-индійскій Серибоа, P. Siriboa; перувіанскій, P. Carpunya; пьяный, P. methysticum; собачій, Polygonium Hydropiper; стручковый, турецкій, Capsicum annuum; черный зернистый, P. nigrum; щитовый, P. peltatum; ямайскій, P. jamaicense; японскій, F. japonicum, Xanthoxylon piperatum.

Перечникъ, Перичникъ, Iberis; Piper Betel; зонтичный, Iberis umbellata.

Перечный, Piperatus.

Перешеекъ, *Isthmus.*

Перина, Culcita (plumea).

Перипатетикъ, *Peripateticus.*

Периплока индѣйская, Hemidesmus (s. Periploca) indica.

Перисторазщепленный, Pinnatifidus.

Перистый, Pinnatus, Plumosus.

Периферія, *Peripheria*.

Періодическій, Periodicus, *Typicus*.

Періодъ, *Periodus*, Stadium; болѣзни, Stadium s. Period. morbi; венозный, Stadium venosum; возрастанія болѣзни, S. incrementi; воспаленія, S. inflammationis; выздоравливанія, S. convalescentiae s. reconvalescentiae; выступанія, высыпанія, выхожденія, S. eruptionis; жара, S. caloris; заживленія, S. sanationis; зараженія, заразимости, S. contagii s. infectionis; засыханія, S. exsiccationis; конца болѣзни, S. finis morbi; кровотеченія, S. cruentationis; лихорадочный, S. febrile; нагноенія, S. suppurationis; наливанія, S. ebullitionis; начала болѣзни, II. 8776; нервный, S. nervosum; ожесточенія болѣзни, S. incrementi; озноба, S. frigoris; окончанія болѣзни, II. 8764; отпаденія струповъ, S. decrustationis; паралича, S. paralyseos; перелома болѣзни, S. criseos; поддыханія, S. exsiccationis; предвѣщающихъ признаковъ, предзнаменованія, S. prodromorum; приращенія болѣзни, S. incrementi; развитія, S. evolutionis, S. florescentiae; раздраженія, S. irritationis; разрѣшенія, S. resolutionis; разслабленія, S. relaxationis; рожденія, Tempus s. Terminus partus; самой высшей степени болѣзни, II. 8783; свареніи, S. coctionis; слупленія верхней кожицы, S. desquamationis; созрѣванія, S. maturationis; судорогъ, S. spasmodicum; S. convulsivum; сыраго состоянія болѣзни, S. cruditatis; убавленія, уменьшенія болѣзни, II. 8758.

Перкинизмъ, Perkinismus.

Перкуссія, Percussio.

Перла, Unio, *Margarita*.

Перловидный, *Margaritaceus*.

Перловый, Griseus.

Перломутъ, Перломутръ, *Margarita*, Mater perlarum.

Пернатыя, Aves.

Перо, Penna; морское, P. nobilis; м. грубое, P. rudis; писчее, P. scriptoria s. graphiaria, Calamus; рыбье, *Branchion*, Pinna.

Перпендикулярный, Perpendicularis.

Персеа, Persea gratissima; желудоносная или распростертая, P. porrecta; кровяноцвѣтная, P. sanguinea.

Персидскій, Persicus.

Персика, з. Персикъ.

Персикъ, Amygdalus persica; A. nana.

Перстень, Annulus, *Dactylios*; угадываніе будущаго посредствомъ перстней, *Dactyliomantia*; шарлатанъ, имѣющій многіе перстни на рукѣ, *Sphragidonychargocometa*.

Перстневый, Annularis.

Перстовидный, Digitatus.

Перстовка, Digitaria.

Персточноперистый, Digitatopinnatus.

Перстъ (з. также Палецъ), Digitus, *Dactylus*; большой, великій, Pollex; большой ноги, P. pedis, Hallux; ноги пятый, малый, I. 7399; перстневый, перстоносный, D. annularis, *Paramesus*; самый меньшій, D. auricularis; средный, D. medius; указательный, Index, *Lichanus*; имѣющій три пальца, *Tridactylus*; имѣющій излишнее число пальцевъ, *Polydactylus*.

Персты, Digiti; ножные, D. pedis; ручные, D. manuum.

Перуанникъ, Myrospermum pedicellatum.

Перунъ, *Ceraunos*, Fulmen; имъ причиняемый, *Ceraunicus*; Перуномъ пораженный, Fulmine ictus.

Перхота, Screatus.

Перчатка, *Chirotheca*; двойная, Ch. completa.

Перчаточникъ, *Chirothecarius*.

Перышко, Plumula.

Перышковидный, Plumuliformis.

Перья, п. рыбьи, Pinnae; брюшныя, P. abdominales; грудныя, P. pectorales; маховыя, Remiges; плавательныя имѣющій, *Cyclopterus*; проходныя, P. annales; спинныя, P. dorsales; хвостовыя, P. caudales; кто теряетъ перья, роняетъ, *Ptilos*.

Пескогонъ, Cissampelos Pareira; капеба, C. Caapeba.

Песокъ, Arena, Sabulum; выходящій съ мочею, зараждающійся въ почкахъ и мочевомъ пузырѣ, Arena urinaria, *Psammos*; выхожденіе его съ мочею, *Psammismus*; п. мозговой (находимый въ мозговой железѣ сосновой шишкѣ подобной), I. 191; почечный, Arena nephritica; пузырный, A. vesicalis; произведеніе пота въ болѣзняхъ посредствомъ разгоряченнаго песка, *Paroptesis*.

Пессарій, Pessarium.

Пестикъ, Pistillum; Polygonum Bistorta.

Пеструшка, Lemmus, Salmo Fario.

Пестрый, Varius, Versicolor, Varii coloris, *Heterochrous*.

Песть, толкушка, Pilum, Pistillum.

Песчанка, Arenaria.

Петехій, Petechiae; похожій на укушеніе блохъ, *Psyllion.*

Петешн, з. Петехій.

Петля, Ansa, Laqueus, *Brochos.*

Петрушечникъ, Apium petroselinum, Sison.

Петрушка, Apium petroselinum; болотная, A. palustre; вонючая, Aethusa Cynapium; Cicuta; горькая, Selinum, Oreoselinum; дикая, кошечья, Cicuta virosa; коровья, Chaerophyllum sylvestre; собачія, Aethusa Cynapium.

Пехуримъ, Faba Pichurim.

Печаль, Aegritudo, Afflictio, Moeror, Molestia, Tristitia, *Lype.*

Печальный, Moestus, Tristis.

Печать, Sigillum; приложить п., S. imprimere; соломонова, Convallaria Polygonatum.

Печеніе, Coctio; солнца, Insolatio, *Siriasis.*

Печень, *Hepar* (genit. —atis); сѣрная, Kalium sulphuratum; сѣрноизвестная, Calcium sulphuratum; сѣрнопоташная, щелочная, Kali sulphuratum; къ печени принадлежащій, *Hepaticus;* къ п. и желчному пузырю принадлежащій, *Hepatocysticus;* не помѣрная величина печени, *Hepatoparectama.*

Печенка, з. Печенъ.

Печенковый, *Hepaticus.*

Печеночникъ, Pergularia; звѣздчатый, Matersylva; прямостоящій, P. erecta.

Печерица, Пещерица, Agaricus campestris.

Печь, Fornax, Furnus; ручная, F. *anemius;* малая, *Clibanus, Cribanus.*

Пещера, *Antrum, Crypta,* Sinus; барабана, тимпана, A. tympani; въ слуховой кости, *Cochlea;* Гигморова, A. Highmori; пирамидальныхъ частей височной кости, I. 1905.

Пещеристый, Cavernosus.

Пещерка, Cella, Cellula.

Пещерки, Cellulae; костей, C. ossium; решетообразной кости, C. *ethmoidales.*

Пещерочки, Cellulae.

Пещися, Curare aliquid, Curam gerere pro, Habere curae rem, Habere curam rei.

Пиво, Cerevisia, *Zythos, Zythum;* врачебное, C. medicata; мартовское, C. Martii; овсяное, C. avenacea; пшеничное, C. triticea; травное, C. medicata; ячменное, *Brytum;* происходящій отъ непомѣрнаго употребленія пива, *Zythicus.*

Пигалица, Tringa vanellus.

Пигва, Pyrus Cydonia.

Пижма, Пижмо, Tanacetum; п. трава, Achillea nobilis; обыкновенная, T. vulgare.

Пикромель, *Picromel.*

Пикротоксинъ, *Picrotoxina.*

Пикульникъ, Galeopsis.

Пила, Serra, *Prion;* Lima; ампутаціонная, S. amputatoria; головная, S. capitalis; двойная, двубляшечная, S. duplex s. bilamina, s. bilaminata; двусторонняя, S. anceps; кругообразная, S. disciformis s. orbicularis; круговратная, S. versatilis; обоюдная, S. anceps; составная, цѣпная, S. catenaeformis, *Desmoprion.*

Пиловидный, *Prionodes.*

Пилочка, Serrula.

Пилюли, Pilulae; аммоніачныя, P. de ammoniaco; Вахеровы, II. 4749; водогонительныя Вонтіевы, II. 8740; Рикардовы, II. 4747; водог. Яниновы, II. 4741; вонючія, P. foetidae; гумигутовая, P. cambogiae; Дзонди меркуріальныя, II. 4742; дурнопахучія, P. foetidae; изъ крошки, *Mygdaleon;* изъ нашатыря съ мѣдью, или противу падучей болѣзни, или противу родимца, II. 4731; изъ сабуры и вонючей камеди, II. 4733; колоцинтовыя сложныя, II. 4724; меркуріальныя, II. 4738; морсколуковыя, P. scilliticae; отъ кашля, P. hypoglottides; песьяго языка, II. 4735; Плуммеровы, P. Plummeri; полихрестобальзамическія, II. 4746; противъ венерической болѣзни, II. 4744; разводящія Сталіевы, II. 4726; Разисовы, II. 4729; разрѣшающія противъ заваловъ или засоренія, II. 4732; растворяющія Сталіевы, II. 4726; ртутныя, II. 4738; Руфовы, II. 4723; сабурныя, P. aloëticae; сабуровонючія, II. 4733; сабурогутовыя, P. cambogiae; синія изъ мѣди, P. coeruleae; слабительныя, II. 4738; слабительномочегонныя, II. 4728; солепресыщенной ртути, II. 4745; стирачныя, II. 4736; уксусоморфіевы, II. 4721; унимающія кашель, P. *hypoglottides;* Янина противъ водяной болѣзни, II. 4741; янтарныя Кратоновы, II. 4737.

Пилюля, Pilula, з. Пилюли.

Пимелія бороздчатая, Pimelia sulcata.

Пинцета, Пинцетъ, Volsella.

Пиперинъ, Piperinum, Piperium.

Пирамида, *Pyramis* (genit. —idis); четырестороннная, *Tetraëdrum.*

Пирамидальный, *Pyramidalis.*

Пирамидка, *Pyramis, Thyrsus* (Bot.); улитки, P. s. Modiolus cochleae.

Пирамидовидный, *Pyramidatus*.
Пирей, з. Пырей.
Пирогъ, Placenta; лихорадочный, P. febrilis.
Пирожки, *Trochisci*.
Пирожковидный, Placentiformis.
Пирожокъ, Placenta.
Пирометръ, *Pyrometrum*.
Пиръ, Epulum, *Dais*, *Deipnon*.
Писаніе, Scriptio, Scriptum, *Graphe*.
Писонецъ, Lolium temulentum.
Питаніе, Nutritio, *Trophe*; вновь востановляемое, *Anathrepsis*; зародыша, *Cyotrophia*; изобильное, *Polytrophia*; кромѣ обыкновеннаго, *Paratrophia*; малое, слабое, *Microtrophia*; молокомъ, *Galactrophia*; неправильное не равномѣрное какой нибудь части тѣла, *Alogotrophia*; производимое необыкновеннымъ образомъ, *Paratrophia*; сердца чрезмѣрное, *Cardiypertrophia*; слабое, *Hypotrophia*; худое, *Oligotrophia*, *Cacotrophia*, *Dystrophia*; чрезмѣрное, *Hypertrophia*, *Polytrophia*; къ питанію не способный, нездоровый, *Adiaeteticus*.
Питанный мало, худо, *Microtrophus*; не помѣрно, слишкомъ, *Polytrophus*; хорошо, *Eutrophos*; языка чрезмѣрное, *Glossypertrophia*.
Питательный, Validus, Valens, Firmus, Alibilis; весьма питательная пища, Cibus, qui maxime alit; Cibus, qui plurimum alimenti habet; мало пит., Infirmus, Imbecillus; малопитательная пища, Cibus, qui non multum alit.
Питать, Nutrire, Alere.
Питающій, Nutricius, Nutritius; хорошо, *Eutrophos*; Питающіися сырою пищею, *Omophagus*.
Питокъ, з. Питухъ.
Питульникъ, Galeopsis; широколистный, G. ladanum.
Питухъ, Potator, *Philoenus*.
Пить, Bibere, Potare; съ трудностію, *Dyscatoposia*, *Dyspotismus*; дать кому пить, Potionem dare alicui; пьющій горячо, *Thermopota*; п. не много и рѣдко, *Brachypota*.
Питье, Potatio, Potio, Potus, *Poma*; *Posis*; боговъ, *Nectar*; п. (піеніе) воды, *Hydroposia*, Potio aquae; горячіе, *Thermoposia*; Гульміяново, II. 983; изъ вареныхъ яблокъ, *Hydromelon*; изъ вина, Vini potio; изъ вина и масла, *Oenelaeum*; изъ вина и молока, *Oenogala*; изъ воды и молока, *Hydrogala*; лекарственное, *Ptisana* medicata, *Propotisma*; любовное, *Philtron*; много, мало, Multa, exigua potio; мочегонительное, Potio *diuretica*; Potio, quae urinam movet; ободряющее, Aqua cardiaca; освѣжающее, Potus refrigerans; п. (будьто) отгоняющее печаль, *Nepenthes*; приготовленное посредствомъ броженія, *Zythos*; притворное, *Philtrum*; Риверіево, Potio Riverii; сердцекрѣпительное, Aqua cardiaca; слабительное, Potio laxativa; холодное, *Psychroposia*; самое лучшее питье есть вода, Potui aptissima est aqua.
Пихта, Пихтовникъ, Pinus Picea.
Пища, Cibus, Alimentum, Esca, Esus, Pabulum, *Sitos*, *Sition*, *Sitesis*, *Trophe*, *Broma*; грубая, C. rudis; жидкая, C. liquidus; легкая, C. levis, *Leptotrophia*; легко окисающая, Acescentia; легче обыкновенной, C. assueto levior; малопитательная, C. infirmus; мясная (скоромная), Carnes, C. carneus; не очень худая, *Hypophaulon* (у Гип.); питательная, C. plenus, validus; плотная, твердая, C. densus, C. densior; трудноваримая, C. gravis; удобоваримая, C. levis; умѣренно питательная, C. medius; воздержаніе отъ пищи, Abstinentias, Jejunitas; совершенное возд., *Limanchia*; воздержаться отъ пищи, Cibis abstinere, Se abstinere, Abstinentia uti; все, что въ пищу и питье употребляется, Ingesta; въ пищу употребительный, Esculentus; ей подобный, *Bromatodes*; не свареніе пищи, Indigestio; п. не остается въ желудкѣ, C. non manet, non retinetur; обременяетъ желудокъ, Cibus onerat stomachum; употребляющій особенный родъ пищи, *Idiotrophus*; сообщеніе тѣлу пищи и питья, Ingestio; трудность принимать пищу, *Dyssitesis*; принимать пищу, Cibum assumere; употреблять весьма легкую пищу, Uti cibis quam levissimis; дать больному весьма легкую п., Dare cibum ex levissimis; п., которая дѣлаетъ легкій запоръ, Cibus, qui leniter ventrem adstringit; п. питательная, которая легко слабитъ, Cibi, qui simul et alunt et ventrem molliunt.
Пищальникъ, Sambucus racemosus.
Пищевареніе, Concoctio, *Sympepsis*; дурное, не достаточное, слабое, худое, *Apepsia*, *Dyspepsia*; удобное, хорошее, *Eupepsia*; желудокъ хорошо, худо варитъ, Bene, facile, Parum, tarde, male concoquit; полезнымъ быть для пищеваренія, Prodesse adversus tardam concoctionem, Prodesse ad concoquendum, Concoctioni ventris convenire, Concoctioni conferre; тотъ, у кого хорошее п., имѣющій хорошій желудокъ, Homo digestissimus.
Пищимѣритель, *Bromatometrum*.
Пиѳики, Quadrumana.

Піансъ, *Thymiosis* indica.

Піеніе, Potio, Potatio, Potus; многое, Potio multa, liberalis; горячаго, *Thermoposia*; умѣренное, Potus moderatus.

Піона, Піонія, з. Піонъ.

Піонъ, Paeonia, P. officinalis; греческій, неправильный, P. anomala; коралловый, P. corallina; низкій, P. humilis; обыкновенный, P. communis; чужестранный, P. peregrina.

Піявица, Hirudo, Sanguisuga, *Bdella*; врачебная, H. medicinalis; искуственная, Antlia sanguisuga; осмиглазная, H. octoculata; припущеніе, приставленіе піявицъ, Applicatio hirudinum; причиняемый піявицею, принадлежащій къ ней, *Bdellicus*.

Плаваніе, Natatio.

Плаватель, Natator.

Плавающій, Natans.

Плавиковый, Fluoricus.

Плавленіе, Fusio.

Плаканіе, Lacrymatio, Fletus; что побуждаетъ къ плаканію или къ испусканію слезъ, *Apodacryticus*.

Плакать, Lacrymare, Flere, Illacrymare, Plorare.

Плакунъ, П. вербовый, Lythrum Salicaria.

Пламеный, Flammeus, *Phlogodes*.

Пламень, пламя, Flamma, *Phlox*; *Phlogia*; любви, Ardor amoris.

Планета, Planeta.

Планетный, Planeticus.

Пластика органическая, *Chirurgia* curtorum s. *anaplastica*, Restitutio organica s. partium deperditarum.

Пластинка, Lamina, Tabula.

Пластинки, з. Пластинка; костей, Tabulae ossium; к. бумагѣ подобныя, бумажныя, Ossa papyracea; костей черепа, II. 9766.

Пластическій, *Plasticus*.

Пластырь, *Emplastrum*; аммоніакальный, I. 8131; англійскій, E. anglicanum; ароматный, E. aromaticum; болиголовный, E. conii; бѣлильный, E. cerussae; (мнимый) вѣрнѣйшій противу шолудей (у Галена), *Anicetum*; вонючій, E. foetidum; восковый, I. 8164; галбаношафранный, I. 8146; галмейный, E. griseum s. lapidis calaminaris; глетный, I. 8152; головный, E. *cephalicum*; грудной, *Prosternidium*, также Scutum (thoracicum); діахильный, I. 8150; д. простый, I. 8151; д. сложный, составный, I. 8150; для бѣлой опухоли или членосоставнаго грыба Капуциновъ, I. 8120; донниковый или доничный, E. meliloti; дон. простый, I. 8156; дон. составный, I. 8155; древесный, Cera arborea; желтый, I. 8164, E. citrinum; желудочный, E. s. Scutum *stomachicum*; жел. такамагачный, I. 8169; заживляющій, E. consolidans; зеленый, E. s. Ceratum viride; зел. ранный, I. 8139; изъ вонючей азы, E. foetidum; изъ опія, E. opiatum; изъ сажи Вернардовъ, I. 8145; испанскихъ мухъ, I. 8123; И. м. Янина, I. 8124; камедосмолистый, I. 8150; китоваго мозга, I. 8135; клеевый, I. 8150; клековый или лягушечной икры, I. 8136; красный, I. 8137; лабданный, I. 8134; липкій, E. adhaesivum, E. glutinans; маточный, E. matris; мыльноглетный, I. 8165; мыльный, E. saponatum; мыл. Варбеттовъ, I. 8167; нарывный, *Epispasticum*, E. cantharidum; нарыв. всегдашній, медленно дѣйствующій, E. c. perpetuum; нюренберскій, I. 8159; омеговый, E. conii; отъ зоба, I. 8119; отъ мозолей, I. 8117; пальмовый, E. diapalmae; потовый Минзихтовъ, I. 8140; прикладываемый на пупокъ, *Epomphalicum*; противуглистный, I. 8130; ранный, I. 8137; растворяющій, E. resolvens; ртутный, E. hydrargyri; рт. Ганемановъ, I. 8157; скульный, I. 8119; смоляный, I. 8163, *Dropax*; стираксовый, I. 8143; стягивающій, stypticum; стяг. Кралліевъ, I. 8168; суриковый, I. 8159; сѣрный, Руландовъ, I. 8142; черный, I. 8170; тминный, I. 8132; уксошафранный, E. oxycrocicum; фонтанельный, I. 8118; чудесный, E. miraculosum; Шаффгаузенскій, Шифгаузеновъ, E. balsamicum Schiffhausii s. Schiffhausense; Шпіаутирный, E. diapompholygos; эфорбный, I. 8133; пластыри несодержащій въ себѣ жира, *Accrides*; п. восковые, E. *cerodea*; свинцовыя. E. saturnina; смолистыя, E. resinosa: Намазать п., Extendere empl.; толсто, тонко, crasse, tenuiter; нам. на лайку, полотно, тафту, Ext. supra alutam, linteum, pannum sericum; величиною и формою рубля, карты, Magnitudine et forma rubeli, chartae lusoriae; вел. прилагаемой формы, Magnitudine et forma chartae appositae; намазать пл. на полотно длиною и шириною трехъ дюймовъ, Extend. supra linteum tres pollices longum et latum.

Пластъ сѣменный, *Cotyledon*.

Плата (з. также Награда), Solutio; врачу, *Iatrion*; за разрѣшеніе отъ беремени, Maiotron; за труды (при составленіи лекарствъ по рецептамъ), Taxa laborum.

Платина, Platina.

Платокъ, Pannus; носовый, Muccinium; шейный, Collare, C. virile.

Платье, Vestis; Velamentum, *Esthema*, *Esthes*; исподнее, Indusium; у мущины, Subucula; имъ причиняемый, *Esthematicus.*

Плаунъ, Lycopodium; булавковидный, булавчатый, L. clavatum; сосновидный, L. Selago.

Плахунъ, з. Плакунъ.

Плачь, Fletus, Lamentatio, *Clauma*, *Clausis*; дѣтскій, Vagitus; тотъ который плачетъ и смѣется вмѣстѣ, *Dacrygelos.*

Плащъ, Pallium.

Плева (мякина), Acus (genit. —eris), Gluma; Плѣва (з. также Плевочка), Membrana, Tunica; барабанная, барабановая въ ушахъ, M. tympani; бѣлая, бѣлочная, Conjunctiva; воспалительная, Crusta inflammatoria; пл. вь которой иногда выходитъ младенецъ изъ матерней утробы на свѣтъ, Galea; въ ушахъ литаврная, тимпанная, M. tympani; возгривая въ ноздряхъ, M. Schneideriana; глазная бѣлая, Conjunctiva, гл. прозрачная, роговая, Cornea; глазной впадины, *Periorbita*; грудная, *Pleura*; дѣвственная, *Hymen*; сращеніе ея, Imperforatio hymenis; жирная, M. adiposa; жир. на глазѣ, *Pterygium* pingue; зародышева, *Amnion*; зарод. кишкѣ подобная, колбасообразная, *Allantois*; клетчатая, M. s. Tela cellulosa, Contextus cellularis; кл. кишекъ Рушіева, II. 10754; кровяная, M. sanguinis; легкихъ наружная, II. 530; мозговая, M. cerebri; мошонки волокнистая внутренняя, *Dartos*; на глазѣ полупрозрачная, *Pterygium* tenue; надкостная, *Periosteum*; надк. зубныхъ ямокъ наружная, II. 529; надк. зубовъ, II. 535; надк. наружная, *Periosteum* externum; надсвязочная, *Peridesmium*; надхрящевая, *Perichondrium*; надчерепная, *Pericranium;* плотная на роговой оболочкѣ, Pannus; подреберная, *Pleura*; сальная, M. adiposa; совокупляющая, соединительная, Conjunctiva; сосудистая, *Choroidea*; сѣтистая, сѣтчатая, Retina, Tunica *amphiblestroides*; сѣтист. языка, II. 548; ягодичная или ягодѣ подобная, Uvea; хорообразная, *Choroidea.*

Плеваніе, *Ptysis*, *Anaptysis*; частное, *Ptyalismus.*

Плевать, Spuere, Exspuere.

Плевелъ, Lolium, Zizania; многолѣтній, L. perenne; однолѣтній, пьяный, L. temulentum.

Плевокъ, Musca carnaria.

Плевочка, Membranula, Pellicula; райковая, *Iris*; стекловидная хрусталиковой сумочки, I. 12707.

Плексиметръ, Плексиометръ, з. Плессиметръ.

Пленка, Membrana, Pellicula; Gluma, Palea (Bot.).

Пленчатый, Paleaceus.

Плеоназмъ, *Pleonasmus.*

Плесиметръ, *Plexiometrum*, *Pleximetrum*, *Plessimetrum.*

Плесневицы, *Aphthae.*

Плетень, *Secos.*

Плечевый, Brachialis.

Плечистый, Brachiatus.

Плечо, Ala, Axilla, *Brachium*, *Omos*; верхнее, Humerus; кошечье (безобразіе плеча въ слѣдствіе вывиха его), *Galeancon*; переднее, *Antibrachium.*

Плита, Lamina.

Плиточка, Tabula; въ плиточкахъ, Tabulatus.

Пловецъ, Nerium Oleander.

Плодовитость, Fecunditas, Fertilitas.

Плодовитый, Fecundus, Fertilis.

Плодовмѣстіе, Receptaculum.

Плодоносіе, Fecunditas.

Плодоносный, Fecundus, Fertilis, *Eutocos.*

Плодоприносящій, Fructifer.

Плодородіе, Fecunditas; большое (особенно у мущинъ), *Polygonia.*

Плодородный, Fecundus, *Thelys*; весьма плодор., *Myclos*, (многосѣмянный) *Polygonus.*

Плодотвореніе, Fecunditas, Fructificatio, Generatio; женское, *Thelygonia.*

Плодотворный, з. Плодородный.

Плодъ, Fructus, *Carpos*; во чревѣ матери, въ матерней утробѣ, *Embryo*, Foetus, Infans, Partus, *Brephos*; закаменѣлый, *Carpolithus*; крылатый (Bot.), *Samara*; кукольвана, Menispermum lacunosum; ложный, Fructus spurius; Mola; окаменѣвшій, I. 10588; стручковатый, *Orobus*; червный, Foetus; шелешной, Legumen; на плодѣ растущій, *Epicarpius.* Плодъ умеръ въ утробѣ матерней, Infans intus decessit; плоды десертные, Trogalia; плоды въ сахарѣ варить, Candisatio.

Пломбировать зубъ, Foramen dentis bene accommodato plumbo replere.

Плоскій, Planus, *Platys.*

Плоскость, Planum, Planities; наклоненная, P. inclinatum; прямоотвѣсная, P. horizontale.

Плотность, Densitas, Consistentia, Soliditas, *Pycnotes*, *Pachos.*

Плотный, Densus, Compactus, Solidus, *Pachys*, *Pycnos*, *Pycnodes*.

Плототворенiе, Plasticitas, Reproductio.

Плототворительный, Reproductivus, *Plasticus*.

Плоть, Caro; конечная, крайняя, Praeputium; клитора, P. clitoridis; не возможность заворачиванiя кр. пл., *Phimosis*; не возможность заворач. ея впередъ, *Paraphimosis*; орудiе для вытягиванiя ея, *Spathester*.

Плоховецъ, Cnestis, Daphne Mezereum; противупоносный, Inula dysenterica.

Площица, Acarus exulceratus; Morpio, Pediculus pubis.

Плумерiя бѣлая, Plumeria alba; простая, P. drastica.

Плѣва, з. Плева.

Плѣвочка, з. Плевочка.

Плѣнка, з. Пленка.

Плѣсенный, з. Плѣсневѣлый.

Плѣсень, Mucor, *Euros*; *Byssus*; водянистая, M. aquosus; желтый, M. septicus; изьящная, отборная, M. elegans; слизкая, M. mucedo.

Плѣсневѣлый, Byssaceus.

Плѣсня, Mucor.

Плѣшакъ, з. Плѣшивый.

Плѣшивецъ, з. Плешивый.

Плѣшивость, *Alopecia*, Calvities, Glabrities; *Phalacra*, *Phalacrotes*.

Плѣшивый (з. также Лысый), Calvus, *Phalacrodes*, *Phalacros*, *Psilos*; быть плѣшивымъ, Calvere.

Плѣшивѣть, Calvescere, Glabrescere.

Плѣшка, з. Плѣшь.

Плѣшь, Calvities, Calvitium, *Psiloma*; дѣтород. уда, Glans penis.

Плюмасо, Plumaceolum.

Плюсна, *Metatarsus*; къ ней принадлежащiй, *Metatarseus*.

Плющевидный, Hederaceus.

Плющикъ, Lichen pulmonarius, з. (также) Плющь.

Плющь, Плющикъ, Блющъ, Glechoma hederacea; Hedera Helix, H. terrestris.

Плясанiе, Saltatio, *Chorea*.

Пляска, Saltatio, *Choros*; весьма утомительная и разгорячающая, *Thermastris*; Витова или св. Витта, *Chorea* Sti Viti, *Ballismus*; своевольная, *Tyrbe*; хороводная, *Choros*; чрезвычайная страсть къ пляскѣ, *Choromania*, *Scelotyrbe*.

Пневма, *Pneuma*.

Пневматическiй, *Pneumaticus*.

Пневматикъ, *Pneumaticus*.

Побой, Ictus, Plaga, Verber; побой кому причинить, Plagam infligere, inferre alicui; тотъ, кому причин. побой, битый, Percussus; знаки отъ побоевъ, Vestigia verberum s. plagarum.

Побратанiе, *Adelphixia* (Hippoc.).

Побуждать, Incitare, Concitare.

Побужденiе, Incitatio, Stimulus, Impulsio, Ratio, Agitatio; внутреннее естественное, природное, Instinctus, *Horme*; жизни, Stimulus vitae; къ совокупленiю, Desiderium coitionis, Appetitus venereus.

Побѣги, Stipites.

Побѣгъ (Bot.), Stolo, Turio.

Побѣленiе волосъ, *Leucosis*.

Побѣливанiе костей, Dealbatio ossium.

Повальный, *Epidemicus*, *Pancoenus*; повальная болѣзнь, *Epidemia*, *Pancoenonosos*.

Повариха, Coqua.

Поваръ, Coquus, *Hepseta*; хорошiй, *Zomopoeus*.

Повертень, Tropaeolum.

Повертыванiе, (умышленное) языка къ верху и къ заду, *Glossostrophia*; имъ причиняемый, *Glossostrephicus*.

Поверхнiй, поверхностный, Superficialis.

Поверхность, Superficies; большихъ крыльевъ основной кости височная, II. 9399; верхней челюсти наружная, I. 9039; в. чел. носовая, II. 9388; верхняя дѣтскаго мѣста, II. 3819; верх. зуба, Corona dentis; вер. ноги, II. 9380; вер., внѣшняя руки, Dorsum manus, II. 9379; внутренняя черепа, *Psalidoma*; вогнутая, S. concava; выпуклая, S. convexa; горизонтальная, P. horizontalis; задняя лопатки, Dorsum scapulae; клинообразная, S. sphenoidalis; костей, S. ossium; ладонная, S. volaris; ланитная, S. malaris; локтевая, S. ulnaris; лопатки наружная, Dorsum scapulae; лоп. нижняя, Fossa subscapularis; лоп. треугольная, II. 9401; лунообразная Уксусницы, I. 9037; наклоненная, Planum inclinatum; передняя, Facies; печени, S. hepatis; печ. верхняя, выпуклая, II. 9397; внутренняя, вогнутая, II. 9383; подвздошной кости ухообразная, I. 9028; подглазная, Planum orbitale; руки внѣшняя, Dorsum manus; сердца большая, I. 9038; серд. верхняя, I. 9040; с. выпуклая, I. 9031; с. задняя или нижняя, I. 9035; с. передняя, I. 9027; составная, S. articularis; сост. боковая, II. 9384; сост. вертлюжной впадины, II. 9377; сост. костей, II. 9374; сост.

неглубокая, *Glene*; сост. почковидная, II. 9384; решетчатая, S. *ethmoidalis*; стопы или подошвы нижняя, II. 9394; тыльная лопатки, Dorsum scapulae; т. ноги, II. 9380; т. руки, Dorsum manus, *Opisthenar*; широкая, *Platysma*; языка верхняя, I. 9036; II. 9398; челюстная, S. maxillaris.

Повилица, Cuscuta, C. europaea; критская, C. Epithymum.

Повивальная бабка, з. Бабка.

Повивалный, Obstetricius; домъ, *Lochodochium*.

Повислый, Deflexus, Dependens, Pendulus, Nutans.

Повихнутіе, Subluxatio.

Повозка, Vehiculum, *Ochema*.

Повой, Smilax; аптечный, врачебный, S. officinalis; берёзовый, S. glauca; благовонный, воинскій, C. officinalis; вонючій, Pothos foetidus; малорослый, Convolvulus; плодный, плодовитый, Aquilegia vulgaris; противувенерическій, Smilax syphilitica; шероховатый, S. aspera.

Повойникъ, Convolvulus Sepium; Periploca graeca; Althaea officinalis.

Поворачиваніе, з. Поворотъ.

Поворотъ, Conversio, *Trope*; подошвы внутрь, Varus; къ наружи, Valgities pedis; руки внутрь, Pronatio; къ наружи, Supinatio.

Повредить, з. Вредить.

Повреждать, Laedere, Violare.

Поврежденіе (з. также Поврежденія), Laesio; внутренностей, *Splanchnophtharsis*; имъ причиняемый, *Splanchnophtharticus*; желудка, *Gastrodialysis*; мозга, *Encephalophtharsis*; м. внутреннее, *Encephalalgia traumatica*; мочеваго пузыря, *Cystodialysis*; имъ причиняемый, *Cystodialyticus*; мочеточниковъ, *Ureterodialysis*; мышицъ нижней челюсти, I. 7705; нижней челюсти, I. 7706; поверхностное кожи, *Amycha*; сердца, *Cardiophtharsis*; отъ того происходящій, *Cardiophtharticus*; ума, Alienatio mentis; *Phrenoblabeia*; поврежденный умомъ, *Phrenoblabes*; хряща, *Chondrodialysis*; цѣлости и соединенія (раны и переломы), Solutio continui.

Поврежденія, Laesiones; важныя, L. graves; вида, Vitia formae; маловажныя, L. leves; не избѣжно смертельныя, не конечно смертельныя, I. 12657, 12669; не смертельныя, L. non lethales; общесмертельныя, I. 12663; особенно смертельныя, I. 12672; самостоятельныя, I. 12671; случайно смертельныя, 12670; смертельныя, L. lethales; не излечимо смерт., I. 12660; особенно смерт., I. 12665; трудно излечимыя смерт., I. 12661; удобно излечимыя смерт., I. 12662; сомнительныя, L. ambiguae; трудныя, L. graves.

Повсемственный, Повсемѣстный, Universalis, *Pandemicus*.

Повсюдный, *Pandemicus*.

Повтореніе, Iteratio, Repetitio.

Повѣсившійся, Suspensus.

Повѣтствованіе, Relatio.

Повѣтріе, *Miasma*.

Повѣшенный, Strangulatus laqueo.

Повязка (з. также Бинтъ), Fascia, Vinculum, *Epidesmos*; брюшная, Ventrale; восемнадцатиглавая, F. octodecim capitibus; головная платкообразная, плоская, Capitium; глазная, F. ocularis; грыжевая, Bracherium, *Perizoma*; грудная, для поддерживанія грудей, *Stethodesmium*; для головы, *Cephalodesmium*; для носа съ пятью головками, I. 164; треглавая, I. 165; для пупочной грыжи, F. umbilicalis; для фонтанели, I. 5423; звѣздообразная двойная, Stella duplex; звѣзд. простая, St. simplex; изгоняющая, F. expulsiva; колосовидная восходящая, Spica adscendens; для вывиха таранной кости, I. 7545; низходящая, Spica descendens; колпакообразная, F. mitralis, *Mitra*, I. 4230; крестообразная, въ формѣ X, *Chiastos*; T образная, F. T-formis; многоглавая, F. multicapita; паховая, F. inguinalis; пах. колосовидная, Spica inguinalis; поддерживающая, Suspensorium; верхнюю конечность, руку, Mitella, *Telamon*; поддер. для женской груди двойная и простая, II. 9441; четыреглавая, II. 9442; для муж. дѣтор. уда, Suspensorium penis; для мошонки, S. scroti; под. плечо четыреугольная, II. 9440; простая, F. simplex; для носа, I. 163; соединительная, F. uniens; T образная, F. T-formis; треугольная, F. triangularis; удерживающая, укрѣпляющая, F. contentiva; узловатая, F. nodosa; хирургическая для брюха, *Zona*; широкая, F. lata; до повязокъ относящійся, *Syndesmicus*.

Поганка, Agaricus ovoides; бѣлоголовая, A. bombycinus; лѣсная блѣдная, A. bulbosus; навозная, A. fimetarius; сажевая, A. fuliginosus.

Погашеніе, Extinctio.

Погибель, Interitus, *Olethros*.

Поглощать, Sorbere.

Поглощеніе, Absorptio; горячаго кушанья, *Thermophagia*; имъ причиняемый, *Thermophagicus*.

Погода, Tempestas; дождливая, ненастливая, ненастная, Coelum pluvium;

нездоровая, T. gravis; ненастливая, ненастная, Coelum pluvium; непостоянная, T. quae variat; пасмурная, C. nubilum; постоянная, T. aequalis; сухая, C. siccum; сырая, C. humidum; теплая, C. calidum; умѣреннотеплая, C. temperatum; холодная, C. frigidum; хорошая, T. bona, serena; худая, T. tristis; ясная, T. serena; непостоянство погоды, Varietas coeli.

Погребалище, Sepulcretum.

Погребальный, Sepulturarius.

Погребальщикъ, Sepultor.

Погребеніе, Sepultura.

Погребъ, Cella; винный, C. vinaria; для сохраненія перегнанныхъ водъ, Aquarium.

Погруженіе, Submersio, *Dysis;* въ воду, *Catadysis;* имъ причиняемый, *Catadyicus.*

Погруженный, Demersus, Submersus.

Погрѣшать, Peccare, Errare.

Погрѣшность, Vitium, Error; мѣста, Error loci.

Подагра, *Podagra.*

Подагрическій, Podagricus.

Подбородокъ, Mentum, *Genion.*

Подбрюшникъ, Ventrale.

Подбрюшный, *Hypogastricus.*

Подбѣлъ, Tussilago Farfara, Andromeda polyfolia; чумный, T. Petasites.

Подвергать, нуть, Exponere, Objicere, Committere; подвергнуться холоду, стужѣ, Se frigori committere.

Подвалъ, Locus concameratus.

Подверженный, Obnoxius, Opportunus, Objectus, Subjectus.

Подвздохи, *Ilia, Hypochondria*, Regiones iliacae.

Подвздошный, *Iliacus.*

Подвиги природы, Molimina naturae.

Подвижность костей, Dislocatio ossium; нижней челюсти, I. 7333; язычной кости, I. 7331.

Подвижный, Mobilis.

Подводный, Demersus.

Подвоспаленіе, Subinflammatio.

Подвоспалительный, Subinflammatorius.

Подвывихъ, Distorsio, Subluxatio, Luxatio incompleta.

Подвязка, Ligatura.

Подвязываніе, Deligatio, Deligatura, Ligatura, *Anabrachismus*; не поврежденныхъ сосудовъ, L. vasorum non vulneratorum; перерѣзанныхъ или поврежденныхъ сосудовъ, L. vasorum vulneratorum; полиповъ, L. polyporum; сѣменнаго канатика, *Ancteriasmus.*

Подглазный, Infraorbitalis.

Поддергиваніе сухихъ жилъ, Subsultus tendinum, *Myopalmus.*

Поддѣланный, Adulterinus.

Поддѣлка, Поддѣлываніе, Adulteratio; лекарствъ, Adulteratio s. Falsificatio medicamentorum.

Поддѣльный, Adulterinus, Nothus.

Поджарить, Torrere.

Подженный, *Hypogynus.*

Подземельный, Подземный, Subterraneus, *Hypogeus.*

Подкидываніе дитяти, Expositio partus, *Apothesis.*

Подкидышъ, Infans expositus.

Подкись, Suboxydum.

Подкладываніе ваты и проч. для приданія лучшаго вида какой нибудь части тѣла, напр. груди, плечамъ, икрамъ, заднимъ частямъ и проч., *Analectris.*

Подкожный, Subcutaneus, *Hypodermaticus.*

Подколѣнокъ, Fossa genu.

Подкрильцовый, Axillaris.

Подкрыльный, Subalaris.

Подкустарникъ, Suffrutex.

Подлежащее, Subjectum.

Подлежащій, Subjectus, Obnoxius.

Подлинникъ, *Autographum, Authenticum.*

Подлистный, *Hypophyllus.*

Подложный, Larvatus, Spurius.

Подлопаточный, Subscapularis.

Подлѣсникъ, Asarum europaeum; Sanicula; горный, Sanicula montana; Канадскій, Asarum canadense; простой, Sanicula europaea.

Подмаренникъ, Galium; бѣлый мягкій, G. Mollugo; горный, G. graecum; крестовидный, G. cruciatum; круглолистный, G. rotundifolium; настоящій, G. verum; цѣпкій, шероховатый, G. Aparina.

Подмаріонникъ, Asperula odorata.

Подмышка, Cavum axillae, *Maschale.*

Подмѣсь, Adulteratio.

Поднебенье, Palatum.

Подносовидный, Подносообразный, *Hypocrateriformis.*

Подносъ, *Hypocrater.*

Поднятіе вверхъ, Levatio.

Подобіе, Similitas.

Подобное лечить подобнымъ, Similia similibus (curare).

Подобный, Similis, *Homoeos, Isos.*

Подобоименованный, *Synonymus.*

Подозрѣніе, Suspicio, *Hyponoema.*

Подонокъ, Подонки, Sedimentum, Caput mortuum (Chem.).

Подорожникъ, Plantago; большой,

P. major; ланцетообразный, ланцетолистный, узколистный, P. lanceolata; не увядаемый, P. Cynops; приморскій, P. maritima; средній, P. media.

Подорѣшникъ, Agaricus mutabilis; Asarum europaeum.

Подочный, Infraorbitalis.

Подошва, Solea; ноги, ножная, Planta pedis, *Ichnos*, *Pelma*, *Pedion*.

Подпись, Subscriptio.

Подплодный (Bot.), *Hypocarpus*.

Подползаніе, Subreptio.

Подпора, з. Подпорка.

Подпорка, Fulcrum, *Sterigma*; рычага, *Hypomochlion*.

Подражаніе, Imitatio, Simulatio.

Подраздѣленіе, Subdivisio.

Подреберья, *Hypochondria*, Regiones hypochondriacae.

Подрѣзываніе кореньевъ, *Rhizotomia*.

Подрѣзывающій корни, *Rhizotomus*.

Подседина и заусеница, I. 8544.

Подскакиваніе сухихъ жилъ, Subsultus tendinum.

Подслащенный, Mulsus.

Подслащиваніе, Edulcoratio.

Подснѣжникъ, Sempervivum tectorum.

Подсолнечникъ, Helianthus annuus; Египетскій, степный, Sida Abutilon; шишковатый, H. tuberosus.

Подставка, Fulcimentum, *Sterigma*, *Podetium*; рычага, *Hypomochlion*.

Подставный, Succedaneus.

Подсыханіе, Exsiccatio.

Подсѣдина, Equus suffraginosus; Malandria; Fistula ungulae.

Подтвердить, Comprobare; опытомъ, Usu comprobare.

Подтекъ глаза кровію, *Hypochyma*; кровавый, Sugillatio; подъ глазными вѣками, *Hypoblepharon*.

Подустъ, Cyprinus Barbus.

Подушечка, Pulvillus; корпейная, II. 6076; круглая, P. rotundus; напитанная отваромъ чернильныхъ орѣховъ (которую влагали въ рукавъ матки, дабы симъ произвесть сжатіе его), *Aspasia*.

Подушечка, Pulvinar, Pulvinus, Culcita; головная, изголовье, Pulvinar, Pulvinus, Cervicale, *Hypocephalaeum*; коженная, P. scorteus; корпейная, II. 6076; маленькая, Pulvillus, Pulvinculus; перяная, пуховая, C. plumea; твердая, Pulvinar durum; травная, P. medicatum. Положить что нибудь подъ подушку, Aliquid pulvino subjicere.

Подходить не примѣтно, Subire.

Подцвѣтіе, *Anthodium*.

Подчелюстный, Submaxillaris.

Подымающійся, Assurgens.

Подымецъ, Vectis; акушерскій, V. obstetritius; зубной, Pes carpi.

Подъемникъ, Elevatorium, Levator, Vectis.

Подъемница ядра, *Cremaster* (Musculus).

Подъемъ, Vectis.

Подъязычный, Sublingualis, *Hypoglossus*.

Подъятіе, Levatio.

Пожеланіе, Desiderium; похотливое, D. coitionis.

Пожилый, Provectus aetate.

Пожираніе, Devoratio.

Пожирать, Devorare.

Пожитки собачьи, Lepidium ruderale.

Позволять, Permittere, Concedere; Если силы сіе позволяютъ, Si per vires licet, Si satis vires validae sunt, Si satis virium est, Si vires patiuntur, Si vires sinunt; позволено, позволяется, Licet.

Позвонки (з. также Позвонокъ), Vertebrae; ложные, Сросшіеся, V. spuriae; ложные вихреца, V. sp. ossis coccygis; поясничные, чресленные, V. lumborum; спинные, V. dorsi; V. thoracis; шейные, V. colli; къ позв. относящійся, отъ нихъ происходящій, *Spondylicus*.

Позвонокъ, Vertebra, *Spondylus*; выдавшійся, V. prominens; поясничный первый, *Nephrites*; поясн. первый и послѣдній, *Asphaltites*; спинный двѣнадцатый, *Diazoster*; сп. послѣдній, Cingulum; шейный второй, *Epistropheus*, *Maschalister*; ш. первый, *Atlas*; ш. послѣдный, V. prominens.

Позвоночный, Vertebralis.

Поземный, Procumbens.

Познаніе, Cognitio, Intellectus, Scientia, *Gnosis*; къ познанію болѣзни принадлежащій, *Pathognomonicus*; естества человѣческаго, *Anthroposophia*; опытное, опытомъ дознанное, C. empirica; практическое, *Polypiria*; позн. собственнымъ изслѣдованіемъ, самовидѣніемъ, *Autognosis*; совершенное, Perspicatio; способностями ума пріобрѣтенное, умственное, C. rationalis; человѣческой натуры, *Anthroposophia*.

Позубренный, Serratus.

Позывъ (з. также Аппетитъ), Appetitus; болѣзненный, *Parepithymia*; къ ѣденію безвкусныхъ, не снѣдныхъ, не обыкновенныхъ вещей, *Allotriophagia*, Pica; жгучій, *Bulimus*; къ кашлю,

Cupiditas tussiendi; къ совокупленію, Appetitus venereus; п. ложный, *Pseudorexia*; на низъ, Libido intestini, II. 1203; п. на низъ пустой, *Tenesmus*; на рвоту, Vomituritio; на ѣду, Appetitus, *Orexis*; не естественный, не правильный, *Parepithymia*, *Pseudorexia*; не помѣрный къ совокупленію, *Satyriasis*; уменьшенный (къ ѣдѣ), A. deminutus; имѣть позывъ на низъ или мочиться, Res cogit; недостатокъ позыва къ ѣдѣ, потеря аппетита, *Anorexia*; не имѣющій аппетита, *Anorectus*.

Позывы, Molimina; къ геморроидальному теченію, M. haemorrhoidalia; къ маточному очищенію, M. menstrualia.

Показаніе, Indicatio, *Endeixis*; врачебное, I. sanatoria s. therapeutica; взятое отъ пользы или вреда употребляемыхъ лекарствъ, I. 12093; отъ причинъ, I. causalis; жизненное, I. vitalis; коренное, I. radicalis; леченія или къ леченію, I. curativa; къ отвращенію болѣзни, I. *prophylactica*; мѣстное, I. localis s. topica; не сложное, простое, I. simplex; облегчающее, облегчителное, I. palliativa; общее, I. universalis; основательное, I. causalis; относительное горячки, I. febris; припадковъ, припадочное, I. *symptomatica*; причинъ, къ удаленію причинъ, I. causalis; самой болѣзни, I. morbi; предохранительное, I. *prophylactica*; предположительное, I. *hypothetica*; сложное, I. composita; сравнительное, I. ex analogia; терапевтическое, I. *therapeutica*; успокоивающее, I. mitigatoria; Опредѣленія показанія, *Iatrobulaeologia*.

Показуемое (средство), Indicatum.

Показываться, являться, Prodire, Apparere, In conspectum venire, Se ostendere, Nasci; Потъ показывается, Sudor prorumpit.

Показывающій, Indicans.

Покалъ, Бокалъ, *Cyathus*.

Покой, Quies, Conclave; абсолютный, Q. absoluta; относительный, Q. relativa; темный, Camera obscura; усобный, Q. absoluta.

Покойникъ, Покойный, Defunctus.

Покойница, Defuncta.

Поколъ, Ictus, *Stigma*.

Поколѣніе, Genus, *Phylon*.

Покорность, Obsequium.

Покраснѣть, Erubescere.

Покрашенный, Coloratus.

Покровъ, Integumentum, Involucrum, Membrana, Tunica, Velamentum, *Perigonium* (Bot.); верхній тѣла, Cutis; головы сухожильный, *Epicranium*, I. 10002; маточный или маточковый (Bot.), *Stylostegium*; нервовъ, II. 11287.

Покровы, з. Покровъ; брюха, брюшное, Integumenta abdominalia; мыщицъ, Vaginae musculorum; нервовъ, V. nervorum; общіе, Integumenta communia.

Покрывала, Involucra; зародышева яйца, Velamenta infantis; мозга, *Meninges* cerebri; къ нимъ принадлежащій, *Meningeus*; тѣла общія, Integumenta communia.

Покрывало, Involucrum, Velamentum, Stragulum, Vestimentum, Membrana, *Elytron*, *Epiphragma* (Bot.); луковицы, I. bulbi; мозга внутреннее, Pia mater; моз. среднее, Membrana *arachnoidea*; титечныхъ сосковъ, Operculum papillarum; цвѣтовъ общее, *Anthodium*.

Покрывальцо, Integumentum; (растен.) Aphanes arvensis.

Покрывать, Contegere, Obtegere, Operire; обводить, Obducere (aliquid alicui), Inducere.

Покрыкникъ алпійскій, Meum Muttellina; аптечный, M. athamanticum.

Покрыкъ, Покрынъ, Atropa Mandragora.

Покрынъ, з. Покрыкъ.

Покрытоплодный, *Angiocarpus*.

Покрытосѣменія, *Angiospermae*.

Покрышка (Bot.), Operculum.

Полахена, *Polachena*.

Полба пшеница, Triticum Spelta.

Полдень, з. Полудень.

Поле, Campus; зрѣнія, C. visionis.

Полгугнивый, Semibalbutiens.

Полевый, Agrestis, Arvensis, Castrensis.

Полезный, Utilis, Saluber, Expeditus, Salutaris, Proficiens, Secundus; для здоровья, Salutaris, Utilis; быть не полезнымъ, Inutilem esse; быть полезнымъ, Prodesse, Proficere, Utilem esse, Expedire; приличный, годный, способный къ чему либо, Utilis, Commodus, Aptus, Idoneus alicui, ad aliquid.

Полей, Mentha Pulegium; конскій, Stachys germanica.

Ползающій, Ползучій, Repens, Reptilis, Serpens; какъ будто муравьи, Formicans.

Ползучки, *Aprocthelminthes*.

Поливаніе, Affusio, Perfusio, Aspersio, Doccia, Gutta.

Полинялость, Decoloratio.

Полипъ, *Polypus*, Hydra; въ глоткѣ, P. pharyngis; въ дыхательномъ горлѣ, P. trachealis; въ заднемъ проходѣ, P. ani; матки, P. uteri; въ мочевомъ каналѣ, P. urethrae; въ моч. пузырѣ, P. vesicae; въ носу, P. narium; въ примой кишкѣ, II. 5285; въ рукавѣ матки, II. 5296; въ сердцѣ, P. cordis; въ слуховомъ проходѣ, II. 5287; въ челюсти, II. 5292; глотки, II. 9036; доброкачественный, P. benignus; злокачественный, P. malignus; ложный, мнимый, *Pseudopolypus;* матки, маточный, *Metropolypus*; мат. мязный, *Sarcoma* uteri; мясный, P. carnosus; пищепріемнаго горла, II. 9036; слизистый, P. mucosus; твердый, P. scirrhosus; усатый, Hydra; бурой, H. fusca; зеленый, H. viridis; причиняемый полипомъ, Polyposus; образованіе полиповъ въ сердцѣ, I. 11704.

Полиспастъ, *Polyspaston.*

Полистомъ, *Polystoma*; похожій на плоскую глисту, P. *taenioides.*

Политика, *Politice,* Civilis doctrina s. prudentia.

Политическій, *Politicus.*

Полиція, *Politia;* медицинская, P. medica.

Поліэдръ, *Polyedron.*

Поллюція, Pollutio, з. Сѣмяистеченіе (сѣмя).

Полнокровіе, *Plethora*, *Polyaemia*; артеріальное, *Erythosis*, *Plethora* arteriosa; брюшное, P. abdominalis; въ горячкахъ, P. febrilis; въ движеніе приведенное, P. commota; грудное, P. pectoris; дѣйствительное, истинное, натощее, P. vera: ложное, мнимое, P. spuria; мозга, *Encephalalgia* plethorica; мѣстное, P. topica; относительное, II. 4933; относителное къ силамъ, II. 4934; относительное къ сосудамъ, къ твердымъ частямъ, II. 4933; повсемѣстное, P. universalis; смѣшанное, P. mixta; съ здоровымъ состояніемъ соковъ, P. *euchyma*; съ порчею соковъ, P. *cacochyma*; угнѣтенное, P. suppressa; отъ всякаго сильнаго движенія крови, P. *orgastica;* отъ излишняго расширенія крови, II. 4935; отъ полнокровія происходящій, *Plethoricus.*

Полнокровный, *Plethoricus*, *Polyaemicus*, Qui abundat sanguine, Plenus sanguinis.

Полномѣсячіе, Plenilunium.

Полнота, Plenitudo; жизненная, Turgor vitalis.

Полночь, Media nox; въ полночь, Media nocte.

Полный, Plenus, Completus.

Полова, Gluma.

Половина, Dimidium, Dimidia pars, Semis, Semissis; п. драхмы, Semidrachma; величиною въ половину фута, Semipedalis; до половины части, Ex parte dimidia.

Половинный, Dimidiatus, Dimidius, Semi-, *Hemi* (въ сложныхъ словахъ).

Половинчатый, Dimidiatus, Subdimidiatus.

Половый, Sexualis.

Положеніе, Positio, Situs, *Thesis*, *Schema*; больнаго, Situs aegroti, *Anaclisis*; болѣзненное, не правильное какой нибудь части тѣла, *Ectopia*, *Ectopisis*; внутренности неправильное, *Splanchnectopia;* кости неправильное, *Osteoctopia*; сердца, E. s. Dislocatio cordis; косвенное, *Loxotes*; имъ причиняемый, *Loxicus*; матки костренное, *Hysteroloxia*, Contorsio uteri; мышецъ неправилное, *Myectopia*; не обыкновенное сосуда, *Angectopia*; нерва неправильное, *Neurectopia*; полож. принятое въ основаніе, *Hypothesis*; противуестественное, Situs alienus; связи неправильное, *Syndesmectopia*; трупа, Situs cadaveris; тѣла на боку, Cubitus in latus; на спинѣ, Situs dorsalis s. supinus; прямое, S. erectus; не удобнымъ п. причиняемый, *Cacotheticus.*

Положительно-электрическій, Positivo-electricus.

Положительный, Positivus, *Theticus.*

Положить, Ponere, Collocare; п. кого въ постелю, на постелю, Collocare aliquem in lecto, super lectum; на бокъ, In latus c.; на брюхо, In ventrem s. pronum c.; на спину, Supinum c.; на стулъ, Super subsellium s. sedile c.

Полоса, Limbus, Stria; бѣлая брюшныхъ мышицъ, I. 13428; мышечной плевы гортани, I. 13427; роговая, I. 4853.

Полосатый, Striatus, Lineatus, Fasciatus.

Полоска полукружная, II. 9784.

Полосканіе, *Gasgarisma*, *Gargarismus*, *Gargarizatio*; для рта, Collutorium.

Полоскать, Eluere, Fovere, *Gargarizare*; ротъ холодною водою, F. os aqua frigida.

Полоски мозгомякотныя основанія пятаго желудочка мозга, II. 9027: поперечныя мозга, II. 9029; нервовъ, II. 9028.

Полости, з. Полость; длинныхъ костей, II. 10686; носовыя, Cavitates narium; туловища, C. trunci; тѣла, C. corporis; большія, I. 4776.

Полость, Cavitas, Cavum, *Coelia*; глазная, Orbita oculi; барабанная, *Tympanum*; отъ нея происходящій, *Tympanicus*; брюшная, *Koelia*, *Coelia*, Cavitas abdominalis, Cavum abdominale; къ ней принадлежащій, *Coeliacus*, *Gastrocoelicus*,

Enterocoelicus; груди, грудная, Cavum thoracis s. pectoris; груднаго средостѣнія или грудной преграды, Cavitas mediastini; задняя и передняя, I. 4785; зѣва, Fauces, C. faucium; желудочковъ сердца, I. 4750; зуба, Cavum dentis; матки, маточная, Cavitas uteri; носовая, C. narium; рта, C. oris; р. передняя, I. 4786; рта внутренняя или задняя, I. 4787; слуховая, C. auditus; сосуда, C. vasis; таза, тазовая, C. pelvis; верхняя и нижняя, I. 4767; тѣла верхняя, I. 4769; нижняя, I. 4762; черепа, C. cranii.

Полосы, Striae; боковыя мозолистаго тѣла, I. 5282; бѣлые на титькахъ или брюхѣ, Lineolae mammarum et abdominis; вѣтвистыя въ шейкѣ матки, II. 3485; кости, Labia ossium; поперечныя мозга, II. 9029; нервовъ, II. 9028.

Полотняный, Linteus.

Полтора, Sesqui.

Полторамѣсяца, Полторамѣсячный, Sesquimensis.

Полтора фунта, Sesquilibra.

Полтора часа, Sesquihora.

Полторы драхмы, Sesquidrachma.

Полторы унція, Sesquiuncia.

Полу-, Semi-, Hemi-.

Полу-безпарный, *Hemiazygos.*

Полуванна, Semicupium, *Encathisma*; принимать пол., Semicupio uti, In solium aquae tepidae demitti sic, ut (a genubus) ad umbilicum aqua teneat.

Полугодовый, Semestris.

Полуголовый, Semi- или *Hemicephalus.*

Полудень, Полдень, Meridies; въ полудни, Meridiano.

Полудрахма, Hemidrachmon, Semidrachma.

Полужесткокрылый, *Hemipterus.*

Полужечникъ, Lysimachia Nummularia.

Полузрѣніе, Visus dimidiatus, *Hemiopia.*

Полукислота, Oxydum.

Полукруглый, Semiteres.

Полукругъ на роговой плевѣ блѣдный, не прозрачный, *Gerontoxon.*

Полукружіе, *Hemisphaera;* большаго мозга, H. cerebri; малаго мозга, H. cerebelli.

Полукружный, Semicirculatus.

Полукустъ, Suffrutex.

Полулунный, Lunulatus, Semilunaris, Menisciformis.

Полумертвый, Semimortuus, Semivivus.

Полуметаллическій, Semimetallicus.

Полумутовка, Cyma.

Полумущина, *Hemiandros.*

Полумѣсяцъ, Luna dimidiata s. semiformis.

Полунепарный, *Hemiazygos.*

Полунепрерывный, Subcontinuus.

Полунечетный, *Hemiazygos.*

Полуница, Fragaria vesca.

Полунція, Semiuncia.

Полуокисленный, Hemioxydatum.

Полуоспый, Varioloides.

Полуострый, Subacutus.

Полуоткрытый, Semiapertus.

Полупараличъ, *Paresis.*

Полуперепоночный, Semimembranosus.

Полуперистый, Pinnatifidus.

Полуперчатка, для завертыванія руки, *Chirotheca* incompleta.

Полуплевный, Semimembranosus.

Полупроводникъ, Semiconductor.

Полупрозрачный, Semidiaphanus.

Полурафинадъ, Saccharum melitense.

Полусоль, Sal medium.

Полусонный, Semisomnis, Semisomnus, Semisopitus, Semisoporus.

Полуспящій, Semisomnis.

Полусъ, з. Полюсъ.

Полутридневный, *Hemitritacus.*

Полутѣнь, Penumbra.

Полуумie, Stultitia.

Полуученый, Semidoctus.

Получеловѣкъ, *Hemianthropos.*

Полушаріе (малое), *Hemisphaerium.*

Полушаровидный, Subglobosus.

Полушаровый, *Hemisphaericus.*

Полушарообразный, *Hemisphaericus.*

Полуеллиптическій, Hemiellipticus.

Полфунта, Semilibra.

Полъ, Sexus, Genus; женскій, Genus femininum, Sexus sequior s. muliebris; любитель ж. пола, Muliebrosus; любовь къ нему, Muliebrositas; п. мужескій, Genus masculinum, Sexus potior s. virilis; склóнный, стрáстный къ мужескому полу, Virosus; до пола принадлежащій, къ нему относящійся, Sexualis.

Полынь, Absinthium; александрійкая, Artemisia judaica; бѣлая, обыкновенная, A. Absinthium, A. vulgaris; малая, узколистная, румская, A. pontica; полевая, степная, A. campestris.

Польза, Utilitas, Commodum, Fructus.

Пользованіе (з. также Леченіе),

Curatio, Cura, *Iatria*; воздержаніе отъ употребленія всѣхъ лекарствъ, есть иногда наилучшее пользованіе, Optima medicina interdum est, medicinam nullam facere; начинать польз. съ—, Curationis principium facere ab—; трудность пользованія, *Dystherapia*; худое состояніе больнаго при неудачномъ пользованіи, *Dysphoria*.

Пользовать, Curare; пол. совсѣмъ не правильно, не такъ, какъ слѣдуетъ, Perperam curare; съ большимъ раченіемъ или стараніемъ, Summa cura consulere alicui; п. хорошо и правильно, Recte curare; худо, Male c—.

Пользующій, (Medicus) Curans; п. неправильно по неправильному методу или способу леченія, *Pseudurgus*.

Полюсный, Polaris.

Полюсъ, Polus; сѣверный, P. borealis; южный, P. australis.

Полюсы, Poli; враждебные, не дружественные, не пріязненные, одноимянные, P. inimici; дружественные, разноимянные, P. amici; П. магнита, P. magnetis.

Поляризація, з. Полярность.

Полярность, Polaritas; не показывающій ни какой п., Indifferens.

Полярный, Polaris.

Помада, Unguentum pomadinum; губная, U. s. Ceratum labiale; бѣлая, I. 4945; красная (пом.), I. 4944; розовая, *Rhodis*, U. rosarum s. rosatum, s. pomadinum rosaceum.

Помазаніе, Unctio, *Myrisma, Chrisis*.

Помазанный, *Christos*.

Помаранецъ, з. Померанецъ.

Померанецъ, Aurantium, Citrus Aurantium; горькій, C. vulgaris.

Померанцовый, Aurantiacus.

Померанцы, Poma Aurantiorum; не зрѣлые, I. 9875; II. 5322.

Померачникъ Царской, Agaricus caesareus.

Помертвѣніе, *Gangraena, Sphacelus*, Mortificatio.

Помертвѣлость, *Sphacelus, Necrosis*.

Пометъ, Sordes, *Onthos*.

Помогать, Adjuvare aliquem, Succurrere alicui, Succurrere, Subvenire, Occurrere, Subcurrere (alicui malo); кому либо, Adjumento esse alicui, opem s. auxilium s. adjumentum afferre alicui; лекарства не помогаютъ, Remedia nihil juvant; пособлять, быть полезнымъ въ болѣзни, споспѣшествовать къ излеченію болѣзни, Respondere, proficere alicui morbo, Esse ad—, Praesidio esse, Juvare, Adjuvare, Remedio esse alicui, Valere s. pollere contra aliquid; это помогаетъ въ колотьѣ бока, Hoc est ad lateris dolorem.

Помой мясный, Lotura carnis.

Помочь, Adjumentum; Божія (раст.), Prunella vulgaris; водяная порченая, Veronica Beccabunga; синецвѣтная, Anagallis; очная, Euphrasia officinalis.

Помощникъ, Adsistens, Assistens, Adjutor, Minister; аптекарскій, *Pharmacopoeus* auxiliarius; ветеринарный, Medicus veterinarius, auxiliarius.

Помощь, Auxilium, Adjumentum, *Alce*; искать, требовать помощи, Praesidium petere ab—, Opem poscere ab; помогать кому, подавать п., з. Помогать.

Помпельмусъ, Citrus decumana.

Помраченіе, Obscuratio; кристальной чечевицы, *Agyrias* (Begin.).

Помфоликсъ, Nihilum album.

Помышленіе, Cogitatio.

Помѣсный, Hybridus.

Помѣшанный, Demens, Insanus, *Maniosus*, Mente captus, *Paracopticus*.

Помѣшательство ума (з. также Ума помѣшательство и меланхолія), Alienatio mentis, Ecnoia; Insania, Dementia, *Mania*; отъ ложныхъ понятій о религіи, Melancholia religiosa; веселое, забавное, Stultitia; въ малой степени, *Paraphrosyne*; кратковременное, Delirium transitorium; короткое, *Mania* mitis; мрачное; *Melancholia* furibunda; общее, *Mania* universalis; однопредметное, M. partialis *Monomania*; отъ гордости и честолюбія, M. ex superbia; лихорадочное, M. febrilis; отъ ложныхъ о религіи понятій, M. superstitiosa; отъ любви, *Erotomania*; отъ отчаянія на спасеніе свое (Царство небесное), II. 152; отъ постылости жизни, Mel. anglica; отъ ревности, M. ex *zelotypia*; отъ тоски по родинѣ, *Nostomania*; печальное, *Melancholia*; скоропреходящее, Delirium transitorium; съ бѣшенствомъ сопряженное, *Mania* furibunda; съ представленіемъ, быть превращеннымъ въ безсловесныхъ животныхъ, *Mania metarmophosica*; съ трясеніемъ тѣла, *Pototromoparanoea*, Delirium tremens; тихое, M. mitis; частное, M. partialis; ярое, M. furibunda.

Понимать, Percipere, Comprehendere, Intelligere.

Поновленіе, *Neoterismus*.

Поносъ, *Diarrhoea*, Fluxus alvinus, Alvus laxa; водянистый, Serosa; воспалительный, D. inflammatoria; гнойный, D. purulenta, *Pyochesia*; желудочный, *Lienteria*; ложный, L. spuria; желчный,

D. biliosa; съ рвотою, *Cholera*, C. vera; жестокій, сильный, *Catarrhexis;* изнурительный, D. colliquativa; кишечный, Fluxus coeliacus, *Lienteria;* критическій, D. critica; кровавый, натужный, *Dysenteria*. D. rubra; кр. артеріальный, D. arteriosa; кр. воспалительный, D. inflammatoria proprie sic dicta, hypersthenica, bilioso-inflammatoria; гастрическій, D. gastrica; кр. доброкачественный, D. rheumatico-catarrhalis benigna; катарральный, D. catarrhalis; лихорадочный, D. intermittens; кр. ложный, D. spuria; кр. простой, D. simplex; кр. простудной, D. catarrhalis; кр. ревматическій, D. rheumatica; кр. стеническій, D. sthenica; кр. сухой, D. sicca; кр. эпизоотическій, D. epizootica; противу кр. поноса дѣйствующій, *Antidysentericus;* ему подобный, *Dysenteriodes;* имъ причиняемый, *Dysentericus*; поносъ, млекоподобный, молочный, *Diarrhoea* lactea, *Galactodiarrhoea;* мочевидный, мочевой, D. urinosa, *Urochezia;* натужный, *Dysenteria;* острый, D. acuta; отъ беременности, D. gravidarum, *Cyesiodiarrhoea;* отъ глистъ, D. verminosa; отъ кислотъ, I. 7292; отъ обремененія желудка, D. crapula; отъ прорѣзыванія зубовъ, D. a dentitione; отъ слабости, D. atonica; пасочный, D. lymphatica; печеночный, *Hepatirrhoea;* повальный, D. epidemica; привычный, D. habitualis; причиняемый задержаніемъ отдѣленія мочи, *Urochezia*; продолжительный, D. chronica; простудной, D. catarrhalis; рѣшительный, D. critica; скоротечный, D. acuta; слизистый, *Blennochesia*, D. mucosa; спорадическій, D. sporadica; стеническій, D. sthenica; съ испражненіемъ гноеватой жидкости, *Lymphochezia* spuria; испр. гноя, D. purulenta; съ испр. кала, D. stercoralis; съ испр. крови, съ кровію, D. cruenta s. sanguinea; съ истеченіемъ бѣлой слизи, съ неварившеюся пищею, *Lienteria;* съ коликою, *Taraxis* (Hippocr.); съ разрѣшеніемъ соковъ, D. colliquativa; съ рвотою, *Cholera;* съ чрезмѣрнымъ отдѣленіемъ сока пригожемясной железы, D. salivalis; у дѣтей, D. infantum; хроническій, D. chronica; частный, D. sporadica. Остановить п., Adstringere alvum.

Понятіе, Perceptio, Conceptus, Notio, *Idea*, Intelligentia; опытное, эмпирическое, C. empiricus; о самомъ себѣ, Ego.

Понятливость, Intellectus.

Попаденіе инородныхъ тѣлъ въ организмъ, *Allenthesis.*

Поперегъ, Transverse; въ п., In transversum, Ex transverso.

Попеременно, Invicem, Alternatim.

Попеременность, Alternatio.

Попеременнотычинковый, *Allagostemon.*

Попеременный, Alternus.

Поперечникъ, *Diameter*, *Diametros.*

Поперечность, Transversum.

Поперечный, Transversalis, *Plagios.*

Попеченіе, Cura; о больныхъ, *Nosocomia*, *Therapia;* имѣть попеченіе, Curare, Curam habere alicujus rei.

Попечитель, Curator; больнаго, *Nosocomus.*

Поплеча, Armorum convulsio.

Поповникъ, Chrysanthemum.

Попорченность, Vitium.

Поправленіе, Correctio; здоровья, выздоровленіе, *Analepsis;* искривленій, *Diorthosis*; къ тому служащій, *Diorthoticus.*

Поправлять, Corrigere, In melius mutare; чье здоровье, Ad salutem reducere, In melius inclinare s. vertere, Meliorem reddere.

Поправляться въ здоровьѣ, Refici, Recreari (e morbo), Vires recipere s. recuperare, In melius inclinari s. verti, Meliorem fieri.

Попугаевый, Psittacinus.

Популинъ, Populinum.

Попутникъ, Plantago; большой, P. major; бѣлый, Caltha palustris; водяной, Alisma Plantago; Индійскій, P. indica; ланцетолистный, P. lanceolata; овощный, P. oleracea; песчаный, P. Psyllium; приморскій, P. maritima; средній, P. media; узколистный, P. lanceolata.

Поражa, з. Паража.

Пораженный молніею, Fulmine ictus.

Поранить, ранить, Vulnerare, Convulnerare, Sauciare, Consauciare.

Порешня обыкновенная, Lutra vulgaris.

Порей, Поррей, Allium Porrum.

Порода, Species.

Порожній, Vacuus, Inanis.

Пороки, Vitia; образованія органовъ отъ худой связи, V. cohaesionis; образовательной способности, V. conformationis.

Порокъ, Vitium, Defectus; зрѣнія, *Dysopsia;* п. зр. при которомъ всѣ предметы кажутся освѣщенными яснѣйшимъ цвѣтомъ, *Galeropia;* явственный, V. manifestum.

Поросль, з. Поростъ.

Поростъ, Alga.

Поросятникъ гладкій, Hypochaeris glabra.

Порохъ, Pulvis, P. pyrius.

Порочный, Vitiosus, *Cacos*, *Kakos*.

Порошокъ, Pulvis; Алгаротовъ, P. Algarothi; воздухоносный Фоглеровъ, P. aërophorus; висмутный, Bismuthum subnitricum; всасывающій, P. absorbens; вяжущій, P. adstringens; глазной, P. ophthalmicus; глаз. тонкій мѣлкій, *Aconion*; гремящій, P. tonans; грубый, P. grossus; дигестивный, P. digestivus; Доверовъ, P. Doveri; для втиранія, P. infrictionis; для глазъ, P. ophthalmicus; для лимонада, P. pro limonada; для присыпки, *Catapasma*, *Empasma*; для умыванія, P. collutorius; желтый для дѣтей, II. 6130; желудочный, P. stomachicus; желѣзный, Ferrum pulveratum; ж. мѣлкій, I. 9369; ж. черный, I. 9369; зубной, Dentifricium, P. dentifricius; з. красный, II. 6107; п. изъ квасцовъ или изъ купороса и кино, II. 6141; изъ магнезій составный, II. 6120; изъ опія, P. opiatus; изъ опія и ипекакуаны, II. 6121; изъ сенны сложенный, II. 6136; ипекакуанго-опіятный, II. 6121; контраервы составный, II. 6103; Корнахиновъ, P. Cornachini; косметическій, P. cosmeticus; крупной, P. grossus; курительный, Suffimentum, P. fumalis s. pro fumo, s. pro suffitu; кур. отборный, P. fum. nobilis; курительной простой, P. fumalis communis; лошадиный, P. equorum; Маркграфскій, P. Marchionis; млекомножительный, P. galactopoeus; морсколуковый сложенный, II. 6135; мѣлкій, P. subtilis; мѣлчайшій, P. subtilissimus; огнестрѣльный, P. pyrius; отборнокурительный, II. 6114; отъ боли живота у дѣтей, II. 6086; отъ глистъ, II. 6102; отъ жари, P. temperans; отъ зоба, P. strumalis; отъ кислоты, P. antacidus; очистительный, P. purgans; очной, P. *ophthalmicus*; пахучій, Odoramentum siccum; Плумерісвъ, II. 6094; присыпный, Aspergo, *Diapasma*, P. adspersorius; проносный, P. purgans; простой, P. simplex; простокурительный, II. 6113; противулихорадочный, II. 6117; противусудорожный Сваллієвъ, II. 6096; прохладительный, P. refrigerans, P. temperans; пряной, P. aromaticus; раковоклещный, II. 6099; розовый, *Rhodis*; сабурный, P. aloeticus; сабуробакаутный, II. 6093; сабурожелѣзный, II. 6092; содовый, P. aërophorus; самый мѣлкій, P. subtilissimus; сваривающій, P. digestivus; селитренный, P. nitrosus; сладкаго корня, P. liquiritiae; сложный, P. compositus; сѣрный сложный, II. 6141; стягивающій, P. stypticus; сѣропортутный черный, I. 11397; тонкій, P. subtilis; тончайшій, P. subtilissimus; угольный, P. carbonum; унцерской, P. Unzeri; устрицераковинны, II. 6145; холодительный, P. refrigerans; чернильный, P. *encausticus*; черный противъ падучей болѣзни, II. 6111; чистительный, P. purificans; чихательный, P. sternutatorius; шипучій, P. aërophorus; ялапный сложный, составный, II. 6118; Въ пор. превратить, Pulverisare, Pulverare.

Порррей, з. Порей.

Портить, Повредить, Corrumpere, Vitiare, Alienare.

Портиться, Corrumpi, Vitiari.

Портулакъ, Portulaca, P. oleracea.

Поручейникъ, Sium; Нинзи, S. Ninsi; обыкновенный, S. Falcaria; узколистый, S. angustifolium; узлоцвѣтный, S. nodiflorum; широколистный, S. latifolium.

Поруье, Dorsum manus.

Порція, Portio, Pars.

Порча, Corruptela, Vitiatio, *Phtharsis*, *Phthora*; внутренностей, *Splanchnophthora*, *Splanchnophtharsis*; ею причиннемый, ею страждущій, *Splanchnophthartus*; воды, *Hydrosepsis*, Aquae putrefactio; воздуха, *Aërophthora*; зубовъ, Caries dentium; отъ нея происходящій, *Eurodonticus*;, порча какой либо части тѣла, *Diaphthora*; кожи, ею причиняемый, *Perimadaros*; мозга, *Encephalophtharsia*; ногтей, *Onychophthora*, *Onycophthora*; питательнаго сока, *Chylophtharsis*; слины, *Sialloeosis*; существа, *Exallaxis*; сѣмени, *Spermatophthora*; твердыхъ частей, *Cachexia*; причиняемый порчею, *Diaphthoricus*, *Phthartiсus*.

Поръ, Porus.

Поры, Pori; всасывающія, resorbentes; испаряющія, P. exhalantes; кожи, P. cutis.

Порѣзать на части, з. Разрѣзать.

Порѣзъ, Incisio.

Порѣзъ, Прорѣзъ, растен., Athamanta; македонскій, A. macedonica.

Порядкословіе, *Taxionomia*.

Порядокъ, Ordo, *Taxis*; *Cosmos*; естественный, O. naturalis; натуры, O. naturae, явленій, припадковъ, *Typus*; порядокъ по которому послѣдуютъ приступы болѣзней, особенно лихорадочныхъ, *Typus*; привести въ п., Ordinare, In ordinem redigere.

Посконникъ, Eupatorium, E. cannabinum; проростшій, E. perfoliatum; троежильный, E. triplinerve.

Послабленіе, Remissio; припадковъ болѣзни, Remissio, *Anesia*, *Diadosis* (Hip.); къ послабленію принадлежащій, *Aneticus.*

Послабляющій, Remittens, *Aneticus.*

Послѣдный, Ultimus, Postremus, Extremus.

Послѣдователь, Sectator; Аристотелевой школы, *Peripateticus.*

Послѣдовательность, Consequentia.

Послѣдовательный, Consecutivus, Succedaneus, Successivus, Secundarius.

Послѣдовать, Evenire, Sequi, Insequi, Consequi; въ слѣдъ за, скоро за чемъ нибудь, п., Subsequi.

Послѣдственный, Secundarius.

Послѣдствіе, Consecutio, Consequela, Consequens; являющійся, оказывающійся послѣдствіемъ болѣзни, *Deuteropathicus.*

Послѣдъ, п. дѣтскій, маточный, Placenta uteri, Secunda, Secundina, Secundinae, также *Maza*; содержащійся, какъ бы въ мѣшечкѣ ущемленный, Plac. ut. incarcerata, incystata; болѣзненное состояніе происходящее отъ послѣда, *Mazopathia*; задержаніе послѣда, *Mazischesis*; къ послѣду принадлежащій, *Mazicus*; отдѣленіе послѣда, *Mazolysis*; худое положеніе послѣда, *Mazocacothesis.* Если послѣдъ не выходитъ, Si secundae a partu non sequuntur.

Пособіе, Auxilium, Subsidium, Adjumentum, *Thymoria.*

Пособлять, помогать, Adjuvare, Opem alicui ferre, praebere, Auxilio esse alicui, Adesse alicui, Occurrere, Succurrere.

Посолонный, Salitus.

Посошокъ, Bacillum; Phlomis; кустарниковатый, Ph. fruticosa; узловатый, Ph. tuberosa.

Поспѣшность, Celeritas, Festinatio.

Поспѣшный, Celer, Festinus.

Посредникъ, Mediator, Arbiter, *Brabeuta.*

Посредственно, Mediocriter, Modice.

Посредственность, Mediocritas.

Посредственный, Mediocris, Modicus, Indirectus.

Поставленіе клистира, *Cataclysmus*; лекарскихъ банокъ, Applicatio cucurbitarum; піявицъ, A. hirudinum.

Постановленіе, Ordinatio, *Nomos.*

Постелька дѣтская, Placenta uteri.

Постельница обыкновенная, Clinopodium vulgare.

Постеля, Постель, Lectus, Cubile, *Cline*, *Lectron*; больнаго, L. aegroti; висячая, L. pensilis; въ поперегъ кровати, L. transversus; легкая, Cubile molle; твердая, C. durum; въ постелѣ лежать, In lecto esse, Lecto teneri; лежать больнымъ въ п., Lecto teneri, Lectulo contineri, detineri, affixum esse; въ постелю лечь, Inire lectum; (ему) нужно еще лежать (оставатьсъ) въ постелѣ, Diutius in lectulo perseverandum est; искуство приготовлять постели для больныхъ, *Clinotechnia*; оставаться, почивать въ постелѣ, Lectulo contineri, Lecto s. in cubili conquiescere; къ постелѣ относящійся, *Clinicus*; ученіе о постеляхъ, *Clinologia.*

Постепенно, Gradatim.

Постепенность жизни, Gradus vitae.

Постила, з. Пастила.

Поститься, воздерживаться отъ пищи, Jejunare, Cibo abstinere, Abstinentia uti.

Посторонный, Extraneus, *Allotrius.*

Постоянный, Constans, Fixus, Stationarius, Firmus, Stabilis.

Постоянство, Constantia, Stabilitas, Firmitas animi.

Пострѣлъ, з. Апоплексія; змѣйный (veter.), *Splenitis gangraenosa* s. *epizootica*, *Epizootia splenitica.*

Постукиваніе, Percussio.

Поступательный, Progressivus.

Поступать, Agere, Se gerere, Se habere.

Поступки ребяческіе, Puerilitas.

Поступъ, Gradus, Gressio, Passus; прямая, *Euthyporia.*

Постъ, Jejunium, Inedia.

Посуда, Vas, genit. vasis; п. для мочи, для урины, *Urane*; для мочи при непроизвольномъ ея испражненіи, *Urodochium*; земляная, V. fictile; мѣдная, V. cupreum; оловяная, V. stanneum; поваренная, *Zuma*, *Zema*; стекляная, V. vitreum; фарфуровая, V. porcellaneum.

Посѣдѣлый, Incanus, Praecanus, Canaster.

Посѣденіе, Canities.

Посѣщеніе, Visitatio; больнаго, V. aegroti; ночное, V. nocturna.

Потаенный, з. Скрытный.

Поташъ, Kali carbonicum (impurum); винокаменнокислый, Kali tartaricum; винок. съ амміакомъ, I. 12520; винокислый пресыщенный, Tartarus depuratus; пот. жженый, I. 5413; нечистый, простой, слабый, Kali carbonicum; очищенный, I. 12539; синильнокислый, Kalium cyanatum; солянокислый, Kalium chloratum; сѣрый неселитрованный, I. 5414; сѣрнокислый, K. sulphuricum; углекислый, Kali carbonicum; уксусокислый, I. 13549; пот. очищенный, I. 5415; ѣдкій, I. 12532.

Потекъ, з. Катаракта.

Потемнѣніе, Infuscatio, Obscuratio, *Scotasmus*; глаза частное, *Meropia*; роговой оболочки, Obscuratio s. Suffusio corneae; стекловидной влажности, *Glaucoma;* хрустальной чечевицы, *Phacoscotoma.*

Потеря, Amissio, Amissus, Jactura; Detrimentum; *Zemia*; бровей, *Anaphalantiasis*; водянистой жидкости, *Hydroclepsis*; волосъ, *Alopecia*; голоса, *Aphonia*; крови, *Haematozemia*; молока, *Galactozemia*; питательнаго сока, *Chyloclepsis*; ею причиняемый, *Chylocleplicus;* слины, *Sialozemia;* способности говорить, *Aphonia*; сѣмени, *Spermatozemia*; сѣм. частая, *Gonozemia*; цвѣта, Decoloratio; отъ потери происходящій, *Zemicus.*

Потерять, Amittere, Perdere; позывъ къ сонтію, Amittere naturam suam.

Потильня, Sudatorium, *Hidroterion.*

Потовидный, *Hidrodes.*

Потовый, Sudatorius.

Потогонительный, Потогонный, Sudorificus, *Diaphoreticus.*

Потогонъ, Imperatoria

Потокъ, Flumen, Torrens.

Потомки, Posteri.

Потомство, Posteritas.

Потообразный, *Hidrodes.*

Поточка женскаго тайнаго уда, *Clitoris.*

Поточникъ, Clitoria; Veronica Beccabunga.

Потребность, Necessitas.

Потрясеніе, Concussio, Conquassatio, *Seisis, Seismus, Anaseisis; Anaseismus*; отъ потрясенія происходящій, *Anasisticus*; потрясенія электрическія, Commotiones s. Successiones electricae.

Потуги, Dolores ad partum, *Odin*; з. Боли.

Потъ, Sudor, *Hidros*; Англійскій, S. anglicus, *Hidropyra*; аммоніакальный, S. ammoniacalis; безпрерывный, безпрерывно-продолжающійся, S. continuus; безъ запаха, S. inodorus; болѣзненный, *Dysidria*; брюха, S. abdominalis; водяный, S. tenuis, aquosus; вонючій, S. foetidus; вон. козломъ, S. caprinus; п. въ промежности задняго прохода, S. perinaei; вязкій, S. tenax; гнилостный, S. putridus; головы, S. capitis, cephalicus; горячій, S. ardens; голубой, S. coeruleus; желтый, S. croceus, flavus; жирный, S. pinguis; жгучій, S. ardens; зеленый, S. virens; злой, некритическій, *Ephidrosis*; изнурительный, истощающій, S. colliquativus; имъ причиняемый, *Tecticus*; п. искуственно произведенный, S. artificialis; кислый, S. acidus; красный, кровавый, S. sanguineus s. cruentus, *Haemathidrosis;* критическій, S. criticus; липкій, S. tenax; лихорадочный, S. febrilis; лица, S. facialis; малоколичественный, малый, S. rarus; млечный, *Chylidrosis*, S. chylosus: мѣстный, S. partialis, *Meridrosis*; на брюхѣ, S. abdominalis; на верхнихъ частяхъ тѣла, *Ephidrosis*; ногъ или ножной вонючій, Foetor pedum, S. pedum foetidus; отъ того происходящій, *Meridroticus*; на груди, S. pectoralis; на ладоняхъ, S. volarum manuum; паровидный, S. vaporosus, diaphoreticus (Sydenham); ногъ или ножный, S. pedum; ночный, S. nocturnus; обильный, S. copiosus; окрашивающій, S. tingens; предсердія, S. praecordialis; періодическій, S. periodicus; п. по всему тѣлу, S. per omnia membra diffusus; равномѣрно показывающійся, равный, S. per totum corpus aequalis; повсемѣстный, S. universalis; подкрильцовой впадины, S. axillaris; порочный, *Dysidria*; пригорѣлый, S. *empyreumaticus*; припадочный, S. *symptomaticus*; производимый лекарствами, S. a medicamentis; потъ производящій, *Hidrotopoeticus*; проливный, S. profusus; раскрашенный, S. coloratus; потъ рыба, Physeter macrocephalus; потъ сильный, *Polyhidria*; соленый, S. salsus; сладкій, S. dulcis; текущій, S. guttosus; теплый, S. calidus; трудно являющійся, *Dysidria*; умѣренный, S. modicus; утренній, S. matutinus; холодный, S. frigidus; цвѣтный, S. coloratus; черный, S. niger; чрезмѣрный, S. profusus, *Hidropedesis*; шафраннаго цвѣта, S. croceus; шеи, S. collaris; отъ раствореннаго состоянія соковъ происходящій, S. colliquativus. Произведеніе пота, *Hidrotopoesis*; уничтожить болѣзнь произведеніемъ пота, Sudationibus s. per sudores tollere morbum; пр. пота въ болѣзняхъ посредствомъ раскаленныхъ угольевъ или разгоряченнаго песка (употреблявшееся у древнихъ), *Paroptesis* (Coel. Aurel.); безъ пота, *Anidrotus*; леченіе произведеніемъ пота, Sudatio; Недостатокъ пота, *Anidrosis*; п. показывается, появляется, S. oritur, apparet, erumpit, prorumpit; производить п., Sudorem elicere, evocare, movere, excutere, ducere; весьма сильный п. показывается, Ingens sudor effunditur.

Потѣніе, Sudatio, *Hidrosis*; сильное, чрезмѣрное, *Polyidria*, *Polyidrosis*, *Hyperidrosis*; отъ потѣнія происходящій, Sudatorius, *Hidroticus*.

Потѣть, Sudare, Insudare, Sudorem emittere, fundere; начинать пот., In sudorem ire.

Потягиваться, Pandiculari.

Потягота (отъ зѣванія), Pandiculatio.

Похлебка (з. также Бульонъ и Супъ), Jus (genit. juris), Jusculum, Sorbitio; изъ говядины, Jus e bubula factum; изъ хлѣба или хлѣбная, Panatella; мясная, Jus carnis; съ крупою, Puls (genit. pultis), Pulmentum.

Похлебочный, Jureus.

Похмѣлье, Crapula.

Походка утиная, Claudicatio anatina.

Похожій, Similis.

Похороны, Sepultura, Funus (genit. —eris), Funebria, Exsequiae.

Похотливость, Lascivia, Salacitas, *Lagnia*, (особ. у женщинъ) *Machlotes*; чрезмѣрная, *Satyriasis*.

Похотливый, Salax, Lascivus, *Lagnicus*, (особ. у жен.) *Machlos*

Похоть, Appetitus, Concupiscentia, Cupiditas; излишняя, Libido; усиленіе п—и, *Satyriasis*.

Похотѣніе, Appetitus.

Похудѣлый, Macilentus, Macer; весьма похудѣлый, Macie confectus.

Похудѣніе, Emaciatio, Extenuatio, *Leptysmus*.

Похудѣть, Emacescere, Emacrescere, Tenuari.

Поцѣлуй, Osculum, Basiolum.

Почва или пошва черная, Humus.

Почерненіе, Denigratio; кожи причиняемое втираніемъ сѣрной и ртутной мазей, *Aethiopificatio*.

Почечка, Gemmula; скрытая, G. abscondita.

Почечный, Renalis.

Почечуй, з. Геморрой.

Почечуйникъ, Polygonum Hydropiper; P. Persicaria.

Почечуйный, *Haemorrhoidalis*.

Почка, Gemma, Ren, *Nephros*; происходящій отъ почки, *Nephriticus*; недѣятельность почекъ, *Nephrapragmonia*; растенія, *Blaste*.

Почки, Renes; прибавочныя, R. succenturiati.

Почковидный, Почкообразный, Reniformis.

Почта, Cursus publicus.

Почтеніе, Reverentia, Honor, Veneratio.

Пощечина, Alapa; кому дать, Alapam ducere; получить, A. accipere.

Появленіе сыпи, Eruptio; судорогъ всякій разъ при возвышеніи голоса, *Phonospasmia*.

Появляться, Apparere; о болѣзни, потѣ, сыпи —, Nasci, Erumpi.

Поясница, Regio lumbalis, *Zona*.

Поясничный, Lumbalis.

Поясъ, Cingulum, *Zona*, *Zoster*; болѣзнь (пузырчатая), *Zoster*; брюшный, C. abdominale; Вальзальвіевъ, Вальзалванный, звонкій, звончатый, *Zona* Valsalvae; Венеры, Circulus Veneris; грудной, Cingulum pectorale; для плаванія, *Scaphander*, *Scaphandrus*; для фонтанели, C. pro fonticulo; Ивановъ (раст.), Artemisia vulgaris, A. latifolia; небесный, *Zona*; стягивающій, Cingulum constrictorium.

Правда, Veritas, adv., Sane, Vere, Certe.

Правдоподобіе, Verisimilitudo.

Правдоподобный, Verisimilis; правдоподобно, Verisimiliter.

Правило, Regula, Norma, *Canon*, *Dogma*, *Nomos*; главное, *Canon*.

Правильно, Normaliter.

Правильный, Regularis, Legitimus, Normalis.

Правитель душею растеній, Spiritus rector.

Право, ва, Jus (genit. juris), Aequitas, Justitia, *Dice*; adv., Recte, justo; вправо, на право, Dextrorsum.

Правый, Dexter.

Правящій должность вмѣсто другаго, Vicarius.

Прагматическій, *Pragmaticus*.

Прадѣдъ, Proavus.

Практика, Practica, *Praxis*, Experientia, Usus; Usus medendi, curandi; производство врачебн. пр., *Iatreusis*; заниматься ею, Medicinam exercere; способность пріобрѣтенная прилѣжною практикою, *Polypragmosyne*; у сего медика большая пр., Hic medicus abundat curationibus, Hujus medici opera utuntur quam plurimi.

Практическій, *Practicus*.

Праотецъ, Прародитель, Propator, Progenitor.

Прародители, Majores.

Прахъ, Pulvis, *Conis*; умершихъ, Cinis; въ п. обращать, In pulverem vertere.

Праща, Funda, *Sphendone*; головная, I. 9111; F. capitis; нижней челюсти, F. maxillaris; носовая, F. nasalis.

Пращь, з. Праща.

Превозможеніе, Praevalentia; мужеское, Praepotentia virilis.

Превосходить, Superare, Excellere.

Превосходство, Excellentia, *Perissia.*

Превратность, Perversitas; Scaevitas.

Превратный, Perversus.

Превращать, Mutare, Vertere, Convertere, Invertere.

Превращаться, Verti; въ хрящи, In cartilaginem verti s. degenerare.

Превращеніе, Inversio, *Metamorphosis*; болѣзни въ другую вообще, *Metaptosis*; измѣняя одну только сущность, *Diadoche*; въ отношеніи ея формы (не перемѣняя ея сущности), *Metaschematismus*; въ известь, Calcinatio; въ кость, Ossificatio, *Osteogenia*; въ кровь, *Haematosis*; въ сыворотку, *Aporrhosis*; искуственное неправильной формы въ правильную, *Orthomorphosis*; пищи и питья въ желудкѣ въ кашевидную смѣсь, Chymificatio; существа сердца въ хрящевое, *Chondrogenesis* cordis; хрусталика въ жидкость, *Phacohydropsia.*

Превышать, Superare in aliqua s. aliqua re, Praecellere, Eminere.

Преграда, Septum; грудная, Mediastinum; задняя, M. posterius; передняя, M. anterius; грудобрюшная, *Diaphragma*; носа, носовая, S. narium; н. движимая, II. 7894; н. костяная, II. 7895; н. хрящевая, II. 7892; сердечная, сердца, S. cordis; желудочковъ мозга прозрачная, II. 7897; мошонки, S. scroti; решетчатой кости, I. 12097; перепончатая ноздреватыхъ тѣлъ, II. 7890.

Преградъ, Aconitum, A. Napellus, A. Anthora.

Прегражденіе задняго прохода, Anus clausus, A. imperforatus.

Предвидѣть, Providere, Prospicere, Praevidere.

Предвозвѣстникъ, Praenuntius; болѣзни, Prodromus.

Предвѣдѣніе, Praescientia.

Предвѣстіе, Omen; Предсказаніе, Praedictio.

Предвѣстники, з. Предвѣстникъ; къ геморроидальному истеченію, Molimina haemorrhoidalia; къ мѣсячному очищенію, M. menstrualia.

Предвѣстникъ, Praenuntius, *Prodromus,* Praecursor.

Предвѣщаніе, з. Предсказаніе.

Предвѣщатель, Ominator, Vates; по водѣ, *Hydromantis*; по полету и пѣнію птицъ, Augur.

Предвѣщательница, Vates, Hariola.

Преддверіе, Vestibulum; лабиринта, V. labyrinthi; рукава матки, V. vaginae; сердечное, з. Предсердіе.

Предзнаменованіе, з. Предсказаніе.

Предзнаніе, Praescientia.

Предки, Majores.

Предложеніе, Propositio, Propositum.

Предметный, Objectivus.

Предметъ, Objectum; философскихъ изслѣдованій, *Philosophema.*

Предначинанія, Molimina.

Предобразованіе зачатковъ или зародышовъ, Praeformatio.

Предопредѣленіе, Praedestinatio.

Предостерегаться, Cavere, Praecavere, Providere.

Предосторожность, Praecautio, Cautela; полицейская, P. (также Methodus) politica.

Предохраненіе отъ болѣзни средствами, цѣли сообразными, *Prophylaxis.*

Предохранительный, *Prophylacticus.*

Предочертаніе (зачатковъ или зародышовъ), Praeformatio.

Предписаніе, Praescriptio, Praescriptum, Forma, Norma; пр. какъ готовить лекарства, *Pharmacopoea.*

Предположеніе, Suppositum, Propositio, Consilium, *Hypothesis*, *Prothesis.*

Предположительный, *Hypotheticus,* Suppositus.

Предрасположеніе, Proclivitas; болѣзненное, къ болѣзнямъ, Opportunitas morbosa, Seminia morborum.

Предразсудокъ, Praejudicium, *Hyponoema* (Hipp.).

Предсердечіе, Praecordia.

Предсердіе, *Atrium;* Praecordia, Scrobiculus s. Scrobiculum cordis; *Atrium* cordis; первое или переднее или правое, I. 3254; второе или заднее или лѣвое, I. 3255.

Предсказаніе, предсказываніе, предвѣщаніе, угаданіе, Divinatio, Praedictio, Auguratio, Auspicium, *Prophasis*; предск. или угадываніе будущаго по водѣ, *Hydromantia*; по внутренностямъ забитыхъ животныхъ, Aruspicina, Haruspicina; по внутр. мертваго человѣка, *Anthropomantia*; по врубкѣ топора въ столбъ, *Axinomantia*; по вѣянію вѣтровъ, *Austromantia*; по ключицѣ, *Cleidomantia*; по каплямъ выливаемымъ изъ кубка или покала, *Cottabisis*; по огню, *Pyromantia*; по очередному подбиранію пѣтухомъ зеренъ, *Alectromantia*;

по прутикамъ, *Rhabdomantia*; по пшеничной или ячменной мукѣ, *Aleuromantia*, *Alphitomantia*; по полету и пѣнію птицъ, Auguratio; по пульсу, *Palmoscopia*; по разнымъ знакамъ воздуха, вѣтровъ, грозы и т. п., *Chaomantia*; по ситу, *Coscinomantia;* по черепу, *Craniomantia*; по числамъ, *Arithmantia*; предск. объ окончаніи болѣзни, *Prognosis*; пр., предвѣщ. повивальныхъ бабокъ по узелкамъ имѣющимся на пуповинѣ новорожденнаго младенца, *Omphalomantia*; къ предсказанію (о болѣзни) принадлежащій, *Prognosticus*.

Предсказывательный, *Prognosticus*.

Предсказывать, Praesagire (in futurum).

Предсказывающій, Praesagus (alicujus rei).

Представленіе, Repraesentatio, Imaginatio, *Phantasia*.

Представлять (вить), себѣ, воображать себѣ что, Imaginari, Imaginem rei animo concipere, Sibi imaginem proponere, Imaginem formare rei, Praesentare imagines rei animo.

Предуготовленіе, Praeparatio.

Предупреждать, Praevenire (aliquid), Antevenire, Antevertere (aliquem), alicui), Praevertere.

Предупрежденіе, Praeventus; болѣзни средствами сообразными цѣли, *Prophylaxis*.

Предчувствіе, Praesentio, Praesensio; болѣзни, *Propathia*.

Предшествовать, Antecedere, Anteire, Praegredi, Praecedere, Praeire aliquem.

Предшествующій, Antecedens, Praecedens.

Предѣлъ, Terminus, Finis, Limites.

Прежде, Antea, Ante, *Palae*.

Преждевременный, Immaturus, Praematurus; преждевременно, Praemature.

Презираніе, Презрѣніе, Contemptio, Contemptus.

Преизбыточествовать, Superfluere, Abundare.

Прекращеніе біенія жилъ, Pulsus deficiens, *Liposphyxia;* вліянія нервовъ, I. 12202; лихорадки, Discessio s. Decessio febris; мочи дѣйствительное, Ischuria vera.

Преломленіе лучей, Refractio lucis.

Прельщеніе, Fallacia, Fraus, Dolus.

Прелюбодѣй, Прелюбодѣйка, Adulter, Adultera.

Прелюбодѣйство, Прелюбодѣяніе, Adulterium.

Прелюбодѣяніе, з. Прелюбодѣйство.

Премѣненіе, з. Перемѣненіе.

Пренебреженіе, Contemptio, Neglectio, Neglectus.

Преображеніе, Transfiguratio.

Преобразованіе, Reorganisatio, Transfiguratio, Reformatio, *Metamorphosis*, *Anamorphosis*.

Преодолѣвать, лѣть, Superare.

Преочертанный, Praeformatus.

Препаратъ, Praeparatum; анатомическій, P. anatomicum; ртутный Пленковъ, II. 660; Ганемановъ, I. 11383.

Препарованіе, Praeparatio; анатомическое мышицъ, P. musculorum, *Myotomia;* нервовъ, P. nervorum, *Neurotomia*; посредствомъ размачиванія, II. 5440.

Препятствіе, Impedimentum, Obstaculum, *Empodismus*; въ отдаленіи мочи въ почкахъ, *Ischuria* renalis; въ отправленіи, зависящее отъ кожи, *Dermatempodismus*; въ произношеніи, *Ischophonia;* причиняемый препятствіемъ перехода питательнаго сока въ кровь, *Chylempodisticus;* происходящій отъ пр., *Empodisticus*.

Препятствовать, Impedire, Prohibere; Officere, Obstare alicui.

Препятствующій, Impediens, *Empodisticus*.

Прерваніе, Interruptio; мѣсячнаго очищенія, Menses suppressi.

Прерванный, Interruptus.

Прерывать, Interrumpere, Interpellare, Intermittere, Abrumpere.

Прерывный, Interruptus.

Пресложный, Supracompositus.

Пресмыкающій, Repens, Reptilis.

Престарѣлость, Decrepitudo, Senectus.

Престарѣлый, Provectioris aetatis, Annis gravis s. fractus, Summa senectute confectus.

Пресъ, Prelum.

Пресытившійся, пресыщенный жизнію, Satur vitae.

Пресыщеніе жизни, Satietas vitae.

Претвореніе, Transmutatio, Transformatio, Assimilatio; въ известь, Calcinatio.

Претерпѣвать, з. Сносить.

Претолстый, Praecrassus, Crassissimus.

Прибавка, Diverticulum, Appendix; прибавки грудобрюшной преграды, I. 4301; Нукіевы, D. Nuckii; кишечнаго канала, I. 7520; сальничныя, Append. epiploicae.

Прибавленіе, Additio, Additamentum; болѣзни, Incrementum s. augmentum morbi, *Anabasis*; частное, *Episynthesis*; въ обьемѣ тѣла, *Eutrophia.*

Прибавлять, примѣшивать, Addere, Adjicere, Admiscere.

Прибавокъ, Appendix; поджелудочной железы, Pancreas parvum; яичный, *Epididymis.*

Прибавочокъ, Appendicula; червообразный, I. 2199; яичный, *Epididymis.*

Приближаться, Appropinquari, Instare —, In propinquo esse.

Приборъ (з. также Снарядъ и Аппаратъ), Apparatus; воздушный со ртутою, I. 2184; для опредѣленія длины и тяжести новорожденнаго младенца, *Baromacrometrum*; иніекціонный или для анатомическихъ впрыскиваній, A. injectorius; пневматохимическій, A. pneumatochemicus; физическій, Supellex physica; химическій, A. chemicus.

Приведеніе, Adductio.

Прививаніе, Insitio, Inoculatio; оспы, I. variolarum; пр. предохранительной оспы, Vaccinatio; вторичное, Revaccinatio.

Прививатель, Insitor, Inoculator.

Прививать, Inoculare, Inserere.

Привидѣніе, Spectrum, *Phantasma*; привидѣнія, Lemures.

Привитый, Insitus, a, um.

Привлеченіе, Attractio.

Приводъ водной, Aquaeductus; фаллопіевъ, A. Fallopii.

Приворотникъ, Приворотъ, Centaurea Calcitrapa.

Привыканіе къ климату, Acclimatisatio.

Привыкать къ чему, Assuescere se alicui rei, In consuetudinem adducere aliquid.

Привыклый, Consuetus, Solitus.

Привыкшій, Insuefactus.

Привычка, Assuefactio, Assuetudo, Consuetudo, Habitus, *Ethos*; отъ ея происходящій, *Ethicus*; причиняемый покинутою привычкою къ чему либо, отвычкою, *Apethisticus*; причиняемый худою п., *Cacoethicus.*

Привычный, Assuetus alicui rei, Habitualis.

Привѣска, носимая изъ суевѣрія на шеѣ или груди отъ разныхъ болѣзней, Amuletum, *Periamma*, *Periapton.*

Привѣсокъ, з. Прибавокъ.

Привѣсочокъ, з. Прибавочокъ.

Привѣсочки, з. Прибавки.

Пригнутый, Declinatus, Deflectus.

Пригодный къ чему, полезный, Aptus (alicui rei), Idoneus, Utilis, Commodus, Conveniens, Congruus.

Пригорокъ, Promontorium; кости крестцовой, II. 5676; тимпана, P. tympani.

Пригорѣловинокаменный, Pyrotartaricum.

Пригорѣлодревесный, Pyrolignosus.

Пригорѣлое, *Empyreuma.*

Пригорѣлый, *Empyreumaticus.*

Приготовленіе, Praeparatio; анатомическое мышицъ, P. musculorum, *Myotomia*; леденца, Candisatio; нервовъ, P. nervorum, *Neurotomia*; костей, Mundatio ossium; крови, *Haematosis*; молока, *Galactopoesis*; мочи, *Uropoesis*; къ нему относящійся, *Uropoeticus*; питательнаго сока, Chylificatio; п. сока уменьшенное, *Oligochylia*; пищевой смѣси, Chymificatio; скелета, *Sceleteusis*; сѣмени, *Spermatopoeia.*

Приготовлять, Parare, Praeparare, Comparare, Apparare.

Приградъ, з. Преградъ.

Придорожникъ, Подорожникъ, Polygonum aviculare.

Прижатіе, Compressio, *Thlipsis.*

Прижатый, Adpressus.

Прижиганіе, Cauterisatio, *Encausis*, *Causis*; дѣйствительное, *Cauterium* actuale; глубокое, *Catacausis*; могущественное, *Caut.* potentiale; одной только кожи, *Epicausis*; отъ прижиганія происходящій, *Encausticus.*

Прижигательное, *Cauterium* actuale.

Прижигать, Cauterizare, Adurere.

Прижога (растеній), Ustilago.

Приземлистый, (Bot.) Decumbens.

Приземникъ морской, Glaux maritima.

Призма, *Prisma*; ею причиняемый, *Prismaticus.*

Призматическій, *Prismaticus.*

Признаки (з. также Припадки и Знаки), Signa; благопріятные, S. bona; болѣзни, S. morbi; отличительныя, S. diagnostica; (критическіе) взимаемые отъ мочи, S. urocritica; вз. отъ пота для сужденія о болѣзни, *Hidrocritica* (scil. signa); добрые, S. bona; наступающаго хорошаго перелома опасной болѣзни, *Lyteria* (scil. signa); невѣрные, S. incerta; некритическіе, S. acritica; предварительные, взимаемые изъ состоянія предшествовавшаго настоящей болѣзни, предшествовавшіе, S. anamnestica; предидущіе, S. antecedentia; перелома, S. critica; сваренія, S. coctionis; случайные, S. accessoria; смертельные,

S. lethalia; существенные, S. essentialia; сыраго состоянія болѣзни, S. cruditatis; характерическіе, S. characteristica; хорошіе, S. bona; худые, S. mala; чувственныя, S. sensualia.

Признакъ (з. также Знаки и Характеръ), Signum, *Character*, *Criterium*; беременности, *Cyesiognomon*, S. graviditatis; болѣзни, *Symptoma*; взимаемый отъ мочи, *Urocriterium*; видовый, Ch. specificus; естественный, Ch. naturalis; жизни, S. vitae; имѣющейся явиться болѣзни, *Episemasia*; искуственный, Ch. artificialis; классный, Ch. classicus; наружный, Ch. habitualis; непремѣнный, Ch. immutabilis; обманчивый, S. fallax; общій, Ch. generalis; особенный, Ch. specificus; порядковый или порядка, Ch. ordinicus; распознавательный, Ch. diagnosticus; рода, родовой, Ch. genericus; смерти, Mortis index s. indicium, s. nota, s. signum; специфическій, Ch. specificus; существенный, Ch. essentialis; хорошій, *Eusemia*; частный, Ch. particularis.

Призраки, Lemures, Spectra.

Призракъ, *Idolum*, Spectrum.

Призрѣніе, Cura; бѣдныхъ, *Ptochocomia*, *Gerocomia*.

Приказать, Jubere.

Прикасаніе, Tactus.

Прикладываніе, Applicatio, Appositio; банокъ къ —, A. cucurbitarum; лекарствъ къ части тѣла, лежащей противъ страждущей части ею, *Antilepsis* (Hipp.); шпанскихъ мушекъ, Appl. vesicatorii.

Прикладывать, Applicare, Apponere; пр. приложить пластырь, Emplastrum injicere, imponere.

Приклоненіе, Inclinatio.

Приключеніе, Casus, Affectus, *Symptoma*.

Прикосновеніе, Contactus, Contagio, Tactus.

Прикритъ, Aconitum Lycoctonum; горный, Cacalia alpina; сѣдолистный, C. canescens.

Прикуска лошадей, Ructitatio equorum.

Приливъ, Adfluxus, Congestio, Fluxus, *Plemmyria*; крови, C. sanguinis; кр. въ сосудахъ задняго прохода, *Proctalgia* sanguinis; кр. къ головѣ, *Encephalalgia plethorica*; кр. сильный, Impetus sanguinis; соковъ къ верхнимъ частямъ, напр. къ головѣ, *Anarrhoea*; соковъ къ внутреннимъ частямъ, *Amposis*, Resorptio, Recursus humorum; сочувственный, Congestio consensualis; страдательный, C. passiva.

Прилипчивость, *Miasma*; также Contagio, Contagium; повальная, M. epidemicum.

Прилипчивый, *Miasmaticus*, также Contagiosus.

Прилистникъ, Stipula.

Приличный (з. также Полезный), Aptus, Conveniens, Congruus, Idoneus, Accommodatus, Commodus; быть п. чему, Convenire, Accommodari; Alicui accommodatum, aptum, utilem esse.

Приложеніе, з. Прикладываніе.

Приложить, з. Прикладывать.

Прилѣжаніе, Diligentia, Studium, *Acribia*.

Прилѣжно, Diligenter, Sedulo, Assiduo, (точно) *Acribes*.

Прилѣжность, з. Прилѣжаніе.

Прилѣжный, Diligens, Studiosus.

Прилѣпленіе, Adhaesio, Agglutinatio.

Приморскій, Maritimus.

Примочка, Fomentatio, Fomentum, *Epithema*; глазная, *Collyrium*; мокрая, Fomentum, F. humidum; Шмукерова, F. Schmuckerianum; прикладываніе теплыхъ примочекъ, *Thalpsis*; прикладывать пр. на, къ —, Fovere; Fomenta adhibere, admovere, imponere alicui.

Примѣсь, Admistio.

Примѣта, Nota, Signum, *Sema*.

Примѣчаніе, Animadversio, Attentio, Denotatio, Observatio.

Примѣчать, Animadvertere aliquid, Adnotare.

Примѣшивать, Admiscere.

Принадлежность, Attributum.

Принимать, Accipere, Assumere, Sumere, Capere; лекарства, Medicinam; пищу, Cibum.

Принужденіе, Coactio, Coercitio.

Принятіе, Acceptio.

Припадки (з. также Признаки), *Symptomata*, Molimina; болѣзни несущественные, случайные, чрезвычайные, *Synedreuonta*, S. accidentalia; временные, S. temporaria; дѣйствительные, дѣйствующіе, дѣятельные, S. activa; неразлучные, постоянные, S. continua, perpetua; нужные, S. necessaria; припадковъ, *Symptomata* symptomatum; причины, S. causae; страдательные, S. passiva; существенные, S. essentialia; чувственножильные, Affectus nervorum; являющіеся въ началѣ болѣзни, II. 9516.

Припадокъ, Affectus; болѣзни, *Symptoma*; появляющійся послѣдствіемъ болѣзни, *Epigennema*; припадочный, *Epiphaenomenon* (Symptoma).

Припадочный, *Symptomaticus*.

Припамятованіе, Memoria, Rememoratio, *Anamnesis.*

Припаривать, Fomentare, Fovere.

Припарка, п. влажная, кашеобразная, *Cataplasma*; изъ хлѣба и меду, *Atromeli*; Припарку приложить, *Cataplasma* imponere, admovere, injicere.

Приписывать, Adscribere, Tribuere, Attribuere, Assignare.

Припоминаніе, з. Припамятованіе.

Припускать, Admittere; піявицъ, з. Піявица.

Припускъ, Admissio (equi).

Припущеніе пьявицъ, Applicatio hirudinum.

Прирастаніе, Adhaesio; прирастанія грудобрюшной преграды, Adhaesiones diaphragmatis.

Прирастать, Accrescere; болѣзнь, боль, Increscere, Augeri, Intendi, Invalescere, Exasperari.

Приращеніе, Incrementum; тѣла, Auctio corporis; болѣзни, I. morbi.

Природа, Natura, (раждающая) *Physis*; свойство, Indoles; человѣческая, N. humana; сообразно съ природою, Secundum naturam.

Природный, Innatus, Natalis, Naturalis, Genuinus, *Syngenicus.*

Природомудріе, *Physiosophia.*

Приpocлый, Adnatus, Adhaerens.

Приростки, Adnascentia, *Prosphyses*; кишечнаго канала, Diverticula intestinorum.

Приростокъ, *Apophysis*, Appendix, *Epiphysis*; костный, Ep. ossea; хрящевой, Ep. cartilaginea; червообразный, I. 2199.

Приросшій, з. Приpocлый.

Присвоеніе, Appropriatio.

Прискорбіе, Moeror, Acerbitas; Dolor.

Прислужникъ, *Comista*, Praeminister; больныхъ, Curator aegrotorum; больн. страждущихъ заразительною болѣзнію, *Parabolanus.*

Прислужница больныхъ, Curatrix aegrotorum.

Присмотръ, Cura; Custodia; за больными, C. aegrotorum; ученіе о томъ, *Parabolanologia*; пр. за кѣмъ имѣть, Curare; Custodire aliquem.

Присоединеніе, Adjunctio, Adnexio; болѣзни къ другой уже имѣющейся, *Epigennema.*

Присоединиться къ чему, Accedere (alicui s. ad aliquem), Supervenire, jungi alicui.

Присоединять, Adjungere, Addere, Adjicere.

Приспособленіе, Accommodatio.

Приспособленный, Accommodatus; з. Приличный.

Приспособлять, Accommodare.

Приставленіе піявицъ, Applicatio hirudinum.

Пристрастіе, Affectus, Studium (alterius partis).

Приступъ (з. также Пароксизмъ), Insultus, Accessus; апоплектическій, I. apoplecticus; болѣзни, I. morbi; лихорадочный, *Paroxysmus*, Accessio s. Accessus febris; п. лихор. наступаетъ, Accessio accedit, fit, venit, Febris incursat; послѣдующій за другимъ или чаще обыкновеннаго, *Epiparoxysmus.*

Присыпать, Superspergere, Conspergere.

Присяга, Juramentum, Jusjurandum; присягою подтвердить, Juramento affirmare aliquid.

Притворный, Simulatus, Dissimulatus.

Притворъ лабиринта, Vestibulum labyrinthi.

Притворяемый, Simulatus.

Притворяться, рыться, Simulare, Dissimulare; больнымъ, Aegrum simulare, Se aegrum assimulare.

Притеченіе, Congestio; крови, C. sanguinis; соковъ къ внутреннимъ частямъ, *Amposis*, Resorptio, Recursus humorum; соковъ къ головѣ, *Anarrhopia*; страдательное, C. passiva.

Приточникъ, Campanula graminifolia, C. glomerata.

Притти, Venire; въ себя, въ чувство, оживать, Ad se redire s. reverti, Resipiscere, Se colligere, Reviviscere, Ad vitam redire, Animum recipere.

Притуплять, Obtundere, Hebetare.

Притупляться, Obtundi, Hebescere, Hebetescere.

Притча, *Parabola.*

Притѣсненіе, Oppressio.

Притѣснять, Opprimere.

Притягиваніе, Притяженіе, Attractio; къ низу, *Catatasis.*

Приходить, з. Притти.

Прихотливый, Libidinosus.

Прихоть, прихоти беременныхъ женщинъ, Pica, Malacia; негровъ къ употребленію въ пищу кала, Malacia Africanorum.

Прицвѣтникъ, Bractea, Folium florale.

Причина, Causa, Ratio; ближайшая, C. proxima; болѣзни, C. morbi; возможная, C. possibilis; дѣятельная, C. actualis; сильно дѣйствующая, C. violenta; образующая, C. formalis; общая, C. communis; отдаленная, C.

remota; побудительная, Motio; предрасполагающая, C. praedisponens; предшествующая, C. antecedens; продолжающаяся, C. persistens; производящая, C. efficiens; простая, C. simplex; скоропроходящая, C. transitoria; скрытая, C. occulta; сложная, C. composita; случайная, C. occasionalis; смерти, C. mortis; содѣйствующая, Concausa; специфическая, C. specifica; терапевтическая, C. therapeutica; ясная, C. manifesta; быть причиною чего нибудь, Causam rei sustinere, Esse in causa s. causae; изслѣдованіе причинъ, *Anamnesis*; къ причинѣ принадлежащій, Causalis; ученіе о причинахъ (болѣзни), *Aetiologia*.

Причинять, производить, Movere, Contrahere, Inducere, Efficere; прич. выпаденіе волосъ, Pilos remittere; лихорадку, Febrem accendere; потъ, Sudorem evocare, elicere.

Причуды (беременныхъ), Pica.

Пріапизмъ, *Priapismus*.

Пріапъ, *Priapus*; ему подобный, *Priapodes*.

Пріемникъ, Receptaculum, Recipiens.

Пріемъ, Portio, Dosis, Receptio; *Dexis*; дружескій, больнаго у медика и вопреки, *Hypodexia* (Hippocr.); лекарства, лекарственный, Dosis; въ малыхъ, раздробленныхъ, учащенныхъ пріемахъ, (In) Refracta dosi; ручной, Manipulatio, *Encheiresis*.

Пріимчивость, Receptivitas; особенная къ какому либо впечатлѣнію, *Idiosyncrasia*.

Пріуготовленіе, Praeparatio.

Пріуготовлять, Parare, Praeparare.

Пріуподобленіе, Assimilatio.

Пріученіе, Assuefactio; къ климату, Acclimatisatio.

Пріучиваніе, Пріученіе, Assuefactio.

Пріязнь, Amicitia.

Пріятелище, Receptaculum; питательнаго сока, R. chyli; тройнаго нерва, I. 2508.

Пріятелища почечныя, Calices renales.

Пріятность, Dulcedo, Jucunditas, Suavitas, Amoenitas, *Charis*.

Пріятный, Amoenus, Jucundus, Dulcis, Suavis, *Philos*.

Проба, Experimentum, *Docimasia*, *Peira*; Ганеманнова, I. 2313; легочная, D. pulmonum; гидростатическая, I. 7531; мочепузырная, I. 7533; печеночная, D. hepatis.

Пробка, Obturamentum; Suber; стеклянная, *Epistomium*.

Пробковатый, Suberosus.

Проблема, *Problema* (genit. problematis).

Проблематическій, *Problematicus*.

Пробованіе, Probatio, *Peirasis*.

Прободеніе, Perforatio, Punctura, *Diatresis*; брюха или брюшной полости, *Paracentesis* s. Punctura abdominis; груди, P. thoracis; *Thoracocentesis*; проб. и сшиваніе крайней плоти или губъ срамнаго уда, дабы препятствовать совокупленію, Infibulatio, *Ancteriasmus*; какой либо полости тѣла, *Paracentesis*; кости, *Anatresis*; черепа, Perforatio cranii, Trepanatio; причиняемый прободеніемъ, *Paracenteticus*.

Прободенный, Perforatus.

Прободникъ, Perforatorium.

Пробочникъ (пробочное дерево), Quercus Suber.

Провертываніе, Проверчиваніе, Perterebratio; з. Прободеніе.

Провидѣніе, Providentia.

Провизоръ, *Pharmacopoeus* substitutus.

Проводники, Conductores, Adductores; гальваническіе, C. galvanici; теплотвора, C. calorici; электричества, C. electrici.

Проводникъ, Conductor; изолированный, отдѣленный, разобщенный, уединенный, C. insulatus; стужи, *Cryophorus*.

Проволока, Filum tortum, ferreum, aeneum.

Проволочный, Filiformis.

Провонялый, Rancidus.

Проворство, Agilitas.

Провѣваніе, продуваніе, Perflatus.

Провѣтриваніе, Ventilatio, *Aërosis*.

Проглатываніе, Deglutitio, Devoratio; языка, *Paraglosse* deglutitoria.

Проглатывать, проглатить, Devorare, Glutire, Sorbere, Haurire.

Проглоченіе, з. Проглатываніе.

Прогнаніе, Propulsatio.

Прогонять, -нать (напр. лихорадку), Depellere, Discutere, Submovere, Elidere, Emendare.

Прогуливаться, з. Гулять.

Прогулка, Ambulatio, Deambulatio; ночная, Somnambulismus; пѣшкомъ, Проходка, Ambulatio, Ingressus, Incessus.

Продавецъ, Venditor; бальзамовъ, мазей, *Myropola*.

Продлить, In longum ducere, Trahere, Porrigere, Tardare, Retardare, Morari, Ducere, Producere, Moram rei inferre s. afferre, s. facere, Esse in mora s. morae alicui.

Продовольствіе, Subsistentia.

Продолговатый, Oblongus.

Продолжаемость, Continuitas.

Продолжающійся равно, *Synochus.*

Продолженіе, Continuatio, Productio; болѣзни, Decursus morbi; прод., теченіе жизни, Spatium s. Duratio vitae; излишнимъ п. причиняемый, *Denaeus*; непрерывное, непрестанное, Continuitas, Perennitas.

Продолжительность болѣзни, *Macrosia*; жизни, Duratio vitae.

Продолжительный, Diuturnus, Continuus, *Chronicus, Denaeus, Polychronicus.*

Продуваніе, Perflatus.

Продырявленный, Perforatus.

Прожора, Edax, Vorax, Gulo (genit. gulonis), *Polyphagus.*

Прожорливость, Voracitas, Edacitas, *Addephagia*; у дѣтей, Add. infantum.

Прожорливый, Edax, Vorax.

Прожорство, з. Прожорливость.

Прозанникъ, Hypochaeris glabra.

Прозекторъ, з. Просекторъ.

Прозорливость, Perspicatio.

Прозрачность, Pelluciditas.

Прозрачный, Pellucidus, Perspicuus, Limpidus, Transparens, *Diaphanus.*

Прозябаемое, Vegetabile.

Прозябаемыя, Vegetabilia.

Прозябаніе, Vegetatio.

Прозябеніе, Vegetabile.

Прозябоописаніе, *Botanographia, Phytographia.*

Прозябоописатель, *Phytographus.*

Прозяборазсѣкатель, *Phytotomista.*

Прозяборазсѣченіе, *Phytotomia.*

Прозябословіе, *Botanologia, Phytologia.*

Произведеніе, Productio, Productum; выпаденія волосъ, *Trichostcresis*; дѣтей, *Tecnogonia*, *Tecnopoeia*; живаго изъ неживаго, *Azoogenia*; (чего нибудь) инороднаго, *Heterogenesis*; крови, *Haematosis*; молока, *Galactopoesis*; на свѣтъ, Generatio; неживаго, *Azoogenia*; природы, *Physiogenia*; сѣмени, *Spermogenia.*

Производить, Promovere; раждать, творить, Gignere, Generare, Progignere, Parere, Progenerare.

Производство, Processus; врачебное, Operatio; практики, *Iatreusis*; чего нибудь (напр. хирург. опер.) рукою, *Encheiresis, Enchiresis.*

Производящій операцію неправильно, по неправильному методу леченія, *Pseudurgus.*

Произвольно, Sponte; пр. произшедшій, Spontaneus.

Произвольный, Voluntarius.

Произношеніе (з. также Выговоръ и Рѣчь), Pronuntiatio; буквы I напряженное, *Iotacismus*; тотъ, который буквы л. р. к. произноситъ съ трудностію, *Angiglossus*; неправильное, *Allolalia*; трудное, *Dysphonia, Baryphonia, Dyslalia*; худое, *Cacophonia, Cacophrasia*; недостатокъ въ пр., если кто не можетъ хорошо выговаривать буквъ, л и р, *Traulismus*; недостатокъ въ произношеніи особенно буквъ г, h, f, *Blaesitas*; отъ тяжелаго медлительнаго п. происходящій, *Baryglotticus*; порокъ произн., когда буква Л вмѣсто Р выговаривается, *Lambdacismus*; произносящій р вмѣсто л, *Battalos*; произносящій трудно, медленно и не ясно, *Baryglossus*; частое употребленіе или сильное п. букви р, *Rhotacismus*; пр. чрезвычайно скорое, *Propetia*; имъ причиняемый, *Propetes, Propeticus.*

Произраждаемость, Productivitas.

Произрастеніе, Planta, *Phyteusis.*

Проистекать, Emanare, Effluere, Exire, Provenire.

Происходить, Nasci, Oriri, Evenire, Provenire, Exire, Fieri; въ слѣдствіе другой болѣзни, Alteri morbo supervenire; лихорадка происходитъ, начинается, Febris accenditur.

Происхожденіе, Origo, Principium, Ortus; болѣзни, *Nosogenesis*; пр. и образованіе ея, *Pathogenia*; пр. выродковъ, Degeneratio; гніенія въ животномъ тѣлѣ или гнилаго характера болѣзни, *Sepedenogenesis*; железъ, *Adenogenesis*; ископаемыхъ, *Oryctogenia*; (чего нибудь) инороднаго, *Heterogenesis*; лихорадокъ, *Pyretogenesia*; неорганическимъ образомъ, *Anorganogenia*; поверхностнаго затвердѣнія, *Epiporosis*; просовидныхъ водянистыхъ серозныхъ пузырьковъ, *Phlyctaenosis*; явленій (болѣзней), *Phaenomenogenia.*

Прокаженный, *Leprodes.*

Проказа, *Lepra*; Алепская, L. Aleppica, бѣлая, L., Morphaea alba; бугорковатая, Аравійская, L. nodosa; восточная, L. orientalis; греческая, L. Graecorum; L. vulgaris; западная, L. occidentalis; змѣевидная, *Tyriasis*; истинная, настоящая, L. vera; майландская, миланская, Pellagra; Моисеева, L. alba; мѣстная, L. localis; Норвежская, L. norvegica; отрубовидная, *Psora* leprosa; повсюдная, L. universalis; подбородка, Mentagra; слоновая, *Elephantiasis*; струповидная, L. psorica; струповитая, L. squamosa; съ бѣлыми пятнами, Morphaea alba; съ черными пятнами, *Melas*; сѣверная, Lepra borealis; у Арабовъ сопряженная съ стомакаціею (stomacace) и несносною вонью, Nakka, Nakha; черноватая, L. nigricans; чешуйчатая, L. squamosa; шиповатая, *Hystriciasis*; проказѣ принадлежащій, *Lepricus*.

Прокалываніе, *Diatresis*; ушка, II. 4090.

Проколъ, *Centesis*; отъ прокола происходящій, *Centeticus*.

Пролежаніе, Decubitus.

Пролежать, Cubando exulcerari; мѣсто отъ лежанія изъязвленное, Cutis cubando exulcerata.

Пролежень, Decubitus.

Пролѣска, Mercurialis; многолѣтняя, M. perennis; однолѣтняя, M. annua.

Промедлить, з. Продлить.

Промежный, Axillaris (Bot.).

Промежность грудной преграды задняя, Mediastinum posterius; передняя, M. anterius; грудобрюшной преграды для прохода аорты, I. 11166; прозрачной преграды мозга, I. 4748; срамнопроходная, *Perinaeum*; (у женщинъ), *Peris*.

Промежутки между ребрами, Intervalla intercostalia.

Промежутокъ, Interstitium; Spatium, Spatium interpositum, Intervallum, Temporis intervallum; между мошонкою и заднимъ проходомъ, *Perinaeum*; между сжатіемъ и расширеніемъ сердца, *Parasystole*; въ равныхъ промежуткахъ, Paribus intervallis.

Промежуточный, Intermedius, Axillaris (Bot.).

Промзглый, Rancidus.

Промываніе, Elutio, Edulcoratio (chem.); холодное, *Psychrolusia*.

Промывательное, з. Клистиръ.

Промыслъ, Providentia.

Прониканіе, з. Проницаніе.

Проникать, проницать, проникнуть, Penetrare, in, ad, usque ad, Intrare.

Проницаніе, Penetratio; крови, въ ненадлежащія мѣста, *Paremptosis* (Erasistr.).

Проницательность, Subtilitas.

Проницательный, Penetrabilis, Subtilis.

Проницать, з. Проникать.

Проносное, *Drasticum*, *Catharticum*.

Проносный, Purgans, *Drasticus*, Alvum ducens s. solvens.

Прописывать, Praecipere, Imperare.

Прописъ, Praeceptum, Praescriptum.

Пропитаніе, Subsistentia.

Пропорція, Proportio; числительная, P. quantitativa.

Пропотѣніе, Transsudatio; крови, *Diapedesis*.

Прорваться, Rumpi, Erumpere; Per se aperiri.

Прореканіе, Прореченіе, прорицаніе, з. Предсказаніе.

Прорицатель, Vates, Ominator.

Пророкъ, *Propheta*, Vates.

Пророчество, пророчествованіе, з. Предсказаніе.

Прорывъ, Ruptio, Proruptio.

Прорѣзникъ, з. Прорѣзъ.

Прорѣзный, Perfoliatus (Bot.).

Прорѣзъ, Sectio, Incisio; раст., зр. Порѣзъ; затвореннаго или сращеннаго маточнаго рукава, II. 7725; подъязычной уздочки, II. 7723; прегражденнаго задняго прохода, II. 7718; роговой оболочки, *Ceratotomia*; селезенки, *Splenectomia*; сращенныхъ между собою ручныхъ и ножныхъ пальцевъ, II. 7722; уздочки крайней плоти, II. 7724; шейки мочеваго пузыря, *Cystauchenotomia*.

Прорѣзываніе зубовъ, Dentitio, *Odontiasis*; вторичное, *Odaxismus* posterior; натуральное, D. naturalis; неправильное, I. 8591; первое, *Odaxismus* prior; поздное, D. serotina; преждевременное, D. praematura; трудное, болѣзненное, D. difficilis, *Dysodontiasis*; имъ причиняемый, *Dysodontiacus*.

Просверленіе, з. Просверливаніе.

Просверливаніе, Perforatio, *Tresis*; кости, *Anatresis*; груди, *Thoracentesis*; черепа, Trepanatio.

Просвирка, Просвирки, Просвирничка, Просфирка, Просѳирка, Malva; бархатная, жестоцвѣтная, Sida Abutilon; дикая, M. Alcea; круглолистная, M. rotundifolia.

Просвирнякъ аптечный, Althaea officinalis; индѣйскій, душистый, китайскій, Hibiscus Abelmoschus.

Прозекторъ, Prosector, *Protomus*.

Проскурнякъ, Althaea rosea; A. officinalis; желтоцвѣтный, Abutilon.

Просо, Milium; боровое, Paniculum miliaceum; бѣлое, P. mil. album; Индѣйское, Holcus Sorghum; Италійское солнцево, Paniculum italicum; красное, P. sanguinale; побѣгоносное, придорожное, P. Dactylon.

Простакъ, Простякъ, *Idiota*.

Простирать, Tendere, Porrigere.

Простоватость, Простоковатость, Rusticitas, Simplicitas.

Простонародный, Popularis, Plebejus.

Простосердечіе, Probitas, Sinceritas, Ingenuitas, Simplicitas.

Простосердечный, Probus, Ingenuus, Simplex.

Простота, Simplicitas.

Пространный, Amplus, Spatiosus, *Macros.*

Пространство, Spatium, *Chora, Choros*; пустое, Vacuum, Inane.

Простуда, *Catarrhus*, Perfrictio, Refrigerium, *Catapsyxis;* легкихъ, Catarrh. pulmonum; ногъ, Refrigerium pedum; Беречься отъ простуды, Cavere frigus; сю причиняемый, *Psychroticus*; ее причиняющій, *Psycticus*; отъ простуды происходить, Ex frigore fieri; по простудѣ, Post frigus; болѣзнь произошла отъ пр., Initium morbi frigus attulit.

Простудиться, Perfrigescere, Frigus colligere.

Простудный, *Catarrhalis.*

Простякъ, з. Простакъ.

Простый, Simplex, Communis, *Haplos, Haplus.*

Просфирка, Просфирки, з. Просвирка.

Просфирочный, Malvaceus.

Просѣванiе, просѣяніе, Colatio per cribrum.

Просянка, Miliaria.

Протекать, Perfluere, Transfluere.

Противникъ, Adversarius; (Мускулъ) *Antagonista.*

Противность, отвращеніе, Aversatio, *Antipathia.*

Противный, Contrarius, Adversus. Противное противнымъ лечить, Contraria contrariis (curare).

Противо-, з. также Противу-.

Противоборствіе, Противоборство, Reluctatio, Resistentia, *Antimachia.*

Противовозбуждаемость, Противовозбужденіе, Contrastimulus, *Antispasis.*

Противовѣсіе, Pondus contrarium, *Sacoma, Secoma, Antisecoma.*

Противоглистникъ, Chenopodium anthelminthicum.

Противодѣйствіе, Reactio, *Antenergia*; взаимное, *Antagonismus;* общаго мѣста чувствованія, II. 6632; причиняемый, противодѣйствіемъ, *Antistaticus.*

Противозавитокъ, *Anthelix.*

Противоположеніе, Oppositio, *Antithesis.*

Противоположность, Oppositum, Oppositio; дѣйствованія, дѣйствія, *Antagonismus.*

Противоположный, Oppositus.

Противораздражительность, Oppositum, Oppositio; дѣйствія, *Antagonismus.*

Противорѣчіе, Contradictio.

Противоударъ, *Anticope.*

Противоядіе, *Antidotum*; противоядіе дать, *Pro antidoto* dare, A. potui dare; п. принять, A. bibere, sumere.

Противувозбудительность, Contrastimulus.

Противувоспалительный, *Antiphlogisticus.*

Противувытягиванiе, Contraextensio.

Противуглистный, *Anthelminthicus, Antiscolecicus.*

Противугнилостный, противугнильный, *Antisepticus*, Antiputredinosus.

Противудѣйствователь, *Antagonista.*

Противудѣйствующій, Reagens; жизни, *Antibioticus*; костоѣдѣ, Anticariosus; ѣдкому, *Anticausticus.*

Противуестественный, Praeternaturalis.

Противузолотушный, Antiscrophulosus.

Противулихорадочный, Antifebrilis, *Antipyrcticus.*

Противукозелокъ, *Antitragus.*

Противуножные, *Antipodes.*

Противуотверстіе, Contraapertura.

Противупереломъ, Contrafractura.

Противупоказаніе, Contraindicatio, *Antendeixis.*

Противупоказующій, Contraindicans.

Противупоносный (кровавому), *Antidysentericus.*

Противупротяженіе, Contraextensio.

Противураздраженіе, Contrastimulus.

Противурастяженіе, *Antitasis.*

Противустеническій, *Antisthenicus.*

Противустрастіе, *Antipathia.*

Противусудорожный, *Antispasmodicus, Antispasticus.*

Противутрещина, Contrafissura.

Противуцинготный, Antiscorbuticus.

Противучахоточный, *Antiphthisicus.*

Противучумный, *Antiloemicus.*

Протоки, з. Протокъ; жирные, сальные, Ductus adiposi; испразнительные, испражняющіе, D. excretorii; Мейбоміевы, D. Meibomii; млеконосные, Tubuli lactei; пасочные, D. lymphatici; Ривиніевы, D. Riviniani; слезные, Canaliculi lacrymales; слиные, D. salivales; семенные, Canaliculi seminales.

Протоколъ судебно-медицинскій, Visum repertum.

Протокъ, Ductus; Canalis; Rivus; Аранціевъ крововозвратный, I. 7656; Бартолиновъ, D. Bartholinianus; Боталіевый или Боталловъ, D. Botalli; Вартоновъ, D. Whartonianus; Вирсунговъ, D. Wirsungianus; водной, Aquaeductus; вод. Нуккіевъ, A. Nuckii; вод. преддверія, A. vestibuli; вод. Сильвіевъ, A. Sylvii; вод. Фалопіевъ, A. Fallopii; выбрасывающій, Canalis deferens; грудной, D. thoracicus; желчнопеченочный, D. biliarius; желчный общій, D. choledochus; испражнительный, Стеноновый, D. Stenonianus; лабиринта, Aquaeductus Cotunnii; мочевый, *Urachus*; носовый, Canalis nasalis; обратно относящій, C. deferens; относящаго сосуда, II. 11456; относящій, Canalis s. Vas deferens; печеночный, D. hepaticus; поджелудочной железы, D. pancreaticus; пузырежелчный, пузырный, D. cysticus; пузырепеченочный, I. 7640; пупочный, Funiculus umbilicalis; слиный Кошвиціевъ, I. 7639; сокопитательный, D. thoracicus.

Проточекъ, Canalicula, Canaliculus.

Протухлость, Rancor.

Протухлый, Rancidus.

Протягиваніе, Extensio.

Протягивать, Extendere, Porrigere; протянутыми руками и ногами, Porrectis manibus et cruribus.

Протяженіе, Extensio; сухожильное, *Aponeurosis*; сухожильное головное, I. 10002.

Протяжность, Extensio.

Профиль, *Protome.*

Прохлада, Refrigeratio, Refrigerium.

Прохладительный, Refrigerans, Refrigeratorius.

Прохладный, Frigidiusculus, Subfrigidus.

Прохлаждать, Frigefacere, Refrigerare.

Прохлаждающій, Refrigerans, Temperans, *Psycticus, Anapsycticus.*

Прохлажденіе, Refrigeratio, Frigefactio, *Empsyxis*; Recreatio, Refectio.

Проходить, Praeterire.

Проходъ, Aditus, Meatus; *Porus*; воздушный, Ductus pneumaticus; задній, Anus; безъ з. прохода, *Aproctus*; з. п. выпадаетъ, Anus procidit; вложить палецъ въ з. п., Digitum in anum demittere; з. п. искуственный, Anus artificialis; проходъ задный, каловой неестественный, ненатуральный, A. vicarius s. praeternaturalis; киловой, Foramen herniosum s. herniae; носовой, Meatus narium; слуховой, слышательный, Meatus auditorius; сл. внутренній, II. 374; костяный, II. 375; наружный, II. 372; сл. хрящевой, II. 371; (птичный) яичный, Oviductus; не имѣющій прохода, *Atretus*; преграждение слуховаго прохода, II. 373.

Процессъ, Processus; динамическій, P. dynamicus; животно-химическій, P. animalo-chemicus; животный, P. animalis; жизненный, P. vitae; испаренія, испарины, P. exhalationis; окисленія, P. oxydationis; органическій, P. organicus; потребленія, P. consumtionis; химическій, P. chemicus.

Процѣдить, Percolare, Colare, Filtrare.

Процѣженное, Colatura, Percolatio.

Процѣживаніе, Clarificatio, Colatura, Filtratio, Percolatio, *Diylisis.*

Процѣживать, Percolare.

Прочищать, Emundare, Purgare, Eluere; медъ прочищаетъ, слабитъ, Mel purgat.

Прочный, Solidus, Firmus, Stabilis.

Прудъ, Lacus (genit. lacus), Stagnum.

Прутикъ, Virga, *Rhadix*, *Rhabdos*, Sarmentum; (съ губкою на переднемъ концѣ), I. 7172, II. 3116; китовый, Os balaenae; леченіе посредствомъ сѣченія тѣла прутиками, *Epicrusis*; угаданіе по прутикамъ, *Rhabdomantia.*

Прутъ, з. Прутикъ.

Прыганіе, Saltus, *Pedesis.*

Прыжокъ, Прыгъ, Saltus, *Pedema.*

Прыщеватый, Papulosus, Pustulatus.

Прыщенецъ огненный, Ranunculus Flammula.

Прыщи, Pustulae, Vesiculae; бѣлые, хрустальные, Ves. crystallinae, Crystalli; внутренніе, I. 4005; въ свининѣ, *Chalaza*; сухіе, Papulae; гнойные, Pustulae; ночные, *Epinyctides.*

Прыщики, Pustulae.

Прыщь, п. гнойный, Pustula; злокачественный, черный, съ помертвѣніемъ, P. maligna; на лицѣ, *Acne*; ночной, Pemphigus nocturnus, *Epinyctis*; сухой, Papula; п. имѣетъ воспалительную окружность, P. inflammatione cingitur.

Прѣлость, з. Прѣль.

Прѣль, Intertrigo; задняго прохода, *Proctalgia* intertriginosa.

Прѣніе (словесное), Disputatio; п. имѣть, Disputare.

Пряжка, Fibula.

Пряжковидный, Fibulaeformis.

Прямостоянiе, *Orthostadia.*
Прямостоятельный, Perpendicularis.
Прямостоящiй, Rectus, Erectus, *Orthostadias.*
Прямый, Rectus, Directus, *Orthos.*
Пряность, *Aroma.*
Пряный, *Aromaticus*; Acer.
Псалтировидный, *Psallodes.*
Псинка, Псинки, Solanum, S. nigrum, Nicandra; дынѣ подобныя, S. Zuccagnianum; красныя, S. Lycopersicum; сладкогорькiя, S. Dulcamara; черныя, Atropa Belladonna.
Психическiй, *Psychicus.*
Психiатрiя, *Psychiatria.*
Психiатръ, *Psychiatros.*
Психологическiй, *Psychologicus.*
Психологiя, *Psychologia.*
Психологъ, *Psychologicus*, *Psychologus.*
Птенецъ, Pullus.
Птерокарпъ Сандальный, Pterocarpus santalinus.
Птица, Avis, *Ornis*; баба, Pelecanus; ночная, A. nocturna; окаменѣлая, *Ornitholithus.*
Птицегаданiе, Auguratio.
Птицеловникъ лавровидный, Sapium aucuparium.
Птицемлечникъ, *Ornithogalum*; желтый, O. luteum; луговой, полевой, O. pratense; низвислый, повислый, O. nutans.
Птиценожка малая, *Ornithopus*, *Ornithopodium.*
Птицесердъ, *Anacardium.*
Птицесловiе, *Ornithologia.*
Птицесловъ, *Ornithologus.*
Птицы, Aves; болотныя, голенастыя, Grallae; дворовые, Gallinae; плавающiя, Natatores; съ короткими крыльями, *Brachyptera*; хищныя съ крывими крѣпкими носами, Accipitres.
Публика, Publica.
Пудра, Pulvis capillaris.
Пузанчикъ, Gastromycus.
Пузанъ, Venter obesissimus.
Пузастый, пузатый, Ventricosus.
Пузо, Abdomen, Venter, Rumen (veter.).
Пузырекъ, Vesicula, Bulla, Capsula, Folliculus, Ampulla, Bullula; кишечный, V. omphalo-intestinalis; кровавый, Bulla sanguinis; отъ жару, *Thyma*, *Thymalops*, *Eczema*; питательнаго сока, поясничный, Receptaculum chyli; пупочный, V. umbilicalis; слезный, Saccus lacrymalis; сѣменный, V. seminalis, *Goneсystis.*
Пузыреподобный, *Pompholygodes*; *Pompholygotus.*

Пузыри отъ антонова огня, *Aethoces*, *Aetholices*; подреберной плевы, Sacci pleurae.
Пузырчстый, Bullosus, *Pemphigodes*, *Pompholygodes*, *Pompholygotus.*
Пузырки, Vesiculae, Pustulae; бѣлые, V. crystallinae; во рту водяные, просовидные, *Hydrachne*; водянистые, *Phlyctaena*; появленiе или выхожденiе оныхъ на кожѣ, *Phlysis*; водяные, *Hydatides*; вод. въ легкихъ, H. pulmonum; вод. въ маткѣ, I. 6429; вод. въ мочевомъ пузырѣ, *Ischuria* hydatidosa; вод. въ печени, Hydrops hepatis hydatigenosus; вод. на краяхъ вѣкъ, H., *Phlyctaenae* palpebrarum; пуз. воздухоносные, Vesiculae aëreae; Граафiевы, Ova Graafiana; жирные, закожные, кожные, Glandulae sebaceae; кристаловидные венерическiе, *Pemphigus* venereus; легкихъ воздухоносные, воздушные, Cellulae pulmonales; маленькiе на роговой и соединительной плевѣ глаза, *Uritides*; мертвенные, мертвые, *Phodes*, *Aethoces*, V. gangraenosae; образующiеся подъ языкомъ отъ укушенiя бѣшеной собаки, *Lyssa*; отъ употребленiя ядовитыхъ растенiй, *Pemphigus* toxicus; подкожные, Glandulae sebaceae; прозрачные, Vesiculae crystallinae; просовидные, *Phlyctaenae*; разъѣдающiе антоноогонные во рту, *Stomacace* gangraenosa; разъѣдающiе во рту отъ излишняго употребленiя ртути, Stomac. mercurialis; сальные, Vesiculae adiposae, Glandulae sebaceae; слизетворные, Cryptae mucosae; сѣмянные, *Spermatocystis*, Vesiculae seminales; сѣмянные женскiе, Ovula Nabothi.
Пузырникъ гладкiй, Silene inflata; ягодный, S. baccifera.
Пузырный, Bullatus; Vesicarius; *Physodes.*
Пузырчатка обыкновенная, Utricularia vulgaris.
Пузырчатый, Bullatus, Papulosus; *Phlyctaenodes*, Vesicalis, Vesicularis.
Пузырь, Ampulla; Bulla, *Pompholyx*; водяной, Bulla, *Hydatis*, *Pompholyx*; водяной зудящiй, *Psydracium*; Героновъ, Pila Heronis; желчный, *Cholecystis*, Vesica fellea; кровавый, *Haematocystis*; *Pemphigus* sanguineus; лихорадочный, *Hidroa* febrilis; маленькой, Ampulla; мертвенный, *Phöis*; *Phos*; мочевой, *Urocystis*, Vesica urinae s. urinaria; *Cystis*; ночной, *Pemphigus* nocturnus, *Epinyctis*; отъ жара, *Hidroa* aestivum, *Eczema*; отъ ожоги, *Epicauma*; содержащiй кровь, *Haematocystis*; *Hydatis* cruenta; къ пузырю принадлежащiй, *Cysticus*; пузырь разрѣзывающiй, *Cystotomus.*

Пулей, з. Полей.

Пулпараличъ, *Paraplegia.*

Пульсъ (з. также Жилобіеніе), Pulsus, *Sphygmos*; безпорядочный, *Arrhythmus*, P. irregularis; большой, P. magnus; болѣзненный неправильный, различный, *Heterorrhythmus*; волнистый, P. undosus; воспалительный, P. inflammatorius; втекающій, P. intercurrens; два раза ударяющій, двойный, двойственный, двукратный, P. dicrotus; замедляющій, P. retardans; зубчатый, P. serratus; крѣпкій, P. fortis; мало по малу исчезающій, P. mutilus s. myurus; малый, P. parvus; малый п. имѣющій, *Microsphyctus*; медленный, P. lentus; медлительный, P. tardus; мягкій, P. mollis; надсѣченный, P. inciduus; неправильный, *Arrhythmus*, P. irregularis; неровный, P. inaequalis; несоотвѣтствующій возрасту или характеру болѣзни, P. *pararrhythmicus*; нѣсколько твердый, P. durinsculus; обсѣченный, P. mutilus s. decurtatus, P. myurus; ослабляющійся, P. remittens; останавливающійся, P. cadens s. cedens; перемежающійся, P. intermittens; пилообразный, P. serratus; перемѣнчивый, P. varius; подобный мышьему хвосту, P. myurus; подобный ползанію муравьевъ, ползучій, P. formicans; подскакивающій, порывистый, P. caprizans; полный, P. plenus; порядочный, правильный, P. naturalis, P. regularis, *Eurhythmus*; прекращенный, P. deletus; прерывающій, P. intercurrens; прибавляющійся, P. increscens; прыгающій, P. caprizans; пустый, P. vacuus; равномѣрный, P. rhythmicus; равный, P. aequalis; разсѣченный, P. dicrotus; рѣдкій, P. rarus; сдвоивающій, P. dicrotus; сильный, большой, P. magnus; скороченный, P. mutilus s. decurtatus; скорый, P. celer; слабый, P. exilis; сугубо ударяющій, P. dicrotus; судорожный, P. spasticus; твердый, P. durus; угнетенный, P. suppressus; удобосжимаемый, P. facile comprimendus; уменшающійся, P. decrescens; уменшенный, P. imminutus; ускоряющій, P. accelerans; худый, *Cacosphyxia*; частый, P. creber, frequens; частый въ перемежкѣ, P. intercidens; червообразный, P. vermicularis; шатающійся, P. vacillans; пульсу подобный, *Sphygmodes*; имъ причиняемый, къ нему принадлежащій, *Sphygmicus*; щупать у кого п., Arteriarum pulsum attingere, Tentare pollice arteriam, Tangere arteriam; п. сдѣлался малымъ, дѣлается слабымъ, Arteriae conciderunt, languescunt; п. сдѣлался раздражительнымъ, скорымъ, Arteriae concitatae s. motae sunt; п. у него очень спленъ, Fortiter illi arteria micat, Arteriae ejus vehementer agitantur; прекращеніе пульса, *Liposphyxia*; (Древніе медики употребляли вмѣсто слова Arteria, vena).

Пумпасъ, Buxus.

Пунцовый, Puniceus.

Пупавка, Anthemis; A. nobilis; A. tinctoria; вонючая, A. Cotula; полевая, A. arvensis.

Пупкообразный, Umbilicatus.

Пуповина, Funiculus umbilicalis; завязываніе, перевязываніе ея, I. 13353; предсказываніе по узелкамъ ея, *Omphalomantia*; обвитіе ея во кругъ шеи утробнаго младенца, *Perideraea*; симъ причиняемый, *Perideraeos*.

Пуповникъ, Alisma.

Пуповый, Umbilicalis.

Пупокъ, з. Пупъ.

Пуполистъ морской, Acetabulum marinum.

Пупочный, Umbilicalis, Umbilicaris.

Пупъ, Umbilicus, *Omphalus*; вскрытіе, отрѣзываніе, перерѣзываніе пупа, *Omphalotomia*; п. выдается, Umbilicus prominet; середина пупа, *Mesomphalium*; безъ пупа, *Anomphalus*; около пупа, Circa umbilicum; самая средняя высшая часть пупа, *Acromphalum*; къ пупу принадлежащій, *Omphalicus*.

Пупыристый, Pustulatus.

Пупырчатка цикорная, Meloe Cichorii.

Пупырчатый, Pustulatus.

Пупырышекъ, Ampulla, Vesicula, *Acne*; гнойной, Pustula; красный, Roseola ecthymica.

Пупырки на роговой перепонкѣ, *Ophthalmia phlyctaenodes*.

Пупырь, з. Пупырышекъ.

Пурпуровый, *Purpureus*, *Phoeniceus*.

Пурпуръ, *Purpura*.

Пусканіе баночной крови, Cucurbitatio, Cucurbitarum usus, *Aposchasmus*; крови, з. кровопусканіе.

Пустенька, Galeopsis.

Пустословіе, Garrulitas, Vaniloquentia.

Пустословъ, Garrulus.

Пустосочникъ, Cecropia.

Пусторыль, Sambucus nigra; Philadelphus coronarius.

Пустота, Vacuum, Inane; безвоздушная; Торричеліева, V. Torricellianum.

Пустый, Vacuus, Inanis, Cavus, *Cenos*.

Пустыри тѣла, з. Полости тѣла.

Пустырь, Cavitas; въ мозгу, I. 4093.

Путешествіе, Peregrinatio.

Путешествованіе, *Ecdemia*.

Пути, Viae; дыханія, V. respirationis; естественные, натуральные, V. naturales; мочевые, V. urinae; первые, Primae viae, Canalis intestinalis; очищеніе ихъ, Purgatio viarum primarum; секретные мочевые, II. 11887.

Путь (и. m.), Via, Iter, *Hodos*; двойный путь имѣющій, *Disodicus*; ложный не правильный, *Planodia*; не проходимый, *Anodia*; солнечный, *Zodiacus*; уклоненіе съ пути, *Hodoplania*, *Hodoplanesis*.

Пухлина, Пухлость, Tumor.

Пухнуть, Tumere, Tumescere; начинать п., Intumescere; тѣло пухнетъ, Corpus tumet.

Пуховникъ, Carlina vulgaris; Nerium; безстебельный, C. acaulis; красильный, N. tinctorium; олеандръ, N. Oleander; противупоносный, N. antidysentericum.

Пухоносный, Eriophorus.

Пухоносъ, Eriophorum; многоносный, E. polystachion.

Пухъ, Pluma (mollior), Lanugo, *Ptilon*.

Пучекъ, Fasciculus, Manipulus; волоконъ, F. fibrarum; сосудистый на роговой оболочкѣ, Pannus, P. oculi s. corneae.

Пученіе, Flatus; живота, *Meteorismus*, *Pneumatosis*.

Пучечекъ, Fasciculus; Manipulus.

Пучечки, Пучки, Fasciculi; гребенчатые праваго предсердія, II. 1518; грудобрюшной преграды, I. 4301; мышецъ, F. musculorum; почекъ пирамидальные, II. 6262.

Пучечный, Fasciculatus.

Пучки медвѣжьи, Angelica, A. sylvestris.

Пучковатый, Fasciculatus.

Пушистый, Pubescens, Tomentosus.

Пушокъ, Lanugo, Plumula, *Ptilon*; густой, Tomentum; первый на бородѣ или на лобкѣ, Pubes, *Hebe*.

Пхиновникъ, Aristolochia Clematitis; малый, круглый, A. Pistolochia.

Пчела, Apis, *Melitta*; домашняя, A. mellifica; рой пчелъ, Apium agmen, examen, exercitus.

Пчельникъ, Melissa officinalis; турецкій, Dracocephalum Moldavica; Сирійскій, Asclepias syriaca.

Пчельница, Melissa.

Пшенецъ, Lolium perenne.

Пшеница, Triticum, *Pyros*; англійская, T. turgidum; Богемская, T. polonicum; односѣменная, T. monococcum; озимая, T. hibernum; оркишь, полба, спельта, T. Spelta; ползучая, T. repens; твердая, T. durum; турецкая, з. пшеничка;ярая, яровая, T. aestivum; пшеницѣ подобный, *Pyrodes*.

Пшениценосный, *Pyrophorus*.

Пшеничка, Zea Mays, Mays vulgaris.

Пшено, Milium; сарачинское, Oryza sativa; каша изъ сарачинскаго пшена, Cremor oryzae.

Пшенецъ, Lolium temulentum.

Пылекучка, *Soredium*.

Пылкій, Vivax, Acer, Vehemens.

Пылъ, ла, Flamma.

Пыль, и, Pulvis, *Conis*, *Spodos*; плодотворная, Pollen; поднявшаяся, *Coniortus*; имъ причиняемый, *Coniorticus*; причин. пылью лошади, *Hippoconicus*.

Пыльникъ, *Anthera*.

Пырей, Пырейникъ, Triticum repens; водяный, Sparganium ramosum.

Пырейникъ, з. Пырей.

Пытка, Tortura, *Basanos*; причиняемый ими, *Basanisticus*.

Пьющій горячо, *Thermopota*; не много и рѣдко, *Brachypota*.

Пьявица, з. Піявица.

Пьяница, Ebriosus, Crapulosus, Multibibus, Ebrius, Potator, Vinibua, *Philopotes*, *Methystes*, (женщина) Potrix; растеніе, Vaccinium uliginosum.

Пьяничникъ, з. Пьянишникъ.

Пьянишникъ, Lolium temulentum; Rhododendron, R. chrysanthum.

Пьяность, *Oenophlygia*.

Пьянственный, Crapulosus.

Пьянство, Ebriositas, Ebrietas, Temulentia, Crapula, *Methe*, *Dipsomania*; отъ вина, Vinolentia; быть преданнымъ, склоннымъ къ пьянству, Ebriosum esse; причиняемый пьянствомъ, *Methysticus*; склонность, страсть къ пьянству, *Polyposia*; преданный пьянству, Crapulosus, *Oenophlyx*.

Пьяный, Ebrius; Potulentus, Vinolentus, Vinosus, Temulentus, *Oenophlyx*, *Methysticus*.

Пяница, пяпишница, пяпишникъ, з. Пьяница, Пьянишникъ.

Пѣна, Spuma, *Aphros*; морская, S. marina; стеклянная, Fel vitri; безъ пѣны, *Anaphros*; снимать пѣну, Despumare; около рта п. показывается, появляется, накопляется, Ex ore spumae moventur; у него пѣна во рту, Spumis os circumfluit.

Пѣнистый, Spumosus.

Пѣниться, Spumare, Bullare.

Пѣніе, Cantatio, Cantus, *Oda*; молодыхъ пѣтуховъ, *Coccysmus*; п. принужденнымъ голосомъ, фистулою, Vox falsa.

Пѣнка морская, Spuma marina; на молокѣ, *Pagos*.

Пѣтухъ, п. обыкновенный, Gallus; *Alector;* Индѣйскій, Gallopavo; пѣніе пѣтуха, Cantus; пѣн. молодыхъ пѣтуховъ, *Coccysmus.*

Пѣтушечникъ движущійся, Hedysarum gyrans; канадскій, H. canadense.

Пѣтушій гребень, Amaranthus cristatus.

Пѣтушіи головки, Lamium purpureum.

Пѣтушникъ, Rhinanthus, Anthemis tinctoria; шерстистый, R. hirsutus.

Пѣтушокъ, Iris sibirica, pratensis; горскій, лѣсный, Centaurea montana.

Пѣтушья ядовитая нога, Ranunculus sceleratus.

Пѣть, Canere, Cantare; пѣть какъ пѣтухъ, *Coccysmus.*

Пявица, з. Піявица.

Пяденный, *Spithameus.*

Пядень, Palmus, *Spithama*; величиною съ пядень, *Spithameus.*

Пяница, з. Пьяница.

Пянишникъ лолій, Lolium temulentum.

Пянсъ, Thymiosis indica, Pians.

Пясть, *Metacarpus.*

Пята, Пятка, Calx, Calcaneum, *Tarsus*, *Pterna*; принадлежащій къ п., *Tarseus.*

Пятерица, *Pentas.*

Пятиженство, *Pentagynia.*

Пятиженный, *Pentagynicus.*

Пятикрыльный, *Pentapterus.*

Пятилепесный, *Pentapetalus.*

Пятилисникъ, Potentilla; P. argentea; P. reptans.

Пятилистный, *Pentaphyllus.*

Пятимужіе, *Pentandria.*

Пятимужній, *Pentandricus.*

Пятипалошникъ, Potentilla reptans.

Пятисторонный, Пятиугольный, *Pentagonus.*

Пятка, з. Пята.

Пятна (з. также Пятно), Maculae; багровыя продолговатыя, Vibices; бѣлыя на кожѣ, Morphaea alba; венерическія, M. venerea; Верлгофіевы черныя, II. 4237; горячечныя, Petechiae; P. verae; ложныя, P. spuriae; красныя возвышенныя на кожѣ, *Psydracia;* красныя на кожѣ съ лихорадкою, *Erythrema*; кровавыя, Petechiae, P. verae; кр. первоначальныя, P. primariae; кр. припадочныя, P. secundariae; любострастныя, M. venereae; накожныя впалыя, Vitiligo; нак. мучныя, Vit. alba; нак. черныя, V. nigra; на кожѣ, M. cutaneae; на ногтѣ, M. unguium; на роговой оболочкѣ, M. corneae; на рог. обол. блестящія, II. 48; не прозрачныя, II. 47; бѣлые, II. 48; на рог. обол. полупрозрачныя, II. 49; омертвѣлыя, M. gangraenosae; похожія на кору или краснушку, Roseolae; синія на кожѣ, *Ecchymosis*, также Petechiae; скорбутныя, цынготныя, M. scorbuticae; сопровождающія тифузъ, тифозныя, Petechiae spuriae; черныя Верлгофыя, Petechianosis.

Пятно (з. также Пятна), Macula; Labes; *Spiloma*; багровое, Vibex; багровое синее подъ ногтемъ, *Hyponychon*; бѣлое на кожѣ, *Alphus*; бѣлое на роговой оболочкѣ, *Aegia*, *Aegis*, *Leucoma*; венерическое, *Spilosis syphilitica*; желтое сѣтчатой оболочки, I. 13410; зеленожелтое на лицѣ, *Chloasma*; искуственное, Macula artificialis; кожи похожее на веснушку, *Ephelis* spuria; красное, Roseola maculosa; кровяное, Vibex; на кожѣ, *Kelis*; на лицѣ, *Acne;* на ногтѣ бѣлое лунообразное, Lunula, *Selene*; на роговой оболочкѣ глаза бѣлое, блестящее, *Paralampsis*; на рог. обол. не прозрачное, *Phacosis*; на рог. обол. дымчатое, малоцвѣтное, облачное, полупрозрачное, *Nephelium*; на рог. обол. малое, Aquila corneae; на тѣлѣ, Naevus; омертвѣлое, M. gangraenosa; отолстѣлое роговой оболочки, *Leucoma*; полупрозрачное на роговой плевѣ, *Achlys*; родимое, Macula materna, Naevus maternus, *Spiloma*, *Spilosis*; родимое возвышенное, *Sarcoma* congenitum; ртутное (отъ употребленія ртути), *Spilosis* mercurialis; смертное, Livor emortualis; струпчатое, *Spilosis leprosa*; фиговидное, Roseola ficosa; цынготное, *Spilosis* scorbutica; черное, *Melas*; черн. бывающее особ. у старыхъ людей на рукахъ и ногахъ, *Melasma*; широкое (родъ рожи), Macula lata; весь въ пятнахъ, пятнами весь измаранный, Maculosus.

Пятнистый, Maculatus.

Пятноцвѣтникъ, Spilanthus; Акмелла, S. Acmella; овощный, S. oleracea.

Пяточный, принадлежащій къ пяти, *Tarseus.*

Пять, Quinque, *Pente*; число пять, *Pentas*; по пяти, Quini; пять разъ, Quinquies.

Р.

Р, частое употребленiе и сильное произношенiе буквы Р. *Rhotacismus.*

Рабарбаринъ, Rhabarbarinum.

Рабарбаръ, з. Ревень.

Работа, Opus, Labor, Exercitatio.

Равенство, Aequalitas, Paritas.

Равнина, Planities, Planum.

Равнобочiе, *Isopleuron.*

Равновѣсiе, Aequilibrium; въ Р. приводящiй, *Staticus.*

Равнодушiе, Animi aequitas; Animus aequus; ко внѣшнимъ впечатлѣнiямъ, *Apathia.*

Равнодушный, Aequanimus, Indifferens.

Равномѣрнообразный, *Isomorphus.*

Равномѣрность, Aequalitas, *Rhythmus.*

Равномѣрный, *Rhythmicus*; равномѣрно участвующiй, *Isomeres.*

Равнообразность, Aequalitas.

Равнообразный, Aequalis, *Isomorphus.*

Равнопродолжающiйся, *Synochicus.*

Равность, Aequalitas.

Равный, Par, Similis, *Homalos, Homoeos.*

Рагулька, Trapa natans.

Рагульникъ, Trapa.

Радикальный, Radicalis.

Радисъ, *Rhaphanidion.*

Радость, Laetitia, Gaudium, *Chara, Charma, Charis*; чрезмѣрная, вредоносная, смертельная, *Pericharia*; радостiю причиняемый, *Charmicus.*

Радость сердечная (растен.), Borrago officinalis.

Радуга, *Iris* (genit. iridis); отдѣленiе радуги (радужной оболочки) посредствомъ операцiй отъ рѣсничнаго края, *Iridodialysis.*

Раекъ, *Iris* (genit. iridis).

Раждаться, Nasci, Oriri; появляться, Erumpere; ражд. снова, Renasci, Regenerari.

Раждающая въ первый разъ, Primipara, Primiparturiens.

Раждающiй, двукратно, *Ditocos*; легко, *Eutocos*; съ трудомъ, *Dystocos.*

Разбиранiе, *Analysis*; химическое частей человѣческаго тѣла, *Anthropochemia.*

Разбитiе, Discussio; ногъ (veter.), *Rheumatismus* (equorum).

Разбить, Discutere, Frangere, Dissipare.

Разборъ, Delectus, Separatio, Segregatio.

Разбросанный, Sparsus.

Разведенiе, Dissolutio, Deductio.

Разведенный, Dilutus.

Разверзающiйся, Dehiscens, Hians.

Развертыванiе, Evolutio, Explicatio.

Развеселять, Exhilarare; душу, E. mentem, Hilarare animum.

Развиванiе, з. Развитiе.

Развислый, Patens.

Развитiе, Evolutio; Florescentia, *Anilesis*; воздуха въ кишечномъ каналѣ, *Enteropneumatosis*; жизни, E. vitae; лихорадокъ, *Pyretogenesia.*

Развлеченiе, Distractio, D. animi.

Разводить, Dissolvere, Diluere, Liquare.

Разводный, Dilutus.

Развѣтвенiе, Ramificatio.

Развѣтвившiйся, Ramificatus.

Развязанный, Solutus, Resolutus.

Развязывать, Solvere, Dissolvere; повязку (спустить), Vinculum laxare, resolvere.

Разгибанiе, Discurvatio, Reflectio.

Разговорный, *Dialecticus.*

Разговоръ, Colloquium, *Dialectus, Dialexis*; во время прогулки, *Peripatema*; къ разговору принадлежащiй, *Dialecticus*; недостатокъ въ разговорѣ, когда слова произносятся съ чрезвычайною скоростiю, *Propetia.*

Разгородка (Bot.), Septum.

Разгорячение, Calefactio.

Раздаванiе, Dispensatio, Distributio.

Раздавать, Dispensare, Distribuere.

Раздавить, раздавливать, Collidere, Contundere, Obterere.

Раздавленiе, раздавливанiе, Conquassatio, Obtritus, *Thlasis*; мышечнаго мяса, *Sarcothlasia.*

Раздавленная какая либо часть тѣла, *Thlasma*; мясистая часть, *Sarcothlasma.*

Раздавленный, Collisus, Contusus, *Thlastos.*

Раздавливанiе, з. Раздавленiе.

Раздвоенiе, *Dichotomia*; разд. (расщепленiе) неба во рту, Fissio palati.

Раздвоенный, Bifidus, *Dichotomus.*

Раздиранiе, Laceratio, Dilaceratio, *Rhexis, Diarrhexis.*

Раздражать, Irritare, Concitare, vehementer afficere.

Раздражающій, Irritans.

Раздраженіе, Incitamentum, Irritatio, Stimulus; болѣзненное желудка и прочихъ пищеварительныхъ орудій, *Gastrerethisia*; кровоносныхъ сосудовъ сильное, *Erethismus* arteriosus; металлическое, Galvanismus; нервной системы, нервовъ, *Erethismus*, E. nervosus; имъ причиняемыхъ, *Erethisticus*; новое, *Anerethisia*; судорожное сердца, *Erethismus* cordis.

Раздражимость, Irritabilitas; болѣзненно возвышенная, умноженная, *Erethismus*.

Раздражительность, Irritabilitas; болѣзненная измѣненная, уменьшенная, *Dyserethisia*; Галлерова или Галлера, I. Halleriana s. Halleri; мышецъ, I. s. Vis musculosa; нервовъ, Sensibilitas; сердца возвышенная, Neurosis cardiaca; чрезвычайно большая, *Hypererethisia*.

Раздражительный, Irritans.

Раздробленіе, *Analysis*; анатомическое нервовъ, *Neurotomia*; внутренностей, *Splanchnotomia*; животныхъ, *Zootomia*; камня или кости въ мѣлкія части, *Anatripsis*; кости, *Apothrausis*, Comminutio; к. анатом., *Osteotomia*; кровоносныхъ сосудовъ, *Angiotomia*; мочевыхъ камней, *Lithontriptia*; мужескаго трупа, *Androtomia*; плода въ куски, *Embryotomia*; почекъ, *Nephrotomia*; составныхъ связокъ, *Syndesmotomia*; селезенки, *Splenotomia*; составовъ, *Synosteotomia*; тѣла для изслѣдованія строенія его, I. 552; хрящей, *Chondrotomia*.

Раздроблять, Comminuere.

Раздутіе живота отъ вѣтровъ, *Tympanites*; кожи безцвѣтное, упругое, *Sarcytes*, S. flatuosus; разд. отъ вѣтровъ, *Physema*; жизненное, Turgor vitalis.

Раздѣвать, Exuere aliquem vestibus, vel vestes alicui.

Раздѣленіе, Divisio, Distributio, *Diacresis*; глазнага вѣка, *Coloboma*; копыта боковое, I. 9465; копыта нижнее, Fissura unguium; на вѣтьви и отрасли, Ramificatio; на классы, Classificatio; слишкомъ акуратное, *Polyschidia*; соединенія лонныхъ костей, *Synchondrotomia*; треснувшей железы, *Adenodiastasis*; цѣлости, *Schiza*; цѣлости и соединенія (раны и перелома, Solutio continui; частей неправильное, *Diaschisis*; чего нибудь въ его основаніи, *Analysis*; причиняемый раздѣленіемъ, *Diastaticus*.

Раздѣленный, Divisus, Disjunctus, Partitus.

Раздѣлить, з. Раздѣлять.

Раздѣльнокопытныя, Bisulca.

Раздѣлять, дѣлить, Dividere, Distribuere; (разлучать, разводить) Diducere, Sejungere, Disjungere, Separare, Discernere; раздѣл. на части, по частямъ, Partiri, Dispertiri; на двѣ равныя части, Dividere s. dispensare in duas partes aequales; разд. родъ на виды, D. genus in species.

Разжижать, Diluere.

Разжиженіе, Attenuatio, Fluiditas; Rarefactio; водяное, Tenuitas aquosa; крови, A. sanguinis.

Разжижженный, Dilutus.

Разкисленіе, Desoxydatio.

Разливаніе, Разлитіе, Diffusio.

Различать, Discernere, Distinguere, Dignoscere.

Различіе, Differentia; Diversitas, Distinctio, *Diaphora*; аккуратное болѣзней между собою и разсужденіе объ нихъ, *Diacrisis*; болѣзней случайное, I. 7373; болѣзни существенное, I. 7374.

Различный, Dispar, Varius, Diversus, Differens, Dissimilis.

Разложеніе, *Analysis*, Decompositio; животныхъ химическое, *Chemia animalis*; растеній, *Phytotomia*; совершенное, *Catalysis*; химическое, *Analysis* chemica; отъ разложенія происходящій, *Catalyticus*.

Разломъ, Fissura.

Разлучать, з. Раздѣлять.

Разлученіе, Separatio, Dislocatio, Disjunctio, *Diachalasma*, *Diastasis*; костей, Dislocatio ossium; мышицъ, Luxatio musculorum; сухихъ жилъ, Luxatio tendinum.

Разлученный, Separatus, Disjunctus.

Размахъ маятника, Oscillatio.

Размачиваніе, Maceratio.

Разметный (Bot.), Vagus.

Размноженіе, Propagatio; рода, посредствомъ мужескаго пола, *Androgenia*.

Разможженіе кости, Comminutio, *Alphitidon*.

Размолоть, Molere.

Размышленіе, Cogitatio, Meditatio; Consideratio, *Logismus*, *Scepsis*.

Размѣръ, Modus; Scala; большой, *Diameter* major; малый, D. minor; перпендикулярный, D. perpendicularis; поперечный, D. transversus.

Размѣры, Dimensiones; головы младенца, I. 7433; таза, D. pelvis; таз. Дивентеріевы, I. 7242; т. косвенные, I. 7242; т. косые, I. 7242.

Размѣшать что нибудь палочною или деревянною лопаткою, Rudicula miscere.

Размягчать, Mollire, Emollire.

Размягчаться, Mollescere.

Размягченіе, Emollitio; артерій, *Malacosis* arteriarum; беременной матки съ гнилостнымъ разрѣшеніемъ ея, *Hysteromalacia, Malacosis* uteri, Putrescentia uteri, Putrescentia uteri gravidi; волокнистыхъ перепонокъ, *Malacosis* tunicarum fibrosarum; венъ, *Malacosis* venarum; желудка, M. ventriculi, *Gastromalacia*; желудка и кишекъ, *Gastrenteromalacia, Enteromalacia*; костей, *Malacosis* ossium; костей, *Osteomalacia*; кости, когда одна или множайшія кости перерраждаются въ мясистое существо, *Osteosarcosis*; всеобщее, O. universalis; легкихъ, *Malacosis* pulmonum, *Pneumonomalacia*; лимфатическихъ сосудовъ, M. vasorum lymphaticorum; матки, M. uteri, *Hysteromalacia*; мозга, M. cerebri, *Encephalomalacia*; мышецъ, M. musculorum, *Myomalacia*; нервовъ, M. nervorum, *Neuromalacia*; пищепріемнаго горла, M. oesophagi; разм. (смѣшеніе и стираніе) пластырной массы, Malaxatio; сердца, *Malacosis* cordis, *Cardiomalacia*; серозныхъ или сывороточныхъ перепонокъ, M. tunicarum serosarum et pituitosarum; тканей тѣла, *Malacosis*; хрустальника, *Phacomalacia*; хрящей, *Malacosis* cartilaginum, *Chondromalacia*.

Размягчить, Emollire, Remollire.

Разнокачественный, *Heterogeneus*.

Разнообразный, Dissimilis, Difformis.

Разноплодный, *Heterocarpus*.

Разнополовинный, Subdimidiatus.

Разнородность, *Heterogeneitas*.

Разнородный, *Heterogeneus*; *Heteros*.

Разность, Differentia, Diversitas, Variatio, *Diaphora*.

Разноцвѣтіе, Variatio colorum.

Разноцвѣтный, Discolor, Varicolor, Versicolor, *Heterochrous*.

Разорваемость, Ruptibilitas.

Разорваніе, Disruptio, Ruptio, *Diaeresis, Rhexis*; имъ причиняемый, *Rhecticus*.

Разорванный, Lacer, Lacerus, Disruptus.

Разорвать, Rumpere, Lacerare, Discindere, Scindere.

Разорваться, Rumpi, Scindi.

Разрастаніе, Luxuria; кости, костяной мозоли ноздреватое, *Hyperporosis*; роговой оболочки, *Hyperkeratosis*.

Разрастающій, Luxurians.

Разрубка, Разрубленіе, Praecisio.

Разрушеніе, Destructio, *Phthora*; цѣлости и соединенія (раны и перелома), Solutio continui.

Разрушитель, Destructor, *Lymanter*.

Разрываніе, з. Разорваніе.

Разрывъ, Ruptura, Ruptio, Diruptio, *Rhege, Rhegmos, Rhexis, Diaeresis*; артерій, *Arteriorrhexis*; Ахиллесовой сухой жилы, I. 7476; II. 7170; брюшины, *Peritonaeorrhexis*; вены, R. venae, *Phleborrhexis*; грудобрюшной преграды, R. diaphragmatis; желудка, *Gastrorrhexis*; какаго либо органа, *Rhexis*; легочныхъ сосудовъ и причиняемое симъ кровотеченіе, *Rhegmochasmus* (Cels.); матки, R. uteri, *Metrorrhexis*; маточнаго рукава, *Colporrhexis*, R. vaginae; имъ причиняемый, *Colporrhecticus*; мочеваго пузыря, *Cystorrhexis*, R. vesicae urinariae; имъ причиняемый, *Cystorrhecticus*; мышицъ, Diruptio musculorum, *Myorrhexis*; мышечныхъ волоконъ, *Tilmata*; пищепріемнаго горла, R. oesophagi; пупочнаго канатика, *Omphalolysis*; роговой оболочки, *Ceratorrhexis*; связки колѣнной косточки, II. 7168; связокъ суставовъ, *Desmorrhexis*; имъ причиняемый, *Desmorrhecticus*; сердца, *Cardiarrhexis*, R. cordis; сосудовъ, *Angiorrhagia*; сосудовъ легкихъ, II. 7172; страждущій разрывомъ какой либо части, *Rhegmatias*.

Разрѣженіе, Rarefactio.

Разрѣзаніе, з. Разрѣзываніе.

Разрѣзанный, Concisus, Discissus.

Разрѣзать, з. Разрѣзывать.

Разрѣзъ, Incisio; кесарскій, *Hysterotomia*; мочеваго канала, *Urethrotome*; общихъ покрововъ головы, кругомъ до самаго черепа, *Periscythismus*; роговой оболочки, *Ceratectomia*; соединенія лонныхъ костей, *Synchondrotomia*, *Symphyseotomia*.

Разрѣзываніе, Concisio, Dissectio; головы (пробуравленіе черепа ущемившагося въ тазѣ) младенца, Excerebratio, *Cephalotomia*; дѣтородныхъ частей, *Aedoeotomia*; какой нибудь больной части, *Diacope*; мышицъ, Sectio s. Dissectio musculorum; нерва, Sectio s. Dissectio nervorum; плода въ куски, *Embryotomia*; составныхъ связокъ, *Syndesmotomia*; сухихъ жилъ, Sectio s. Dissectio tendinum; тѣла на части, *Anatomia*; черепа, Dissectio s. *Diacope* cranii.

Разрѣзывать, Dissecare, Secare, Consecare, Diducere scalpello, Concidere.

Разрѣзывающій растенія, *Phytotomus*.

Разрѣшать, шить, Dissolvere, Solvere, Resolvere; Discutere (напр. опухоль), Dissipare, Digerere; женщина уже разрѣшилась отъ бремени, родила, Mulier peperit, edidit partum s. dedit partu напр. puerum; разрѣшить отъ бремени, Solvere partum alicui; Partu levare gravidam.

Разрѣшающій, Solvens, Resolvens, *Lyticus.*

Разрѣшеніе, Dissolutio, Solutio, Resolutio, Decompositio, *Lysis*, *Eclysis*; болѣзни не замѣтное, постепенное (безъ примѣтныхъ критическихъ испражненій), *Lysis*; животныхъ химическое, *Chemia* animalis; мозговаго существа совершенное, *Encephalodialysis*; разр. не совершенное, *Analysis* spuria; отъ бремени, Parturitio, *Maceusis*; плата, награда за сіе разр., *Maeotron*; разр. простое, *Analysis* simplex; совершенное, A. vera; соковъ, Colliquatio; химическое, A. chemica; части одержимой запоромъ, помощію разводящихъ лекарствъ, *Ecphraxis*; относящееся къ разрѣшенію, *Lyticus.*

Разрѣшительный, *Analyticus.*

Разрѣшить, з. Разрѣшать.

Разрядоположеніе, Classificatio.

Разрядословіе, *Taxionomia.*

Разрядъ, *Classis*, Ordo.

Разсадникъ, Plantarium.

Разслабленіе, Laxitas, *Atonia*, Defatigatio; внутренностей, *Splanchnolysis*; имъ причиняемый, *Splanchnolyticus*; волоконъ мышечныхъ, *Atonia* fibrarum; дна матки, *Hysteranesis*, Relaxatio (fundi) uteri; связокъ, *Desmochaunosis*; св. членосоставныхъ, *Exarthrema desmochaunum*; язычка, *Staphylodialysis*; имъ причиняемый, *Staphylodialyticus.*

Разслабленный, Laxus, Resolutus, Torpens; разслабленнымъ быть, Resolutum esse.

Разслаблять, Resolvere.

Разслоиваніе костей, Exfoliatio ossium (insensibilis).

Разсматриваніе, Разсмотрѣніе, Consideratio, Recognitio, Inspectio; мозга, *Encephaloscopia*; предметовъ отвлеченное, Rationalismus; черепа, *Encephaloscopia.*

Разсолъ, Aqua salsa, Muria, Salsura, *Hydralme.*

Разстояніе, Distantia, Intervallum; зажигательной точки, D. focalis; между двумя сосудами или ихъ концовъ необыкновенное, большое, *Angiodiastasis.*

Разстроеніе, Perturbatio; органическое, органическаго строенія, Desorganisatio; сердца послѣдовательное, *Cyanosis* secundaria; причиняемый разстроеніемъ, *Lymantericus.*

Разстройство, Perturbatio; воли, *Parabulia*; души, P. animi, Alienatio mentis; глаза, *Ophthalmophtharsis*; глазнаго яблока, *Ophthalmolyma.*

Разсудокъ, Ratio, Judicium, Mens; разсудокъ имѣть, быть при себѣ, Sui compotem esse, Esse apud se, Mentis suae compotem esse; не имѣть разсудка, не быть при себѣ, Mentis suae non esse, Non esse apud se.

Разсужденіе, Consideratio, Consilium, Ratiocinatio; слабое, *Anoea*, *Anoia.*

Разсыпный, Diffusus.

Разсѣдающійся, Dehiscens.

Разсѣдина, Fissura; у лошади, Crura purulenta.

Разсѣкающій растенія, *Phytotomus.*

Разсѣлина кожи, *Rhagas*, plur. *Rhagades.*

Разсѣченіе, Sectio, Dissectio; анатомическое, Sectio anatomica; внутренностей, *Splanchnotomia*; головы (пробуравленіе черепа ущемившагося въ тазѣ) младенца, *Cephalotomia*; живота, *Gastrotomia*; животныхъ, *Theriotomia*; кишекъ, *Enterotomia*; на части тѣла человѣческаго, *Anatomia*; мышецъ, *Myotomia*; на части, *Embryotomia*; нервовъ, *Neurotomia*; печени, *Hepatotomia*; почекъ, *Nephrotomia*; селезенки, *Splenotomia*; составовъ, *Synosteotomia*; черепа, *Diacope* cranii.

Разсѣяніе, Разсѣянность, Dispersio, Distractio animi.

Разсѣянный, Sparsus, Disparsus, Vagus; *Sporadicus.*

Разумъ, Ingenium, Ratio, Intellectus; Mens, *Nus*, *Phren*; опять притти въ разумъ, Resipiscere.

Разумѣніе, Intellectus, Intelligentia, Cognitio, Perceptio; ясное, Perspicatio.

Разцвѣтаніе, Florescentia, Efflorescentia, *Anthesis.*

Разцвѣть, *Anthesis.*

Разчетверенный, Quadrifidus.

Расширеніе, Distensio, Dilatatio; Expansio; Extensio; *Eurysma*; артерій, *Arteriochalasis*; боевыхъ жилъ, *Aneurysma*; боев. жилъ наружное, A. externum; болѣзненное, лимфатическихъ жилъ, *Lympheurysma*; болѣз. устьевъ кровоносныхъ сосудовъ, *Anastomosis*; венъ, Varix, *Phlebeurysma*; *Cirsos*; венъ яичка, *Varicocele*; весьма малыхъ сосудовъ, *Angidiectasia*; волосныхъ сосудовъ болѣзненное, *Trichocirsus* (Dzondi); главной начальственной жилы, *Aneurysma* aortae; глотки, *Pharyngeurysma*; грудной начальственной артеріи, *Aneurysma* pectoris; желудка болѣзненное,

Dilatatio ventriculi, *Gastrancurysmus*; зрачка, *Cordodiastole*; зѣницы противуестественное, *Mydriasis*; какой либо внутренности не естественное, болѣзненное, *Splanchneurysma*; концевъ сосуда, *Angiotelectasia*; кровоносныхъ сосудовъ къ наружи, *Exanastomosis*; матки противуестественное, *Metreurysma*; начальственной артеріи, Dilatatio aortae; одной или другой половины сердца, I. 7409; повсемѣстное сосудовъ глазныхъ, Varicositas oculi; полой вены, I. 7413; полостей сердца, I. 7406; пупочной вены, *Exomphalus* varicosus; селезенки непомѣрное, *Splenoparectama*; сердца болѣзненное, *Cardieurysma*; сердца и кровоносныхъ сосудовъ, I. 7336; сердца съ отолстѣніемъ стѣнъ его, I. 7412; сердца съ тонкостію стѣнъ, I. 7411; сердца съ уменьшеніемъ существа его, I. 7407; сосудовъ, *Angieurysma*, *Angiectasia*; отъ того происходящій, *Angieurysmaticus*, *Angiectaticus*; сосудовъ въ вѣкахъ, *Angiectasia* palpebrarum; тѣла вверхъ, *Anatasis*; шейныхъ боевыхъ жилъ, *Aneurysma* collare.

Разширенный, Dilatatus, Patens.

Разширитель, Dilatatorium.

Разширительность, Expansibilitas.

Разширительный, Extensivus.

Разширяемость, Expansibilitas.

Разширять, Dilatare, Ampliare, Amplificare; Extendere.

Разщеленіе, Разщепленіе, Fissura; вилочной кости составная, I. 9447; волосъ, F. capillorum; глазнаго вѣка, *Coloboma*; отъ того происходящій, *Colobomaticus*; концовъ волосъ, *Trichoschisis*; неба во рту, I. 9445.

Разщелина, Разщепъ, Fissura, Rima, *Rhagas*, *Schisma*, *Schiza*; дѣтородная, внѣшняя или наружная между дѣтородными женскими губами, разщепъ дѣтородный, Rima, Rima magna, *Schiza*; гортани продолговатая, Rima glottidis; дѣтородныхъ губъ ладьеобразная, I. 9791.

Разщелистый, Fissus.

Разщепка, писательнаго пера въ мозгѣ, I. 4093.

Разщепленіе, Fissura.

Разщепленный, Fissus.

Разщепъ, з. Разщелина.

Разъ, Vicis, Vices; всякій годъ, Annua vice; третій разъ, Tertia vice; три раза, Tribus vicibus; одинъ разъ, Semel; два, три раза, Bis, Ter.

Разъѣдать, Rodere, Corrodere, Erodere, Arrodere, Perrodere. Exedere.

Разъѣдающій, Corrodens, Corrosivus, *Phagedaenicus*; во кругъ кожи, *Perimadaros*.

Разъѣденіе, *Brosis*; геморройное, Serpigo haemorrhoidalis; желудка, *Gastrobrosis*; желудка съ изъязвленіемъ, *Gastrelcobrosis*; кровеноснаго сосуда, *Diabrosis*.

Разъятіе, Dissectio; растеній, *Phytotomia*; тѣлъ по кристалламъ, *Crystallotomia*; человѣческаго трупа, *Anthropotomia*.

Рай, Paradisus; дерево, Populus balsamifera.

Ракита, Ракитникъ, Cytisus Laburnum.

Раковидный, Cancrosus, *Carcinodes*; *Carcinomatosus*, *Conchodes*.

Раковина, *Concha*; завитая въ слуховой кости, *Cochlea*; окаменѣлая, *Conchyliolithus*; пережженная, II. 9970; средняя, C. media; ушная, C. auriculae; четвертая, C. quarta s. Santoriniana.

Раковины, *Conchae*; кислолимонныя, C. citratae; книжнія, I. 5949; носа, носовыя, C. narium; окаменѣлыя, *Cochlolithus*; приготовленныя, C. praeparatae; устричныя тертыя, II. 9972.

Раковиновидный, Cochleoformis.

Ракушка, Avicula; перламутрная, A. margaritifera.

Ракъ (животный), *Cancer*; рѣчной, C. Astacus; водоземный, C. ruricola; короткохвостный, обыкновенный, C. Pagurus; долгохвостный большой, C. Gammarus.

Ракъ (болѣзнь), *Cancer*, *Cancer* apertus, *Carcinoma*, *Carcinos*; водяной черный во рту, *Stomacace gangraenosa*; волокнистый, *Pseudinoma*; въ губахъ, C. labiorum; въ заднемъ проходѣ, *Proctalgia cancrosa*; глаза, глазной, C. oculi, *Ophthalmocarcinoma*; глазныхъ вѣкъ, *Blepharophthalmia cancrosa*; груди, *Mastodynia scirrhosa*, *Mastocarcinoma*; древесный, *Carcinoma* arborum; желудка, *Scirrhus* ventriculi; золотушный, C. scrophulosus; кожи, кожный, C. cutis; лица, *Prosopocarcinoma*; матки, *Metrocarcinoma*; м. скрытый, *Scirrhus* uteri; мошонки, *Oschocarcinoma*; мошоночный трубочистовъ, I. 4247; на губахъ, *Cheilocarcinoma*; на мужескомъ дѣтородномъ удѣ, *Phallocarcinoma*; на членахъ, *Arthrocarcinoma*; на языкѣ, *Glossanthrax*; настоящій открытый, C. apertus; настоящій, твердый, *Pseudinoma*; носа, *Rhinocarcinoma*; скрытый, C. occultus; титьки, *Mastocarcinoma*; трубочистовъ, I. 4247; языка, C. linguae, *Glossocarcinoma*.

Рало, Vomer.

Раменный, Axillaris.

Раменовидный, Brachiatus.

Рамо, Axilla, *Brachium*, Humerus.

Рамондія Пиринейская, Ramondia pyrenaica.

Рана (з. также Раны), Vulnus, Plaga, *Trauma*; глубокая, V. altum; зіяющая, V. hians; мозговая, *Encephalotrauma*; накожная, поверхностная, *Amyche*; на челюстахъ (veter.), Excoriatio gingivarum; нерва, *Neurotroma*; порѣзанная, V. incisum; порубленная, V. caesum, Encope; разверстая, раскрытая, V. hians; сердца, *Cardiotrauma*; состава, V. articulare; стертая, *Cnesma*; Рана вновь открывается, V. recrudescit; р. не покрылась еще рубцомъ, Nondum vulneri obducta cicatrix est; р. открыта, V. patet; проникаетъ въ глубину, V. altum insedit; скрывается, заростаетъ, Plaga clauditur, Vulnus ad cicatricem intendit; рану кому причинить, нанесть, Vulnus inferre s. infligere alicui; рану перевязать, V. deligare; рану получить, V. accipere s. excipere; расширять, V. diducere; рану швомъ соединить, Oras vulneris sutura conjungere s. committere; снять перевязку съ раны, V. detegere; открыть вновь заживленную рану, Refricare cicatricem obductam; отъ ранъ умеръ, Ex vulneribus obiit; изслѣдованіе раны посредствомъ зонда, *Melosis*; отъ ранъ происходящій, *Traumaticus*.

Раненіе, Vulneratio, Sauciatio, *Trausis*; мозга, *Encephalotrausis*; сердца, *Cardiotrausis*; отъ того происходящій, *Cardiotraumaticus*.

Раненый, Vulneratus, *Traumatias*.

Ранить, нанесть рану, Vulnerare, Convulnerare, Sauciare.

Ранній, Matutinus.

Ранный, Vulnerarius.

Раноцѣлебный, Vulnerarius (о растен.).

Ранункулъ, Ranunculus; почечуйный, R. Ficaria.

Раны, Vulnera; безъ ушиба, V. non contusa; брюха, брюшныя, V. abdominis; головныя, головы, V. capitis; груди, V. pectoris; колотыя, V. puncta; конечно или необходимо смертельныя, II. 12172; косвенный, V. obliqua; костей, V. ossium; костей черепа, II. 12178; мозга, V. cerebri; накожныя, V. cutanea; не проницающія, V. impenetrantia; нервовъ, V. nervorum; общихъ покрывалъ головы, II. 12172; огнестрѣльныя, V. sclopetaria; поперечныя, V. transversalia; порубленныя, V. caesa; порѣзанныя, V. incisa; V. scissa; причиняемыя или причиненныя тупымъ орудіемъ, II. 12164; продолговатыя, V. longitudinalia; проколотыя, V. puncta; проницающія, V. penetrantia; простыя, V. simplicia; разорванныя, V. rixa, lacerata; разсѣченныя, V. scissa; сложныя, V. composita; сопряженныя, V. complicata; ужаленныя, укушенныя, произведенныя укушеніемъ, V. morsa; V. quae morsu fiunt; ушибенныя, V. contusa; черепа, V. cranii; ядовитыя, ядомъ нанесенныя, V. venenata; леченіе, ранъ, з. Леченіе.

Рапортъ, судебно-медицинскій, Relatio medico-legalis.

Рапункулъ, Campanula Rapunculus; почечуйный, Ranunculus Ficaria.

Рапунцелъ, з. Рапункулъ.

Раскалывать, Findere.

Раскепъ, з. Разщепь; въ мозгу, I. 4093.

Раскидистый, Diffusus, Patens.

Расколъ, *Schisma*.

Раскольникъ, *Schismaticus*.

Раскрывать, Aperire.

Раскрытіе, Apertura; глаза, *Lagophthalmos*.

Раскрытый, Apertus.

Распечатывать, Resignare, Solvere s. resolvere sigillum.

Расплавный, Liquabilis.

Расплываться, Diffundi, Diffluere, Dissolvi.

Распознаваніе, Разпознаніе (особ.) болѣзни, *Diagnosis*; дышалъ и жилъ ли мертвый новорожденный младецъ, или нѣтъ, *Pseusiobiognosis*; тѣлъ органическихъ, *Organognosia*.

Распознавательный, *Diagnosticus*.

Распознавать, нать, Dignoscere.

Распознаніе, з. Распознаваніе.

Расположеніе, Constitutio, Dispositio, Praedispositio, *Hexis*, *Schesis*; большое повальное къ болѣзнямъ родотворныхъ отправленій, напр. къ труднымъ родамъ, Metritis, Abortus и т. д. *Metrepidemia*; болѣзненное, C. morbosa, *Diathesis*; воспалительное, *Diathesis* inflammatoria; духа, душевное, Animus, Animi conditio s. affectio, Indoles animae; р. духа буйное, дикое, *Agriothymia*; духа въ которомъ не легко въ гнѣвъ приходятъ, *Aorgesia*, Vacuitas irae; меланхолическое, печальное, *Lypothymia*; духа худое, *Cacopathia*; р. къ болѣзнямъ малое, *Dyspathia*; къ грудной, легочной чахоткѣ, II. 5427; къ золотушной болѣзни, Scrophulosis mitior, *Diathesis* scrophulosa; къ многимъ душевнымъ и тѣлеснымъ страданіямъ,

Polypathia; къ чахоткѣ, II. 5426; наслѣдственное, Dispositio, *Diathesis* hereditaria; тѣла, Habitus corporis, *Hexis;* тѣла здоровое, *Cataschesis*; т. къ болѣзнямъ, *Diathesis;* чесоточное, Dispositio psorica; къ мноимъ страданіямъ, *Polypathia.*

Расположенный, Dispositus, Proclivis; къ болѣзни, Opportunus ad morbum; быть распод. къ болѣзни, Proclivem s. opportunum esse ad morbum; сдѣлать кого къ чему расположеннымъ, Aliquem opportunum facere alicui.

Распространеніе, Expansio, Propagatio.

Распространительный, Extensivus.

Распространять, Extendere.

Распутство, Evagatio.

Растворенie, Solutio, Dialysis; жидкое, II. 8214; металловъ во ртути, Amalgamatio; на первоначальныя вещества, *Anastoechiosis;* рта, *Cheme,* I. 7516; совершенное, *Catalysis*; соковъ, Colliquatio; стекловиднаго тѣла, *Synchysis*; сухимъ путемъ, сухое, II. 8215; производящій р., *Catalyticus.*

Растворенный, Solutus, Rarefactus, Dilutus; Apertus.

Растворительный, Solubilis.

Растворъ, Solutio; виннаго камня, Liquor tartari; гнойной мозговаго существа, *Sphacelismus* cerebri; мышьякоселитренный, II. 8206; пробной Ганемановъ, I. 2313; ртутный въ азотной кислотѣ, Liquor Bellosti; смирны, L. Myrrhae; соленокислаго барита, II. 8209; соленок. железа сложенный, II. 8211; соленок. ж. спиртный, II. 8210; сѣрнокислаго цинка квасцовый, II. 8213; углекислаго кали или поташа, I. 13550; уксусокислой мѣди и солекислаго амміака, I. 2291.

Растворяющій, Solvens, *Lyticus.*

Растенie (з. также Растенія), Planta, *Phyton*; альпиновое, Alpinia; антильское, Caesalpinia; Барбадское, Cedrela odorata; Бартево, Euphrasia Otontites; Бахусово, Baccharis; Бемерово, Boehmeria caudata; Бургавово, Boerhaavia erecta; бѣлоцвѣтное, *Leucanthum*; Валерандово, Samolus Valerandi; Ватерово, Vateria indica; водяное, Hydrophyton; Гейхерово, Heuchera americana; Готтоново болотное, Hotonia palustris; животное, *Phytozoon*; Кемфорово длинное, Zedoaria longa; к. круглое, Z. rotunda; Колинсонова, Collinsonia; Лавзоново, Lavsonia; Линеево, Linnea; Лобеліево, Lobelia; л. надутое, L. inflata; л. противувенерическое, L. syphilitica; раст. маленькое, Plantula; млечное, Cerbera; многоцвѣтное, *Polyanthemum*; окаменѣлое, *Phytolithus*; производящій раст., *Phytogenium*; Ришардово, Richardia; Свертовое долголѣтное, Swertia perennis; Спигелово, Spigelia; Цезальпиново, Caesalpinia; чужеядное, P. parasitica, *Entophyton*; шаровидное, Globularia vulgaris; изъясненіе названій растеній помѣщенныхъ въ Священномъ писаніи, *Hierobotanon*; познаніе свойствъ растеній по наружному ихъ виду, *Phytognomonia*; собраній растеній (травникъ), Herbarium.

Растенія, Plantae; блестящаго желтаго цвѣта, *Heliochrysos*; бобовыя, Leguminosae; голосѣменныя, *Gymnospermae*; губноцвѣтныя, губныя, Labiatae verticillatae; жестколиственныя, Asperifoliae; Злаковыя, Gramineae; имѣющія два нагія сѣмена, *Digymnospermae*; имѣющія двѣ сѣменодоли или два сѣменные листочка, *Dicotyledones*; имѣющія десять тычинокъ, *Decandria*; имѣющія тычинки на чашкахъ, *Calycostemones*; р. коихъ сѣмя заключено въ околосѣменныхъ, *Angiospermae*; кучевыя, Aggregata; лжелепестно-тычинковыя, *Parapetalastemones*; маковидныя, *Rhoeadeae*; многосѣменодольныя, *Polycotyledones*; многотычинковыя, *Polystemones*; налистосѣменныя, *Epiphyllospermae*; носящіе сережки, Amenta; носящія сѣмя въ двухъ коробочкахъ, *Diangiospermae*; носящія цвѣты свои на листахъ, *Epiphyllospermae*; ночью цвѣтущія, *Nyctagineae*; однопластчатыя, односѣменнодольныя, *Monocotyledones*; перечныя, Piperaceae; попеременнотычинковыя, *Allagostemones*; пучковатыя, Malvaceae; равнотычинковыя, *Isostemones*; разщепленныя, *Plexeoblastae*; ремнецвѣтныя, Loranthea; скопленныя, Aggregata; сморчковидныя, *Phalloides*; съ двумя тычинками, *Diandria*; съ нѣсколькими сѣмянами, *Anthemides;* съ попеременными тычинками, *Allagostemones*; съ тычинками не ровной долготы, *Anisostemones*; тайнобрачныя, *Cryptogamae*; чашкоцвѣтныя, *Calycanthemae*; чужеядныя, P. parasiticae; явственно-или явнобрачныя, Phanerogamae; явственно-или явноженныя, *Phanerogyna*; яичкообразныя, *Orchideae.*

Растеньице, Plantula.

Растираніе пищи, Tritura ciborum.

Растирать, з. Тереть.

Растительный, *Phyticus.*

Растопленіе, Liquefactio, *Texis.*

Растоплять, Liquare, Liquefacere.

Растопляться, Liquari, Tabescere.

Растопляющій, *Tecticus.*
Расторопша полевая, Chondrilla juncea.
Растрескиваніе, Decrepitatio.
Растрещатки, *Schismatopterides.*
Растущій, Crescens, Vegetabilis.
Растѣніе, Растѣнія, з. Растеніе, Растенія.
Растягиваніе, Distensio, Tensio, *Ectasis, Tasis*; концовъ сосуда, *Angiotelectasia*; сосудовъ, *Angiotasis*; тѣла вверхъ, *Anatasis.*
Растягивательный, Extensivus.
Растягивать, нуть, Distendere, Extendere, Intendere, Diducere.
Растяженіе, Distensio, *Ectasis*; боевыхъ жилъ, сосудовъ, *Aneurysma*; венъ, Varix, *Cirsos*; симъ страждущій, Varicosus; венъ мошонки, *Varicocele* scrotalis; сѣменнаго канатика, II. 11362; волосососудное, волосныхъ сосудовъ, *Telangiectasia*; грудей (женс. или также муж.) чрезмѣрное, *Gynaecomaston*; желудка болѣзненное, *Gastraneurysmus, Gastrectasia*, Ventriculi dilatatio; жел. умѣренное, *Gastrypectasia, Gastrypectasis*; жизненное, Turgor vitalis; жилъ мошонки, *Cirsoscheum, Oscheocele* varicosa; киловидное венознаго сплетенія пупка, *Varicomphalus*; киловидное венознаго сплетенія яичекъ, *Oscheocele* varicosa, *Varicocele*; киловид. сѣменнаго канатика или протока, *Spermatocele*; кишекъ, *Enterectasia*; кости, *Osteoparectasis*; къ низу, *Catatasis*; матки пузырчатое, *Hydatides* uteri; незначительное, *Hypectasia, Hypectasis*; не помѣрное одной или многихъ костей (въ членосоединеній), *Osteoparectama*; противуестественное какой либо части, *Parectama*; слезнаго мѣшечка, *Dacryocystalgia* varicosa; сосудовъ, *Angiectasia*; сухожильное, *Aponeurosis*; сухож. бедры, Fascia lata; сухож. височное, *Aponeurosis* temporalis; сухож. двуглавой мышицы плеча, I. 2112; сухож. ладонное, A. palmaris; сух. лопатки, A. scapularis; сух. подошвенное, A. plantaris; раст. части произведенное растяженіемъ другихъ частей, напр. опухолью, *Syntasis*; чезмѣрное, *Parectasis*; шейныхъ венъ, Varix collaris; причиняемый растяженіемъ, *Ectaticus.*
Растажимость, Ductilitas.
Растянутый, Extensus, *Tetanus*, a, um.
Растянуть, з. Растягивать.
Расходящійся, Divergens.
Расхожденіе, *Diastasis*; двухъ линій, Divergentia; костей, *Diacinema*; черепныхъ швовъ, *Diastasis* (ossium) cranii; швовъ особенно черепныхъ костей, *Diachalasis*; причиняемый расхожденіемъ, *Diastaticus.*
Расщеленіе, з. Разщеленіе.
Расщелина, Расщепъ, з. Разщелина, Разщепъ.
Ратангія, Ратанія, Ratanhia.
Рафанія, Raphania; острая скоротечная, R. acuta; хроническая, R. chronica.
Раціонализмъ, Rationalismus.
Раціоналистъ, Rationalista.
Раціональный, Rationalis.
Раченіе, Diligentia, Industria.
Ращеніе неправильное рѣсницъ, *Trichiasis.*
Ращелина, з. Разщелина.
Ращепъ, з. Разщепъ.
Рваніе, Ruptio, Vulsura, *Tilmos.*
Рвать (блевать), Vomere, Evomere; разрывать, Rumpere; р. вырывать зубы, Dentes evellere, excutere.
Рвеніе, Ardor, *Zelosis.*
Рвота, Vomitus, Vomitio, *Emesis, Emetos*; беременныхъ, V. gravidarum; гноемъ, гнойная, V. purulentus, *Pyemesis*; гнойн. мнимая, P. spuria; желудочная, V. saburralis; желчная или желчью, V. biliosus, *Cholemesis*; отъ того происходящій, *Cholemeticus*; каломъ, *Copremesis, Ileus*, Miserere; кислая, V. acidus; кровавая, *Haematemesis*; кр. дѣйствительная, H. vera; кр. ложная, H. spuria; кр. притворная, мнимая, H. simulata; рв. мнимая, *Pseudemesis*; мокротою или слизью, *Blennemesis*; молочная (у грудныхъ младенцовъ), V. lacteus; острая, V. acidus; отъ атоніи желудка, V. atonicus; отъ возвышенной раздражительности желудка, V. irritabilis; отъ головокруженія, Vomitio vertiginosa; отъ глистъ, V. verminosus; отъ желудочной грыжи, V. *gastrocoelicus*; отъ заваловъ внутренностей, V. infarctuosus; отъ камней въ желудкѣ, V. bezoardicus; отъ обремененія желудка, V. saburralis, V heluonum; отъ остановленнаго отдѣленія мочи, V. urinosus; отъ отвердѣнія пищепріемнаго канала, V. callosus; отъ почечныхъ болѣзней, V. nephriticus; отъ пьянства, V. potatorum; отъ пьянства и погрѣшности въ діэтѣ, V. crapulosus; отъ слабости желудка, V. atonicus; отъ ѣханія, ѣзженія, V. curru vehentium; перемежающаяся, V. febricosus; притворная, V. simulatus, *Pseudemesis*; прожоръ, V. heluonum; производимая щекотаніемъ въ горлѣ, II. 12114; произвольная, V. voluntarius; пьяницъ, V. potatorum; родительницъ, V. parturientium; рѣши-

тельная, критическая, V. criticus; слизистая, слизью, V. pituitosus; слиз. мнимая, *Pseudoblennemesis*; случающаяся въ утреннее время или по утру, утренняя, V. matutinus; съ желчью, *Cholemesia*; съ молокомъ у грудныхъ младенцевъ, V. lacteus; съ трудностію, *Dysemesis*; судорожная, V. spasmodicus; сырная (у дѣтей), *Tyremesis* infantum, *Tyrosis*; рвота у стариковъ, V. grandaevorum; черная, V. niger; черножелчная, V. atrabiliarius; чрезмѣрная, по употребленіи рвотныхъ лекарствъ, *Hyperemesis*; ѣдущихъ, V. curru vehentium; изверженное рвотою, *Emesma*; рвотою причиняемый, *Emeticus*; имѣть позывъ на рвоту, Nauseare; производящій легко рвоту или тотъ, у кого легко рветъ, *Euemes*; страсть (врача или больнаго) къ употребленію рвотныхъ, *Emetomania*; возбудить, произвесть рвоту, Vomitum extrahere, evocare, concitare, facere, excitare, movere, creare, Vomitionem ciere; остановить рвоту, Vomitionem sustinere, cohibere; извергать рвотою, Vomitu egerere, Reddere vomitione, Ejicere stomacho.

Рвотнослабительный, *Emetocatharticus*.

Рвотный, *Emeticus*, Vomitorius, Vomicus, Vomitius.

Рдяность лица, Gutta rosacea.

Реагенція, Reagentia.

Реалгаръ, Arsenicum rubrum.

Ребенокъ, Infans.

Ребеночекъ, Puellus, *Paedion*.

Ребра, Costae; верхнія оба, *Antistrophae*; вторичныя, Costae secundariae; истинныя, C. legitimae; ложныя, C. spuriae; мѣста между ребрами, Intervalla intercostalia.

Ребристый, Costatus.

Ребро, Costa, *Pleuron*; верхнее первое, Costa prima, *Catacleis*.

Ребяческій, Puerilis; поступки ребяческія, Puerilitas.

Ребячество, Puerilitas.

Ревень, Rheum, Rhabarbarum, Rha; дланелистный, копытчатый, Rh. palmatum; излучистый, Rh. undulatum; Персидскій, Rh. Ribes; плотный, Rh. compactum; помѣсный, Rh. hibridum; Русскій, сибирскій, Rh. moscoviticum, sibiricum; сиб. червонный, черепковый, Rh. Rhaponticum; струйчатый, Rh. undulatum; южный, Rh. australe.

Ревматизмъ, *Rheumatismus*, Fluxio, Fluxus, *Rheuma*; болящій, R. dolorificus; воспалительный, I. 2941; застарѣлый, R. inveteratus; истинный настоящій, R. verus; летучій, R. vagus; ложный, R. spurius; маскированный, R. larvatus; неболящій, R. non dolorificus; недавній, нелихорадочный, R. apyreticus, non febrilis, recens; нервный, R. nervosus; обычный, привычный, R. habitualis; острый, скоротечный, R. acutus; перемежающійся, R. intermittens; переходящій, R. vagus; постоянный, R. fixus; поясничный ложный, II. 6919; привычный, продолжительный, хроническій, R. chronicus; шеи, *Angina* rheumatica, R. faucium; страждущій ревматизмомъ, отъ его происходящій, *Rheumaticus*.

Ревматическая болѣзнь; простуда, флюсъ, з. Ревматизмъ.

Ревматическій, *Rheumaticus*.

Ревностный, Studiosus.

Ревность, Aemulatio, Suspicio nimia, *Zelos*, *Zelosis*; страстная, *Zelotypia*.

Реглиссъ, Pasta liquiritiae.

Регулы, Menstruatio.

Редукторъ, Reductor; для исправленія спиннаго хребта, R. spinae dorsi.

Резина упругая, Resina elastica.

Резиникъ кагуху, Siphonia elastica.

Рекрутъ, Tiro, Novus miles.

Рексія сѣдоватая, сѣдѣющая, Rhexia canescens.

Религія, Religio; преданность къ ней, Religiositas.

Ремень, Lorium.

Ремесленникъ, Opifex.

Ремесло, Opificium.

Ремешекъ, Ligula.

Ремнецвѣтникъ, Loranthus.

Реомюрія червообразная, Reaumuria vermiculata.

Репейникъ, Arctium Lappa; Agrimonia Eupatoria; большой, A. majus; малый, A. minus.

Репродуктивный, Reproductivus.

Реторта, Retorta.

Рецептура, Receptura.

Рецептъ, Formula.

Решето, Cribrum, *Ethmos*.

Решетоподобный, *Ethmodes*.

Решетообразный, *Ethmodes*.

Решетчатый, *Ethmodes*.

Ржа, з. Ржавчина.

Ржавистый, Ferrugineus.

Ржавить, Rubiginare.

Ржавый, Ferrugineus, Aeruginosus.

Ржавчатый, Ferrugineus.

Ржавчина, Ржа, Rubigo; на желѣзѣ, Ferrugo, *Ios*; на мѣди, Aerugo; на хлѣбѣ, въ хлѣбныхъ растеніяхъ, Uredo, Rubigo, Uredo segetum, *Erysibe*; купоросная, I. 9367.

Риверієво питье, з. Питье Риверієво.

Ринопластика, *Rhinoplastica*.

Рисъ, Oryza, O. sativa.

Рихардія, Richardia; рвотная, R. emetica; шероховатая, R. scabra.

Робертова трава, Geranium Robertianum.

Робинія, Робинь сибирская, Robinia Caragana.

Робкій, Timidus, Pavidus.

Робость, Timiditas, Animi dejectio.

Рога, Cornua, *Cerata*; большихъ желудочковъ мозга, I. 6273; накожные, Cornua, C. cutanea; околосердія, C. pericardii; щитообразнаго хряща, I. 6261; язычной кости нижніе, I. 6265; збитіе роговъ, Rejectio cornuum.

Рогастъ, *Hypecoum*.

Рогатый, Cornutus.

Рогачъ, Lucanus Cervus.

Рогашки (водяныя), Nuculae aquaticae.

Роговидный, *Ceratodes*.

Роговикъ полудесятый, Cerastium semidecandrum.

Роговый, Corneus.

Рогожа, Malta.

Рогоза широкая, Рогосъ широколиственный, Typha latifolia.

Рогоносецъ, Cornutus, *Ceratias*.

Рогъ, Cornu, *Ceras*; аммоновъ, II. 4223; р. изобилія, C. copiae; мозга задній, I. 6259; м. нижній, I. 6257; олеactive, C. cervi; ол. жженный, бѣлый и черный, I. 6256; ол. скобленный, Rasura cornu cervi; имѣющій рога, *Ceratias*; нарощеніе роговое, *Ceratiasis*.

Родившая уже нѣсколько разъ, Multipara.

Родившійся, Natus; впредъ ногами, *Agrippa*.

Родильница, Puerpera, Parturiens, *Lochos*; домъ повивальный, для пріема и призрѣнія родильницъ, *Lochodochium*.

Родильный, Puerperus, Puerperalis.

Родины (послѣ-родильное время), Puerperium.

Родимецъ, *Eclampsia* puerilis; (у лошадей) Vesania equorum; скоропреходящій, *Eclampsia*.

Родимый, Nativus.

Родить, Parere, Partum edere s. excludere, Eniti; род. двойней, Dare partu geminam prolem; Gemellos eniti; род. преждевременно, выкинуть, Abortum facere, pati, Partum immaturum s. foetum abortivum edere; род. слабаго младенца, Imbecillum edere; тяжело р., тяжелые, трудные роды имѣть, Difficilem edere partum; легко р., Facile utero uti.

Родовспомогатель, Medicus obstetricius, Obstetricator, *Maeeuter*.

Родовспомогательный домъ, Domus obstetricia publica.

Родоначальникъ, Progenitor, Propator.

Родословіе, *Genealogia*.

Родотворный, Genitalis.

Родъ, Genus, Species, Stirps; человѣческій, G. humanum.

Роды, Partus, Enixus, *Tocos*, *Apocyesis*; доношенные, P. maturus; р., у коихъ младенецъ раждается впередъ ногами, P. agripparum; естественные, P. naturalis; задницею, II. 3877; затылкомъ, II. 3886; зрѣлые, P. maturus; искуственные, P. artificialis; искуственные преждевременные, II. 3891; кесарскіе, P. caesareus; колѣнами, II. 3880; лбомъ, P. fronte praevio; лицемъ, II. 3878; легкіе, легко совершающіеся, *Eutocia*; макушкою, II. 3898; медленные, P. tardus; начинающіеся, P. incipiens; недоношенные, P. immaturus; неправильное, необыкновенные, P. abnormis, *Allotriotexis*; несовершенные, P. imperfectus; ногами, P. agripparum; оконченные, P. finitus; оканчивающіеся, P. finiens; опоздалые, переношенные, поздные, P. serotinus; посредствомъ вскрытія матки, P. caesareus; преждевременные, P. praecox, immaturus, praematurus, *Omotocia*; притворные, P. simulatus; продолжающіеся, P. progrediens; противуестественные, P. praeternaturalis; ранніе, P. immaturus; сближающіеся, P. adpropinquans; семимѣсячные, P. septimestris; скоропоспѣшные, P. praecox; слишкомъ скоро совершающіеся, *Ocytocon*, P. celer; совершающіяся, P. progrediens; совершенные, P. maturus, perfectus; сухіе, т. е. въ коихъ почти нѣтъ зародышевой воды, P. siccus; тяжелые, трудные, P. laboriosus, difficilis, *Dystocia*; тѣмянемъ, II. 3896; р. слишкомъ скоро совершающіеся, *Ocytocon*, P. celer; р. утаеваемые, P. celatus; Причиняемый родами, *Ticticus*; мучиться родами, Parturire; р. близкіе, р. предстоятъ, Instat prope partus, Mulieri adest partus, Partus appropinquat; облегчить роды, Faciliorem facere partum; ускорить р., Partum accelerare.

Рожа (болѣзнь), *Erysipelas*; съ антоновымъ огнемъ, E. gangraenosum; Астурійская, *Lepra* asturiensis; безълихорадочная, летучая, непостоянная, блуждающая, *Erythema* fugax; внутрь скрывшаяся, *Erysipelas* retrogressum; въ лицѣ, E. faciei; гастрическая, E. gastricum; гнилостная, E. septicum; желудочная, E. gastricum; злокачественная, E. malignum; Идіопатическая, E. idiopathicum; истинная, E. verum; Медіоланьская, *Lepra* mediolanensis; мѣстная, E. locale; нелихорадочная, *Erythema*; непостоянная, E. fugax; нервная, E. nervorum; новорожденныхъ, E. neonatorum; общая, E. universale; обыкновенная, E. vulgare; обычная, привычная, E. habituale; переносная, E. metastaticum; постоянная, E. fixum; первоначальная, E. protopathicum; поясовидная, *Zoster*, *Zona*; пребывающая на одномъ мѣстѣ, E. fixum; припадочная, E. symptomaticum; простая, E. legitimum; пузырчатая, E. pustulosum; сложная, E. compositum; сопряженная, E. complicatum; сочувственная, истинная, настоящая, E. sympathicum, verum; съ воспалительною опухолью, E. inflammatorium; съ отекомъ, E. oedematodes; хроническая, E. chronicum.

Рожа (раст.), Alcea s. Malva rosea; американская, Hibiscus Sabdariffa; дамаская, Rosa damascena; дикая, полевая, Althaea, Malva; Ерихонская, I. 1267; филя, Althaea rosea.

Рожденіе, Generatio, Nascentia, Nativitas, *Cyotocia*, Texis, *Tocos*, *Physis*; близнецовъ или двукратное, *Ditocia*; воздуха внутри тѣла, *Aërosis*; дѣтей, *Paedopoea*, *Tecnopoea*, *Tecnogonia*; животныхъ, живыхъ, *Zootocia*, *Zoogonia*; жив. во внутренностяхъ, *Entozoogenesis*; необыкновеннаго плода, *Allotriotexis*; неопредѣлительное, Generatio aequivoca; органическаго тѣла посредствомъ постепеннаго присоединенія частицъ, само по себѣ, *Epigenesis*; хорошихъ дѣтей, *Callitocia*.

Рожденный, Natus.

Рождество, Nascentia, Nativitas.

Рождественный, Natalis.

Рожевидный, *Erysipelatosus*, *Erysipelatodes*.

Рожекъ, з. Рожокъ.

Роженица, з. Родильница.

Рожечикъ весноватый, крылатый, Strombus lentiginosus.

Рожечникъ, Ceratonia; желтый, Glaucium luteum; обыкновенный, Glaucium phoeniceum.

Рожистый, *Erysipelatosus*.

Рожки, Cornua; Ceratonia Siliqua; Secale cornutum; козовы, козьи, Bidens tripartita; копчиковыя, Cornua coccygea; крестцовой кости, C. sacralia; матки, маточные, C. uteri; основные, C. sphenoidalia; сладкіе, Siliqua dulcis; у насѣкомыхъ, Antennae; хлѣбные, черные, Secale cornutum; язычной кости, I. 6266.

Рожки (лекарскіе), з. Банки.

Рожокъ, Cornu, Corniculum.

Рожъ, Secale; индійская, Sorghum vulgare; обыкновенная, Secale cereale; рогатая, S. cornutum.

Роза, Rosa; блѣдная, R. pallida; блѣдноцвѣтная, полная, столистная, R. centifolia; бѣлая, R. alba; дамаская, R. damascena; желтая, R. lutea; коряцкая, Rhododendron chrysanthum; красная, R. rubra; мохнатая, R. villosa; мушкатная, R. moschata; полевая ползучая, II. 7078; ржавоцвѣтная, R. rubiginosa; Сибирская, подснѣжная, Rhododendron chrysanthum; утренная, Mirabilis Jalappa; шиповникъ, R. canina.

Розанъ, Розонъ, каменный, Cistus.

Розга, Virga, *Rhabdos*; золотая, Solidago virgaurea; розгами сѣчь кого, Caedere vel castigare aliquem virgis.

Розинька жемчужная, Unio margaritifera; животная, U. (муа) pictorum.

Розмаринъ, Rosmarinus; аптечный, садовый, R. officinalis.

Розовидный, Rosaceus.

Розовый, Roseus.

Розсолъ, з. Разсолъ.

Розысканіе, Inquisitio, Recognitio, Scrutatio, Perscrutatio.

Розыскъ, з. Розысканіе.

Рокомболъ, Allium Victorialis.

Рокъ, Fatum.

Ромашка обыкновенная, Matricaria Chamomilla; римская, Anthemis nobilis, Chamomilla romana.

Ромбовидный, ромбовый, Rhombiformis, Rhombeus, *Rhombodes*, Rhomboideus.

Ромбоидальный, *Rhombodes*.

Ромбъ, *Rhombus*.

Роменъ, Anacyclus officinarum.

Роменникъ Миконія, Pyrethrum Myconi; ромашковый, P. Parthenium.

Ромъ, Spiritus sacchari.

Роса, Ros, genit. roris; каменная, Tubularia Acetabulum; медовая, Albigo mellea, Mellago; солнечная, Rorella; солн. долголистная, Drosera longifolia; солнечная круглая или круглолистная, D. rotundifolia; росить, Rorare; р. падаетъ, Rorat.

Роскошествующій, Luxurians.

Роскошный, Luxurians, Luxuriosus.

Роскошь, Luxuria, Luxus.

Росмаринъ, з. Розмаринъ.

Росникъ, з. Росянка; обыкновенный, Alchemilla vulgaris.

Росница, з. Росянка.

Росолъ, з. Разсолъ; виноуксусной соли, I. 13549; нашатырно-водочный, I. 13609; нашатырно-пряный, I. 13554; оленерожно-янтарный, I. 13539; уксусо-нашатырный или уксусо-нашатырный Миндерсровъ, I. 13533; янтарно-оленорожный, I. 13545.

Россолъ, з. Разсолъ.

Ростконосъ, *Blastophorus.*

Ростокъ, Germen, *Blastc*, *Blastema.*

Ростопроизводство, Reproductio.

Рострогъ, Teucrium Chamaedrys.

Ростъ тѣла, Statura, St. corporis; козій (раст.), Veronica Beccabunga.

Росянка, Drosera; англинская, D. anglica; длиннолистная, D. longifolia.

Ротангъ, Calamus; р. драконъ, C. Draco; каменный, C. petraeus; р. канатъ или канатный, C. rudentum; настоящій, C. verus.

Ротаки, (Bot.) *Stomata.*

Ротокъ, Oscillum, Osculum.

Ротъ, Os, genit. oris, *Stoma*, genit. *stomatis*; выполоскать р. холодною водою, Fovere, eluere os aqua frigida; открыть р., Hiare (os); р. открытый, ротъ съ оскаливаніемъ зубовъ, Rictum, Rictus; безъ рта, *Astomus*; ко рту принадлежащій, отъ его происходящій, *Stomaticus*; недостатокъ рта, *Astomia*; состояніе рта цынготное, *Stomacace*; р. сросшійся, Os imperforatum; у него изъ рта воняетъ, Os olet, Os ei foetet; человѣкъ съ маленькимъ ротикомъ, *Phoxochilus.*

Ртутный, *Hydrargyricus*, Mercurialis.

Ртуть, *Hydrargyrum*, Mercurius, M. vivus; алкалическая, M. alcalisatus; водотворно-іодино-кислая, H. jodatum; двухлористая, H. bichloratum; камедистая Пленкова, M. gummosus Plenkii; односѣрнистая, I. 11387; однохлористая, H. chloratum; осадочная, осажденная бѣлая, H. ammonio-muriaticum; осахаренная, M. saccharatus; осѣренно-сурьмянная, H. stibiato-sulphuratum; Пленкова камедистая, M. gummosus Plenkii; самосѣвшаяся, M. calcinatus; селитрокислая, H. nitricum; синильно-кислая, H. bicyanatum s. zooticum; сладкая, M. dulcis, Calomel; соле- или соляно-кислая, H. muriaticum; услащенная, M. dulcis, H. chloratum; съ медомъ, M. mellitus; уксусокислая, H. aceticum; фосфорно-кислая, I. 11395; черная полукисленная, I. 11383; употребленіе ртути, *Hydrargyrosis*; черная полуокисленная, H. ammoniato-nitricum oxydatum; втираніе ртутью, *Hydrargyranatripsis*; происходящій отъ ртути, Mercurialis, *Hydrargyricus.*

Рубашка, Indusium, (у мущинъ) Subucula; руб. или плева, въ которой иногда младенецъ выходитъ на свѣтъ изъ матерней утробы, Galea.

Рубецъ, Cicatrix, *Ule*; (первый желудокъ у живот. отрыг. жвач.) Rumen (также Reticulum); образованіе рубца, Cicatrisatio; заживлять рану рубцемъ, споспѣшествовать къ образованію его, Ad cicatricem producere vulnus, Cicatricem vulneris ducere, Vulneri cicatricem inducere; къ заживленію рубцомъ, Ad inducendam cicatricem; покрываться рубцами, Cicatricem recipere s. ducere, Cicatricare; по образованіи рубца, Post inductam cicatricem; производящій рубецъ, имъ причиняемый, *Uloticus.*

Рубль, Rubellus, Uncialis Russicus.

Рубцоватый, Рубцовый, Cicatrisatus.

Рубцы яичниковъ, Cicatrices ovariorum.

Рубчатый, Cicatrisatus.

Рубчикъ, Cicatricula; Bot. Hilum, Umbilicus.

Руда, *Metallum*, Minera, *Chalcos.*

Рудокопня, Minera, Fodina.

Рудословіе, *Metallurgia.*

Рудословный, *Metallurgicus.*

Рудословъ, *Metallurgus.*

Ружье, Sclopetum, Sclopus s. Tubus ignivomus; воздухострѣльное, духовое, Sclopet. pneumaticum.

Рука, Manus, *Cheir*; лѣвая (шуйца, шуяя), M. sinistra; правая (десная, Десница), M. dextra; ладонью внизъ обороченная, M. prona; хребтомъ внизъ обороченная, M. supina; безъ руки, *Achir*; дѣйствующій равно или обѣими руками, *Ambidexter*; леченіе посредствомъ соприкосновенія руками, *Chirapsia*, Manutigium; поворотъ ея внутри, Pronatio; пользованіе больнаго или члена тѣла рукою, *Chirismus*; пользующійся посредствомъ рукъ, *Chiriatros*; собственно кисть руки, Manus; сколько можно захватить рукою, Manipulus.

Рукавовидный, Ascidiformis.

Рукавъ, Manica, *Ascidium* (Bot.); Reticulum; матки, маточный, Vagina uteri, *Peris*, *Elytron*, *Colpos*; къ нему принадлежащій, *Colpicus*; двойный, *Dihysteria* (собств. двойная матка); искуственныя выдѣлыванія частей рукава матки и ея устья, дабы видѣть постепенныя перемѣны во время беременности, *Hysteroplasmata.*

Рукоблудіе, Masturbatio, Onania, Onanismus, *Acdoeogargalismus.*

Рукоблудникъ, Рукоблудѣй, Mastuprator, Masturbator.

Рукоблудить, Masturbare.

Руководство, Institutio, Instructio; *Enchiridium.*

Рукогаданіе, *Chiromantia.*

Рукогадатель, *Chiromanta*, *Chiromantis.*

Рукодѣйствіе (з. также Операція), Manipulatio; ладонное, M. volaris; врачебное, Operatio; однѣми руками, O. manualis; посредствомъ инструментовъ, O. instrumentalis; спинное, M. dorsalis.

Рукомѣрятель, *Brachiometrum.*

Руконогія, *Brachiopoda.*

Рукописаніе, *Chirographum.*

Рукоплесканіе, Plausus, Applausus.

Рукоцвѣтъ, Cheiranthus; желтый, Ch. cheiri.

Рукоятка, Manubrium, *Enchiridium*; грудины, M. sterni; молотка, M. mallei; ножа, M. scalpelli s. cultri.

Румяна, з. Румяны.

Румяненіе, Usus fuci, *Callopismus.*

Румянецъ, Rubor, R. faciei; блѣдный, R. dilutus; живой, R. ardens; на щекахъ, Genae rubicundae; у него р. на щекахъ, Ei rubor est.

Румяниться, бѣлиться, Fucare, Infucare.

Румянка, Румяна, Echium; обыкновенная, E. vulgare.

Румяность, з. Румянецъ.

Румяны, Румяна, Fucus, Pigmentum, *Chroma*; бѣлила, *Psimithion*; черныя (для бровей или нижнаго вѣка), *Stibi*, *Stimmi.*

Румяный, Rubicundus, Puniceus.

Румянце титечное, Areola.

Русый, Flavus, Rufus.

Рута, Ruta; гусиная, козья, Galega officinalis; горная, Peganum; луговая, Talictrum flavum; обыкновенная, садовая, R. graveolens; полевая, Fumaria officinalis; степная, I. 3119.

Ручей, Rivus.

Ручейникъ, Fontinalis antipyretica.

Ручка, Manicula; Богородицына, Osmunda Lunaria.

Рыба (з. также Рыбы), Piscis, *Ichthys*; бѣшенная, Clupea Alosa; анатомія рыбъ, *Ichthyotomia*; питающійся рыбами, *Ichthyphagus*, *Ichthyophagus.*

Рыбоописаніе, *Ichthyologia.*

Рыбоѣдъ, *Ichthyophagus.*

Рыбы, Pisces; брюхоперныя, P. abdominales, *Catopodes*; голобрюхія, P. *apodes*; горлоперыя, P. pigulares; грудоперыя, P. thoracici; костистыя, P. spinosi; неполножаберныя, P. *branchiostegi*; окаменѣлыя, *Ichthyolithos*; хрящевато-перыя, P. *chondro-pterygii*; хрящеватыя, P. cartilaginei.

Рыганіе, Ructatio; болѣзненное, Morbus ructuosus; частое, Ructitatio.

Рыгота, Ructatio, Ructus.

Рыданіе, Ejulatio, Gemitus, Lamentatio.

Рыжеватый, Subrufus.

Рыженькій, Rufulus.

Рыжикъ, ранній, желтый, Agaricus deliciosus.

Рыжій, Rufus.

Рыжокъ, з. Рыганіе и Рыжикъ.

Рыжуха, з. Рѣжуха.

Рыло, Rostrum, *Rhynchus*; ослиное, Anchusa officinalis; съ длиннымъ рыломъ, *Macrorrhynchus.*

Рыльцо львиное, Antirrhinum vulgare; матки, маточное, Collum uteri; Os uteri.

Рысій, *Lynceus.*

Рысь, *Lynx.*

Рытвякъ слабительный или проносный, Trichilia cathartica.

Рыхлость десенъ, *Stomacace*; костей, *Osteoporosis*, *Osteopsathyrotes.*

Рычагъ, Vectis, Elevatorium; втораго рода или одноплечный, V. *homodromus*; двуплечный или перваго рода, V. *heterodromus*; искривленный, угловатый, V. angularis.

Рѣдкобрадый, Raribarbatus, Raribarbus.

Рѣдковласый, Raripilosus, Raripilus.

Рѣдкій, Rarus, *Manos.*

Рѣдкости природы, Rariora naturae.

Рѣдкость, Raritas, *Manotes*; волосъ на головѣ, *Xerasia*; зубовъ, R. dentium.

Рѣдька, Raphanus, *Rhaphanidion*, *Rhaphus*; *Rhapus*; полевая, R. Raphanistrum; садовая, R. sativus.

Рѣжуха, Nasturtium; водяная, N. aquaticum.

Рѣзать, Secare, Incidere.

Рѣзвость, Petulantia.

Рѣзецъ, Scalprum, Scalptorium, *Smile*; копытный, Rasorium ungulare.

Рѣзный, Caelatus, *Glyptos.*

Рѣзцы (зубы), Dentes incisivi.

Рѣзуха, Myagrum; скальная, Androsace.

Рѣзь въ животѣ, въ кишкахъ, Tormina, T. alvi, T. ventris, Tormenta intestinorum, *Colica*; у дѣтей, T. infantum.

Рѣзь, з. Рѣзуха.

Рѣка, Flumen, Amnis, Fluvius.

Рѣпа, Rapa; Brassica Rapa; Raphanus, *Rhaphus*, *Rhapus*; дикая, нѣмецкая, Brassica Napus; земляная, Helianthus tuberosus; параличная, Bryonia alba.

Рѣпикъ, Eupatorium cannabinum.

Рѣпникъ, Rapistrum.

Рѣпничекъ, Barbarea.

Рѣповидный, Рѣпообразный, Napiformis, *Rhaphanedon.*
Рѣповикъ, з. Рѣпникъ.
Рѣпуй синій, Bryonia alba.
Рѣсница, Cilium, *Blepharis;* потеря рѣсницъ, *Madarosis;* загнутіе, заворотъ, направленіе ихъ къ глазу, *Trichiasis.*
Рѣсничный, Ciliaris.
Рѣченіе, з. Рѣчь.
Рѣчный, Fluvialis.
Рѣчь (з. также Произношеніе), Loquela, Sermo, Oratio, Logos, *Phrasis;* гордая, Superbiloquium, Superbiloquentia; медлительная, прерывистая, *Barylalia;* скорая, Sermo expeditus; трудная, *Barylalia, Dyslalia.*
Рѣшать, Decernere, Judicare.
Рѣшеніе, Judicium, Sententia; болѣзни, *Crisis;* вступленіе рѣшенія б. или критическихъ испражненій (не свареннои матеріи) преждевременное, *Procrisis, Procrisis;* рѣш. дышалъ ли мертвый новорожденный младенецъ, или нѣтъ, Pneobiomantia; препятствующій противный ему, *Anticriticus;* невступленіе или неявленіе его въ свое время, *Acrisia.*
Рѣшето, з. Решето.
Рѣшительный, Decretorius, *Criticus.*
Рѣшиться, Decerni; р. тѣмъ же самымъ образомъ (о болѣзни), Eandem crisin habere.
Рюмка, Cyathus, *Scyphus.*
Рябина (дерево), Sorbus; дикая, Tanacetum vulgare; птичная, птичья, S. aucuparia; домашная, кримская, садовая, S. domestica.
Рябина, Рябинка, знакъ оставшійся послѣ оспы, Scrobiculus s. Vestigium, s. Nota, s. Cicatrix variolarum.
Рябинка, Achillea Millefolium.
Рядъ, Ordo, *Stoechos, Phalanx;* р. деревъ, *Orchos;* зубовъ, имѣющій видъ пилки, *Prion;* рѣсницъ двойной, *Distichia.*
Ряды зубовъ, Series dentium; костей ручныхъ перстовъ, II. 4288.
Ряса, 1) Vestis sacerdotalis; 2) Lemna; водяная, болотная, L. minor.
Ряска, з. Ряса.

С.

Сабадилъ, Veratrum Sabadilla.
Сабдарифа, Сабдарифанъ, Hibiscus Sabdariffa.
Сабельникъ, Comarum, *Iris, Iris* pseudoacorus, I. germanica; меньшій, Acorus adulterinus, A. Calamus; раменный, C. palustre.
Сабина, Juniperus Sabina.
Саблевидный, Acinaciformis.
Сабуральный, Saburralis.
Сабуръ, C. Алой, Aloë, A. vulgaris; американскій, Agave americana; древовидный, A. arborescens; камеллина, A. Comellini; колосистый, A. spicata; лошадинный, A. caballina; печеночный, A. hepatica; сквозолистный, A. perfoliata; сукотринскій, A. socotrina; чертовый, Cucumis Colocynthis; чистый, A. lucida.
Сагапенъ, Sagapenum, Gummi Sagapenum.
Саго, Сагу, Sago, Cycas circinalis; Granula Sagu; бѣлая, Sago alba; красная, S. rubra.
Саговникъ, Metroxylon; Руффія, M. Ruffii.
Сагопенъ, з. Сагапенъ.
Сагу, з. Саго.
Саднѣніе кожи, Attritio, *Darsis.*
Садно, Attritio, Attritus, Excoriatio, *Paratrimma;* отъ сѣдла, A. ab ephippio.
Садъ, Hortus, *Cepos;* ботаническій, H. botanicus; овощный, H. olitorius.
Сажа, Fuligo, *Asbole;* блистящая, лоснящаяся, F. splendens; отъ с. происходящій, *Asbolicus.*
Сажаніе, Саждeніе, Саженіе, Plantatio, *Phyteusis.*
Саженецъ, Саженный лукъ, Allium Cepa.
Сайга Египетская или пряморогая, Antilope Oryx.
Сайганъ, Doronicum, D. Pardalianches; суставчатый, D. scorpioides.
Салатъ, Acetaria; Lactuca sativa; дикій, L. Scariola; заячій, Sonchus oleraceus; морской, Cochlearia officinalis; цвѣтной, Tropaeolum majus; ядовитый, Lactuca virosa.
Саламандра, Salamandra terrestris; водяная, Lacerta lacustris.
Саливація, Salivatio.
Салицинъ, Salicinum.
Сало, Adeps, Pinguedo, Sevum, *Lipa, Pion, Stear;* бараные, Sevum ovillum; бычачье, S. taurinum, S. bovinum; волчье, Axungia lupi; ворвaное, *Ichthyelaeum;* змѣйное, Axungia viperarum; китовое, Adeps ceti; козловое, S. vervecinum; козье, S. hircinum; медвѣжье, Axungia ursi; оленье, S. cervinum; рыбье, Adeps

piscariae; свиное, Adeps suillae; свиное очищенное, I. 3398; на сало похожій, *Steatodes.*

Салородъ, *Stearina.*

Сальникъ, Omentum, *Epiploon*; большой, желудочно-ободошный, O. magnum; малый, желудочно-печенковый, меньшій, O. *gastro-hepaticum*; къ сальнику относящійся, *Epiploicus*; неимѣющій сальника, *Anepiploicus.*

Сальница антекарская, Symphytum officinale.

Сальничный, Omentalis.

Сальный, Sebaceus, *Steatinus*, *Steatodes.*

Самара, Samara.

Самбукъ, Sambucus Ebulus.

Самвикъ (дерево), Sambucus nigra.

Самка, Femina.

Самоваръ, *Authepseta*, *Authepsa.*

Самовидѣніе, *Autopsia.*

Самовозгорѣніе, Combustio spontanea.

Самодвигъ, *Automatos*; человѣкообразный, *Androida.*

Самодержавіе природы, *Autocratia* naturae.

Самодѣятельность натуры, *Autocratia* naturae.

Самоль, Samolus Valerandi.

Самолюбецъ, Egoista.

Самолюбіе, Egoismus, *Autophilia.*

Самоособность, Individualitas.

Самоособое, Individuum.

Самопроизведеніе, *Autogonia.*

Самопроизводящій, *Autogonus.*

Самопроизвольный, Spontaneus.

Самораждающійся, *Autogonus.*

Саморазсматриваніе, *Autopsia.*

Саморастлѣніе, Masturbatio, Onania.

Самородный, Nativus.

Самозажденіе, *Autogonia.*

Самосовѣденіе, Conscientia sui s. sui ipsius.

Самостоятельный, Substantialis.

Самострадательный, *Idiopathicus.*

Самосуществуемость, *Autonomia.*

Самоубійство, Suicidium, *Autoctonia*, *Idioctonia*, *Autochiria.*

Самоубійца, Suicida, *Idioctonus*, *Autochir*, *Autoctonos.*

Самоучка, *Autodidactus.*

Самохвалъ, Jactator.

Самнишъ, з. Самшитъ.

Самшитъ, Buxus, B. sempervirens.

Самъ, Ipse, *Autos.*

Сангвиническій, Sanguinicus.

Сандалъ, Santalum; бѣлый, S. album; желтый, S. citrinum; красный, S. rubrum.

Сандальникъ красный, Pterocarpus santalinus.

Сандарака, Сандаракъ, Сандарика, Сандеракъ, Сандарикъ, Juniperus communis, Sandaraca, Gummi Juniperi; отборная, G. Junip. electum.

Сандвичь-желтуха, Lepidium Piscidium.

Саникель, Саникуль, Sanicula europaea.

Саплей-Аиръ, Acorus asiaticus.

Сапанъ, бразильское дерево, Caesalpinia Sappan.

Сапожки кукушкины, Cypripedium Calceolus.

Сапожокъ, Cypripedium Calceolus, Calceolus Marianus.

Сапъ, С. лошадиный, Malleus humidus, *Malis*; овецъ, I. 4641; собакъ, Lues canum.

Сарана красная, кр. турецкая, Lilium Martagon.

Саранча перелетная, Gryllus migratorius; питающійся саранчею, *Acridophagus.*

Сардель, з. Анчоусъ.

Сардоническій, Sardonius, Sardonicus.

Саркоколла, Penea Sarcocolla.

Сарсапарель, з. Сарсапариль.

Сарсапариль, Сарсапарель, Sarsaparilla, Smilax Sarsaparilla; нѣмецкая, S. germanica.

Сассафрасъ, Sassafras, Persea Sassafras.

Сатира, Satyra.

Сатиръ, Satyrus; бѣлая (раст.), з. Сатирій.

Сатирій, Сатиръ бѣлый, Orchis bifolia.

Сахарникъ, Saccharum officinarum.

Сахарный, Saccharinus.

Сахаръ, Saccharum; канарскій, S. canariense; маслянный, Elaeo-saccharum; молочный, S. lactis; обыкновенный, S. album; перловый, Manus christi; простой, Sal sacchari; пѣсочный, II. 7195; рафинадъ, S. raffinatum; розовый, Rhodo-saccharum; сверточный, S. penidium; свинцовый, Plumbum aceticum, S. saturni; ячменный, S. hordeatum.

Сбитіе копытъ, Attritus calcium; роговъ, з. Сбрасываніе роговъ.

Сбойна маслиная, *Amurca.*

Сбористый, Plicatus.

Сборный колокольчикъ, Campanula glomerata.

Сборъ (травный медикаментовъ), Species; ароматическій, S. aromaticae; бакаутный сложный, II. 8335; вѣтрогонный, S. carminativae; головный, S.

cephalicae; грудный, S. pectorales; грудный Бургавовъ, II. 8345; для головной примочки, II. 8344; для горькаго вина, II. 8355; для горькаго отвару, II. 8350; для куренія, II. 8339; для примочки, II. 8337; для припарки, S. ad cataplasmata; для промывательнаго, S. ad enema; для ранъ, S. vulnerariae; для чаю, II. 8354; колпачный, II. 8343; курительный, II. 8339; мягчительный, S. emollientes; отъ водяной болѣзни, отъ отеку, II. 8351; отъ цынги, II. 8352; полоскательный, S. pro gargarismate; просвирняка сложный, II. 8338; разрѣшительный, S. resolventes; сабурный, S. aloëticae; слабительный, S. laxativae; успокоивающій, S. sopientes.

Сбрасываніе роговъ, Rejectio cornuum.

Сваливающійся, Caducus.

Свареніе болѣзненной или болѣзнетворной матеріи, *Pepansis*, *Pepasmos*, Coctio materiae morbosae; пищи въ желудкѣ, Concoctio, Digestio, *Pepsis*.

Сваи, Sublica, Palus (genit. pali), *Scolops*.

Сведеніе, Contractura, Contractio, (особенно въ конечностяхъ) Crampus; колѣна, *Gonyancon*; корчевое губъ къ одной сторонѣ, *Parastremma*; онѣмѣвшихъ мышицъ лица къ здоровой сторонѣ, *Diastrophe*; судорожное, *Acampsia tetanoides*; суставовъ, I. 133; тѣла корчевое впереди, *Emprosthotonia*; челюсти, *Gnathancylosis*; имъ причиняемый, *Gnathancyloticus*; членовъ, Contractura, Depravatio artuum, *Campsis*; членовъ артрическое, *Arthrentasis*; страждущій сведеніемъ, *Ancyloticus*.

Свёкла, Beta, B. vulgaris.

Свербежъ, Prurigo; дѣтородныхъ женскихъ частей, P. vulvae; у овецъ, *Lepra* ovium.

Свербигузъ, Bunias Erucago.

Свербигузъ, Primula veris.

Свербота, з. Свербежъ; репицы, II. 5772.

Свербѣжница подкушенная, Scabiosa succisa; полевая, S. arvensis.

Свербѣйникъ сурѣпечный, Bunias Erucago.

Свербѣть, Prurire.

Сверканіе, Scintillatio; молній, Fulguratio; очей или предъ глазами, Suffusio colorans, *Marmarygae*.

Сверкающій, Micans, Fulgens.

Сверленіе, Terebratio, *Trypesis*; кости, Trepanatio, *Anatresis*; черепа, Trepanatio, Perforatio cranii.

Сверло, Terebra; черепное, Trepanum.

Свернувшееся, Coagulum.

Свернутый, Conduplicatus, Contortus, Convolutus.

Свертовое растѣніе долголѣтнее, Swertia perennis.

Свертываніе, Coagulatio, *Systrophe*.

Сверхлистный, Suprafoliaceus.

Сверхоплодотвореніе, Superfoetatio.

Сверхо-чреватеніе, *Epicyesis*, Superfetatio, Superfoetatio.

Сверхъестественный, Supernaturalis, *Hyperphysicus*.

Сверхъ-комплетный, Supernumerarius.

Сверція живущая, Swertia perennis.

Сверчокъ, Gryllus domesticus.

Свидѣтельство, Testimonium, Attestatio; объ осмотрѣ тѣла, Visum repertum; судебно-медицинское, Relatio medico-legalis.

Свинецъ, Plumbum, *Molybdos*; азотно- или селитрокислый, P. nitricum; жженный, P. ustum; роговой, P. corneum; углекислый, P. carbonicum; уксусокислый, P. aceticum; фосфорокислый, P. phosphoricum.

Свинина, Suilla, Caro suilla; жареная, Assa suilla.

Свинникъ, Hypochaeris glabra.

Свинуха, Agaricus violaceus; Scrophula vera.

Свинцовка, Plumbago.

Свинцовый, Plumbeus, *Molybdites*.

Свинцоцвѣтный, Plumbeus, Lividus.

Свиный, Porcinus, Suillus.

Свинья, Sus (genit. suis), *Choerus*; дикая, Aper, II. 9437; домашняя, обыкновенная, II. 9436.

Свирѣпость, Feritas.

Свирѣпствовать, Saevire, Rabere, Furere, Furire.

Свистанье, Sibilus, *Syrigmus*; въ ушахъ, S. auris.

Свистать, Sibilare.

Свистъ, Sibilus, *Syrigma*.

Свитенія, Switenia Mahagoni; лихорадку прогоняющая, S. febrifuga.

Свитое, *Spira*.

Свитый, Spiralis.

Свищъ (з. также Фистула), Fistula, *Syrinx*; въ членосоединеніяхъ, *Arthrosyrinx*; желчный, F. biliosa; заднепроходній, задняго прохода, F. ani; з. внутренній, I. 9472; з. несовершенный, I. 9471; з. слѣпый, I. 9471; з. совершенный, I. 9470; зубной, F. dentalis; кишечнаго канала, F. stercorea; маточнаго рукава, F. recto-vaginalis; млечный, молочный, F. lactea, *Galactosyrinx*; мочеваго пузыря, мочепузырный, F. urinaria s. vesicalis; м. внутренній, I. 9487; м. несовершенно-слѣпый, скрытый, I. 9487; мочеиспускательнаго канала, F. urethrae; несовершенный, F. incompleta; прямой кишки и маточнаго рукава, F. recto-vaginalis; прямокишечнопузырный, F. recto-urethralis; роговой оболочки, F. corneae; слезнаго мѣшечка, I. 9481; слезной железы, *Dacryadenalgia* fistulosa; слезный, *Dacryosyrinx*, F. lacrymalis; слезный съ опухолью, *Dacryops* fistulosus; слюнный, F. salivalis, *Sialosyrinx*; совершенный, F. completa; сопряженный, F. complicata; составный, F. composita; срамнопроходной промежности, F. perinaei; причиняемый свищемъ, имъ страждущій, *Syringodes*.

Свобода, Libertas.

Свободность отъ болѣзней, *Anosia*.

Свободный, Liber, Solutus; быть свободнымъ (освобожденнымъ) отъ чего либо, Vacare re, Liberatum esse a re, Carere re, Esse sine re.

Свободомысліе, Liberalitas.

Сводъ, Arcus, Arcuatio, Camera, Fornix; бьющей начальственной жилы, A. aortae; глазной впадины, I. 9768; грудной, *Thorax* osseus; мозга, Fornix cerebri; нёбный, F. palati; черепа, F. cranii; черепной полости, I. 9769.

Своевременный, Tempestivus, Opportunus.

Свойственники, Propinqui.

Свойственность, Proprietas, Proprium; особенная, *Idiosyncrasia*.

Свойственный, Proprius, Peculiaris; весьма, *Idiaetatos*.

Свойство, Propinquitas, Proprium, Qualitas, Character, Indoles; болѣзни, Indoles s. Natura morbi; бол. господствующее, Constitutio morborum; бол. зависящее отъ времени года, Const. annua; бол. злое, Malignitas morbi; бол. постоянное, Const. stationaria; бол. эндемическое, Const. endemica; бол. эпидемическое, Const. epidemica; воздуха, Const. aëris; врожденное, *Idiosyncrasia*; животное, Animalismus; злое, Malignitas; крови болѣзненное, *Dysaemia*; кр. водянистое или водяное, Aquositas sanguinis; кр. хорошее, *Euaemia*; питательнаго сока хорошее, *Euchylia*; соковъ хорошее, *Euchylia*; тѣла, Corporatura, Qualitas corporis; природное, Natura, Ingenium.

Свои, Propinqui.

Свѣдущій, Gnarus, Conscius, Peritus.

Свѣдѣніе, Conscientia, Cognitio, Scientia, Relatio.

Свѣжесть, *Psychrotes*.

Свѣжій, Recens, *Neos*, *Psychros*, Viridis; недавній, Recens, Novus.

Свѣкла, Beta, B. vulgaris.

Свѣтильникъ, *Lampas*; маленькій, *Lychnion*.

Свѣтильня, *Ellychnium*; (раст.) Thryallis.

Свѣтликъ, Euphrasia officinalis.

Свѣтложелтый, Citrinus.

Свѣтлозеленоватый, Prasinus.

Свѣтломѣріе, *Photometria*.

Свѣтломѣръ, *Photometrum*.

Свѣтлый, Lucidus, Dilucidus, Limpidus, *Lampros*, *Phaneros*; чистый, Purus, Limpidus; ясный, Lucidus, Luminosus: свѣтлымъ дѣлать, очищать, Clarare, Clarificare.

Свѣтлякъ, Lampyris, L. noctiluca.

Свѣтобоящійся, Lucifugus, *Photophobicus*.

Свѣтоносъ, *Phosphorus*.

Свѣтскій, Popularis, Mundanus, Laicus, *Cosmicus*.

Свѣтъ, Міръ, Mundus, *Cosmos*; весь с., Universitas.

Свѣтъ, блескъ, Lux (genit. lucis), Lumen, *Phos*; бояться свѣта, Lumen refugere; излишнимъ свѣтомъ причиняемый, *Hyperphaës*; нетерпѣніе свѣта, *Photophobia*; чувство непріятное отъ дѣйствія свѣта, *Photodysphoria*; происходящій отъ привычки переносить малый свѣтъ, *Microphaës*.

Свѣтящій, Nitens, Splendidus.

Свѣча, Candela, Lumen; восковая, Cereus, C. cerea; в. врачебная, Cereolus, C. cerea; курительная, C. fumalis.

Свѣченіе, Phosphorescentia.

Свѣчки врачебныя, Cereoli, C. simplices; вр. изъ струнъ, I. 4968; вр. свинцовыя, C. saturnini; курительныя, Coni, Candelae fumales.

Свѣчи, з. Свѣчки.

Связи (анат.), з. Связки.

Связка, Ligamentum, *Desma*, *Syndesmus*; артеріальная, L. arteriosum; боковая, L. laterale; бугрокрестцовая большая, L. tuberoso-sacrum; бьющежильная, L. arteriosum; верхняя селезенки или грудобрюшно-селезеночная, L. phrenico-lienale; висящая, L. suspensorium; в. печенки, I. 13308; выйная, L. cervicale s. nuchae; глазныхъ вѣкъ, L. palpebrale; грудобрюшно-желудочная, L. phrenico-gastricum; дельтообразная, L. deltoides; дугообразная, L. arcuatum; желудочно-грудобрюшная, L. gastrophrenicum; желудочно-селезеночная, L.

gastro-lienale; закрывающая, запирающая, L. obturatorium; закрывающая таза, L. obt. pelvis; запястья общая, II. 522; зубчатая, L. denticulatum; кожная, L. cutaneum; колетчатаго и щитообразнаго хряща, L. crico-thyreoideum; колетчатаго хряща горловая, L. crico-tracheale; кольцеобразная, L. annulare; колѣна, L. genu; к. задняя, L. popliteum; колѣнной чашки, L. patellae; красноватая, L. subcruentum; крестовидная, L. cruciatum; крестообразная, L. cruciforme; крестцово-подвздошная, L. sacro-iliacum; крестцово-поясничная, L. sacro-lumbale; крестцово-сѣдалищная, L. tuberoso-sacrum; круглая, L. rotundum; кр. печени, L. rot. hepatis; ладонная, L. volare; легкихъ или легочная, L. pulmonum; локтя, L. cubiti; лопатки коническая, L. conoides scapulae; лопатки треугольная, L. coraco-acromiale; маточная, L. uteri; междумышечная, L. intermusculare; межключичная, L. interclaviculare; межкостная берцовыхъ костей, II. 537; межкостная голени, II. 537; мочеваго пузыря, L. vesicae; надгортаннаго хряща, и подъязычной кости, L. epiglotti-hyoideum; надшулятника, L. epididymidis; наковальни, L. incudis; ободошной кишки боковая, L. coli laterale; обод. кишки задняя или сальничная, L. coli posterius; овальной дыры таза, I. 13275; остисто-крестцовая, L. spinoso-sacrum; паховая, L. inguinale; печени вѣнечная, L. coronarium hepatis; печенки ободошной и двѣнадцатиперстной кишки, I. 13241; печеночная двѣнадцатиперстной кишки, L. duodeni hepaticum; почечночно-ободошная, L. hepatico-colicum; печеночно-почечная, L. hepatico-renale; печени висячая, L. suspensorium hepatis; подвздошно-крестцовая, L. ilio-sacrum; поддерживающая, L. suspensorium; поддер. дѣтороднаго уда, L. susp. penis; поддер. печени, L. susp. hepatis; под. селезенки, L. susp. lienis; подколѣночная, L. popliteum; подошвенная, L. plantare; подъязычной кости и щитообразнаго хряща, L. hyo-thyreoideum; подъязычно-надгортанная, L. hyo-epiglotticum; позвоночная, L. vertebrale; полукружная фаллопіева, L. inguinale Fallopii; полулунная блока, L. Soemmerringi trochleae; поперечная, L. transversum; почечная, L. suspensorium; почечная двѣнадцатиперстной кишки, L. duodeni renale; прибавочная, L. accessorium; Пупарціева, L. Poupartii; пяточной и ладьеобразной костей, L. calcaneo-naviculare; ромбоидальная, L. rhomboideum s. rhomboides; селезено-ободошная, селезеночно-ободошная, L. coli-splenicum, L. lieno-colicum; серповидная, Falx ligamentosa; сумочная, L. capsulare; таза нижняя и верхняя, I. 13245; таранной кости, L. tali; трапезовидная, L. trapezoides; треугольная, L. triangulare; тр. лопатки, L. acromio-coracoideum; тыльная, L. dorsale; фаллопіева, L. inguinale Fallopii; наружнаго уха, L. auriculae; хрящевая, L. cartilagineum; широкая печенки, L. latum hepatis; щито-подъязычная, L. thyreo-hyoideum; щитонадгортанная, L. thyreo-epiglotticum; яичника, L. ovarii; язычнонадгортанная, L. glosso-epiglotticum; язычка, L. uvulae; до связокъ относящійся, отъ нихъ происходящій, *Syndesmicus*; неправильное строеніе связокъ, *Desmanomalia*; разслабленіе ихъ, *Desmochaunosis*; страданіе связокъ, *Syndesmopathia*.

Связки, Ligamenta; боковыя, L. lateralia; боковыя брюшины, II. 5070; влагалищныя, L. vaginalia; глазныхъ вѣкъ, L. palpebralia; гортани, L. laryngis; запястья, L. ossium carpi; исхода желудка, L. pylori; колетчатыя, кольцевидныя, L. annularia; колѣна, L. genu; косыя, L. obliqua; крестообразныя, L. cruciata; круглыя, круговыя, L. annularia; маточныя, L. uteri; м. круглыя, L. ut. rotunda; м. широкія, L. ut. lata; между вырѣзками легкихъ, L. interlobularia pulmonum; между-позвоночныя, L. intervertebralia; нетопырныя, I. 13132; ободошной кишки, L. coli; общія, L. communia; паховыя, L. inguinalia; перепончатыя, L. membranosa; печенки или печеночная, L. hepatis; плюсневыя, L. metatarsi; поддерживающія, L. suspensoria; подошвенныя, L. plantaria; подъязычной кости, L. ossis hyoidei; подъяз. к. и гортани, L. hyothyreoidea; позвонковъ или позвоночныя, L. vertebralia; поперечныя, L. transversa; прибавочныя, L. accessoria; пясти, пястныя, L. metacarpi; пяточныхъ костей, I. 13105; реберныхъ хрящей, I. 13067; реберныхъ шеекъ, I. 13068; слизистыя, L. mucosa; собственныя, L. propria; соединительныя, L. connectentia; сумочныя, L. capsularia; сухожильныя, L. tendinosa; таза, L. pelvis; т. заднія, L. ilio-sacra; т. переднія, L. ilio-lumbalia; тыльныя, L. dorsalia; хвостцовой кости, L. sacro-coccygea; хрящеватыя, L. cartilaginea; хрящей вѣкъ, L. palpebralia; щиточерпаловидныя, L. thyreo-arytaenoidea.

Связкость, Cohaesio.

Связность, Cohaesio, Cohaerentia; Tenacitas.

Связочка, Fasciculus; корпийная, Plumaceolum.

Связочный, Fasciculatus.

Связыванiе, Nexio; посредствомъ повязокъ и связокъ, *Syndesis*; снурковъ магическое, чрезъ которое (будто) можно причинить неспособность къ coитiю (простонарод., нестаниху причинить или произвесть), Nodatio, Ligatura magica.

Связывать, Deligare (inter se), Vincere, Connectere, Colligare, Copulare.

Связь, Junctura, Nexus, Connexus, Associatio, Compactio, Cohaerentia, Cohaesio; взаимное между причиною и дѣйствiемъ, Causalitas; весьма слабая въ смѣшенiи между собою органическихъ частей, *Adynatocrasia* (Bartels); естественная жизни, *Biodesmus*; костей, Articulatio s. Conjunctio ossium; недостатокъ связи, *Asynechia*; имъ причиняемый, *Asynechicus*.

Святость, Sanctitas.

Священникъ, Sacerdos (genit. sacerdotis); полковый, S. castrensis.

Священный, Sacer, *Hieros*.

Сгоранiе, Deflagratio.

Сгибанiе, Flexio, Deflexus; тѣла назадъ, Retroflexio; на взничь, Resupinatio.

Сгибъ, Flexura, Flexus, Plica, Ruga, *Ancos, Ancyle, Campe*; въ членахъ, *Syncampe*; локтевый, Flexura cubitalis, *Engonios*; ободошной кишки лѣвой, I. 9529; правой, I. 9528; подколѣнный, *Engonios*, Fossa genu, Poples.

Сгибы внутренней сонной артерiи, I. 9531; двѣнадцатиперстной кишки, Flexurae duodeni; какой нибудь части, Anfractus; кожи, Duplicaturae s. Plicae cutis.

Сгнить, Computrescere, Putrescere.

Сгорѣнiе, Combustio; человѣка, Mors ex combustione; произвольное (возгорѣнiе), Самовозгорѣнiе, C. spontanea.

Сгорѣть, Comburi, Igne consumi.

Сгроможденный, Conglomeratus.

Сгустившiйся, Concretus, Coagulatus; сгустившаяся, свернувшаяся кровь, Cruenta, Concreta.

Сгуститель, Сгущатель, Condensator, Densator.

Сгущать, Coagulare, Contrahere, Spissare, Densare, Inspissare.

Сгущаться, Coire, Concrescere, Coagulari, Densari, Spissescere, Crassescere; кровь сгущается, Sanguis concrescit; сгущенная кровь, Sanguis s. Cruor concretus.

Сгущающiй, Coagulans, *Pachynticus, Pycnoticus*.

Сгущенiе, Coagulatio, Condensatio, Spissitudo, Spissatio, *Pexis, Stegnosis* (соковъ), *Pycnosis*; влагъ, Spissitudo fluidorum; крови, Spissitudo sanguinis, *Pachyaemia*; кр. воспалительное, Sp. inflammatoria; молока, Coagulatio lactis; соковъ, Sp. fluidorum, *Pycnicmasia*; имъ причиняемый, *Pycnicmasticus*; членосоставной влаги, *Exarthrema* pastaceum, Synovia spissa; происходящiя отъ сгущенiя, способенъ къ тому, *Pecticus*; удобный къ сгущенiю, *Pachynticus*.

Сгущенный, Condensatus, Spissatus.

Сдавленiе, Compressio, *Catapiesis, Sympiesis*; имъ причиняемый, *Catapiesticus*.

Сдавленный, Compressus, Coarctatus.

Сдавливанiе, з. Сдавленiе.

Сдвигнуть съ мѣста, Loco movere; двинуться, Excidere, Loco s. sua sede moveri.

Сдвиженiе железы съ надлежащаго ея положенiя, *Adenectopia*; кости отъ своего мѣста, *Apagma*; сосуда изъ натуральнаго его положенiя, *Angectopia*.

Себестенъ, Себестены, Cordia, C. myxa, Sebestena, Sebestenae.

Себялюбецъ, Egoista.

Себялюбiе, Egoismus.

Севрюга, Accipenser stellatus.

Седмилѣтiе, Septennium.

Седмилиственный, *Heptaphyllus*.

Седмимѣсячный, Septimestris.

Седмица, Septimana.

Седмичный, *Climactericus*; годъ, *Climacter*.

Седмь, з. Семь.

Сезамъ, Sesamon.

Секретъ, Secretum, Arcanum; женщинъ (процессъ беременности и родовъ), Secreta mulierum.

Селдерей, Селдери, Селдерея, Сельдерей, Селлери, Селери, Apium graveolens.

Селезенка, Lien; *Splen*; большая, L. ingens; прибавочная, L. succenturiatus; къ ней принадлежащiй, отъ ея происходящiй, *Splenicus*; страданiе ея сопряженное съ желтымъ цвѣтомъ кожи, *Splenoicterus*.

Селезеночникъ, *Chrysosplenium*; перемѣнолистый, Ch. alternifolium.

Селеника, Селеникъ, Селина, Селинь, Lycopodium complanatum.

Селеникъ, Sambucus Ebulus.

Селенитъ, Selenites.

Селеница, Buxus, *Pyxos*.

Селень, Selenium.

Селерея, з. Селдерей.

Селина, Селинь, з. Селеника.

Селитра, Nitrum, Kali nitricum; въ плиточкахъ, плавленная, N. tabulatum; кубическая, ромбоидальная, Natrum nitricum; литрованная, очищенная, чищенная, N. depuratum; сурьмянная, Nitrum antimoniatum; сырая, N. crudum.

Селитротворъ, *Azotum.*

Село, Pagus, Rus (genit. ruris); въ селѣ, Ruri; жить въ селѣ, Ruri habitare.

Сельдерей, з. Селдерей.

Сельдь, Halec (genit. —ecis), Halex (genit. —icis); обыкновенная, Clupea Harengus.

Сельскій, Rusticanus, Rusticus, Agrestis.

Семга, Salmo Salar.

Семестръ, Semestris.

Семилистникъ, Verbascum Blattaria.

Семилисточный, Heptaphyllus.

Семилѣтіе, Septennium, Septennis.

Семимужіе, *Heptandria.*

Семіологія, *Semiologia.*

Семіотика, *Semiotica, Semiotice*; патологическая, S. pathologica; физіологическая, S. physiologica; частная, *Pathographia.*

Семь, Septem, *Hepta*; семь разъ, Septies; по семи, Septeni; семь унцій, Septunx.

Сенега, Polygala Senega.

Сенека, з. Сенега.

Сенна, Folia sennae; безъ стебеликовъ, или безъ стеблей, F. s. sine stipitibus; египетская, Cassia obovata.

Сергей, Mespilus Cotoneaster.

Сердечко, Corculum; сѣменное, *Endospermium.*

Сердечный, Cardiacus, Intimus.

Сердитый, Iratus, *Stomachosus, Scythros.*

Сердце, Cor (genit. cordis), *Cardia*; венозное, C. venosum; легкихъ, легочное или черной крови, C. pulmonale; выступленіе сердца въ брюшную полость, грыжа сердца, *Cardiocele* abdominalis; изъязвленіе сердца, *Cardielcosis*; положеніе сердца неправильное, *Cardianastrophe;* превращеніе сердца въ жирное вещество, *Steatosis* cordis; состоніе животнаго безъ сердца, *Acardia*; страданіе отъ непомѣрно большаго сердца, *Megalocardia*; умноженное существо, чрезмѣрное увеличеніе его, *Parectama* cordis; къ сердцу относящійся, *Cardiacus.*

Сердцевидный, Cordatus, Cordiformis; почти сердцевидный, Subcordatus.

Сердцевина (въ деревѣ), Medulla.

Сердцеобразный, з. Сердцевидный.

Серебаракъ, Soda astrachanensis.

Серебренникъ, Argentarius (faber); (растен.) Potentilla anserina, P. argentea.

Серебро, Argentum, *Argyros*; азотноили селитрокислое, A. nitricum; гремучее, A. fulminans; живое, *Hydrargyrum*; листовое, сусальное, A. foliatum; окисленное, A. oxydatum; охрусталованное селитрокислое, I. 2465; роговое, Luna cornea; сѣро-кислое, A. sulphuricum; фосфорокислое, A. phosphoricum; безъ серебра, *Anargyrus.*

Сереброделаніе, *Argyropoea.*

Серебряникъ, з. Серебреникъ.

Сережка, Amentum, Appendix, Julus.

Сережки меньшія, срамныя (женс. дѣтор. частей), *Nymphae*, Labia interna pudendi.

Сережчатый, Juloferus, Amentaceus.

Сержепа, Ephedra monostachia.

Серна, Antilope Rupicapra.

Серозный, Serosus.

Серпентинъ, Lapis serpentinus.

Серповидный, серпообразный, Falciformis.

Серпорезъ, Серпорѣзъ, Sison Ammi.

Серпуха, Serratula; красильная, S. tinctoria; полевая, S. arvensis.

Серпъ, Falx; мозжечка, F. cerebelli.

Серпянка длинелистная палмая, Fucus palmatus; папоротниковая, перепончатая, F. membranaceus; сьѣдная, F. edulis.

Серьга (серьги), Inauris, Ellobium.

Сесамовидный, Sesamodes.

Сестра, Soror (растен.); солнцева, Cichorium Intybus.

Сжатіе, Strictura, Angustatio, Compressio, Pressio, *Thlipsis, Stenochoria*; артерій, Coarctatio arteriarum; вѣкъ судорожное, *Blepharospasmus*; горла сильное напр. при рвотѣ и проч. (простонародная удавка), *Sparaxis*; желудка, Coarctatio ventriculi; заднепроходной кишки, задняго прохода, *Archostegnoma*, Strictura ani; зрачка, зѣницы, Angustia pupillae; зр. произведенное губчатымъ наростомъ радужной оболочки, *Hyperauxesis* iridis; зр. совершенное, *Synizesis*; имъ причиняемый, *Synizesticus*; сжатіе и малая подвижность зѣницы, *Myosis*; кожи судорожное, Cutis anserina; кишечнаго канала, I. 4136; крайней плоти за головкою,

Paraphimosis; механическое дыхательнаго горла, *Angina* mechanica; начальственной артеріи, Coarctatio aortae; ногтей, Arctura unguis; матки судорожное, II. 9041; мочеваго канала настоящее, I. 10520; мочеваго пузыря, Strictura vesicae urinariae; М. пуз. отъ отолстѣнія оболочекъ его, *Cystostenochoria*; мочеиспускательнаго канала, S. urethrae; отверстій сердца, I. 5616; сж. и сращеніе отверстія слезнаго канала, II. 9047; прямой кишки, *Archostegnosis*, S. ani; рукава матки, *Stenochoria*; сердца, *Cardiostegnoma*; сердца и артеріи, *Systole*; имъ причиняемый, *Systolicus*; судорожное пищепріемнаго горла, *Dysphagia* spasmodica; черепа, *Craniostegnoma*; внезапное судорожное шеи, *Anchone*; причиняемый сжатіемъ, *Stenochoricus*, *Stenoticus*, *Catapiesticus*, *Sphinctericus*.

Сжатость сосудовъ, *Angiostegnosis*.

Сжатый, Coarctatus, Compressus, Contractus, Strictus; сж. въ комъ, въ шарикъ, Conglobatus.

Сжать, сжимать, Coangustare, Comprimere, Stringere.

Сжиганіе, Deflagratio, Combustio.

Сжигать, сожечь, Urere, Comburere, Igne consumere.

Сжимаемость, Compressibilitas, Contractilitas.

Сжиманіе, з. Сжатіе.

Сжиматель, Compressor, Constrictor; ноздрей, C. naris.

Сжимать, з. Сжать.

Сжимающій, Compressor, Comprimens.

Сзади, A tergo, *Opisthe*.

Сигесбеккія, Сижесбеккія индійская, Siegesbeckia orientalis.

Сигнатура, Signatura.

Сивуха, Spiritus frumenti.

Сидеръ, Potus pomaceus.

Сидѣніе, Sedile, Sessio.

Сидячій, Sessilis, Sedentarius.

Сидящій, Sedens.

Сизонъ, Sison Amomum.

Сизій, *Pelios*.

Сила, Vis, Potentia, Robur, Vigor, *Energia*, Fortitudo, Facultas, *Alce*, *Rhome*, *Ischos*, *Sthenos*, *Dynamis*, *Cratos*; большая, *Polydynamis*; бьющежильная, Facultas pulsifica; вещи, Momentum; внѣшняя, Potentia; воображенія, *Phantasia*, Vis repraesentativa; ею причиняемый, *Phantasticus*; всасывающая, Vis absorbens; движущая, V. motrix; динамическая, V. dynamica; дѣйствующая, V. activa; жизненная, V. vitae, *Zotica* (scil. vis s. facultas); отъ ея недѣятельности происходящій, *Blacodes*; лекарствъ, Actio; лѣности, V. inertiae; магнитная, V. magnetica; матки образовательная мнимая, *Rachamelca* (Dolaeus); мертвая, V. mortua; мышичная, мы. раздражительная, мышецъ, V. musculosa, *Myenergia*, *Myodynamis*; надлежащая, *Eutonia*; напряженія животныхъ волоконъ, *Tonus*; измѣненіе въ ней, *Dystonia*; натуры, V. naturae; н. цѣлительная, Vis naturae medicatrix; необнаруживающаяся, V. occulta; нервная, V. nervosa; нервовъ, V. nervorum; новопроизращательная, V. reproductiva; образовательная, Nisus formativus, Vis reproductiva, V. plastica; притягательная, V. attractiva; органическая, Vis s. Facultas organica; отталкивательная, V. repulsiva; ощущенія, V. sensitiva; первоначальная, V. primaria; питательная, питающая, V. nutrix, *Threpsis*; пищеварительная, V. digestionis; пластическая, Vis plastica; природы, з. сила натуры; привлекательная, притягательная, притягивающая, V. attractiva; пріуподобляющая, V. assimilatrix; раздражительная, Potentia incitans; Irritabilitas; растительная, растительности, V. vegetativa; расширяющая, V. expansiva; скрытая, V. occulta; совокупленія, соединительная, V. cohaesionis; средоклонная, V. centripeta; страдательная, V. passiva; стягивающая, V. contractilis; творительная, Potestas generatrix; тяжелости, V. gravitatis; творящая, *Physis*; ударяющая, V. impulsus; упорности, V. inertiae; упругости тѣлъ, V. elastica, *Elasticitas*; ускоряющая, V. acceleratrix; центральная, V. centripeta; центробѣжная, V. centrifuga; цѣлительная натуры или природы, Vis naturae medicatrix, *Authygiansis* naturae; сила чрезмѣрная, *Hyperdynamia*, *Hypersthenia*; эластическая, *Elasticitas*, V. elastica; уменьшающій силу, *Antidynamicus*; возстановлять силы, Vires restituere, reficere; сила истощается, исчезаетъ, Emoritur vis; если силы позволяютъ, Si vires sinunt, Si satis virium est, Si satis validae vires sunt, Si per vires licet, Si aegri vires patiuntur; отнять кому силы, Vires auferre; поддерживать, подкрѣплять силы, Vires alere, nutrire; получать прежнія силы, Vires suas recipere; силы истощаются, ослабѣваютъ, V. consumuntur, exhauriuntur; истощены, V. desunt; исчезаютъ, Emoriuntur vires; уменьшить силы кого либо, обезсилить, Vim minuere alicujus, Vires (alicujus) consumere, frangere, convellere, Vires subducere alicui; душевныя его силы не разстроены, Mens ei consistit, Mens in eo constat; душевныя силы у него растроены, Mens in eo non constat, laborat, labat, Mens laesa est, Mente labitur.

Силеръ, Laserpitium Siler.

Силлогизмъ, *Syllogismus.*

Силоцвѣтъ приморскій, Pancratium maritimum.

Сильнодвижимый, Сильнодѣйствующій, Valens, Vehemens, *Heroicus,* (о лекарст.) сильнод. лек. Nimis valentia medicamenta.

Сильный, Validus, Robustus, Firmus, *Dynamicus, Energicus,* (о лекарствахъ), Asper, Acerbus, Vehemens, Valens, Efficax.

Силы, з. Сила.

Символъ, *Symbolum.*

Симметрическій, Symmetricus.

Симметрія, *Symmetria.*

Симпатическій, *Sympathicus.*

Симпатія, *Sympathia.*

Симптоматологія, *Symptomatologia.*

Симфорея, з. СимФорія.

Симфорія шаровидная, Symphoria glomerata.

Синдесмологія, *Syndesmologia.*

Синева, *Ecchymosis,* Sugillatio; отъ поврежденія, *Ecchymoma traumaticum;* подъ копытомъ, I. 7848.

Синеватый, Lividus, Sublividus.

Синеголовникъ, Eryngium; водяный, E. aquaticum; вонючій, E. foetidum; полевый, E. campestre; приморскій, E. maritimum.

Синезеленый, Glaucus.

Синекрасный, Violaceus.

Синель, Syringa vulgaris.

Синеродъ, Синетворъ, *Cyan, Cyanogenium.*

Синій, Coeruleus, *Cyaneus, Pelios.*

Синильнокислый, *Zoonicus, Hydrocyanicus.*

Синонимія, *Synonymia.*

Синонимный, *Synonymus.*

Синтезисъ, *Synthesis.*

Синтетики, *Episynthetici.*

Синуозный, Sinuosus.

Синь горная, Coeruleum montanum.

Синька берлинская, I. 9361.

Синюха, болѣзнь, Coerulosis, *Cyanosis;* (растен.) Agaricus violaceus; Polemonium coeruleum.

Сиплый, Raucus.

Сипота, з. Охриплость.

Сирена (баснословная), Siren; растеніе, Philadelphus coronarius.

Сиренъ, з. Сирень.

Сирень, Syringa; обыкновенный, S. vulgaris.

Сиринга, з. Сирень.

Сироко (восточный вѣтръ), Sirocco.

Сиропъ, Syrupus, Sirop; аммоніячный, аммоніаковый, S. ammoniaci; бальзама толутанскаго, S. tolutanus; бальзамный, S. balsamicus; барбарисный, S. berberum; бѣломаковый, S. papaveris albi; вишневый, S. cerasorum; гранатный, S. granatorum; грудный, S. pectoralis; девясильный, S. enulae; дымянковый, S. fumariae; женоволосный, II. 9653; жестеровый, II. 9692; земляничный, S. fragorum; изъ воды и сахара, *Hydrosaccharum;* инбирный, S. zingiberis; иссопный, S. hyssopi; квитовый, S. cydoniorum; кислолимонный, II. 9702; клюквенный, S. oxycocci; коричный, S. cinamomi; лекарственный, Linctus; лимоннокоренный, II. 9660; лимонный, II. 9702; ложечный, S. cochleariae; макорожечный, S. diacodion; малинный, S. rubi idaei; манновый, манный, S. mannae; медогрудный, II. 9689; миндальный, S. amygdalarum; морско-луковый, S. scilliticus; мятный, S. menthae; опіятный, S. opiatus; осотный, II. 9654; отъ цынги, S. antiscorbuticus; персикоцвѣтный, S. paeoniae; полемаковый, S. rhoeados; померанцовый, S. corticum aurantiorum; померанцовыхъ цвѣтовъ, II. 9671; померанцокоричный, II. 9663; померанцо-коричный винный, II. 9650; полынный, S. absinthii; подорожноигольный, II. 9692; проскурнячный, S. althaeae; простой, S. simplex; пятикоренный, II. 9691; ревенный, S. rhei; розовый, S. rosarum; розосенный, S. ros. cum senna; сахарогрудный, II. 9690; сахарный, S. sacchari; сенеги, S. senegae; сладко-коренный, солодкокорневый, S. liquiritiae; смородинный, S. ribium; табачный, S. nicotianae; уксусный, S. aceti; фіалковый, S. violarum; хасиморевенный, II. 9668; цвѣтовъ бѣлой буквицы, II. 9673; цикорейнореввенный, II. 9668; червачный, II. 9656; черничный, S. myrtillorum; чесночный, S. allii; чистячный, S. fumariae; шафранный, S. croci; шелковичный, S. mororum.

Система, *Systema* (genit. —atis); артеріальная, S. arteriale; венозная, S. venosum; волосковыхъ или волосныхъ сосудовъ, II. 9743; воротной вены, II. 9745; дыхательныхъ органовъ, S. respiratorium; железъ, S. glandularum; искуственная, S. artificiale; клѣтчатки, S. cellulare; клетчатой плевы, II. 9740;

кожи, S. cutaneum; корпускулярная, S. atomisticum; костей, S. osseum; кровеносныхъ сосудовъ, II. 9744; кровеносныхъ сосудовъ большая, S. magnum; легочная, малая, S. parvum; матки, S. uterinum; механическо-естественная, S. atomisticum; мозговая, S. cerebrale; мышечная, S. musculare; начальственной артеріи, S. aorticum; невещественниковъ, Immaterialismus; нервная, S. nervorum; органическая, S. organicum; органовъ приготовляющихъ питательный сокъ, S. chylopoeticum; пасочныхъ сосудовъ, S. lymphaticum; плототворенія, S. reproductionis; половая, S. sexuale; природы, S. naturae; развертыванія, развитія, S. evolutionis; репродуктивная, S. reproductionis; естественная, S. naturale; серозная, S. serosum; случайныхъ причинъ, S. occasionale; органовъ слюнныхъ, S. salivale; солнечная, S. solare; сосудистая, S. vasorum; тѣла животнаго, II. 9718; узловъ нервныхъ, S. gangliorum; система, въ которой душа полагается главною причиною всѣхъ жизненныхъ явленій, Animismus; системамъ предаться, *Systematismus.*

Систематизмъ, *Systematismus.*

Систематическій, *Systematicus.*

Сиська, Uber.

Ситечко, Cribellum.

Ситникъ, Juncus; озерный, Scirpus lacustris.

Сито, Cribrum, *Coscinon*, *Sestron*; угаданіе будущаго по сыти, *Coscinomantia.*

Ситовникъ, Cyperus; съѣстный, C. esculentus.

Ситъ, Сытъ, з. Ситовникъ.

Сифилисъ, Syphilis.

Сифилитическій, Syphiliticus.

Сифонъ (з. также Насосецъ), *Sipho*, *Siphon*, Siphunculus, *Syringa*; анатомическій, S. anatomicus; Анеліевъ, S. Anellianus; для впрыскиванія жидкостей въ носъ, *Rhinenchytes*; для впрыскиванія рта, слюнныхъ протоковъ и проч., *Sialosyrinx*; для впрыс. ранъ, *Syringa* pro vulnere; инъекціонный, S. injectorius; малый, S. parvus, Siphunculus; маточный, *Metrenchyta*, *Syringa* uterina; мѣдный, S. orichalceus; оловянный, S. stanneus; серебряный, S. argenteus; ушный, *Syringa* auricularis.

Сіяніе, Splendor, *Phengos*; слабое, *Hypolampsis*; сѣверное, Aurora borealis; фосфорное, Phosphorescentia; нетерпѣніе сіянія, *Phengophobia.*

Скабіоза луговая, Scabiosa pratensis; перистая, S. Columbaria; полевая, S. arvensis.

Сказнякъ, Pteris aquilina.

Скаканіе, Saltus, Saltatio, *Pedesis.*

Скакунъ, Saltator, *Halter.*

Скала, Rupes, Saxum, *Petra*; трава, Asperugo.

Скалпелъ, Скалпель, Скальпель, Scalpellum, Culter; для дѣланія разрѣзовъ, *Scolopomachaerion.*

Скаммонія, Скаммонъ, Convolvulus Scammonia, Scammonium.

Скамонъ, з. Скаммонія; сѣрный, Diagrydium sulphuratum.

Скамья, Scamnum, Sedile; Гиппократа, S. Hippocratis.

Скапуляръ, Fascia scapularis.

Скарификаторъ, Scarificatorium, Cubus scarificatorius.

Скарлатина, Scarlatina; гнилая, S. putrida; нервная, S. nervosa; плоская, S. plana; просовидная, S. phlyctaenosa; пузырчатая, S. vesicularis; пятнистая, S. maculosa.

Скачка, скачокъ, Saltus.

Скважина, *Porus*, Meatus, Rima; кожи, *Porus.*

Скважины, *Pori*; медовыя, P. nectariferi.

Скважистый, Porosus.

Скважность, Porositas.

Сквилла, Scilla s. Squilla maritima.

Сквозьлистный, Perfoliatus.

Скелетъ, *Sceletum*; естественный, S. naturale; искуственный, S. artificiale; приготовленія скелета, *Sceletensis.*

Скептикъ, *Scepticus.*

Скептицизмъ, *Scepticismus.*

Скептическій, *Scepticus.*

Скерда вонючая, Crepis foetida.

Скивицы, Tempora.

Скилла, Scilla.

Скипетръ, *Sceptrum*; царскій (растен.), Verbascum Thapsus; черный, V. nigrum.

Скипидарникъ, Asarum europaeum.

Скипидаръ, Oleum terebinthinae; густый, Terebinthina communis; сѣрнистый, II. 2721.

Скиррный, Scirrhosus.

Скирръ (з. также Отвердѣніе, Отвердѣніе злокачественное), *Scirrhus*; глаза, S. oculi, *Scirrhophthalmia*; грудей или титьки, S. mammae; ложный, S. spurius; матки, S. uteri; на губѣ, *Cheilophyma* scirrhosum; настоящій щитообразнаго хряща, Struma cancrosa; пищепріемнаго горла, II. 9037; почекъ, S. renum; слезнаго мясишка, *Encan-*

this scirrhosa; яичекъ, *Orcheocele* scirrhosa, *Scirrhocele.*
Скитающійся, Vagus, Erraticus.
Складенный, Conduplicatus.
Складный, Aptus.
Складка, Plica, Ruga; кольцевидная заднепроходной кишки, II. 5059.
Складки, Plicae; брюжины, II. 5070; венъ, Valvulae venarum; желудка, P. ventriculi; желудка долговатыя, II. 5069; кожи, Duplicaturae s. plicae cutis; кишки, P. coli; начальственной артеріи, Valvulae aorticae; полулунныя легочной артеріи, II. 11328; полулунныя заднепроходной кишки, II. 5068; пол. сердца, II. 11333; прямой кишки, II. 5066; серповидныя заднепроходной кишки, P. Kerkringii.
Складчатый, Plicatus.
Складываніе, Plicatio, Plicatura.
Склеиваніе, склееніе, Conglutinatio, *Collesis*; частей, *Syncretismus*; имъ причиняемый, *Syncretisticus.*
Склейка, Conglutinatio.
Склеротикектомія, *Sceleroticectomia.*
Склоненіе, Declinatio; магнитной стрѣлки, D. acus magneticae; таза, D. pelvis; тѣла назадъ, Retroflexio; навзничь, Resupinatio.
Склонность, Proclivitas, Propensio, Inclinatio; врожденная, Indoles; склон. имѣть, Inclinari ad; къ болѣзнямъ слишкомъ большая, *Hyperpathia*, къ воровству, *Cleptosyne*, Furacitas; къ пьянству, *Polyposia*; къ совокупленію, Appetitus venereus; натуральная, природная, Amor naturalis, *Horme.*
Склонный, Proclivis; быть склоннымъ къ болѣзни, Proclivem esse ad morbum.
Склубленный, Conglomeratus.
Склянка, Lagena; большая, I. 2304.
Скользкій, Lubricans, Lubricus.
Скопецъ, Castratus, *Spado*; состояніе его, Virilitas excisa.
Скопленіе, Aggregatio, Coacervatio, Congestio; воды въ грудной преградѣ, Hydromediastinum; воды въ клѣтчатомъ сплетеніи матки, Oedema uteri; гноя въ груди, *Empyema* verum; гноя въ мошонкѣ, *Pyocele*; кристалловъ, Aggregatio crystallorum; крови или соковъ въ какой либо части, *Epidroma*; крови въ легкихъ, *Asthma* sanguineum.
Скопленіе, холощеніе, Castratio.
Скорбутный, Scorbuticus.
Скорбутъ, Scorbutus.
Скорбь, болѣзнь душевная, Animi contristatio, Afflictio, Aegrotatio animi.

Скорозаживленіе, *Collesis.*
Скорлупа, Crusta, Testa, Putamen, *Lepyron*, *Lepos*; греческихъ орѣховъ, II. 6202; тонкая, *Lepyrion*; яичная, Testae ovorum; яич. тертая, II. 9975; снабженный (вмѣсто кожи) твердою скорлупою, *Ostracodermus.*
Скорлупный, Crustaceus, Testaceus.
Скорлупняки, Crustacea.
Скорлуповатый, Testaceus.
Скорнякъ, Alutarius.
Скоро, Cito; скорѣе, Citius; наискорѣйше, Citissime.
Скороваръ, *Tachyepseta.*
Скорозрѣлый, Praematurus, Maturatus.
Скоропоспѣлка, з. Скороспѣлка.
Скоропреходящій, Fugax, Transitorius.
Скороспѣлка, Bellis, Primula; бѣлая, B. perennis; P. veris; бѣльцова, B. minor; красная, B. rubra.
Скороспѣлый, Maturatus, Praematurus.
Скорость, Celeritas, Celeritudo.
Скоротечный, Acutus; довольно скорот., Subacutus.
Скорпіонъ, Scorpio; африканскій, S. Afer; Европейскій, S. Europaeus.
Скорченіе, Contractura.
Скорченность, *Rhicnotes.*
Скорченный, Contractus.
Скорый, Celer, Citus, *Tachys*, *Ocys*, *Oxys.*
Скотина, Pecus (genit. pecoris).
Скотоложство, Sodomia.
Скотскій, Pecuarius; падежъ, Lues pecorum.
Скотъ, Pecus (genit. pecoris, pecudis); возовый, рабочій, Jumentum, Veterinae; до него принадлежащій, Veterinus; рогатый, Armentum, Pecus cornutum.
Скребецъ, з. Скребокъ.
Скребокъ, Radula, Raspatorium.
Скрежетаніе зубами, Crepitus, Frendor, Stridor dentium, *Trismus* crepitans, *Prisis*, *Brygmus*, *Odontoprisis*, *Odontosynerismus.*
Скрежетать зубами, Frendere, Stridere dentibus.
Скрежетъ, з. Скрежетаніе.
Скресть, Radere, Scalpere.
Скривленіе, Distorsio, Incurvatio.
Скривленный, Incurvus, Distortus; къ переди, *Emprosthotonus.*
Скривлять, Distorquere; ск. глаза, ротъ, D. oculos, os, labra.
Скрипица, Agaricus acerrimus; A. extinctorius; A. procerus.

Скрипковидный, Скрипкообразный, *Pandurodes.*

Скрипуха вонючая, Crepis foetida.

Скромность, Modestia.

Скромный, Modestus, Moderatus, *Sophron.*

Скрофулозный, Scrophulosus.

Скрупулъ, Scrupulus, Scrupulum; четыре скрупула, Sextula (шестая часть унціи).

Скрученіе, з. Скручиваніе.

Скручиваніе, Скрученіе, Contorsio, Torsio, *Systrophe*; мужескаго дѣтороднаго уда, *Phallanastrophe.*

Скрываемый, Celatus, *Cryptos.*

Скрываться внутрь, Recedere, Retrocedere, Retrogradi, Retrogradare.

Скрывающійся внутрь, Retrogradus, Retrogradis.

Скрывшійся внутрь, Retrogradus.

Скрыпленіе, Crepitatio.

Скрыпунъ, Sedum Telephium.

Скрыпъ, Crepitus, Stridor.

Скрытіе, Occultatio, *Crypsis*; внутрь отека, *Oedematostrophe.*

Скрытный, Dissimulatus, Simulatus.

Скрытый, Absconditus, Celatus, Suppressus, Larvatus, *Cryptus*; быть скрытымъ, Latere, In obscuro esse.

Скряжничество, Avaritia.

Скудный, Indigens, Egens, *Stenos.*

Скука, Otium, Molestia, Taedium, Aegritudo animi.

Скуловый, Jugalis, *Zygomaticus.*

Скульный, Jugalis.

Скупость, Avaritia, *Pleonexia*; сумашествіе отъ ея, *Melancholia pleonectica.*

Скупый, Avarus, Parcus, *Pleonectus.*

Слабительное, Laxans; вѣнское, I. 12217; легкое, L. mitius.

Слабительный, Purgans, Purgativus, Ventrifluus, Laxans, Depurgativus, *Catharticus;* сильно сл., *Drasticus.*

Слабить, Purgare; его слабитъ, Alvus fusa ei est, Venter solutus s. resolutus est.

Слабкій, Laxus, Remissus.

Слабкость, Flacciditas.

Слабодушіе, Parvus animus.

Слабодушный, Timidus, Feminatus.

Слабосильный, Infirmus, Imbecillus.

Слабость, Infirmitas, Imbecillitas, Languor, *Asthenia*, *Atonia*, Languor virium, Laxitas, Impotentia, *Adynamia, Arrhostia*; волоконъ мышечныхъ, *Atonia* fibrarum; гастрическая, желудочная, Debilitas gastrica; желудка, *Atonia* ventriculi; здоровья, Invaletudo; зрѣнія, *Amblyopia*, Visus hebetudo s. imbecillitas; амавратическая, A. amaurotica; съ умноженіемъ возбуждаемости, A. erethica; съ уменьшеніемъ возбуждаемости и чувствительности, A. torpida; слаб. кажущаяся, ложная, мнимая, Debilitas spuria, Oppressio virium; лихорадочная, D. febrilis; матки, *Atonia* uteri; мужескаго дѣтороднаго уда, *Cauloplegia*; мышечная, *Myasthenia;* непосредственная, Debilitas directa; нервная, Debilitas nervosa, *Neuroasthenia*; органическая, D. organica; относительная, D. relativa; слаб. отъ излишняго и продолжительнаго раздраженія, *Asthenia* indirecta; отъ измѣненнаго общаго чувства, Debilitas *coenaesthesis*; отъ полнокровья, D. plethorica; отъ разстройства отправленій тѣла, I. 6981; отъ чрезмѣрныхъ и продолжительныхъ испражненій, I. 6982; памяти, *Amnesia;* пищепріемнаго горла, *Dysphagia atonica;* повсемѣстная съ оцѣпенѣніемъ, Torpor; посредственная, Debilitas indirecta; продолжительная, D. permanens; произшедшая изъ дѣйствительно ослабляющихъ причинъ, *Asthenia* directa; преходящая, D. transitoria; сердца, *Adynamia* cordis; слезнаго мѣшечка, *Dacryocystalgia* atonica; слезной железы, *Dacryoadenalgia* atonica; стеническая, D. sthenica; судорожная, D. spastica; съ изнуреніемъ, недостаткомъ силъ, D. vera; Приводить въ слабость, Languefacere, Languorem afferre; приведеніе въ слабость, *Maransis.*

Слабоуміе, Fatuitas, Amentia, Stupiditas, Imbecillitas, *Oligopsychia*, *Anoea;* періодическое, F. periodica; постоянное, F. continua; пріобрѣтенное, F. acquisita; соврожденное, F. congenita.

Слабоумный, Amens, Demens.

Слабый, Debilis, Infirmus, Imbecillis, Invalidus, Impotens, Femineus, *Adynatus, Asthenes, Atonus.*

Слабѣть, Languere, Languescere; силы слабѣютъ, Vires defluunt, exhauriuntur.

Славница пышная, Gloriosa superba.

Славолюбіе, Ambitio, *Doxomania, Philodoxia.*

Слагать, Componere.

Сладкая горька трава, Solanum Dulcamara.

Сладкій, Dulcis, Suavis, *Glycys*; слад. быть, Dulcire; сл. дѣлать, Dulcare, Obdulcare, Dulcorare; сл. дѣлаться, Dulcescere; весьма сл., Praedulcis.

Сладковатый, Subdulcis.

Сладкогорко, Solanum Dulcamara.

Сладкозвучіе, *Melodia.*

Сладкокисловатый, Dulcacidus.

Сладкокорень, *Glyzyrrhiza*, G. Liquiritiae.

Сладкопѣніе, *Melodia*.

Сладкорѣчивый, Suaviloquens.

Сладкорѣчіе, Suaviloquentia.

Сладкость, Dulcedo, Suavitas; ангельская (растен.), Polypodium vulgare.

Сладостный, Suavis, Dulcis, Jucundus.

Сладострастіе, Lascivia, Voluptas, Libido.

Сладость, з. Сладкость.

Сластолюбецъ, Libidinosus, *Aselges*.

Сластолюбіе, Voluptas, Libido, Lascivia.

Слеза, Lacryma, Lacrima, *Dacry*, *Dacryon*; (растен.) Carlina; Іова, Іови, Іовлева, Coix lacryma.

Слезинка, слезка, Lacrymula, *Dacrydium*.

Слезникъ, Coix.

Слезообразный, *Dacryodes*.

Слезетеченіе, *Dacryorrhoea*, *Dacryorrhysis*, *Epiphora*; Lacrymatio; причиняемое недостаткомъ или разстройствомъ слезнаго мясишка, *Rhyas*; съ гноевидныхъ воспаленіемъ глазныхъ вѣкъ, *Epiphora* sebacea; съ кровію, *Dacryaemorrhysis*.

Слезы, Lacrymae, Lacrimae, Humor lacrymalis; (растен.) Carlina acaulis; кокушкины, Orchis bifolia; O. maculata; кровавыя, Lacrymatio sanguinea; глаза слезятъ, слезоточатъ, Oculi fluunt; проливать слезы, Lacrymas effundere, profundere, demittere, emittere; болѣзненное состояніе слезъ, худое смѣшеніе и отдѣленіе ихъ, *Dysdacrya*.

Слезоподобный, *Dacryodes*.

Слива, дерево, Prunus; плодъ, Prunum; американская С. икако, какаосовая, Chrysobalanos Icaco; бѣлая, Априкосъ, P. Armeniaca; обыкновенная, P. domestica; огорска, P. damascena; тернъ, P. spinosa; черемуха, P. Padus.

Сливаніе, Decantatio (Barbar.).

Сливаться, Confluere.

Сливающійся, Confluens; Subintrans.

Сливки, Cremor, C. lactis.

Сливникъ индійскій, Tamarindus indica.

Сливный, Confluens, Compactus, Densus.

Сливный, Pruneus.

Слизень, Limax; краснобурый, L. rufus; пашенный, полевой, L. agrestis; черный, L. ater.

Слизеподобный, *Phlegmatodes*.

Слизетеченіе, *Blennorrhoea*; изъ глазъ, *Blennorrhoea* oculi; изъ дѣтородныхъ губъ, *Gonorrhoea* spuria labialis feminarum; изъ головки дѣтороднаго уда, *Gonorrhoea* externa; изъ дѣтородныхъ частей доброкачественное, *Gonorrhoea* benigna; изъ задняго прохода, *Blennorrhoea* intestini recti, *Proctorrhoea blennorrhoica*; изъ кишечнаго канала, B. intestinalis; *Blennochesia*; изъ мочеваго канала, *Blennourethria*, *Urethroblennorrhoea*; воспалительное, *Blennorrhagia*; изъ носа, *Blennorrhinia*, *Phlegmatorrhagia*; изъ предстательной железы, *Gonorrhoea* prostatica; изъ ушей, *Otorrhoea*, *Blennotorrhoea*; любострастное, *Gonorrhoea* venerea; принадлежащій къ слизетеченію, страждущій имъ, *Blennorrhoicus*, *Myxorrhous*; изъ слезнаго мѣшечка, *Dacryocystoblennorrhoea*.

Слизимочетеченіе, *Blennuria*.

Слизиподобный, *Blennodes*, *Myxodes*.

Слизистый, Mucilaginosus, *Blennodes*.

Слизкій, Lubricus, Lubricans.

Слизь, Mucus, Mucilago, *Mycos*, *Myxa*, *Phlegma*; растен., Althaea; (особенно отдѣленная или выброшенная), *Blenna*; аравійской камеди, II. 1375; великая, Althaea; въ мочеточникахъ, *Ureterophlegma*; въ первыхъ путяхъ, II. 4841; глаза черная, II. 4707; животная, *Zoomycos*; квитовыхъ сѣмянъ, II. 1377; льняныхъ сѣмянъ, II. 1378; створожившаяся вязкая, отсѣдающая на тѣло младенца изъ родовыхъ водъ, Vernix caseosa; безъ слизи, *Amyxodes*; на с. похожій, *Phlegmatodes*; полный слизи, *Phlegmatias*; болѣзненное худое свойство ея, *Dysblennia*.

Слина, Saliva, *Ptyalon*, *Sialon*; перемѣнившаяся въ смѣшеніи, *Sialalloeosis*; порочное отдѣленіе и болѣзненное свойство ея, *Dyssialia*; при тощемъ желудкѣ, Sal. jejuna; принадлежащій къ слинѣ, происходящій отъ нея, *Sialicus*; недостатокъ сл., *Aptystia*.

Слинотеченіе, Salivatio, *Sialorrhoea*, *Ptyalismus*, *Sialismus*; имѣющій слинот., имъ страждущій, *Sialochoos*; имъ причиняемый, *Sialorrhoicus*; слинот. брюшное, *Ptyalismus* abdominalis; критическое, P. criticus; млекообразное, млечное, *Chyloptyalismus*, *Ptyalismus* chylosus, Salivatio chylosa; травматическое, P. traumaticus; противъ слинот. дѣйствующій, *Antisialus*.

Слйнный, Salivalis.

Слипаніе, Adhaesio; частей, *Syncre-*

tismus; симъ причиняемый, *Syncretisticus*.

Слово, Verbum, Vocabulum, *Logos*; техническое, Terminus technicus.

Словопреніе, Disputatio.

Сложеніе, Compositio, Complexio, *Schema*; больнаго, Constitutio aegroti; дѣтское, C. infantilis; механическое, C. mechanica; тѣла, Constitutio, Architectura, Habitus corporis; здоровое, *Cataschesis*; крѣпкаго и здороваго сложенія, *Eutonos*.

Сложенный, з. Сложный.

Сложность, Complicatio.

Сложный, Compositus.

Слой, Stratum; волоконъ, S. fibrarum.

Слои, Strata; древесоватые, S. lignea; корковые, S. corticalia; твердой оболочки мозга, I. 12709.

Слоистый, Tunicatus.

Слоновый, *Elephantinus*.

Слонъ, *Elephantus*.

Служитель, Minister; больничный, *Nosocomus*, *Parabolanus*.

Слупленіе, Desquamatio; кожи, Abrasio, D. cutis.

Слупливаніе, з. Слупленіе.

Слуховый, Auditorius.

Слухъ (з. также Слышаніе), Auditus, Aures, *Acoe*; весьма тупой, *Cophosis*; двойной, *Dittecoia*, Auditus duplicatus; ложный. *Paracusis*; неправильный, превратный, A. depravatus; нѣсколько тупый, Subsurdus; острый, тонкій, слишкомъ чувствительный, A. acutus, *Hyperacoe*, *Oxyecoia*; острый сл. имѣющій, *Oxyecoos*; трудный, тупый сл., A. difficilis, obtusus, *Bradyecoia*, *Dysecoia*, *Hypocophosis*, Gravitas auditus, Aures obtusae, Hebetes aures; тупой сл. имѣющій, Subsurdus; туп. сл. отъ водянистаго изліянія въ слуховую полость, *Dysecoia hydropica*; отъ закрытія слуховаго прохода, D. obturatoria; отъ насилія, D. traumatica; отъ ослабленія барабанной перепонки, D. laxa; отъ сухости уха, D. rigida; отъ нагноенія слуховыхъ орудій, D. exulcerans; обманъ слуха, когда больной слышитъ несуществующіе звуки, *Pseudecoia*; принадлежащій къ слуху, *Acusticus*; притупленный слухъ, Aures obtusae; притуплять слухъ, Aures obtundere, hebetare; имѣть хорошій слухъ, Clarissime audire; худой, тупой слухъ имѣть, худо слышать, Gravius, parum (auribus) audire.

Случай, Casus, Occasio, *Tyche*; удобный, *Kairos*, Tempus justum, Occasio tempestiva.

Случайно, Fortuito, Accidentaliter.

Случайность, Accidens, Accidentia, Causalitas.

Случайный, Fortuitus, Intercurrens, Accidentalis, *Tychaeus*.

Случающійся опять, Recidivus.

Случиться, Evenire.

Слушаніе, з. Слышаніе.

Слушатель, Auditor, Auscultator.

Слущеніе, Desquamatio.

Слышаніе, Auditus, Auditio; двойное, *Paracusis* duplicata; звука, будьто отъ отдаленности, P. removens; звука тъ противной стороны, P. alterans; звуковъ несуществующихъ, *Paracoe*; медленное, P. morans; неправильное, превратное, *Paracoe*, *Paracusis*; слыш. тѣхъ только звуковъ, которые сопряжены съ какимъ либо шумомъ, *Paracusis* Willisiana; неуслышаніе начальныхъ или послѣднихъ слоговъ словъ, *Paracusis* devorans.

Слышать, Audire; хорошо, Clarissime audire; худо, нехорошо, Gravius audire.

Слышащій весьма худо, *Cophos*.

Слѣдованіе, розыскъ, Inquisitio.

Слѣдователь, Consectator.

Слѣдовый, Pedatus.

Слѣдоразщепный, Pedatifidus.

Слѣдствіе, Sequentia, Conclusio, Consequentia, Sequela; розыскъ, Disquisitio, Inquisitio.

Слѣдующій, Sequens; одинъ за другимъ, Successivus.

Слѣдъ, Vestigium, Signum, *Ichnos*.

Слѣпокурникъ, Cornus sanguinea; азіатскій, Ranunculus asiaticus.

Слѣпородящее животное, какъ напр. собаки, кошки и проч., *Alaotocus*.

Слѣпорожденный, Caecigenus.

Слѣпота, Caecitas, *Typhlosis*, *Typhlotes*, *Anopsia*; дневная, *Hemeratyphlosis*, *Nyctalopia*; дневная, ею одержимый, *Nyctalops*; курячья, куриная, ночная, *Hemeralopia*, *Nyctotyphlosis*; ею одержимый, *Hemeralops*; растеніе, Anagallis, A. arvensis; Ranunculus arvensis; Chelidonium majus; Lamium purpureum, L. album; Gentiana Pneumonanthe; слѣп. по мѣсяцу (Veter.), II. 2871; отъ яркой бѣлизны снѣга, *Chionotyphlotes*; причиняемый слѣпотою, *Typhloticus*.

Слѣпый, Caecus, *Typhlos*, *Alaos*, Lumine expers, Visu orbus, Luce privatus; слѣп. сдѣлаться, Amittere lumina oculorum, Orbari luminibus; слѣп. кого сдѣлать, лишить зрѣнія, Oculos alicui eripere, eruere, Visu aliquem privare.

Слюдка свинцовая, II. 5085.

Слюзы, Слюзки, Carlina acaulis.

Слюна, з. Слина.

Слюногонка, Слюногонъ, Pyrethrum; кустарная, P. frutescens.

Слюнотеченіе, з. Слинотеченіе.

Смазываніе, Unctio.

Смазывать, Inungere.

Смакъ, Sapor.

Смалта, Smalta, Amylum coeruleum.

Смарагдъ, Lapis smaragdus.

Смертельно, Lethaliter.

Смертельность, Lethalitas; иногда токмо искуствомъ превозмогаемая, L. per se; неизбѣжная, L. absoluta; особенная, L. individualis; самостоятельная, L. per se; случайная, L. accidentalis.

Смертельный, Letalis, Lethalis, *Thanatodes*, *Thanasimus*; смертоносный, Mortifer, Mortiferus, Pestiferus, Mortificus, Letalis, Letifer, *Thanatephoros*.

Смертность, Mortalitas.

Смертный, Mortalis, *Thanasimus*.

Смертоподобіе, *Asphyxia*.

Смертоубійство, Homicidium, *Phonos*.

Смертоубійца, Homicida.

Смертоѣдъ, Helleborus.

Смерть, Mors, Obitus, Interitus, Letum, Excessus e vita, *Thanatos*; внезапная, M. subita; вѣрная, истинная, M. vera, *Apothanasia*; голодная, M. per efamationem; естественная, M. naturalis; кажущаяся, мнимая (з. также Обмираніе), *Asphyxia*, M. apparens, *Pseudothanatos*; мн. истерическая, A. hysterica; мн. новорожденныхъ, A. neonatorum; мн. отъ газа или испаренія, раждающагося въ нужныхъ мѣстахъ, A. foricariorum; мн. отъ задушенія, I. 3098; мн. отъ ожоги, I. 3106; мн. отъ ознобленія или замерзшихъ, I. 3097; мн. повѣсившихся, A. suspensorum; мн. сгорѣвшихъ, I. 3106; мн. утонувшихъ, A. submersorum; мучительная, *Kakothanasia*, *Cacothanasia*; насильственная, *Biothanotos*, M. violenta; н. несовершенная, M. v. imperfecta; н. совершенная, M. v. perfecta; неестественная, M. praeternaturalis; песья, (растен.) Cynanchum monspeliacum; Periploca indica; скоропостижная, M. subita; склонный къ скороп. смерти, *Tachythanatos*; собачія, Apocynum androsaemifolium, A. aegyptiacum; спокойная, тихая, *Euthanasia*; съ голоду, *Limoctonia*; трудная, тяжкая, *Aneuthanasia*; причиняемый смертью, *Apothanaticus*; смерть приближается, In propinquo mors est, Mors subest, Ad ultima ventum est; наука о томъ, какъ умирать тихою, покойною смертью, *Thanatologia*; приписать чему либо смерть, Mortem imputare alicui rei; причинять, нанести с., Mortem facere s. alicui afferre, Ad mortem aliquem mittere; родъ, видъ смерти, Genus mortis; умереть естественною смертію, Sua morte defungi s. mori.

Сметана, Cremor, C. lactis.

Смирна (з. также Мирра), Myrrha; зернистая, M. in granis; нечищенная, M. in sortis; отборная, M. electa.

Смирный, Lenis, Mitis, Placidus.

Смовдь, Peucedanum.

Смоква, Ficus, F. carica; индѣйская, Cactus Opuntia.

Смоквы, Caricae.

Смоковица, з. Смоковница.

Смоковникъ, Ficus carica.

Смоковница, Ficus carica; американская, F. populea; египетская, F. Sycomorus; индѣйская, Cactus Opuntia, F. indica; также Lychnis viscaria; кувшинчиковая, остъиндѣйская, F. nymphaeaefolia; упругая, F. elastica.

Смола, Pix, Pix navalis, Resina; бакаутная, Resina Guajaci; бѣлая, Colophonium album; R. alba; горная, жидовская, Asphaltum; еловая, R. abietis; жидкая, P. liquida, *Pissa*; камединная, Gummi resina; можжевельная, G. s. R. juniperi; обыкновенная, Colophonium commune; садовая, Cera arborea; плющевая, Gummi hederae; пчелная, *Propolis*; садовая, Cera arborea; скамонная, R. scammonii; смычковая, R. colophonia; упругая, R. elastica; ялапная, R. jalappae; янтарная, Colophonium succini.

Смолевка разнополая, Silene Otites; клейкая, Lychnis Viscaria.

Смолистый, Resinosus, Bituminosus.

Смолка, Смолька, Смюлка, Galium Aparina.

Смольникъ, Aristolochia Clematitis.

Смольчугъ, Lychis Viscaria.

Смолянка, Cardamina pratensis; Galium Aparina; садовая, Silene Armeria.

Смоляный, Piceus.

Сморканіе, Munctio.

Смородина, Ribes; красная, R. rubrum; черная, R. nigrum.

Сморчокъ, Boletus edulis, Helvella; безстыдный, нескромный, Phallus impudicus; бѣлый, Merisma flavum; кухонный, Ph. esculentus; снѣдный, Helvella esculenta.

Сморщеніе, Corrugatio; глазнаго шара или роговой плевы, *Rhytidosis* (Rutidosis).

Сморщенный, Corrugatus.

Сморщиваться, Corrugari.

Смотритель, Inspector.

Смрадный, Foetidus, Male olens.

Смрадъ, Foetor, Foeditas odoris.

Смуглый, Bruneus.

Смурый, Fuscus.

Смутить, смѣшивать, приводитъ въ безпорядокъ, въ растройство, Turbare, Perturbare, Confundere.

Смущеніе, Perturbatio, Consternatio; отъ того происходящій, *Lypicus.*

Смыканіе челюсти или челюстей, *Trismus.*

Смыкаться, Claudi, Committi.

Смыслъ, Ingenium, Intellectus, Ratio, Sensus; противный здравому смыслу, *Antilogicus.*

Смычка, Commissura.

Смѣлость, Audacia, Temeritas, Animositas.

Смѣсъ, Mixtio, Mixtura, *Migma*; водотворная сѣрнощелочная, Kalium sulphuratum; для наливанія сосудовъ, Massa injectoria; изъ воды и масла, *Hydrelaeum*; изъ всѣхъ родовъ сѣменъ, *Panspermia*; пищеван, яственная, *Chymus*; носящій ея, *Chymophorus*; порочное свойство ея, *Dyschymia*; принимающій ея, *Chymodochus*; ранняя, кислая, I. 2321.

Смѣхъ, Risus, Cachinnus; болѣзненный, *Gelasmus*; громкій, Cachinnatio; корчевый Сардоновъ, Сардоновый, Сардонскій, Судорожный, R. sardonicus, *Sardiasis.*

Смѣшать, Miscere, Commiscere, Permiscere.

Смѣшеніе, Mixtio, Mixtura, Turbatio, Confusio, Aggregatio, *Crasis, Syncrasis*; изъ лимоннокислаго кали, II. 982; инородное, Heterocrasia; кала худое, *Scatacrasia*; камфорное, Mixtura camphorata; камф. простое, II. 988; крови порочное, *Dyscrasia* sanguinis; металловъ со ртутью, Amalgamatio; ранное кислое, I. 2321; слёзъ худое, *Dacryalloeosis;* соковъ порочное, *Dyscrasia*, D. humorum; худое составныхъ (основныхъ) веществъ организма, *Stoechiodyscrasia.*

Смѣшенный, Aggregatus, Mixtus, Confusus; худо, *Dyscratus.*

Смѣшиваніе, з. Смѣшеніе.

Смѣшивать, з. Смѣшать.

Смѣяніе, Risus.

Смѣяться, Ridere; громко, Cachinnare, Cachinnari.

Смягченіе, Emollitio; костей, Mollities ossis, *Osteomalacia*, (Veter.) *Rhachitis* meseraica; костей вообще, *Osteomalacia*, *Osteosarcosis* universalis; костей ягнецовъ, *Rhachitis* agnorum; шейныхъ позвонковъ, II. 7429.

Смятеніе, Confusio, Perturbatio, *Tyrbe.*

Снарядъ (з. также Приборъ, Аппаратъ), Apparatus; для измѣренія силы магнита, *Magnetometrum*; пневматохимическій, A. *pneumatochemicus;* химическій, A. chemicus.

Снисхожденіе, Indulgentia.

Снитка, Снитокъ, з. Снить.

Снить, Aegopodium Podagraria; Allium schoenoprasum; боярская, Bupleurum; б. круглолистная, B. rotundifolium.

Снобдѣніе, Coma agrypnon, C. vigil.

Сновидецъ, Somnians.

Сновидѣніе (з. также Сны), Somniatio, Somnium; Insomnium, *Oneiron*; болѣзненное, непріятное, *Oneirodynia, Paroniria*; въ бдѣніи, S. in statu vigili; сновидѣнія безпокойныя, Somnia tumultuosa; сновид. зловѣщія, печальныя, тяжелыя, устрашающія, ужасныя, S. gravantia, S. dira, S. sinistra; страданіе отъ такихъ сновид. *Scolionirosis.*

Сновидѣнія, з. Сновидѣніе; толкователь сновид., Conjector.

Сноносный, з. Снотворный.

Сносить, Pati, Perpeti, Tolerare, Ferre, Sustinere; снос. притерпѣть голодъ, Famem sustinere, Inediam tolerare; съ терпѣніемъ (терпѣливо) с. боли, Dolores pati toleranter; несвести, Succumbere, Supprimi, Opprimi.

Сносливый, Tolerabilis.

Снотворный, Somnifer.

Снотолкователь, Somniorum conjector, *Oneirocrites.*

Сноходящій, *Hypnobata*, Somnambulo.

Снохожденіе, *Somnambulismus, Hypnobatesis, Nyctobatesis, Rhembasmus, Selenogamia.*

Снурованіе и причиняемое имъ Отвердѣніе (особен. въ женск. грудяхъ), Strangalia.

Снурокъ, Funiculus; магическое связываніе снурковъ, дабы причинить чрезъ то неспособность къ соитію (простонародно, причинить нестануху), Nodatio, Ligatura magica.

Сны, з. Сновидѣнія.

Сныть, з. Снить.

Снѣгъ, Nix, Nivis, *Chion.*

Снѣдный, Edulis, Esculentus.

Снѣдокъ, Scandix Anthriscus.

Снятіе, Detractio; пѣны, Despumatio.

Собака, Canis, *Cyon*; обыкновенная, C. familiaris; искуство лечить болѣзни собакъ, *Cyniatrice*, *Kyniatrice*; постоянная идея умалишеннаго, будьто онъ обращенъ въ собаку, *Cynanthropia*; страждущій симъ, *Cynanthropos.*

Собачій, Caninus, *Cynicus.*

Собачникъ, Cynoglossum officinale.

Собираніе, Aggregatio, Accumulatio; камней, *Lithologia*; костей (преимущественно у Грековъ по сожженіи труповъ), *Osteologia*; опія, *Opiologia*; пшеницы, *Pyrologia.*

Собирающій, Colligens; коренья, *Rhizologus*; плоды, Frugilegus.

Соболь, Mustela Zibellina.

Собраніе, Collectio.

Собранный, Aggregatus, Congregatus.

Собственное, Individuum.

Собственность, Proprietas, Proprium.

Собственный, Proprius, Peculiaris, Specialis, *Idios.*

Сова, Strix; ночная, S. Ulula.

Совершенно, Absolute, Omnino, Perfecte.

Совершеннолѣтіе, Aetas plena, matura, major, legitima, justa.

Совершеннолѣтній, Ephebus; Adultus, Legitimae aetatis, Sui juris, Sui potens, Plena aetate.

Совершенный, Absolutus, Completus, Perfectus.

Совершенство, Perfectio, Perfectus.

Совложеніе кишки одной въ другую, Intussusceptio.

Совокупленіе, Associatio, Conjunctio, Conjugatio; идей, A. idearum; плотское, з. Соитіе.

Современный, Coaetaneus, Coaevus, *Synchronicus.*

Соврожденный, Congenitus, Connatus.

Совѣдѣніе, Conscientia.

Совѣсть, Conscientia.

Совѣтованіе, Consultatio, Consilium; врачебное, медиковъ, медицинское, C. medica.

Совѣтъ, Consilium, *Bule.*

Совѣщаніе, з. Совѣтованіе.

Согбенный, Declinatus.

Согласиться, Consentire (cum re, alicui rei, inter se), Convenire, Consonare, Congruere (alicui rei).

Согласіе, Concordia, Concordantia, Unitas, *Sympathia.*

Согнитіе, Putrefactio.

Согрѣваніе, Calefactio, *Thermasia.*

Согрѣвательный, Excalefactorius, *Thermanticus.*

Согрѣвать, Calefacere, Fovere; согрѣваться, Calefieri, Calescere, Incalescere.

Согрѣвающій, Calefaciens, *Thermanticus.*

Сода, Soda, Natrum subcarbonicum; бурокислая, Natrum boracicum; жидкая ѣдкая, II. 8176; испанская, S. hispanica; слабая, N. carbonicum; солекислая, N. chloratum; сѣрно-кислая, N. sulphuricum; полуглокислая, II. 1900; углекислая нечистая, Natrum; углекислая очищенная, N. carbonicum; фосфорнокислая, N. phosphoricum; хлориноватая, N. chloricum; ѣдкая, N. causticum.

Содержаніе, Subsistentia, Argumentum, Summa, Summarium; пропитаніе, Alimentum; діэтетическое, Regimen; жизни, *Biota.*

Содержательный, Intensivus.

Содержать, Continere, Complecti.

Содержащій, Continens; вмѣстѣ, *Synochus*; равное число составныхъ частей, *Isomericus.*

Содержимый, Contentus.

Содроганіе, Horror.

Содѣйствіе, *Synenergia*, *Synergia*, Adjumentum.

Содѣйствующій, *Synenergeticus.*

Соединеніе, Conjunctio, Cohaesio, Commissura, Conjugatio, Associatio, Connexio, Unitas; бляшекъ, брижейки треугольное, I. 7665; головы съ атлантомъ, I. 2976; губъ, Commissura labiorum; двухъ бляшекъ, Duplicatura; двухъ костей посредствомъ сухожильныхъ связокъ, *Synneurosis*; посредствомъ хряща, *Chondrosyndesmus*; двухъ частей посредствомъ оболочки, *Synymensis*; идей, Associatio idearum; костей, Articulatio, Conjugatio ossium; к. облоповидное, *Ginglymus*; к. неподвижное, *Gomphosis*; к. плоское, *Arthrodia*; к. чрезъ хрящъ, *Synchondrosis*; краевъ простое, Sutura sicca; лонныхъ костей, II. 9537; неподвижное, *Symphysis*; неподв. нижней челюсти, II. 9500; подвижное двухъ костей, *Diarthrosis*; подвздошной кости съ крестцовою, II. 9501; полудвижное, *Amphiarthrosis*; посредствомъ повязокъ и связокъ, *Syndesis*; раздѣленной цѣлости, *Synthesis*; раздѣленныхъ частей, Agglutinatio; сосудовъ, *Anastomosis*; сосудовъ клубчатое, Glomi vasorum, химическое, *Synthesis.*

Соединеннопалыя, Palmata.

Соединенный, Conjunctus, Congregatus, *Synechus.*

Соединительный, Connectivus.

Соединять, Jungere, Conjungere, Adnectere, Conserere.

Соединяться, Cohaerere (alicui rei, aliqua re, cum re, inter se), Cohaerescere, Nexum, Connexum esse (inter se).

Соединяющій, *Synecticus.*

Сожженіе, Сожиганіе, Combustio, Ambustio.

Сожженный, Combustus.

Сожитіе, *Synoecesis.*

Созвѣздіе, Astrum, Sidus (genit. sideris).

Созданіе, Creatura.

Создатель, Creator.

Созерцаніе, Contemplatio, Consideratio, Cogitatio, *Scepsis.*

Сознаніе, Conscientia.

Созрѣваніе, Maturatio, Maturitas.

Созрѣвать, Maturescere, Maturari; совершенно созр., Permaturescere.

Созрѣвающій, Maturans.

Созрѣлый, Maturus; преждевременно, совершенно зрѣлый, Praematurus.

Созрѣть, з Созрѣвать.

Соименованіе, Соименность, *Synonymia.*

Соименный, *Synonymus.*

Соитіе, Coitus, Concubitus, Venus, Veneris usus, *Synusia*, *Synoecesis*, *Aphrodisiasmus*; неимѣющій охоты къ соитію, *Anaphrodisiacus*; неохота къ с., *Anaphrodisia*; болѣзненное, трудное, С. difficilis, *Dyssynusia*, *Dyssynodia*, *Dyssynodus*; излишнее, неумѣренное с., С. nimius; отъ с. происходящій, *Aphrodisius*; больному с. вредно, Alienus aegro veneris usus est, Venus aegro inimica est; возбудить позывъ къ соитію, Movere coitus appetentiam, Excitare alicujus naturam; с. не вредно, Concubitus non inutilis est; с. болѣе вредно днемъ, менѣе ночью, С. interdiu pejor est, tutior noctu; воздерживаться отъ с., Vitare libidinem, Abstinere a venere, Venerem fugere, A venere sibi temperare; имѣть соитіе, наслаждаться физическою любовію, Venere s. rebus veneris uti; первое с., Veneris initium, Primi coitus; позывъ, побужденіе къ с., Coitus appetentia, Desiderium coitionis; побужд. болѣзненное у мужчинъ къ с., съ продолжительнымъ напряженіемъ дѣтороднаго уда, *Satyriasis*; уничтожить позывъ къ с., Extinguere venerem.

Соки, Succi, Fluida; выжатые, S. expressi; жидкіе, разведенные, слабые с. имѣющій, *Icmacrates*; свѣжіе, S. recentes; сгущенные, S. inspissati; тѣла, II. 3834; состояніе соковъ слабое, *Icmacratia*; смѣшеніе соковъ худое, испорченное, *Acrasia.*

Соколокъ, Vena cephalica pollicis.

Сокольня, з. Сокольникъ.

Сокольникъ волосатый, Hieracium Pilosella.

Сокольница крестообразная, Gentiana cruciata.

Сократительный, Abbreviativus.

Сокращаемость, Contractilitas.

Сокращеніе, Abbreviatio, Abbreviatura, Contractio, Compendium, *Epitome*; мышицъ, Contractio musculosa; сердца и артеріи, *Systole.*

Сокращенный, Abbreviatus.

Сокровенный, Occultus, Absconditus, *Apocryphicus.*

Сокровище, Thesaurus.

Сокрушать, раздроблять, Comminuere (e. g. os), Dispercutere.

Сокрушающій, *Cataloticus.*

Сокрушеніе, Fractio; сердца, Cordolium.

Сокрываться, Latescere; быть скрыту, Latere, In obscuro esse.

Сокъ, Succus, Humor, *Chymus*, *Chylus*; барбарисный, S. berberum; березовый, S. betulinus; большеголоваго мака, Opium levanticum; виноградный, Lacrymae vitis; выжатый, S. expressus; выступившій, Extravasatum; желудочный, S. gastricus; жидкій, Liquor; катеху, Catechu; кишечный, Humor entericus; клюквенный, S. oxycoccos; коренный, приготовленный изъ кореньевъ, *Rhizias*; лимонный, S. citri; лиственичный, листвяничный, Gummi laricis; маковый, *Meconium*, *Opium*; млечный, *Chylus*; ему подобный; имъ полный, *Chylodes*; сокъ (вино) изъ незрѣлаго винограда, *Omphacium*; нервный, Liquidum nerveum; огуречный, S. cucumeris; ослинаго огурца, Elaterium; очитковатый, Succus sempervivi; питательный, *Chylus*, Humor alimentarius; болѣзненное свойство его, *Dyschylia*; ему подобный, *Chylodes*; изліяніе его, *Chylecchysis*; испражненіе его мочью, *Chyluria*; питат. сокъ носящій, проводящій, *Chylophorus*; п. с. приготовляющій, *Chylopoeus*; порча его, *Chylophtharsis*; худое качество его, *Cacochylia*; худое направленіе его, *Dyschylagogia*; часть его свернувшаяся, Cruor chyli; сокъ поджелудочной железы, S. pancreaticus; померанцовый, S. aurantiorum; растеній, Succus plantarum; растеній (самъ по себѣ), истекающій, *Opos*; свѣжій отъ цынги, II. 9219; сгущенный, S. inspissatus; сгущенный растительныхъ плодовъ вообще, Roob; солодкокоренный, S. liquiritiae; солодк. очищенный, S. l. depuratus; сукой японскій, Catechu; терновый, S. acaciae; травяный, S. herbarum; турецкаго мака, *Opium* levanticum; тыквенный, S. cucurbitae; худый, худое состояніе, худое качество соковъ, *Cacochymia*, *Cacochylia*; отъ худыхъ соковъ происходящій, *Cacochymicus*; червячный, S. chermes s. kermes; членосоставный, Synovia; порочное свойство соковъ, *Dyschymia*; состояніе соковъ хорошее, *Euchylia*; тотъ у котораго хорошіе соки, *Euchylus*, *Euchymus*; у кого худые соки, *Cacochymicus*.

Соланикъ, Solaninum.

Солдатъ, Miles.

Солеа ипекакуанная, Solea Ipecacuanha; мѣлкоцвѣтная, S. parviflora.

Соленоватый, Muriaticus.

Соленогорькій, Salsoamarus.

Соленость, Salsedo.

Соленый, Salinus, Salsus, Salitus, Muriaticus.

Солеобразный, солеподобный, *Halycodes*.

Солепеетный, *Sympetalicus*.

Солеродъ, *Halogenium*.

Соли, Salia; галоидальныя, *Haloides*; земляныя, S. terrestria; посреднія, S. media; среднія, S. neutra; существенныя, S. essentialia; углекислыя, S. carbonica; щелочныя, S. alcalina; щелочныя слабыя, углекислыя, Alcalia mitia.

Солидарный, Solidaris.

Солидизмъ, Solidismus.

Солитеръ, *Taenia* Solium.

Солнечникъ, Helianthus annuus; оборотъ или оборотникъ, Heliotropium europaeum.

Солнце, Sol, *Helios*; отъ печенія солнца происходящій, *Iletheres*, *Hiletheres*.

Солнцеворотъ, Heliotropium; европейскій, H. europaeum; прилеглый, H. supinum.

Солнцевъ оборотъ, з. Солнцеворотъ.

Солнцецвѣтникъ, Солнцецвѣтъ обыкновенный, Helianthemum vulgare.

Соловей, Motacilla Luscinia, *Philomela*.

Соловка малая, Filicula dulcis; Polypodium vulgare.

Солодко-корень, *Glycyrrhiza* glabra.

Солодъ, Maltum; ячной, M. hordei.

Солома, Culmus, Stramentum, *Carphos*; причиняемый ею, *Carphicus*.

Соломенникъ, Соломина, Culmus.

Соломенный, Stramineus, Culmeus.

Солонина, Caro salsa s. salita, muriatica.

Соль, Sal, *Hals*; (раст.) Salsola soda; астраханская, S. astrachanense; бурекупоросная, S. sedativum; буровино-каменная, I. 12529; виножелѣзная, Ferrum tartaricum; виннокислая, Tartras; виннокаменная, охрусталоватая, I. 326; виносурьмянная, Tartarus stibiatus s. emeticus; винноуксусная, Kali aceticum; Глауберова, Natrum sulphuricum; горькая, Magnesia sulphurica; горькая сибирская, II. 7239; Глазорован, поликрестовая, Kali sulphuricum; горная, каменная, ледянка, S. gemmae; животныхъ, II. 7243; кисличная, S. acetosellae; кисло-винно-каменная, I. 326, купоросно-поташная, Kali sulphuricum; летучая, напитанная кислотою поваренной соли, Ammonium muriaticum; летучая оленьяго рога, I. 1075; л. углекислая слабая, A. carbonicum; л. щелочная, напитанная селитренною кислотою, A. nitricum; л. щел. насыщенная синильною кислотою, A. borussicum; л. щел. съ угольною кислотою, A. carbonicum; минеральная щелочная, II. 1900; морская, Sal maritimum; лимоннокислая, Citras; мочевая, S. urinae; поваренная, Natrum chloratum s. muriaticum; полихрестовая Сейгнетова, II. 7233; полынная, S. absinthii; растительная, S. herbarum; рвотная, Tartarus emeticus; свинцовая въ кристаллахъ, Cerussa acetata; седлицкая, S. sedlicense; стеклоплавильная, Fel vitri; сѣрнопоташная, Kali sulphuricum; удивительная Глауберова, S. mirabile Glauberi; утолительная Гомбергова, II. 7237; хлориновая, *Chloras*; хромокислая, *Chromas*; щелоконашатырная, Ammonium carbonicum; щелокотравная, I. 843; щелочноуксусная, Natrum aceticum; щелочная, Alcali; щ. виннокаменная, S. tartari; щ. ископаемая, рудокопная, Natrum; щ. летучая, *Ammonium*, *Ammoniacum*; щ. л. насыщенная кислотою буры, Amm. boracicum; щ. л. чистая, I. 13536; щ. л. ѣдкая, I. 13536; щ. рудокопная, самородная, Natrum; щ. углекислая слабая, Amm. carbonicum; щелокотравная, S. herbarum; янтарная, S. succini; янт. летучая, II. 6240; искуство приготовлять соль, *Halotechnia*; образованіе соли, *Halismus*.

Сольникъ, Salicornia; травянистый, S. herbacea.

Солѣтный, Coaetaneus.

Солянка, Salsola; вѣниковидная, S. scoparia; гладкая, S. Tragus; кали, S. Kali; сода, S. soda; сѣяльная, S. sativa.

Соляный, Salinus, *Halycos*, *Halycodes*.

Сомкнутіе глазъ, рта, *Mysis*.

Сомкнутый, Connivens.

Сомнамбуль, Somnambulo.

Сомнительность, Dubitatio.

Сомнительный, Ambiguus, Anceps, Dubiosus.

Сомнѣвающійся, Dubitans, *Scepticus.*

Сомъ, Silurus; электрическій, S. electricus.

Сонливость, Somnolentia, *Coma*, Sopor; бдящая, *Coma* vigil; б. съ сильнымъ бредомъ, *Typhomania*; ею страждущій, *Typhomaniacus*; сонливостію страждущій, *Comatodes.*

Сонливый, *Hypnodes.*

Сонноходство, з. Сонnoхожденіе.

Сонноходящій, Somnambulo, *Hypnobata.*

Сонnoхожденіе, Somnambulismus.

Сонный, Сонливый, Somniculosus, Somnolentus, Soporus; сон. легко, Levisomnus.

Сонъ, Somnus, *Hypnos*; сновидѣніе, Somnium, з. сновидѣніе; раст., Anemone Pulsatilla; бдящій, *Coma agrypnon*; безпокойный, S. tumultuosus; весьма крѣпкій, *Cathypnia*; глубокій, Somnus altus; Sopor, *Cataphora*; зимній, S. hibernus; короткій, S. brevis; крѣпкій, S. arctus; легкій, S. facilis; летаргическій, *Lethargus*; магнетическій, *Cataphora* magnetica; с. наводящій, *Hypnodes*, *Hypnopoeus*, *Hypnoticus*; ночной (раст.), Dorycnium monspeliense; Lotus Dorycnium; покойный, Somnus placidus; послѣ обѣда, отдыхъ послѣобѣдній, S. meridianus; смертельный, *Carus*; послѣ сна, A., ex somno; пріятный, сладкій, S. jucundus; продолжительный, S. continens; самый глубокій, смертный, *Carus*; спокойный, S. quietus; усладительный, S. jucundus; вздрагиваніе во снѣ, Pavor nocturnus; видѣть сонъ, Somnium videre, Somniare, Somnio uti; во снѣ, Per somnum, Sub somno; причиняемый сномъ, къ нему принадлежащій, *Hypnoticus*; лишать кого сна, Eripere, Impedire, Discutere, Abducere, Adimere, Auferre, Arcere somnum; наводящій, причиняющій глубокій сонъ, *Caroticus*; отнять у кого сонъ, Aliquem somno privare; прерывать с., Abrumpere, avertere, interrumpere somnos s. somnum; наводить сонъ, Afferre, facere, ducere, movere, conciliare, concitare, gignere, parere, allicere somnum.

Сообщеніе, Communicatio, Commercium; лекарствъ (разложенныхъ посредствомъ гальванизма и электричества сквозь тѣло) организму, Transplantatio medicaminum; неправильное полостей сердца, I. 5900; сосудовъ взаимное, *Anastomosis.*

Соотвѣтствовать, Respondere, Convenire.

Сопоказующій, Coindicans.

Сопротивленіе, Resistentia.

Сопротивный, Contrarius, Oppositus.

Сопряженіе, Conjugatio, Connexio; о болѣз., Complicatio.

Сопряженный, Conjugatus, Complicatus, Conjunctus.

Сопѣлка, Fibula.

Соразмѣріе, *Symmetria.*

Соразмѣрность, Proportio, Accommodatio, *Symmetria.*

Соразмѣрный, Proportionalis, *Symmetricus.*

Соревнованіе, Aemulatio, *Zelosis, Zelus.*

Соревнователь, Aemulator, *Zelota, Zelotes.*

Соритъ, *Sorites.*

Сорока, Corvus Pica.

Сортутка, Сортучка, Amalgama.

Сортучиваніе, Amalgamatio.

Сорочка, Indusium; зародышева яйца внѣшняя, *Chorion*; околосердечная, сердечная, *Pericardium.*

Сортъ, Species.

Сосаніе, Suctio, Suctus; груди, *Thelasis*; неспособность къ с. груди, *Anthelasmus.*

Сосать, Sugere; грудь, Lactere, Mammas sugere, exhaurire, Lac maternum bibere.

Сосвѣденіе, Constantia mentis.

Сосецъ, Mammilla, Papilla, *Uthar, Thele.*

Сосиска, Lucanica, Hilla.

Соскабливаніе, Abrasio, *Syrmus*; зубнаго камня, I. 53; кости гнилой, I. 55.

Соски грудные, Papillae; происходящій отъ нихъ, *Theliticus.*

Соскобленіе, з. Соскабливаніе.

Сосна, Pinus, *Peuce*; бальзамная, P. Balsamea; благовонная, виргинская, ладанная, P. Taeda; боровая, P. sylvestris; венгерская, P. Pumilio; Дамараская, Agathis loranthifolia; еловая, P. Abies; Италіанская и французская, P. maritima; канадская, P. canadensis; лѣсная, P. sylvestris; мелкозерная, P. microcarpa; пересадная, ель, P. Abies; пріятно-пахучая, лиственница, P. Larix; южная, P. Pinea.

Сосновый, Pineus, *Peucinus.*

Сосокъ, з. Сосецъ.

Сосочекъ, з. Сосецъ; слезный, Papilla lacrymalis.

Сосочки, Papillae; вкусу служащіе, P. linguae; жирные, закожные, кожные, нервные, пирамидальные, подкожные, сальные, чувственные, чувствительные, P. cutis, Glandulae sebaceae; нервные на языкѣ, P. linguae; почечные, P. renales; слезные, P. lacrymales.

Сосочковидный, Сосочковый, Papillaris.

Сосредоточенный, Concentratus.

Сосредоточиванiе, Concentratio.

Составленiе, Compositio, *Synthesis*; именъ, *Onomatopoesis*.

Составлять, Componere.

Составный, Compositus; Articularis, *Condylodes*.

Составоломъ, *Arthrodynia*, *Rheumatalgia*.

Составчатый, Articulatus.

Составъ (з. также Членосоединенiе), Compositio; Articulatio, A. ossium, Articulus, *Arthron*; Massa; глубоковпадный, *Enarthrosis*; для наливанiя сосудовъ, Massa injectoria; сост. имѣющiй, *Enarthros*; коловидный, Articulatio trochoides; круглый, Rotatio; малодвижный или неподвижный, невидный, потаенный, *Synarthrosis*; неглубокопадный, *Arthrodia*; ненатуральный, Articulus praeternaturalis; пальцевъ, Internodium; плоскiй, неподвижный, *Synarthrodia*; посредственномясный, *Syssarcosis*; противуестественный (новый, образовавшiйся), *Dysarthrosis*, Articulatio spuria; сахарный, Confectio; хрящепосредственный, *Synchondrosis*; шаровидный, Articulatio sphaeroidea; явнодвижный, *Diarthrosis*, Rotatio; явнодв. круглый, D. orbicularis; явнодв. плоскiй, D. planiformis.

Составы, з. Составъ; пальцовъ послѣднiе, покрытые ногтями, *Metacondyli*.

Состоянiе, Conditio, Status, Modus, Ratio, Constitutio; безболѣзненное, *Aponia*; безобразiя, *Amorphismus*; безразличное, Indifferentia; безчувственное, Status torpidus; болѣзненное дѣтородныхъ частей, *Aedoeagra*; болѣзн. мышицъ, *Myopathia*; бол. продолжительное, *Aipathia*; бол. связокъ, *Syndesmopathia*; воздуха, Constitutio aëris; воспалительное, Status inflammatorius; гастрическое, St. gastricus; глазъ варикозное, *Cirsophthalmia*; гнилое, St. putridus; дёсенъ цынготное, *Stomacace* scorbutica; гнилостное пищевой смѣси, *Chymosepsis*; желудка слизистое, I. 10460; женщины безъ матки, *Ametria*; живота всякое болѣзненное, *Gastronosos*; животнаго безъ сердца, *Acardia*; здоровья, Valetudo; здоровья хорошее, *Eupathia*; зубовъ худое, *Cacodontia*; изомерическаго тѣла, *Isomeria*; кала вязкое, клейкое, липкое, *Scatoglischrotes*; клейкое, слизистое, *Glischrotes*; крови гнилостное, *Haematosepsis*; кровеносной системы раздраженное, *Erethismus* arteriosus; лихорадочное, *Pyrexia*; мокротное, Status pituitosus; мужеское, *Andria*; нервное, Status nervosus; общаго чувствилища, болѣзненное, *Dysaesthelerion*; одержимаго недостаткомъ рта, *Astomia*; оцѣпененiя, Status stupidus; питательнаго сока хорошее, *Euchylia*; плода въ утробѣ матерней, *Embryonatus*; повальное, Constitutio epidemica; почекъ зернистое, Morbus Brighti s. renum granulosus, *Hydrops* renalis; раздраженное, *Erethismus*; р. судорожное сердца, E. cordis; р. мышицъ, Convulsibilitas; растворенное соковъ, Colliquatio; отъ того происходящiй, Colliquativus; рожeницъ судорожное, *Eclampsia* puerperalis; рта безъ языка, *Aglossostoma* (genit. aglossostomatis); селезенки скиррозное, *Splenoscirrhus*; соковъ хорошее, *Euchymia*; среднее, приведенiе въ него, Neutralisatio; судорожное мышицъ, Convulsibilitas; тканей желудочныхъ оболочекъ болѣзненное, *Gasterataxia*; тѣла, Constitutio corporis, Corporatura; т. естественное, II. 8839; т. здоровое, *Euexia*; т. спокойное, *Aochlesia*; т. худое, *Cacosis*; т. худосочное, Habitus cachecticus; физическое, Constitutio physica; холостаго человѣка, Caelibatus; хорошее больнаго при сносной болѣзни, *Euphoria*; хорошее (составныхъ частей) тѣла, *Eucrasia*; худое органовъ, служащихъ къ варенiю желудка, *Cacosplanchnia*; худое тѣла отъ худаго питанiя, *Cacotrophia*; человѣка безъ мужескаго дѣтороднаго уда или безъ крайней плоти, *Aposthia*; чувствъ и осязанiя хорошее, *Euaesthesia*; языка болѣзненное, *Glossopathia*.

Состоять изъ чего нибудь, или въ чемъ либо, Esse ex, Constare ex, Consistere in aliqua re.

Сострадательность, Misericordia.

Сосудецъ, Vasculum; относящаго сосуда, II. 11456.

Сосудисто-жильный, Venoso-nervosus.

Сосудистый, Vasculosus, Venosus.

Сосудословiе, *Angiologia*.

Сосудцы, Vasa, Vascula; волосные, волосковые, V. capillaria; радужной оболочки, V. iridis.

Сосудъ (з. также Сосуды и Посуда), Vas (genit. vasis), plur. Vasa; алабастровый, Alabastrites; боевой, *Arteria*; весьма малый, *Angidion*; выбрасывающiй,

Canalis deferens; для горячаго питья, *Thermopotis*; для жидкости, *Amphora*; для согрѣванія, *Thermanterion*; для черпанія, *Arytaena*; краткій кровоносный, Vas breve; кровоносный, V. sanguiferum, *Angion*, *Haemas*; ложный, *Pseudangium*; мѣдный, Ahenum, Aenum; обратно относящій, относящій, V. s. Canalis deferens; сѣменный, *Sporangium*.

Сосуды (з. также Сосудъ), Vasa; винтообразные, витые, V. spiralia; водоворотовидные, V. vorticosa; воздушные, V. aëria; волосковатые, волосковые, волоску подобные, волосные, V. capillaria; всасывающіе, V. absorbentia; выносящіе, Графіевы, II. 11437; вѣнечные (сердечные), V. coronaria; вѣтвей дыхательнаго горла, V. bronchialia; желчные, V. biliaria; жирные, V. adiposa; закривленные, змѣйнообразные, V. capreolaria; извергательные, испражнительные, V. excretoria; испаряющіе, V. exhalantia; кожные, V. cutanea; кольчатые, V. annularia; корковые почекъ, II. 11433; короткіе, V. brevia; костей, V. ossium; кровоносные, V. sanguifera; кровоносные самые маленькіе, V. capillaria; легочные, V. pulmonum; лимфатическіе, V. lymphatica; линейчатые, V. lineata; медовые, *Nectaria*; млеконосные, млечные, V. chylifera; млеч. втораго ряда, II. 11430; м. перваго ряда, II. 11429; нервные, V. nervorum; отдѣлительные, V. secretoria; пасочные, V. lymphatica; питательные, питающіе, V. nutrientia; пористые, V. porosa; приводные, V. adducentia; приводящіе, V. conductoria; пупочнобрыжеечные, V. omphalo-mesenterica; пупочные, V. umbilicalia; рѣсничные, V. ciliaria; сальные, V. adiposa; сокопитательные, V. chylifera; титечные, V. mammaria; тучные, V. adiposa.

Сосулька, С. слабительная, Suppositorium; широколистная (раст.), Serapias latifolia.

Сосульки, Morsuli; отъ глистъ, M. contra vermes; сурьмяные, M. antimoniales; царскія, M. imperatoris.

Сосцевидный, Mammillaris, *Mastodes*, Umbonatus.

Сосцевый, Mammarius, Mammillaris.

Сосцекормящія, Mammalia.

Сосцеобразный, Mammillaris, *Mastodes*.

Сотвореніе, Creatio; міра, *Cosmogenia*.

Сотовидный, Favosus.

Сотрясеніе, Commotio, Concussio, Oscillatio, Vibratio, *Seisis*; брюха, C. abdominis; головы, *Cephaloseisis*; груди, C. pectoris; желудка, *Gastroseisis*; мозга, C. cerebri, *Encephalosismus*; спиннаго мозга, Comm. medullae spinalis.

Сотъ, Соты, Favus, *Cerion*.

Соудареніе, Percussio.

Соузословіе, *Syndesmologia*.

Соустье, *Anastomosis*.

Соусъ, Jus, Jurulentia, *Embamma*; горчичный, Sinapium; кислый, *Oxygarum*; соляный изъ рыбъ, *Garum*.

Софа, Sponda, Lectus, Lectulus.

Софизмъ, *Sophisma*.

Софистическій, *Sophisticus*.

Софистъ, *Sophista*.

Софора семилисточная, Sophora heptaphylla; японская, S. japonica.

Сохатой, з. Лось.

Сохнуть, Aridum fieri, Inarescere, Siccescere, Acescere.

Сохраненіе, Conservatio, *Synteresis*; глазъ, *Diacta* pro oculis; жизни, *Zoosis*.

Сохранять, Servare, Conservare, Sustinere; жизнь, Vitam reservare; здоровье, Secundam valetudinem praestare.

Сочевица Греческая, Trigonella Foenum graecum.

Сочевичникъ, Orobus; весенній, O. vernus; шишковатый, O. tuberosus.

Сочетанный (бракомъ), Conjugus, Conjugatus.

Сочиненіе, Scriptio, Scriptum, Liber, Opusculum; объ одномъ только предметѣ, *Monographia*; о заразительныхъ болѣзняхъ, *Loemologion*.

Сочлененіе, Articulatio.

Сочный, Succosus, *Chylodes*.

Сочувственный, Consensualis, *Sympathicus*.

Сочувствіе, Consensus, *Sympathia*; внутренностей, *Splanchnosympathia*; органическое противуположное, *Antagonismus*; органическое согласное, Consensus; частей, C. partium.

Сочувствованіе, з. Сочувствіе.

Сошвеніе (з. также Шовъ) брюшныхъ ранъ, *Gastrorrhaphia*; кишечной раны, *Enterorrhaphe*; костей черепа, Sutura cranii; кровавое, S. cruenta.

Сошникъ, Vomer.

Союзъ, Connexio, Connexus, Nexus, Junctio, Unio; брачный, Conjugium, Connubium; костей, *Syntaxis*.

Спаденіе, Delapsus, Collapsus; верхняго глазнаго вѣка, *Blepharoptosis*; волосъ, *Alopecia*, Defluvium capillorum; маточнаго рукава, *Colposynizesis*; отъ того происходящій, *Colposynizesticus*.

Спайка, Commissura; большая мозга, I. 6330; губъ, C. labiorum; зрительныхъ чертоговъ, I. 5891; костей черепа, Sutura cranii; мозга, C. cerebri.

Спазмотическій, *Spasticus*; подверженный спазмамъ, Vulsus, Convulsus.

Спазмъ, *Spasmus*, Distentio, Contractio nervorum; вспучивающій, S. inflativus; постоянный Парацелсовый, II. 8319; спасмы желудочные, з. корча желудка; кишечнаго канала, причиняемые накопленіемъ вѣтровъ въ ономъ, *Physospasmus*.

Спальня, Cubiculum, Dormitorium, C. dormitorium.

Спаніе, Спанье, Dormitio, Dormitatio, Somnus; на твердомъ ложѣ, *Sclereunia*.

Спарадрапъ, Sparadrapum.

Спаренный, Conjugatus.

Спаржи, Asparagus; дикая, A. sylvestris; лозовая прутовая, A. sarmentosus; остролистный, A. acutifolius; садовая, A. officinalis.

Спасеніе, Conservatio, Salus, *Soteria*; больнаго, *Diasostica* (ars); жизни, *Zoosis*.

Спасительный, Salutaris, *Soterius*.

Спатель, *Spatula*, *Spatulum*.

Спатъ, Dormire, Obdormire, Somnum capere; безпрерывно, Assidue d.; глубоко, Arcte, altum d., Gravi somno premi; неспать цѣлую ночь, Pervigilare noctem; во всю ночь, d. longam noctem; с., отдыхать послѣ обѣда, Meridiari; пробудить спящаго, Suscitare e somno; спокойно сп., Placidissime d.; с. хотѣть, дремать, Dormitare.

Спекуляція, Speculatio.

Спельта, пшеница, Triticum Spelta.

Спермацетъ, Cetaceum, Sperma ceti.

Спесь боярская, Lychnis chalcedonica.

Специфическій, Specificus.

Спигелія, Spigelia; глистогонная, S. Anthelmia; мариландская, Sp. marilandica.

Спина, Dorsum; Spina, S. dorsi, *Rhachis*; на растеніяхъ, *Acantha*; носовая, D. nasi; къ спинѣ принадлежащій, *Rhachiacus*; лежаніе на спинѣ, Supinus cubitus; лежать на спинѣ, Supinum cubare, Supinum jacere; лежащій на спинѣ, Supinus, Resupinus, Resupinatus; положить на спину, Supinum collocare, Resupinare; положиться на с., Resupinari.

Спинный, Dorsalis.

Спиновскрыватель, *Rhachiotomus*.

Спиральный, Spiralis.

Спиритуализмъ, Spiritualismus.

Спиртъ, Spiritus; аміаковый услащенный, I. 13541; анисный, S. anisi; ароматный, благовонный, S. aromaticus; богородичный, богородско-травный, S. serpilli; виноселитренный, S. nitrico-aethereus; винощелочный, II. 8583; винный, S. vini; вин. безводный, крѣпкій, II. 8628; винный разведенный, II. 8582; вишневый, II. 8570; вѣтрогонный Сильвіевъ, II. 8568; (двойный) оленорожный, I. 13538; дымящій Бегвиновый или Бойлевый, I. 1076; дымящій Либавіевъ, II. 8585; дягельный, S. angelicae; жидкій, оленьяго рога, I. 1081; земляничный (съ французскою водкою), II. 8579; изъ кротоноваго масла, I. 860; камфорный, S. camphoratus; камфорный сложенный, S. camph. compositus; камфоро-шафранный, I. 8565; косметическій, S. cosmeticus; крѣпкій, II. 8629; лавандный, S. lavendulae; лодышный, II. 8590; лимонный, S. citri; ложечный, S. cochleariae; малиновый, II. 8609; мастичный, S. mastiches; мастичный сложный, II. 8592; маточный, S. matricalis; мелисный, S. melissae; Миндереровый, S. Mindereri; можжевельный, S. juniperi; мочевый, S. urinae; муравейный, S. formicarum; мыльный, S. saponatus; мятный, S. menthae; нашатырно-анисный, I. 13534; нашатырный ароматный, II. 8557; нашатырный, S. salis ammoniaci; нашат. летучій, I. 13541; нашат. укропный, II. 8612; нашат. ѣдкій, I. 13536; оленорожно-янтарный, I. 13539; орѣхо-мушкатный, составный, II. 8601; померанцовокорочный, II. 8564; разведенный горькій, розмариноцвѣтный, S. rorismarini; розовый, S. rosarum; сажный, S. fuliginis; селитренный, дымящійся Глауберовъ, II. 8599; смирны, Liquor myrrhae; сосно-шишковый, II. 8603; составный орѣхомушкатный, Balsamum embryonum; тминный, S. carvi; умывальный, S. cosmeticus; умыв. Бургавовъ, II. 8575; французскій, II. 8627; французскій крѣпкій, II. 8626; шафранный, S. croci; щелочно-летучій, I. 13541; янтаро-оленорожній, I. 13545; янтарный, I. 1081; ѳеріячный, S. theriacalis.

Спица, Спичка на растеніяхъ, *Acantha*, Aculeus.

Спланхнектопія, *Splanchnectopia*.

Спланхнологія, *Splanchnologia*.

Сплекъ, Armorum convulsio.

Сплетеніе, Plexus; венозное, венъ, P. venosus; грудобрюшное, P. phrenicus; желудочное, P. gastricus s. stomachicus; (завиваніе) кишекъ, Volvulus; клетчатое, Tela cellulosa; крестцовое, P. sacralis; крылообразное, P. pterygoideus; легочное, P. pulmonalis; ликосоставное, P. choroideus; матки, маточное, P. uterinus; мягкихъ нервовъ, II. 5030; нервное брюшное, P. abdominalis; нервное начальственной артеріи, P. aorticus; нервное пищепріемнаго горла, P. oesophageus; нервное сонной артеріи, P. caroticus; нервовъ, P. nervorum; околоушное, P. parotideus; печеночное, P. hepaticus; плечевое, P. brachialis; почечное, P. renalis; почечуйное, P. haemorrhoidalis; рукава матки, P. vaginalis; селезеночное, P. lienalis; сердечное, P. cardiacus; серд. большое Галлерово, II. 5001; сосудистое, P. vasculosus, Rete vasculosum; хоровидное, хорообразное, P. choroideus; сѣменное, P. spermaticus; сѣтиподобное, P. reticularis; сѣтчатое артерій, Rete arteriarum; сѣт. венъ, Rete venosum; утробное, P. coeliacus.

Сплинъ, Melancholia anglica.

Сплоченіе, Articulatio, Commissura, Condensatio; частей, *Syntaxis.*

Сплюснутіе, Depressio; бѣльма, D. cataractae.

Сплюснутый, вдавленный, Depressus (Bot.).

Спокойствіе, Quies, Tranquillitas; душевное, души, Animi tranquillitas s. aequitas, Animus aequus; души и тѣла, II. 6367.

Спокойство, з. Спокойствіе.

Спорадическій, *Sporadicus.*

Споринья, з. Спорынья.

Спорынья, Secale cornutum.

Спорышъ, Polygonum aviculare.

Способность, Facultas, Capacitas, Praedispositio; вывести заключеніе, F. combinationis; естественная, натуральная, F. naturalis; желать, F. appetendi; жизненная, *Zoe*; къ жизни, Capacitas vitalis; къ соитію, Potentia virilis; ощущенія, F. sentiendi; органическая, F. organica; производительная, произраждательная, (мужеская) Vis generatrix; растительная, Vis vegetativa.

Способный, Aptus, Idoneus, Capax, Commodus, Accommodatus.

Способъ, Modus, Ratio; врачебный, врачеванія, леченія (з. также Метода леченія), Methodus curandi; M. medendi, M. sanandi, Ratio medendi; леченія болеутомительный, M. anodyna s. sedativa; леч. выжидательный, M. expectativa; леч. голодомъ, *Nestiatria, Nestotherapia*; леч. измѣняющій органическое вещество, M. alterans; леч. Кирилловъ, M. Cirilli; леч. неврача безпорядочный, грубой, *Empiria*; леч. опоражнивающій, M. detrahens s. evacuans; леч. помогающій отдѣленію харкотины, M. expectorans; посредствомъ кожи, *Diadermiatria*; леч. принятіемъ полицейскихъ мѣръ, M. politica; леч. противоположный, M. antagonistica; леч. особенный, M. specifica; леч. слинотеченіемъ, II. 807; леч. ядовъ противуядами, M. antidota; леч. ранъ скоросоединительный, I. 6738; леч. полицейскій, M. politica; леч. предохранительный, M. praeservativa; леч. проносный, M. purgans; леч. противуположный, M. antagonistica; Маріановый, M. Mariana; отводящій, M. revulsiva; питающій, M. nutricus; поступательный, M. progressivus; леченія произведеніемъ отдѣленія харкотины, M. expectorans; противугнилостный, M. antiseptica; разбивающій, разрѣшающій, M. discutiens; леч. слабительный, M. purgans; лец. специфическій, M. specifica; леч. увеличивающій испражненіе въ нервныхъ путяхъ, M. gastrica; леч. увеличивающій отдѣленіе въ первыхъ путяхъ, M. gastrica; леч. увеличивающій отдѣленіе мочи, M. diuretica; сотрясенія, ударенія, Percussio; франковыя, I. 2178; чрезъ искорененіе яда или вредоносной причины, I. 6723; египетскій, M. aegyptiaca.

Справедливость, Justitia, Jus, Aequitas, *Dice.*

Сприцованіе, Сприцовба, Injectio.

Сприцовать, впрыскивать, спрыскивать, Injicere, Infundere, Aspergere.

Спусканіе, Descensus; матки въ низъ, II. 5665; отростка мечевиднаго (грудины) къ внутри, II. 5662; сердца, Prolapsus cordis.

Спускъ, Descensus; Ceratum.

Спущеніе, з. Спусканіе; повязки, *Apoptosis*; ничекъ чрезъ брюшное кольцо въ мошонку, *Orchidocatabasis.*

Спѣлый, з. Зрѣлый.

Спячка, Sopor, *Coma, Carus*; лихорадочная, *Carus* pyreticus febrilis, febricosus, Status soporosus; травматическая, *Carus* traumaticus.

Спячій, спящій, Dormiens; некрѣпко, легкосонный, Levisomnus.

Сравненіе, Comparatio.

Сравнить между собою съ чѣмъ нибудь, Comparare, Conferre cum, alicui ad aliquem, inter se.

Срамота, Contumelia, Ignominia; Pudenda; женская, Vulva, Pudendum muliebre.

Срастаться, Coalescere, Concrescere, Coire, Glutinari, Se glutinare.

Срастеніе, з. Срастѣніе.

Срастить рану-, Glutinare vulnus.

Срастѣніе, Adhaesio, Coalescentia, Concretio, Imperforatio; внутренностей, Adhaesio, Concretio viscerum; вѣкъ съ глазнымъ яблокомъ, *Symblepharon*; двухъ костей посредствомъ хрящеваго и сухожильнаго вещества, *Symphysis*; чрезъ окостенѣніе хрящеваго вещества, *Synostosis*; двухъ мущинъ, двухъ мужескихъ тѣлъ въ одно тѣло, *Androsymphysia*; дѣвственной плевы, Imperforatio hymenis; задняго прохода, Concretio ani, *Proctatresia*; страждущій симъ, или срастѣніемъ другаго какого либо отверстія тѣла, *Atretus*; затылочной кости съ осью, *Ancylosis* cervicis; зрачка, *Synizesis*; з. мнимое, S. spuria; зубовъ, Concretio dentium; костей, Coalitus ossium; краевъ вѣкъ между собою, *Ancyloblepharon*; въ нѣкоторыхъ только частяхъ, A. partiale; истинное, A. verum; ложное, A. spurium; несовершенное, A. imperfectum; совершенное, A. perfectum; крайней плоти, Concretio praeputii; маточнаго отверстія, *Atresia* uteri; маточнаго рукава, *Colpostegnosis*, *Colpatresia*; отъ того происходящій, *Colpostegnoticus*; мѣшечка слезнаго, I. 3239; мозговыхъ плевъ между собою или съ черепомъ, *Meningosymphysis*; мясистыхъ частей а особенно внутренностей, *Ancelomerisma*; натуральнаго отверстія, *Atresia*; неподвижное нижней челюсти, II. 9500; носовыхъ отверстій, I. 5973; пальцевъ рукъ или ногъ, I. 5972; радужной оболочки, *Synechia*, *Synechicus*; съ роговою оболочкою, S. anterior; съ хрусталиковою сумочкою, S. posterior; рукава матки, *Atresia* vaginae, Imperforatio vulvae; слезоиспразнительнаго канала, I. 3238; слуховаго прохода, I. 5975; совершенное частей тѣла, *Holosymphysis*; состава, *Ancylosis* vera, Concretio articuli; составовъ или членосоединеній въ прямомъ протяженіи члена, *Orthocyllosis*; срамныхъ губъ, I. 5974; съ посороннимъ тѣломъ, *Exoticosymphysis*; тычинокъ между собою ниточками, *Adelphia*; устья матки, I. 5976, *Hysteratresia*; частей съ отпаденіемъ или изчезаніемъ ихъ (напр. Боталлова протока), *Apanthismus*; челюстей, *Ancylosis* maxillarum; швовъ черепныхъ костей, *Rhaphosymphysis*; шейныхъ позвонокъ, *Ancylosis* cervicis; языка посредствомъ язычной уздечки, *Ancyloglossum*; причиняемый срастѣніемъ, къ нему принадлежащій, *Symphyticus*, *Symphytus*.

Сращеніе, з. Срастѣніе.

Сращенный, Concretus.

Сребролюбіе, Avaritia.

Средина, Medium; матки, Corpus uteri; мозга овальная, I. 4854; мышицы, *Myogaster*, Venter s. Medium musculi.

Срединый, Centralis.

Средній, Medius, Neuter, *Mesos*.

Средобѣжній, Centrifugalis.

Средосклонный, Centripetalis.

Средостѣніе, Interseptum, *Mesotocchon*; грудное, Mediastinum; сердца, Septum cordis.

Средоточіе, Centrum; величины, C. magnitudinis; мозга, тѣла, C. corporis; тяжести, C. gravitationis.

Средоточный, Centralis.

Средства (з. также Средство, Лекарства и Медикаменты), Remedia, Medicamina, Medicamenta; ароматичныя, ароматныя, *Aromatica*; бальзамическія, *Balsamica*; бѣлковатыя, бѣлокъ содержащія, бѣлочныя, Albuminosa; вгоняющія во внутрь (напр. испарину), Repellentia, *Apocrustica*; водогонныя, *Hydragoga*; возбуждающія, Excitantia, Stimulantia; возб. дѣтородныя части, *Aphrodisiaca*; возб. харкотину, Expectorantia; воздухообразныя, Aëriformia; возстановляющія, *Analeptica*; впрыскиваемыя въ носъ, *Rhinenchyta*; всасывающія кислоты, Antacida; выводящія флегму, *Apophlegmatica*; высушивающія, Exsiccantia; вѣтрогонныя, Carminativa; вяжущія, Adstringentia, *Styptica*; гніенію содѣйствующія, *Septica*; головныя, *Cephalica*; грудныя, Expectorantia, *Thoracica*; для уменьшенія или уничтоженія позыва къ соитію, *Antaphrodisiaca*, *Anterotica*; дѣлающія позывъ къ ѣдѣ, *Anastomotica*; жгучія, *Pyrotica*; жевательныя, Masticatoria; желудочно-крѣпительныя, желудочныя, *Stomachica*, *Cardiaca*; заживляющія, Consolidantia; замѣненныя, замѣняющія, Substituta; запоръ причиняющія, Constipantia, Obstruentia; запоръ производящія, *Emphractica*; засореніе производящія, Obstruentia, *Emphractica*; землянистыя, Terrea; измѣняющія, Alterantia; испражнительныя, Evacuantia, Aperientia; испр. камень, *Lithagoga*; калъ испражняющія, *Coprocritica*; камнекрушительныя, камнеразбывающія, камнераэмѣлчивающія, *Lithontriptica*; клейкія, Mucilaginosa; ср. коими, по мнѣнію древнихъ, можно удалить всѣ худыя соки изъ тѣла, *Panchymagoga*; красноту кожи производящія, наводящія, Rubefacientia, *Epispastica*; кровогонныя, Pellentia; кровоунимающія, *Catastaltica*; кровочистительныя, Purificantia, Depurantia, *Haematocathartica*; крѣпительныя, Roborantia, *Tonica*; къ изоцренію зрѣнія, *Oxydercea*; летучія, Volatilia; маточныя, *Metrenchyta*; мокроту и жидкости изгоняющія, *Apophlegmatica*; мокроту отдѣляющія, *Bechica*; мочегонительныя, *Diuretica*, Urinam moventia; мучнистыя, Farinosa; мягчительныя, Remedia mitigantia; мясо производящія, Incarnantia; наружныя (соки) притягивающія, *Epispastica*; нарывающія, нарывныя, Vesicantia; нервныя, Nervina; облегчающія дыханіе, *Pneumonica*; оболакивающія, Involventia, Obvolventia; овлажающія, Humectantia; оживляющія силы, *Analeptica*; ослабляющія, Relaxantia; особенно на голову дѣйствующія, *Cephalica*; останавливающія испражненіе мочи, *Ischuretica*; острыя, Acria; отвлекающія отводящія, Derivantia; отъ артрической ломоты, *Antarthritica*; отъ болѣзней мочеваго пузыря, *Cystica*; отъ болѣзней почекъ, *Antinephritica*; отъ весьма сильнаго позыва къ совокупленію, *Anterotica*; также Antivenerea; отъ водяной болѣзни, *Anthydropica*; отъ глазныхъ болѣзней, *Ophthalmica*; отъ глистъ, *Anthelminthica*; отъ головокруженія, *Antidinica*; отъ горячки, *Antipyretica*, *Anticausotica*; отъ задержанія мочи, *Ischuretica*; отъ зубной боли, *Antodontalgica*, *Odontica*; отъ ипохондріи, *Anthypochondrica*; отъ кашля, *Bechica*, *Becchica*, отъ колики, *Anticolica*; отъ кроваваго поноса, *Antidysenterica*; отъ маточныхъ болѣзней, Uterina (remedia); отъ мнимой смерти или обморока, *Psychagogica*, *Psychagoga*; отъ нервныхъ болѣзней, *Neurotica*; отъ падучей болѣзни, *Antepileptica*; отъ похмѣлья, *Amethysta* (Medicamina); отъ раковыхъ *Anticarcinomatosa*; отъ рвоты, *Antemetica*; отъ слабаго или совершеннаго лишенія слуха, *Acustica*; отъ удара, *Apoplectica*; отъ ушныхъ болѣзней, *Otica*; отъ худосочія, *Anticachectica*; отъ чумы, *Antiloemica*; очищающія, Mundificantia; память возстановляющія или укрѣпляющія, *Anamnestica*; питательныя, Nutrientia; плодогоняющія, Abortiva; побуждающія, *Analeptica*; побуждающія къ совокупленію, *Aphrodisiaca*; показуемыя, Indicata; показывающія, Indicantia; понижающія силу, Deprimentia; способствующія въ трудныхъ родахъ, *Ecbolica*; постоянно-крѣпительныя, укрѣпляющія, Roborantia fixa, *Tonica*; противъ почечныхъ болѣзней, *Nephritica*; потогонныя, потогонительныя, *Diaphoretica*, Sudorifera, *Hidropoetica*; предохранительныя (коими предупреждается какая нибудь болѣзнь), *Prophylactica*; препятствующія заживленію, *Dysepulotica*; преп. испаренію кожи, *Emplastica*; притупляющія возвышенность нервовъ, Sopientia, *Anodyna*; притягивающія, Attrahentia; причиняющія преждевременные роды, производящія выкидышъ, Abortiva; производящія заживленіе рубецъ, ранъ, *Epulotica*; производящія мясо рубцы, *Sarcotica*, *Epulotica*, Cicatrisantia, *Ulotica*; производящія противувозбужденіе, *Antispastica*; производящія совершенный переломъ болѣзни, *Diacritica*; проносныя, *Drastica*; противъ Атрофіи, *Antatropha*, *Antatrophica*; пр. болѣзней печени, *Hepatica*; пр. болѣзней селезенки, *Splenica*; пр. вшей или вшивости, Antipediculosa, *Antiphthiriaca*; пр. глистъ, *Helminthagoga*, *Anthelminthica*; пр. гнилости, *Antiseptica*; пр. давленія во снѣ, *Antephialtica*; пр. запоя, *Antimethystica*; пр. зоба, *Antichoeraedica*; пр. испорченныхъ соковъ или заразы, *Cacalexeteria*; пр. истеріи, *Anthysterica*; пр. колотья въ бокахъ, *Antipleuritica*; пр. костоѣды, Anticariosa; пр. кровохарканія, *Anthaemoptoica*; пр. ломоты, *Antirheumatica*; пр. любострастной болѣзни, Antivenerea, *Antisyphilitica*; пр. насморка, *Anticatarrhalia*; пр. неумѣреннаго побужденія къ совокупленію, *Antaphrodisiaca*; пр. падучей болѣзни, *Epileptica*, *Antepileptica*; пр. паралича, *Antiparalytica*; пр. подагры, *Antipodagrica*; пр. простуды, *Anticatarrhalia*; пр. пьянства, *Antimethystica*; пр. рака, *Anticancrosa*; пр. ревматизма, *Antirheumatica*; пр. скирра, *Antiscirrhosa*; пр. стеніи, *Antisthenica*; пр. чахотки, *Antiphthisica*, *Anthectica*; противувоспалительныя, *Antiphlogistica*; противуглистныя, *Anthelminthica*; противугнилостныя или противу гнильныя, *Antiseptica*; противудѣйствующія, Reagentia; противукашельныя, *Bechica*; противукислыя, Antacida; противулихорадочныя, Antifebrilia, *Antipyretica*; противуломотныя, *Antarthritica*; противурвотныя, *Antemetica*; противуслюнотеченія, *Antisialagoga*; противустеническія, *Antisthenica*; противусудорожныя, *Antispasmodica*, *Antispastica*; противу хроническихъ сыпей, чесотки, *Antipsorica*; противуцынготныя, Antiscorbutica; противу чахоточныя, *Antiphthisica*; противучумныя, *Antiloemica*; противуѣдкихъ веществъ, *Anticaustica*; прохладительныя, прохлаждающія, Refrigerantia; психическія, Medicamina psychica; разбивающія, разводящія, Resolventia; разгоняющія сонъ, *Anthypnotica*; разгорячающія, Calefacientia; раздражающія, раздражительныя, Irritantia; разд. дѣтородныя части, *Aphrodisiaca*; раздражительныя, Irritantia; разжидительныя, растворительныя, Diluentia; разрѣшающія, Incidentia; растворительныя, Diluentia; растворяющія, Resolventia; растворяющія камни, *Lithontriptica*; рвотнослабительныя, *Emetocathartica*; ртутныя, Mercurialia; сахарныя, Saccharina; свариваюіція, Digestiva; сгущающія, Coagulantia, Incrassantia; сердцекрѣпительныя, *Analeptica*, *Cardiaca;* сильно низомъ дѣйствующія или испражняющія, *Drastica*; сильно стягивающія, *Styptica*; сильно сосуды стягивающія, *Angiostegnotica*; силу возстановляющая, Restaurantia; склеивающія, Agglutinantia; скользкимъ дѣлающія, Lubricantia; скоровозстановляющія матерію тѣла особенно соки, *Anaplerotica;* слабительныя, Laxantia; слегка низомъ испражняющія, *Hypocathartica;* слизистыя, Mucilaginosa; слизь испражняющія, *Phlegmagoga*; служащія для частей, находящихся въ полости рта, *Stomatica;* служащія для украшенія, *Cosmetica;* служащія къ возстановленію надлежащей формы, *Anaplastica*; слюнотеченіе производящія, *Sialagoga*; смолисто-острыя, Resinoso-acria; смолистыя, Resinosa; смол. летучія, Resinosa volatilia; смягчительныя, Relaxantia, Obtundentia; собственно-дѣйствующія, Specifica, Remedia specifica; согрѣвающія, *Thermantica*, Remedia, quae calorem movent; содержащія въ себѣ хинное вещество, Cinchonosa; соединяющія, Agglutinantia; созрѣвающія, Maturantia; сокрушающія, *Catalotica*; Специфическія, Specifica, Remedia specifica; спиртныя, Spirituosa; споспѣшествующія дыханію или выхаркиванію, *Anapnoica;* спос. къ отдѣленію харкотины, Expectorantia; спос. къ родинному очищенію, *Aristolochica*; спос. къ сваренію пищи въ желудкѣ, *Peptica*; спос. къ отдѣленію или приготовленію сѣмени, *Spermatopoea;* спос. растѣнію волосъ, *Trichophyea* s. *Trichophytica*; студенистыя, Gelatinosa; стягивающія, Adstringentia, *Stegnotica;* сѣрныя, Sulphurata; тоническія, *Tonica*; увеличивающія испражненія, Evacuantia; угнѣтающія жизненную силу, Deprimentia; удерживающія, уменьшающія нагноеніе, *Antipyica*; укрощающія, Obtundentia, Mitigantia; укрѣпительныя, укрѣпляющія, Roborantia, *Tonica*; уничтожающія волосы, *Ectillotica*; употребительныя отъ ожоги, *Antipyrotica*; ускоряющія родильное очищеніе, *Aristolochica*; успокоивающія, Sedantia, Sopientia; черную матерію низомъ испражняющія, *Melanagoga*; чихательныя, *Errhina*; происходящія отъ злоупотребленія чихат. средствъ, *Errhinus*; ѣдкія, *Caustica*, Corrodentia; эфирно-масляныя, Aethereo-oleosa; эфирныя, *Aetherea*.

Средственный, Mediocris.

Средство (з. также Средства, Лекарство), Medium, Auxilium, Remedium; будьто безплоднымъ дѣлающее, *Atocion*; возбуждающее, Stimulans; волшебное, *Pharmacon*; воспринимаемое, воспріемное, Excipiendum; воспринимательное, воспріемлющее, воспринимающее, Excipiens, Constituens; вспомогательное, Adjuvans; выпаденію волосъ способствующее, Depilatorium, *Psilothron*; главное изъ сложенныхъ, Basis; для очищенія зубовъ, Dentifricium; для согрѣванія, *Thermanterion*; жгучее, *Epicauma*; желудочно-крѣпительное, *Cardiacum*; замѣняющее, Surrogatum; исправляющее, Corrigens; клеевое, *Anacollema*; клонящее къ любви, *Philtron*; кровоунимающее, *Ischaemon*; курительное, *Thymiama*; лекарственное, Remedium; многосильное, многосложное, *Polypharmacum*; низвергательное, Praecipitatio; нюхательное, пахучее, Odoramentum siccum; н. жидкое, O. liquidum; облегчительное, Palliativum; оживляющее, *Anapsycticum*; осаждающее, Praecipitans; отъ жажды, *Adipson*; отъ недостатка мѣсячнаго очищенія, *Amenion*; показуемое, Indicatum; показывающее, Indicans; помогающее, Adjuvans; понудительное, Coërcitio; употреблять понуд. средства, Coërcitionem inhibere alicui; препятствующее зачатію младенца или рожденію плода, *Acyterion;* прибавляемое къ другимъ для пріятнаго вкуса, *Hedysma*; прижигательное, Cauterium actuale; противоядное, *Antidotum*, *Alexeterium*; противовенерическое Кохлиновъ, I. 6712; противолихорадочное, Febrifugum, *Antipyreticum*; противъ голода, *Alimum*; противу вреднаго дѣйствія теплоты или лихорадочнаго жара, *Thermantidotum*; пр. теплоты и ея дѣйствія, *Antithermon*; прохладительное, *Anapsycticum*; растворяющее, Menstruum; раств. всѣхъ тѣлъ (мнимое), M. universale; рвотно-слабительное, *Emetocatharticum*, *Syrmaea*; секретное, Arcanum; слезы возбуждающее, *Apodacryticum*; смягчительное, Emolliens; спасительное, *Alexeterium*; составляющее, Constituens, Excipiens; скрывающее, Occultans; украшающее, Ornans; укр. брови, *Calliblepharon*; укрѣпляющее, Roborans; чихательное, Sternutatorium; ѣдкое, *Causticum*, Cauterium potentiale, *Epiclauma*.

Сродственный, *Syngenesicus* (Bot.).

Сродство, Affinitas, Associatio, *Syn-*

genesia; взаимное, A. reciproca; двойное, A. duplex; избирательное двойное, A. electiva duplex; изб. многосложное, A. el. multiplex; многосложное, I. 701; новопроизведенное, A. producta; животныхъ, A. animantium; избирательное, A. electiva; приготовленное, A. praeparata; присвоенное, A. approriata; простое, A. simplex; располагающее, A. praedisponens; сложенія веществъ, A. mixtionis; сложное, A. complicata; химическое, Affinitas, A. chemica.

Срокъ, Tempus praefinitum, Stadium, з. Періодъ.

Сростаться, Coalere, Coalescere, Coire, Confervere, Concrescere; рана сростается, Coalescit vulnus.

Сросшійся, Coalitus, *Symphytus*.

Ссадина, Ссадно, Садно, Excoriatio, *Darsis, Diatrimma*; кишки (изъявленіе), *Enterodarsis;* ею причиняемый, *Enterodarticus*; кожи на груди (veter.), I. 8840; кровавая, Exc. cruenta; на холкѣ и спинѣ, *Ephippiathlepsis*.

Ссадно, з. Ссадина.

Ссѣвшійся, Ссѣдшійся, Concretus.

Ссѣданіе, Coagulatio.

Ставить, Ponere, Collocare; ст. клистиръ, з. Клистиръ.

Ставливаніе пьявицъ, Applicatio hirudinum.

Стаканообразный, Cyathiformis, *Cyathodes, Scyphodes*.

Стаканщикъ, Pocillum.

Стаканъ, Poculum (vitreum), *Cyathus, Scyphus*; для урины, *Urane*; стакану подобный, з. Стаканообразный.

Сталь, *Chalybs* (gen. —ybis), *Sideros*.

Стальникъ, Ononis; полевый, O. spinosa.

Станиха, *Priapismus*.

Станъ (тѣла), Statura (corporis).

Стапелія шерстистая, Stapelia hirsuta.

Стараніе, Cura, Studium; имѣть с., Curare; сильное, Nisus; съ величайшимъ старан., Summa cura.

Стараться, Conari aliquid facere.

Старенькій, Vetulus.

Старецъ, з. Старикъ.

Старикъ, Senex (genit. senis), Vetulus, Aetate confectus, *Geron*, *Presbytes;* весьма слабый, S. decrepitus, *Pempelos*; мѣсто для призрѣнія стар., *Presbyodochium, Presbytodochium, Gerocomium*; состояніе стар., въ которомъ они уподобляются дѣтямъ (ребячиться), *Leresis*.

Старина, Antiquitas, Vetustas; раст. Senecio; обыкновенная, S. vulgaris; сарацинская, S. ovatus; яковля, S. Jacobea.

Староватый, Vetulus.

Старовина (раст.), Scrophularia nodosa.

Стародубка, Gentiana; Adonis vernalis; воздухоцвѣтная, Gentiana Pneumonanthe; крестовая, G. cruciata; полевая, G. campestris.

Старость, Senectus, *Geras;* бодрая, *Ageresia*; глубокая, Decrepitudo; Senectus decrepita; отъ глуб. стар. зависящій, *Geronticus*.

Старуха, Anus, Anicula, Vetula, Anucula.

Старушка, з. Старуха.

Старческій, Senilis.

Старый, Vetus (veterior, veterrimus), Veteranus, *Presbys*.

Статика, *Statica*.

Стафиломъ, *Staphyloma;* прозрачный, St. pellucidum; радужной оболочки настоящій, II. 8817; несовершенный, частный, II. 8815; совершенный, II. 8816; роговой оболочки, St. corneae; р. обол. совершенный, II. 8814; ст. совершенный, St. totale; сосудистой оболочки, St. choroideae; твердой оболочки глаза, St. scleroticae; причиняемый стафиломомъ, *Staphylomaticus*.

Стволикъ, Trunculus.

Стволъ, Truncus, Culmus; въ мозгу, I. 4093; личной вены общій, II. 10642; мочеиспускательный, *Urethra*; начальственный артеріи, T. aortae.

Стволы, Trunci; артерій, T. arteriarum; венъ, T. venarum; нервовъ, T. nervorum; сосудовъ, T. vasorum.

Створки, Valvae.

Створоженіе молока въ желудкѣ, *Tyrosis*.

Створочка, Valvula.

Стеаринъ, *Stearina*.

Стеатитъ, з. Жировикъ.

Стебелекъ, Pediculus, Pedunculus, Petiolus.

Стебель, Caulis; въ мозгу, I. 4093; болѣзнь, въ которой стебель дѣлается узловатымъ, Abortus seminum.

Стебельки, Stipites; глистинка, St. Dulcamarae; жимолости Діервилла, St. Diervillae; кошкары, St. Rhododendri; сладкогоркаго паслона, St. Dulcamarae; филильника трилопастнаго, II. 8953.

Стебельникъ, Caucalis grandiflora.

Стебельчатый, Pedicellatus, Pedunculatus.

Стеблеобьемлющій, Amplexicaulis.

Стеганіе крапивою, Urticatio.

Стегно, Femur.

Стези, Viae; пищепріемныя первыя, Primae viae.

Стёкла, Vitra; вогнутыя, Lentes

concavae; выпуклыя, L. convexae; глазныя, Lentes; зажигательныя, Vitra caustica; микроскопическія, увеличительныя, L. microscopicae; собирательныя, L. collectivae.

Стёкло, Vitrum, *Hyalos*; глазное, Lens ocularis; выпуклое, Lens, L. convexa; мышьячное, V. arsenici; сурьмянное, I. 1836; увеличительное, *Microscopium*; превращеніе въ ст., Vitrificatio.

Стекловатый, Vitreus, *Hyalinus, Hyalodes*.

Стенаніе, Gemitus, *Stenagmus*.

Стеническій, *Sthenicus*.

Стенія, *Sthenia*; ложная, S. spuria; непосредственная, S. indirecta.

Степень, Gradus; астеніи меньшая, *Hyposthenia*; самая высокая болѣзни, *Acme*; воспаленія меньшая, Subinflammatio; окиси низшая, первая, Suboxydum; слабоумія меньшая, *Hypomoria*; спячки меньшая, *Hypocarus*; стеніи меньшая, *Hyposthenia*; болѣзнь въ сильнѣйшей степени, In summo incremento morbus est; достигающій высшей ст., *Acmasticus*; лихорадки въ сильнѣйшей степени, Febris consistit.

Стереометрія, *Stereometria*.

Стержень, Nucleus furunculi; корневый, *Rhizoma*.

Стерледь, з. Стерлядь.

Стерлядь, Accipenser ruthenus.

Стертое мѣсто на тѣлѣ отъ ходьбы или верховой ѣзды, *Paratrimma*.

Стерхъ, Ciconia alba.

Стетоскопъ, *Stethoscopium*.

Стехіометрическій, *Stoechiometricus*.

Стехіометрія, *Stoechiometria*.

Стеченіе, Confluentia, Colluvio; линій или лучей въ одномъ пунктѣ, Directio convergens; стеч. припадковъ болѣзни, Concursus symptomatum, *Syndrome*.

Стилингія жироносная, Stillingia sebifera.

Стинкъ, Stincus; морскій, S. marinus.

Стиракса, Styrax, S. officinalis; въ кускахъ, S. in massis; жидкая, S. liquida; зернистая, S. in granis; обыкновенная, S. vulgaris.

Стираксъ, з. Стиракса.

Стирать, Atterere.

Стихія, Elementum, *Stoechion*.

Стихотворецъ, *Poeta*.

Стихотворство, *Poesis*.

Стоголовникъ, Centaurea benedicta.

Стоикъ, *Stoicus*.

Стоическій, *Stoicus*.

Стократъ, Chrysanthemum.

Столбики желудочковъ сердца, Columnae cordis; мясистыхъ морщинъ маточной шейки, I. 5868, поперечные сердца, I. 5869, Lacerti cordis.

Столбиковый, Columnaris.

Столбикъ, Columella; пирамидки улитки, I. 5864; цвѣточный, *Spadix*.

Столбнякъ, *Tetanus*; всеобщій, T. universalis; задній, *Opisthotonus*, T. posticus; лошадей, II. 9992; мѣстный, частный, T. partialis; передній, *Emprosthotonus*, T. anticus; столбняку подобный, *Tetanodes*; имъ причиняемый, *Tetanicus*.

Столбовый, Columnaris.

Столбъ, Columna, *Stylus*; Вольтовый, C. Voltae; галваническій, C. galvanica; позвоночный, Spina dorsi; къ нему принадлежащій, Spinalis.

Столикъ, Mensula, Tabula, *Trapezium*.

Столпъ, з. Столбъ.

Столъ, Mensa, *Trapeza*; (обѣдъ) Mensa, Coena; богатый, M. opima, pinguis, plena, Coena abundans, lauta; въ продолженіе стола, Inter mensam, Inter cibum; послѣ стола, Cibo sumpto.

Столѣтіе, Seculum.

Столѣтникъ, Agave americana.

Стомахъ, з. Желудокъ.

Стонать, Gemere, Gemitum edere; ст. глубоко, Gemitum petere de alto corde.

Стоноги обыкновенныя, Millepedes, Aselli; приготовленные, M. praeparati; свѣжіе, M. recentes.

Стоногъ, Armadilla vulgaris.

Стоножникъ, Asplenium, A. Trichomanes.

Стонъ, Gemitus.

Стопа, Pes, P. extimus, *Ichnos*.

Стоповый, Pedatus.

Сторакcъ, з. Стиракса.

Сторожъ, Custos, *Phylax*, *Phylacter*.

Сторона, Regio, Pars, Latus (genit. lateris), Plaga; брюха, брюшная, R. abdominalis; бр. верхняя, R. epigastrica; бр. средняя, R. mesogastrica; бр. нижняя, з. подбрюшная; глазъ, R. oculi; головы, R. capitis; затылочная, R. occipitalis; ланитная, R. buccalis s. zygomatica; лица, личная, R. facialis; лобная, R. frontalis; лонная, R. pubis; лядвенная, надвертлюжная, R. ischiadica; надбрюшная, R. epigastrica; надъ пупкомъ, *Epomphalium*; на ободошной кишкѣ, *Epicolica*; носа, носовая, R. nasalis; паховая, R. inguinalis; подбородка, R. menti; подбрюшная, R. hypogastrica; подвздошная, R. iliaca; подглазная, *Hypophthalmion*; подреберная, *Hypochon-*

dria; поясничная, R. lumbalis; пупочная, R. umbilicalis; рта, R. oris; сѣдалищная, R. ischiadica; тѣла, R. corporis; Latus corporis; ушная, R. auricularis.

Стороны тѣла, Regiones corporis.

Стосилъ, Panax; пятилистный, P. quinquefolius.

Стоцвѣтъ, Anthemis nobilis; Bellis perennis; Chrysanthemum leucanthemum.

Стояніе, Status, Statio; продолжительное, *Catastasis.*

Страданіе (з. также Болѣзнь), Passio, *Pathos*, *Ponos*, *Algos*, (особ. душевное) *Pathema*; внутренностей, *Splanchnopathia*; внутр. хроническое, *Splanchnophthora*; внутреннихъ частей груди ревматическое, *Rheumatopneumonia*; глазъ, *Ophthalmoponia*; головы, *Cephaloponia*; груди, *Thoracopathia*; грудей женскихъ, *Mastopathia*; желудка, *Gastropathia*; жел. всякое болѣзненное, *Gastronosos*; жел. умѣренное, *Gastrypopathia*; живота всегдашнее, привычное, *Dyscoelia*; живота всякое болѣзненное, *Gastronosos*; кишекъ, *Enteropathia*; кожи, *Dermatopathia*, Cutis affectio; крови, *Haematopathia*; легкихъ кажущееся, мнимое, *Pseudopneumonia*; легк. легкое, *Pneumonicula*; многочисленное, *Polypathia*; мозга, *Encephalopathia*, *Encephalalgia*; мышицъ, *Myopathia*; накопленіемъ или отъ накопленія ея, *Hydropathia*; симъ страждущій, *Hydropathicus*; нервное, *Neuropathia*; однородное, *Homoeopathia*; отъ камней, *Lithiasis*; отъ к. въ желчномъ пузырѣ и печени, *Cystidepatolithiasis*; отъ к. въ мочевомъ пузырѣ, *Cystolithiasis*; первоначальное, *Idiopathia*, *Protopathia*; имъ причиняемый, *Protopathicus*; печени, *Hepatopathia*; пищепріемнаго горла, *Oesophagopathia*; позвонковъ, *Spondylopathia*; имъ причиняемый, *Spondylopathicus*; причиняемое постороннею силою, *Allopathia*; стр. причиняемое противудѣйствіемъ, одержимый такимъ страданіемъ, *Antagonistopathicus*; продолжительное, *Aipathia*; психическое съ бѣшенствомъ, *Hyperthymia*; связки, связокъ, *Desmopathia*, *Syndesmopathia*; сгущеніемъ желчи, *Pachycholia*; сердца, *Cardiopathia*; сердца ложное, мнимое, *Pseudocardiogmus*; слезнаго мѣшечка, *Dacryocystalgia*; сосудовъ, *Angiopathia*; твердой оболочки мозга, *Scleropathia*; тяжелое, *Mochthos*; уха, *Otopathema*; хрящей особенное, свойственное восточной проказѣ, *Chondrocrasis*; черепа, *Craniopathia*; языка, *Glossopathia*; страданія нервныя, *Neuroses.*

Страдательный, Passivus.

Страдать, Malo premi, Laborare, Pati, Dolere; головою, Capite labor.; тяжкою болѣзнью, Gravi morbo teneri.

Страждущій, Patiens, *Patheticus*; водою, отъ воды, *Hydropathicus*; безпрерывно, *Aipathes*; легочною чахоткою, *Pneumonophthisicus*; параличемъ легкихъ, *Pneumonoparalyticus*; первоначально, *Protopathicus*; подобнымъ образомъ одною и тою же болѣзнію, *Homoeopathos.*

Стражъ, з. Сторожъ.

Страна, Plaga, Regio, *Clima*, Coelum.

Страница, Pagina.

Страстный, Cupidus, Percupidus; къ мужескому полу, Virosus.

Страсть, Passio, *Pathos*, *Pathema*; видѣть огонь, *Pyromania*; къ воровству, Furacitas, *Cleptosyne*; къ кровопусканію (къ леченію кровопусканіемъ), *Phlebotomania*; душевная, Affectus, Affectio s. *Pathema* animi; къ лекарствамъ, *Pharmacomania*; къ опредѣленію значеній словъ, *Philoristia*; къ путешествованію, *Ecdemiomania*; къ пьянству, *Potomania*; къ пьянству, *Polyposia*; къ раздѣленіямъ, *Polyschidia*; къ танцованію (чрезмѣрная), *Choromania*; къ танцов. съ бѣшенствомъ, *Scelotyrbe*, Tarantismus; (врача или больнаго) къ употребленію рвотныхъ, *Emetomania*; лечить (или также пользоваться) рвотою, *Emetomania*; принимать всякій характеръ болѣзни за воспалительный, *Phlogozelotismus*; угнѣтающая, P. deprimens; человѣческая, *Anthropopathia*; чрезмѣрная къ ботаникѣ или растеніямъ, *Botanomania*; преданный многимъ страстямъ, *Polypathes.*

Страусъ обыкновенный, Struthio Camelus.

Страхъ (з. также Боязнь), Metus, Horror, Pavor, Terror, *Phobos*; весьма сильный (безъ причинъ), *Panophobia*; общій, *Pantophobia*; смертный въ болѣзняхъ, *Agonia*; причиняемый страхомъ, *Phobicus.*

Стремленіе, Impetus, Nisus; жизненное, N. vitalis; образовательное, N. formativus; сильное крови или соковъ къ одному мѣсту, *Orgasmus*; сильное животныхъ къ случкѣ, Oestrus venereus; природы, Molimina naturae.

Стриктура, Strictura.

Стрихнинъ, Strychninum; селитренокислый, S. nitricum; солянокислый, Murias strychnini; сѣрнокислый, Sulphas strychnini; углекислый, S. carbonicum; уксусокислый, S. aceticum; фосфорокислый, Phosphas strychnini.

Стричь, Tondere; волосы, Capillum tondere.

Строгать, Стругать, Runcinare, Radere.

Строгость, Severitas, Rigor.

Строеніе, Structura, Organisatio, Constructio, Structio; волокнистое, Formatio fibrosa; зернистое, F. granulosa; клетчатое, F. cellularis; мозга, F. cerebri; мышичное, F. musculorum; органическое, S. organica; тѣла, S. architectura, Conformatio corporis; нѣжное, *Leptomeria*; шаровидное, Formatio globosa.

Строй, Ordo, Acies, *Stoechos*.

Стройный, *Organicus*.

Стропильцы сердца, Lacerti cordis.

Строфокамилъ, Struthio Camelus.

Строчокъ снѣдный, Helvella esculenta.

Стругать, з. Строгать.

Стругъ, Runcina, Dolabra, *Sceparnon*.

Струёкъ, Струіокъ, Boletus edulis.

Стружки, Ramentum, Rasura; бакаутные, I. 13365; красно-сандальные, I. 13376; можжевельные, I. 13368; оленьяго рога, Ras. cornu cervi; сасафрасные, I. 13378; слоновой кости, Ebur raspatum.

Струистый, Striatus, Crispus, Undulatus.

Струіокъ, з. Струёкъ.

Струкъ, Siliqua.

Струна, *Chorda*, также *Nervus*; Ахилліева, Ch. Achillis; барабанная, Ch. tympani; кишечная, *Chorda*.

Струны боковыя мозолистаго тѣла, I. 5282; Виллизіева, II. 9029.

Струповидный, Crustaceus.

Струпъ, Crusta; головный, Favus; г. доброкачественный, Tinea favosa; многими небольшими отверстіями, *Achor*; лишайный, Tinea serpiginosa; молочный, C. lactea; родительницы, I. 6603; у дѣтей, C. impetiginosa; у новорожденныхъ, I. 6599; на ранѣ производить, Crustam inducere alicui; струпы сходятъ, Crustae excidunt.

Струпы отрубеобразные, Furfuratio.

Струсъ, з. Страусъ.

Стручекъ, Стручечекъ, Siliqua, Silicula.

Стручки глистогонные, Dolichos pruriens.

Стручечникъ сладкій, Siliqua dulcis.

Струя бобровая, Castoreum; американская, канадская, C. canadense; нѣмецкая, C. germanicum; англійская, C. anglicanum; польская, C. polonicum; русская, C. moscoviticum; Сибирская, C. sibiricum; кабардинская, *Moschus*.

Стрѣла, Sagitta, Telum; громовая, *Ceraunos*; магнитная, Acus magnetica.

Стрѣла (раст.), Doronicum; Menyanthes trifoliata; водяная, желтая, Sagittaria, Sagittifolia; свинная, Poterium Sanguisorba.

Стрѣлка, *Stoechos*, *Scapus* (Bot.); магнитная, Acus magnetica.

Стрѣлковидный, Стрѣловый, Scapiformis, Sagittalis, Sagittatus.

Стрѣлолистникъ, Sagittaria.

Стрѣлообразный, Sagittatus.

Студенецъ, Fons; (болѣзнь) *Coryza* ovium; (раст.) Agaricus gelatinosus.

Студенистый, Gelatinosus.

Студеница (veter.), Tracheitis equorum.

Студеный, Gelidus.

Студень животная, Gelatina, *Zoomycos*; изъ костей рогатаго скота, G. bubula; изъ телячихъ ногъ, I. 10162; изъ черепахъ, G. testudinis; квитовая, G. cydoniorum; оленьяго рога, I. 10160.

Студентъ, Studiosus; медицины, St. medicinae, *Philiatros*.

Стужа, Algor, Rigor, Frigus, Gelu, *Psychrotes*, *Psychos*, *Crymos*; окостенѣть, оцѣпенѣть отъ стужи, Rigere frigore.

Стуканіе въ ушахъ, *Ototechnos*, Pulsatio aurium.

Стукъ, Sonus, Strepitus.

Стулъ, Sella, Sedile; повивальный, родовой, S. obstetricia; Штейновъ, S. o. Steinii; складный, *Scimpodium*.

Ступень, Gradus; жизни, G. vitae.

Ступа, з. Ступка.

Ступка, Mortarium; изъ желтой мѣди, M. aurichalceum; каменная, M. lapideum; стеклянная, M. vitreum; въ ступкѣ толочь или растолочь, Terere mortario.

Стыдливость, Pudicitia, Rubor, *Dysopia*.

Стыдъ, Pudor.

Стыжусь тебя, Impatiens nolitangere.

Стѣнница, Parietaria; обыкновенная, P. officinalis.

Стѣна, Paries (genit. parietis); стѣны артерій, Parietes arteriarum; венъ, P. venarum.

Стѣсненіе, Compressio, Angor, *Thlipsis*; груди, Anxietas pulmonalis, Angustiae spiritus.

Стѣсненный, Compressus, Astrictus.

Стѣснять, Angustare, Comprimere, Angere.

Стягиваніе, Contractio, Stringor, *Sphinxis*, *Syspasia*; болѣзненное сустава, *Acampsia*; мышицъ, C. musculosa; сердца и артеріи, *Systole*; судорожное, *Anaspasis*.

Стягивать, Constringere, Adstringere, Contrahere.

Стягивающій, Adstringens, *Stypticus*, *Syntaticus*; сильно, *Anastalticus*.

Субьективный, Subjectivus.

Субьектъ, Subjectum.

Сугубозрѣніе, *Diplopia;* каждымъ глазомъ порознь, *Amphoterodiplopia*; обѣими глазами вмѣстѣ, и каждымъ глазомъ порознь, *Amphamphoterodiplopia*; съ обѣими глазами вмѣстѣ, *Amphodiplopia*.

Судебно-медицинскій, Medico-legalis; с—кое (заключеніе) мнѣніе, Judicium medico-legale; с—кій отзывъ, Reponsum medico-legale; с—кій осмотръ, с—кое изслѣдованіе, Inspectio, Inquisitio medico-legalis.

Судебный, Forensis, Legalis.

Судно, Navigium; ночное, Lasanum, Forica, *Scoramis*, Sella familiarica.

Судорога (з. также Судороги), *Spasmus*, *Spasis*, Convulsio clonica; (особ. въ конечности) Crampus; въ брюхѣ, *Coelialgia* spasmodica; въ икрахъ, Crampus surarum; въ мышицахъ челюсти, *Trismus*; вѣкъ, *Blepharospasmus*; глазъ, *Ophthalmospasmus*; жестокая, сильная, *Sparagmus* (Hippocr.); злая, Raphania; истерическая, *Hysterospasmus*; матки тоническая, *Hysterotetanus, Tetanus* uteri; надувающая, S. inflativus; песья, собачья, S. cynicus; рукава матки, II. 9046; смертная, *Catalepsis*; съ напухлостью мышицъ, S. inflativus; съ сильнымъ движеніемъ членовъ, S. clonicus; быть одержимымъ, схваченымъ судорогами, Nervorum distensione excipi, Spasmo corripi, Distendi, Vexari spasmo.

Судороги, Convulsiones; беременныхъ, C. s. *Eclampsia* gravidarum; въ кишкахъ, *Colica* spasmodica; дѣтей, *Eclampsia* puerilis; желудка, желудочныя, *Cardialgia*; истерическія, *Eclampsia hysterica*; матки, маточныя, *Hysteralgia spasmodica*; отъ чрезмѣрныхъ испражненій, I. 7879; пищепріемнаго горла, *Oesophagospasmus*; послабляющія, *Spasmi clonici*; постоянныя, S. *tonici*; рта, *Sardiasis*; родильницъ, *Eclampsia* puerperalis, C. puerperarum; стягивающія, *Spasmi* coarctantes; судорогами страждущій, *Spasticus*, *Spasmaticus*, Vulsus, Convulsus; имѣть с., быть въ судорогахъ, Vulsum s. Convulsum esse; появленіе судорогъ всякій разъ при возвышеніи голоса, фоноспасмія, *Phonospasmos*; страждущій многими и жестокими судорогами, склонный къ нимъ, *Sparagmodes* (Hippocr.).

Судорожный, *Spasmodes*, *Spasticus*, Clonicus.

Судьба, Fatum, Praedestinatio, *Tyche*, *Heimarmene*.

Суевѣріе, Superstitio; свойственное старухамъ, S. anilis.

Сужденіе, Judicium, Judicatio; медицинское, Jud. medicum; о болѣзни (относительное ея происхожденіе, характера, леченія и окончанія), *Epicrisis*; по мочѣ, *Uroscopia*.

Сукно, Pannus.

Сукровица, Sanies, *Ichor*, Virus; антоноогоновая, гангренозная, S. gangraenosa; кровяная (водянистая часть крови), Serum, S. sanguinis; сукровицѣ подобный, *Ischorodes*.

Сукровичный, Saniosus.

Сукъ, Ramus.

Сулейникъ, Anona; колючковый, A. muricata; чешуистый, A. spinescens; шиповатый, A. squamosa.

Сулема, *Hydrargyrum* bichloratum; H. muriaticum corrosivum.

Сулокъ, Rhus Cotinus.

Сумасбродничать, Insanire, Mentis suae non esse, Desipere.

Сумасбродный, з. Сумасшедшій; сумазбродно говорить, Loqui aliena, Stulte, perperam dicere quaedam, Desipere; с. дѣйствовать, Perperam facere quaedam.

Сумасбродство, з. Сумасшествіе.

Сумасшедство, з. Сумасшествіе.

Сумасшедшій, *Maniacus*, Insanus, Amens, Demens, Mente captus, Animo captus; *Paracopticus*, *Phrenoblabes*; *Paranoicus*; быть с., Insanire, Mentis suae non esse.

Сумасшествіе, Alienatio mentis, *Phrenoblabia*; *Paranoea*, *Paracope;* бѣшенное, *Mania*; веселое, *Amenomania*; большая степень сумасшествія, въ которомъ больной болѣе похожій на животное, нежели на человѣка, *Hemianthropia;* с., въ которомъ больные вовсе неспятъ, *Corybantiasmus*; острое, *Mania* acuta; отъ излишняго употребленія горячихъ напитковъ, *Mania* a potu, *Oenomania*; отъ лакомства, *Opsomania*; отъ неумѣренной любви къ женщинамъ, *Gynaecomania*; отъ скупости, *Melancholia pleonectica*; постоянное, когда больному представляются видѣнія, *Phantasmoscopia*; происходящее отъ несчастной любви, *Erotomania;* религіозное, *Mania* superstitiosa, *Entheomania*; родильницъ скоротечное, *Mania* puerperarum acuta; скоропроходящее, Raptus; сопряженное съ скрываемою злостію, *Cacothymia*; съ большимъ безпокойствомъ, *Hydrolcros*; съ большею склонностію къ учиненію зажигательства, *Pyromania*; съ лакомствомъ, *Opsomania*; съ наклонностію къ смертоубійству, *Agriothymia*; съ судорогою въ рукахъ и ногахъ, въ которомъ больные часто себя умерщвляютъ, ***Anteneasmus*** (Zacchias); съ сумасшед. сопряженный, ***Paracopticus.***

Сумка, Bursa, Capsula; с. или сумочка пастушья, Thlaspi Bursa pastoris; околосердечная, ***Pericardium.***

Сумочка, Capsula, Capsa, ***Cystis,*** Folliculus, Utriculus, ***Theca***; волоконистая, I. 4328; Глисонова, C. Glissonii; желчная, Vesica fellea; железы, C. glandulae; ложная, C. spuria; околосердечная, ***Pericardium***; почекъ, II. 517; поясничная, сокопитательная, Receptaculum chyli; слезная, Saccus lacrymalis; стекловидной влаги, C. hyaloidea; хрусталиковая, I. 4333; членосоставная, I. 4329; отъ сумочки происходящій, Capsicus.

Сумочки влагалищныя слизистыя, I. 3971; жирныя, закожныя, кожныя, подкожныя, сальныя, Glandulae sebaceae; кишекъ, Ampullae intestinorum; мочеточниковъ, A. ureterum; надпочечныя, Renes succenturiati; слизистыя, Sacci mucosi; рукава матки, Lacunae Graafianae; черножелчныя, G. atrabiliariae.

Сумочный, Capsularis.

Сундукъ, Capsa, Cista, ***Theca.***

Суница, Fragaria vesca.

Супруга, Uxor, Conjux (genit. conjugis), ***Alochos, Gyne, Gamete.***

Супругъ, Conjux, Maritus, ***Aner, Gametes.***

Супружество, Conjugium, Connubium, Matrimonium.

Супъ (з. такше Бульонъ и Похлебка), Jus (genit. juris); говяжій, J. e bubula; изъ лягушекъ, J. ranarum; изъ раковъ, J. cancrorum; изъ свинины, J. suillum; изъ телятины, J. vitulinum; изъ улитокъ, J. cochlearum; изъ черепахъ, J. testudinum; изъ эхиденъ, J. viperarum; куриный, J. pulli gallinacei, J. gallinaceum, J. e pullis, Jusculum gallinarum; мясной, J. carnis, J. e carne; питательный, ***Zomos***; хлѣбный, Panatella, Panata; принимать, кушать с., Jus ligurire, Jusculum sorbere.

Сургучь, Lacca sigillata.

Сурикъ, Minium rubrum; Plumbum hyperoxydatum.

Сурма, з. Сурьма.

Суровость, Inclementia, Morositas.

Суровый, Rudis, Imperitus, Severus, Acerbus.

Сурокъ, Arctomys; обыкновенный, A. Marmotta.

Суррогатъ, Surrogatum.

Сурьма, Сурма, Сюрма, Antimonium, ***Stibium***; двутрехъ-сѣрнистая, I. 1829; потогонительная, A. diaphoreticum; пот. промытая, A. d. ablutum; приготовленная, I. 1831; самородная, A. crudum; съ ртутью, I. 11369; хлористая, II. 8935.

Сурѣпица, Erysimum; полевая, Barbarea vulgaris; чесночная, E. Alliaria.

Сусакъ, Butomus; зонтичный, пучкоцвѣтный, B. umbellatus.

Суставность, Articulatio.

Суставный, Articularis.

Суставчатки, ***Gonopterides.***

Суставчато-перистый, Articulate-pinnatus.

Суставъ, Articulatio, Articulus; ложный, ***Pseudarthrosis***; перстный, ***Phalanx*** (genit. phalangis).

Суставы, з. Суставъ; перстные, ***Phalanges*** digitorum.

Сутки, ***Nychthemeron.***

Сухари, з. Сухарь.

Сухарь, Сухари, Panis biscoctus, Buccellatum, Panis buccellatus; употребляемыя на морѣ, Panis nauticus.

Сухій, Siccus, Aridus, Macer, ***Scleros, Xeros.***

Суховертка, Prunella vulgaris.

Сухость, Siccitas, Ariditas, ***Xerotes, Sclerotes, Stereotes***; во рту, Ariditas oris; воздуха, ***Aeroxerotes***; глаза, ***Xerophthalmus***; носа, ***Xeromycter***; тѣла, Ariditas corporis, ***Xerotes***; чрезмѣрная, Rigiditas; чрезм. маточнаго рукава, ***Colpoxerosis***; языка, Linguae ariditas; языка съ жаркимъ дыханіемъ, ***Sausarismus***; причиняемый сухостью, ***Stereoticus.***

Сухота, Macies; з. Сухотка.

Сухотка, ***Atrophia***, Tabes; глаза, A. oculi; грудныхъ младенцевъ томимыхъ голодомъ, I. 3263; дѣтская, Tabes infantilis, A. infantum, ***Paedatrophia***; кормилицъ, Tabes nutricum; меркуріальная, A. mercurialis; новорожденныхъ, A. neonatorum; общая, повсемѣстная, A. universalis; обыкновенная, A. vulgaris; отъ глистъ, A. verminosa; отъ металлическаго отравленія, Tabes metallica; отъ непорядочнаго варенія желудка, ***Cacosplanchnia***; отъ пренебреженія тѣлодвиженія, ***Acinesiatrophia***; отъ разстроенныхъ отправленій брюшныхъ внутренностей, A. visceralis; отъ чрезмѣрнаго употребленія опія, A. opiata; отъ чрезмѣрныхъ испражненій, Tabes exhaustorum; позвоночная, Tabes dorsalis; свинцовая, A. saturnina; спиннаго мозга, спинная, становой жилы, Tabes dorsalis, ***Myelophthisis.***

Сухотный, ***Hecticus.***

Сухощавость, Macies, Gracilitas, Exilitas.

Сухощавый, Gracilis, Macer, Macilentus, Tenuis.

Сучецъ, Surculus; костный, *Apophysis.*

Сучокъ, Ramulus, Ramex.

Сушеница, Gnaphalium, G. dioecum; нѣмецкая, G. germanicum.

Сушеніе, Siccatio, *Sclerosis, Xerosis.*

Сушильня, Exsiccatorium.

Сушить, Siccare, Arefacere, Aridum facere, Torrere.

Сушь, *Carphos.*

Существа, Entia, *Onta.*

Существенность, Realitas; Substantia.

Существенный, Realis, Essentialis, Substantialis.

Существо, Ens (genit. entis), Essentia, Substantia; бѣлое, внутреннее бѣлое мозга, II. 9186; железистое, S. glandulosa; желтоватое мозга, II. 264; живущее, Animal, A. animans; зубовъ костяное, II. 9190; зуб. подобное слоновой кости или финифти или стеклу, II. 9198; зуб. роговое, II. 9177; корковое, S. corticalis; кор. мозга, II. 9179; кор. печенки и селезенки, II. 9180; кор. почекъ, II. 9180; костей, S. s. Materia ossium; к. ноздреватое, II. 9196; к. плотное, II. 9176; к. сѣтчатой, II. 9194; мозга, S. cerebralis; мозга, мозголистое, Fornix cerebri; мозгомякотное, S. s. Medullaris; мозгом. мозга, II. 9186; ноздреватое между бляшками костей черепа, S. s. Medulla intermedia; ноздр. мочепускательнаго канала, I. 6331; ноздр. находящееся между пластинками широкихъ костей, *Diploe*; пепельное мозга, II. 9179; печенки, S. hepatis; печ. мягкое, II. 9187; плотное, S. solida; почекъ внутреннее, трубчатое, II. 9188; п. наружное, II. 9181; п. сосковое, сосочковидное, II. 9192; п. хрящевое, S. cartilaginea; черноватое мозга, II. 9189; языка мышичное, мясистое, S. musculosa linguae; яичекъ мягкое желтоватое, Subst. s. Caro testium.

Существованіе, Existentia; инородныхъ тѣлъ въ организмѣ, *Allenthesis.*

Существословіе, *Ontologia.*

Сущность, Substantia, Essentia.

Сфера, *Sphaera*; жизни, S. vitae; магнитнаго дѣйствія, II. 8439.

Сфероидальный, *Sphaerodes, Sphaeroideus.*

Сферическій, *Sphaericus.*

Сфинксъ, *Sphinx.*

Схватить, Prehendere, Deprehendere, Apprehendere, Capere.

Схиматизмъ, *Schematismus.*

Сходство, Similitudo, Similitas, *Analogia*, Concordantia; идей, Associatio idearum; частей, *Homoeomeria.*

Сходъ, Схожденіе, Descensus.

Схоластикъ, *Scholasticus.*

Схоластическій, *Scholasticus.*

Сциллитина, Сциллитинъ, Scillitina, Scillitinum.

Сцыкунъ, Сцыха (который сцытъ подлѣ себя), Submejulus.

Сцыха, з. Сцыкунъ; раст., Empetrum nigrum.

Сцѣпленіе, Cohaesio, Catenatio; идей, мыслей, понятій, Associatio idearum.

Счастіе, Fortuna, Felicitas.

Сшиваніе дѣтородн. частей, *Episiorrhaphia*; зѣва, *Staphyloraphia*; крайней плоти или срамныхъ губъ, дабы препятствовать совокупленію, *Ancteriasmus.*

Сшивать, Suere; рану, S. vulnus.

Сшивка, Sutura; костей, S. ossium; черепа, S. cranii.

Съуженіе, Strictura, *Stenochoria, Stegnosis*; Евстафіевой трубы, *Salpingostenochoria*; глотки, *Pharyngoperistole*; желудка, *Gastrostenosis*; мочеваго пузыря, II. 9047; мочеваго канала, Str. urethrae; ноздрей или носа, *Stenomycteria, Rhinanchone*; н. отъ накопленія чего либо, Angustia narium; съуж. отверстія, *Stenostomia*; пищепріемнаго горла, Str. oesophagi; рта, *Stenostomia*; прямой кишки и задняго прохода, S. ani; рукава матки, S. vaginae, *Colpostenochoria, Coleostegnosis*; сердца, *Cardostenosis*; Стеноніева слиннаго протока, *Stenostegnosis*; стѣнъ сосудовъ, II. 2410; черепа, *Craniostegnosis*; изъ того происходящій, симъ страждущій, *Craniostegnoticus*; причиняемый съуженіемъ, *Stenoticus.*

Съуженный, Angustatus, *Stenoticus.*

Съумашедшіе, Съумасшествіе, Съумасшедшій, Съумашедшій, з. Сумасшествіе, Сумасшедшій.

Съѣдатели, Comedones.

Съѣдающій, Corrosivus.

Съѣстный, Esculentus, Edulis, Cibarius.

Сыворотка, Serum, S. lactis, *Orrhos*; винная, *Oenogala*, S. l. vinosum; виннокаменная, S. l. tartaricum; горчичная, S. l. sinapium; изъ козьяго молока, S. caprillum; искуственная, S. l. artificiale; квасцовая, S. l. aluminatum; кислая, S. l. acidum; лимонная, S. l. citratum; млечная, сладкая, S. l. dulce; пивная, *Zythogala*; тамариндная, S. l. tamarindinatum; уксусная, S. l. acetatum, Lac acetosum; дѣлаться сывороткою, превращаться въ с., Serescere.

Сывороточный, *Orrhodes.*

Сынный, *Exanthematicus.*

Сыпь, *Exanthema* (genit. —atis), Impetigo; венерическая, *Exanthema* s. *Ecthyma* venereum, Impetigo syphilitica; губная, огневца, Favus labiorum; дѣтская угристая, Morphaea infantum, Comedones; земляничная, Framboesia; золотушная, Impetigo scrophulosa; зудящая, Intertrigo; зуд. задняго прохода, *Proctalgia* intertriginosa; красная, *Lepra* rubra; крапивная, Urticaria; кр. непостоянное, скоропроходящая, U. evanida; подкожная, U. subcutanea; кр. постоянная, U. perstans; кр. просовидная, U. tuberosa; кроп. у лошадей, U. equorum; кроп. хроническая, U. chronica; лихорадочная, острая, *Exanthema, Ecthyma* febrile; ложная внезапно происходящая, *Ecbrasma;* ложная, пузырьчатая, *Pemphigus* spurius; мертвая, Malum mortuum; молочная, Crusta lactea; моховидная, мшистая, *Lichen*; на бородѣ, Mentagra; на вымени у коровъ, Vacciola nativa; головѣ чешуйчатая, *Lepra* capitis; на губахъ, Exant. labiale, Impetigo labialis; накожная, *Exanthema*, Impetigo; накож. жгучая, Uredo; отъ задержанія накожн. сыпи происходящій, *Anthematoscheticus* s. *Exanthematoscheticus*; острая, скоротечная, E. acutum; отрубовидная, отрубеобразная, *Pityriasis*, Impetigo, Porrigo; отруб. не настоящая, P. spuria; сыпь отъ жара, *Eczema*; отъ излишняго употребленія ртути, Impetigo mercurialis; отъ сильнаго пота, *Hidroa;* подмышечная, Ex. subaxillare; потовая, Sudamen, припадочная, Impetigo secundaria; припадочная просовидная, Miliaria symptomatica; продолжительная, Ex. chronicum; просовидная, Miliaria; просовидная не критическая, Miliaria symptomatica, acritica; просов. пузырчатая, M. papulosa; прос. послѣдственная, M. secundaria; прос. прыщеватая, M. papulosa; прос. пурпуровая, M. purpura; прос. скоротечная, I. 9271; прос. сопровождающая иногда предохранительныя оспы, *Psydracia* vaccina; прос. съ гноевидною лимфою, Miliaria purulenta; прос. съ лихорадкою, *Purpura*; прос. идіопатическая, критическая, первоначальная, M. febrilis; прос. съ прыщами имѣющими бѣлую окружность, M. alba; прос. съ прыщ. окруженными краснымъ кольцомъ, II. 930; прос. съ пузырьками наполненными кристальною влагаю, M. aquosa; прос. съ чечевуцеобразными прыщами, M. lenticularis; прос. фіолетовая, M. violacea; прос. хроническая, M. chronica; па прос. сыпь похожій, *Phlyctaenodes;* сыпь пузырчатая, пузыристая, *Pemphigus*; ненастоящая, P. spurius; новорожденныхъ, P. connatus; отъ болѣзней почекъ, P. nephriticus; пуз. отъ употребленія ядовитыхъ растеній, P. toxicus; сыпь пузырч. происходящая отъ жара, *Eczema;* пуз. скоротечная, P. acutus; пуз. судорожная, P. nervosus; пуз. съ кровавыми пятнами, P. petechialis; пуз. хроническая, P. chronicus; сыпь пурпуровая съ лихорадкою, *Purpura*; разъѣдающая, Impetigo depascens; розовая на лицѣ, Gutta rosacea; скарлатинная, Scarlatina, Scarlata; случайная (не отъ болѣзненныхъ причинъ), Ex. artificiale; сыпь съ пятнами, Impetigo maculosa; тифозная, II. 4235; у дѣтей, Crusta impetiginosa; хроническая, E. chronicum; цвѣтущая, блестящая, Strophulus candidus; цв. бѣлая, S. albus; цв. изпещренная, S. intertinctus; цв. летучая, S. volaticus; цв. полная, S. confertus; цв. у дѣтей, Strophulus; цвѣт. цынготная, Impetigo scorbutica; сыпь чесоточновидная, *Psoriasis*; чешуеобразная, чешуйная, *Ichthyosis*; Выхожденіе, развитіе сыпей, *Exanthesis*; причиняемый сыпію, къ ней относящійся, отъ ея происходящій, *Exanthematicus*; остановленіе ея, *Exanthematoschesis.*

Сырный, Caseatus, *Tyrodes.*

Сыроватый, Subcrudus.

Сырость, влага, Humor; не зрѣлость, Cruditas; болѣзненной матеріи, Cruditas; въ желудкѣ, C. ventriculi.

Сыроѣга, Сыроѣжка, Agaricus fragilis; одноднevная, однонočная, A. *nychthemerus*; шишковатая, A. bulbosus, *nychthemerus.*

Сыръ, Caseus, Caseum, *Tyros*; бараній, C. ovillus; козій, C. caprinus; коровый, C. bubulus; лошадиный, C. equinus; мягкій, C. mollis; овечій, C. ovillus; свѣжій, C. recens; старый, C. vetus, *Palaeotyrus*; твердый, C. aridus.

Сырый, мокрый, Humidus; незрѣлый, Crudus, *Omos.*

Сыта, *Hydromel*, Mella.

Сытникъ, Panis candidus.

Сытовецъ, Lisianthus; висячій, L. pendulus; черепашновидный, L. chelonoides; широкій, L. amplissimus.

Сытость, Satietas.

Сытъ, з. Ситъ.

Сычугъ, *Abomasum, Abomasus.*

Сѣверный, *Boreus*, Borealis, *Arcticus.*

Сѣдалище, Sedes, Sedile; души, Glandula pinealis; любви, *Clitoris;* общее чувствованія, Sensorium commune.

Сѣдалищный, Glutaeus.

Сѣдина, Canities, Capilli cani, *Peliosis*.

Сѣдло, Sella, *Ephippium*; лошадиное, турецкое на основной кости, S. sphenoidalis, turcica, *Ephippium*.

Сѣдый, Canus; весьма с., Praecanus, Incanus.

Сѣенецъ, Allium schoenoprasum.

Сѣмена (з. также Сѣмя), Semina; адюванoвыя, Adjuwaen semen; болѣзнотворныя, Seminia morborum; бол. естественныя общія, II. 7837; бол. особенныя, II. 7837; бол. противуестественныя, II. 7837; красныя орлеанскія, Orleana; кротона или проноснаго дерева, Grana tiglii; пахучаго двукрыльника, Faba Tonco; растеній окаменѣвшія, *Spermolithus*; собирающій с., *Spermologus*; четыре холодительныя большія и малыя, II. 7833—34; чичмъ или шишмъ, Chichm.

Сѣменетеченіе, Сѣменеистеченіе, *Gonorrhoea*; искуственное, G. artificialis; острое, G. acuta; отъ слабости, G. *atonica*.

Сѣменница (Bot.), *Thalamus*, *Apothecium*.

Сѣменодоль, *Cotyledon*.

Сѣменокожіе, *Spermodermum*.

Сѣменоложіе, *Sporangium*.

Сѣменоносный, Semenifer, *Spermophorus*.

Сѣменоподножіе, *Podospermium*.

Сѣменоподобный, *Spermatodes*.

Сѣменный, Seminalis, *Spermicus*.

Сѣмя, Semen, *Sperma*, *Gone*, (растенія) *Spora*; амомное, S. amomi; акмельное, S. acmellae; арбузное, S. cucurbitae; армутное, S. cydoniorum; блекотное, S. hyoscyami; блошное, S. psyllii; божіей травы, S. foeni graeci; болѣзненное, порочное отдѣленіе, или трудное испражненіе сѣмени, или неспособность испускать сѣмя, *Dysspermasia*; брюквенное, II. 7805; бѣломаковое, II. 7808; волколыковое, волкоперечное, S. mezerei; вшивошное, Veratrum Sabadilla; водянистое, слабое (муж.), *Spermataneneryia*; водянаго укропа, II. 7796; воробьиное, *Lithospermum*; вшивое, S. staphidis; вшепрудное, S. sabadillae; гунное, S. cydoniorum; дикой горчицы, S. erucae; дынное, S. melonum; дягельное, S. angelicae; женское, S. muliebre, *Thelygonon*; зоряное, S. levistici; испражняемое, *Lagneuma*; каменное аптекарское, *Lithospermum* officinale; канареечное, S. canariense; канцелярское, Coccinella, Cochenilla; каунное, S. citrulli; квитовое, S. cydoniorum; кишнечное, кишнецовое, S. coriandri; клещевинное, II. 7781; кминное, куминовое, S. cumini; конoплянное, S. cannabis; конскаго укропа, II. 7796; колоквинтное, колоцинтное, S. colocynthidis; коляндровое, S. coriandri; коперное, S. anethi; кресовое, S. nasturtii; кудрявцовое, S. botryos; льняное, S. lini; любистковое, S. levistici; маленькое, *Sporidium*; мексиканское, S. sabadillae; морковное, S. dauci vulgaris; морк. критское, S. d. cretici; мужеское, S. virile, *Sperma*, *Gone*, *Thoros*; огуречное, S. cucumeris; пастерначное, S. pastinacae; петрушечное, S. petroselini; пижмовое, S. tanaceti; плаунное, S. lycopodii; полеваго анису, тминое, S. carvi; портулачное, S. portulacae; рутное, S. rutae; рѣпное, S. raparum; сабурочертное, S. colocynthidis; сельдерейное, S. apii hortensis; сѣма содержащій, Sporophorus; твердоцвѣтное (Bot.), *Scleranthum*; тимону душистаго, S. carvi; тминное, S. carvi, (куминое) S. cumini; тримѣсячное, Butomus umbellatus; тыквенное, S. cucurbitae; укропа волоскаго, II. 7798; укропное, S. anethi; укр. критское, II. 7797; холодное, *Psychrospermasia*; отъ того происходящій, холод. с. имѣющій, *Psychrospermaticus*; цитварное, цытварное, S. cinae; черномаковое, II. 7809; чернушное, S. nigellae; ягодковое, Grana gnidii —; Безъ сѣмени, *Aspermos*, *Aspermus*; безсиліе удерживать сѣмя (по нѣкоторымъ, въ рукавѣ матки), *Spermatacratia*; болѣзненное его свойство или состояніе, *Dysspermia*, *Spermatopathia*; сѣмени подобный, *Gonodes*; задержаніе испражненія сѣмени (при воздержаніи отъ любви), *Spermatoschesis*; изверженіе сѣмени медленное и трудное, *Bradyspermatismus*; изліяніе сѣмени ночью во снѣ, Pollutio nocturna, *Exoneirogmos*; крѣпкое свойство сѣмени, *Spermatenergia*; къ сѣмени принадлежащій, *Spermaticus*; многимъ сѣменемъ изобилующій; имѣющій много с., *Polyspermicus*, *Spermatias*; на сѣмя похожій, *Spermatodes*; ненадлежащее направленіе сѣмени изверженнаго въ рукавъ матки, *Plagiobolia*; невозможность удержать въ себѣ сѣмени, *Gonacratia*; недостатокъ сѣмени, *Aspermia*; недост. с. при совокупленіи, *Aspermatismus*; отъ истеченія сѣмени происходящій, *Gonorrhoicus*, *Spermaticus*; преизбытокъ сѣмени, *Plethora* seminalis; препятственное изверженіе сѣмени, *Bradybolismus*; симъ причиняемый, *Bradybolicus*; худое свойство сѣмени, *Spermacrasia*; склонность большая къ испражненію сѣмени, *Lagnia*; уклоненіе сѣмени въ отдѣленіи его,

Spermatoplania; худое свойство сѣмени, худое его состояніе, *Cacospermasia*, *Spermacrasia*.

Сѣмяиспражненіе, Сѣмяистеченіе (Сѣмятеченіе), Pollutio; во снѣ, P. nocturna, *Oneirogmus*; непроизвольное во время бодрственнаго состоянія, P. diurna, *Spermatoclemma*, *Spermatoclepsis*.

Сѣмяистеченіе, Сѣмятеченіе, з. Сѣмяиспражненіе.

Сѣмяносный, *Sporophorus*.

Сѣмячко, *Sporidium*; внутреннее, *Endospermium*; воробьево, *Lithospermum*.

Сѣно, Foenum; верблюжье, Butomus umbellatus; Cymbopogon Schoenanthus; грецкое, греческое, Trigonella Foenum graecum.

Сѣнокосъ, Foenisecium; болѣзнь существующая во время сѣнокоса; лѣтній катарръ, Catarrhus aestivus.

Сѣра, Sulphur, *Thion*; въ ушахъ, Cerumen; желтосурьмяная, I. 1829; очищенная, S. depuratum; простая, обыкновенная, S. citrinum; самородная, S. nativum; сѣрая, S. gryseum; содержащая мышьякъ, Arsenicum sulphuratum; содержащая серебро, I. 2470; соединенная съ летучею щелочною солью, I. 1080; сурьмяная руда, Antimonium sulphuratum; ушная, Cerumen.

Сѣреніе, Sulphuratio.

Сѣрить, Sulphurare.

Сѣрнисто-водородно-кислый, *Hydrothionicus*.

Сѣрнистоводородъ, *Hydrothion*.

Сѣрнобаритъ, Сѣрнобарій, Baryum sulphuratum.

Сѣрновинокислый, *Oenothionicus*.

Сѣрноцвѣтный, Sulphureus.

Сѣрный, Sulphuratus, Sulphureus.

Сѣрозеленый, Glaucus.

Сѣролазуревый, Caesius.

Сѣрый, Griseus.

Сѣтизрѣніе, Visus reticularis.

Сѣтка, з. Сѣточка.

Сѣтковидный, Retiformis.

Сѣтованіе, Aegritudo.

Сѣточка, Rete, Reticulum; волосная, Capillitium; клѣтчатая, R. cellulosum; слизистая Малпигіева, R. Malpighianum; сосудистая, R. vasculosum; сѣменныхъ сосудовъ, II. 6800.

Сѣточный, Сѣтчатый, Reticularis, Reticulatus.

Сѣть, Rete, *Dictyon*; з. Сѣточка.

Сѣченіе, Sectio; (біеніе), Verberatio; анатомическое, S. anatomica; боковое или боковымъ аппаратомъ, *Cystotomia* lateralis s. *Cystotrachelotomia*, *Hypocysteotomia*; вертикальное къ боковымъ костямъ, Sectio verticalis s. mediana; двухстороннее, Sectio bilateralis; затвореннаго или сращеннаго маточнаго рукава, S. vaginae clausae; Кесарьское, Цесарское, *Hysterotomia*, S. caesarea; мочеваго канала, *Urethrotomia*; мочеваго пузыря, *Cystotomia*; мышецъ, Sectio s. Dissectio musculorum; надъ лобковыми костями, Apparatus altus; нерва, Sectio s. Dissectio nervorum; пищепріемнаго горла, *Oesophagotomia*; поперечное, Sectio transversalis; по способу брата Якова, *Cystotomia* lateralis s. *Cystotrachelotomia* lateralis; почекъ, *Nephrotomia*; пузыро-прямокишечное, Sectio recto-vesicalis, *Proctocystotomia*; роговой оболочки, *Ceratotomia*; сухихъ жилъ, Sectio tendinum, Dissectio tendinum; трансверсальное, Sectio transversalis; четырехстороннее, Sectio quadrilateralis.

Сѣяльный, Sativus.

Сѣять, Serere; сквозь сито, Cribrare.

Сюрьма, з. Сурьма.

Т.

Табакъ, Nicotiana, N. Tabacum; клейкій, N. glutinosa; курительный, кустарниковатый, N. fumaria; метелковатый, N. paniculata; Курить т., Sugere fumum nicotianae; нюхать, Uti pulvere tabaci; любитель куренія табаку, *Tabacophilus*; отъ неумѣрнаго куренія табаку происходящій, *Tabacophilicus*.

Таблица, Tabula; въ таблицахъ, Tabulatus; таблицы анатомическія, Icones anatomicae.

Табличка, Tabella.

Таволга, Spiraea; бородатая, S. Aruncus; земляные орѣшки, питковислая, S. Filipendula; илемная, лабазникъ, S. Ulmaria; пушистая, S. tomentosa; трилиственная, S. trifoliata.

Таволожникъ, з. Таволга.

Тагалникъ, Salix triandra.

Тазоизмѣритель, з. Тазомѣръ.

Тазомѣръ, *Pelygometron*, Pelvimetrum, *Cliseometrum*; Штейновъ, P. Steinii.

Тазъ, Pelvis, *Pelys*, *Lecane*; большой, P. major; малый, меньшій, P. minor; почекъ, P. renalis; измѣреніе (величины различныхъ поперечниковъ) таза у животныхъ, *Zoopelyometria*.

Тайна, Arcanum, Secretum, *Mysterion*.

Тайникъ, Apocynum androsaemifolium; конопельный, A. cannabinum.

Тайнобрачіе, *Cryptogamia*.

Тайнобрачный, *Cryptogamicus*.

Тайность, з. Тайна; женщинъ (процесъ беременности и родовъ), Secreta mulierum; тайны, тайности природы, *Mysteria* naturae.

Тайнотычинковый, *Cryptostemon*.

Таинственный, *Mysticus*.

Таинство, з. Тайна; удвоенное, Kali sulphuricum (Arcanum duplicatum).

Такамагака, Такамагакъ, Amyris tomentosa, Tacamahaca.

Такса, Taxa; аптекарская, T. medicamentorum; за врачебное или лекарское совѣтованіе, II. 9834; за лекарское посѣщеніе больнаго, II. 9837; за ночное посѣщеніе врача, II. 9838; за позѣщеніе больнаго за городомъ, II. 9835; за прописаніе рецепта, II. 9836; за трудъ при приготовленіи лекарствъ, T. laborum.

Таксіономія, *Taxionomia*.

Тактъ, Numeri, Modi, *Rhythmus*; неправильный, особенно въ пульсѣ, *Heterorrhythmus*.

Талажешникъ, Salix viminalis.

Талантъ, Indoles, Virtus, Dos animi.

Тальникъ, Hippophaë rhamnoides; Salix arenaria; лосклой, S. triandra.

Талъ, з. Тальникъ.

Тамариндъ, индѣйская, Tamarindus, T. indica.

Тамарискъ, Тамариссъ, Tamarix.

Тамаръ, з. Тамариндъ.

Тампонъ, Glomus (glomeris n., et i m.); корпейный, Glomer ex linteo carpto.

Танецъ, Saltatio, *Chorea*.

Танинъ, Taninum.

Танцованіе, Saltatio; страсть чрезвычайная къ т., *Choromania*, *Scelotyrbe*.

Тапсія, Thapsia foetida.

Тараканъ, Blatta.

Тарантализмъ, Тарантизмъ, Tarantismus, Tarantalismus.

Тарелка, Discus, Orbis.

Тарелочка, Orbiculus.

Тартаръ, *Tartaros*, *Tartarus*, Orcus.

Татарникъ, Т. колючій, Onopordon, Onopordum; волоскій, Centaurea benedicta; маріинъ, марьинъ, Cardus marianus; ослиный, Carduus eriophorus.

Тафта, Pannus sericus tenuior; зеленая, черная, P. s. viridis, niger.

Тварогъ, Творогъ, Pars caseosa lactis.

Тварь, Creatura.

Твердоватый, Duriusculus.

Твердокожница противуракоязвенная, худовидная, *Scleroderma carcinomale*.

Твердость, Firmitas, Soliditas, Duritia, Confirmitas, Rigor, Rigiditas, Constantia, *Sclerotes*, *Stereotes*; мозилистая, *Tyloma*; вѣкъ, *Pachyblepharon*.

Твердочашница, Androsace; большая, A. maxima.

Твердочашникъ, Tubularia Acetabulum.

Твердый, Durus, Rigidus, Solidus, Firmus, *Stereos*, *Scleros*.

Твердь, Т. небесная, Firmamentum.

Твореніе, Creatio, *Physis*.

Творогъ, з. Тварогъ.

Театръ, *Theatrum*; анатомическій, T. anatomicum.

Тезисъ, *Thesis*.

Теленокъ, Vitulus.

Телескопъ, *Telescopium*; астрономическій, Tubus astronomicus; земный, T. terrestris.

Телеологія, *Teleologia*.

Телица, Vitula.

Теля, Vitulus.

Телятина, Caro vitulina; жареная, Assum vitulinum.

Тема, *Thema*.

Теменица, *Achor*.

Темница, Carcer, Custodia.

Темнобагряпный, Cerasinus.

Темноватокрасное, Ex rubro subniger.

Темноголубый, *Cyaneus*.

Темносѣрый, Fuscus.

Темнота, Obscuritas, Caligo, Tenebrae, *Scotos*.

Темный, Obscurus, Tenebrosus, Opacus; больной долженъ находиться въ темной комнатѣ, Aeger tenebris uti debet; дѣло весьма темное, неясное, In hac re magna obscuritas est, Res in obscuro s. tenebris est; причины темныя, Causae in obscuro positae sunt.

Темпераментъ, Temperamentum; атлетическій, T. athleticum; беотическій, T. boeoticum; кровяной, многоразличный, сангвиническій, T. sanguineum; меланхолическій, черножелчный, печальный, задумчивый, пасмурный, скучный, T. melancholicum; многожелчный холерическій, T. cholericum; многомокротный, мокротный, флегматическій, T. phlegmaticum; мышечный, T. musculare; нервный, чувствительный, T. nervosum; раздражимый, T. irritabile.

Температура, Temperatura; равномѣрная, T. aequalis.

Темя, з. Тѣмя.

Теозофъ, *Theosophus.*

Теорема, *Theorema.*

Теоретическій, *Theoreticus.*

Теорія (з. также Ученіе), *Theoria*; болѣзни, T. morbi, *Nosotheoria*; т. или ученіе Браунова или Броуна, T. Brunonis; Бруссе, T. Broussais; влагъ, Pathologia humoralis; возбуждаемости, возбужденія, T. incitationis; Ганеманна, T. Hahnemanni; о мышленій, *Dianocologia*; перерожденія, T. epigeneseos; развертанія или развитія плода, T. evolutionis; Разори, T. Rasori; т. о приведеніи чего либо въ порядокъ, *Taxionomia.*

Теплица, Tepidarium, *Therme.*

Теплицы, *Thermae.*

Тепличный, *Thermalis.*

Тепловатый, Egelidus, Tepidus.

Теплоемкость, Calor specificus.

Тепломѣръ, Calorimetrum, *Thermometrum.*

Теплота, Calor, *Therme*, *Thermotes*, *Thermasia*; врожденная, природная, Calidum nativum; жгучая, C. ardens; животная, жизненная, C. animalis; неощутительная, Caloricum fixum; окружающая воздуха, ею причиняемый, *Thermoticus;* особенная, удѣльная, C. specificus; ощутителчная, свободная, C. liber; потаенная, скрытая, C. latens; сравнительная, C. comparativus; равную теплоту имѣющій, *Isothermus.*

Теплотвореніе, Caloricitas.

Теплотворъ, Caloricum, *Thermogenium, Thermon*; абсолютный, безусловный, C. absolutum.

Теплый, Calidus, Tepidus, *Thermos*; теплу быть, Calere; т. дѣлать, Tepidare; теплымъ сдѣлаться, Calidum fieri.

Терапевтическій, *Therapeuticus.*

Терапія, *Therapia*; общая, T. generalis; растеній, *Phytotherapia*; специальная, частная, T. specialis.

Тереть, Fricare, Terere.

Теріакъ, *Theriaca*, Electuarium theriaca.

Термантидотъ, *Thermantidotum.*

Терминалія раснаданная, Terminalia Benzoin; тани или ракагутная, T. Bellirica; хебула, T. Chebula.

Терминологія, Terminologia.

Термометрическій, *Thermometricus.*

Термометръ, *Thermometrum*; Реомюровъ или Реомюра, T. Réaumurii; Фаренгейтовъ или Фаренгейта, T. Fahrenheitii.

Терніе благовонное, Centaurea benedicta.

Терновникъ, Prunus spinosus; дикій, Ilex Aquifolium.

Тернъ, Acacia; Prunus spinosa; египетскій, A. nilotica; камедный, камедистый, A. arabica, A. Senegal; мышачій, мышій, Ruscus aculeatus, R. Hypophyllum.

Терны (ягоды отъ терновника), Fructus acaciarum.

Терпентинный, Terebinthinus.

Терпентиновидный, Terebinthinosus.

Терпентинъ, *Terebinthina*, T. communis; вареный, T. cocta; венеціанскій, T. veneta; т. дерево, Terebinthus; французскій, T. gallica.

Терпкій, Acerbus, *Stypticus.*

Терпкость, Acerbitas.

Терпѣливость, терпѣніе, Patientia.

Тестикуль, Testiculus.

Тесьма, Tumicla, Vinculum, *Desma*; заволочная, Linteum pro setaceo.

Тетеревъ, Tetrao; глухой, T. urogallus.

Тетива, *Tendo*, *Chorda*, *Nervus*; Ахиллесова, *Chorda* Achillis; барабанная, Ch. tympani; Виллизіева, Ch. Willisii; любострастная, натянутая, *Gonorrhoea* chordata; пупочная, дѣтская, Funiculus umbilicalis.

Тетивы боковыя мозолистаго тѣла, I. 5282; Виллизіевы, II. 9029.

Теургія, *Theurgia.*

Теченіе, Cursus, Fluxus, *Typus*, Circuitus, Profluvium, *Rhysis*, *Rheuma*; болѣзни, Decursus morbi; бѣлей, *Leucorrhoea*, L. benigna; б. изъ клитора и срамныхъ губъ, L. externa; бѣлей млекообразное, *Chyloleucorrhoea*, Fluor albus chylosus; невенерическое, L. insons acuta; б. отъ грубовидныхъ наростовъ, L. fungosa; б. отъ инфарктовъ, L. infarctuosa; б. у новорожденныхъ, L. insons neonatorum; б. хорошее, доброкачественное, L. benigna; б. во время беременности, L. Nabothi; б. любострастное, I. 12968; б. л. хроническое, L. v. chronica; б. отъ жирныхъ опухолей, L. steatomatosa; б. отъ полиповъ, L. polyposa; б. скоро за бракосочетаніемъ, L. neonympharum; геморгоидальное, Fluxus haemorrhoidalis; гноевидное изъ глазныхъ вѣкъ, *Epiphora* sebacea; гноевидной слизи изъ матки и рукава ея, L. puriformis; жизни, Cursus s. curriculum s. *cyclus* s. *sphaera* vitae; лунное, Cursus lunaris; медленное соковъ, Spissitudo fluidorum; печеночное, *Hepatirrhoea*; правильное болѣзни, Periodus morbi; слезъ, *Epiphora*; слезъ чрезмѣрное, *Dacryorrhysis*; слизи изъ слезныхъ железъ, *Dacryoblennorrhoea*; сукровицы изъ матки и рукава ея, *Leucorrhoea ichorosa*; сѣмени, Fluxus seminis; чревное, Fluor s. fluxio ventris, Fluxus coeliacus; въ теченіе времени, Progressu temporis, Procedente tempore.

Течка (животныхъ), *Tragus*.

Течь, Fluere, Manare; капать, Stillare.

Техническій, *Technicus*.

Технологія, *Technologia*.

Тигель, Tigillum.

Тигръ, Tigris, Felis Tigris.

Тизана, Ptisana.

Тиковникъ арбузодынный, Cucurbita Melopepo.

Тиманъ, з. Тимонъ.

Тиміанникъ, *Thymus*.

Тиміанъ, *Thymus*, T. Serpillum; альпійскій, T. alpinus; волнистый, T. lanuginosus; кошечемятникъ, T. Nepeta; критскій, T. creticus; мѣлкоцвѣтный, T. parviflorus; обыкновенный, T. vulgaris; остролистный, T. Acinos; ползучій, T. Serpillum; пахучій по тиміану, *Thymodes*.

Тимонъ, Carum; душистый; обыкновенный, полевый, C. carvi; коптическій, Ammi copticon; простый, Ammi vulgare; роговый, Hypecoum procumbens.

Тимьянка, з. Тиміанъ.

Тимьянъ, з. Тиміанъ.

Тина, Lutum; водяная, Conferva rivularis; вонючая, Chara vulgaris.

Тинктура (з. также Настойка и капли), Tinctura; желѣзная приготовленная съ яблочнымъ сокомъ, II. 10297; зубная, Elixir *odontalgicum*.

Тинъ, Smilax.

Типъ, *Typus*; Circuitus; ежедневный, T. quotidianus; замедляющій, отступающій, T. postponens; неправильный, T. irregularis; первоначальный, *Archetypus*; порядочный, постоянный, T. fixus, stabilis; предупредительный, ускоряющій, T. anticipans; тридневный, T. tertianus; четыредневный, T. quartanus; Неимѣющій опредѣленнаго типа, *Atypus*; лихорадка имѣетъ правильный типъ, Febris certum circuitum habet; лихор. неимѣющая правильнаго опредѣленнаго т., Febris vaga, inordinata.

Тисканіе, Pressio.

Тиски (ковъ), Prelum, Torcular, Pressorium; Герофиловы, T. Herophili s. Sinus perpendicularis cerebri.

Тисокъ, Тисочки, з. Тиски.

Тиссъ, з. Тисъ.

Тисъ, Taxus; обыкновенный, ягодоносный, T. baccata.

Титишникъ американскій, Mammea americana.

Титька, Mamma, Uber, *Mastos*, *Tithe*, *Thele*; къ титькѣ принадлежащій, Mammarius; съ большими титьками, Mammosus.

Титьки, з. Титька.

Титьковидный, *Mastodes*.

Тифозный, *Typhosus*, *Typhodes*.

Тифоманія, *Typhomania*; ею страждущій, *Typhomaniacus*.

Тифусъ, з. Тифъ.

Тифъ, *Typhus*; артеріальный, T. arteriosus; брюшный, T. abdominalis; воспалительный, T. inflammatorius; вторичный, T. secundarius; заразительный, T. contagiosus; злокачественный, T. malignus; мокротный, T. pituitosus; нервный, T. nervosus; параличный, T. paralyticus; первоначальный, T. primarius; послѣдственный, T. secundarius; слизистый, T. pituitosus; спорадическій, T. sporadicus; на тифъ похожій, *Typhodes*.

Тихій, Lenis, Mitis, Placidus, Tranquillus.

Тихость, Lenitas, Placiditas.

Тихоходъ, *Bradypus*.

Тканіе, Textus, *Hypha*, *Hyphe*.

Ткань, Contextus, Textura, *Histos*, *Hypha*; волокнистая, C. fibrarum; клѣтчатая, C. cellularis, Tela cellulosa; кожи сосочковидная или сосочковая, Textus papillaris; нитяная, C. filamentosus; перепончатая, C. membranaceus; сердца, T. cordis; сосудистый, C. vascularis; сѣтчатая, C. reticularis; образованіе органической ткани, *Histogenie*.

Тканье, Textum, *Hypha*, *Hyphe*.

Тлѣніе, Putredo; на деревьяхъ, Sphacelus.

Тминъ, Куминъ, Cuminum; Амми, канадскій, Ammi verum.

Тобакъ, з. Табакъ.

Тоедъ, з. Тоѣдъ.

Тождество, Identitas.

Тожество, з. Тождество.

Токсикологія, *Toxicologia*.

Токъ, Ductus, Fluor, Effluvium.

Толканіе, Pulsatio, Pulsus; Contusio, *Crusis*; ногою, *Lactisma*.

Толкать, Pulsare, Tundere, Contundere.

Толкачь, Pistillum, Pilum.

Толкованіе, Interpretatio, Explicatio; сновъ, *Oneirologia.*

Толкователь, Interpres; сновъ, Conjector, *Oneiromantis.*

Толкучій ногою (соб. младенцемъ въ утробѣ матки), *Lax.*

Толкушка, з. Толкачь.

Толокнянка, Arbutus, A. Uva ursi; альпійская, A. alpina; зазубренная, Arbutus Unedo.

Толстенькій, Crassiusculus.

Толстобрюхій, пузатый, Ventricosus.

Толстокожій, *Pachydermus.*

Толстолистникъ, Sedum Telephium.

Толстота, Crassitudo, *Pachos*, *Pachytes*; непомѣрная, какой нибудь части тѣла, *Hypertrophia*; непомѣр. тѣла, Corpulentia, *Polysarcia;* вмѣстѣ съ тучностію его, *Polysomatia;* непом. хрящей, *Chondropachytes.*

Толстотычинный, *Pachandrus.*

Толстый, Crassus, Corpulentus, *Pachys, Pycnos.*

Толстякъ, *Physcon.*

Толченіе, Contusio.

Толчокъ, Impulsio, Incussio.

Толща, Massa.

Толщина, з. Толстота.

Тоническій, *Tonicus.*

Тонкій, Tenuis, Acuminatus, Macer, *Leptos, Ichnos, Manos.*

Тонкогнойный, *Ichorodes.*

Тонкоголовъ, *Trichocephalus*; у овецъ, T. affinis; у собакъ, T. depressiusculus; человѣческій, T. hominis.

Тонкость, Tenuitas, Subtilitas, Gracilitas, *Manotes.*

Тонкохвость индѣйскій, *Trichiurus* indicus.

Топографическій, *Topographicus.*

Топографія, *Topographia.*

Тополь, Populus, P. alba, P. tremula; осокорь, P. nigra.

Тополникъ, з. Тополь.

Торица, Alyssum; Lolium perenne; горская, A. montanum; полевая, Spergula arvensis; пятимужная, S. pentandra.

Тоска, Anxietas, Angor; грудная, Angina pectoris; Angina pulmonaris, *Stenocardia*; истерическая, нервовая, A. nervosa; отъ болѣзней сердца, A. cordis; отъ болѣзни брюха, A. abdominalis; по отчизнѣ, по родинѣ, *Nostalgia*; болѣзнь со всѣми припадками тоски по родинѣ, но происходящая напротивъ того, отъ сильнаго желанія оставить отечество, *Apodemialgia*; предъ смертію, *Agonia.*

Тоскливость, Anxietas, Angor.

Точечный, Punctatus.

Точило Герофилово, з. Тиски Героф.

Точка, Punctum, *Stigma*, Cicatricula; движущаяся, P. mobile; движ. (организующагося) сердца, P. saliens; зажигательная, Focus; замерзанія, P. congelationis; зародышная, Germen; зрѣнія, P. visus; индиферентная, P. indifferentiae; кипѣнія, P. ebullitionis; красная, *Stigma*; кульминованія, Punctum culminans s. culminationis; надглавная на небѣ, Zenith; насыщенія, P. saturationis; неподвижная, P. fixum; непоказывающая никакой полярности, P. indifferentiae; окостенѣнія, P. ossificationis; паденія, P. incidentiae; подвижная, P. mobile; показывающая самую высшую степень, P. culminans; противная, Contrapunctum; пупа, *Acromphalum*; равнодѣйствія, P. indifferentiae; рѣсничная, P. ciliare; слезная, P. lacrymale.

Тошнота, *Nausea*, Fastidium; отъ сытности, *Asa*; ему тошнитъ, Nauseat; причиняющій тошнотою, ею страждущій, Nauseosus; имѣющій тошноту, Cui nausea est; причинять т., Nauseam facere, movere, afferre.

Тошниться, Nauseare, Nausea premi.

Тощій, Jejunus, *Asitus*, *Nestis*; желудокъ, Venter jejunus, *Apastus*; на тощакъ, Ventre jejuno.

Тоѣдъ, Тоедъ, Тоядъ, Aconitum Lycoctonum.

Трава, Herba, *Botane*, *Grastis*; амбросіева, Ambrosia; Андрей или Андреева, Veronica spicata; баранья, Alisma; Arnica montana; безъимянная, Colchicum; безсмертная, Ambrosia; безсочная, Scleranthus perennis; благовонная, Anthoxanthum odoratum; блошная, Plantago Psyllium; богородичная, богородская, *Thymus* Serpillum; болотная, Plantago Psyllium; Борифонова, Gypsophila Struthium; бородавочная, бородавчатая, Zacyntha verrucosa; бородашная, Cymbopogon Schoenanthus; борщевая, Heracleum sphondylium; Василекъ, Басиликъ, Василіева, Ocimum basilicum; вербовая, Lythrum Salicaria; волкоубійственная, Aconitum Lycoctonum; волчья, Butomus umbellatus; волшебная, Circaea lutetiana; воскресная любезная, Lunaria rediviva; всегда зеленая, Anchusa sempervirens; вшивая, Cneorum tricoccum; вшивогонная, Pedicularis palustris; гадючая, Solanum Dulcamara; гвоздичная, Cerastium arvense; глухая татарская, Leonurus cardiaca; горлецовая, Polygonum Bistorta; горчолистная, Aloë; гортанная, Prunella; гременка, гремянка, гремышка, Ballota lanata; гробная, Vinca minor; грудная, Scabiosa arvensis; гусиная, Potentilla anserina; донная, Spiraea Filipendula; душистая сывороточная, Asperula odorata; дѣтская, Neottia, Nidus avis, Platanthera bifolia; ежевая, Echium vulgare; желтая, Reseda luteola; желѣзная, Verbena officinalis; живительная, Thalictrum flavum; живучая, Ajuga pyramidalis; ж. косматая, A. reptans; запятнанная, Arum maculatum; запья, Phlomis tuberosa; змія, Arum maculatum; зміина, Briza media; Stachys sylvatica; змѣиболотная, Calla palustris; зубная, Bartsia Odontites; калужница, Calla palustris; камемоломная, Chrysosplenium alternifolium; Saxifraga crassifolia; камфорная, Camphorosma monspeliaca; канареечная, Phalaris canariensis; кильная, Herniaria vulgaris; кипарисная, Santolina Chamaecyparissus; кислая, Anabasis aphylla; колкая, Hedysarum Alhagi; королевина, Eupatorium cannabinum; кошечья, Teucrium Marum; Nepeta Cataria; красотная, Lichen aphthosus; кровочистительная, Smyrnium Olusatrum; курячая или куриная, Alsine; ластовичная, Chelidonium majus; листовая, Rhododendron chrysanthum; лихорадочная, Gratiola officinalis; ложечная, Cochlearia officinalis; любовная, Cacalia alpina; лунная, Lunaria biennis; манная, Glyceria fluitans; маточная, Matricaria; Melissa officinalis; млечная, млечный корень, млечникъ, Hippophaë, H. rhamnoides; млечная морская, Glaux maritima; многоножная, Мольная, Verbascum Blattaria; морская, Bryum maritimum; мор. молочная, Glaux maritima; увѣчная, Silene inflata; Москусная, Hibiscus Abelmoschus; мошкатная, Мускатная, Мушкатная, Adoxa moschatellina; мужеская, Anchusa sempervirens; мыльная, Saponaria officinalis; наперстная, наперсточная, Campanula Trachelium; Digitalis purpurea; неваренная или неварюнковая, неварюнная, Clematis; также Tamarix gallica; николаева, Chenopodium Botrys; облапа, Asarum; огнистая, (Anthemis) Pyrethrum; огуречная, Borrago officinalis, Symphytum officinale; одышная, Scabiosa arvensis; ослинная, Oenothera biennis; острая, Asperugo procumbens; отгонающая печаль, Nepenthes; отдышная, з. одышная; очная, Euphrasia officinalis; параличная, Bryonia alba; Teucrium Chamaepitys; паутинная, Anthericum ramosum; паридава, Paris quadrifolia; перелойная, переломная, Androsace; Tubularia Acetabulum; Paranassia palustris; переполошная, Eryngium campestre; перечная, Lepidium latifolium; песочная, песчаная, песчанка, Carex arenaria; печеночная или печеношная, Anemone hepatica; подлѣсникъ, Asarum europaeum; полужечная, полушечная, Lysimachia Nummularia; почечуйная, Polygonum Persicaria; прирѣчная, звѣзда, Asperula odorata; примочная, Campanula glomerata, C. Trachelium; прострѣльная, Aconitum, A. neomontanum; противоглистникъ, Chenopodium anthelminthicum; пряная, Bocconia frutescens; пузырная, Physalis Alkekengi; пупковая, Cynoglossum omphalodes; пупочная, Cotyledon Umbilicus; пьяная, Rhododendron chrysanthum; пятенная, Cerinthe major; пятиперстная, Potentilla palustris; разнообразная стручковатая, Astragalus; райская водяная, Calamus aromaticus; робертова, Geranium Robertianum; романова, ромашковая, Matricaria Chamomilla; румянная, Echium vulgare; сверлильная, Cachrys maritima; селёдочная, Chenopodium olidum; селезеночная, слезневая, Asplenium Ceterach; сердечная, Leonurus Cardiaca; Cerastium arvense; сладкая, Heracleum sphondylium; сладка и горька, Solanum Dulcamara; слюногонная, Anthemis Pyrethrum; смольная, Galium Aparina; сокольная, соколья, Hieracium murorum; солнечная круглая, или круглолистная, Drosera rotundifolia; сольная, Salsola Kali, S. Soda; стручковая сладколиственная, Astragalus Glycyphyllos; стрѣльная, Doronicum; стѣнная, Parietaria officinalis; сыворотка, сывороточная, Galium verum; сыворот. душистая, Asperula odorata; татарская, Acorus palustris; троичная, Viola tricolor; увѣчная, Lavandula Spica; хвостовая, Peucedanum officinale; царица, Aconitum; цѣлительная, Sanicula europaea; цынготная, Cochlearia officinalis; Veronica Beccabunga; черевная, горлецовая, Polygonum Bistorta; черная, Astrantia major; Cypripedium Calceolus; чесночная, Erysimum Alliaria; чечина, горчанка, гречиха, Polygonum Hydropiper; чихотная, Achillea Ptarmica; шаровидная, Globularia vulgaris; шильная, Genista tinctoria; язычная, Ruscus Hypoglossum; яковлева, Senecio Jacobea; ястребинная, Hypochaeris radicata.

Травка, Herbula, з. Трава; безплодная, Cerastium semidecandrum; воскресная, Lunaria rediviva; любезная, Lunaria rediviva; птичья, Cerastium vulgatum.

Травматическій, *Traumaticus.*

Травникъ, птица, Motacilla curruca; собраніе сухихъ травъ, Herbarium.

Травный, Herbarius.

Травовѣденіе, з. Травовѣдство.
Травовѣдецъ, *Botanicus, Botanista.*
Травовѣдство, *Botanica.*
Травописаніе, *Botanographia.*
Травоядный, Herbivorus.
Травянецъ, з. Травянка.
Травянка, Dianthus, D. deltoides; картузіанскій, D. Carthusianorum; отпрыскный, D. prolifer; пещаный, D. arenarius; пышный, D. superbus.
Трагакантъ, Tragacantha, Astragalus Tr.; Gummi Tragacanthae; бѣлый, I. 10669; нечищенный, I. 10670; обыкновенный, T. communis; отборный, T. electa.
Трапецовидный, *Trapezius.*
Требовать, Exigere, Requirere, Poscere, Postulare.
Требушина, Rumen.
Трегранный, Triquetrus.
Трегубить, Labium leporinum.
Тредоміе, *Trioecia.*
Тремужіе, *Triandria.*
Треніе, Tritus, Frictio, *Tripsis*; тр. (или давленіе) артеріи, *Arteriothlipsis;* двухъ вещей между собою, Attritus; копытъ, A. calcium.
Треногій, Tripes (genit. tripedis).
Треножникъ, *Tripus* (genit. tripodis); Галлеровъ, T. Halleri.
Трепанація, Trepanatio; черепа, Tr. cranii s. calvariae.
Трепанъ, Trepanum, *Prion;* малый, Trephina; отслоивательный, T. exfoliativum; съ остроконечнымъ копьемъ, T. perforativum; съ пильчатою трубкою, T. cum corona.
Трепелъ, Lapis tripolis.
Трепетаніе, Trepidatio; въ груди, Palpitatio pectoralis; сердца, P. cordis s. cardiaca, P. c. trepidans s. palpitans; серд. мнимое, P. pectoralis; причиняемый трепетемъ сердца, *Palmicus.*
Трепстъ, Pavor, Tremor, Trepidatio.
Трепещущій, Trepidus, Tremebundus.
Треска, Gadus, G. Morrhua; настоящая, G. Molva; слоистая, G. Anglesinus.
Трескалка, Hura crepitans.
Трескъ, Crepitus, Strepitus, Decrepitatio, Explosio; внезапный, Detonatio.
Треть, третья часть, Tertia pars.
Трефанъ, з. Трепанъ.
Трефейна, з. Трефина.
Трефейнъ, з. Трепанъ.
Трефина, Trephina, Terebra, Teretrium, II. 9927.
Трефинъ, з. Трефина и Трепанъ.
Трехдневный, Tertianus.
Трехлѣтній, Triennis.
Трехмѣсячный, *Trimestris.*

Трещать, Crepare, Crepitare.
Трещина, Fissura, Rima, *Chisma, Rhagos;* верхняя глазная или основная, Fissura orbitalis superior; верхняя челюстнаго канала, I. 9455; въ губахъ, F. labiorum; въ копытѣ, I. 9465; въ рогахъ, F. cornuum; зуба, F. dentis; кожи, F. cutis; *Rhagas* (plur. *Rhagades*), *Rhacoma*; костей, Fractura s. Fissura ossium; ѣ. волосоподобная (почти незамѣтная), *Trichismus*, Fractura s. Fissura pilaris; крыло-нёбная, I. 9461; мозга продолговатая, I. 9457; на языкѣ, Lingua scissa, fissa; надочная (верхняя), I. 9459; ногтей, F. unguium; основная, I. 9462; основно-челюстная, I. 9454, 9458; съ отломками, F. cum fragmentis; съ противной стороны, Contrafissura; съ раздробленіемъ, F. cominuta; трещины глазныя, Fissurae orbitales.
Треягодникъ, з. Тріягодникъ.
Трeядерный, з. Тріячный.
Три, Tres; въ трое, Triplo; т. дни, Triduum; т. раза, Ter; т. ночи, Trinoctium; т. часа, Trihorium; т. четверти, Dodrans, Tres quartae partis; т. ч. фунта (вѣсъ съ 9 унцій), Pondo dodrans.
Трибады, Tribades.
Триблизнечный, Trigeminatus.
Тридневный, Tertianus.
Тридомство, *Trioecia.*
Триженіе, *Trigynia.*
Триженный, *Trigynicus.*
Трижильный, Trinervis.
Триземетъ, Tragea.
Тризубчатый, Tridentatus.
Трикостникъ, Triosteum; проростшій, T. perfoliatum.
Трикратно, з. Троекратно.
Трилепестный, *Tripetalus.*
Трилистникъ, Trifolium; водяной, T. fibrinum; донный, T. Melilotus; дятлина, луговый, T. pratense; паровый, полевый, T. arvense; ползучій, T. repens; чистый, Anemone hepatica.
Трилистный, *Triphyllus.*
Трилопастный, Trilobatus.
Тримѣсягный, Trimestris.
Трипарный, Trijugus.
Триперстный, *Tridactylus.*
Трипперъ, *Gonorrhoea*, *Medorrhoea* (virilis).
Трисѣменный, *Trispermus.*
Трицвѣтный, Tricolor.
Тріорѣшный, *Tripyrenus.*
Тріостріевый, Tricuspidatus.
Тріугольникъ, *Trigonum.*
Тріугольный, Triangularis, *Trigonus.*
Тріягодникъ, Daphne Cneorum.
Тріячный, *Triorchis.*

Троакаръ, Acus paracentica, Paracenterium; брюшный, A. triquetra vulgaris.

Троевилистый, *Trichotomus.*

Троеголовый, Triceps.

Троегранный, Triquetrum.

Троеженство, *Trigynia.*

Троекратно, Tripliciter; т. тройный, Triternatus.

Троекрилый, Tripinnatus.

Трòемужіе, *Triandria.*

Троемужный, *Triandricus.*

Троенжникъ, з. Треножникъ.

Троеперый, Tripinnatus.

Троепыльниковый, *Triantherus.*

Троеразщепный, Trifidus.

Тройный, Triplex, Triplus.

Тройство, Triplicitas.

Тройчатый, Ternatus.

Тромбъ, *Thrombus.*

Тропикъ, *Tropicus.*

Тростникъ, Arundo, A. Donax; ирообразный, A. Calamagrostis; сахарьный, Saccharum officinarum; цвѣтущій, Canna indica.

Трость, Arundo, Canna, A. Bambos; болотная, ломкая, A. Phragmitis; морская, Canna indica; сладкая, Cassia Fistula; тр., палочка, Baculum, *Rhabdos;* угаданіе по тростямъ и прутикамъ, по волшебному провѣщательному жезлу, *Rhabdomantia.*

Трохиски, *Trochisci;* для рта, *Moschardina.*

Труба (з. также Трубка и Трубочка), Tuba, Tubus, Buccina, Buccinum; *Syrinx*, *Siphon;* говорная, T. stentorea; для истеченія нечистотъ, Cloaca; Евстафіева, T. Eustachiana, *Salpinx*; отъ ея происходящій, *Salpingicus*; зрителная, *Telescopium*; матки, *Hysterosalpinx*; музыкальная, *Salpinx;* слуховая, T. acustica, *Stethoscopium;* эластическая, Tubulus elasticus; трубѣ подобный, *Syringodes.*

Трубка, Трубочка, Cannula, Tubulus, *Sipho*, *Syringa*; вкладываемая въ Стеновъ протокъ при слюнномъ свищѣ, *Sialosyrinx;* для впрыскиванія жидкостей въ ухо, *Otenchyta*; желудочная, *Gastrenchyta;* клистирная, *Enterenchyta Clysterium*, *Syringa* clysmatica; маточная, *Syringa* uterina; паяльная, Tubus ferruminatorius; подзорная, *Telescopium*; слезная, перепончатая, I. 4226; Торричеліева, Tubus Torricellianus.

Трубоцвѣтъ, Bignonia; глазной, B. ophthalmica; противулюбострастный, B. antisyphilitica; хика, B. Chica.

Трубочка, Tubulus, Cannula; вкладываемая въ Стеновъ протокъ при слюнномъ свищѣ, *Sialosyrinx;* мѣдная, T. aeneus; серебренная, T. argenteus; эластическая, T. elasticus.

Трубочки, Tubuli; волосные, T. capillares; млекопосныя, T. lactei; моченосные мочеотдѣлительные, Ductus uriniferi s. Bellini; моч. пирамидовидныя, Pyramides Malpighianae.

Трубчатка, Siphonia.

Трубчатый, Tubulosus.

Трубы матки фаллопіевы, Tubae Fallopianae.

Трудно, Difficile, Difficiliter; весьма тр., Perdifficiliter; тр. варимый, сваримый, варящійся, *Dyspeptus*, *Dyspepticus*, Gravis, Difficilis, Quod aegre coquitur; трудно заживляемый, *Dysepuloticus*; тр. раждающій, *Dystocos.*

Трудъ, Labor, Opera, Negotium, Studium, *Mogos*, *Ponos;* безъ труда, Sine negotio, Nullo negotio, *Aponos*; малымъ трудомъ, Facili negotio.

Трупный, Cadaverosus.

Трупоразсѣченіе, Sectio cadaveris; животныхъ, *Zootomia*; лошадей, *Hippotomia;* судебное, судебно-медицинское, S. cad. legalis (medica).

Трупоразъятіе, з. Трупоразсѣченіе.

Трупосѣченіе, з. Трупоразсѣченіе.

Трупъ, Cadaver, Corpus mortui, Mortuus, *Necros;* трупами причиняемый, *Necadicus*; вскрывать трупы, Corpora mortuorum incidere.

Трусъ, Timidus; хвастающійся, *Thrasydilus*; землетрясеніе, Terrae motus s. tremor.

Трутта, Salmo Trutta.

Трутъ, Agaricus chirurgorum; коневый, Gratiola officinalis.

Труфель, з. Трюфель.

Трухмань, з. Крахмалъ.

Трюфель, Tuber cibarium, Lycoperdon Tuber, *Hydnon*, *Hydnum.*

Трюфельники, *Myelomycetes.*

Трюхвельникъ, Трюфельникъ снѣдный, Tuber cibarium.

Тряпица, Тряпка, Тряпочка, Linteum usitatum, Lacinia; намазываемая пластыремъ, *Pittacium.*

Трясеніе, Tremor, Concussus, Tromus, *Seisis;* земли, Terrae motus s. successio s. tremor; всемѣстное, T. universalis; радужной оболочки (зѣницы) судорожное, *Hippus* pupillae, *Iridotromus*; сердца, T. cordis; членовъ, T. artuum.

Трясогузка, Motacilla; бѣлая или сѣрая, M. alba.

Трясулка, Spiraea Filipendula.

Туберкулозный, Tuberculosus.

Тугость и сращеніе членосоединеній, *Ancylosis*, *Anchylosis;* колѣна,

I. 7704; органовъ опредѣленныхъ для движенія, *Dyscinesia*; ею причиняемый, *Dyscineticus*; самопроизвольная, *Dyscinesia* spontanea; состава, A. vera; съ опухолью мышицъ, *Dyscinesia* muscularis; съ поврежденіемъ, D. violenta; съ повр. костей, D. ossaria; съ повр. мышицъ, D. muscularis; челюсти, A. maxillarum; членосоединенный ложная, A. spuria.

Туземный, *Enchorios*, *Enchorius*.

Тукоподобный, *Pimelodes*.

Тукъ, Adeps, Pinguedo, *Pion*, *Lipa*.

Туловище, Truncus; несгибаемость его, *Orthognampsia*.

Туманный, Nebulosus, *Nephelodes*.

Туманъ, Nebula, *Nephela*.

Тунфишъ, Scomber Thynnus.

Тупоконечный, Truncatus.

Тупозрѣніе, Hebetatio oculorum, Visus hebes.

Тупость, Hebetudo, Obtusio; зубовъ, H. dentium, *Haemodia*, *Cataplexis*; зуб. отъ кислоты или какъ истерическій припадокъ, *Odonthyperaesthesis*; мышицъ, *Myonarcosis*; ума, H. mentis; Amentia, Stupor; чувствъ, H. sensuum, Stupor.

Тупоуміе, Hebetudo.

Тупый, Obtusus, Hebes, Tardus.

Турбитъ (растен.), Convolvulus Turpethum; минеральный, Turpethum minerale.

Турникетъ, Praelum arteriale, Tornaculum, Torcular; Петита, T. Petitianum; обыкновенный, T. vulgare.

Турпетъ минеральный, Turpethum minerale.

Турунда, Turunda; распухающая, T. tumens.

Турфъ, Turfa.

Тускловатый, Subfuscus.

Тусклый, Obscuratus, Decoloratus, Nitoris expers.

Тускъ глазный, *Amaurosis*; застарѣлый, A. inveterata; недавній, A. recens; несовершенный, A. imperfecta, *Meramaurosis*; раздражительный, A. erethica; совершенный, A. perfecta; съ уменьшеніемъ раздражительности, A. torpida.

Тутъ, Morus nigra.

Туфъ (камень), Porus.

Туція, Nihilum griseum, Tutia.

Тучность, Obesitas, Pinguetudo, *Adiposis*, *Liparia*; чрезмѣрная болѣзненная, O. nimia, *Adeliparia*, *Pimelosis*; брюшныхъ внутренностей, *Physconia* adiposa.

Тучный, Obesus, Pinguis, *Liparos*, *Pimelodes*, *Steatinus*.

Тучнѣніе (прибавленіе къ обьемѣ тѣла), *Eutrophia*.

Тушь, поливаніе, Doccia, Gutta.

Тщеславіе, Jactantia, Gloriatio, Ambitio, Arrogantia.

Тыква, Cucurbita, C. Pepo; бородавчатая, C. verrucosa; вестъиндій, C. occidentalis; горькая, C. Colocynthis; ослинная, Momordica Elaterium.

Тыквенный, тыковный, Cucurbitaceus.

Тылъ, Tergum; ноги, Dorsum pedis; руки, D. manus, *Opisthenar*.

Тысячалистникъ, Achillea, A. Millefolium; водяной, Hottonia palustris; красноцвѣтный, A. nobilis; мушкатный, A. moschata; низкій, A. nana; черный, A. atrata.

Тычка, з. Тычинка.

Тычинка (мужеская плодотворная часть цвѣтка), *Stamen*; тычинки неравной долготы, *Anisostemones*.

Тычинковидный, Staminiformis.

Тѣла, Corpora; безъорудныя, C. inorganica; вязкія, ковкія, C. ductilia; горючія, C. inflammabilia; естественныя, C. naturalia; желтыя въ яичникахъ, I. 6312; жидкія, C. fluida s. liquida; клитора пещеристыя, I. 6296; летучія, C. volatilia; мертвыя, Cadavera; осматриваніе ихъ, *Necroscopia*; мозга бороздковыя, полосатыя ручайчатыя, I. 6323; мозга титькообразныя, II. 5551; мягкія, C. mollia; мужескаго дѣтороднаго уда ноздреватыя или пещеристыя, I. 6297; неорганическія, C. inorganica; изслѣдованіе химическое неорг. тѣлъ, *Anorganochemia*; познаніе неорг. тѣлъ, *Anorganognosia*; непрозрачныя, C. opaca; огнепостоянныя, C. fixa; оливковыя или оливчатыя становой жилы, I. 6317; органическія, орудныя, C. organica; освящаемыя темныя, C. obscura; пирамидальныя, становой жилѣ подобныя, I. 6320; плотныя, C. solida; позвонковъ, C. vertebrarum; постоянныя, C. fixa; прозрачныя, C. diaphana s. transparentia; раздающіяся, разширяемыя, C. expansibilia; свѣтлыя, свѣтящія, C. lucida; сгараемыя, C. combustibilia; содержащія углеродъ, Carbonata; способныя возгорѣтыя, воспламенитыя, C. inflammabilia; твердыя, C. dura; темныя, C. obscura s. opaca; титькообразныя, C. mammillaria; тягучія, C. ductilia; углеродныя, Carbonata; упругія, C. elastica; упругожидкія, C. expansibilia; человѣческія обратившіяся въ руду, I. 1746; челов. желѣзистыя, I. 1748; челов. купоросноватыя, I. 1749; челов. мѣдпистыя,

I. 1747; электрическія, C. electrica; электр. первоначальныя, C. idioelectrica.

Тѣлесный, Corporeus, Corporalis, *Somaticus*.

Тѣло, Corpus, *Soma*; бляшковатое, C. lamellosum; волокнистое, C. fibrosum; Гигморовое, C. Highmori; грудной кости, C. sterni; желтое въ яичникахъ женскихъ, I. 6346; женское, C. muliebre; живое, C. vivum; жирное, C. obesum; запекшееся, Coagulum; зернистое, C. granulosum; зубчатое, C. dentatum; инородное, попавшееся въ организмъ, *Allentheton*; матки, C. uteri; мертвое, Cadaver, C. mortui, Mortuus, *Necros*, *Soma*; вскрыть мертвыя тѣла, Corpora mortuorum incidere; предать т. землѣ, Funus efferre; можжечка зубчатое, I. 6348; мозга бороздковатое, I. 6358; м. затвердѣлое, окрѣплое, твердое, I. 6330; м. полосатое, I. 6358; м. мозолистое, I. 6330; мочеваго пузыря, I. 6361; мужеское, C. virile; ноздреватое или пещеристое мочепускательнаго канала, I. 6331; оживленное, C. vivum; округленное, *Sphaeroma*; осѣдшееся, Coagulum; пещеристое Гигморово, I. 6343; позвонковъ, C. vertebrarum; постороннее въ какомъ либо составѣ, *Enarthron*; реберъ, C. costarum; рѣсничное, C. ciliare; самодвижущееся (неживое), *Automaton*; свернувшееся, сгустившееся, Coagulum; сухощавое, C. gracile; сѣменодольное, C. cotyledoneum; толстое, тучное, C. obesum; худощавое, C. gracile; человѣческое, C. humanum; отъ тѣла происходящій, *Somaticus*.

Тѣлодвиженіе (з. также Упражненіе тѣлесное), Exercitatio, Exercitium, Motus corporis.

Тѣлословіе, *Somotologia*.

Тѣлосложеніе, Constitutio, C. corporis, *Hexis*; весьма сильное, C. athletica; лимфатическое, C. lymphatica; сильное, крѣпкое, C. robusta; слабое, C. debilis; сухое (т. е. скудное соками), *Xerotes*; чахотное, Habitus phthisicus.

Тѣлостроеніе, Habitus, Architectura corporis; апоплектическое, H. apoplecticus; весьма крѣпкаго, H. athleticus; золотушное, H. scrophulosus; квадратное, Statura quadrata; ломотное, H. arthriticus; пострѣльное, H. apoplecticus; худосочное, H. cachecticus; чахотное, H. phthisicus.

Тѣльцо, Corpusculum.

Тѣменица, з. Теменица.

Тѣмя, *Mesocranium*, *Bregma*, Sinciput.

Тѣнь, Umbra, *Scia*; несовершенная (полутѣнь), Penumbra; ночная (раст.), Phytolacca; недостаткомъ тѣни причиняемый, *Asciasticus*; ворожба по тѣни, *Sciomantia*; тѣни умершихъ, Manes (genit. manium), Umbrae silentes.

Тѣснота, Angustia, *Stenotes*.

Тѣсный, Angustus, Arctus, *Stenos*.

Тѣсто, Massa; кислое, Fermentum panis acidi, *Zyma*; т. ц. съ горчицею, т. горчичное, *Sinapismus*.

Тюлень, Phoca vitulina.

Тюрьма, Carcer.

Тютюнъ, з. Табакъ.

Тюфякъ, Culcita, Torus, Stragulum.

Тюфячекъ травяный, Sacculus medicinalis.

Тягостный, Molestus, Gravis.

Тягучесть, Ductilitas, Tenacitas.

Тягучій, Ductilis.

Тяжелоземъ, Baryta sulphurica; углекислый, B. carbonica.

Тяжелость, Gravitas.

Тяжелый, Gravis, *Barys*; весьма, *Peribaricus*; т. запахъ, Graveolentia; т. з. имѣющій, Graveolens.

Тяжесть, Gravitas, Moles, Molestia; въ головѣ или головы, головная, G. capitis, *Cephaloponia*, *Cordinema*; тѣла, G. corporis s. in corpore; излишняя, чрезмѣрная т., *Hyperbaria*; ею причиняемый, *Peribaricus*; сравнительная, удѣльная, G. specifica; чувство тяжести, Gravitas, Gravitatis sensus; чувство т. въ головѣ отъ сна, круженія ея, хмѣли и проч., *Carosis*; чувствовать т. въ головѣ, Gravitatem capitis sentire; онъ чувствуетъ т. въ головѣ, Caput ei grave est.

Тянуть, Trahere.

Тятранъ, Катранъ, Crambe tatarica.

У.

У (буквѣ) подобный, *Ypsilodes*.

Убавка, Убавленіе, Уменьшеніе, Detractio, Decrementum, Diminutio; глазнаго шара, *Atrophia* oculi; сердца, A. cordis; тѣла, D. corporis.

Убивать, Interficere, Tollere, Occidere, Mortem alicui afferre; убить самаго себя, Manus sibi inferre.

Убираніе, *Callopismus*.

Убитый, Occisus.

Убить, з. Убивать.

Убійство, Homicidium, Caedes, *Pho-*

nos; младенца, Infanticidium; неумышленное, H. inculpatum; умышленное, H. dolosum.

Ублюдокъ, Hybridus.

Убой, Contusio.

Убытокъ, Detrimentum, Damnum, *Zemia.*

Уваженіе, Ratio, Momentum, Respectus, Reverentia, Auctoritas.

Уваръ, Decoctum.

Увеличеніе, увеличиваніе, Amplificatio, Exsuperatio; глаза, глазнаго яблока неумѣренное, *Ophthalmomacrotes*; грудей (женскихъ или муж.) чрезмѣрное, *Gynaecomaston*; чрезмѣрное какой нибудь части, *Hyperauxesis.*

Увеличивать, Augere, Adaugere, Amplificare, Incrementum afferre alicui rei; Amplificare, Ampliare; боль, лихорадку, Dolorem adaugere, Febrem intendere.

Увеличиваться, Augeri, Augescere, Adaugescere; усиливаться, Exacerbari, Increscere, Crescere.

Увѣнчающій, Coronans.

Увѣчье, Mutilatio, *Anapelia*, *Coloboma*; отъ ув. происходящій, *Colobomaticus.*

Увяданіе, Marcor, *Marasmus, Apanthismus.*

Увядающій, Marcescens.

Угадываніе, з. Предсказаніе.

Углеродъ, Углетворъ, Carboneum, Carbogenium; сѣрнистый, C. sulphuratum.

Углекислота, Acidum carbonicum.

Углеподобный, *Anthracites*, *Anthracodes.*

Угломѣръ, *Goniometrum.*

Углубленіе, *Coeloma*, (мысли) Ecstasis contemplativa; ладвеобразное, *Scapha.*

Угль, з. Уголь.

Угнетать, Deprimere, Opprimere.

Угнетеніе, Oppressio; дѣятельности нервовъ, *Neurempodismus*; силъ, Oppressio virium; чувствительности, Stupor.

Угнѣтать, Угнѣтеніе, з. Угнетать, Угнетеніе.

Угожденіе, Obsequium.

Уголекъ въ огнѣ, раст., Adonis aestivalis.

Уголоватый, Angulatus.

Уголъ, Angulus, *Gonia*; бедренной кости, A. femoris; берцовой большой кости (задній), I. 1537; височный, A. temporalis; внутренній носовый, I. 1524; глазной, *Canthus*, A. oculi; гл. большой внутренній, C. internus; гл. меньшій, наружный, C. externus; затылочный Давбентоновъ, I. 1531; тѣмянной кости, I. 1530; зрѣнія, A. opticus; костей, A. ossium; кости крестцовой, II. 5676; крылообразный, A. pterygoideus; ланитный, A. malaris; лобковыхъ костей, I. 1536; лобный, A. frontalis; локтя, A. cubiti; между верхней и нижней губою, I. 1525; надочный, надглазный, A. orbitalis; наклоненія, A. inclinationis; отраженія, A. reflexionis; паденія, A. incidentiae; преломленія, A. reflexionis; переломленный, A. refractus; слезотечный, A. lacrymalis; сосцебидный, A. mastoideus; тѣмянный Мулдеровый, I. 1541; Валтера, I. 1515.

Уголь, гля, Carbo, *Anthrax*; деревесный, C. ligni; животный, C. animalis; ископаемый, каменный, *Lithanthrax*; крови, C. sanguinis; чистый, C. purus; обращеніе въ уголь, *Anthracosis*; углюподобный, *Anthracites*, *Anthracodes.*

Угóльный (отъ угла), Angularis, Angulatus.

Угольный (отъ угля), Carbonarius.

Угорокъ уксусный, Vibrio aceti.

Угорь, ря (рыба), Anguilla; рѣчный, A. fluviatilis; электрическій, Gymnotus electricus.

Угорь, гря (сыпь), *Acne*, Roseola acnosa, Varus.

Угри, *Acne*, *Eczema*; Cachexia cellulosa (Veter.); венерическія, Vari venerei; дѣтскіе, Comedones.

Угрызающій, Mordax.

Угрызеніе, Morsus, *Dexis*; бѣшенной собаки, M. canis rabidi; ехидны, M. viperinus s. viperarum; змѣевъ, M. serpentum; скорпіона, *Scorpiodexis*; совѣсти, M. s. angor conscientiae; ядовитыхъ животныхъ, *Theriodexis*, M. animalium venenatorum; ими угрызенный, *Theriodectus.*

Угрюмость, Morositas.

Удавка крайней плоти заголовкою, *Paraphimosis.*

Удавленіе, Strangulatio.

Удавленный, Strangulatus.

Удавъ, Boa Constrictor.

Удаленіе, Amotio, Remotio, Secessio, Recessus; Студента изъ Университета (при чемъ удаленный не лишается права продолжать ученія въ другомъ Университетѣ), Consilium abeundi.

Удалять, Removere, Amovere.

Удареніе, Percussio, Impetus; громомъ, Fulminatio; произношеніе, Accentus.

Ударъ, Ictus, Contusio, Impulsio, *Plaga*, *Plege*, *Cope*; противный, *Anticope*; электрическій, Commotio s. succussio electrica; апоплектическій (з. также Апоплексія), *Apoplexia*; занимающій все тѣло, повсюдный, *Pamplegia*; легкихъ, *Catarrhus* suffocativus.

Ударять, Ferire, Contundere, Icere, Percutere.

Удвоеніе, Duplicatio, Duplicatura, *Anadiplosis*.

Удвоенный, Duplicatus, *Diploos*.

Удержать, Retinere, Detinere, Prohibere, Coercere, cohibere rem.

Удерживающій, Retinens, Prohibens, *Scheticus*.

Удивленіе, Admiratio, Miratio.

Удикъ женскій, *Clitoris*.

Удобность, Commoditas.

Удобный, Facilis, Aptus, Idoneus, Commodus.

Удобоваримый, Levis, facilis ad concoquendum, *Eupeptus*.

Удобовдыхаемый, Spirabilis.

Удобоизлечимый, Sanabilis.

Удобопроницаемый, Penetrabilis.

Удоборазворительный, Удобораспускаемый, Solubilis.

Удобораскрашаемый, *Thrypticus*.

Удобреніе земли навозомъ, Stercoratio.

Удобриваніе, з. Удобреніе.

Удовольствіе, Voluptas, Delectatio, *Charis*.

Удушеніе, Suffocatio, *Apnoea*, *Pnixis*.

Удушить, Strangulare, Praestringere s. premere fauces alicui.

Удушливый, *Asthmaticus*, *Brachypnoos*, Mephiticus.

Удушье (з. также Одышка), *Asthma*, *Dyspnoea*; безъ кашля; безъ харкотины, A. siccum; взрослыхъ судорожное, A. spasticum adultorum; влажное, A. humidum; желудочное, A. stomachicum; истерическое, A. hystericum; уд. которому поддвержены прядильщики шерсти и суконщики, A. fullonum; ложное, *Pseudasthma*; лихорадочное, A. febricosum; мнимое Милларово, I. 3152; мокротное, I. 3148; ночное, Incubus; отъ болѣзненнаго состоянія грудной железы, A. thymicum; отъ бол. сост. брюшныхъ внутренностей, A. abdominale; отъ воздуха въ грудной полости, A. aëreum; отъ металловъ или металлическихъ паровъ, A. metallicum; отъ полнокровія, A. sanguineum; отъ пыли, A. pulverulentum; отъ уменьшеннаго отдѣленія мочи, A. urinosum; отъ хроническаго отправленія свинцомъ, A. saturninum; параличное, A. paralyticum; первобытное, A. idiopathicum; продолжительное, *Apnoea*; рудокоповъ, A. metallicum; судорожное, A. spasmodicum; судор. Милларово или Миллара, A. Millari; судор. сухое, A. convulsivum siccum; сѣнное, *Catarrhus* aestivus, *Chortasthma*, Febris foenaria; высшая степень удушья, *Apnoea*; къ удушью принадлежащій, имъ одержимый, *Asthmaticus*.

Удъ, Membrum; дѣтородный женскій, Vulva, Pudendum muliebre; дѣтор. мужескій, M. virile, Penis, Mentula, *Phallus*, *Posthe*; муж. большой, *Posthon*; кто такой имѣетъ, *Posthoneus*; излишне длинный, *Macrophallus*; искривленіе муж. уда, Chorda penis, *Phallocampsis*; M. удъ малый, *Posthion*; чрезмѣрно большой, *Priapus*; таковой удъ имѣющій, *Psolon*, Mentulatus; гвоздь деревянный или компрессъ похожій на дѣтор. муж. удъ, *Priapiscus*; къ муж. уду принадлежащій, *Phallicus*; сокрытіе или втянутіе внутрь муж. дѣтор. уда, *Phallocrypsis*; отъ того происходящій, *Phallocrypticus*, *Cryptophallicus*; состояніе человѣка безъ дѣтор. уда, *Aposthia*; плодотворный, срамный, тайный женскій и муж., з. удъ дѣтородный ж. и мужескій.

Удѣльный, Partialis.

Уединеница подсосонная, Monotropa Hypopitys.

Уединеніе, Solitudo; у. любящій, *Moneres*.

Уединенный, Solitarius, Insulatus, *Moneres*.

Ужаленіе, Ictus; адской фуріи или летучаго червяка, комаровъ, осъ, пчелъ, Punctura furiae infernalis, culicum, vesparum, apum; змѣй, Ictus s. morsus serpentis; насѣкомаго, Ictus ab insecto.

Ужикъ попутный, Plantago lanceolata.

Ужимка, Gesticulatio.

Ужинъ, Cibus vespertinus, Coena.

Ужоватикъ, з. Ужовникъ.

Ужовникъ, Scorzonera; Polygonum Bistorta; низкій, S. humilis.

Ужъ, Coluber; обыкновенный, C. Natrix.

Уздечка, Frenulum; губъ, Fr. labiorum; дѣтородныхъ губъ, I. 9862; клитора, F. clitoridis; крайней плоти, F. glandis; подъ языкомъ, подъязычная, Frenulum linguae.

Уздочка, з. Уздечка.

Узелки (з. также Узлы), нервные, *Ganglia*; грудные, G. thoracica; Моргагновы, II. 2292; нервные грудбрюшной преграды, G. phrenica.

Узелокъ, Nodulus; нервный, *Ganglion*; верхній грудный, I. 10050; верхній шейный, I. 10042; глазный, G. ciliare; головной, I. 10042; нижній шейный, I. 10040; носовоніобной, G. incisivum; основноніобный, G. sphenopalatinum; подключечный, G. subclaviculare; полулунный, G. semilunare; челюстный, G. maxillare; шейный средній, I. 10041; предсказываніе по узелкамъ пуповины, *Omphalomantia*; отъ нервнаго узла происходящій, *Gangliodes*.

Узелъ, Nodus; венъ, Varix; жизненный, N. vitalis; хирургическій, N. chirurgicus; уз. уязвляетъ, раздражаетъ рану, Nodus vulnus laedit; завязать уз., Nodum connectere; развязать уз., N. solvere, resolvere; Узломъ завязать, Nodare, Nodo inter se deligare.

Узикъ, Узыкъ, Polygonum Bistorta; Tormentilla; стоячій, T. erecta.

Узкій, Angustus, *Stenos*.

Узколанцеобразный, Angustatolanceolatus.

Узкость сосудовъ, *Angiostegnosis*.

Узловатый, Nodosus, Tuberculosus.

Узлы, Tubercula, *Ganglia*; венъ, *Cirsos*; грудные, G. thoracica; кресцовые, G. sacralia; нервные, *Ganglia*; почечное, G. renalia; пуповины, пупонной вены, Nodi funiculi; становой жилы, G. spinalia; чародѣйствіе которымъ посредствомъ завязыванія узловъ будьто причиняютъ неспособность къ соитію, Nodatio.

Узлы волчьи, растеніе, Apocynum venetum; Euphorbia Apios.

Узнавать, Cognoscere.

Узнаніе, Cognitio, *Gnosis*; собственнымъ изслѣдованіемъ, *Autognosis*.

Узолъ, з. Узелокъ.

Узыкъ, з. Узикъ.

Укаливаніе, Punctio, *Centesis*, *Nyxis*.

Уклоненіе, Declinatio; болѣзненное, Alienatio morbosa; лучей по причинѣ цвѣтовъ, I. 31; отъ естественнаго вида и порядка, Abnormitas.

Уколъ, Ictus, Punctura; иглеукалываніе, Acupunctura; въ твердую оболочку глаза, *Scleroticonyxis*.

Укорененіе, *Rhizosis*; давность, Inveteratio.

Укороченіе глазной оси, *Ophthalmobrachytes*; (обрѣзаніе) клитора, *Nymphotomia*.

Укорочиваться съуженіемъ, In se coire.

Украшающій, Ornans, *Cosmeticus*.

Украшеніе, Ornatus, Ornamentum, *Cosmesis*, *Cosmus*, *Callopismus*; лиственное фаллопіевой трубы, Ornamentum foliaceum tubae Fallopianae.

Укропъ, Кропъ, Anethum, A. graveolens, также, A. Foeniculum; водяный конскій, Phellandrium aquaticum; волоскій, италійскій, A. Foeniculum, также, A. graveolens; критскій, Foeniculum creticum; медвѣжій, Meum athamanticum; Foeniculum ursinum; морской, Cachrys maritima.

Укротительный, укрощающійся, Mitigans.

Укрощеніе, Mitigatio.

Укрытіе мужескаго дѣтороднаго уда, *Phallocrypsis*; отъ того происходящій, *Cryptophallicus*, *Phallocrypticus*.

Укрѣпленіе силъ, Confirmatio virium.

Укрѣплять, Firmare, Confirmare, Roborare, Corroborare.

Укрѣпляющій, Roborans, *Tonicus*, *Tonoticus*.

Уксомедъ, з. Уксусомедъ.

Уксусница, Acetabulum; плечевая, *Entyposis*.

Уксусомедъ, *Oxymel*; безвременнаго цвѣта, колхичный, O. colchici; морсколуковый, O. scillae; простой, O. simplex; ярный, O. aeruginis.

Уксусъ, Acetum, *Oxos*; ароматическій, A. aromaticum; безвременнаго цвѣта, A. colchici; безоардный, A. bezoardicum; винный, A. vini; в. двоенный, Acidum acetosum; перегнанный, I. 224; врачебный, A. medicatum; вымороженный, I. 211; гвоздичный, A. tunicae; глетовый, A. saturninum; двоенный, I. 213; камфорный, A. camphoratum; колхичный, A. colchici; коренный, I. 261; крѣпкій, I. 211; лавендный, A. lavendulae; ландышный, A. convallariae; морскаго лука, A. scillae; ноготечный, ноготковый, A. calendulae; овощный, A. frumenti; пивный, A. cerevisiae, *Zythos*; перегнанный, I. 213; полевой гвоздики, A. tunicae; предохранительный, A. prophylacticum; розовый, A. rosarum s. rosatum, *Oxyrrhodinum*; рутный, A. rutae; свинцовый, A. saturninum; спиртный, 261; травный, A medicatum; усиленный, I. 211; ѳеріаковый, A. theriacale; смѣсь изъ укс. и соляной воды, *Oxalme*; изъ укс. и деревяннаго масла, *Oxelaeum*.

Укушеніе, Morsus, *Dexis*; бѣшеннаго или дикаго животнаго, *Theriodexis*; бѣшенной собаки, M. canis rabidi, *Lyssodexis*; ехидный, M. viperarum s. viprinus; скорпіона, *Scorpiodexis*; ядовитыхъ животныхъ, II. 1298.

Улитка, Cochlea; лѣсная, садовая, Helix pomatia; вѣтвистая, Murex ramosus; пурпуровая, Conchylium.

Улитковидный, *Cochlearis*, *Cochleatus*, Spiralis, *Conchodes*.

Улица, Via, Platea.

Уловки, Manipulatio.

Улыбаніе, Улыбка, Subrisus.

Ульянка, Hesperis matronalis.

Умаиступленіе, Insania.

Умаленіе, Decrementum; глазнаго шара, *Rhytidosis*; жизни, Revolutio vitae (въ противополож. Evolutio vitae); зрачка, *Corophthisis*.

Умалишенный, з. Сумасшедшій.

Уманъ, Inula Helenium.

Умапомѣшательство, з. Помѣшательство ума; однопредметное, частное, *Monomania*.

Уменьшающійся достигши до высшей степени, *Paracmasticus*; чувство, Stupefaciens.

Уменьшать, Minuere, Im-, co-, deminuere, Extenuare, Demere, Abducere.

Уменьшаться, убавляться, Minui, Levari, Decrescere, Se inclinare; лихорадка уменьшается, Febris decedit, se inclinat; ослаблять, перестать, (se) Remittere, Remitti, Minui, Levari, Decedere.

Уменьшеніе, Diminutio, Decrementum, Detractio, Extenuatio; болѣненное дѣйствія сердца, *Adynamia* cordis; болѣзни, Declinatio morbi; болѣзни достигшей до высшей степени, *Paracme*; влажности, *Hydraporia*; глазнаго шара, *Rhytidosis*; зрачка, *Corophthisis*: крови, Detractio sanguinis; крови мѣстное, I. 8778; сердца, *Atrophia* cordis; силъ, Decrementum, diminutio virium, *Dialysis*, *Eclysis*, *Adynamia*; силъ и тѣла, Decr. virium et corporis.

Умереть, Mori, Perire, Obire, Occumbere s. obire mortem, Exspirare, Animam amittere, reddere, edere, exhalare s. respirare s. ebullire, Spiritum reddere, Denasci, Vitam cum morte commutare; естественною смертью у., Sua morte mori s. defungi; отъ болѣзни, Morbo consumi s. rapi, s. opprimi, s. mori, s. finiri; отъ рани, Mori ex vulnere; съ голоду, Fame interire.

Умертвить, Occidere, Perimere, Interimere, Tollere, Interficere, Adimere alicui vitam, Mortem alicui afferre; также (о болѣзни), Consumere, absumere, Praecipitare; скоро, (celeriter) Rapere.

Умершій, Mortuus, Denatus, Functus, Morte deletus; мнимый, *Asphyctus*, Semimortuus, *Cryptozous*; жизнеописаніе умершихъ, *Necrologus*.

Умерщвленіе, Occisio, Mortificatio; плода въ утробѣ матерней, Abortus dolosus, *Embryoctonia*, *Embryophthora*.

Умерщвляющій, Deleterius; у. скоро, *Tachythanatos*.

Умираніе, Mors, *Apopsyxia*, *Apopsyxis*.

Умирать, з. Умереть.

Умирающій, Moribundus; скоро у., *Tachythanatos*.

Умножать, Augere, Adaugere, Incrementum afferre alicui rei.

Умный, Sapiens, Prudens, *Sophos*, *Sophron*.

Умозаключеніе, *Logismus*, Ratiocinatio; обманчивое, *Sophisma*.

Умозрительно, A priori.

Умозрительный, *Theoreticus*.

Умозрѣніе, *Hypothesis*, Speculatio, *Theoria*.

Умоизступленіе отъ запоя съ трясеніемъ тѣла, *Pototromoparanoea*, Delirium tremens.

Умоположеніе, *Hypothesis*.

Умословный, *Logicos*.

Умочиться, Submejere.

Умственный, Rationalis, *Idealis*.

Умствованіе, Ratiocinatio.

Умствователь, Ratiocinator, Rationalista.

Умъ, Mens, Ratio, Intellectus, Animus, *Nus*, *Phren*, *Logismos*; натуральный, природный, Ratio humana; пылкій, Acerrimum ingenium; быть въ своемъ умѣ, Mentis suae esse; быть лишеннымъ ума, Mentis non compotem esse; здравый умъ умѣть, Sapere, In potestate mentis s. suae mentis esse, Suae mentis compotem esse, Mente constare, consistere; напрягать умъ, Intendere animum; свести кого съ ума, Mentem alienare; сь ума сойти, Exire de s. ex potestate (sc. mentis), Mente moveri, Mente capi, Mentem perdere, et mente deseri, s. discedere, De mente deturbari s. dejici; онъ съ ума сошель, Mens eum destituit; притти опять въ умъ, въ разумъ, Resipiscere.

Умъ да разумъ, или и разумъ (раст.), Anagallis arvensis.

Умываніе, Lotio; для головы, Capitilurium.

Умѣренность, Moderatio, Temperantia.

Умѣрять, Temperare, Moderare.

Умѣряющій, Temperans.

Умягченіе, Mollities, Mollimentum.

Умягчать, Mollire, Emollire, Malaxare.

Умягчающій, Emolliens, Mitigans.

Уничтоженіе, Abolitio; плода въ матерней утробѣ, *Embryophthora*.

Уничтожить, Tollere, Suspendere; остановлять, Supprimere, Reprimere, Opprimere.

Уничтожиться, Extingui, Consumi, Emori.

Унона, Unona; вестъ-африканская, U. aethiopica; душистая, U. odorata.

Унылый, печальный, Moestus, Demissus.

Уныніе, Animi demissio s. dejectio, *Athymia*.

Унція, Uncia.

Укушенный, бѣшеннымъ животнымъ, *Lyssodectos*; ядовитыми (дикими) животными, *Theriodectus*.

Упаденіе силъ, Collapsus virium.

Упадокъ, Decessio; силъ, Prostratio virium.

Упившійся, Potulentus.

Упованіе, Fides, Spes.

Уподобленіе, Comparatio, Assimilatio.

Упоенность, *Oenophlygia*.

Упорность, Упорство, Pertinacia, Obstinatio.

Употребительный, Usitatus, Receptus, Usu s. in usum receptus; болѣе неупотребительный, вышедшій изъ употребленія, Obsoletus.

Употребленіе, Usus; внутреннее, U. internus; всѣхъ ядомыхъ вещей, *Pantophagia*; горячаго питья, *Thermoposia*; (жидкихъ) лекарствъ, *Pharmacoposia*; наружный, U. externus; для нар. употр., Pro usu externo; уп. совокупленія плотскаго, U. veneris; уп. совок. излишнее, чрезмѣрное, Excessus in Venere; и горячихъ напитковъ, Exc. in Venere et Baccho; сырой пищи, *Omophagia*; вышедшій изъ употребленія, Obsoletus.

Употреблять, Uti re, Adhibere rem.

Управа, Praefectura; благочинія, Politia; врачебная, Praef. medica.

Управлять, Administrare.

Упражненіе, Exercitatio, Exercitium, Labor; въ наукахъ, Studium; въ фехтованіи и борьбѣ, *Sciamachia*; въ чемъ нибудь, Usus; многое, *Polypragmosyne*; тѣла, Exercitatio corporis, *Gymnastica*; къ нему принадлежащій, *Gymnasticus*.

Упражняться въ чемъ, Exercere; въ наукахъ, Versari in literarum studio; въ медицинѣ практиковать, Medicinam exercere, Med. facere.

Упражняющійся въ наукахъ, Studiosus.

Упругій, *Elasticus*.

Упругость, *Elasticitas*; чрезмѣрная, *Hyperelasticitas*.

Упрямство, Pertinacia.

Упускать, Omittere, Praeterire, Praetermittere.

Уранъ (металъ), Uranium; (планета) Uranus.

Уретротомъ, *Urethrotomus*.

Урильникъ, Matula, Matella, *Uretris*.

Урина (з. также Моча), *Urina*, Lotium; питательнаго сока, U. chyli; урину выпустить, Urinam reddere, Vesicam exonerare, Aquam petere; ур. истекаетъ каплями, U. destillat; ист. натурально, Profluit urina naturaliter; кровь выходитъ съ уриною, Sanguis per urinam editur.

Уринокислый, *Uricus*.

Уродливость, Monstrositas.

Уродливый, Monstrosus, *Dysmorphus*.

Уродство, Monstrositas, *Cacomorphia*; состоящее въ непомѣрной величинѣ частей, которыя впрочемъ правильно устроенны, *Pelor*, *Peloria*.

Уродъ (з. также Уроды), Monstrum; двуглавый, съ двумя головами, *Bicephalium*; полуголовый, *Hemicephalus*; съ недостаткомъ головы, *Acephalos*, *Acephalus*; съ рыловиднымъ носомъ и однимъ только глазомъ, *Rhinencephalus*; чудный, *Teras*.

Уроды, Monstra; двутѣлые, Bicorporea; имѣющіе болѣе одного лица, *Polyopsides*; съ безобразіемъ, M. per deformitatem; съ избытучествующими излишними членами, M. per excessum; съ недостаткомъ частей, M. per defectum; съ недостаткомъ черепа и мозга, съ кошечью головою, *Acephalia* spuria; съ необыкновеннымъ положеніемъ частей, M. per situm; съ совершеннымъ недостаткомъ головы, *Acephalia* vera.

Урчаніе въ животѣ, *Borborygmus*, Sonus ventris; онъ имѣетъ у. въ животѣ, Intestina ei murmurant.

Усастый, (Bot.) Cirrhosus.

Усвоеніе, Assimilatio.

Усики у насѣкомыхъ, Antennae.

Усиковидный, Cirrhodes.

Усиконосный, Cirrhophorus.

Усикъ, Cirrhus.

Усиленіе плоти, *Satyriasis*.

Усиливаться, Увеличиваться, Increscere, Augeri, Crescere, Incrementum capere, Exacerbari.

Усиливающійся (о болѣзни), Crescens, Increscens, *Anabaticus.*

Усиліе, Nisus, Conatus; N. vitalis.

Усилія, Molimina; къ мѣсячному очищенію, M menstrualia; къ геморроидальному теченію. M. haemorrhoidalia.

Ускоритель, Accelerator; мочи, A. urinae.

Ускоряющій, Anticipans.

Услажденіе, Jucunditas, Voluptas, Delectatio, Oblectatio.

Услуга, Officium.

Услужникъ, Minister.

Услышаніе, Auscultatio.

Усмирять, Coercere, Domare, Mitigare, Mitiorem facere; побоями, Plagis; оковами, Vinculis coercere aliquem.

Усмѣшка, Subrisus.

Успокоеніе, Sedatio, Quies.

Успокоивать, Lenire, Mitigare, Sedare; душу, Animam sedare.

Успѣхъ, Profectus, Progressus, Eventus; благопріятный, счастливый, хорошій, Profectus, Proventus, Prosper successus, *Euemeria*; имѣть желаемый у., Respondere; неимѣть успѣха, Successu carere.

Уста, Os (genit. oris), Labia oris; львиныя, львовыя, Antirrhinum, A. Linaria; ослинныя, ословыя, Anchusa officinalis; Radix alkannae.

Уставъ, Norma, Forma, Praescriptum; уставы природы, Leges naturae.

Устаиваться, Residere, Subsidere.

Усталость, Lassitudo, Languor, Defatigatio.

Устрица, *Ostrea*; обыкновенная, снѣдная, O. edulis; питающійся ими, *Ostreophagus.*

Устрицоѣдъ, *Ostreophagus.*

Устроеніе, Structura, Organisatio, *Taxis*; безобразное, Deformitas; костей, Textura ossium; неправильное сосудовъ, *Angioplania*; нервовъ, S. nervorum; органическое, S. organica; тѣла, S. s. Habitus corporis; отъ худаго устройства тѣла происходящій, *Cacoplasticus.*

Уступать, Cedere; давленію пальца, оставлять ямку послѣ придавленія перстомъ, C. digitis.

Устье, Apertura, Orificium, Foramen, *Stoma*, *Stigma* (Bot.); верхнее лѣвое желудка, *Cardia*; желудка правое, *Pylorus*; къ устью желудка принадлежащій, *Gasterocardiacus*; круглое, круглоподобное у. имѣющій, *Cyclostomus*; матки, Os uteri; внутреннее, O. ut. internum; внѣшнее, O. ut. externum; сальника, Foramen Winslowii; сосудовъ, *Stoma*; къ устью принадлежащій, *Stomaticus.*

Устья, з. Устье; слезныхъ протоковъ, Puncta lacrymalia; (крайнія кровоносныхъ) сосудовъ, Oscula vasorum, *Epistomia.*

Усъ, *Mystax*; Cyrrhus (Bot.); усъ у женщинъ мужеподобныхъ, *Gynaecomystax.*

Усыпительный, Somnifer, Quod affert somnum, *Hypnodes*, *Hypnoticus*, *Narcoticus.*

Усыпленіе, *Carus*, *Coma*, *Hypnosis*; глубокое, *Lethargus.*

Усыпляющій, Stupefaciens, Sopiens, *Hypnoticus*, *Caroticus*, *Narcoticus.*

Усѣченный, Truncatus.

Утаиваемый, Celatus, Dissimulatus.

Утаиваніе болѣзни, Celatio morbi; ею причиняемый, *Cryphaeus.*

Утверждать, Confirmare.

Утка, Anas (genit. anatis); дикая, обыкновенная, A. Boschas.

Утолить, Sedare, Mitigare; жажду, голодъ, Sitim exstinguere, restinguere, Sitim, famem explere, sedare.

Утомленіе, Defatigatio, Fatigatio, Lassitudo.

Утомлять, Fatigare, Defatigare.

Утонуть, утопиться, Submergi, In aquis perire, Amittere vitam in undis; бѣшенство съ охотою утопиться, *Catabythismomania.*

Утонченіе, (слабость) перепонки, *Lepthymenia*; излишнимъ у. причиняемый, *Manoticus.*

Утонченный, Attenuatus.

Утончиваніе, Tenuatio.

Утопиться, з. Утонуть.

Утопленіе, Submersio; по собственной своей волѣ, *Catabythismus.*

Утопленный, Утопшій, Submersus.

Утоплять, Утопить, Mergere, Suffocare aliquem per submersionem.

Утренній, Matutinus; утреннее время, з. Утро.

Утро, Mane, Tempus matutinum, Hora matutina; по утру, Mane, Matutino tempore, Horis matutinis; каждый день по утру, Quotidie mane.

Утроба, Abdomen, Venter; внутренняя, *Splanchnon*, Viscus; женская, Uterus.

Утробный, *Hystericus.*

Утробословіе, *Splanchnologia.*

Утучненіе (земли навозомъ), Opimatio, Stercoratio.

Утѣха, Solatium.

Утѣшеніе, з. Утѣха.

Ухватка (рукою), Manipulatio, *Encheiresis.*

Ухо, Auris, *Us*, *Uas*; ухо у него невѣрно, слухъ тупой, Ei auris gravior, hebetior est; до уха принадлежащій, *Oticus*; уши, Aures, *Ota*; звонъ, шумъ въ ушахъ, Tinnitus aurium; ему шумитъ, звенитъ въ ушахъ, Aures ei strepunt, sonant, tinniunt; стуканіе въ ушахъ, *Ototechnos*; ухо лошаково (раст.), Symphytum officinale; медвѣжье, Verbascum Thapsus; человѣчье (раст.), Asarum europaeum; юдино у. или ушко, з. Ушко юдино.

Уховертка, Auriscalpium, Cochlear auriculare, *Otoglyphon*.

Ухоподобный, *Otites*.

Ухотеченіе, *Otorrhoea*.

Ухочистка, з. Уховертка.

Участвующій, Particeps, Consocius, Consors.

Участіе, принимать участіе въ чемъ, Participare rem, Participem esse alicujus rei.

Ученикъ, Discipulus; аптекарскій, Tiro artis pharmaceuticae.

Ученіе (з. также Наука и Теорія), Doctrina, Eruditio, *Logos*; уч Брауна, *Theoria* Brunonis s. Brunoniana; уч. о безсмертіи души, *Athanatologia*; о беременности, *Cyesiologia*; о богѣ, *Theologia*; о болѣзняхъ, *Nosologia, Pathologia*; о болѣзняхъ кожи, *Dermapathologia*; о болѣзняхъ растеній, *Phytonosologia*; о болѣзн. человѣка, *Anthroponosologia*; о болѣзн. животныхъ, *Zoopathologia*; о болѣз. обонянія, *Osmonosologia*; о бородѣ, *Barbalogia*; о бѣсахъ, *Daemonologia*; о великанахъ, *Gigantologia*; о внутренностяхъ, *Splanchnologia*; о водѣ, *Hydrologia*; о водяныхъ растеніяхъ, *Hydrophytologia*; о возстановленіи здоровья, *Hygiastica*; о волосахъ, *Trichologia*; о врачеваніи глазныхъ болѣзней, *Ophthalmotherapia*; о выздоравливаніи (отъ начала до совершеннаго окончанія болѣзни), *Iatreusiognesia*; о гигантахъ, *Gigantologia*; о глазныхъ болѣзняхъ, *Ophthalmonosologia*; о глистахъ, *Helminthologia*; о грудобрюшной преградѣ, *Phrenologia*; о движеніи, *Phoronomia*; о Демонахъ, *Daemonologia*; о древности, *Palaeologia*; о духѣ, *Phrenologia*; о душевныхъ болѣзняхъ, *Psychenosologia*; о душѣ, *Psychologia*; о дѣйствіяхъ лекарствъ, *Pharmacodynamica*; дѣйств. магнета, *Magnetologia*; о желчи или о ея органахъ, *Chologia*; о железахъ, *Adenologia*; о женщинѣ (какъ о здоровомъ такъ и о болѣзненномъ ея состояніи), *Gynaecologia*; о жизненной дѣятельности, *Biodynamica*; о жизни, *Biologia*; о законахъ образованія формы, *Morphonomia*; о закон. природы, по коимъ образуются болѣзни, *Nosonomia*; о заразительныхъ болѣзняхъ, *Loemologia*; о зачатіи, *Syllepsiologia*; о звукѣ, *Acustice*; о здоровьи, *Hygeologia*; о зеркалахъ, *Catoptrica*, Doctrina de speculis; о злакахъ, *Agrostologia*; о измѣреніи угловъ кристалловъ, *Crystallometria*; о исполинахъ, *Gigantologia*; о каждомъ мѣстѣ лица порознь въ физіономическомъ ихъ назначеніи, *Prosopotopologia*; о камняхъ, *Lithologia*; о корчѣ, *Spasmologia*; о костяхъ, *Osteologia*; о крови, *Haematologia*, *Haematica*; о кроводвиженіи, *Haematostatica*; о лжеученіи, *Pseudodoxologia*; о лимфатическихъ сосудахъ, *Lymphangiologia*; о лихорадкахъ, *Pyretologia*; о лихорадочныхъ признакахъ, *Pyretosymptomatologia*; о лицѣ, *Prosopologia*; о лучахъ свѣта, *Actinographia*; о матеріи, *Hylologia*; о мнѣніяхъ и ученіяхъ древнихъ, *Palaeologia*; о мозгѣ (у нѣкот.), *Phrenologia*; о мышцахъ, *Myologia*; о мѣстѣ, *Topologia*; о мѣсячномъ очищеніи, *Emmenologia*; о мѣшечныхъ опухоляхъ, *Lupiologia*; о наилучшихъ качествахъ постелей особенно для больныхъ, *Clinologia*; о неправильностяхъ, *Anomalologia*; о нервахъ, *Neurologia*; о переломленныхъ лучахъ, *Dioptrica*; о (нѣкоторыхъ) силахъ, *Dynamiologia*; о первородномъ калѣ, *Meconiologia*; о первоначальныхъ существахъ, *Hylologia*; о питаніи и воспитаніи дѣтей по правиламъ врачебнымъ, *Paedotrophia*; о пищѣ, *Sitiologia*, *Bromatologia*; о плодѣ въ утробѣ матерней, *Embryologia*; о повязкахъ, *Syndesmologia*; о показаніяхъ, *Endeixiologia*; о постоянныхъ химическихъ пропорціяхъ, *Stoechiometria*; о правилахъ, по которымъ неправильности производятся, *Anomalonomia*; о правильныхъ движеніяхъ рукъ, *Chironomia*; о практической медицинѣ, *Iatreusiologia*; о предсказаніи въ болѣзняхъ, *Prognostica*; о предразсужденіяхъ, *Pseudodoxologia*; о приготовленіи соли, *Halchemia*; о припадкахъ болѣзней, *Symptomatologia*; о признакахъ (добротѣ и подмѣсѣ) лекарственныхъ веществъ, *Pharmacognosia*; о присмотрѣ за больными, *Parabolanologia*; о причинахъ, *Aetiologia*; о пріемахъ и формахъ лекарствъ (у. нѣкоторыхъ французскихъ врачей), *Posologia*; о происхожденіи и образованіи болѣзни, *Pathogenia*; о происхожд. явленіи (болѣзни), *Phaenomenogonologia*; о прописыванія лекарствъ, *Iamatotaxiologia*; о противораздраженіи, *Theoria* Rasoriana; о процессахъ цѣленія, *Iatreusiologia*; о пульсѣ, *Sphygmica* (doctrina), *Sphygmologia*; о свойствахъ опіи, *Meconiologia*; о свойствѣ и употребленіи огня, *Pyronomia*; о свѣтѣ, *Photologia*; о связкахъ, *Syndesmologia*; о селезенкѣ, *Splenologia*; о силѣ, *Dynamica*; о слинѣ, *Sialologia*; о слышаніи, *Acustice*; о сновидѣніи, *Oneirologia*; о снѣ, *Hypnologia*; о составахъ, *Synosteologia*; о состояніи здоровья и времени жизни человѣка при извѣстныхъ и опредѣленныхъ отношеніяхъ, *Biostatica*, *Biostatice*, Doctrina de vitae aequilibrio; о сохраненіи здоровья удаленіемъ вредныхъ вліяній, *Diaetetica*; о спасеніи больнаго (леченіемъ), *Diasostica*; о страстяхъ, *Pathematologia*; о сыпяхъ, *Exanthematologia*; о съѣстныхъ припасахъ, *Bromatologia*; о трудныхъ родахъ, *Dystocologia*; о тѣлахъ, *Somatologia*; о формахъ естественныхъ тѣлъ, *Morphologia*; о ходѣ родовъ оканчивающихся силами натуры, *Tocologia*; о хрящахъ, *Chondrologia*; о цѣли природы, *Teleologia*; о цвѣтахъ (краскахъ), *Chromatologia*; о цѣлительной силѣ природы, *Physiatrice*; о чахоткахъ, *Phthisiologia*; о человѣческомъ тѣлѣ, *Anthroposomatologia*; о черепѣ (особ. ученіе Галла), *Cranioscopia*; о чертѣ лица, *Prosopologia*; о четвероногихъ животныхъ, *Tetrapodologia*; о распознаваніи болѣзни, *Diagnostica*; о рвотныхъ лекарствахъ, *Emeticologia*; о рвотѣ, *Emetologia*; о чревныхъ червяхъ, *Helminthologia*; о рыбахъ, *Ichthyologia*; о электричествѣ, *Electrologia*; о эндеміяхъ или эндемическихъ болѣзняхъ, *Endemiologia*; о явленіяхъ, *Phaenomenologia*; о ядахъ, *Toxicologia*; о язвахъ, *Helcologia*; о языкѣ, *Glossologia*; объ ипохондрической боли или ипохондріи, *Hypochondrialgiologia*; объ ископаемыхъ, *Mineralogia*, *Oryctologia*; объ оболочкахъ, *Hymenologia*; объ обоняніи, *Osphresiologia*; объ образованіи земнаго шара, *Geogenia*; объ общихъ покровахъ тѣла, *Dermatologia*; объ огнѣ, *Pyrologia*; объ опіи, *Opiologia*; объ опытахъ, *Peiramologia*; объ органахъ живаго тѣла и ихъ отправленіяхъ, *Organologia*; объ органической ткани, *Histologia*; объ отдѣленіи и свойствахъ сѣмени, *Spermatologia*; объ отрыганіи жвачки, *Merycologia*; объ умѣ, *Noologia*, также *Phrenologia*; уч. писать правильно рецепты, I. 2530; практической медицины въ больницахъ, *Clinica*; Разора, *Theoria* Rasori s. Rasoriana; твердыхъ частей, Solidismus.

Ученость, Eruditio, Literatura.

Ученый, Doctus, Eruditus, Literatus.

Училищный, *Scholasticus*.

Учитель, Magister, Praeceptor, Doctor; о лихорадкахъ, *Pyretologista*.

Уши, з. Ухо.

Ушибъ, Contusio, *Pleye*, *Cope*; подъ копытомъ, I. 6146.

Ушка, Auriculae; предсердій, A. cordis; сердечныя, сердца, A. cordis.

Ушко, Auricula, Lobus auriculae; Cartilago auris; заячье (раст.), Bupleurum falcatum; мышье, Hieracium Pilosella; репейчатое, Echinospermum Lappula; юдино или іудино, Tremella Auricula.

Ушковатый, Auriculatus.

Ушковый, Auricularis.

Ушкообразный, Auriculatus.

Ушникъ, жукъ восточный, Pimelia sulcata.

Ушный, Auricularis, *Oticus*.

Ущемленіе, Pressura; грыжи, Incarceratio; брюшными мышцами, I. muscularis; влагалищемъ сѣменнаго канатика, I. vaginalis; воспалительная, I. inflammatoria; дѣтскаго мѣста, Placenta incistata s. incarcerata; кишекъ въ брюшномъ кольцѣ, *Enterosphigma*; медленное, Inc. tarda; несовершенное дѣтской головы въ тазѣ, *Paragomphosis*; отъ сжатія какого либо мѣста грыжнаго мѣшка, I. saccaria; отъ скопленія кала, I. stercoracea; отъ содержимыхъ въ ней частяхъ, I. interna; соединенная съ накопленіемъ вѣтровъ, I. flatulenta; судорожная, I. spasmodica; зародыша, I. foetus.

Уязвленіе, Sauciatio.

Уязвленный, Vulneratus, Saucius.

Уязвлять, вить, Sauciare, Vulnerare.

Ф.

Фабрика, Fabrica, Locus fabricationis.

Фагара, Fagara, F. pterota.

Фазанъ, Phasianus colchicus; китайскій золотой, Ph. pictus; сребристый, Ph. Nyctemerus.

Факелъ, Fax (genit. facis) f., Taeda, *Das*; погребательный, Funale.

Фактъ, Factum.

Факультетъ, Facultas, Ordo; медицинскій, F. medica.

Фальшивый, Falsus, Adulterus.

Фамилія, Familia.

Фанатизмъ, Fanatismus; всегдашній, религіозный, F. religiosus.

Фанатическій, Fanaticus.

Фантазія, *Phantasia*; ей подобный, *Phantasiodes*.

Фантомъ, *Phantoma*; глазный, *Ophthalmophantoma*.

Фарингтомъ, *Pharyngotomus*.

Фармакогнозія, *Pharmacognosia*.

Фармакологія, *Pharmacologia*; ветеринарная, *Zoopharmacologia*.

Фармакопеа, *Pharmacopoea*; военная, военно-походная, Ph. castrensis, militaris; польская, Ph. Polonica; Прусская или Берлинская, Ph. Borussica; Россійская или Русская, Ph. Rossica s. Russica; флотская, Ph. navalis.

Фармацевтика, *Pharmacia*.

Фармацевтикъ, *Pharmaceuticus*.

Фармацевтическій, *Pharmaceuticus*.

Фасоль, Phaseolus, Ph. vulgaris; жгучій, Dolichos pruriens; многоцвѣтная, Ph. multiflorus.

Фельдшеръ, Tonsor castrensis.

Фениксъ (баснослов. птица), Phoenix; (раст.) дикой, Diospyros Lotus.

Феноменъ, *Phaenomenon*.

Фиалка, з. Фіалка.

Фибра, Fibra.

Фига, Ficus, F. Carica; фараонова, F. religiosa.

Фигура, Figura.

Физика, *Physica*; имѣющая предметомъ изъясненіе сверхъестественныхъ вещей, *Hyperphysica*.

Физикъ, Peritus rerum naturalium; Speculator naturae, *Physicus*.

Физическій, *Physicus*.

Физіогномія, *Physiognomonica*, *Physiognomia*.

Физіозофія, *Physiosophia*.

Физіозофъ, *Physiosophus*.

Физіологическій, *Physiologicus*.

Физіологія, *Physiologia*; животныхъ, *Zoophysiologia*; растеній, *Phytophysiologia*.

Физіологъ, *Physiologus*.

Филантропъ, *Philanthropus*.

Философія, *Philosophia*; Аристотелева, Ph. Aristotelica; корпускулярная, механическо-естественная, *Systema atomisticum*; ложная, *Pseudophilosophia*; натуральная, Ph. naturalis, *Physiophilosophia*; нравственная, Ph. moralis; трансцендентальная, Ph. transcendentalis.

Философъ, *Philosophus*; мнимый, *Philosophaster*; натуралистъ, *Physiophilosophus*.

Финикъ, Phoenix dactylifera, Dactylus.

Финифтъ зубовъ, Substantia vitrea dentium.

Фисташка, Pistacia, P. vera; лѣсная мастичная, P. Lentiscus; терпентинная, P. Terebinthus.

Фисташникъ, Pistacia; атлантическій, P. atlantica.

Фистула (з. также Свищъ), Fistula, *Syrinx*; заднепроходняя, F. ani; ходъ, извилина фистулы, Sinus fistulae, Sinus, Fistula; ф. имѣетъ внутри прямой ходъ или прямое направленіе, F. recte intus tendit; имѣетъ многіе ходы, F. in plures sinus dividitur.

Фитиль, *Ellychnion*.

Фитографія, *Phytographia*.

Фитографъ, *Phytographus*.

Фитозоонъ, *Phytozoon*.

Фитолакка, *Phytolacca*.

Фитолакъ десятимужній, *Phytolacca* decandra.

Фитолитъ, *Phytolithus*.

Фитотомія, *Phytotomia*, Anatomia plantarum.

Фитотомикъ, *Phytotomista*.

Фишбейнъ-зондъ, съ привязанною къ нему губкою, II. 3116.

Фіалка, Viola; анютины глазки, троецвѣтная, V. tricolor; душистая, пахучая, V. odorata; двоемужная, Corynostylis diandrum; желтая, Cheiranthus Cheiri; ипекакуанная, рвотная, V. Ipecacuanha; мѣлкоцвѣтная, V. parviflora; пашенная, полевая, V. arvensis; собачья, V. canina.

Фіолетка, з. Фіалка.

Фіолетовый, Violaceus.

Фіялка, з. Фіалка.

Флагъ, Vexillum.

Флегматическій, *Phlegmaticus*; чрезмѣрно флегм., *Hyperphlegmaticus*.

Флегмоне, *Phlegmone*.

Флегмонозный, *Phlegmonodes*.

Флора, Flora.

Флотскій, Classicus.

Флотъ, Classis; военный, C. bellica.

Флюгеръ, *Anemoscopium*.

Флюсъ, *Rheuma*, Fluxus, Fluxio, *Rheumatismus*, з. Ревматизмъ; страдать флюсомъ, Fluxione laborare.

Фокусъ, Focus.

Фонарь, Laterna; волшебный, L. magica.

Фоноспасмія, *Phonospasmos*.

Фонтанель, Fonticulus.

Фонтанъ Героновъ, Fons Heronis.

Фонтиналъ, Fontinalis.

Форель, Salmo Fario.

Форма, Forma, *Morphe*; ложная, неправильная, *Pseudomorphe*; роговой оболочки неправильная коническая, *Ochlodes*, *Hyperkeratosis*, Cornea conica.

Формальный, Formalis.

Формированіе подобное, по подобію, *Homoeomorphia*.

Формированный по подобію, *Homoeomorphus*.

Формула, Formula; Praescriptio medica; аптекарская, F. officinalis; временная, магистральная, магистерская, случайная, F. magistralis; простая, F. simplex; сложная, F. composita.

Фосфоресценція, Phosphorescentia.

Фосфоръ, *Phosphorus*.

Фотологія, *Photologia*.

Фразера американская, Frasera Waltheri.

Фторъ, *Phthorina*, *Phthoron*, *Phthorum*.

Фукусъ хрящеватый, Fucus cartilagineus.

Фунарія гигрометрическая, Funaria hygrometrica.

Фундаментъ, Fundamentum, Basis.

Фунтъ, Libra, Pondo (indecl.); медицинскій, L. medicinalis; два фунта, Bilibra; полфунта, Selibra; третья часть фунта, Pondo triens; три четверти фунта, P. dodrans.

Фуражъ, Pabulum.

Фурія, Furia; адская, F. infernalis.

Футъ, Pes; квадратный, P. quadratus.

X.

Халкедонъ, Lapis chalcedonius.

Хамелеонъ минеральный, Chamaeleon minerale.

Хамзинъ (вѣтръ смертельный въ Аравіи), Chamsin.

Хаосъ, *Chaos*.

Характеризованіе, *Characterismus*.

Характерическій, *Charactericus*.

Характеръ (з. также Признакъ), *Character*; болѣзни, Indoles morbi; бол. господствующій, Constitutio morborum; видовый, особенный, специфическій, Ch. specificus; искуственный, Ch. artificialis.

Харіусъ, Salmo thymallus.

Харканіе, Screatus.

Харкота, з. Харканье.

Харкотина, Sputum, Sputa, *Phlegma*, *Anacatharsis*; гнойная, сварливая, критическая, *Anacatharsis* puriformis; отъ болѣзней сердца происходящая, A. cardiaca; судорожная удушьемъ страждущихъ, A. asthmatica, spastica; харк. легко отдѣляется, легко выходитъ, S. facile editur, facile exscreatur; отдѣленіе харкотины останавливается, прекращается, Aeger spuere desiit.

Харкунъ, Screator.

Хасимъ, **Хачимъ**, Leontodon Taraxacum.

Хвастовство, Jactantia, Ostentatio.

Хвастунъ, Jactator, Ostentator.

Хвойникъ ягодный, Ephedra monostachia.

Хворать, Aegrotare; Minus valere, Male se habere, Incommoda uti valetudine.

Хворость, Aegrotatio, Valetudo tenuis, incommoda.

Хворый, Causarius, Morbo obnoxius, Valetudinarius, Morbosus, Morbidus, Male se habens.

Хвостатый, Caudatus.

Хвостецъ, Os coccygis.

Хвостикъ, Caudicula; лиственный, Petiolus; цвѣточный, Pedunculus; надшулятника, Cauda epididymidis.

Хвостъ, Cauda (coda), *Ura*; конскій (анат.), C. equina; крысій (ветер.), Prurigo caudalis equi; мышицы, C. musculi; прыгающій, скачущій, C. saltatoria; цѣпкій, C. prehensilis; безъ хвоста, *Anurus*.

Хвостъ (растеніе) воловый, Asphodelus; конскій, Equisetum palustre; кошечій, Amaranthus caudatus; лошадиный, Anabasis aphylla; львиный, Leonurus Cardiaca, Orobanche major; мышій маленькій или малѣйшій, Myosurus minimus; растеній, *Anthurus*; свиной, Peucedanum officinale.

Хвощъ, Equisetum; болотный, E. palustre; зимній, обыкновенный, E. hiemale; иловистый, E. limosum; морскій, Ephedra distachia; полевый, E. minor; рѣчный, E. fluviatile.

Хелишникъ, Ononis Natrix.

Хилификація, Chylificatio.

Химизмъ, *Chemismus*.

Химикъ, *Chemicus*.

Химическій, *Chymicus*.

Химическо-медицинскій, *Chemiatricus*.

Химическо-органическій, *Chemorganicus*.

Химіатрическій, *Chemiatricus*.

Химіатръ, *Chemiatros*.

Химія, *Chemia*, *Pyrosophia*, *Pyrotechnia*, Spagiria; животная, животныхъ,

Ch. animalis; имѣющая предметомъ человѣч. тѣло, *Anthropochemia*; медицинская, *Iatrochemia*; органическая, Ch. organica; пневматическая, *Pneumatochemia*; прозябаемыхъ, растеній, Ch. vegetabilis, *Phytochemia*; соли, *Halochemia*; судебная, Ch. legalis s. forensis, *Dicochemia*; фармацевтическая, *Pharmacochymia*; знающій тайности высшей химіи, Spagiricus.

Хина (з. также Хинхона), China, Cinchona, C. Condaminea; антильская, Ch. caribaea; блѣдно-темносѣрая, бурая, Ch. Jaen; бразильская, Ch. brasiliensis; вѣнечная, Ch. loxa; горная, I. 5138; двуцвѣтная, Ch. bicolor; желтая жилковатая, I. 5132; ж. твердая, I. 5131; карибейская, Ch. caribaea; калифорнская или калифорническая, Ch. california; королевская настоящая, Ch. regia; кор. плоская, Ch. r. plana; кор. свитая, Ch. r. convoluta; красная, Ch. rubra; краткоплодная, Ch. brachycarpa; кролевская, Ch. regia; лже-локса, ложная-локса, локса ненастоящая, Ch. pseudo-loxa; локса, Ch. loxa; новая, суринамская, I. 5137; питонъ, Ch. Piton; Св. луцій, Ch. de St. Lucia; смурая, сѣрая, темносѣрая, Ch. fusca; хина-хины, Ch. chinae, Cortex peruvianus; царская, Ch. regia; шиповатая, Ch. spinosa; щитоносная, Ch. corymbifera; яенъ, Ch. Jaen.

Хининъ, Chininum; сѣрнокислый, Sulphas chinini; уксусокислый, Acetas chinini.

Хинхина, з. Хинхона.

Хинхона, дерево, Cinchona Condaminea; ланцетолистная, C. lancifolia; опилочная, пурпуровая, C. purpurea; продолговатолистная, C. oblongifolia; пушистая, C. pubescens; сердцелистнаа, C. cordifolia; яицевиднолистная, C. ovalifolia.

Хирагра, *Chiragra*.

Хиромантикъ, хиромантъ, *Chiromanta, Chiromantis*.

Хиромантія, *Chiromantia*.

Хирономія, *Chironomia*.

Хирургическій, *Chirurgicus*.

Хирургія, *Chirurgia*; военно-походная, Ch. castrensis s. militaris; врачебная, медицинская, Ch. medica; инструментальная, Ch. instrumentalis; общая, Ch. generalis; оперативная, рукодѣятельная, Ch. operativa; ручная, Ch. manualis; судебная, Ch. legalis, *Dicochirurgia*; теоретическая, умозрительная, Ch. theoretica; терапевтическая, Ch. therapeutica; частная, Ch. specialis.

Хирургъ, *Chirurgus*; военный, Ch. castrensis s. militaris; судебный, Ch. legalis.

Хитрословіе, *Sophisma*.

Хитрословъ, *Sophista*.

Хитрость, Astutia, Astus, Calliditas; софистическая, Sophisticatio.

Хищныя, Ferae, *Chelopoda*.

Хлебаніе, Sorbitio.

Хлинкій, Debilis, Fragilis.

Хлопокъ, Хлопъ, з. Хлопье.

Хлопушка, смолевка, Silene inflata.

Хлопчатая бумага, Gossypium.

Хлопчатникъ, Bombax gossypium; благочестивый, Gossypium religiosum; древесный, G. arboreum; травянистый, G. herbaceum.

Хлопье, Floccus; собирать хлопья,ощипивать около себя, Manibus floccos legere (in veste), Floccos legere; собираніе хлопьевъ, *Carphologia*, Floccorum venatio, Floccilegium.

Хлоридъ, Kalium chloratum.

Хлористый, Chloricus.

Хлорокислый, Chloricus.

Хлоросинильнокислый, Chlorocyanicus.

Хлорофосфорнокислый, Chlorophosphoricus.

Хлороуглекислый, Chloroxycarbonicus, Chlorocarbonicus.

Хлоръ, *Chlora*, *Chlorina*, *Chlorum*.

Хлѣбенникъ, раст., з. Хлѣбница.

Хлѣбникъ, Pistor; булошникъ, *Artocopus*; раст., з. Хлѣбница.

Хлѣбница (раст.) болотная, Calla palustris; эѳіопская, C. aethiopica.

Хлѣбный, Cerealis.

Хлѣбоплодъ, Artocarpus, A. incisus; цѣльнолистный, A. integrifolius.

Хлѣбъ, Panis; (пшеничный) *Artos*; бѣлый, P. albus, candidus, primarius; вчерашній, P. hesternus; дивый (раст.), Ceratonia Siliqua; крупчатый, P. primarius; мадагаскарскій (раст.), Theobroma Cacao; морской, сухари, P. nauticus; недопеченный, P. male coctus; нежатый, Seges, etis; немолотый, Frumentum; неокисшій, прѣсный, P. azymus; окисшій, P. fermentatus; отрубистый, P. furfureus; печеный въ горячемъ пепелѣ, *Spodites*; простой ржаный, домашный, P. autopyrus, P. secundarius; самопростой, солдатскій, P. militaris; свиной (раст.), Peucedanum officinale; Cyclamen europaeum; свѣжій, P. recens; ситный, P. candidus; черный, P. ater; черствой, P. hesternus, P. vetus; чистый, P. primarius; ячменный, P. ex hordeo, *Maza*; мягкая часть хлѣба, Pars interior panis; печеніе хлѣбовъ, Panificium; х. печь, Panes coquere.

Хлѣвъ, Stabulum, *Secos.*

Хмѣль, я, пьянство, Crapula, Ebrietas; проспать х., Edormire crapulam; х. растеніе, Humulus, H. Lupulus; дикой, Trifolium Melilotus, T. spadiceum.

Хмѣльный, Stupefaciens, Temulentus.

Хоботъ, *Proboscis* (genit. —idis f.).

Ходить, Ire, Ambulare; какъ утка, Claudicatio anatina; х. за больнымъ, Aegroto operam dare, adhibere.

Ходуля, Cancer ruricola.

Ходъ, Gressus, *Typus*; Aditus, Sinus, Ductus, *Hodos*; болѣзни, Decursus morbi; (извилина) фистулы, Fistula, Sinus fistulae.

Ходьба, Gressio; прямая, *Euthyporia.*

Ходящій во снѣ, *Hypnobata*; за больнымъ, *Nosocomus*; на высотахъ, *Acrobaticus*; прямо, *Euthyporos.*

Хожденіе, Gressio, Gressus, Ambulatio; во снѣ, *Hypnobatesis*; за больнымъ, Cura aegrotorum; на высотахъ (лунатиковъ), *Acrobatesis*; прямое, *Euthyporia.*

Холера, *Cholera*; влажная, Ch. humida; восточная, Ch. orientalis, indica; ложная, Ch. spuria; перемежающаяся, Ch. intermittens; сухая, Ch. sicca; эпидемическая, Ch. epidemica indica; отъ холеры происходящій, сю страждущій, *Cholericus.*

Холерическій, *Cholericus.*

Холмикъ, Colliculus.

Холмъ, Clivus, Collis; пѣсчанный въ рѣкѣ, *Stethos.*

Холодительный, Frigorificus, Algificus.

Холодноватый, Subfrigidus.

Холодность, Frigus (genit. frigoris n.).

Холодный, Frigidus, Algidus, Gelidus, *Psychros*; весьма, Perfrigidus, Praefrigidus; дѣлать холоднымъ, Frigefacere, Refrigerare.

Холодъ, Frigus (genit. frigoris, n.), *Psychros*, *Crinos*, *Rhigos*; вечерній, F. vespertinum; лихорадочный, Algor; по всему тѣлу, *Peripsyxis*; пронзительный, F. penetrabile, penetrale, acerbum, acre; сильный, Rigor; утренній, F. matutinum; беречь себя отъ холода, Cavere, fugere, vitare frigus; боязнь его (особливо холодной воды), *Psychrophobia*; боящійся его, *Psychrophobicus*; вліяніемъ его причиняемый, *Psychroticus*; защищать себя отъ холода, Defendere se a frigore; подвергать себя холоду, Frigori se committere, frigori s. objicere, Frigus experiri, Frigore excipi; холодну быть, чувствовать х., холодѣть, Algere, Frigere; чувство холода, Sensus frigoris; х. проходитъ, F. se remittit, se frangit.

Холодѣть, Frigescere, Frigere, Inalgescere, Algescere.

Хологогія, *Chologogia.*

Холостить, Castrare, Testiculos adimere.

Холостый, Caelebs (genit. caelibis); состояніе холостаго, холостое (или вдовое) житіе, Caelibatus; вести холостую, одинакую жизнь, Vitam agere caelibem, Remanere in caelibatu.

Холощеніе, Castratio; причинившій самъ себѣ хол., *Autospadon.*

Холстина, Linteum; обмокнутая въ разстопленной мази, Sparadrapa; скобленная, Linteum carptum.

Холстъ, Linteum.

Хондрилла, Chondrilla juncea.

Хорошо, Bene, *Eu.*

Хоръ, *Chorus.*

Хорь, Viverra (Mustela, Mephitis) putorius.

Хотлатка, Corydalis.

Хотѣніе, Cupiditas, Appetentia, *Bulesis.*

Хотящій, Volens.

Хохлатый, *Comosus*, Cristatus.

Хохолъ, *Antiae*, Crista; у птицъ, Juba.

Хохотаніе, Cachinnus, Cachinnatio.

Хохотать, Cachinnare, Cachinnari.

Хохотъ, з. Хохотаніе.

Хранилища зрительныхъ нервовъ, Thalami optici.

Хранилище питательнаго сока, Cisterna chyli, *Chylodochium*, *Chylocystis.*

Храпунъ, Stertens.

Храпѣніе, Stertor, *Rhonchus.*

Храпѣть, Stertere, Rhonchare.

Храпящій, Stertorosus.

Хребетный, Dorsalis.

Хребетъ, Dorsum, *Rhachis*, Spina; лопатки, D. scapulae; мужескаго дѣтороднаго уда, D. penis; носовой, D. nasi; плюсный, II. 9380; руки, D. manus; къ хр. принадлежащій, *Rhachiaeus.*

Хребтикъ, Rostrum; клиновидный, R. sphenoidale.

Хренъ, з. Хрѣнъ.

Хризантопъ, *Chrysanthemum.*

Хризобаланъ, Chrysobalanos Icaco.

Хризолитъ, *Chrysolithus.*

Хризоспленъ, Chrysosplenium.

Хрипота, Raucedo; въ горлѣ, *Cerchnasmus*; отъ простуды, R. catarrhalis.

Хрипѣть, Raucire.

Хроманіе, Claudicatio, *Cholosis*, *Cholotes*; врожденное, *Cholosis* congenita; произвольное, Coxalgia; отъ паралича бедра, *Cholosis* paralytica; у овецъ, *Hy-*

drorrhachia hydatidea; страждущій хроманіемъ, *Choloticus*.

Хроматическій, *Chromaticus*.

Хро́мать, Claudicare.

Хромокислый, Chromicus.

Хромота, з. Хроманіе.

Хромый, Claudus, *Cholos*; быть хромымъ, Claudum esse.

Хроническій, *Chronicus*.

Хронологія, *Chronologia*.

Хронометръ, *Chronometrum*; съ стрѣлками, *Chronoscopium*.

Хрусталикъ, Lens crystallina; отвердѣніе хрусталика, *Phacoscleroma*; превращеніе его въ жидкость, *Phacohydropsia*; размягченіе его, *Phacomalacia*.

Хрусталообразный, *Crystallodes*.

Хрустальный, Crystallinus, *Hyalinus*.

Хрусталъ, Crystallus.

Хрущъ, Tenebrio; мучной, T. Molitor.

Хрѣнъ, Хренъ, Raphanus rusticanus, Radix armoraciae; морской, Cakile maritima; перечный, Lepidium latifolium.

Хрящеватоперыя, *Chondropterygius*.

Хрящеватый, Cartilaginosus.

Хрящевидный, *Chondrodes*.

Хрящевый, Cartilagineus.

Хрящеподобный, *Chondrodes*.

Хрящесловіе, *Chondrologia*.

Хрящи, Cartilagines; временные, C. temporariae; всегда остающіеся, C. permanentes; глазныхъ вѣкъ, *Tarsi*; междупозвоночные, C. intervertebrales; междусоставные, C. interarticulares; непремѣнные, C. permanentes; носовые, C. narium; окостенѣвающіе, C. temporariae; реберъ, C. costales; смѣшенные, C. mixtae; черпаловидные, C. arytaenoideae.

Хрящики глазныхъ вѣкъ, *Tarsi*.

Хрящь, Cartilago, *Chondros*, *Tarsus*; кольцеобразный, кольцуподобный, кольчатый, C. cricoidea; междусоставный, *Meniscus*; надгортанный, *Epiglottis*; носовой, C. narium; полулунный, *Meniscus*; щитообразный, C. thyreoidea, Scutum; превращеніе (болѣзненное) частей въ хрящевое существо, *Chondrogenesia*; раздробленіе анатомическое хрящей, *Chondrotomia*; къ х. принадлежащій, *Chondricus*.

Художественный, Artificialis.

Художественныя, Artefacta.

Художникъ, Opifex, Artifex.

Худосочіе, *Cachexia*, *Cacochylia*, *Cacochymia*; водянистая, сывороточное, *Cacochymia* serosa; страждущій худосочіемъ, *Cachecticus*.

Худосочность, з. Худосочіе.

Худосочный, *Cachecticus*.

Худость, з. Худощавость.

Худощавость, Gracilitas, Tenuitas corporis.

Худощавый, Gracilis, Macilentus; онъ очень худощавъ, Macie extenuatus.

Худшій, Deterior.

Худый, Malus, *Kakos*, Macer, *Phaulos*; немного, *Hypophaulos*; хуже, Pejus; больному хуже дѣлается, Aeger pejor fit; хуже дѣлать, Graviorem facere, Deteriorem reddere, Exacerbare, Intendere, Aggravare; хуже дѣлаться, In deterius mutari; Ingravescere, Aggravescere, Crudescere.

Худѣть, Emacescere, Tabere, Tabescere, Liquefieri, Liquescere.

Ц.

Цапленникъ, Erodium; журавлиный, E. gruinum; мушкатный, E. moschatum; цикутный, E. cicutarium.

Цапля сѣрая, Ardea Grus, Grus cinerea.

Царапаніе, *Schasis*.

Царапать, Radere, Exasperare.

Царапница, Galium Aparine.

Царица луговъ, Spiraea ulmaria.

Царскій, Regius, Regalis, *Basilicus*.

Царскіе кудри, Asphodelus; Lilium Martagon.

Царство, Regnum; животное или животныхъ, R. animale; ископаемое или ископаемыхъ, R. minerale; природы, R. naturae; прозябаемое или прозябаемыхъ, растущее, R. vegetabile.

Царь, Rex (genit. regis), *Basileus*; зелье, Aconitum.

Цаффера, Цафара, Zaphara, Zaphra.

Цвѣсти, Florere, Florescere.

Цвѣтеніе, Aestivatio.

Цвѣтный, Coloratus, Floralis, Floridus.

Цвѣтокъ, цвѣточикъ, Flosculus; бархатный, Bellis perennis.

Цвѣтоносный, Floriferus.

Цвѣтоносъ, *Anthodium.*

Цвѣтопаденіе, Defloratio.

Цвѣтоподобный, *Anthodes.*

Цвѣтопревращеніе, Mutatio colorum.

Цвѣторасположеніе, Inflorescentia.

Цвѣтословіе, *Anthologia.*

Цвѣточекъ, Flosculus.

Цвѣтошникъ, Aconitum.

Цвѣтущій, Florens, *Antheros,* (хорошо) *Euanthes;* въ цвѣтущемъ возрастѣ быть, Floridae esse aetatis, Vigere aetate; быть въ цв. лѣтахъ, Florere aetate.

Цвѣтъ, Flos (genit. floris), *Anthos*; (краска) Color, *Chroma*, *Chroa*; сыпь, Strophulus; бархатный, раст., Bellis perennis; безвременный, Colchicum; безвѣнечный, Flos apetalus; безъ пестика, F. agynus; безчашечный, F. corollaceus; блѣдный, Color luridus; бѣлой роговой оболочки, *Aglia*; вайды, Color isatodes; водянаго цвѣта, *Hydatochroos*; воспалительный сердца, *Phlogochroma* cordis; голубой, C. coeruleus; естественный натуральный, C. naturalis; двуснастный, Flos hermaphroditus; Ериховъ, I. 1267; желтоватый, C. luridus; желточный, C. vitellinus; желтый, C. flavus; звѣздный, звѣздочный, Aster; здоровый, C. sanus; зеленый, C. viridis; золотый (раст.), Chrysanthemum; Ивановъ, Иванъ, Chysanthemum Leucanthemum; Иван. нивянный, Pyrethrum inodorum; кавалерійскій, Aquilegia; каштановый, *Hepaticus;* кожи болѣзненный, худый, *Cacochroea*; отъ того происходящій, *Cacochrus*; кожи здоровый, свѣжій, *Euchroea*; к. темный, Fuscedo cutis; болѣзненное цвѣта кожи измѣненіе, *Dyschroea*; коришневый, Cinnamomeus; коровій, Caltha palustris; красный, C. ruber; кр. кожи, Rubedo cutis; кровавый, Smyrnium Olusatrum; лица, C. faciei; лица здоровый, свѣжій, *Euchroea*; лоскутный черный, Centaurea Jacea; многолепестный, Flos polypetalus; мужескій, мужеской, Flos masculus; мушкатный, Macis; мѣдн, мѣдяный (мѣдноцвѣтный), Color aeruginosus; невялый, Amaranthus; обоепольный, Flos hermaphroditus; одинакій, F. solitarius; однолепестный, F. monopetalus; оранжевый, Color aurantius; осенній, Colchicum autumnale; очный, Anagallis; перемѣняющій, *Allochromaticus*; пиренный, C. porraceus; піонный, Paeonia officinalis; померанцовый, C. aurantiacus s. aurantius; поповъ, Betonica vulgaris; синій, C. coeruleus, cyaneus; неспособность узнавать сей цвѣтъ, *Acyanoblepsia*; ситный, Butomus umbellatus; тѣла болѣзненный, *Dyschroea;* имъ причиняемый, *Dyschroicus*; фіолетовый, Color violaceus; черный, C. niger; ялапной (раст.), Mirabilis Jalappa; яримѣдянный, Color aeruginosus; недостатокъ цвѣта, безъ цвѣта, *Achromasia;* цвѣтъ перемѣняется, Color alius ex alio fit; онъ перемѣняетъ цвѣтъ, Color ei mutatur; прекраснаго цвѣта, *Hedychrous*; развитіе цвѣта, *Anthesis;* съ цвѣтами, *Anthodes*; цвѣтомъ отличаться, Colore distare, Colore differre; видѣніе несуществующихъ цвѣтовъ, *Parachroma.*

Цвѣты, Flores, Colores; батырные, F. ulmariae; Spiraea Aruncus; безполные, F. neutri; блестящаго желтаго цвѣта, *Heliochrysus;* буквицы бѣлой, I. 9567; бѣлокопытника, F. farfarae; бѣльцовые бѣлые, I. 9543; бѣльцовые красные, I. 9544; васильчиковые, F. cyani; веселыя, I. 9581; высмутовые, F. bismuthi; воловаго языка, F. buglossi; гвоздичные, I. 9578; гранатные, F. granatorum; двоедомные, F. dioici; дикаго бадьяна, I. 9552; дроковые, F. genistae; желтой лаванды, I. 9577; желтой фіялки, F. cheiri; желтяницы, I. 9548; женскіе, F. foeminei; липовые, F. tiliae; коричные, F. cassiae; крапивы глухой, I. 9580; кувшинчиковые, I. 9565; лаванды широколистной, I. 9575; ломоносовые, I. 9555; майскіе, Majanthemum bifolium; медоносные, F. nectariferi; метеорическіе, F. meteorici; мужескіе, F. masculi; мѣдные нашатырные, I. 9572; нашатырные или нашатырной соли, I. 1078; нашат. желѣзистые, I. 1079; нектароносные, F. nectariferi; огуречной травы, F. boraginis; однодомные, F. monoici; оленьяго хребта, I. 9574; полеваго маку, I. 9566; померанцовые, F. aurantiorum; пом. свѣжіе, I. 9562; пом. соленые, I. 9561; простаго шафрана, I. 9548; равноденственные, F. aequinoctiales; розмаринные, F. anthos; розовые алые, I. 9571; розовые бѣлые, I. 9570; случайные (краски), Colores adventitii; солнечнаго золота, I, 9577; спиканарда индійскаго, I. 9576; спикан. келтійскаго, I. 9574; степовыхъ волошекъ, F. cyani; сѣрные, F. sulphuris s. Sulphur depuratum; сурьмовые, F. antimonii; грудной травы, F. scabiosae; физическіе, Colores physici; физіологическіе, C. physiologici; химическіе, Pigmenta; фіалковые, I. 9582; цинковые, F. zinci; цмѣна, I. 9577; чихотной гулявицы, F. ptarmiae; шиповиковые, I. 9569;

шпіаутерные, F. Zinci; ясенцовые, I. 9552.

Цедило, Colatorium, *Diylister.*

Цедра, Oleum de Cedro.

Цедрахъ, Melia Azedarach.

Цезальпинія, Caesalpinia; двупаренная, C. Bijuga; кожевенная, C. Coriaria; преколючая, C. Christa; прекрасная, C. pulcherrima.

Целастръ, Celastrus.

Центральный, Centralis.

Центробѣжный, Centrifugalis.

Центростремительный, Centripetalis.

Центръ, *Centrum*; величины, C. magnitudinis; движенія, C. motus; тѣла, C. corporis; тяжести, C. gravitationis.

Церберникъ, Cerbera; остъиндійскій, C. Mangas.

Церберъ, Cerbera.

Церва или Церьва, Reseda; душистая, пахучая, R. odorata; желтая, R. lutea.

Цереусъ, Cactus Opuntia.

Церембетъ, Амомумъ; цер. имбиръ, Amomum Zerumbet.

Циваръ, з. Цытваръ.

Цибетъ, Viverra Zibetha, Zibethum.

Цибуля, Allium Cepa.

Цикорій, Cichorium; дикій, C. Intibus; Leontodon Taraxacum.

Цилиндеръ, *Cylindrus.*

Цилиндрическій, *Cylindricus.*

Цинкъ, Zincum; восточный, индѣйскій, Z. orientale; солекислый, Z. muriaticum; сѣрнокислый, Z. sulphuricum.

Цинхонинъ, Cinchonium.

Циперъ, Ципръ, з. Цыперъ.

Циссъ, Цистъ, Cistus; обыкновенный, Helianthemum vulgare.

Цитваръ, з. Цытваръ.

Цитронный, Citricus.

Цитроноцвѣтный, Citrinus.

Цитронъ, Citrus medica; бергамотъ, Bergamium; лиметъ, C. Limetta.

Цитроны, Fructus citri.

Цихорей, з. Цикорія.

Цминъ, Gnaphalium arenarium.

Цоохемія, *Zoochemia.*

Цынга, Scorbutus; повсемѣстная, S. universalis.

Цынготное состояніе во рту; десенъ, *Stomacace*, S. scorbutica; отъ излишняго употребленія ртути, S. mercurialis.

Цынготный, Scorbuticus.

Цыновка, Malta.

Цыперусъ, з. Цыперъ.

Цыперъ, Cyperus; долгой, C. longus; круглый, C. rotundus; съѣстный, C. esculentus.

Цыпленокъ, Pullus gallinaceus.

Цыпръ, з. Цыперъ.

Цырюльникъ, Tonsor.

Цырюльня, Officina.

Цытварникъ, Цытваръ, Artemisia santonica.

Цыхорій, з. Цикорій.

Цѣвошникъ, Mespilus Cotoneaster.

Цѣдило, Colatorium, Filtrum.

Цѣдить, Colare.

Цѣлебница, з. Госпиталь.

Цѣлебный, Sanabilis.

Цѣленіе, Sanatio.

Цѣлибуха, чилибуха, Strychnos, S. Nux vomica; горная, S. potatorum; змѣиная Игнатія, S. Ignatii; полухина, S. pseudochina; ужовая или змѣиная, S. colubrina.

Цѣлитель, Medicus.

Цѣлительный, Salubris, Salutaris, *Hygiasticus.*

Цѣлить, Curare aliquem, Medicinam alicui facere s. adferre.

Цѣлованіе, Osculatio, Suaviatio.

Цѣлое (одно), Totum.

Цѣломудренность, з. Цѣломудріе.

Цѣломудренный, Integer, Incorruptus, Castus.

Цѣломудріе, Castitas.

Цѣлость, Integritas.

Цѣлый, Integer; (неповрежденный) Incorruptus, Sincerus, Naturalis; ц. весь, Totus, Cunctus, Universus, Omnis, *Pas*; цѣлое, Totum; раздѣлять ц. на части, Totum in partes distribuere.

Цѣль, Scopus, Finis, Terminus, Intentio, *Telos*; жизни, Terminus vitae.

Цѣльнокопытный, Solidungulus.

Цѣльный, Merus, Purus, Integer.

Цѣна, Pretium, Valor.

Цѣпенѣть, Rigescere, Torpescere, Stupere; члены цѣпенѣютъ, Gelantur artus; отъ стужи, Membra torpescunt gelu.

Цѣпкій, Tenax.

Цѣпкость, Tenacitas.

Цѣповникъ, Aristolochia longa.

Цѣпь, Цѣпочка, Catella, Catena; галваническая, C. galvanica.

Ч.

Чаберъ, Satureia; саданей, Сатурей, перичный, S. Thymbra; садовый, S. hortensis; шишковатый, Thymus creticus.

Чадо, Infans.

Чадородіе, Partus.

Чадоубійство, *Tecnoctonia*, Infanticidium.

Чадоубійца, Infanticida.

Чадъ (угольный), Vapor carbonum; отъ его происходящій, *Anthracicus.*

Чай, Thea, Th. Bohea; грудной, Species pectorales; зеленый, Th. viridis; Иванъ капорскій, Epilobium angustifolium; канадскій, Gaultheria procumbens; китайскій, Th. chinensis; луговый, Lysimachia Nummularia; лѣсный, Linnaea s. Linnea borealis; Lysimachia Nummularia; мексиканскій, Chenopodium ambrosioides; Teucrium Botrys; ново-россійскій, Ceanothus americanus; полевой, Potentilla rupestris; сухій, твердый, Areca Catechu; черный, Th. nigra; чигирскій, Saxifraga crassifolia.

Чалма, Asphodelus; бѣлая, A. ramosus; желтая, A. luteus.

Чанъ, *Cyphos*, Lacus (genit. lacus); банной, Solium, S. balneare.

Чара любовная, Philtrum.

Чародѣй, Fascinator, *Magus.*

Чародѣйка, Saga, *Maga.*

Чародѣйство, Fascinatio, *Magia*, *Goetia*, *Bascanon*; ч. которымъ (завязываніемъ узловъ), будьто причиняютъ неспособность къ соитію, Nodatio; чародѣйствомъ причиняемый, *Bascaneticus.*

Чарочка, *Cyathus.*

Часнокъ, з. Чеснокъ.

Части, Partes; безчувственныя, P. insensibiles; боковыя, P. laterales; влажныя, P. humidae; вспомогательныя, P. subsidiariae; движимыя, P. mobiles; дѣтородныя, P. genitales, Genitalia, *Aedoea*; дѣтор. женскія, Genitalia mulierum; дѣтор. жен. наружныя, *Epision*; дѣтор. ж. наружныя въ дѣвственномъ состояніи, Virginal, Virginale, Virginalia; дѣтор. мужескія, Genitalia virorum; дѣтор. наружныя, срамныя, Pudenda; дѣтор. неспособныя къ совокупленію, *Apracta*, *Aprecta*; разрѣзываніе дѣтород. ч., *Aedocotome*; осмотръ ихъ, *Aedoeopsia*; болѣзненное ихъ состояніе, *Dysgenesia*; ч. единообразныя, P. similares; жидкіе, Fluida, P. fluidae; заднія, Nates, Clunes; имѣющій хорошія зад. ч., *Callipygos*; крѣпкія, P. durae; мягкія, P. molles; мясистыя заднихъ частей, *Hypoglutis*; надбрюшной стороны боковыя, Regiones hypochondricae; неодинакія, P. dissimilares; непарныя, P. impares; неподвижныя, P. immobiles; неподобныя, несходствующія, несходныя, P. dissimilares; нечувствительныя, P. insensibiles; образованныя, P. formatae; однородныя, P. similares; оплодотворенія, P. fructificationis; пальца на концахъ первыхъ перстныхъ составовъ круглыя мясистыя, *Rhages;* парныя, P. pares; плодородныя, Genitalia, P. fructificationis; имѣющій мужескія и женскія плодотвор. ч. вмѣстѣ, *Androgynus*; плотныя, P. solidae; подбрюшной стороны боковыя, Regiones iliacae; подвижныя, P. mobiles; половыя, P. genitales; простыя, P. simplices; пупочной стороны боковыя, Regiones lumbares; развитыя, P. formatae; разнородныя, P. heterogeneae; ровныя, P. aequales; родотворныя, Genitalia; сложенныя, P. compositae; содержащія, P. continentes; содержимыя, P. contentae; составныя, P. constituentes; P. constitutivae; состав. анатомическія, P. const. anatomicae; с. ближайшія, P. proximae, P. constitutivae proximae; с. отдаленныя, P. const. remotae; P. remotae; с. химическія, P. const. s. chemicae; срамныя, P. obscoenae; сходныя между собою, P. similares; твердыя, P. durae; тѣла, P. corporis, Regiones corporis; т. безполезныя, P. illaudabiles; т. внѣшнія, P. corp. externae; т. волосистыя, P. corp. pilosae; т. главныя, P. corp. principes; т. жидкія, P. corp. fluidae; т. маловажныя, P. ignobiles, P. illaudabiles; т. наружныя, P. corp. externae; т. органическія, Organa corporis; т. твердыя, P. corp. solidae; т. человѣческаго, P. corp. humani; число частей тѣла большое обыкновеннаго, *Plethomeria;* ч. челов. тѣла обратившіяся въ руду, *Anthropolithi* mineralisati.

Частица, Particula; нераздѣлимая первоначальная, *Atomus*; малѣйшія частицы, Moleculae.

Частный, Partialis, Particularis, Privatus, Specialis, *Sporadicus*, *Idios*; частная, приватная жизнь, Vita privata.

Частуха, Alisma, A. Plantago.

Частый, Frequens, Creber; весьма ч., Saepissimus.

Часть, Pars (genit. partis), Portio, *Meros*; брюха средняя, Regio umbilicalis; верхняя головы, Apex capitis, Vertex; верх. плеча, *Epomis;* верх. хребта, *Antisternum, Metaphrenum*; внѣшняя человѣческаго тѣла, Regio; вогнутая, Facies concava; выпуклая, F. convexa; головы волосатая, Capillitium, *Trichoton*; головы передняя, Sinciput; глазной впадины нижняя, Basis orbitae; груди передняя, Praecordia; головы задняя, Occiput, Regio occipitalis; задняя затылочной кости, Pars nucho-occipitalis; задняя таза, Regio sacra; задняя тѣла, Nates; зародышевая, P. foetalis; затылочная, P. occipitalis; конечная, *Acros*; кости затылочно-выйная, P. nucho-occipitalis; кости омертвѣлая, Sequester; крайняя конечной плоти, которая при обрѣзываніи отнимается, *Acroposthia*; крайняя верхней конечности, *Acrochir;* красная крови, P. rubra sanguinis; крови волокнистая, P. fibrosa sanguinis; матки влагалищная, Portio vaginalis uteri; маточная дѣтскаго мѣста, Pars uterina placentae; молока сырная, *Galactina*; мышицы мясная, Caro fibrosa; мыш. сжимающей глотку средней, Musculus chondropharyngeus; мясная, Substantia carnosa; нижней поверхности черепа передняя средняя, R. gutturalis; нижняя тѣла, Basis; нижняя языка, P. linguae inferior; основная чего нибудь, *Stoechion*; передняя, P. anterior, Facies; сосцевидная, P. mastoidea; средняя, P. media, Corpus; ср. (длинной) кости, *Diaphysis*; сухожильная, P. tendinea; третья, P. tertia; тѣла, P. corporis, Regio, Membrum; уха наружная, Auris externa; уха нижняя, Lobus auriculae; ушка хрящевая, Cartilago auris; химическаго тѣла главная, составная, Basis; хребетная, P. spinalis; чешуйная, P. squamosa; чресленная, P. lumbaris; шейная, P. cervicalis; большею частію, Magna ex parte; изъ всякаго по равной части, *Ana*; къ одной только части принадлежащій, *Mericus*; по равной части масла и уксуса изъ каждаго по унціи, Olei et aceti singulorum uncia una; на двѣ части раздѣленный, Bipartitus; на три, Tripartitus; раздѣлить на двѣ равныя части, Dividere in duas partes aequales; третяя часть фунта, Pondotriens; частью, отчасти, Ex parte, Partim.

Часъ, Hora; болѣе часа, H. amplius; всякій часъ, Omni hora, Singulis interpositis horis; всякіе два часа, Omni bihorio, Omni secunda hora, Interpositis binis horis; всякіе три часа, чрезъ три часа, Omni tertia hora, Interpositis ternis horis; всякіе три часа давать, принимать по ложкѣ, Singula cochlearia ternis horis danda; гаданіе по часу рожденія, *Horoscopus.*

Часы, Horologium; солнечные, *Sciothericum*; флоры, Horologium florae.

Чахлость, зуба, *Odontatrophia*; сѣтчатой оболочки, *Amphiblestrodeophthisis*; яичка, *Atrophia* s. Aridura s. Marcor testis s. testium.

Чахнуть, Tabescere, Contabescere.

Чахотка, *Phthisis*; атоническая, Ph. atonica; брыжеечная, Ph. mesenterica; брюшины, Ph. peritonaealis; брюшная, Ph. abdominalis, *Coeliophthoe*; бр. гнойная, Ph. a. purulenta; бр. мокротная, Ph. a. pituitosa; вѣтвей дыхательнаго горла, Ph. bronchialis; геморoидальная отъ задержанія геморoидальнаго истеченія, Ph. haemorrhoidalis; глотки, Ph. pharyngea; гнойная настоящая, Ph. vera; гнойная съ воспаленіемъ, *Phthisiopneumonia;* гортанная, Ph. laryngea; дыхательнаго горла, Ph. trachealis; железъ вѣтвей дыхательнаго горла, Ph. glandularis; золотушная, Ph. scrophulosa; кишечная, Ph. intestinalis; колликвативная совершенно развившаяся, Ph. consummata; легкихъ или легочная, Ph. pulmonalis, *Pneumonophthoe*, *Pneumonophthisis*; страждущій легкою ч., *Pneumonophthisicus*; легк. артрическая, Ph. p. arthritica; легк. безъ отдѣленія мокротъ, Ph. p. sicca; легк. бугорковатая или бугорчатая, Ph. p. tuberculosa; легк. влажная, Ph. p. humida; легк. гнойная, Ph. p. purulenta; легк. кровяная, отъ сильнаго накопленія крови, Ph. p. sanguinea; легк. ломотная, Ph. p. arthritica; легк. мокротная, Ph. p. pituitosa; нервная, Ph. p. nervosa; легк. образующаяся, развивающаяся, *Phthios*; легк. отъ вогнутой или скрывшейся внутри чесотки, Ph. scabiosa; легк. отъ простуды, Ph. catarrhalis; легк. сухая, Ph. p. sicca; легк. съ затвердѣніемъ, Ph. p. scirrhosa; легк. съ значительнымъ лег. узловатая, Ph. p. nodosa; легк. съ изъязвленіемъ, Ph. p. purulenta; легк. туберкулёзная, Ph. p. tuberculosa; легк. сопряженная съ синею болѣзнею, Ph. p. cyanotica, *Cyanosis* purulenta; легк. червная, (veter.) Ph. p. tuberculosa, verminosa; легк. чесоточная, Ph. scabiosa; ложная, *Pseudophthisis*; матки, маточная, Ph. uterina, *Hysterophthoa*; мнимая, *Pseudophthisis*; мокротная, Ph. pituitosa; мочеваго пузыря, Ph. vesicae urinariae; мочеточниковъ, Ph. ureterica; мѣстная, Aridura; нервная, Ph. nervosa; отъ камней въ легкихъ, Ph. calculosa; отъ остановленія испареній, Ph. *eccritischetica;* отъ остановленія мѣсячнаго очищенія, Ph. menstrualis; отъ сильнаго нагноенія въ вертлюжномъ составѣ, *Ischiophthisis*; отъ скораго и холоднаго питья послѣ разгоряченія тѣла, Ph. *psychropotica*; отъ скрывшихся внутри сыпей, Ph. *eccritischetica*; печени, печеночная, Ph. hepatica, *Hepatophthoe;* подвоспалительная, Ph. florida, phlogistica; поджелудочной железы, Ph. pancreatica; почечная, Ph. renalis; раздражительная, Ph. phlogistica, florida, arteriosa; сальничная, Ph. omentalis; селезенки, селезеночная, Ph. lienalis; у овецъ, *Hydrorrhachia* hydatidea; цынготная, Ph. scorbutica; чресленная, Ph. lumbalis; чувственно-жильная, Ph. nervosa; (легочная) явная, Ph. manifesta s. formata, s. confirmata; яичниковъ, Ph. ovaria.

Чахотный, Чахоточный, *Phthisicus*, Tabidus.

Чаша, *Calyx*, Calix (genit. calicis), Catinus, *Pelys*, *Phiala*.

Чашечка, *Calyx*, Calix (genit. calicis), Calyculus, Patellula; мховъ, *Perichaetium*.

Чашечковый, Calyculatus.

Чашечный, Calyculatus, *Calycodes*.

Чашка, Calix (genit. calicis), *Calyx*; (раст.) Mespilus germanica; для обмыванія или умыванія или купанія глазъ, Cucurbita ocularis; колѣнная, подколенная, Patella, *Epigonatis*; кофейная, Vasculum coffeanum.

Чашки коричныя, Flores cassiae.

Чашковидный, *Calycodes*, Calyciformis.

Чашкотычинковыя, *Calycostemones*.

Чашница улиткообразная, Peziza cochleata.

Чебаки, Leptocephala.

Чебакъ, Cyprinus; золотой, C. auratus.

Чебышникъ, Philadelphus coronarius.

Челибуха, з. Цѣлибуха.

Чело, Frons (genit. frontis), *Melopon*; изслѣдованіе его въ физіономическомъ отношеніи, *Metoposcopia*.

Человѣковидный, *Anthropodes*.

Человѣколюбецъ, *Philanthropus*.

Человѣколюбивый, Humanus.

Человѣколюбіе, *Philanthropia*.

Человѣкообразный, *Anthropomorphus*.

Человѣкоподобный, *Anthropodes*.

Человѣкословіе, *Anthropologia*.

Человѣкоубивающій, *Anthropoctonus*.

Человѣкоубійство, Homicidium, *Anthropoctonia*; учинить, Caedem facere.

Человѣкоубійца, Homicida.

Человѣкъ, Homo (genit. hominis), *Anthropos*, *Microcosmus*; безъ крайней плоти, *Apella*; безъ мозга, *Anencephalus*; величиною въ локоть, *Pygmaeus*; возмужалый, Pubeda, Pubens, Pubers; дряхлый, H. decrepitus; изнѣженный, Mollis; ловкій, H. factus; молодой, Adolescentulus, Juvenis; обыкновенный, H. sapiens; проворный, H. factus; съ высокими плечами, Alatus; описаніе человѣка, *Anthropographia*; превращеніе въ человѣческій видъ, *Anthropomorphosis*.

Человѣческій, Humanus, *Anthropicus*.

Человѣчество, Humanitas.

Челогаданіе, *Metoposcopia*.

Челюстевидный, Maxillaeformis.

Челюстный, Maxillaris.

Челюсть, Maxilla, *Gnathos*; верхняя, M. superior; нижняя, M. inferior.

Чемерица, Veratrum; бѣлая, V. album; вонючая, смрадная, Helleborus foetidus; зеленая, H. viridis; зимняя, H. hyemalis; черная, H. niger, orientalis; сильное дѣйствіе ея, *Sparagmus* (Coel. Aurel.).

Чемеричникъ вшеморный, Veratrum Sabadilla.

Ченчикъ (второй желудокъ у животн. жвачку отрыг.), Reticulum; смолянный, *Dropax*.

Червеница красильная, Anchusa tinctoria.

Червенишникъ, Potentilla argentea.

Червецъ, Coccus; Гуммилаковый, C. Lacca; Европейскій, C. polonicus; мексиканскій, C. Cacti, з. Червешникъ; минеральный, Kermes minerale.

Червешникъ, Червецъ, Potentilla argentea.

Черви, Vermes; въ тѣлѣ, *Theria*; курячьи, Alsine media; окаменѣлые, *Helmintholithus*; сосущіе, *Tremadota*; чревные, *Helmintha*.

Червивость, Verminatio.

Червивый, червистый, Vermiculosus.

Червленецъ минеральный, Purpura mineralis.

Червленный, Coccineus, Purpureus.

Червовидный, *Helminthodes*, Lumbricalis.

Червегонный, Vermifugus.

Червообразный, *Helminthodes*, Lumbricalis, *Scolecodes*, Vermicularis.

Червоподобный, з. Червообразный.

Червоточина, Verminatio, Caries, (Bot.) Teredo.

Червоточный, Vermiculosus.

Червь, Vermis, *Scolex*; дождевой, земляный, Lumbricus terrestris; корабельный, Teredo; печенковый, печеночный двудирный, *Distoma*; надкожный, Dracunculus; трубчатый, Dentalium elephantinum; чревный, *Entozoon, Helmins*; шелковый, Bombyx.

Червяковидный, Lumbricalis.

Червякъ, Vermis; летучій, Furia infernalis.

Червяница аптекарская, Anchusa officinalis.

Червячокъ, Vermiculus; Ивановъ, Lampyris noctiluca.

Череда (чреда), Vicis, Ordo; по чередѣ, Alternis vicibus, Per vices; повислая (растеніе), Bidens cernua; трираздѣльная, B. tripartita.

Чередникъ, Cynoglossum officinale; широколиственный, C. omphalodes.

Черемица, Черемша, Allium ursinum.

Черемуха, Черёмха, Prunus Padus.

Черемха, Prunella vulgaris, также Prunus Padus.

Черемша, з. Черемица.

Черенокъ, Manubrium; Pedunculus; ножевый, M. cultri, (Bot.) Pedunculus.

Черенчатый, Pedunculatus.

Черепаха, Testudo, *Chelone, Chelonia*; зеленая, T. Midas; круглая, T. orbicularis; чешуйчатая, гребенчатая, T. imbricata.

Черепашный, Cochleatus; черепашныя, *Cheloniae.*

Черепицевидный, Черепичный, Imbricatus.

Черепокожный, Crustaceus, Testaceus.

Черепословіе, *Craniologia.*

Черепокъ (особ. глинянаго сосуда), *Ostracon*, Testula.

Черепосверленіе, Trepanatio cranii.

Черепъ, Testa; головный, *Cranium*, Caput osseum; изслѣдованіе и разсматриваніе черепа для опредѣленія способности человѣка, *Cranioscopia*; неимѣющій черепа, *Acranius*; съ черепомъ соединенный, *Syncranius.*

Черешня, Prunus avium, Cerasus dulcis, vulgaris.

Черешечный, Petiolaceus.

Черешокъ, Pediculus, Petiolus, также Stipes.

Черешочный, Pedicellatus, Petiolatus.

Черіода, з. Череда растеніе.

Черметъ аптечный, Tordylium officinale.

Черная желчь, Atrabilis.

Черненіе, *Aethiopiosis*, Inductio nigritiae.

Черника, Черница, Vaccinium Myrtillus.

Чернила, Чернило, Atramentum; симпатическое, A. sympatheticum.

Чернить, Nigrare, Nigrificare.

Черница, з. Черника.

Черницы, Baccae Myrtilli.

Чернобагряный, Cerasinus.

Чернобыллъ, Чернобыль, Чернобыльникъ, Artemisia, A. vulgaris; австрійскій, A. austriaca; ч. астрагонный, A. Dracunculus; восточный, китайскій, A. chinensis; голубый, A. coerulescens; италіанскій, A. camphorata; каменистый, A. rupestris; клубчатый, A. glomerata; ладончатый, A. palmata; луговой, A. campestris; предушистый, A. odoratissima; приморскій, A. maritima; противуглистный, A. Contra, A. judaica, A. santonica; турецкій, A. pontica, Chenopodium Botrys.

Чернобѣлка, Melaleuca; настоящая, M. Leucodendron.

Черноватый, Nigricans, Subniger, *Pelios.*

Черновикъ, *Melanosis*; *Melanoma.*

Черноголовка, Prunella.

Черноголовникъ, Poterium, Pimpinella saxifraga; зеленоватый, Poterium Sanguisorba.

Черноголовъ простой, Prunella vulgaris.

Черноголовый, Atricapillus.

Черногривъ, Rhododendron, R. chrysanthum; большой, R. maximum.

Черножелчіе, з. Меланхолія.

Черножелчный, Atrabilaris; *Melancholicus.*

Чернозеленый, Atrovirens.

Черноземъ, Humus.

Чернокленина, з. Чернокленъ.

Чернокленникъ, з. Чернокленъ.

Чернокленъ, Acer campestre; шереховатый, A. Dasycarpon.

Чернокорень, Cynoglossum.

Чернокрасный, Atropurpureus.

Чернокудренникъ, Ballota; волосистый, B. lanata.

Черносливъ, Prunus damascena, P. hungarica; американскій, Chrysobalanos Icaco.

Черность, з. Чернота.

Чернота, Nigredo, Nigritia, Nigritudo, (внутренностей) *Melanosis* (viscerum abdominalium); зубовъ, N. dentium.

Черноталь, Salix pentandra.

Черноустникъ, з. Черноустъ.

Черноустъ, *Melastoma*; крыжовникоподобный, M. grossularoides; чаю подобный, M. theaezans.

Чернушка, Nigella, N. sativa; дамаская, N. damascena; полевая, N. arvensis.

Черный, Ater, *Melas*; весьма ч., Perniger; какъ уголь, *Athracodes*, Athracinus.

Чернь, Plebs (genit. plebis), *Ochlos*.

Чернѣть, Nigrescere, Nigrefieri.

Чечнѣющій, Nigricans.

Черпало, Situla, *Arytaena*.

Черпаловидный, *Arytaenoideus*.

Черпалогортанная, *Cricotracheliaeus*.

Черпалообразный, *Arytaenoideus*.

Черпать, Haurire.

Черта, Linea; лица, Lineamentum.

Чертогрызъ, Scabiosa succisa.

Чертогъ, Aula; зрительнаго нерва, *Thalamus* (nervi optici).

Чертокъ (Bot.), *Sphaeridium*.

Чертополохъ, Carduus, Centaurea Calcitrapa; азіатскій, Centaurea Behen; болотный, Carduus palustris; васильковый, Cent. Cyanus; водяной, Eupatorium triplinerve; звѣздочный, звѣздчатый, C. Calcitrapa; золототысячный, италіанскій, египетскій, C. Centaurium; копеобразный, ланцетовидный, Card. lanceolatus; нагорный, черный, Centaurea montana; повислый, Card. nutans; равноденственный, Centaurea solstitialis; синій, Eryngium officinale; хохлатый, C. Calcitrapa; чесотной, C. scabiosa.

Чертъ, з. Чортъ.

Черты лица, Lineamenta.

Черюда, з. Черіода.

Чесаніе, Scalpturigo.

Чесать, Scabere, Pectere.

Чеснокъ, Allium, A. sativum, *Scorodon*; гишпанскій, A. Porrum; дикій, Sempervivum tectorum; конскій, Teucrium Scordium; луковый, A. Scorodoprasum; лѣсный, Erysimum Alliaria, A. Victorialis; магическій, A. magicum; медвежій, A. ursinum; нѣмецкій, A. Moly; трубчатый, A. fistulosum.

Чесночный, Alliaceus, Alliatus.

Чесотка, Scabies, *Psora*; венерическая. S. venerea; влажная, S. humida; внутрь скрывшаяся, S. retrograda; гнойная, S. purulenta; головная, S. capitis; желудочная, S. gastrica; золотушная, S. scrophulosa; критическая, S. critica; ложная, *Psydracia*; ломотная, S. arthritica; мочеваго пузыря, S. vesicae; настоящая, S. vera; недавно бракомъ сочетавшихся, S. neogamorum; отъ болѣзней брюшныхъ органовъ, S. hypochondrica; отъ излишняго употребленія теплыхъ ванъ, S. thermalis; перемежающаяся, S. febricosa; припадочная, S. symptomatica; ревматическая, S. rheumatica; сосковидная, S. papuliformis; сухая, S. sicca; отъ ч. происходящій, *Psoricus*; хлѣбниковъ, *Artopocopsora*, *Psoriasis* pistorum.

Чесоточный, Чесотный, Scabiosus, *Psoricus*, *Psorodes*.

Чеспера (veter.), *Colica*.

Честность, Probitas, Honestas.

Честолюбіе, Ambitio.

Честь, Honor.

Четвероднсвный, Quartanus.

Четверный, Bigeminatus.

Четверокрылый, *Tetrapterus*.

Четвероногій, Quadrupes (genit. quadrupedis), *Tetrapodus*.

Четвероногія, Quadrupeda; яйценосная, Reptiles.

Четвероножный, *Tetrapodus*.

Четвероножныя, Quadrupeda.

Четверорукій, Quadrimanus.

Четвероугольникъ, Quadratum; неравносторонній, *Trapezium*.

Четвероугольный, Quadrangularis, Quadrangulus, *Rhombus*.

Четверть, Quadrans.

Четверогранникъ, *Tetraëdron*.

Четковидный, Moniliformis.

Четыреженіе, *Tetragynia*.

Четыреженный, *Tetragynicus*.

Четыреженство, *Tetragynia*.

Четырезубецъ, электрическій, *Tetradon* electricus.

Четырелепестный, *Tetrapetalus*.

Четырелистный, *Tetraphyllus*.

Четыремочіе, *Tetradynamia*.

Четыремочный, *Tetradynamicus*.

Четыремужіе, *Tetrandria*.

Четыремужный, *Tetrandricus*.

Четыреорѣшный, *Tetrapyrenus*.

Четыреперстный, *Tetradactylus*.

Четырераздѣльный, Quadrifidus.

Четырерожникъ, вьющійся, Tetracera volubilis.

Четырестороннiй, *Tetragonus*.

Четырессѣменный, *Tetraspermus*.

Четыреугольникъ, *Tetragonum*.

Четырехлѣтній, Quadriennis.

Четырехмѣсячный, Quadrimensis.

Четыроядерный, *Tetrapyrenus*.

Чечевица, Ervum, Lens, *Phacos*; садовая, E. Lens; хрустальная, L. crystallina; происходящій отъ подвижности ея изъ мѣста, *Crystalloparatopicus*; чечевицѣ подобный, *Phacodes*.

Чечевичинка, Lenticula.

Чечевичникъ, Lentigo, *Phacos*; одержимый чечевичниками, *Phacopsis*.

Чечевичный, Lenticularis, Lentiformis.

Чешуевидный, Squamiformis.

Чешуи, Squamae; медовыя, S. nectariferae.

Чешуйка, Squamellula.

Чешуйный, Squameus, Squamosus.

Чешуистый, *Lepidodes*, Squamosus.

Чешуйчатость, *Ichthyosis*.

Чешуйчатый, *Lepidodes, Lepidotus*, Squamosus.

Чешуя, Squama, *Lepis, Lepos, Pholis*; рыбная, *Ichthyema*; ч. сходитъ, S. abscendit; счищать ея, Desquamare.

Чижи (простонарод.) нарости въ задн. проходѣ, *Condylomata*, C. venerea; также, Mariscae haemorrhoidales.

Чилибуха, з. Цѣлибуха.

Чилига степная, Abrotanum campestre.

Чилимъ, Чилинъ, Tribulus, Trapa natans; земляной, T. terrestris.

Чилиный (водяныя), Nuculae aquaticae.

Чина бѣдная, Lathyrus Ochrus; шишковатая, L. tuberosus.

Чирей, Abscessus apostematosus, Vomica; также, Furunculus; брюшный, V. abdominalis; въ вилахъ копыт t. 9477; въ легкихъ, V. pectoris purulenta.

Число, Numerus, *Arithmos*; тройное, *Trias*.

Числогаданіе, *Arithmantia*.

Чистецъ, Sesuvium; Chelidonium majus; Geum urbanum; болотный, Staphys palustris; извивистый, Seseli tortuosum; конскій, Seseli Hippomarathrum; лѣсный, Stachys sylvatica; меньшой, Ranunculus Fiscaria; однолѣтній, St. annua; прямый, St. recta.

Чистительный, Purgativus, Purgans, *Catharticus, Drasticus*.

Чистить, очищать, Purgare, Mundare, Emundare, Purefacere, Purificare; водою, Abluere, Eluere.

Чистосердечіе, Sinceritas, Ingenuitas.

Чистота, Munditia, Puritas.

Чистотѣлъ, Chelidonium; великорослый, Ch. majus; рогатой, Ch. glaucium.

Чистоустъ, Osmunda; колоцинтовый, O. Spicant s. Spicae; полумѣсячный, O. Lunaria; царскій, O. regalis.

Чистоушка, з. Уховертка.

Чистый, Purus, Mundus, Limpidus, Merus, *Catharos*; самый ч., Rectificatissimus; ч. (безпримѣсное) вино, Sincerum vinum.

Чистѣйшій, Rectificatissimus.

Чистякъ, Fumaria; Iris sibirica; большой, Chelidonium majus; меньшій, F. officinalis; (весенній), Ranunculus Ficaria.

Чиханіе, Sternutatio, Sternutamentum, *Ptarmos*; возбуждать, Sternutamenta movere, evocare, concitare; отъ дѣйствія свѣта, St. a lumine; производящій ч., имъ причиняемый, *Ptarmicus*.

Чихательный, Sternutatorius.

Чихать, Sternuere; часто ч., Sternutare.

Чичмъ, чишмъ сѣмена, Chichm.

Чишка, чишки, Mespilus germanica.

Членоперистый, Articulate-pinnatus.

Членораздробленіе, *Anatomia*; мужескаго трупа, *Andranatomia*; плода въ матерней утробѣ, *Embryothlasis, Embryotomia*.

Членосоединеніе (з. также составъ), Articulatio, *Arthrosis*; глубокое, *Enarthrosis*; двойное, *Rhachitis*; коловидное, A. trochoides; костей, A. ossium; неестественное, не правильное, A. abnormis; пальцевъ, Internodium; плоское, *Arthrodia*; тѣсное, A. adstricta; шаровидное, A. sphaeroidea; образованіе членосоединенія искуственное, *Arthroplastice*.

Членосоставный, Articularis, Articulatus, *Enarthros*.

Членъ, Membrum, *Melos, Gyion, Meros*; суставъ, Articulus, *Arthron*; въ концѣ обнаженный, напр. головка дѣтороднаго уда, *Acropsilon*; параличный, *Cholasma*; излишнее число членовъ, *Arthroperissia*; имѣющій такое число членовъ, *Arthroperissus*; имѣющій много членовъ, *Polymerius*; лишеніе или недостатокъ одного или болѣе членовъ, *Arthrosteresis*; недостатокъ въ оныхъ имѣющій, *Arthrosteretos*.

Члены, з. Членъ; крайніе тѣла, Extremitates, *Acroteria*; тѣла, особ. большіе, *Artus*; поправленіе вида искрывленныхъ членовъ, *Diorthosis*; къ тому служащій, *Diorthoticus*.

Чортъ, *Diabolus*, Spiritus infernalis.

Чреватая, з. Беременная.

Чреватый, Ventrosus.

Чревный, *Epigastricus*.

Чрево, Abdomen, Venter, *Gaster*.

Чревовѣщатель, Ventriloquus, *Engastrimythus*, *Polylalcus*.

Чревосѣченіе, *Gastrotomia*, *Laparotomia*.

Чре́звычайный, Extraordinarius.

Чрезвычайность, Nimietas, Excessus, *Perissia*.

Чрезмѣрность, Excessus.

Чрезмѣрный, Nimius, Enormis, Modum excedens, *Perissos*.

Чресла, Lumbi.

Чресленный, Lumbalis.

Чувства, з. Чувство; внутреннія, Sensus internus; внѣшнія, S. externi.

Чувственность, Sensualitas.

Чувствилище, общее, *Aestheterium*, Sensorium commune.

Чувствительность, Sensibilitas, *Aesthema*; болѣзненная, S. morbosa; возвышенная, S. aucta; (особ. орган. чувства), *Hyperaesthesis*; возв. органовъ осязанія, *Hyperaphia*; глаза, *Amaurosis* erethica; особая, особенная, S. specifica, *Idiosyncrasia*; сердца возвышенная, *Neurosis* cardiaca; уменьшенная, S. diminuta; умноженная, *Erethismus* nervosus, S. aucta; высшая степень чувствительности, *Eupathia*.

Чувствительный нѣжный, Mollis, Delicatus, Tener; чрезмѣрно ч., *Hyperpathes*.

Чувство, Sensus, *Aesthesis*; боли, S. doloris; большей слабости, S. dedolationis, *Copos*; вкуса, *Geusis*; вкуса чрезвычайно сильное, *Hypergeusia*; желанія, Facultas appetendi, Appetitus sensitivus; зрѣнія, Visio; нездоровья, S. aegritudinis; обонянія, Odoratio; общее, *Coenaesthesis*; къ нему относящееся, *Coenaestheticus*; осязанія, Tactus; осязанія тупое, *Amblyhaphia*; ползанія мурашекъ (какъ будьто муравьи ползаютъ по тѣлу), S. formicationis, *Myrmeciasis*; тяжести, Gravitas, Sensus gravitatis; холода болѣзненное въ нѣкоторыхъ частяхъ тѣла, *Catapsyxis*; неимѣть чувства, Sensu carere, Sine sensu esse, Torpere, Insensibilem esse; лишенный чувствъ, Stupidus, *Narcodes*; лишиться чувствъ, Sensum amittere, deperdere; ослаблять, притуплять ч., Sensum obtundere, hebetare; притти въ ч., Ad se redire, Ad se reverti; имѣющій поврежденныя чувства, *Peros*.

Чувствованіе, Sensus, *Aesthesis*; запаха несуществующаго, *Pseudosphresia*; обманъ его, когда больному кажется, что на него дѣйствуетъ изъ внѣ несуществующія впечатлѣнія, *Pseudaesthesia*.

Чувствовать, Sentire; неправильно, имѣть не естественное чувство, Non naturaliter sentire.

Чувствуемое, *Aesthema*.

Чудности (рѣдкости) природы, Rariora naturae.

Чудо, Miraculum, Prodigium, Ostentum, *Teras*.

Чудовище, Monstrum, Portentum, Naturae peccatum.

Чудовищный, Monstrosus.

Чуждый, Alienus, *Allotrius*, *Xenos*.

Чужеземный, Чужестранній, Extraneus, Peregrinus, *Exoticus*, *Xenos*; мѣсто для пріема, угощенія чужеземныхъ, *Xenodocium*, *Xenodochium*.

Чужестранній, з. Чужеземный.

Чужеядный, *Parasiticus*.

Чуланъ, Cella; для сохраненія живыхъ или мертвыхъ животныхъ, *Zoophylacium*.

Чума, Pestis, P. orientalis, *Loemos*, *Loemopyra*; овецъ, P. ovium; скотская, P. bovilla; ч. оказалась въ городѣ, постигла, поразила городъ, P. incidit in urbem; ч. въ этой сторонѣ свирѣпствуетъ, P. in illa regione saevit; ч. здѣсь прошла, Ab hoc loco p. abiit; ч. здѣсь болѣе и болѣе распространяется, P. longe lateque in hac regione grassatur, diffunditur, spargitur, serpit; къ ч. относящійся, *Loemicus*.

Ш.

Шабина, Rhododendron chrysanthum.

Шагъ, Gradus, Passus.

Шалвей, Шалвія, Шалвый, з. Шалфей.

Шалость, Lascivia, Petulantia, Ineptiae.

Шалфей, Salvia, S. officinalis; арабскій, S. aethiops; луговый, S. pratensis; обыкновенный, S. officinalis; полевый, Sclarea; степный, S. Horminum; эѳіопскій, S. aethiops.

Шампиньонъ, Agaricus campestris.

Шандра, Marrubium; бѣлая, M. vulgare; черная, M. nigrum; чужестранняя, M. peregrinum.

Шанкеръ, Ulcus syphiliticum, Ulcera

venerea; въ горлѣ, U. v. faucum, *Aphtha* venerea.

Шанта черная, Ballota nigra.

Шапка, Pileus, Pileum, (Bot.), Calyptra; дурачья раст., Epimedium alpinum; колпакообразная, *Mitra*; эпископская, Helvella esculenta; шапки, шапочки, раст., Tagetes erecta.

Шапочка, Pileolum, Pileolus, *Pilidium.*

Шарики, Globuli; виннокаменные, I. 10404; волосистые, находимые въ моряхъ (изъ морскихъ растеній), Pilae marinae; въ маткѣ, I. 6429; желчные, Acini biliosi; желѣзные, G. martiales; крови, кровяные, G. sanguinis; кр. бѣлые, желтые, красные, G. sang. albi, flavi, rubri; малые железъ, Acini glandularum; печеночные, A. hepatis; питательнаго сока, G. chyli; полукруглые, Rotulae.

Шарикъ, Globulus, *Sphaeridium, Sphaerula*; корпейный, полотняный, I. 10419; Glomus, G. linteum.

Шарлатанство, Circulatoria, Jactatio, J. circulatoria, *Banausia* (Hippocr.).

Шарлатанъ, Circulator, Medicus imperitus, *Pseudiatros, Agyrta, Banausus*; имѣющій многіе персты на пальцахъ, *Sphragidonychargocometa*; ученый, *Ancmologus.*

Шарлотъ, Allium ascalonicum.

Шаровидный, Globosus, Globulosus, Conglobatus, Orbicularis, *Sphaericus, Sphaerodes.*

Шаровка, Globularia; кустовая, G. Alypum.

Шаровый, Globosus, *Sphaericus.*

Шарообразный, *Sphaericus, Sphaerodes.*

Шарфъ (повязка поддерживающая верхнюю конечность), *Mitella.*

Шаръ, Globus, Orbis, *Sphaera*; глазной, Bulbus oculi; паровой, Aeolipila; ощущеніе въ горлѣ, будьто шаръ поднимается (истер. припад.), G. hystericus; шары волосатые, находящіеся въ желудкѣ серенъ, Aegagropilae; огненные, Stellae bolides.

Шатаніе, Vacillatio; бедръ, *Scelotyrbe*; зубовъ, *Agomphiasis*, Vacillatio dentium.

Шататься, Titubare, Vacillare, Labare; зубы шатаются, Dentes labant.

Шатеръ, Tentorium.

Шафлоръ, Carthamus tinctorius.

Шафранъ, *Crocus*; австрійскій, C. austriacus; англійскій, C. anglicus; дикій, Carthamus tinctorius; безвременный, Colchicum autumnale; бѣлый, Венгерскій, Colchicum; восточный, Cr. orientalis; дикій, Colchicum; желѣзнокислый, желѣз. вязущій, I. 9365; испанскій, Cr. hispanicus; луговый, моровой, Colch. autumnale; настоящій, Cr. sativus; простой, Carthamus, C. tinctorius; французскій, Cr. gallicus.

Шафраный, *Croceus.*

Шахматный, Tessellatus.

Шверція долголѣтняя, Swertia perennis.

Шейка, Cervix, Collum, Collulum; желчнаго пузыря, I. 5798; зуба, C. dentis; матки, маточная, C. uteri; молотка, C. mallei; мочеваго пузыря, Cervix s. coll. vesicae; мочеиспускательнаго канала, *Isthmus* urethrae; реберъ, C. costae s. costarum.

Шейковатый, Cerviculatus.

Шейный, Collaris, Jugularis.

Шеколадникъ, шеколадъ, з. Шоколадникъ, Шоколадъ.

Шелишка ворсильная, Dipsacus fullonum.

Шелковистый, Sericeus.

Шелковица, Morus, (опухоль) Morum; бѣлая, M. alba; индѣйская, M. indica; черная, M. nigra.

Шелковичникъ, Morus alba.

Шелковый, Sericeus.

Шелкунъ, Шелкуха, Cynoglossum officinale.

Шелкъ, Bombyx; жабій, лягушечій, Conferva rivularis.

Шелуди, ей pl. m. Tinea (s. Scabies) capitis, *Achor, Psoriasis*; асбестовые, T. c. asbestina; венерическіе, T. syphilitica; влажные, Impetigo; влаж. разнообразные, I. figurata; застарѣлые, T. capit. inveterata; злокачественные, T. maligna; золотушные, T. scrophulosa; мочеваго пузыря, Scabies vesicae; на гривѣ, *Psoriasis* jubae; отрубообразные, T. furfuracea; просовидные, T. miliaris; рожевидные, Impet. erysipelatodes; струповидные, I. scabida.

Шелуха, Siliqua, Putamen, Palea, *Lepos*; на хлѣбныхъ зернахъ, *Acus* (genit. aceris); на овощѣ, Folliculum, Valvula; шелуху очищать, A. valvulis separare.

Шелушинка, Ramentum.

Шелушистый, Шелушный, Paleaceus, Siliquosus.

Шепеляніе, *Traulismus.*

Шепетливость, *Blaesitas.*

Шепетливый, Balbus, *Traulus, Blaesus.*

Шептала, Amygdalus persica.

Шербетъ, Sorbethum.

Шероховатость, Asperitas, Scabritia, Scabrities; глазныхъ вѣкъ, *Trachoma;* въ горлѣ, *Cerchnasmus*; кишекъ, *Trechysmus* (Hippocr.); ногтей, Scabrities unguium; языка съ жаркимъ дыханіемъ, *Sausarismus.*

Шероховатый, Asper, Scaber, Rudis, Scabridus, Hirsutus, Hispidus, *Dasys, Trachys;* шероховатымъ дѣлать, Hispidare, Scabrare, Exasperare; дѣлаться шероховатымъ, Exasperari.

Шерліево, Scherlievo.

Шерошница, Asperula; благовонная, душистая, A. odorata.

Шерстистый, Hirsutus, Lanatus.

Шерстяный, Laneus.

Шерсть, Lana, *Erion*; на животныхъ, Villus; грязная, немытая, L. succida, sordida, *Oesypus*; обѣленная куревомъ сѣрнымъ, L. sulphurata.

Шершавый, Hispidus.

Шершень, Vespa Crabro.

Шествіе, Gressio; обратное, Retrocessus.

Шестиженство, *Hexagynia.*

Шестиженный, *Hexagynus.*

Шестикрылый, *Hexapterus.*

Шестилепестный, *Hexapetalus.*

Шестилистный, *Hexaphyllus.*

Шестимуженіе, *Hexandria.*

Шестимужный, *Hexandricus.*

Шестимѣсячіе, Semestrium.

Шестимѣсячный, Semestris.

Шестинедѣльный, Sesquimensis.

Шестисторонній, *Hexagonus.*

Шестіугольный, *Hexaëdrum, Hexagonus,* Sexangulus.

Шесть, Sex, *Hex.*

Шея, Collum; также, Cervix, *Auchen, Trachelus, Dere*; длинная, *Macrauchen*; короткая, *Brachyauchen*; крывая, C. obstipum, *Cephaloloxia*; безъ шеи, *Atrachelus;* человѣкъ съ короткою шеею, *Brachyauchen, Bysauchen*; къ шеи принадлежащій, *Auchenicus.*

Шикша, Empetrum nigrum.

Шило, Subula, *Graphion*; калмыцкое, Hedysarum Alhagi.

Шиловатый, Subulatus.

Шиловидный, *Styloideus, Graphiodes.*

Шиловый, з. Шиловатый.

Шилообразный, з. Шиловидный.

Шильникъ, растен. Ш. водяной, Alisma Plantago.

Шина, Ferula.

Шиповатый, Spinosus, Apiculatus.

Шиповникъ, ш. простой, Rosa canina; мошистый, Rosa villosa.

Шипшина, Rosa canina.

Шипъ, Spina; Rosa canina.

Шипѣніе, Stridor, Sibilus, Effervescentia; въ ушахъ, S. auris; отвратительное, *Bdellos.*

Шипящій, Stridulus, Stridens.

Ширмовидный, Umbraculiformis.

Ширмы, зонтикъ, Umbraculum; для глазъ, U. ocularium, *Paropium.*

Широкій, Latus, *Platys.*

Широколистный, Latifolius, *Platyphyllus.*

Широколопаточный, *Platymetaphrenicus.*

Широконогій, *Platypodes.*

Широконосый, *Platyrynchos.*

Широкоустый, *Platystomos.*

Широта, Latitudo.

Шиферъ кременистный, Lapis lydius.

Шишечка, Tuberculum.

Шишечный, Tuberculatus.

Шишка (з. также Шишки), Tuber, Tumor, *Phyma, Conus, Strobilus*; венъ, Varix; ворсельная, раст., Dipsacus fullonum; кровавая, Boa; малая, *Phymation*; подъ языкомъ, Ranula; послѣ сапа (Veter.) Tumor farciminosus; сосновая, Pinea (nux); ей подобный, Pinealis; твердая на сухихъ жилахъ, *Ganglion.*

Шишки, з. Шишка; венерическія около задняго прохода, *Condylomata*; геморойныя, *Haemorrhoides* coecae; еловыя, Turiones abietini s. abietis; италіанскаго кедра (испорченныя, *Zamia*), Nuces cembrae; около задняго прохода, похожія на винную ягоду, на фигу, Atrices, *Condylomata* ficosa; венерическія, Cond. venerea; гребнистыя, C. cristosa; послѣ сапа, Malleus farciminosus; сосновыя, Turiones pini; хмѣлевыя, II. 9054.

Шишковатый, Tuberosus.

Шишковидный, (Bot.) *Conoides.*

Шишконосный, (Bot.) Conifer.

Шкиперъ, *Nauta.*

Школа, *Schola*; растеній, Plantarium.

Школьный, *Scholasticus.*

Шлакъ, *Scoria.*

Шлемовникъ, Scutellaria galericulata.

Шлемъ, Galea; сухожильный, I. 10002.

Шляпа, Pileus; дурачья, Epimedium alpinum; коническая, *Mitra,* M. vulgaris.

Шляпка, з. Шляпа.

Шмель, Apis terrestris.

Шнеперъ, *Phlebotomus*; мѣдный, P. orichalceus.

Шовъ, Sutura, *Rhaphe;* вертлюжный, S. clavata; вѣнечный, S. coronalis; гладкій, S. spuria; зазубренный, S. serrata; зубчатый, S. dentata; истинный, S. vera; костей, S. ossium; к. гладкій, ложный, Harmonia; к. черепа, S. cranii; краевой, S. limbosa; кровавый, S. cruenta; ламбо- или ламвдообразный, S. lambdoidea; лекарскій, S. vulnerum; лица продолговатый, средній, S. longitudinalis faciei; лобный, S. frontalis; мозга, мозолистаго тѣла, *Rhaphe* cerebri; мошонки, R. scroti; перевивной, S. circumvoluta; петлистый, S. ansata; ранъ, S. vulnerum; скорнячный или шубный, S. pellionum; соединяющій кости черепа, *Rhaphe*; стрѣлообразный, стрѣльный, S. sagittalis; треугольный, S. triangularis; узловатый, S. nodosa; чешуйный, S. squamosa; рана заживляется помощію шва, Vulnus sutura coit; соединить посредствомъ шва, S. jungere, conjungere. Швъ крѣпко держитъ, S. valenter haeret s. continet; наложить ш., Suturam injicere, Suere; швъ слишкомъ слабый, S. non continet.

Шоколада, з. Шоколадъ.

Шоколадникъ, Theobroma Cacao.

Шоколадъ, Шеколадъ, Chocolata; изъ дубовыхъ желудей-въ плиткахъ, I. 5203; изъ исландскаго мха, I. 5202; медицинскій, Ch. tabulata.

Шпага, Gladium, Ensis, *Xiphos.*

Шпадель, Шпадлисъ, з. Шпатель.

Шпажка, з. Шпажникъ.

Шпажникъ, Gladiolus; обыкновенный, G. communis.

Шпатель, *Spatha*; Spatula; для намазыванія пластырей, *Hypaliptron;* съ надрѣзомъ, S. incisa.

Шпатъ, Spatum; плавиковый, стекловатый, Fluor calcium; болѣзнь (Veter.), Suffragium, Tumor suffraginosus.

Шпиль, Apex.

Шпинатъ, Spinacia oleracea; дикій, Thlaspi Bursa pastoris; зимній, S. spinosa; лѣтній, S. inermis.

Шпіаутеръ, Zincum.

Шпора, Calcar; кавалерская раст., Delphinium Consolida, D. Ajacis.

Шпорецъ, (Bot.) Calcar.

Шпористый, Calcaratus.

Шпорки кавалерскія, Delphinium Consolida; садовыя, Centaurea Calcitrapa.

Шпорникъ, Delphinium; садовый, D. Ajacis.

Шпоръ, кавалерійскій, з. Шпора.

Шрамъ отъ побоевъ, отъ удара, *Molops.*

Шрифтъ, *Graphe.*

Штабъ-лекарь, Medicus superioris ordinis.

Штадъ-физикъ, *Poliater.*

Штаны, Femoralia, Braccae.

Штиллингія, Stillingia; жироносная, S. sebifera.

Штучатный, Tessellatus.

Шуйца, Manus sinistra.

Шулята, Testiculi.

Шулятовидный, Testiculatus.

Шумъ, Strepitus, Sonitus, *Bromus*; въ ушахъ, Murmur s. Sibilus s. Susurrus s. *Syrigmus* s. Tinnitus aurium; причиняемый выхожденіемъ вѣтровъ изъ задняго прохода, *Psophema* (Peditum).

Шумѣть, Strepere, Stridere, Susurrare, Murmurare.

Шумящій, Susurrans, Strepens, Fremebundus.

Щ.

Щавель, Rumex, R. Acetosa; альпинскій, R. alpinus; блюдовидный, R. scutatus; болотный, R. palustris; водяной, R. aquaticus; кислый, R. Acetosa; кобылій, конскій, R. Patientia; кудрявый, курчавый, R. crispus; луговый, R. pratensis; мѣлкій, R. Acetosella; остролистый, R. acutus; пригожій, R. pulcher; приморскій, R. maritimus; склубленный, R. conglomeratus; туполистный, R. obtusifolius; щитовый, R. scutatus.

Щадить, Parcere alicui.

Щастіе, з. Счастіе.

Щедрый, Liberalis.

Щека, Bucca, Gena, Mala, *Gnathos*; круглая, *Melon*; человѣкъ съ толстыми надутыми щеками, Bucco.

Щекотаніе, Titillatio, *Gargalos*; (особен. неестественное), *Gargalismus;* нецѣломудренное дѣтородныхъ частей, *Aedoeogargalismus*; отъ щ. происходящій, *Gargalicus.*

Щекотать, Titillare; въ горлѣ, Exasperare fauces.

Щелкунъ, Elater; свѣтлой, свѣтоносный, E. noctilucens.

Щелкуха, также Щелкунъ, Cynoglossum officinale.

Щелоки, Alcali; огнепостоянные, огнеупорные, Alcalia fixa; чистые ѣдкіе, A. caustica.

Щелокъ, Alcali, Lixivium; кровяный, A. phlogisticatum; летучій, *Ammoniacum, Ammonium*; переженнаго виннаго камня, Liquor tartari; поташный, Lixivium lignorum; растительный, Sal herbarum; ѣдкопоташный, I. 13551; ѣдкоп. мыловарный, I. 13610.

Щелочность, Alcalescentia.

Щелочь растительная, Alkaloid; ею причиняемый, *Conisticus*.

Щелочный, Alcalicus, Lixiviosus, Lixivus.

Щель, Fissura, Rima, *Schisma*, *Schiza*; въ копытѣ, I. 9464; дѣтородная внѣшная, Rima magna, Vulva; дѣтор. ладьеобразная, I. 9791.

Щепать, Scindere, Findere.

Щепотъ (т. е. сколько тремя пальцами захватить можно), Pugillus.

Щетина, Seta, Striga.

Щетинистый, Setosus, Hirsutus, Strigosus.

Щетинки, Comedones, Crinones; ими причиняемый, *Draconticus*.

Щетиноватый, Setosus.

Щетиновистый, Setaceus.

Щетка, щеточка, Scopula, s. setosa; ворсильная, Dipsacus fullonum; зубная, *Odontoxestes*.

Щи, Jusculum ex brassica.

Щипаніе, Vellicatio, *Tilmos*.

Щипцы, цовъ, т., Forceps, *Labis*; также *Agra*; акушерскій, F. obstetricia; глоточныя, *Acanthabolus*; для держанія вѣкъ, Tenaculum palpebrarum; для извлеченія пуль, I. 9723; для сжатія или держанія артерій, Tenaculum arteriarum; зубные, *Odontagra*; Левретовы кривыя, I. 9725; лекарскія, T. vulgaris, Volsella; обманчивыя, скрытныя, T. deceptoria; острыя, T. scissoria; пулевыя, I. 9723; употребляемые при изсѣченіи камня, *Litholabon*; орудіе для измѣренія разстоянія между половинками щипцовъ, *Labidometrum*.

Щипчики, Volsella; для выдергиванія волосъ или неправильно растущихъ рѣсницъ, *Tricholabium*; маленькіе для удержанія язычка, *Staphylagra*.

Щитковатый, *Corymbosus*.

Щитовидный, Peltatus, Peltiformis, Scutiformis, *Thyreodes*.

Щитовка, Scutellaria; обыкновенная, шлемовная, S. galericulata; цвѣтостороння, S. lateriflora.

Щитокъ, Scutellum, *Corymbus*, Umbraculum.

Щитообразный, з. Щитовидный.

Щитъ, Scutum; легкій, *Pelta*; большой продолговатой, *Thyreos*; желудочный, S. stomachicum; малый, Scutellum.

Щолокъ, Щолочность, Щолочный, з. Щелокъ и пр.

Щотка, з. Щетка.

Щука, Esox; морская, Gadus Merlucius; обыкновенная, Lucius, E. Lucius.

Щупальцы, Tentacula.

Щупать, Contrectare; щ. пульсъ, Arteriarum pulsum attingere, Tentare pollice arteriam, Tangere arteriam.

Щупъ, Specillum, *Mele*; безъ пуговки, *Apyrenomele*; желобоватый, S. sulcatum; искривленный, *Ancylomele*; китовый съ привязанною къ нему губкою, II. 3116; серебренный, S. argenteum; стальной, S. chalybeatum; вводить щ., щупомъ узнать, изслѣдовать, S. demittere, S. inserere; щ. (узнать) глубока ли рана, Vulneris altitudinem specillo indagare, explorare.

Щура, Cilo.

Щуреніе, Nictatio, *Scardamygmus*; хроническое, Cillosis.

Щуриться, Connivere.

Щурупъ, Cochlea.

Ѣ.

Ѣда, Cibus, Cibaria, Esca, Absumptio ciborum; въ первые дни болѣзни должно больнаго воздерживать отъ ѣды, Abstinendus a cibo primis diebus est aeger.

Ѣденіе, Esus, *Sitesis*, Absumptio ciborum; горячей пищи, *Thermophagia*; сырой пищи, *Omophagia*.

Ѣдкій, Mordax, *Causticus*, Corrosivus.

Ѣдкомлечникъ болотный, Euphorbia palustris; волосистый, E. villosa; плащевый, E. Peplus; солнечный, E. helioscopia.

Ѣдкосочникъ, Semecarpus; Индійскій, S. Anacardium.

Ѣдкость, Mordacitas; для вкуса,

Saporis acrimonia; вокругъ язвы, Ambulatio.

Ѣдунъ, Edax, Mando.

Ѣдучій, з. Ѣдкій.

Ѣзда, Vectatio; верховая или верхомъ, Equitatio.

Ѣль, з. Ель.

Ѣсть, Edere, Esse, Comedere, Vesci, Cibum assumere, sumere, capere, Uti cibo; неумѣренно, Vorare, Plus justo assumere, Nimium se replere.

Ѣства, Cibaria, Alimentum.

Э.

Эвдіометръ, *Eudiometrum.*

ЭвФорбій, Euphorbium; Gummi euphorbium.

Эгоистъ, Egoista.

Эгофонія, *Aegophonia.*

Экваторъ, Aequator.

Экзаменъ, Examen.

Эклектикъ, Eclecticus.

Эклектическій, Eclecticus.

Эклиптическій, *Eclipticus.*

Экономическій, Oeconomicus.

Экономія, Oeconomia; животная, O. animalis.

Экстрактъ (з. также Экстракты, Вытяжки), Extractum; вино-хинный, I. 8985; горькій, E. amarum; греческихъ орѣховъ не зрѣлыхъ, I. 8989; железояблочный, I. 8986; жидкій пирейный, 8987; мокротогонительный, E. panchymagogum; одуванчика, I. 8993; опійный, E. opii; проносный, E. catholicum; ревенный сложный, I. 8992; сабурнокамедный, I. 8979; слабительный, E. catharticum; смирный водяной, I. 8988; солодкаго корня, II. 9233; сосновыхъ шишекъ, водяный и винный, I. 8994; уксусосабурный, I. 8978; хассимовый жидкій, I. 8993; хины, E. chinae; хины виный, I. 8983; хины водяный, I. 8983; хины спиртный, I. 8983; хины холоднымъ путемъ приготовленный, или холодною водою извлекаемый, I. 8984.

Экстракты, Extracta; винные, E. vinosa; водяные, E. aquosa; жидкіе, E. liquida; камедистые, E. gummosa; камедосмолистые, I. 8963; мягкіе, E. mollia; простые, E. simplicia; сложные, E. composita; смолистые, E. resinosa; смѣшенные, E. mixta; спиртные, E. alcoholisata s. spirituosa; спирто-водные, I. 8972; сухіе, E. sicca; съ виномъ приготовленные, E. vinosa.

Элаись индѣйская, Elaeis guineensis.

Элата, Elate sylvestris.

Элатеринъ, Elaterinum.

Элатерій, Elaterium; бѣлый, E. album; черный, E. nigrum.

Элатеръ, Momordia Elaterium.

Электрическая сила, неспособенъ къ электрической силѣ, *Anelectricus.*

Электрическій, *Electricus*; первоначально эл., *Idielectricus.*

Электричества противуположныя, Electricitates contrariae.

Электричество, *Electricitas*; гальваническое, Galvanismus; животное, E. animalis; медицинское, E. medica; отрицательное, E. negativa; положительное, E. positiva; смоляное, E. resinosa; стекляное, E. vitrea; лишеніемъ электричества причиняемый, *Steretelectricus*; до электр. производимаго теплотою относящійся, *Thermelectricus.*

Электромагнетизмъ, *Electromagnetismus.*

Электромѣръ, Электрометръ, *Electrometrum.*

Электроносецъ, *Electrophorus.*

Элетроотрицательный, Electronegativus.

Электроположительный, Electropositivus.

Электропунктура, Electropunctura.

Электрофоръ, *Electrophorus.*

Электрохемизмъ, *Electrochemismus.*

Элементъ, Elementum, *Stoechion.*

Элементы, Elementa; жизни, E. vitae; человѣческаго тѣла, I. 7999.

Элемъ, Elemi, Gummi elemi; американскій, E. occidentale; восточный, E. orientale.

Элеосахаръ, Elaeosaccharum.

Эликсиръ, Elixir; болеутолительный, II. 10327; горькій, E. amarum; грудной Веделіевъ, I. 8018; грудной короля Датскаго, I. 8014; желудочный, E. stomachicum; ж. Гофманновъ, I. 8023; ж. Клейновъ, I. 8024; зубной, E. odontalgicum; кислокупоросный, I. 8025; кислый Галлеровъ, II. 989; кислый Дипелліевъ, I. 8011; купоросный, E. vitriolicum; купоросный прѣсный, I. 8027; парегорическій или болеутолительный, E. paregoricum; растворяющій Клаудеровъ, I. 8015; ревенный, горькій, I. 8020; сладкій, I. 8021; сабурный, E. aloeticum; сабурошафранный кислый, I. 8019; составный померанцовый, I. 8016; сѣрокислый Минзихтовъ, I. 8025.

Элипсисъ, *Ellipsis.*

Элиптическій, *Ellipticus.*

Эллеборъ, Helleborus.

Эмбріотомія, *Embryotomia.*

Эметинъ, *Emetinum.*

Эмпиризмъ, *Empirismus.*

Эмпирикъ, *Empiricus, Empirista.*

Эмпирическій, *Empiricus.*

Эмпирія, *Empiria*; раціональная, E. rationalis.

Эмульсія, Emulsio; изъ аммоніака, Lac ammoniacale; ложная, масленная, E. spuria s. oleosa; настоящая сѣменная, E. vera; проносная, E. purgans.

Эндемическій, *Endemicus.*

Эндеміологія, *Endemiologia.*

Эндемія, *Endemia.*

Эндерматика, *Endermatica.*

Эндермизмъ, *Endermismus*; эндермизмомъ причиняемый, *Endermicus.*

Эндивей, Эндивія, з. Ендивей.

Эндокардитизъ, *Endocarditis.*

Эндостомъ, *Endostoma.*

Энергія, *Energia.*

Энзоотія, *Enzootia.*

Энкардиты, *Encarditae.*

Энтомологія, *Entomologia.*

Энтузіазмъ, *Enthusiasmus.*

Энхейреза, *Encheiresis.*

Энціянъ, Gentiana lutea.

Эолипила, Aeolipila.

Эолипилъ, Aeolipila.

Эпидемическій, *Epidemius, Epidemicus.*

Эпидемія, *Epidemia.*

Эпизоотія, *Epizootia*; прыщевая, *Aphthae epizooticae.*

Эпилепсія, *Epilepsia.*

Эпилептическій, *Epilepticus.*

Эписинтетики, *Episynthetici.*

Эпоха, *Epocha, Periodus.*

Эриѳрея, Erythraea.

Эстетика, *Aesthetica.*

Эстрагонъ, Artemisia Dracunculus.

Эссенція, Essentia; Амбры, II. 10253; ароматная, E. aromatica; боли утоляющая, E. anodyna; вѣтрогонная Веделіева, I. 8650; древесная, Tinctura lignorum; желудочная пряная или ароматная, I. 8656; ж. Сталіева, I. 8657; Клаудера, I. 8652; миры, E. Myrrhae; отъ цынги, E. antiscorbutica; потовая Сталіевая, I. 8646; проносная, E. cathartica; противуцынготная, E. antiscorbutica; пряная, E. aromatica; хинхинная, Tinctura chinae; щелочная миры, I. 8654; щелочно-янтарная, I. 8658; янтарная Гмелина, I. 8659; Ѳерячная, E. theriacalis.

Этика, *Ethica.*

Этіологія, *Aetiologia.*

Эфиръ, Эѳиръ, *Aether, Naphtha; Aether* s. Fluidum coeleste; азотистокислый, A. nitricus; аммоніаковатый, A. ammoniacatus; золотой, Aurum potabile; Іодиновый, Іодъ содержащій, A. jodatus; купоросный, A. sulphuricus; мочевой, A. urinae; муравейный, A. formicicus; селитрокислый спиртный, II. 8600; селитряный, A. nitricus; солянокислый, A. muriaticus; солянок. разведенный, II. 8597; сѣрноспиртный, II. 8618; сѣрнок. камфорный, II. 8619; сѣрный, A. sulphuricus; уксусный, A. aceticus; фосфорный, A. phosphoricus; фосфороватый, A. phosphoratus.

Эхо, *Echo.*

Эѳіопъ, *Aethiops*; I. 9369; желѣзный, I. 9370; минеральный, I. 11397; сурьмянный, I. 11396.

Ю.

Югъ, Meridies, Regio australis.

Южный, Australis, *Antarcticus.*

Южовникъ, Anabasis; безлистный, A. aphylla.

Юлепъ, Julapium; грудной, J. pectorale.

Юліанъ, Юльянъ, Ульянка, Hesperis matronalis.

Юльянъ, з. Юліанъ.

Юность, з. Юношество.

Юноша, Adolescentulus, *Ephebus*, Juvenis, *Neotericus.*

Юношескій, Juvenilis.

Юношество, Adolescentia, Pubes, Aetas juvenilis.

Юный, Juvenis, *Ancbus.*

Юстиція, Justicia, J. Adhatoda; грудная, J. pectoralis.

Юстицъ, раст., з. Юстиція.

Юоба, Zizyphus, Z. Jujuba, Z. vulgaris, Rhamnus Zizyphus.

Юобы, Jujubae, Zizyphi; италіанскія, J. italicae; французскія, J. gallicae.

Я.

Я, Ego; мое я, Ego; я самъ, Egomet.

Ябенъ, з. Ебенъ.

Яблоки, Poma; амурныя, Lycopersicum esculentum.

Яблоко, Malum, Pomum, *Melon*; Адамово, P. Adami; амурное, з. любовное; глаза, глазное, Bulbus oculi; земляное, Solanum tuberosum; лѣсное, Pyrus Malus; любовное, S. lycopersicum; куіава, Psidium pomiferum; райское, Citrus decumana; чертово, Cucumis Colocynthis; яйцеобразное, яичное, Solanum ovigerum.

Яблоковидный, Pomiformis.

Яблонникъ, Яблонолѣсное, Яблонь, Яблоня, Яблочникъ, Pyrus Malus.

Яблочный, Pomaceus; яблочный отваръ, *Hydromelon.*

Явленіе, *Phaenomenon*, *Opsis*; болѣзни, *Symptoma;* до него относящійся, *Symptomaticus*; воздушное, *Meteoron*; жизненныхъ дѣйствій неправильное, Vis abalienata, perversa; жизни, Manifestatio vitae; признаковъ, противудѣйствующихъ рѣшенію болѣзни, *Anticrisis*; чудное, Ostentum.

Явленія, *Phaenomena*; воздушныя, *Meteora*; галваническія, Ph. galvaniana; динамическія, Ph. dynamica; жизненныя, жизни, Ph. vitae; органическія, Ph. organica; жиз. явл. показать, Motus vitales edere; природы, Ph. naturae; электрическія, Ph. electrica.

Являться, показаться, Apparere, Incidere, Oriri, Se ostendere, Accidere, Prodire; непримѣтно, нечаянно, Subire; сонъ, боль (внутри), потъ, кризисъ является, Somnus accedit; Dolor (intus) incidit, D. accedit; Sudor prorumpit; Morbus inclinatur; мѣсячное очищеніе явл., Menstrua proveniunt.

Явнобрачіе, *Phanerogamia.*

Явноженство, *Phanerogynia.*

Явность, Evidentia.

Явный, Manifestus, *Phanerus*, *Saphenus, Saphes.*

Явственный, з. Явный.

Явсъ, Yaws, Sycosis indica.

Ягель, Cladonia; лакмусовый, Lichen Roccella.

Ягода, Bacca; *Coccus*; винная, Ficus, F. carica; виноградная, Uva, *Rhages*, *Rhax*; жгучая, Capsicum frutescens; журавлиная, Asparagus sylvestris; зміиная, Зміева, Bryonia alba; истинная, Bacca vera; косточная, *Drupa*; ледовитая, Chiococca racemosa; ложная, B. spuria; миртовая, *Myrton*; *Myrtus* Pimenta; медвѣжая, I. 2387; настоящая, B. vera; ядовитая, Cestrum diurnum.

Ягодицы, Nates; мозговыя, N. cerebri.

Ягодичный, Glutaeus, *Rhagodes.*

Ягодка, Baccula; въ глазѣ, *Staphyloma.*

Ягодки волчьи, Daphne Mezereum.

Ягодникъ, Uvaria, Coccoloba, Cordia, Daphne Gnidium; вшивый, D. Cneorum.

Ягодный, Baccatus.

Ягоды, Baccae; барбарисныя, B. berberum; бузиновыя, B. ebuli; бузинныя, B. sambuci; винныя смоковныя, Caricae; волчьи, Daphne Mezereum; вѣтренныя, Atropa Belladonna; грудныя, Cordia myxa; Zizypha; имѣющія много зеренъ, *Polypyrenae*; клюквенныя, B. oxycocci; крушинныя, Rhamnus Frangula; лавровыя, B. lauri; маленькія железъ, Acini glandularum; миртовыя, B. pimentae; Piper jamaicense; можевельныя, можжевельниковыя, B. juniperi; паридовыя, парисовыя, B. paridis; плющевыя, B. hederae arboreae; придорожной иголки, Spinae cervinae; рыболовныя, Cocculi indici; собачьи, Rhamnus Frangula; тутовыя, B. mori; черницы, B. myrtilli; шелковичныя, B. mori; шиповниковыя, Fructus Cynosbati.

Ядѣніе, з. Ѣденіе.

Ядовитый, Venenatus, Virulentus, Virosus, *Toxicus.*

Ядомый, Edulis.

Ядопожирающій (съ намѣреніемъ и безъ вреда для себя), Venenivorus.

Ядотворецъ, Ядотворъ, Veneficus, *Pharmacopoeus.*

Ядра, орѣховыя, Nuclei; шулятныя, Testiculi; *Orchides*, *Didymi*; вишневыя, Nuclei cerasorum; каменныя, Aegagropilae; кедровыя, N. pineae; персиковыя, N. Persicorum; яичныя мозга, Testes cerebri; спущеніе ядеръ чрезъ брюшное кольцо въ мошонку, *Orchidocatabasis*; позднее вступленіе сего, Descensus testiculi serotinus; Ядро оставшееся чрезъ то въ брюшной полости, *Parorchidium*; тотъ у кого ядра остались въ брюш. полости, *Cryptorchis*; имѣющій одно только ядро, *Monorchis*; имѣющій три, *Triorchis*; имѣющій весьма малыя я., *Microrchis*; къ яд.

относящійся, *Orchicus;* у кого ядра раздавили, *Thladias.*

Ядро, з. также Яйцо, Nucleus, *Pyren;* гнойное вереда, Vortex purulentus; лисье, широколиственое, Serapias latifolia; орѣха, Nucleus; трвердое, *Pyren;* ему подобный, *Pyrenoides.*

Ядрогрибники, *Myelomycetes, Myelomyci.*

Ядрушки, Orchis bifolia.

Ядрышки мозга, Testes cerebri; ребячьи, Orchis bifolia; O. Morio, Salep.

Ядрышники, *Orchideae.*

Ядрышный, Testiculatus.

Ядъ (з. также Яды), Venenum, Virus, *Toxicon, Pharmacon;* весьма сильный простой, *Pharicon* (Galen.); волчій, Aconitum Napellus; змѣиный, Virus serpentum; колбасный, образующійся въ испорченныхъ колбасахъ, *Allantotoxicum;* стрѣльный (раст.), Lotus Dorycnium; пожирающій я. съ намѣреніемъ и безъ вреда для себя, Venenivorus; причиняемый ядомъ, *Toxicus.*

Яды, Venena, *Toxica;* гнилые, V. putrida; животныхъ, V. animalia; изсушающіе, V. exsiccantia; летучіе, V. volatilia; медленно дѣйствующіе, V. lenta; механическіе, V. mechanica; минеральные, V. mineralia; мѣстные, V. topica; наркотическіе, оглушающіе, одурающіе, усыпительные, V. narcotica; острооглушающіе, V. narc. acria; острые, V. acria; парообразные, V. halituosa; постоянные, V. fixa; разъѣдающіе, V. corrosiva; стягивающіе, V. adstringentia, *Styptica;* химическіе, V. chemica; чисто оглушающіе, V. narcotica pura; щелочногнилые, V. alcalino-mephitica; ѣдкіе, V. acria, Corrosiva; ядъ кому дать, тѣлу сообщить, Venenum alicui dare, infundere, parare, V. corpori inserere; я. принять, V. haurire, sumere, bibere; ядомъ кого умертвить, Veneno aliquem necare, interficere, tollere, interimere; онъ умеръ отъ яду, E veneno interiit, Veneno suffocatus, sublatus; ядомъ отравленъ, Veneno corruptus, infectus, imbutus; ядомъ умертвить себя, Veneno se exanimare.

Язва (з. также Язвы), *Ulcus* (genit. ulceris, n.), *Helcos, Helcoma, Helcosis;* антоновоогневая, U. sphacelosum, gangraenosum; атоническая, U. atonicum; безчувственная, U. torpidum; брыжейки, *Mesenterelcosis;* брюшная, U. abdominale; венерическая, U. syphiliticum; во рту, U. oris; въ кишкѣ, *Enterelcosis;* въ маткѣ, *Hysterelcosis;* въ носовой полости, *Pyorrhoea* nasalis; въ н. п. вонючая, злокачественная, *Ozaena;* въ печени, *Hepathelcosis;* въ почкахъ, *Nephrelcosis;* въ селезенкѣ, *Splenelcosis;* геморроидальная, U. haemorrhoidale; гнилая, U. putridum; гнойная простая, U. suppuratorium; гнойные ходы или пазухи имѣющая, U. sinuosum; грудной железы, *Thymelcosis;* грудобрюшной преграды, *Diaphragmelcosis;* губчатая, U. fungosum; дыхательнаго горла, *Tracheitis* ulcerosa; *Trachielcus;* задняго прохода, *Proctalgia* ulcerosa; застарѣлая, U. vetus; затвердѣлая, U. carcinodes; злокачественная, U. malignum, cacoethes, *Telephium;* злок. во рту, *Noma;* золотушная, U. scrophulosum; имѣющая мозолистый край, *Ochthodes;* искуствомъ произведенная, U. artificiale; кожная, U. cutaneum; кости, *Ostempyesis;* лишайная, U. serpiginosum; ломотная, U. arthriticum; любострастная, U. syphiliticum, venereum; матки, *Metrhelcosis;* мозолистая, U. callosum; моровая, Pestis orientalis, *Loemos;* мочеваго пузыря, *Cystidelcosis;* мѣстная, U. locale; м. злокачественная, U. loc. pravum; м. хорошая, U. loc. benignum; на деснѣ, *Parulis;* на пупкѣ, *Empyomphalus, Omphalelcosis;* на роговой оболочкѣ глубокая жгучая, *Encauma;* на суставахъ, *Arthrelcosis:* на языкѣ, U. linguae; невенерическая, U. insons; неровная, U. lacerum; нечистая, U. impurum, sordidum; носа злокачественная, *Ozaena* externa; отъ того происходящій, *Ozaenicus;* носовая внутренняя, *Pyorrhoea* nasalis; отекистая, U. oedematosum; отъ болѣзней мочевыхъ органовъ (и ненадлежащаго отдѣленія мочи), U. urinosum; отъ излишняго употребленія ртути, U. mercuriale; отъ мѣстныхъ причинъ происходящій, U. locale; отъ несовершившагося перелома (crisis) колтуна, U. trichomaticum; отъ остановленнаго или остановившагося мѣсячнаго очищенія, U. menstruale; отъ прекращеннаго кроваваго испражненія, U. sanguineum; первоначальная, U. idiopathicum; поджелудочной железы, *Pancreathelcosis;* подъ черепомъ, *Hypocranium;* полая, *Hypophora,* Fistula, *Syrinx;* послѣ отмороза, U. perniosum; почечуйная, U. haemorrhoidale; привычная, U. habituale; рожистая, U. erysipelatosum; разорванная, U. lacerum; разъѣдающая, U. phagedaenicum; разъѣд. во рту, *Noma;* раковая, *Cancer* apertus, *Carcinoma,* U. cancrosum; противу ей дѣйствующій, *Anticarcinomatosus;* рак. на клиторѣ, *Clitoricarcinoma;* раковидная, U. carcinodes; ревматическая, U. rheumaticum; роговой оболочки, U. corneae; р. обол. съ потерею существа оной, *Coeloma;* р. обол. углубленная, *Bothrion*; рожевидная, U. erysipelatosum; сибирская, *Anthrax*, Carbunculus sibiricus, Morbus carbunculosus, Febris ataxo-adynamica; сиб. весьма скоротечная, I. 9316, 9317; сквозная, U. perforatum; слезнаго мѣшечка, *Aegilops*; слезной железы, *Dacryoadenalgia* exulcerata; сосочковая, U. ficosum; съ выдающеюся поверхностію, U. luxurians; съ расширеніемъ, растяженіемъ жилъ, U. varicosum; твердая, U. callosum; цынготная, U. scorbuticum; чесоточная, U. scabiosum; чистая, U. purum; ѣдкая, U. phagedaenicum, cacoethes; языка, U. linguae; причиняемый язвою, *Helcomaticus;* заживлять язву, U. sanare, purgare, implere, replere; обмывать язву, U. eluere; прикладывать припарки къ язвѣ, Fovere ulcus; растравлять язву, содержать открытою, чтобы незаживала, U. trahere, nutrire, diutius servare, non sanescere sinere; состояніе трудно излечимой язвы, злокачественное, *Dyselcia*; отъ того происходящій, *Dyselces*; страждущій легко излечимыми язвами, *Euelces*; трудно излечимыми, *Dyselces*; язву ограничить, U. cohibere, coercere; изсушеніе язвы, *Helcoxerosis*; язв. незаживляетъ, U. non ad cicatricem venit; язв. приближается къ заживленію, U. ad sanitatem spectat; язвѣ подобный, *Helcodes*.

Язвекъ, з. Язвикъ.

Язвенникъ, Anthyllis; ежеватый, A. erinacea; ранецѣлебный, A. vulneraria.

Язвенность, Exulceratio.

Язвикъ обыкновенный, Ursus Meles, Taxus s. Meles vulgaris.

Язвинка, Ulcusculum, Excoriatio; (на раст.) *Stigma*; на роговой оболочкѣ, *Helcydrion*; нектарная, *Nectarostigma;* накожная, Excoriatio purulenta.

Язвинокъ, з. Язвинка.

Язвинотычинковый, *Stigmatostemon*.

Язвы, Ulcera; венерическія, влажныя головы, U. manantia capitis; въ слѣдствіе кровавыхъ испражненій, U. sanguinea; застарѣлыя, U. inveterata; злокачественныя въ копытахъ овецъ, II. 10910; злокачественныя трудно-заживляемыя, U. dysepulotica; кожныя поверхностныя, Abrasa; на грудяхъ маленькія, *Mastodynia* ulcusculosa; на женскомъ дѣтородномъ удѣ, I. 592; накожныя, U. cutanea; на краяхъ вѣкъ, *Blepharophthalmia* ulcerosa; ползучія, U. serpentia; послѣ отмороза или отмороженія, U., quae ex frigore sunt, U. post pernionem; продолжительныя, хроническія, U. chronica; разъѣдающія, U. phagedaenica; разъѣд. во рту отъ излишняго употребленія ртути, *Stomacace* mercurialis; распространяющіяся, U. serpentia; слезныхъ органовъ, *Dacryelcosis*; сочувственныя, U. sympathica; сухія, U. sicca; цынготныя, U. scorbutica; чесоточныя, Serpigines ulcerosae.

Языкоболіе, *Glossalgia*.

Языкоподобный, Языкообразный, Linguaeformis, *Glossodes*.

Языкъ, Lingua, *Glossa*; блѣдный, L. pallida; большой и высовывающійся изъ рта, *Glossomegistus*, *Macroglossa;* я. (раст.) бычачій, воловый, красный, песій, собачій, Anchusa officinalis; влажный, L. humida; гладкій, L. laevis; змѣевый, Ophioglossum vulgatum; козій, Lonicera Periclymenum; мягкій, L. mollis; наклоненный на одну сторону, L. obliqua; негладкій, L. scabra, aspera; нечистый, L. impura; олeній, Scolopendrium officinale; песій, собачій, Cynoglossum, Anchusa officinalis; похожій на пергаментъ, L. pergamena; прижженный, L. horrida; синоватый, L. livida, coerulea; сросшійся, *Ancyloglossum*; тотъ у котораго языкъ приросъ посредствомъ язычной уздечки, *Ancyloglossus;* сухой, L. arida, sicca; черный, L. atra, nigra; чистый, L. pura; шереховатый, жесткій, L. scabra, aspera; безъ языка, *Aglossus*; къ языку принадлежащій, *Glotticus*; къ языку и надгортанному хрящу принадлежащій, *Glossepiglotticus;* недостатокъ, когда языкъ при глотаніи сильно тянется къ глоткѣ, или будучи неестественно великъ, высовывается изъ рта, *Paraglossa;* предсказываніе (въ болѣзни) по состоянію языка, *Glossomantia*; что находится на срединѣ языка или возлѣ или между его, *Mesoglossus;* повертываніе (умышленное) языка къ верху и къ зади, *Glossostrophia;* имъ причиняемый, *Glossostrophicus;* проглоченіе языка, *Paraglossa* deglutitoria.

Язычекъ, Uvula, Lingula, *Staphyle*, *Himas;* (раст.) Uvularia; двураздѣльный, раздвоенный, U. bifida; длинный, *Himantoma*; змѣиный, Ophioglossum vulgatum; отнятіе, отрѣзываніе его, Abscissio uvulae; отъ него происходящій; къ нему принадлежащій, *Staphylinus*.

Язычки свинные, Alchemilla vulgaris.

Язычнообразный, Lingulatus.

Язычный, Lingualis.

Яйца, Ova, Testiculi; во смятку сваренныя, O. mollia: вшей, Lendes, *Conides*; женскія, O. ex foeminis; жировыя, O. subventanea; крупныя, O. dura; куриныя, O. gallinacea; птичьи, O.

avium; кто вырѣзываетъ яйца, *Orcheotomus;* яйца класть, Ova parere; на я. сидѣть, O. fovere, maturare.

Яйцевидный, з. Яйцеобразный.

Яйцеобразный, Яйцевидный, *Oodes*, Ovalis, Ovatus, *Ellipticus.*

Яйцеподобный, з. Яицеобразный.

Яйцо, Ovum, *Oon*; волчье, Bovista nigrescens; зародышевое, O. foetus; куриное, O. gallinaceum; навозное, Agaricus ovoides; недавно снесенное, совершенно свѣжее, O. integrum; печеное, O. assum; свѣжее, O. recens; сырое, O. crudum; шулятное, Testiculus, з. также Ядро.

Яички (з. также Ядра), Ovula, Testiculi; (раст.) Orchis bifolia; блохъ, вшей, клоповъ, *Conides*; выхожденіе, спущеніе ихъ въ мошонку, *Orchidocatabasis;* женскіе, Ovula Graafiana; мозговыя, Testes cerebri.

Яичко, Ovulum.

Яичкообразный, *Orchidcus.*

Яичники, Ovaria; сѣменныя женскія, Ovula Nabothi.

Яичникъ, *Ovarium*, *Oophoron*; мужескій, *Andriovarium* = Testis; обоеполный, *Androgynovarion*; яич., раст., Chrysosplenium.

Ялапа, Ялаппа, Convolvulus Jalappa.

Ялапъ, Ялаппъ, Іалапъ, Чудоцвѣтъ, Mirabilis Jalappa.

Яловещь, Juniperus communis.

Яма, Fossa, Fovea, *Bothros;* вертлюжная, F. acetabuli; дѣтородныхъ губъ ладьеподобная, I. 9791; желчнаго пузыря, F. cystica; затылочной кости задняя, I. 9796; крылоподобная, I. 9800; ланитная, F. jugalis; на передней части шеи, Jugulum; подколѣнochная, F. genu; подобная греческой буквѣ Σ, F. sigmoidea; Сильвіева, F. Sylvii; слезоточная, F. lacrymalis; составная, F. glenoidalis; составная бедренной кости, I. 9776.

Ямка, Fossula, Fovea; затылочная, F. nuchae; зубная, Cavum dentis, *Odontobothrion*; челюстная, F. maxillaris.

Ямки въ кишкахъ, Cellulae intestinorum; зубныя, Foramina alveolorum, Mortariola; яремныя, F. jugulares.

Ямочка, Fossula; безъименная, Fossa innominata; блоковидная, Fovea trochlearis; желчнаго пузыря, F. cystica; ланитная (при смѣхѣ), Rima gelasina; на верхней губѣ подъ носомъ, Lacuna labii superioris, *Philtron*; на нижней губѣ, Nymphaea, *Typus;* овальная, F. ovalis; слезная, F. lacrymalis.

Ямочки, Foveae, Fossulae; железистыя, Fossae glandulosae; печени, F. hepatis; составныя, F. condyloideae.

Ямчатый, Cavernosus, Lacunosus.

Янтарь, Succinum, Electron; бѣлый, S. album, *Leucelcctron;* желтый, S. citrinum.

Яремный, Jugalis, Jugularis.

Яремъ, з. Ярмо.

Ярмѣдянный, Aeruginosus.

Ярмо, Jugum, *Zygos*; безъ ярма, несвязный ярмомъ, *Azygos.*

Ярость, Furor; *Mania* furibunda; *Melancholia* furens.

Ярутка, Thlaspi; дикая, T. campestre; полевая, T. arvense; чесночная, T. alliaceum.

Ярь венеціанская, Aerugo, Cuprum subaceticum.

Ясенецъ, Dictamnus, D. albus; Fraxinus Ornus.

Ясенка, Melia; великолистная, M. Azadirachta.

Ясень, Fraxinus, F. excelsior; волоскоорѣхолистный, F. juglandifolia; высокій, F. excelsior; дикій, F. Ornus; иглистый, Xanthoxylon fraxineum; круглолистный, F. rotundifolia; синецвѣтный, шпанскій, F. excelsior.

Ясколка, Cerastium; клейкая, C. viscosum; обыкновенная, C. vulgatum; полевая, C. arvense; пятитычковая, C. semidecandrum.

Ясли, з. Десна.

Ясменникъ, з. Ясминникъ.

Ясминникъ, Asperula cynanchica; пахучій, A. odorata.

Ясминъ (з. Жасминъ), Jasminum officinale; великолистный, Jasm. grandiflorum.

Ясножизненный, *Phanerozous.*

Ясность, Perspicuitas, Evidentia.

Яснотка, Lamium; бѣлая, глухая, L. album; пестрая, L. maculatum; пурпуровая, L. purpureum.

Ясность, Evidentia, Perspicuitas.

Ясный, Clarus, Evidens, Lucidus, Manifestus, Perspicuus, Dilucidus, Serenus, *Phaneros*, *Saphenus*, *Saphes*, *Epiphanes*, *Eudios*; о звукѣ, Clarus, Clarisonus; весьма я., *Hyperphaes*; ясная погода, Coelum s. Tempus serenum, Secunda tempestas; дѣло ясно, Res manifesta est, Res ante oculos posita, In clara luce res est; наука сія не такъ ясна, Doctrina haec non satis est perspicua.

Язтва, з. Ѣства.

Ястребинка, Hieraceum; зонтичная, H. umbellatum; мохнатая, H. Pilosella; стѣнная, H. murorum.

Ястребка, Hypochaeris; гладкая, H. glabra; коренистая, H. radicata; пятнистая, H. maculata.

Ястребникъ, Hypochaeris radicata.

Ястребъ, Accipiter.

Ятроматематикъ, Ятроматематическій, *Iatromathematicus.*

Ятрофа маниготъ, *Iatrapha* Manihot.

Ятрохимическій, *Iatrochemicus.*

Ятрохимія, *Iatrochemia.*

Ятрышникъ, *Orchis;* двулистный, O. bifolia; дремликъ, O. Morio; мужескій, O. mascula; пестрый, O. maculata; прижженный, O. ustulata; солдатскій, O. militaris; широколистный, O. latifolia.

Ятрышковый, *Orchideus.*

Ячеи легочныя, Ячейки легкихъ, Vesiculae, Cellulae pulmonales.

Ячейковый, Ячейный, Favosus.

Ячея, ячейка въ сотѣ медовомъ, Cella, *Glene.*

Ячменный, Ячный, Яшный, Hordeaceus.

Ячмень, Hordeum, H. distichon, *Crithe*; голой, *Zeopyron;* мышиный, H. murinum; мышій, Lolium perenne; я. на глазн. вѣкѣ, Hordeum, Hordeolum; затвердѣлый, *Chalazion;* обыкновенный, H. vulgare; чищенный, H. mundatum; шестирядный, H. hexastichon; отъ я. происходящій, *Crithicus.*

Ячмѣнь, з. Ячмень.

Ячный, Яшный, з. Ячменный; ячная крупа, Polenta.

Ящерица, Lacerta; обыкновенная, зеленая, L. agilis, L. viridis.

Ящеръ, Manis.

Ящиконосный, *Pyxidatus.*

Ящикъ, *Capsa*, *Cista*, *Pyxis;* для сохраненія лекарствъ, *Pharmacotheca.*

Ящичекъ, Cistula, *Pyxidicula,* Capsula, *Pyxidium.*

Ящуръ, Mus avellanarius; болѣз. у лошадей, *Aphthae epizooticae.*

Θ.

Θапсія вонючая, Thapsia foetida.

Θеозофія, *Theosophia.*

Θеокразія, *Theocrasia.*

Θеологія, *Theologia.*

Θеріакъ, *Theriaca.*

Θеургъ, *Theurgus.*

Θиміанникъ, Θимьянъ, з. Тиміанникъ, Тиміанъ.

Druck von C. P. Melzer
in Leipzig.

www.ingramcontent.com/pod-product-compliance
Lightning Source LLC
LaVergne TN
LVHW042232300926
849161LV00003B/335
* 9 7 8 3 1 1 2 6 6 7 8 3 5 *